わかりやすい
リハビリテーション

編集●岡島康友

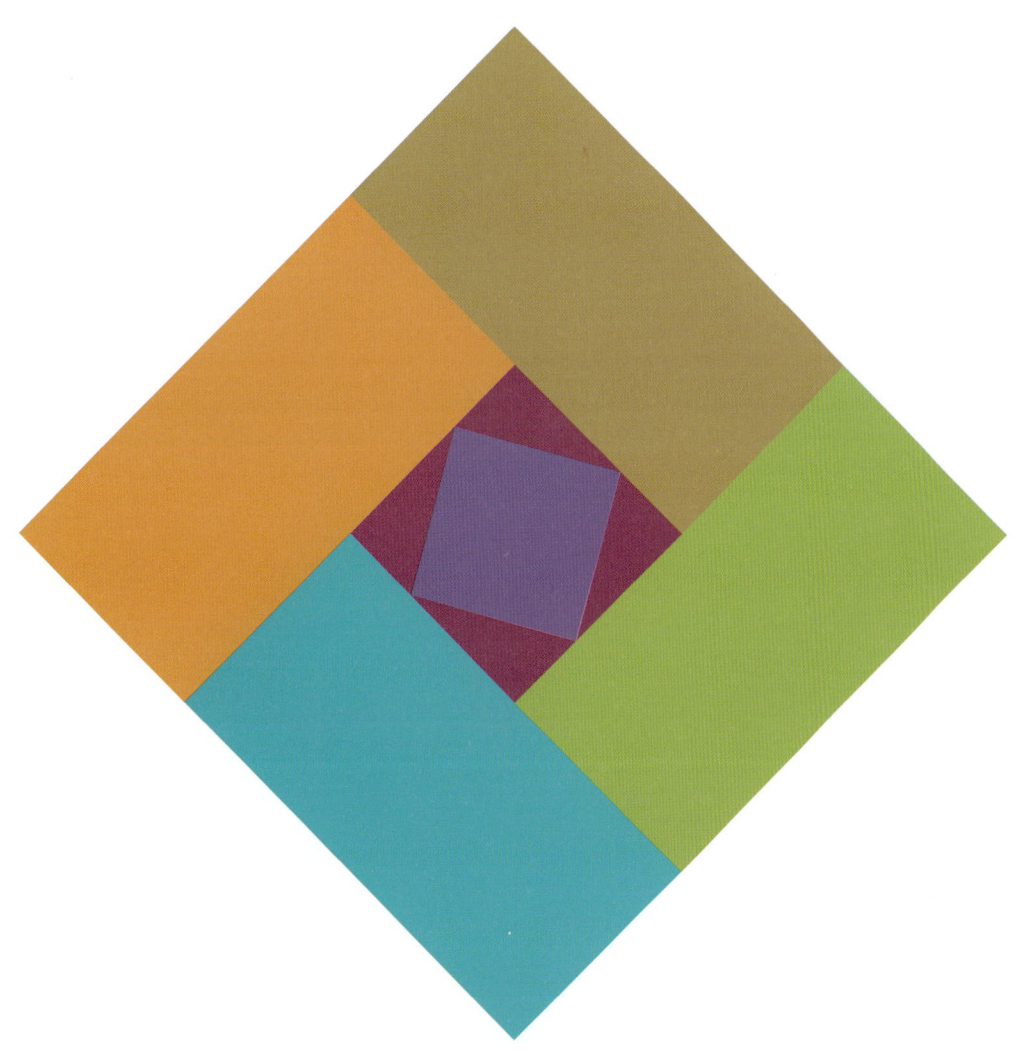

中山書店

序

　本書は日野原重明・井村裕夫監修《看護のための最新医学講座》シリーズ27巻を『わかりやすいリハビリテーション』と書名を変え，普及版の形で再刊行したものである．リハビリテーションは医師，看護師，理学療法士をはじめとする療法スタッフ，医療相談員などで構成するチーム医療が基本となる．知識の共有という意味ではチームメンバー，すなわち医師・看護師に限らず，関係する医療スタッフ全員に同じ水準の知識が求められる．執筆者には看護師向けに内容を限定することなく，すべてを網羅していただくこと，ただし，わかりやすく書いていただくようお願いしたつもりである．その意味では本書は看護職だけでなく，広くコメディカルの方々に読んでもらえる書である．

　執筆者にはもうひとつ暗にお願いしたことがある．それは科学性，すなわちEBMの視点である．従来，リハビリテーションには民間療法的なものが多く含まれてきたが，本書ではエビデンスのない療法の記述は避けてもらった．なお，リハビリテーションというと治療的側面を思い浮かべるかもしれないが，看護学がそうであるように，リハビリテーションでも診断的側面，つまり評価が基本となる．目次をみてもらえばわかるように，評価についても多くの頁を割いた．振り返ってみるとそれが本書の特長となったように思える．

　リハビリテーションは本邦ではドイツ医学に立脚した整形外科の後療法として発展した歴史がある．そのためか，わが国ではリハビリテーションと聞くと牽引治療や温熱機器を用いた「痛みの治療」を思い浮かべることも多いようである．一方，脳卒中や心筋梗塞など内科系疾患のリハビリテーションは米国から輸入され発展した．理学療法士，作業療法士，言語聴覚士といった専門職が医療に組み込まれた背景も米国医療の潮流である．そしてリハビリテーションは後療法ではなく，むしろプライマリーケアに位置づけられるようになった．本書はそういった背景で構成し編集したものである．

　普及版として装いを変えたこの『わかりやすいリハビリテーション』が，教育およびチーム医療の場で，さらに広く活用されていくことを期待している．

2013年9月

杏林大学医学部リハビリテーション医学
岡島　康友

序

《看護のための最新医学講座》第27巻

　リハビリテーションという言葉は広く一般に浸透しているが，日本ではマッサージや湯治の延長線上のものとしてとらえられていることが多い．他力本願を良しとする仏教思想を背景にマッサージ・湯治といった他力本願的な治療行為が受け入れられていったものと思われる．また，運動療法というと体操やジョギングを頭に浮かべる．間違いではないが，マッサージ・湯治と同様，医療としての認識は少ない．日本以外のアジア諸国でも，リハビリテーション＝マッサージ・体操という認識が一般的のようである．
　一方，世界のなかで独自の展開をみせたのが米国におけるリハビリテーションである．1890年に電気療法学会が設立され，それが1923年には物理療法学会と発展し，戦傷者に対する国家的な治療研究を背景として1949年にはリハビリテーション医学会（American Academy of Physical Medicine and Rehabilitation）が設立された．自立支援のための看護を旗印に1974年にはリハビリテーション看護協会（Association of Rehabilitation Nurses）も発足した．多くの先駆的な指導者が米国で研鑽し，母国に戻ってリハビリテーションを広めることとなった．そういったなか，日本では1963年に日本リハビリテーション医学会が発足し，中枢神経や心肺疾患など，対象となる疾患・病態も広がった．1990年には日本リハビリテーション看護協会も設立され，医療におけるリハビリテーションの位置がようやく形づくられてきたといえる．
　従来，リハビリテーション医学は，治療医学，予防医学に次いで，第3の医学といわれてきた．もてはやされすぎた感もあるかもしれない．そのためか，リハビリテーションという言葉は日本語訳のないまま，かつ概念も定着しないまま，一般に使われるようになってしまった．一方，リハビリテーション科が正式に標榜科名として認められたのはつい最近，1996年のことである．まだ，患者はもとより病院スタッフも，どういう場合にリハビリテーション科に相談すべきか，理解が不足している現状である．リハビリテーション医学会をはじめ，関連する学会ではリハビリテーションの定義を掲げはするものの，まだ，一般にはいきわたっていないのである．
　ここで改めてリハビリテーションという言葉を振り返りたいと思う．恩

師, 千野直一先生はリハビリテーションの中心命題はdysmobilityにあるといわれる. 正確な日本語訳はないが, 運動・動作を含めた種々の活動の障害というのが近い訳語と考える. いうまでもなく, 日常生活動作・活動の障害は当事者のみならず, 家族にとっても大きな関心事であり, これを治療・対処するというリハビリテーションの意義は医療において重大である. 本巻ではリハビリテーションが関与する障害の基礎知識から始まり, 障害の評価, 疾患別各論, そして運動療法を中心としたリハビリテーション治療手法をほぼ網羅できたと思う. 本シリーズの監修者の日野原重明先生は企画編集会議において, 医師を含めた医療従事者は患者治療に対して共通の基盤をもたなければならないと強調され, 本シリーズは従来の看護学に拘わることなく構成すべきであると言われた. その意に沿って, 本巻は看護に拘わることなく, リハビリテーションに関わる職種ごとの専門を超えて読める構成にした. 看護側には医師や理学療法士, 作業療法士, 言語聴覚士などのコメディカルスタッフが何を考え, どういうことを行っているのか, 一方, 医師側には看護やコメディカルスタッフの考えと活動の具体的内容がわかるようにしたつもりである. リハビリテーションに携わる多くの職種の方々の参考書となることを期待したい.

　稿を終えるにあたって, 本巻を執筆していただいた先生方のご尽力に深く感謝申しあげる.

　2002年4月

杏林大学医学部リハビリテーション医学
岡島　康友

わかりやすい リハビリテーション 目次

●第1章　リハビリテーション概論
- リハビリテーション医学とは　　2
- リハビリテーション関連職種　　9
- 障害の構造　　13
- リハビリテーションと看護　　20

●第2章　リハビリテーションのための基礎知識
- 神経系と筋骨格系のマクロ解剖学　　28
- 運動の神経解剖学的側面　　41
- 運動の神経生理学的側面　　53
- 運動の代謝生理学的側面　　64

●第3章　機能障害の評価
- 運動障害と歩行　　76
- 関節可動域　　95
- 体性感覚障害と疼痛　　105
- 言語障害　　110
- 失認と失行　　119
- 意識障害　　127
- 知能と記憶　　134
- 意欲・発動性の障害と情動障害　　140
- 心理的問題　　146
- 摂食と嚥下　　152
- 呼吸と循環　　165
- 排尿と排便　　171

成長と発達 181

● 第4章　日常生活動作（ADL）

　ADLの概念 190
　ADLの評価バッテリー 192
　ADL予後診断 203
　ADL介助の実際 209

● 第5章　リハビリテーション治療法

　物理療法 226
　運動療法
　　　基礎訓練 238
　　　特殊訓練 252
　　　基本動作訓練 270
　作業療法
　　　概説 286
　　　作業療法の実際 293
　義肢と補装具 306
　言語療法 321
　摂食・嚥下訓練 330
　リハビリテーション工学的アプローチ 342
　ケースマネジメント 350
　在宅リハビリテーション 355

● 第6章　主な疾患のリハビリテーション

脳血管障害（脳卒中）	368
頭部外傷	396
脊髄損傷	404
二分脊椎	419
脳性麻痺	425
神経筋変性疾患	435
末梢神経障害	443
四肢切断	455
関節リウマチと膠原病	467
整形外科的疾患	475
スポーツ障害・外傷	483
慢性疼痛	490
虚血性心疾患	497
呼吸器疾患	507
末梢循環障害と褥瘡	514
熱傷	523
悪性疾患	527
生活習慣病の運動療法	530

索引 539

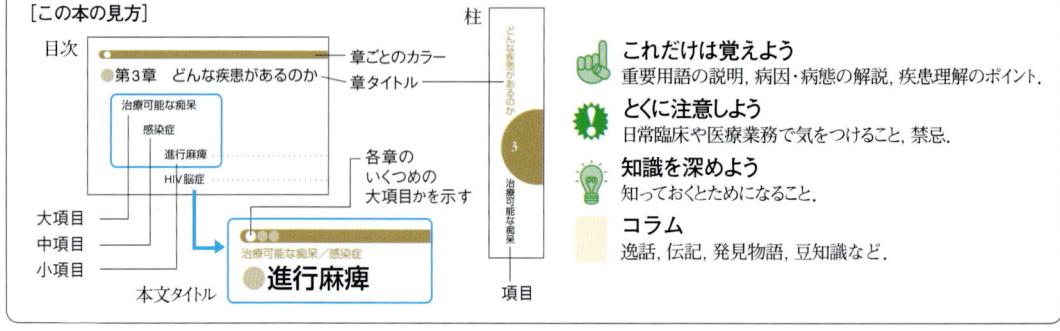

執筆者一覧
(執筆順)

才藤 栄一	藤田保衛大	
園田 茂	藤田保衛大七栗サナトリウム	
金城 利雄	広島県立保健福祉大	
竹中 晋	川崎医大	
椿原 彰夫	川崎医大	
岡島 康友	杏林大	
赤星 和人	市川市リハビリテーション病院	
原 行弘	日本医大附属千葉北総病院	
道免 和久	兵庫医大	
水落 和也	横浜市大	
立石 雅子	慶大	
前島 伸一郎	和歌山医大	
鴨下 博	JR東京総合病院	
加藤 元一郎	東京歯大市川総合病院	
先﨑 章	埼玉県総合リハビリテーションセンター	
藤島 一郎	聖隷三方原病院	
川平 和美	鹿児島大	
衛藤 誠二	鹿児島大	
木佐 俊郎	島根県立中央病院	
高橋 秀寿	国立療養所村山病院	
山本 三千代	慶大月が瀬リハビリテーションセンター	
内田 成男	慶大月が瀬リハビリテーションセンター	
沖田 一彦	広島県立保健福祉大	
宮本 省三	高知医療学院	
菅原 憲一	川崎医療福祉大	
澤 俊二	茨城県立医療大	
猪狩 もとみ	日産厚生会玉川病院	
髙橋 守正	旭川リハビリテーション病院	
能登谷 晶子	金沢大	
山本 敏泰	富山県高志リハビリテーション病院	
村上 信	静岡県立大短大	
出江 紳一	東海大	
小山 祐司	東海大	
伊藤 良介	神奈川県総合リハビリテーションセンター	
住田 幹男	労働福祉事業団関西労災病院	
花山 耕三	国立療養所東埼玉病院	
白土 修	北大	
川瀬 真史	労働福祉事業団美唄労災病院	
小林 一成	東京逓信病院	
里宇 明元	慶大	

(上記の所属名は,いずれも執筆当時のものです.)

第1章
リハビリテーション概論

リハビリテーション医学とは

リハビリテーション医学・医療の対象 ──活動障害

リハビリテーション（rehabilitation）という用語は，re＝again（再び），habilis＝able（できる），すなわち，to become able again（再びできるようになること）という意味を指す．その医学・医療は，生死，恒常性，植物機能から生活，行動，動物機能へ，すなわち，生命維持の確保から活動障害の改善へとその視点の中心を移している点で特異的といってよい．リハビリテーション（リハ）医学・医療は活動障害（activity disorder）を扱う医学・医療である．

長寿社会★1では，疾病により生じる生活上の問題，すなわち，障害（disablement）＝活動障害（activity disorder）を抱えながら生きる高齢者が増加する．したがって，この障害への適切な対処が，長寿を幸福に結びつける要になる．リハ医学・医療は，医療のなかで活動障害を扱うほぼ唯一の治療体系であり，まさに今世紀初頭の医療におけるキーワードといっても過言ではない．

リハ医学・医療で扱う中心的活動領域は次の5つに分けて考えると整理しやすい．すなわち，3つの運動領域：①操作，②移動，③摂食・排泄と，2つの認知領域：④コミュニケーション，⑤判断，である．これらの基本的項目に関する評価は，現在，世界的に広く用いられている機能的自立度評価法（Functional Independence Measure；FIM）[1] ★2によってうまく表現されている．

また，行動を支える関連臓器系は，①神経-筋肉-感覚器系，②骨-関節-皮膚系，③心-肺-血管系，④消化器-泌尿器系（摂食-排泄系）が主たるものであり，リハ医学・医療は，これらの臓器系の該当科との連携が重要になる．

ここで，障害の階層性について触れておきたい．生活の問題を眺める際，障害を機能障害，能力低下，社会的不利の3層に分類する（表1）．これは，1980年にWHOにより発表された国際障害分類（International Classification of Impairments, Disabilities, and Handicaps；ICIDH）に基づく[2] ★3．機能障害（impairment）は臓器レベルの障害であり，たとえば脳血管障害患者の場合，麻痺した片側上下肢がこれに当たる．能力低下（disability）は，機能障害の結果生じる個人レベルの障害であり，書字障害，歩行障害，あるいは日常生活活動（動作）（ADL）の障害などがこれに当たる．能力低下は機

★1
長寿社会を迎えた今日，振り返って長寿の意味を考え直すと，"長寿は人の幸福の必要条件ではあっても十分条件ではない"ということに気づく．いくら生き延びても，人生の最終ステージを快適に尊厳をもって迎えることができなければ幸福とはいえないだろう．たとえば，摂食・嚥下障害を有する高齢障害者に対し，安易に経鼻経管栄養を用い，その自己抜去予防のため拘束するといった例では，それにより得られる"長寿"はむしろ"生き地獄"をつくるだけではないだろうか．

★2 FIM
グレンジャーらが中心になって開発された．1987年に第1版が出版されて以来，北米を中心に広く使用され，現在，世界で最も用いられている機能評価法である．7段階評価（1～7点），18項目から成り，その運動領域はそれまで日常生活活動評価の標準であったバーテル指数を継承している．データベースには現在，250万人以上の登録があるという（http://www.udsmr.org/）．

★3
2001年に後継となる新しい分類，国際機能分類（ICF：International Classification of Functioning, Disability and Health）が提唱された．まだその評価は確定していないが，分類用語名の陰性表現をやめたこと，社会的不利から文脈因子を分離したこと，能力と実行を分けたこと，などの特徴がある．用語として，disabilityが広く障害全体を示すこと（陽性的表現がfunctioning）になった点で，従来の分類（能力低下として限局的表現）と混乱が生まれる可能性があり注意が必要である．

表1 障害（disablements）

- 病理（pathology）：障害の原因
  ↓↑〔例〕脳血管障害
- 機能障害（impairment）：臓器レベルの障害
  ↓↑〔例〕麻痺した右上・下肢
- 能力低下（disability）：個体レベルの障害
  ↓↑〔例〕書字障害，歩行障害
- 社会的不利（handicap）：社会・環境レベルの障害
  〔例〕復職困難，段差環境

(ICIDH. WHO, 1980)

表2 障害の意味

pathology（病態）
→ impairment ←→ disability ←→ handicap
　　（機能障害）　　（能力低下）　　（社会的不利）

領域	生物的	個人的	社会的
変数	中数	多数	莫大
価値	一意的	ほぼ一意的	多様，公共

(ICIDH. WHO, 1980)

能障害の結果生じるが，たとえば，麻痺は残存しても利き手交換練習により左手による書字ができるようになれば書字障害は解消されるなど，両者は1対1の関係にはない．社会的不利（handicap）は能力低下の結果生じる社会・環境レベルでの問題で，復職困難や段差による車椅子での移動の問題などがこれに当たる．

この3層は，それぞれのレベルに介入可能であり，先に述べたように厳密な1対1の関係にはない．また，逆方向の因果関係性も存在する．すなわち，日常の活動性が低下したために廃用症候群（後述）が発生するといった能力低下がもたらす機能障害，あるいは，社会参加ができずに家に閉じこもっているために屋外歩行能力が低下するといった社会的不利が能力低下を増悪させる現象などがその例である．

リハ医学・医療では，これらの3層すべてに介入するが，それぞれの階層の意味を考えると能力低下レベルへの介入が最重要になる（表2）．すなわち，障害が残存する疾患を中心に扱うという現実を考えると機能障害は残存する場合が多く，他方，社会的不利の階層については，その"解"が多様な場合が多く（たとえば好みの問題など），さらに，患者の利益が家族や社会の利益と必ずしも一致しないなどの公共性の問題が存在するためである．これらに対し，能力低下の問題については，疾病利得など特殊な場合を除き，"歩行はできないよりできたほうがよい"などその軽減は一意的に価値があるといえる．さらに，能力低下に関しては，活動の冗長性（同じ目的を果たす方法は一つではない）の存在により機能障害の改善に依存せずに達成が可能であるとともに，人間が有するきわめて高い運動学習能力を利用した介入が有効であり，大きな変化が期待できる．

リハビリテーション医学・医療の指向 ——システムとしての解決

活動への対応という視点は，病理指向の従来の医療とは違う視点をもたらす．活動障害に対するリハ医学・医療の対処法で特徴的な

表3 リハビリテーション医療

- 活動障害を対象
- システムとしての解決
- 多層的対応
  - 活動-機能-構造連関
  - 治療的学習
  - 支援工学（道具，環境）

点は，病態の解決のみならず，むしろ，障害が残存したなかで"システムとしての解決を目指す"というきわめて柔軟で実用的な対応姿勢にある（表3）[3]．ここでシステムとは，重要な要素が一定数あり，かつその変数間に関連性があるような系をさす．つまり，障害を抱えた人を"障害部位の他に健常な部位を有し，また，人的・物的環境のなかに存在している系（システム）"としてとらえる．したがって，従来の医療によって改善できない病理的状態や機能的問題が残存しても，活動のもつ冗長性を利用しながら，個人の健常部分を活用し，さらに道具を使用して，個人としてあるいは環境を含めた個人の生活として最良の状態の実現を目指すことができる．

そのために他の医療と際立って特徴的なリハ医学・医療の方法論として，

①活動-機能-構造連関（activity-function-structure relationship）：機能，構造は活動性に依存して決まるという法則を利用し，早期離床による廃用の予防，さらには過負荷の法則と呼ばれる筋力増強などを行う．

②治療的学習（therapeutic learning）：人のもつ大きな学習機能を利用し新行動形成を含むスキル（skill）の獲得を通して個人の活動能力を向上させる．

③支援工学（assistive technology）：環境や道具を用意することで活動障害を克服する．

という3側面・手段の活用がある．

システムとしての解決という意味を例をあげながら解説する．ここで，システムとしての解決が，正常化，病理の解決を目指すのではない点には注意が必要である．

たとえば，ある草野球の監督がいたとしよう．このチームには下手な遊撃手（ショート）がいる．チームには選手が9人しかいないので替えることができない場合どうするか（ここでこの選手を替えることができれば，チームは"正常化"したことになる）．①まずは，遊撃手を特訓し鍛えるだろう（機能障害への対応）．しかし，もともと下手であまりうまくならない．②次なる手段は，三塁手（サード）と二塁手（セカンド）を遊撃手寄りにシフトさせて守らせる（能力低下への対応：健常部の利用）．③そして，ここで大事なことは，このシフトで実際に練習することである（能力低下への対応：治療的学習）．このようにして初めてこのチームはある程度戦うことができるようになる．④さらに，試合では応援団を結成し相手チームにプレッシャーをかける（社会的不利への対応）★4．

ここで，健常部の重要性について触れておきたい[3]．リハ医学・医療が著効する障害として，片麻痺と対麻痺をあげることに異論を挟

★4
片麻痺者に当てはめると，①麻痺した下肢を鍛えても限界がある（機能障害への対応）．②したがって，その回復を予測して適切な下肢装具をつけて，健側の下肢をこれまで以上に活用させ，健側上肢で杖を使うという新しいシフトを構築し（能力低下への対応：健常部の利用），③このシフトで訓練を重ねることにより，歩行を自立させる（能力低下への対応：治療的学習）．④また，在宅化にあたっては，玄関に椅子を置く，手すりを付ける，段差を解消する，などの環境整備を行う（社会的不利への対応）．これがシステムとしての解決である．

むものはいない．"典型的"な片麻痺者の日常生活自立は，"健側上肢による片手動作のセルフケアと，健側下肢を主軸に患側下肢を棒足にして装具・杖を使用しての歩行"という組み合わせの活動様式の習得で達成される．また，対麻痺者の日常生活自立は，"車椅子とプッシュアップの使用によって下肢・体幹機能（移動）を上肢に移して習得させること"で達成される．すなわち，いずれも健常部と呼ばれる部分を中核に治療的学習を行う結果得られる新行動習得により能力低下が改善されるのである★5．

システムとしての解決を図るにあたって必要な情報に帰結予測がある．正常を目指すのではないため，患者の障害を含めた将来像が最終的にどうなるかを個々に予測せずしてシステムの構築は図れない．また，この帰結の予測は，いわゆる"勘"ではなく，科学的根拠に基づいたものでなければいけない．帰結予測の研究は，リハ医学研究の最も重要なものの一つになっている★6．

システムは"要素の合計以上のもの"であることにも注意を要する．たとえば，歩行を例にとると，右下肢の使い方と左下肢の使い方をそれぞれ別に練習をしても，歩けるようにはならない．歩くためには歩く練習そのものを行うのが最も効率がよい．活動というシステムをみる場合，臓器単位でくくるのではなく，機能そのものでくくるという観点が必要である．

3つの特有な対応法

リハ医学・医療の方法論として，3つの特有な対応法について簡単に解説する．

活動-機能-構造連関

"生物の機能と構造はその活動レベルに適応して調整されている"という原則を活動-機能-構造連関（activity-function-structure relationship）という．この連関の利用がリハ医療の重要なポイントになる．

筋力を例にみると，個人の筋力は日常活動で使用する筋力の約3～4倍の最大筋力をもつように調節されている（図1）．これは，筋収縮活動により誘導される筋線維での蛋白合成・分解の調整により達成，維持されている．したがって，日常活動を制限すると最大筋力はそれに見合った低下を示す．1週の臥床により20％の筋力低下が生じるといわれている．これを廃用性筋力低下（disuse muscle weakness）という．一方，通常の活動強度より大きな負荷を与えると筋力は増加する．この原則を過負荷の法則（overload principle）という．たとえば，最大随意収縮力の60％以上の負荷を与えると最大筋力は増

★5
心筋梗塞のリハは，"心臓を鍛える"のではなく，心臓の働きは同じでもより効率のよい活動ができる四肢（健常部）をつくるため訓練をすることにその要点がある．

★6 帰結予測の方法論
帰結予測は，退院時あるいは最終的な機能レベルをある程度前もって知るために行う．たとえば，脳卒中の場合，病前状態，個人属性，病因，発症後期間，麻痺や高次脳機能障害など機能障害，そしてADLなどの能力低下から予測式（重回帰分析や判別分析）をつくったり，層別化したりして予測する．また，阻害因子の有無で考える方法も現実的である．これらの予測の際，問題になりやすいのは，多くの臨床的指標が順序尺度であるため統計的手法の制限を受けやすいというデータの性質に関する点である．

図1 日常の活動強度により適応調整される筋力（活動-機能-構造連関）

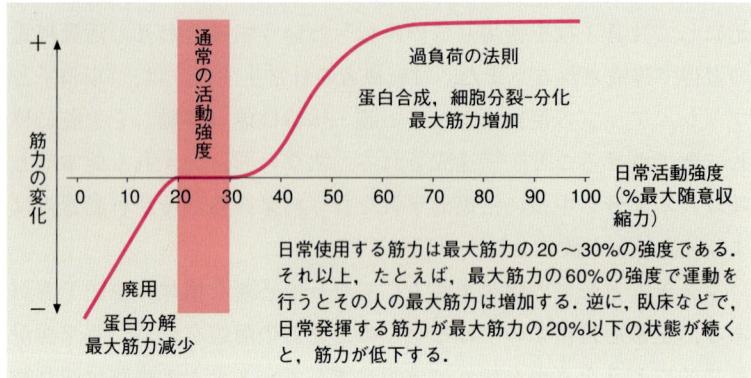

加する．筋力増強訓練はこの連関を利用した治療である．

　安静臥床により，多くの動物機能が疾病によらずとも減弱する．これは，本来あった機能が安静により失われることを意味する．さらに続く安静によって病的な機能減弱が生じ，二次的合併症を生む．これを廃用症候群（disuse syndrome）という．

　廃用症候群には，筋力低下・筋萎縮のほか，表4のような多彩な症状がある．筋，靱帯，関節包などの軟部組織は伸ばされると延長し，縮めておくと短縮し拘縮をつくる．これは活動に伴うコラーゲン線維の配列変化による．3日の不動化で顕微鏡レベルの，1週の不動化で臨床的レベルの拘縮が生じる．骨量は，破骨細胞による骨吸収と骨芽細胞による骨形成のバランスで決まる．荷重（骨への負荷）は，電位変化，骨芽細胞活性化，血流増加を介して骨形成を促進する．逆に免荷は骨萎縮を生む．臥床により，循環血液量の低下，静脈の血管運動調節機能の低下，心筋機能の低下が起こる．臥位による循環血液量（血漿成分）の減少は2週で20％にも及ぶ．その結果，起立性低血圧（orthostatic hypotension）★7，最大酸素摂取量低下，安静時の頻脈（0.5拍/日増加）が生じる．臥床による気管-気管支内の粘液分布偏位，換気血流比不均等★8は沈下性肺炎を生じやすくする．循環血液量の減少，それに伴う血漿成分減少による血液粘性上昇，筋活動欠乏による静脈還流の低下は相まって静脈血栓症をきたしやすくする．骨脱灰に伴うカルシウム排泄増加は尿路系結石をもたらす．褥瘡は，臥床による局所の持続的圧迫，皮膚への剪断力などにより生じる．使用しない皮膚は萎縮し，爪は変形する．使用されない筋でのインスリン感受性が低下し，耐糖能異常を生じる．感覚入力の欠乏により，見当識が障害され，精神活動性が低下する．

　したがって，安静は無害ではないことを十分認識して，必要な安静を最小限（量的，時間的，空間的）にとどめる努力がきわめて重

表4 廃用症候群

- 筋力低下，筋萎縮
- 関節拘縮・変形
- 骨粗鬆症
- 最大酸素摂取量低下
- 頻脈，起立性低血圧
- 沈下性肺炎
- 静脈血栓症
- 尿路系結石
- 褥瘡
- 便秘
- 皮膚萎縮，嵌入爪
- 耐糖能異常
- 意識低下
- 精神活動性低下

★7 起立性低血圧
循環血液量が減少すると，起立時に下肢静脈系に血液がうっ滞し心臓への血液還流量が減るという現象が著明となり，心拍出量が減少し低血圧になる．収縮期血圧30 mmHg以上の低下をもって起立性低血圧と定義する場合が多いが，意識障害やめまいなどの臨床症状が重要となる．症状が起こったら，下肢を挙上するなどの対処が必要である．

★8 換気血流比不均等
臥位では，重力の影響により肺の背側の血流が増え，腹側の血流が減少する．その結果，換気血流比不均等が発生し，背側の組織には浮腫や無気肺が生じやすい．

要である．たとえば，骨折による"局所の安静"の必要性は"全身の安静"と区別されなければならない．また，活動量に対する科学的根拠に注目する必要がある．たとえば，ベッド上での排便活動は，ポータブルトイレでの排便に比べてエネルギー消費が大きく，適切でない．廃用症候群の予防には，体位変換，良肢位選択，可動域訓練などの受動的予防と筋力増強訓練や座位，起立，歩行訓練など患者自身に筋活動を行わせる能動的予防がある．

治療的学習

リハ医療の最大の特徴は学習を治療に用いることにあるといえよう．治療的学習（therapeutic learning）は，訓練という過程を通して個人の能力を直接変えて能力低下を改善する．先に紹介した片麻痺者や対麻痺者のリハはその典型である．

治療的学習の概要で注意すべき事項として，"健常部の重要性"や"正常化を目指すものではない"という点については先に触れた．その他，通常の教師やコーチとは異なった困難を生む原因として，"課題が患者にとって低価値なものにみえやすい"，"障害は正規分布しないため，患者の課題達成も非正規的であり，効果判定やゴール設定に難しさを伴う"，"訓練士は優れた患者ではない"などがある．

治療的学習で獲得される行動単位は，その行動が目的をもっていて，いくつかの運動から構成されており"スキル（skill）"と呼ばれる[4]．スキルの学習過程で戦略的に重要な事項は，動機づけ，行動の変化，定着・保持，転移である．

訓練とその他の一般的医療における治療との大きな違いに，患者の能動性への要求がある★9．動機づけとは，"行動を始発させ，方向づけし，持続的に推進する心的過程・機能"を意味する心理的要素である．動機づけでは内的強化因子と外的強化因子の使い分けが必要である[5]．

行動の変化をもたらすために重要な変数は，練習量・頻度，課題難易度，フィードバックである．S字状の学習-効果曲線を考慮した練習量・頻度，課題難易度の設定が必要である．装具は，課題の難易度を調整するために役立つ．フィードバックは運動学習における感覚情報の中心であり，フィードバックなしに学習は成立しない．

行動の変化と学習とはイコールではない．すなわち，学習は獲得されたものが比較的長期にわたって定着・保持された状態を意味し，一時的に獲得されすぐに忘却される変化は学習と呼ばない★10．行動の変化と学習の差，すなわち，定着・保持の問題はキャリーオーバー問題として興味深い．ブロック練習とランダム練習などの練習法の違い，フィードバックの易依存性，疲労の影響などが重要な因子

★9
薬物治療や外科治療においては患者は文字通り"耐える人（patient）"であればよいのであるが，訓練では患者はその過程に"主体者（prime-mover）"として参加する必要がある．したがって，そのためには十分な動機づけが必要となる．

★10
たとえば，一夜漬けの勉強で覚えその日のテストで正解しても1週間後には覚えていない場合，"行動（パフォーマンス）の変化はあったが，学習は起こらなかった"と考える．

になる．

　訓練課題の最終目標となる基準課題への転移性，すなわち，効果の発現性については，スキルの分類，一般運動プログラムから課題の類似性を通して考察する必要がある．スキルの学習は基本的に課題特異的である．

　訓練士には，訓練のデザイナーとしての役割がある．

支援工学

　ヒトは，道具を使う動物である．われわれが日常生活のなかで使う道具は2万個もあるという．障害をもち，治療的学習によっても克服できない問題に対しては，道具すなわち支援工学（assistive technology）的手法により対処する[6]．義肢，装具，車椅子，座位保持装置，杖・歩行器，自助具，環境制御装置，機能的電気刺激法などがある．

　工学的補助は，①上肢用-下肢用：操作に関連して使うものか，移動に関連して使うものか，②環境制御装置型-サイボーグ型：身体の外に置いて使うものか，身体上もしくは内に置いて使うものか，③障害者用-介助者用：障害者が自分で操作するものか，介助者が使うものか，という3つの軸で整理される．義肢・装具は，臨床において広く使用されている補助装置である．また，バリアフリー環境整備も重要である．その他，感覚系に対する眼鏡やバイオフィードバック法，認知系に対する記憶ノートなどmental bracingと呼ばれる対処もある．

　リハ医学・医療は，活動障害を主たる対象とし，多層的対応を用いてシステムとしての解決を図るという特徴を有する．その際，活動-機能-構造連関，治療的学習，支援工学という概念の理解が大切となる．

（才藤栄一）

● 文献
1) 千野直一監訳：FIM—医学的リハビリテーションのための統一的データセット利用の手引き．東京：医学書センター；1991．
2) World Health Organization：International classification of impairments, disabilities, and handicaps. Genova；WHO；1980.
3) 才藤栄一ら：理学療法士への期待そのaccountability．愛知県理学療法士会誌 2001；13：1-6．
4) Schmidt RA, et al：Motor Learning and Performance. In：Human kinetics. 2nd ed. Illinois：Champaign；2000.
5) 才藤栄一：治療への動機づけ．才藤栄一ら編．リハビリテーション医療心理学キーワード．東京：文光堂（エヌ＆エヌパブリッシング）；1995．p.119-123．
6) 才藤栄一：対麻痺患者の歩行補助装置．医学のあゆみ 1997；181：1034-1038．

リハビリテーション関連職種

　リハビリテーション医療はチームアプローチが基本である．リハ医療の本質は，活動障害（activity disorder）を主たる対象とし，多層的対応を用いてシステムとしての解決を図るという点にある．そこで，医学的治療のための従来の医療職に加えて，治療的学習，支援工学，社会・環境調整といった多面的方法論を用いるために各種対応に応じた多様な医療職が必要となった[1]．特に"療法士"といわれる職種（理学療法士，作業療法士，言語聴覚士）は，治療的学習を担当するコーチとしてあるいは教師としての役割がことさら重要であるため生まれた．さらに，支援工学のための義肢装具士，リハビリテーション工学士，そして，社会への橋渡しであるソーシャルワーカーなどが必要となった．以下にまず，リハチームの構成職種について簡単に解説し，そのうえでチームのあり方，チームの形態について触れる．

リハビリテーション関連職種（表5）

リハビリテーション医：リハビリテーション医（physiatrist）は，リハビリテーション医学・医療を専門とする医師であり，日本では資格として日本リハビリテーション医学会認定臨床医（1987年制定），同専門医（1980年制定，専門性が高く，かつ指導医としての資格）という二階建ての学会認定制度がある．リハ医はリハ医療チームの要として，医師としての通常の治療役割に加え，リハ治療に関する運動学などの専門知識を有し，また，チームのリーダーや調整役を担う．ただし，リハビリテーション医学講座や研修施設など養成施設が少ない現状にあってその数は少なく（2001年現在，専門医774人），需給バランスが崩れている．ちなみに，日本リハビリテーション医学会は1963年に創設され，1996年にリハビリテーション科が標榜診療科として認められた．

リハビリテーション看護師：リハビリテーション看護師（rehabilitation nurse）は，患者の生活全般を援助しながら，その活動障害を改善させていく役割をもつ．特に病棟では，日常生活活動（動作）（ADL）を評価して各訓練で行われたことを病棟生活に般化する役割を担う．また，一般的看護に加えて，摂食・嚥下障害や排泄障害への対応，心理的援助，家族援助・指導などにおいて積極的役割を担う．

理学療法士：理学療法士（physical therapist, physiotherapist；PT）

表5　リハビリテーションチーム

- リハビリテーション医
  (physiatrist)
- リハビリテーション看護師
  (rehabilitation nurse)
- 理学療法士
  (physical therapist)
- 作業療法士
  (occupational therapist)
- 言語聴覚士
  (speech therapist)
- 義肢装具士
  (certified prosthetist-orthotist)
- リハビリテーション工学士
  (rehabilitation engineer)
- ソーシャルワーカー
  (medical social worker)

は，日本では1966年に国家資格者が生まれた．特に1980年代前半から高齢化対応としての需要拡大に伴う養成校急増によって急激に増えている．理学療法士は，物理療法，運動療法などを担当する．特に，運動療法は，行動障害を有する患者に対し，"活動-機能-構造連関"★1に基づいて身体を動かすことによってその機能・形態に適応を促すという手法，そして，必要な行動を協調性をもってできるように練習する"治療的学習"から成り，リハ医療の中核をなす．対象となる運動の種類としては，全身を使った大きな基本的運動，そして歩行などの移動が中心である．

作業療法士：作業療法士（occupational therapist；OT）も理学療法士と同様，1966年に国家資格者が生まれ，1980年代前半から急増してきている．作業療法は，活動障害を有する個人に対し，生活全般における作業を通して，行動や生活の新たな構築を援助することを目指した介入方法であり，上肢の運動や操作，認知，ADL，家事活動，家庭復帰，復職準備などを介入の対象としている．

言語聴覚士：言語聴覚士（speech therapist；ST）★2は，1999年に国家資格となった．失語症や構音障害というコミュニケーションの問題，コミュニケーションに関連する高次脳機能障害，そして，摂食・嚥下障害に対し治療的訓練を行うことを主とする専門職である．

義肢装具士：義肢装具士（certified prosthetist-orthotist；CPO）は，1988年に国家資格となった．四肢切断に対する義肢，そして，四肢体幹の問題に対する装具を製作し適合させる業務を行う．

リハビリテーション工学士：リハビリテーション工学士（rehabilitation engineer）は，リハ医療にかかわる工学的支援，工学機器の開発・研究に携わる工学士である．

ソーシャルワーカー：ソーシャルワーカー（medical social worker；MSW）は，患者や家族の個人的・社会的な種々の問題の解決の手助けをし，社会復帰を援助する．ソーシャルワーカー自体の国家資格は存在しないが，社会福祉士（1988年に国家資格）がその基礎資格となってきている．

チームワーク

チーム（組織）は，一個人ではできない課題を行うために個人が集まったもの（集団）である．そしてチームで行う仕事は，決して独立した個々人の部分作業を単に集めたものではない．一方，個人は，現代社会で最も尊重されるべき存在であり，組織の単なる一部品ではない[2]．

チームワーク上，重要なポイントを，役割遂行，コミュニケーションという観点から簡単に触れる．

★1 **活動-機能-構造連関**
機能や構造は活動性に依存して決まるという法則．早期離床による廃用予防，過負荷の法則と呼ばれる筋力増強などは，この法則に基づく．

★2 かつては言語療法士ともいったが，現在は言語聴覚士で統一されている．

組織活動は，チーム全体の目標に向かって各自が自分の役割を遂行すること（役割遂行）で成り立つ．ここでまず重要な点はチームの目標が明確になっていることである．目標は，あいまいなものでなく，作業，評価可能な形で立てられる必要がある．チームのリーダーは，この目標を明示するうえで大きな役割を担う必要がある．もし，リーダーシップが十分に機能していない場合には，構成員は本来の課題機能以外の非公式な目的で動きやすい．特にリハ医療では，救急医療などに比べ，扱う内容が複雑で多面にわたるため目標を定めにくいので，チームの目標を十分に吟味して具体的なものにしていく習慣が必要である．

　役割遂行は，その効果のフィードバックがなされて初めてうまく機能する．しかしリハ医療ではその効果発現がゆっくりであることが多く，フィードバックには工夫を要する．病棟でのわずかな変化は訓練室のメンバーには伝わりにくく，その逆も同様である．共通の記録法，定期的な連絡会など，しっかりしたフィードバック機構の構造化が大切になる．

　医療技術の進歩や医療の効率化への圧力など，医療現場は刻々と変化している．それに伴って各自の役割も当然変化する必要がある．そのためにチームの学習機能が必須となる．

　各構成員は，他の職種と共通の概念をもって情報を伝達しあうこと（コミュニケーション）が必要になる．そのためには，相手への自己開示という姿勢，自由闊達な議論を基本とする姿勢が必要になる．自分の意見を素直に表現できることは，"性格の問題ではなく訓練すべき技術"である．また，コミュニケーションには，合理的な情報伝達以外に互いに仲間であることを認めあうというポジティブな感情的側面が重要になる．あいさつも大切な技術である．

チームの形態

　チームには，multidisciplinary，interdisciplinary，そして，transdisciplinaryという3つの形態がある（図2）★3．

　multidisciplinaryあるいはinterdisciplinary teamでは，医療者の個々の役割・機能は決まっていて，患者はその必要性に合わせて対応する役割をもつ医療者を求める．両者の違いは，前者が個々の医療者間に機能的連絡が少ないのに対し，後者ではしっかりした機能的連絡が存在する点にある．multidisciplinaryは，総合病院の各科のようなものと理解できる．つまり，それぞれの専門家が存在することは互いに知っていても構造的で定期的なつながりは乏しく，ある意味ではチームという名前には匹敵しない．それに対し，interdisciplinaryは，通常のリハチームにみられるような各専門医療職の間に

★3
ここで"discipline"とは"専門分野，学科"，"disciplinary"とは"専門分野の"という意味である．

図2 リハビリテーションチームアプローチ（摂食・嚥下障害患者の例）

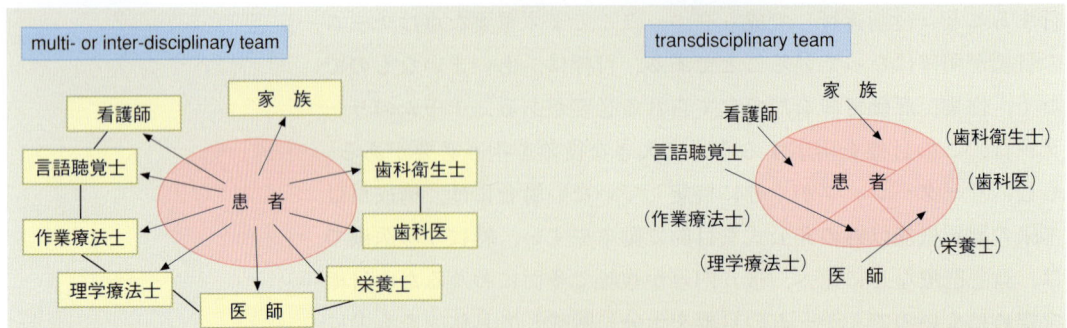

multidisciplinary あるいは interdisciplinary team では，医療者の個々の役割・機能は決まっていて，患者はその必要性に合わせて対応する役割の医療者を求める．両者の違いは，前者が個々の医療者間に機能的連絡が少ないのに対し，後者では機能的連絡が存在する点にある．transdisciplinary team では，患者の必要性がまず存在し，その必要性をそこに存在する医療者〔図中，（ ）でくくった医療者はここに存在しないとする〕で区分し担当する．そのために医療者は状況に応じてその役割が変動することを前提に共通の基本的機能を有する必要がある．

定期的かつ事前のコミュニケーションが存在するチーム形態である．従来，チームワークというと，各専門職種が前もって決められたおのおのの役割を認めあったうえで，互いの情報を交換しながら仕事をしていくというこの形態での実行が基本になっていた．しかし，このような形態では，常に多種の専門職をチーム構成員として有する必要があり，それなしには十分な出力をすることができない．

そこで，ここではもう一つのチーム形態，すなわち，transdisciplinaryに力点を置いて紹介しておきたい．なぜなら，このチーム形態が，今後，リハ医学・医療において最も注目すべき形態になると思われるからである．つまり，現実の臨床においては専門職の理想的組み合わせを得られない場合も多い．そこで，それぞれの専門職種がもつ共有部分を大きくして，その場の構成員で患者のneedを満たすために役割を柔軟に変えていくチームワークが求められるようになってきている．

transdisciplinary teamでは，患者の必要性がまず存在し，その必要性をそこに存在する医療者で区分し担当する（図2）．そのために医療者は状況に応じてその役割が変動することを前提にしなければならない．この考え方は，専門というseed（種）からではなく，障害というneed（必要性）から発想するというリハ医学・医療の本質に適合する．これは，医療を"応用生物学である医学の社会的適応"と考える方向性（専門性重視）とは逆の，"患者の存在が医療を生み，その効果追求のため医学が生まれ，医学がその基礎として生物学を求めた"という考え方（必要性・消費者重視）に近い．もちろん，これは専門性そのものや医療の限局性を否定しようというものではなく，"専門性というカラーを患者の必要性にうまく適合させるため

の工夫はきわめて重要かつそう簡単な課題ではない"という主張を意味する．

transdisciplinary teamでは，当然，そのチーム構成により各専門職の実際の役割が変わってくることになる．たとえば，摂食・嚥下障害者に対して，言語聴覚士がいないときといるときの作業療法士の役割は当然変わってくる．一見逆説的だが，専門職の独自性（identity）は，このような柔軟性をもって初めて成熟したものになるといえる．また，それを達成するためには，各専門職が各職種独特の核となる知識・技術を越えて幅広い共通の基本的機能を有する必要があり，そのために，多くのサブルーチンを身につけること，新しい事柄を学ぶことができる高い水準の学習能力，そして，高いコミュニケーション能力が必要になる．

少子高齢社会において，医療の効率化がきわめて重要な課題となる今後，transdisciplinaryという概念の発展がリハ医療の成功の鍵となる．なぜなら，職種の専門性を重視しすぎるなら，十分な多職種で対応できるチームはごく限られることになり，多くの患者がリハ医療の恩恵を受けることができなくなるからである．

（才藤栄一）

● 文献
1) 才藤栄一：リハビリテーションチームの運営（チームワーク）．渡辺俊之ら編．リハビリテーション患者の心理とケア．東京：医学書院；2000．p.208-215．
2) 才藤栄一ら：理学療法士への期待そのaccountability．愛知県理学療法士会誌 2001；13：1-6．

障害の構造

リハビリテーションは，ほかの臓器由来の医学とは異なった方角から患者をとらえようとする．もちろん，疾患自体が治る場合にはその治療を行うことを第一に考えることは当然である．しかし，それだけではなく，たとえば筋力低下が起こっている場合に，元の疾患自体がどの臓器由来であろうと，その結果，起こった筋力低下という現象に対しても治療法を考えていこうとするのがリハビリテーション医学である．

国際障害分類

概要

国際障害分類（International Classification of Impairments, Disabilities and Handicaps；ICIDH）は1980年に世界保健機関（WHO）により提示された[1]．リハでよく用いられる機能障害（impairment）★1，能力低下（disability），社会的不利（handicap）の概念は，このなかで述べられている．この分類は2001年に改訂された（後述）が，この項ではこれまでの用語を用い，新しい名称はカッコ内に記載することとした．

機能障害（心身機能・構造）は器官レベルの問題であり，能力低下（活動）は個人レベル，社会的不利（参加）は社会レベルと総括される．

機能障害（心身機能・構造）

機能障害は，身体の各部分の障害である．筋力が弱くなる運動麻痺，関節の動く範囲が制限される拘縮，感覚のわかりにくくなる感覚障害，などは身体そのものの機能障害である．さらに，高次脳機能障害，たとえば，言葉の理解・表出が難しくなる失語症，多くは左側のものに注意が向きにくくなる半側視空間無視なども機能障害である．

機能障害の程度は病巣の位置や大きさに依存することも多い．その場合，改善がある程度までで頭打ちとなることもよく見受けられ，リハの目標を機能障害より，むしろ次に述べる能力低下におく根拠となっている．

機能障害の評価は，疾患固有の特性に左右されることが多いため，疾患ごとの評価法を用いることが多い．たとえば脊髄損傷患者の麻痺・感覚障害を評価するアメリカ脊髄損傷学会（American Spinal Injury Association；ASIA）のmotor scoreとsensory score（p.410 図25参照）や，脳卒中機能評価法（Stroke Impairment Assessment Set；SIAS）（p.83 表6参照）などがある．

能力低下（活動）

能力低下は，日常の生活を営むレベルの障害を指す．いわゆる日常生活活動（動作）（activities of daily living；ADL）と称される内容が主な部分を占める．代表的な評価法としては，（Functional Independence Measure；FIM；機能的自立度評価法）★2 [2]（p.193, 194 表2, 3参照）やバーテル指数（Barthel Index；BI）★3 [3]がある．

★1 機能障害
たとえば脳卒中右片麻痺をきたした患者の場合，右片麻痺，（非麻痺側である）左上下肢筋力低下，右半側の感覚障害，右関節の拘縮（関節の可動域制限のことをいう；肩の外転屈曲制限，肘・股・膝の伸展制限〈屈曲拘縮〉，手・手指の屈曲伸展制限，足の背屈制限が起こりやすい），右肩の疼痛，右手足の浮腫，起立性低血圧，失語症，構音障害（言いたい内容に問題はないが，発音がゆがんでいる），失行（筋肉の動きとしては動かせるはずだが，動作として行わせるとできなくなるもの）などが機能障害としてあげられる．さらに個々の症例によっては，肥満，痙攣発作，性機能障害なども機能障害として持ち合わせていることもあるだろう．

★2 FIM
ADLは非常にたくさんの評価法がある．特徴のある評価法もあるが，似たり寄ったりのものも多い．そのような環境のなか，1983年にアメリカ医学会がADLについてtask forceを行った際，既存のADL評価法では十分でないとの結論に達し，新たにFIMが作られた．FIMは信頼性，妥当性が証明されている．事務局をニューヨーク大バッファロー校にもち，採点法の指導がしっかりしていて採点結果の"質"にも着目していることや，世界的に用いられていることで有名である．日本でも，従来用いられてきたバーテル指数（BI）を抜く勢いで使われてきている．

★3 バーテル指数（BI）
マホニー（Mahoney）とバーテルが1965年に発表した．5点単位で100点満点である．項目間の重みづけがあることに特徴があるが，逆に入浴などは0点か5点の2段階しかなく，リハ努力結果を評価するには少々粗すぎるきらいがある．

能力低下は疾患に依存しないで評価できることが多い．また，機能障害の改善が頭打ちになっても，能力低下は改善しうる．この改善は，動作のやり方の工夫，熟練などによる．

能力低下の程度は，裏返すと介助量，すなわち介護負担を示すともされている．これは，介護者が毎分何をしていたかを記録するタイムスタディの分析により示されている．FIM 1 点あたりの介護時間は疾患や環境にも左右されるが，大まかに 2～5 分と報告されている．

生活関連動作

生活関連動作（instrumental ADL；IADL または activities parallel to daily living；APDL）という概念がある．これは，ADL よりもう少し動作の目的が広がったもので，自らに関することだけでなく，周囲の人とかかわりのある動作であり，調理や掃除などが当てはまる．機能障害，能力低下，社会的不利の区分では，（社会的不利に近い）能力低下として扱われる．しかし，項目によっては社会的不利との境界が不明確な場合もある．評価表はロートン（Lawton）★4 やリンカーン（Lincoln）★5 などが発表している．リハ目標として独居を目指す場合には，ADL だけでなく，退院前に IADL の自立度を確認しておく必要がある．

社会的不利（参加）

社会的不利は，周囲の人間または社会とのかかわりのなかで起こってくる問題を指している．研究者によって社会的不利の定義が多少異なり混乱を招いている．社会的不利は ICIDH でも六次元★6 に分けられており，一元的な概念ではない．

能力低下の評価に比べれば評価法は少なめで，ある程度広く使われているのは Craig Handicap Assessment and Reporting Technique（CHART）（表6）4) などわずかにすぎず，勧められる適切な評価法がみあたらない．特に日本で使用できる評価法がない．社会的不利★7 の評価には文化・価値観的側面も関連しており，外国で作られた評価法をそのまま日本で用いるとボランティアの項目など違和感が強い部分が出てきてしまう．

Cardol は，社会的不利の評価法における質問項目の設定を調査し，社会的不利評価法の多くは，個人の価値観を無視して一律な質問設定をしていると述べている5)．これに対し，本人がしたいと思っていることをできるのか，という評価を重要視すべきだとする主張もある．

社会的不利と生活の質（quality of life；QOL）との関係は後で論じる．

★4 ロートンの IADL 評価
ロートンの IADL の項目は，電話を使う，買い物，食事の準備，家事，洗濯，交通機関の利用，服薬管理，金銭管理であり，観察者採点版と自己採点版とがある．
(Lawton MP, et al：Assessment of older people：Self-maintaining and instrumental activities of daily living. Gerontologist 1969；9：179-186)

★5 リンカーンの IADL 評価
リンカーンは"実際にこの 1 週間程度でしていることを答えてください"という説明をつけて，屋外移動（階段・車移乗・不整地歩行・公共交通機関），台所（調理・湯沸かし・皿洗い），家事（金銭管理・洗濯），余暇活動（読書・電話・手紙・社会活動・庭いじり・車運転）を評価させている．
(Lincoln NB, et al：The extended activities of daily living scale：A further validation. Disabil Rehabil 1992；14：41-43)

★6 ICIDH の六次元
見当識（orientation），身体的自立（physical independence），移動能力（mobility），仕事（occupation），社会生活（social integration），経済的自立（economic self-sufficiency）と述べられている．

★7 社会的不利の定義上の問題
社会的不利の項目中に身体的自立が含まれていることが多い．しかし，この項目は，ほとんど機能障害や能力低下とすべき内容である．この矛盾は解決されていない．WHO も能力低下と社会的不利を区別するための定義，枠組みをはっきりさせる必要があるとして，2000 年 8 月に，ホームページ上でアンケートを行ったくらいである．その結果，2001 年の改訂では能力低下と社会的不利の下位項目が共通化された．

表6　CHART

分野名	設問の例
身体的自立 (physical independence)	・1日のうち何時間介助されているか ・通常のケア以外に1か月のうち何時間介助されているか
移動 (mobility)	・ベッドから出ている時間 ・介助なしに家を出入りできるか ・行きたいところへどこへでも交通機関を使って到着できるか
行うこと (occupation)	・給料の出る仕事を1週間で何時間しているか ・ボランティアを何時間しているか ・スポーツ，映画などレクリエーションを何時間しているか
社会とのかかわり (social integration)	・一人で住んでいるか ・月1回以上訪問，電話，手紙でやりとりする友人は何人か ・この1か月のうちで，見知らぬ人と何回会話をしたか
経済的独立 (economic self sufficiency)	・家族全員合わせての収入はいくらか ・1年間でかかった医療費はいくらか

各分野ごとに100点満点（社会的不利なし）になるように換算される．身体的自立を例にとると，100 －（1日介助時間＋1か月介助時間/30）×3を得点とする．

ICIDHの改訂

ICIDHは2001年春に改訂され，ICF（International Classification of Functioning, Disability and Health）と呼ばれるようになった．以下，2001年にWHOのweb siteに掲げられていたICIDH-2 Final Draft[6]を参照し記載する．

ICFの骨組みを**表7**に示す．以前の機能障害（impairment），能力低下（disability），社会的不利（handicap）という次元（dimension）は，心身機能・構造（body functions and structures），活動（activities），参加（participation）という，障害を受けていなくても使える表現に変更された．ICFの特色は，ICIDHのときにみられた機能障害重視の姿勢から，参加や環境の内容が詳しくなったことである．これは細項目の数の増加などに現れている．さらに活動と参加の下位項目が共通化され，それとは別に，活動・参加を力量（capacity）と実行（performance）とに分けて記載するようになった．前者は"できる"状態，後者は"している"状態を示す．

表8にICFの分類階層を示す．次元から順に細かな分類が木構造で作られており，詳細な分類は英字＋4桁の数字でコード化されている．リハ臨床で日ごろ遭遇する問題との整合性はあまりよさそうではなく，統計学者ではない臨床スタッフにとっての価値は不明である★8．

★8 改訂の問題点
ICIDHがICFに変わるにあたり，disabilityという言葉が以前と違って包括的に使われ，三次元すべてのマイナス面を指す言葉として定義変えされている．これまで，disabilityは能力低下というADL中心の内容だけを指すと決められて多用されていた単語だけに，文中に出てきたdisabilityがICIDH定義なのかICF定義なのかわからないための混乱が起こると思われる．

表7 ICF

	Part 1：functioning and disability 生活機能と障害		Part 2：contextual factors 背景（文脈的）因子	
	body functions & structures 心身機能・構造	activities & participation 活動と参加	environmental factors 環境因子	personal factors 個人因子
domains 領域	1. body functions, 2. body structures 心身機能・構造	life areas（tasks, actions） 生活領域（課題，行動）	external influences on functioning and disability 生活機能と障害への外的影響	internal influences on functioning and disability 生活機能と障害への内的影響
constructs 構成概念	change in body function（physiological），change in body structures（anatomical） （生理的）心身機能の変化・（解剖学的）身体構造の変化	capacity；executing tasks in a standard environment, performance；executing tasks in the current environment 力量：標準的環境でできること，実行：今の環境でしていること	facilitating or hindering impact of features of the physical, social, and attitudinal world 身体的，社会的，態度の世界の特色の促進または抑制的影響	impact of attributes of the person 個人属性の影響
positive aspect 陽性面	functional and structural integrity 機能と構造の統合	activities, participation 活動・参加 functioning 生活機能	facilitators 促進因子	not applicable 適用外
negative aspect 陰性面	impairment 機能障害	activity limitation, participation restriction 活動制限・参加制約 disability 障害	barriers/hindrances 妨害因子	not applicable 適用外

筆者注：この表は，An overview of ICIDH-2（ICIDH-2 Final Draft 2001）をWHOのweb siteから入手し，筆者が日本語に訳したものである．活動・参加など一部の単語は他の日本語文献に現れたものを採用したが，残りは今後作成される厚生労働省による日本語訳とは異なる可能性がある．

リハビリテーションにおける障害分類

　リハの評価，治療は機能障害，能力低下，社会的不利の各段階ごとに行われる．もちろん，与薬などで疾患自体が完治して，何の障害も残さないのであれば，その方法が優先され，機能障害などへのアプローチは必要なくなる．

　障害を残す疾患，治療自体が困難な進行性疾患では，リハが重要である．機能障害，能力低下，社会的不利はそれぞれ違う次元の問題を示している．しかし，機能障害に基づいて能力低下が生じ，それらのために社会的不利が起こるといった因果関係のあることが多いため，まずは機能障害を評価し，改善するためのリハ手段を考える．機能障害がどの程度に治るかを予測したら，残存する機能障害の程度を参考にして，能力低下がどこまで改善するか予測する．同様に，それら機能障害，能力低下の最終状態を鑑みて，社会的不利の予後を検討し，対策をとる．これらは，直列で行われるのではなく，機能障害，能力低下，社会的不利への評価・対応が，ある程度並列で行われる．

表8 ICFの分類階層

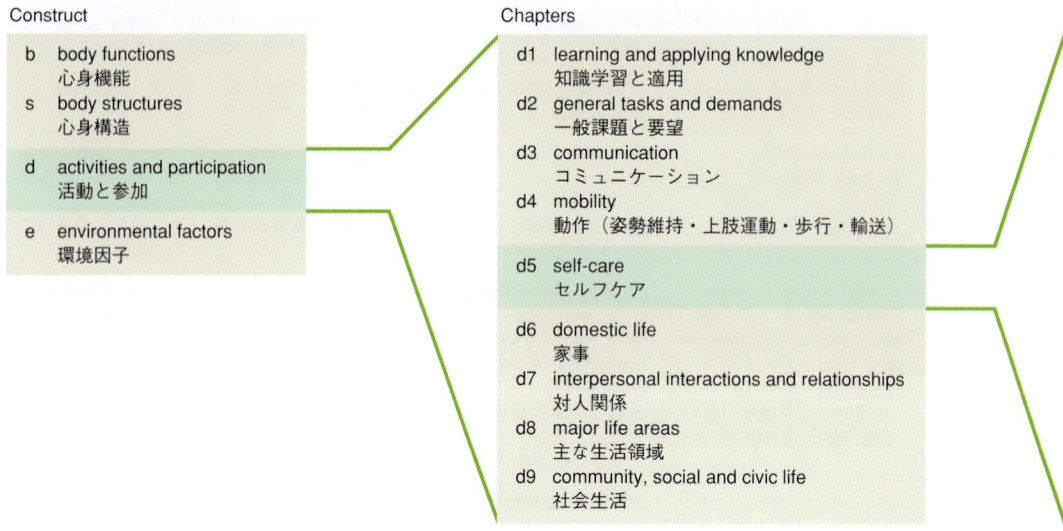

生活の質（QOL）

　QOLはよく聞く言葉である．障害者に関してだけでなく，悪性腫瘍患者の治療手段の選択や降圧薬服用の良悪の判断にもQOLが登場する．さて，QOLとは何なのだろうか．また，前項で述べたICIDHとはどのような関係にあるのだろうか．

　ある人は金持ちであることをもって生活の質が高いと考えるかもしれない．健康であればそれでいいのかもしれない．また気持ちが豊かであるという抽象的な満足もQOLといえよう．このようにQOLにはいくつもの次元（軸），定義があると考えられている．そのなかで主観的（subjective）[★9]，客観的（objective）という切り口と，身体的（physical），精神的（mental）という切り口を組み合わせる考え方をMuldoonが提唱している[7]．その組み合わせのいずれもがQOLというわけである．具体的な内容を表9に示す．

　QOL評価も，使用者の数だけ評価法があるといわれるほど統一されていない．比較的多く用いられている評価法としては，Medical Outcomes Study 36-Item Short Form Health Survey（SF-36）[★10]がある[8]．

　ICIDHの社会的不利とQOLはどのように関係しているのか．また，QOLに強く影響を与える要素は何なのか．社会とのかかわりに関連するQOLの内容が多いことから，社会的不利とQOLとは多くの部分で重なっている．しかし，排泄の自立度とQOLとが相関するなどADLの要素も加味されているし，また，うつ状態がQOLに最も大きく関与するという報告などがあるように感情の問題といった，社会

[★9] 主観的QOL
主観的QOLはしばしば"満足度"とも言い換えられている．満足度は個人個人の価値観により異なるため，それをどのように尺度化するかが問題となる．

[★10] SF-36
physical functioning（身体機能），role functioning because of physical problems（日常役割機能〈身体〉），role functioning because of emotional problems（日常役割機能〈精神〉），general health（全体的健康感），bodily pain（身体の痛み），vitality（活力），social function（社会生活機能），mental health（心の健康）の8分野に分かれている．日本語版が2001年に発行された．

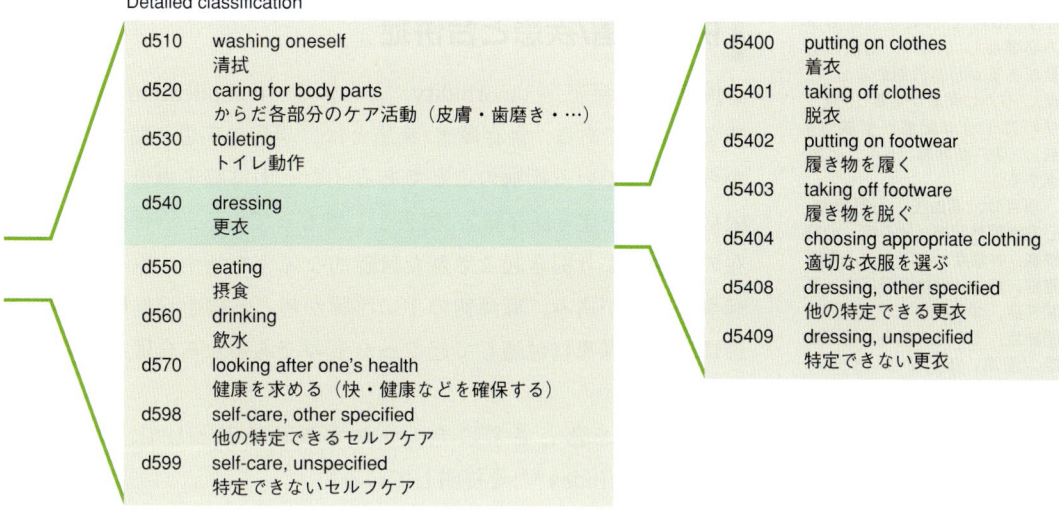

表9 社会的不利とQOLの関係

	客観的 objective	主観的 subjective well-being
身体的	ADL・雇用	健康感・自信
精神的	計画・解決	不安・怒り

図3 在宅障害者のQOLに関与する要素

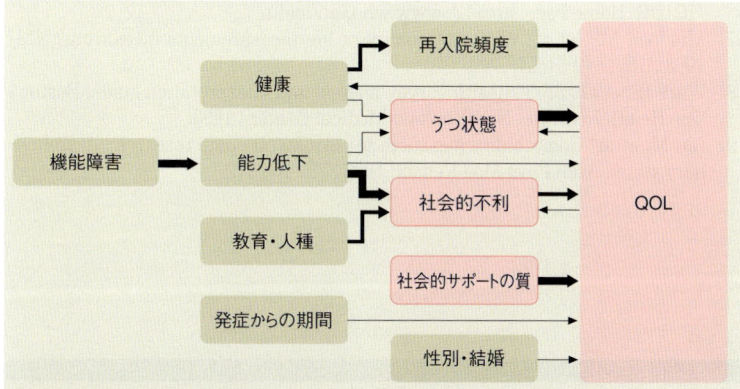

Dijkers PJMの在宅脊髄損傷患者調査（Arch Phys Med Rehabil 1999；80：867-876）とKim Pの在宅脳卒中患者調査（QOL Res 1999；8：293-301）を総合して作図した．DijkersはSatisfaction with Life Scale（SWLS）を，KimはQuality of Life IndexをQOLとして採用し，種々の項目を用いてQOLを予測し，寄与の大きい項目を抽出している．機能障害・能力低下が社会的不利への影響を通してQOLに関連することが示されている．

的不利とは異なった側面もQOLには含まれている．在宅脳卒中患者と在宅脊髄損傷患者においてQOLと機能障害・能力低下・社会的不利との関係を検討した報告を踏まえ，図3を作成した．うつ状態，社

★11 Comorbidity Index
Comorbidity Indexは疾患が存在せず（0点），存在するが治療の必要なし（1点），治療の必要があるがリハの制約なし（2点），リハに配慮が必要（3点），リハに十分な配慮が必要（4点），リハが禁忌（5点）と採点する。
　項目は，高血圧，心房細動，心室性期外収縮，狭心症，心筋梗塞，弁膜症，心不全，心電図異常，肺炎，慢性呼吸不全，肩関節痛，関節リウマチ，変形性関節症，その他の痛み，高脂血症，肥満，るいそう（やせ），糖尿病，電解質異常，肝機能障害，膵炎，潰瘍，胃炎，胆石，便秘，痔疾，抑うつ，認知症，てんかん，視力障害，聴力障害，神経因性膀胱，尿路感染症，尿路結石，貧血，その他の感染症，腫瘍性疾患，湿疹，白癬，歯科的問題である。

会的サポートの質の悪さがQOLを下げる大きな要因とされている．

併存障害/疾患と合併症

　併存障害/疾患（comorbidity）と合併症（complication）は，似て非なるものである．併存障害/疾患とは，現在の疾患と関係なく以前から存在している疾病のことである．たとえば脳卒中患者では，糖尿病や高血圧症を併存障害/疾患としてもっている．合併症とは，現在の疾患により引き起こされた付随的な障害を指す．脳卒中患者の麻痺側の肩が痛み，麻痺側の手に浮腫が起こる肩手症候群という疾患は，運動麻痺に付随して起こったものであるから合併症と考えられる．

　併存疾患を落とさずにチェックする評価表として，里宇らがComorbidity Index★11を提唱している[9]．

（園田　茂）

● 文献
1) WHO：International classification of impairments, disabilities and handicaps. Geneva：WHO；1980.
2) 千野直一ら編：脳卒中患者の機能評価SIASとFIMの実際．東京：シュプリンガー・フェアラーク東京；1997.
3) Mahoney FI, et al：Functional evaluation：The Barthel index. Md State Med J 1965；14：61-65.
4) 問川博之ら：CHARTによる脳卒中患者の社会的不利の測定．総合リハ 1998；26：985-989.
5) Cardol M, et al：Handicap questionnaires：What do they assess? Disabil Rehabil 1999；21：97-105.
6) WHO：International Classification of Impairments, Disabilities and Handicaps (ICIDH) Home Page. http：//www.who.int/icidh/
7) Muldoon MF, et al：What are quality of life measurements measuring? BMJ 1998；316：542-545.
8) Ware JE, et al：SF-36 health survey manual and interpretation guide. Boston：The Health Institute. New England Medical Center；1993.
9) Liu M, et al：Comorbidity measures for stroke outcome research：A preliminary study. Arch Phys Med Rehabil 1997；78：166-172.

リハビリテーションと看護

　リハビリテーション医療チームのなかにおける看護職の最大の特徴は，病棟や在宅など，あらゆる生活の場で患者・クライアント[★1]の生活行為の自立にかかわることである．その一つとして，リハ医療チームの最大目標である患者の日常生活動作（ADL）の自立を目指した援助がある．看護師は，他の専門職者の治療アプローチによ

って得られた成果を実際の生活の場において調整・統合し，ADLとして習熟し自立できるよう意図的に患者・クライアントに働きかける．さらに，看護師は，生活の場において日常的に患者・クライアントの生活状態をアセスメントすることが可能であり，そこから得られた情報を的確に評価し，他のチームメンバーに伝達するなど，チームアプローチの中核的作業である調整・統合などに関して中心的な役割が期待されている．

　本項では，最初に，日本と，リハ看護の専門分化が進むアメリカのリハ看護の概念について紹介した後，リハ看護の専門性，およびリハ医療チームにおける看護の役割などについて言及していく．なお，リハの概念・構造などについては本章の「リハビリテーション医学とは」，「リハビリテーション関連職種」，「障害の構造」でそれぞれ詳細に述べられているので参照されたい．

リハビリテーション看護の概念

わが国におけるリハ看護の概念

　わが国におけるリハ看護の定義に関しては，おそらく大槻によるものが最初であろう[1]．大槻は，リハ看護の基本的概念は，近代的看護の概念そのものであり，リハ看護は"疾病の経過において，ある特定の時期に限られたものではなく，病気の始まりから，その患者が自立できるようになるまで継続されるものであり""分化された看護のうえにある，統合された概念"(1966年) であると述べている．

　遠藤はリハ看護について"リハという思想や統一的な原理のもとに，看護従事者によって行われる看護活動のすべて"[2] (1975)，あるいは"リハ看護と表現される言葉の意義は，看護婦が行うすべての活動は，対象とする個人のリハに密接に関連するという問題意識をもつ立場である"[3] (1987) と述べている．

　落合は"リハ看護は対象の身体的な面のみならず精神的・社会的・職業的・経済的と多岐広範に目を向け，可能な限り生産活動に参加できるよう必要なニーズについて援助する"(1983) としていたが，その後"リハ看護とは，対象の生活の回復をめざす看護学的な働きかけ"(1991) とし，生活という概念を用いてリハ看護の概念化を試みている[2]．

　貝塚[4]は，"リハは，障害をもつ人の社会的自立のためのさまざまな援助活動であり，ナースはチームメンバーとして，その活動の初段階である発病当初・治療開始時点から関与し，現有機能維持のための援助に努め，患者の行う障害された機能の回復のための訓練が障害なく続けられるように援助する．また，その回復過程において，

★1 **クライアントと患者のニュアンスの違い**
利用者，来談者と訳されるクライアントという用語には，サービスを主体的に選択する個人の権利を尊重するという能動性を認めるのに対し，患者という用語は，医師の治療を受ける人という意味からやや受動的な印象がある．

障害をもつ人自身が，自分の人格を認め，尊重し，誇りある生活が送れるよう手助けをおこなうこと"(1995)と述べ，障害受容についても触れている．

最近では，石鍋，野々村[2]らが"リハ看護とは，リハ過程の促進を目指し多職種チームによるアプローチのなかで，身体的または精神的障害，慢性疾患，老化に伴う生活の再構築に直面した人々を対象に，可能な限りの自立と健康の回復・維持・増進によって生活の質を向上させるために，看護婦（士）の専門的知識と技術をもって行うケアである"(2001)と述べ，今日的状況を反映したQOLを重視する内容となっている．

アメリカにおけるリハ看護の概念

リハ看護の専門化が進むアメリカでは，1977年にアメリカ看護婦協会[★2][5]が，リハ看護について"リハ看護とは，一時的にまたは進行性に，あるいは恒久的に，その生理学的機能や心理的適応，社会生活，経済状態，職業などを妨げたり，変化させたりするような疾病または身体障害をもつ個人あるいは集団の看護である．リハ看護の目指すところは合併症の予防，および身体的，心理社会的な健康の最善の回復と保持である．リハ看護は疾病や身体障害をもつ人が保健医療システムの中に入ってきた時点で開始される．その実践においては，自己像，生活様式，人生の目標が変えられてしまった人々の心理社会行動が考慮される"と定義している．この定義の特徴は，リハ看護の対象を障害だけに限定せず疾病も含めたこと，固定的・恒久的に考えていた障害を一時的，進行性も含めたことなど，対象や障害の範囲を拡大したことがあげられる．また，リハの開始時期や障害受容についても定義のなかに明確に述べられている．

ストライカー（Ruth Stryker）[6]は，その著書『Rehabilitative Aspects of Acute and Chronic Nursing Care』(1977)において，看護の立場からリハを定義づけることを試みている．それによると"リハとは，創造的な過程であり，事故あるいは病気の初期段階では，ただちに予防的看護を行うことによって始まる．それは回復のための看護の期間中もずっと続けられ，人間として全面的に新しい生活に適応できることを意味する"としている．この定義はリハ看護を明確に概念づけることはしていないが，リハの全過程において看護の果たす予防と回復へのかかわりの重要性を強調した内容となっており，リハ看護の概念としても十分納得できるものである．彼女は，リハ看護を，一つの特殊な分野としてとらえるのではなく，むしろ看護の基本の一部とみなされるべきであるとし，高度の障害をもつ患者に対しては，特別な知識が必要になるが，しかしそれはまった

★2 アメリカ看護婦協会のあらまし
看護教育や看護業務・待遇などの改善を目的に1911年に発足したアメリカ看護婦協会（ANA）は，現在では，アメリカ全州で協会をもち，260万人の正看護婦をもつ専門職業集団である（http://www.nursingworld.org/）．

く新しい知識体系を学習することではなく，むしろすでにある知識の程度や深さの問題であると述べている．患者の機能回復・適応が円滑に進むためには，疾患や障害のどの時期においてもリハ看護の知識・技術は重要であり，救急病院，一般病院，リハセンター，老人施設，デイケア，在宅など，リハ看護サービスを必要とする患者・クライアントがいるあらゆる場所で働く看護婦はすべてリハ看護の知識・技術をもつ必要があることを強調している．ただし，彼女は看護を提供する対象や場によってリハ看護の知識や技術のレベルが異なると述べていることから，リハ看護には看護の基本的知識・技術とみなされる部分と，その延長線上に専門分化した内容が存在すると考えているようである．

アメリカ看護婦協会の一部門であるアメリカリハビリテーション看護協会★3は『Standards and Scope of Rehabilitation Nursing Practice（リハ看護実践の範囲と基準）』[7]（1994）において，リハ看護を専門領域と位置づけし，リハ看護は"変更された生活機能とライフスタイルに関連した顕在および潜在的健康問題に対する個人と集団の人間的反応の診断と治療"であると定義している．そのなかで"リハ看護の目標は，障害や慢性疾患をもった個人の最大の健康を回復し，維持・促進することを助けることであるとして，そのなかには，障害や慢性疾患の予防を含む，身体障害や慢性疾患に伴い生活機能や生活スタイルの変更を余儀なくされる人々に対して専門的援助ができる熟練した能力が求められる"と述べている．さらに，2年後の1996年に『Scope and Standards of Advanced Clinical Practice in Rehabilitation Nursing（リハ看護の高度臨床実践の範囲と基準）』[8]を発表し，リハ看護の高度実践業務について内外に公表している．

★3 アメリカリハビリテーション看護協会発足の背景
アメリカリハビリテーション看護協会（ARN）は，リハビリテーション看護に関するさまざまな情報発信や啓発・教育活動を目的に1974年，アメリカ看護婦協会の一部門として発足している（http://www.rehabnurse.org）．

リハビリテーション看護と専門性

リハ看護は，いかなる看護においても適用される基本的知識・技術という性格をもつ一方，機能障害，能力低下から派生する生理的，心理社会的，経済的問題など生活に影響する多くの問題を抱える患者・家族を対象とした専門性の高い実践業務が存在する．たとえば，高次脳機能障害をもつ患者に対する自立を目指したADL援助，神経因性膀胱・直腸障害の排泄コントロールに対する援助，嚥下障害をもつ患者・家族に対する摂食援助，障害に対する心理社会的適応に関する援助など，リハ看護師として高度な専門的知識と熟練した能力が求められる．

岩倉は，リハを受ける患者を援助する看護師に求められる専門的知識・技術として表10の事項をあげている[9]．これらは，神経・筋および骨関節障害をもつ人を対象とすることの多いリハ看護師の専

表10　リハビリテーション看護に求められる知識と技術

①障害に対する患者の適応過程に応じてそのニーズに反応する態度，すなわち心理的・精神的問題の理解．
②障害に関する内容の深さ，すなわち解剖学的，生理学的，病理学的な変化について知識を増加させておく．特に，神経系，筋骨格系，泌尿器系に重点をおく．
③四肢や体幹の運動機能に関する運動学的知識．
④言語障害を含め表出・理解の面で障害された人とのコミュニケーションができる．
⑤排尿・排便をコントロールするためのプランを立てられること．
⑥体位変換，関節拘縮，褥瘡の予防，患者の移動介助法などの基本的知識，その他，患者の身の回り動作を介助指導する技術．
⑦在宅生活に向けて，家族指導，訪問看護師，保健師など地域リハ関連職者への情報伝達・調整など．

門業務実践にとって基本的かつ必要不可欠な知識であると思われる．

リハビリテーション医療チームにおける看護師の役割

　リハ医療チームにおいて，リハ看護師に求められる重要な役割を2つあげることができる．

　1つは，患者の自立（自律）的な生活を支援するために最適な健康状態を保持できるよう適切な健康管理を行うことである．病態生理に基づいた患者の適切な健康管理が看護師の役割として期待される．具体的にいえば患者のリハを阻害する原疾患の増悪や再発予防，二次的合併症の予防，転倒・転落，熱傷といった事故の予防などリハにおけるリスク管理が最も重要である．特に，リハ訓練の開始初期や訓練が集中的に行われている時期は，バイタルサインの観察，意識状態，栄養状態，疲労状態，排泄状態，睡眠状態，皮膚の状態などのきめ細かい観察や安全な環境の整備が不可欠である．万が一，患者の健康状態に問題が生じていると判断した場合は，医師への適切な連絡や予定されていた訓練の中止など専門職の責任において判断し，速やかに情報を他の部署へ連絡するなど適切な対応ができる能力が求められる．

　2つめに健康管理と同じくらい重要な役割として，患者のセルフケア能力を高める支援がある．セルフケア能力の向上は患者のQOLを保証する重要な要素であり，リハ医療の最大の目標である．リハ看護師は，患者が機能訓練によって獲得した新しい生活動作を日常生活のなかに適用し習熟できるように支援する役割がある．患者の機能レベルについて他の専門職者と緊密に情報交換を行いながら，日常的に行われている患者のセルフケア能力を正確にアセスメントし，援助計画を立案・実践・評価できる能力がリハ看護師に求められる重要な条件である．

リハビリテーション看護師の具体的役割[7, 10]

患者・クライアント，家族と病棟や在宅など生活の場で接する機会の多いリハ看護師に求められる役割として以下のようなものがある．

ケア提供者（caregiver）

看護師は，患者が能力的に困難な動作を直接代行して行う役割がある．しかし，その代行は，常に患者の動作の自立を目指して意図的にかかわることが重要である．患者の疲労や動作の安全性などを観察・評価しながら徐々に患者が実行できる動作を増やしていくように働きかけることが重要である．

教育・指導者（client educator）

患者が，自分の障害や疾病について正しい知識をもつことはセルフケア能力を向上・維持していくうえで重要である．看護師は，患者に対して再発や合併症，事故などの予防方法について自己管理できるよう日常生活のなかで具体的に指導・教育する．患者の自己管理能力の獲得は，社会生活を円滑にし，QOLの維持・向上にとって重要な意義がある．家族に対しても同じように健康管理や介護技術などを教育する．

クライアントの代弁・擁護者（client advocator）★4

患者が言語化できない要求を把握し，目標設定や治療に反映できるようにする．患者のなかには，治療内容などに対して疑問を抱きながら治療スタッフにうまく意思を伝えられない，あるいは家族，職場に対する遠慮から，適切に要求を伝えられない，など自力で問題を処理できないことがある．その場合，常に患者の立場に立って行動し，患者の権利を擁護していく役割がある．

助言者（counselor）

障害により生じた生活上の些細な問題に対しても定期的に相談にのり，患者や家族の不安の解消や主体的に問題解決ができるように支援していく役割がある．適切な助言者であるためには患者・家族との信頼関係の構築が重要である．

ケア調整者（care coordinator）

患者の病棟生活の情報を他の専門職者に的確に連絡し，それぞれの治療プログラムの追加や修正に貢献する．また，治療プログラムによって得られた成果を病棟の生活に組み入れ習熟できるように計画し，セルフケアの自立に向かってケアを調整する．看護師の調整的役割は，患者・家族にとっても，またリハチームにとっても重要である．

★4 アドボカシー
自らのニーズや権利を要求したり，守ることが自分の力だけでは困難な，社会的に不利な状況にある人々の権利を守り，その生活の質を高めるために権利を主張したり擁護することをアドボカシー（advocasy；権利擁護）という．

ケースマネジャー（case manager）

地域などにおいて，保健・医療・福祉専門家あるいは行政関係者と協働し，適切に社会資源などを活用しながら，患者が適切なケアを受け，最高の結果が得られるようにサービスを調整・管理していくケースマネジャーとしての役割がある．

研究者（researcher）

常に研究的視点からリハ看護業務を見直し，患者に質の高いケアを提供するために研究活動を行う，研究者としての役割がある．

（金城利雄）

● 文献

1) 日野原重明編：慢性疾患の新しい理解とリハビリテーション看護．東京：医学書院；1976．
2) 石鍋圭子ら編：リハビリテーション専門看護．東京：医歯薬出版；2001．
3) 遠藤千恵子：リハビリテーション看護への提言．現代とリハ 1987；1（4）：273-279．
4) 貝塚みどりら編：QOLを高めるリハビリテーション看護．東京：医歯薬出版；1995．
5) ANA，日本看護協会国際部訳：Standards of Nursing Practice（看護業務の基準）．東京：日本看護協会出版部；1977．p.73-82．
6) Stryker R：Rehabilitative aspects of acute and chronic nursing care. 2nd ed. Philadelphia：WB Saunders；1977．
7) ARN：Standards and scope of rehabilitation nursing practice. 3rd ed. 1994.
8) ARN：Scope and standards of advanced clinical practice in rehabilitation nursing. Glenview：Association of Rehabilitation Nurses；1996.
9) 砂原茂一編：リハビリテーション概論，リハビリテーション医学全書1．東京：医歯薬出版；1995．
10) 氏家幸子監修：成人看護学D．リハビリテーション患者の看護．東京：廣川書店；1999．

第2章
リハビリテーションのための基礎知識

神経系と筋骨格系のマクロ解剖学

機能解剖総論

運動の基本面・基本軸と運動方向

人体は体幹，上肢，下肢に大きく分けることができ，その動きを表現するために図1のように基本面と基本軸を規定することができる．運動の方向を表す用語としては，屈曲と伸展，外転と内転，外旋と内旋がある．矢状面上で近づき合う動きを屈曲，遠ざかる動きを伸展，前額面上で体の中心から離れる動きを外転，近づく動きを内転，水平面上で前面が外側に向く動きを外旋，その逆の動きを内旋という．

骨と関節

骨はその形状によって長（管）骨，扁平骨，短骨，不規則骨に分けることができる．長骨の両端の部分を骨端，中央部を骨幹，その間を骨幹端という．長骨の代表例は上腕骨と大腿骨である．扁平骨は骨盤の骨や頭蓋骨，短骨は手根骨や足根骨が代表例である．形態が複雑な椎骨などは不規則骨と呼ばれる．

関節とは2つ以上の骨が連結している部位のことで，関節面，関節包，関節腔から構成されている．関節はその形状によって球関節，蝶番関節，鞍関節，楕円関節，平面関節などと呼ばれる★1．

筋

四肢・体幹の運動にかかわる筋を骨格筋という．骨格筋の多くは骨から始まり，筋腹を形成し他の骨に腱となって終わる．骨格筋の始まりを起始と呼び，固定されたほうの骨にあり，終わりを停止と呼び，動きのあるほうの骨に付着している．通常，起始は四肢の近位部にあり，停止は四肢の遠位部にある．

上肢の機能解剖

肩甲帯と肩関節

肩は体幹と腕を連結している部位であり，手を自由な位置に配置するために非常に大きな可動域をもっている．

構造

肩甲骨と鎖骨を骨格とする肩周辺の機構のことを肩甲帯という．また，胸骨，肋骨，胸椎も肩の運動に関与する大きな構成要素である．肩関節は，狭義には上腕骨頭と肩甲骨関節窩との間の肩甲上腕

★1
各関節の代表例として，①球関節には股関節，肩関節，腕橈関節，②蝶番関節には指節間関節，腕尺関節，③鞍関節には母指の手根中手関節，④楕円関節には橈骨手根関節，⑤平面関節には椎間関節，肩鎖関節などがあげられる．

図1 運動の基本面と基本軸

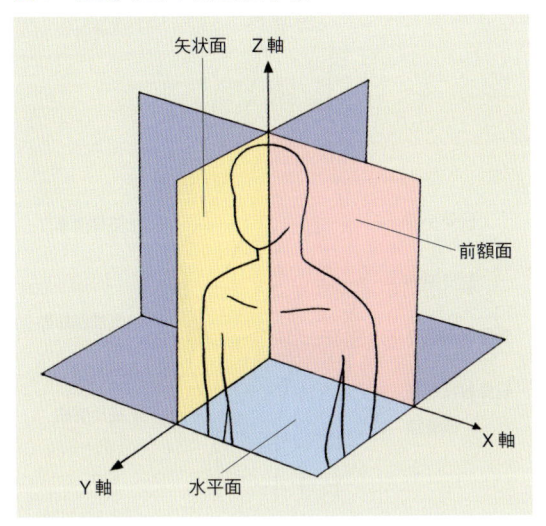

関節のことを指すが，実際には以下に述べる胸鎖関節，肩鎖関節，肩甲胸郭関節，上腕上方関節も肩の運動に関係している（図2）．

肩甲上腕関節：肩甲上腕関節の形は球関節を呈しており，大きな可動性をもつ反面，その安定性には問題があり，周囲の筋や靱帯，腱によって関節が補強されている★2．

胸鎖関節：胸骨柄と鎖骨内側端との間の関節である．肩甲骨が胸郭上を動くのに連動して，この関節を中心に鎖骨が垂直軸，矢状軸，長軸方向の動きをとる．

肩鎖関節：鎖骨の外側端と肩甲骨の肩峰との間の関節である．鎖骨下面と烏口突起との間の烏口鎖骨靱帯によって，鎖骨が上方脱臼しないように固定されている．

肩甲胸郭関節：胸郭と肩甲骨との間の動きに関係する．

上腕上方関節：烏口突起，肩峰と烏口肩峰靱帯とでできた烏口肩峰アーチと上腕骨頭との間で形成された部分のことを指す．

肩甲骨の動き

肩関節の動きには通常，肩甲骨の動きを伴う．肩甲骨の動きは上肢運動の力を増幅し，また肩甲骨関節窩が傾斜することにより上肢の可動範囲を増大させる．

肩甲骨の動きには，挙上，下制，上方回旋，下方回旋，前方移動，後方移動があり，肩甲上腕関節の運動に連動して胸郭の周りを滑動する．

肩関節の動き

肩関節では屈曲と伸展，内転と外転，内旋と外旋の動きが可能である．屈曲には三角筋前部，大胸筋鎖骨部，烏口腕筋，上腕二頭筋が関与し，このうち三角筋前部が主動作筋である．伸展には三角筋

★2 回旋筋腱板
肩甲下筋，棘上筋，棘下筋，小円筋の4筋は，上腕骨遠位部にまとまって付着することで，回旋筋腱板（rotator cuff）を形成し，肩関節の安定化に寄与している．

図2　肩関節の構造

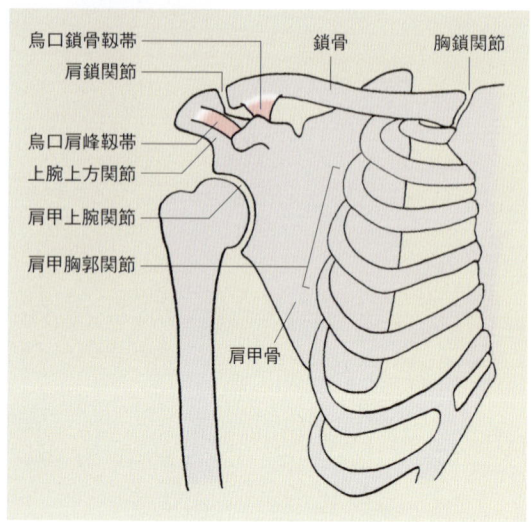

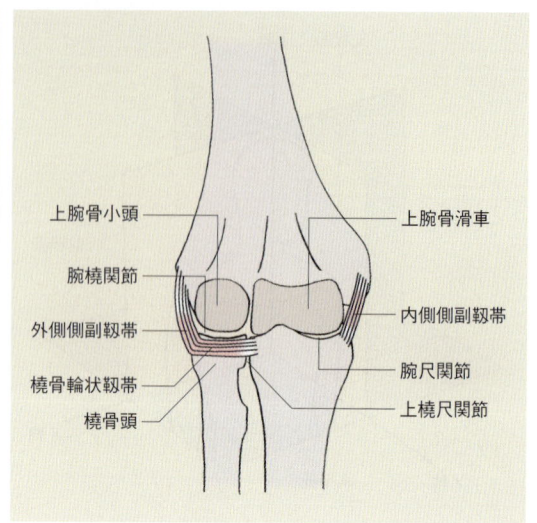

図3　肘関節の構造

後部，広背筋，上腕三頭筋長頭，弱い作用だが大円筋なども関与する．内転の主動作筋は，大胸筋，広背筋，大円筋である．三角筋後部や烏口腕筋，上腕三頭筋長頭も内転に作用する．外転の主動作筋は，三角筋中間部と棘上筋である．肩の外転時，肩関節自体の動きと肩甲骨の動きとが2：1の比率で行われており，これを肩甲上腕リズム（scapulo-humeral rhythm）という．内旋には肩甲下筋，大胸筋，広背筋，大円筋，三角筋前部が作用し，外旋には棘下筋，小円筋，三角筋後部が作用する．

肘関節と前腕

肘は上腕と前腕を連結している関節であり，肩と連動して手を口や背中に運ぶために重要な機能を果たしている．

構造

肘の骨格は上腕骨と橈骨，尺骨で構成されている．肘関節は腕橈関節，腕尺関節，上橈尺関節の3つの関節が1つの関節包に包まれて構成されたもので，内側・外側側副靱帯により側方への安定性が保持されている（図3）．

腕尺関節：上腕骨滑車[★3]と尺骨滑車切痕によってつくられる関節である．関節の形状は蝶番状であり，肘の屈曲・伸展運動は主にこの関節で行われる．

腕橈関節：上腕骨小頭と橈骨頭の上面によってつくられる球関節である．

上橈尺関節：橈骨と尺骨の間には，上橈尺関節と下橈尺関節があり，上橈尺関節は，橈骨の関節環状面と尺骨の橈骨切痕との間で関節を形成している．さらに橈骨頭は，橈骨輪状靱帯によって取り巻かれ

★3　運搬角
上腕骨滑車は内側のほうが外側に比べて半径が大きくなっているため，肘伸展時には上腕長軸と前腕長軸との間に約10°の外反位を生じ，これを運搬角（carrying angle）という．

図4 手関節・手指の構造

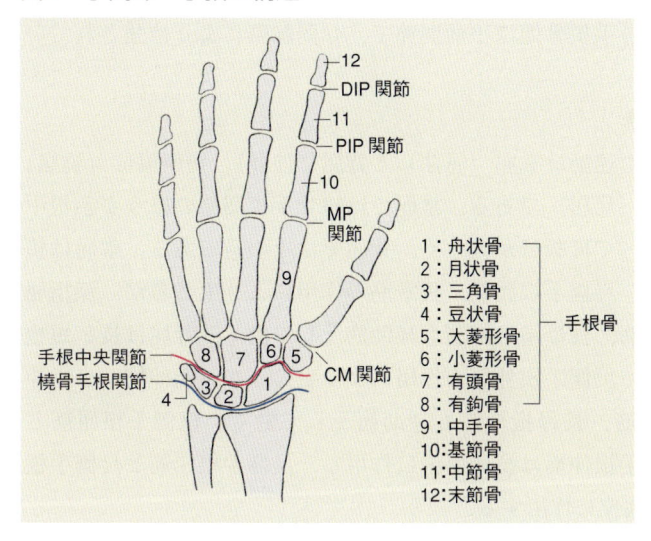

```
 1：舟状骨
 2：月状骨
 3：三角骨
 4：豆状骨       手根骨
 5：大菱形骨
 6：小菱形骨
 7：有頭骨
 8：有鈎骨
 9：中手骨
10：基節骨
11：中節骨
12：末節骨
```

DIP関節、PIP関節、MP関節、CM関節、手根中央関節、橈骨手根関節

ている.

肘および前腕の動き

　肘関節の動きは屈曲と伸展である．肘屈曲の主動作筋は上腕二頭筋と上腕筋であり，このほかに腕橈骨筋も肘屈曲に作用する．これらの筋は前腕の位置により作用する力が変化し，回外位では上腕二頭筋がよく働き，回内回外中間位で腕橈骨筋がよく作用する．肘伸展の主動作筋は上腕三頭筋であり，肘筋も伸展に作用する．前腕の回内回外は上下橈尺関節で行われる．橈骨頭と尺骨茎状突起を結ぶ線上に回旋軸があり，尺骨の周りを橈骨が回旋する．前腕回外の主動作筋は上腕二頭筋と回外筋，前腕回内の主動作筋は円回内筋と方形回内筋である．

手関節と手指

　手は握る，つまむ，つかむなどさまざまな把持動作を行うことができる．また，Vサインや手話など感情表現や意思疎通の手段としても用いられる．このように複雑な動作を行うために，手は非常に精密で巧妙な構造をもっている★4.

手関節の構造

　手関節は橈骨手根関節と手根中央関節という2つの関節が含まれている．その中心には8個の手根骨があり，近位列4個（舟状骨，月状骨，三角骨，豆状骨）と遠位列4個（大菱形骨，小菱形骨，有頭骨，有鈎骨）から構成されている（図4）．

橈骨手根関節：橈骨手根関節は橈骨遠位端と豆状骨を除く3個の手根骨近位列との間で形成される．橈骨側が凹面，手根骨側が凸面となる楕円状関節である．

★4 英知をつかさどる手
生物の進化は常に環境の変化と相まっており，それは現在もなお続いている．ヒトは道具を使い，道具を作ることによって環境に適応し，他の生物にはみられない手の巧緻性を獲得した．器用な手は，ヒトがヒトたる所以である．

手根中央関節：舟状骨，月状骨，三角骨と手根骨遠位列との間で形成される．各手根骨間は平面関節で，骨間靱帯により補強されている．

手関節の動き

手関節での運動は掌屈（屈曲）と背屈（伸展），橈側偏位（橈屈）と尺側偏位（尺屈）である．掌屈では橈骨手根関節のほうが手根中央関節に比べて可動域が大きく，背屈ではその逆である．掌屈は橈側手根屈筋，尺側手根屈筋，長掌筋の作用により生じるが，深指屈筋，浅指屈筋，長母指外転筋も補助筋として働く．背屈は長・短橈側手根伸筋，尺側手根伸筋の作用により生じるが，指伸筋，小指伸筋，示指伸筋，長母指伸筋も補助筋として働く．橈側手根屈筋と長・短橈側手根伸筋は橈側偏位に作用し，尺側手根屈筋と尺側手根伸筋は尺側偏位に作用する．

手指の構造

手の骨格は，近位部より手根骨，中手骨，基節骨，中節骨，末節骨の順で構成されている．さまざまな大きさのものを把持するために，手は横のアーチと縦のアーチを形成する．それぞれの骨間で関節を形成し，手根中手関節（carpometacarpal joint；CM関節），中手指節関節（metacarpophalangeal joint；MP関節），近位指節間関節（proximal interphalangeal joint；PIP関節），遠位指節間関節（distal interphalangeal joint；DIP関節）と呼ばれる（図4）．

手根中手関節（CM関節）：遠位列手根骨と5つの中手骨との間で形成される．不規則な平面関節であり，第2・3中手骨で形成される関節は可動性をもたない．母指と大菱形骨でできる関節は鞍関節で，大きな可動域をもっている．

中手指節関節（MP関節）：各指に対応した中手骨と基節骨の間で形成される楕円関節である．

指節間関節（PIPおよびDIP関節）：PIP関節，DIP関節ともに蝶番関節であり，屈曲と伸展が可能である．

手指の動き

手指の動きは，前腕に筋の起始をもつ外来筋と手の中に起始のある内在筋により行われる．特に母指は把持機能にとって重要な指で，CM関節では屈曲と伸展，外転と内転，および回旋が可能である．

手指のMP関節では屈曲と伸展，外転と内転が可能である．この関節の側面にある側副靱帯は伸展で弛緩し屈曲で緊張するため，MP関節の外転内転運動は伸展位において可能となる．MP関節の屈曲は，内在筋である虫様筋[★5]と掌側骨間筋，背側骨間筋の作用により行われる．これらの筋は同時にPIP関節とDIP関節を伸展させる．また，掌側骨間筋は手指を内転させ，背側骨間筋は外転させる．なお，小

[★5] **虫様筋**
手，足ともそれぞれ4つずつあり，手の虫様筋は正中神経と尺骨神経に，足の虫様筋は内側足底神経と外側足底神経に支配されている．

図5 骨盤・股関節の構造

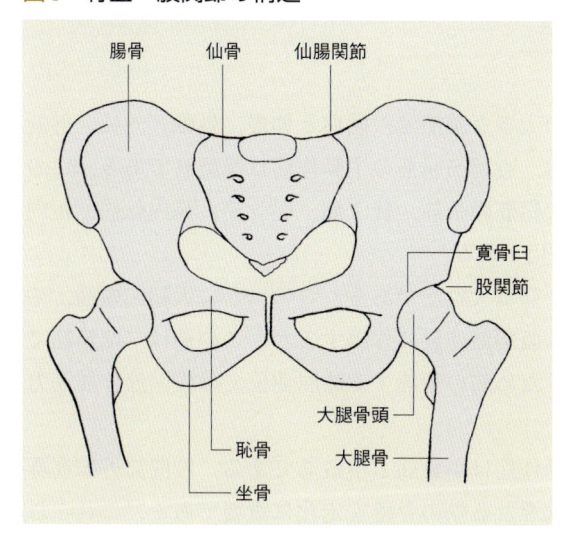

指に関しては，MP関節の屈曲は小指屈筋が働き，外転は小指外転筋の作用で行われる．

PIP関節とDIP関節は屈曲と伸展だけが可能である．手指の屈曲に作用する外来筋は，浅指屈筋と深指屈筋である．深指屈筋の停止は末節骨にあり，主にDIP関節の屈曲に作用する．浅指屈筋の停止は中節骨にあり，主にPIP関節の屈曲に作用する．手指の伸展に作用する外来筋は，総指伸筋と示指伸筋，小指伸筋である．

下肢の機能解剖

骨盤と股関節

体幹と下肢とを連結するのが，骨盤と股関節である．体重を支持し，歩行時における支点となるために，肩関節に比べてより高い安定性を必要とする．

構造

骨盤は左右一対の寛骨と仙骨から成る．寛骨と仙骨の関節は仙腸関節と呼ばれるが，不規則な関節面をもち靱帯で補強されており，身体活動に伴う関節運動はごくわずかである．寛骨は腸骨，坐骨，恥骨の3つの骨が癒合してできており，その中央部に寛骨臼が形成されている．股関節は寛骨臼と球状の大腿骨頭との間で形成された代表的な臼状関節である（図5）．寛骨臼の辺縁には線維軟骨でできた関節唇が囲んでおり，関節をより安定なものにしている．また，股関節の関節包は強靱にできており，腸骨大腿靱帯，恥骨大腿靱帯，坐骨大腿靱帯によりさらに補強されている．

大腿骨の形状も特有で，大腿骨頸部の長軸と骨体とで成人では約

125°の角度が生じ（頸体角），さらに大腿骨頸部は前内方に約10°傾いている（前捻角）．

股関節の動き

　股関節も自由度の大きな関節で，屈曲と伸展，外転と内転，外旋と内旋が可能である．股関節屈曲の主動作筋は腸腰筋である．このほかに大腿直筋，大腿筋膜張筋，縫工筋，恥骨筋，長内転筋，短内転筋なども屈曲の作用がある．

　伸展の最も強力な筋は大殿筋である．このほかに大腿二頭筋，半腱様筋，半膜様筋も股関節伸展に作用するが，この筋は二関節筋で膝関節屈曲にも働くため筋の短縮する膝屈曲位では股関節伸展筋力が低下する．

　股関節外転の主動作筋は中殿筋と小殿筋である．股関節外転筋群は歩行時に片脚立位をとる際の骨盤安定化に重要である．これら以外に大腿筋膜張筋，縫工筋，梨状筋が補助的に作用する．

　股関節内転筋群には大内転筋，長内転筋，短内転筋，恥骨筋，薄筋がある．このうち大内転筋が最も大きいが，主に内転に作用するのは閉鎖神経に支配された上内側部の線維であり，坐骨神経脛骨神経部に支配された坐骨内側顆部の線維は股関節伸展に働く．

　外旋筋群には梨状筋，内閉鎖筋，外閉鎖筋，上双子筋，下双子筋，大腿方形筋など股関節を後方から横切る短い筋があるが，このほかに大殿筋，中殿筋，小殿筋や内転筋群の一部にも外転作用がある．内旋筋群は外旋よりも作用が弱く，小殿筋，大腿筋膜張筋，薄筋や大内転筋，中殿筋の前部線維が働く．

膝関節

　膝関節は正座など日本式の生活で非常に酷使する関節である．また，荷重関節でもあるため各種スポーツで痛みの生じる頻度も高い．

構造

　膝を構成する骨格は，大腿骨遠位部と脛骨・腓骨近位部，および膝蓋骨である．膝関節は，大腿骨遠位端と脛骨近位端が面した関節（脛骨大腿関節）と大腿骨遠位前面と膝蓋骨が面した関節（膝蓋大腿関節）の2つの関節から構成されている．

脛骨大腿関節：大腿骨下端には内側顆・外側顆という2つの凸状顆部があり，脛骨上端の浅い2つの凹状顆部と蝶番（顆状）関節を形成している．関節面の適合はよくないが，脛骨上面に半月板が入ることで，適合性が高められている．半月板は内側半月板と外側半月板の2つから成り，関節に加わる衝撃の緩衝作用の役目も果たしている．関節の安定性には膝周囲の靱帯が重要な働きをしている．膝前面を補強する膝蓋靱帯のほかに，内側の安定性に関与する内側側副靱帯，

図6 膝関節の構造

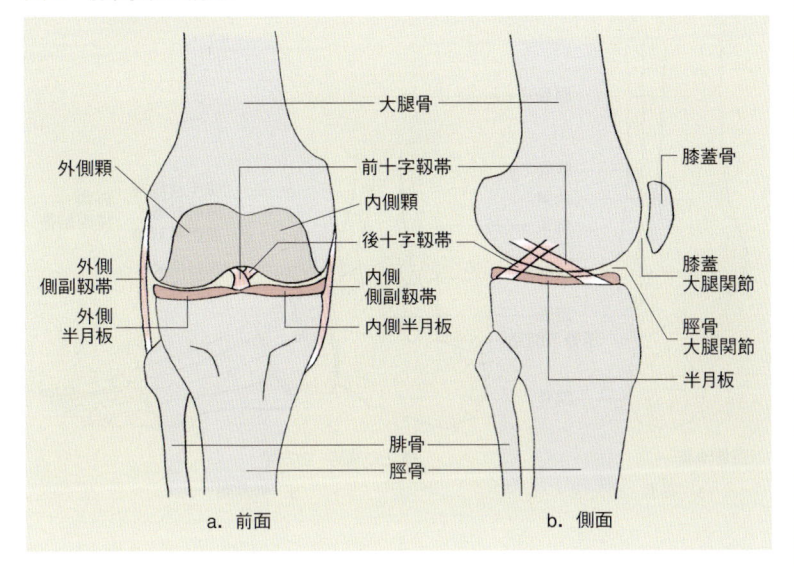

外側の安定性に関与する外側側副靱帯などがある．また，前十字靱帯と後十字靱帯は脛骨上を大腿骨が前後方向に滑るのを防ぐ役割を担っている（図6a）．

膝蓋大腿関節：膝蓋骨は人体で最も大きな種子骨で，膝蓋腱の中に位置して膝前部を保護している．また，膝関節中心と大腿四頭筋の作用点との距離を長くすることで，膝伸展効率を増大させるといわれる（図6b）．

膝関節の動き

膝関節には屈曲・伸展運動のほかに，わずかな回旋運動が認められる．脛骨上端の関節面が大腿骨下端に比べて長さが短いことからもわかるように，膝関節の屈曲・伸展は単なる回転運動ではなく，膝が伸展位に近いところでは，脛骨関節面に対して大腿骨がころがり運動を起こし，屈曲位のほうではすべり運動を起こしている★6．膝伸展の主動作筋は大腿四頭筋である．膝屈曲の主動作筋は大腿二頭筋，半腱様筋，半膜様筋で，これらを総称してハムストリングスと呼ぶ．このほかに薄筋，縫工筋も補助筋として膝屈曲作用がある．また，腓腹筋，足底筋も膝屈曲に作用する．

膝の回旋運動は，大腿骨に対する脛骨の内旋・外旋運動である．膝関節が最終伸展する際には，自動的な外旋を生じ，これと逆に伸展位から屈曲する際には内旋が生じる．

完全伸展位では側副靱帯の緊張のため随意的な回旋は困難である．膝関節が伸展していないときの能動的な内旋には縫工筋，薄筋，半腱様筋，半膜様筋が関与する．また，膝後面を内下方に走行する膝窩筋も膝の内旋に働く．外旋運動には大腿二頭筋が関与する．

★6 ころがり運動とすべり運動
ボールが机上を回転しながら移動するように，大腿骨が脛骨関節面の上でころがる様子をころがり運動と呼ぶ．一方，車輪が凍った路上をスリップするように，大腿骨が脛骨関節面の上ですべる様子をすべり運動と呼ぶ．

図7　足関節の構造

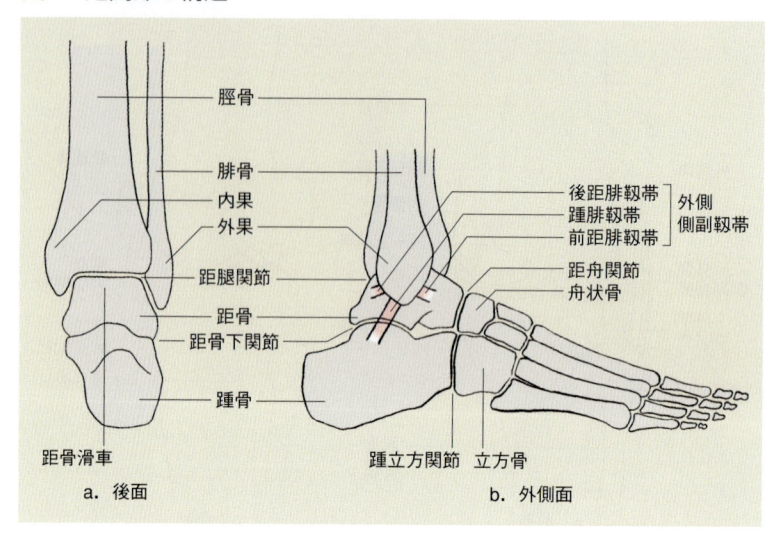

足関節と足部

　足部は身体と地面との接する部位で全体重を負荷する必要があるため非常に強い構造をもっている．また一方，不整路への適応も可能なように柔軟な構造も併せもっている．

足関節の構造（図7）

　下腿と足部をつないでいる足関節は，距腿関節と距骨下関節という2つの関節から構成されている．

距腿関節：脛骨，腓骨の遠位面と距骨との間で形成される蝶番関節で，距骨上面にある距骨滑車を脛骨の内果と腓骨の外果が挟み込むような形状を有している．

距骨下関節：距骨下面と踵骨上面とが3つの関節面をもって形成している．

　足関節の内外側は側副靱帯によって補強されている．外側側副靱帯は前方から前距腓靱帯，踵腓靱帯，後距腓靱帯の3つの靱帯から成る．一方，内側側副靱帯は脛骨内果から扇状に広がっており，三角靱帯とも呼ばれる．

足部の構造（図8）

　足部は，7つの足根骨と5つの中足骨と合計14の趾骨から構成され，距骨と踵骨を後足部，これより遠位の足根骨（舟状骨，立方骨，内側・中間・外側楔状骨）を中足部，中足骨と指骨を合わせて前足部と呼ぶ．足部全体をみると縦・横にアーチを形成しており，内側縦のアーチが土踏まずを形作っている．

横足根関節：後足部と中足部の間の関節で，距骨と舟状骨の間（距舟関節）および踵骨と立方骨の間（踵立方関節）で構成されている[★7]．

[★7] 別名，ショパール（Chopart）関節とも呼ばれる．

図8 足部の構造

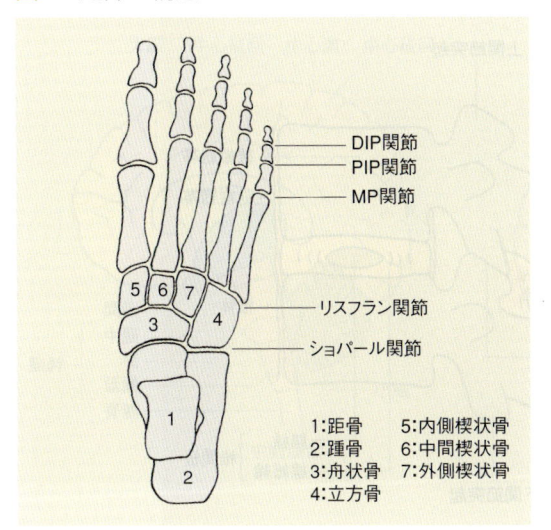

1:距骨 5:内側楔状骨
2:踵骨 6:中間楔状骨
3:舟状骨 7:外側楔状骨
4:立方骨

足根中足関節：立方骨，内側・中間・外側楔状骨と5つの中足骨近位端とで形成する関節である★8．

前足部の関節：手指の関節と同様に，中足骨，基節骨，中節骨，末節骨の間の関節をそれぞれMP関節，PIP関節，DIP関節と呼ぶ．

足関節と足部の動き

距腿関節では底屈と背屈が行われる．距骨滑車の前方が後方に比べていくぶん幅広くなっており，背屈位のほうが関節の安定性を得られる．

距骨下関節の動きは内がえしと外がえしと呼ばれる．内がえしは，回外・内転・底屈の組み合わさった運動で，外がえしは，回内・外転・背屈の組み合わさった運動である．横足根関節も可動範囲は小さいが，距骨下関節と連動して内がえしと外がえしの動きが行われる．

足関節の底屈・背屈に関与する筋は，距腿関節軸との位置関係によって決まり，関節軸より前方にある前脛骨筋，長母趾伸筋，長趾伸筋は背屈に働き，後方にある下腿三頭筋（腓腹筋とヒラメ筋），後脛骨筋，長趾屈筋，長母趾屈筋，長腓骨筋，短腓骨筋は底屈に作用する．また，内がえしと外がえしは，足部の長軸との位置関係によって決まり，長軸より内側にある前脛骨筋と後脛骨筋が内がえしの主動作筋として働き，外側にある長腓骨筋と短腓骨筋が外がえしの主動作筋として働く．

体幹の機能解剖

構造

頸部は頭部と体幹を連結する部位である．体幹は胸郭，腹部およ

★8
リスフラン（Lisfranc）関節とも呼ばれる．

図12　脊髄の横断面像

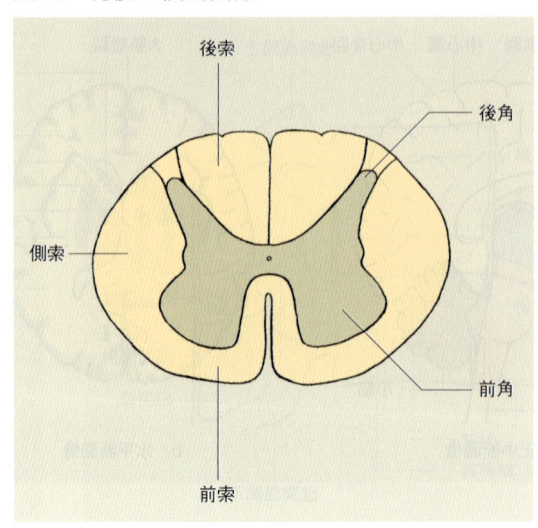

後索
後角
側索
前角
前索

しており大脳回と呼ばれる．大脳は正中にある大脳縦裂によって左右の大脳半球に分かれる．また，中心溝や外側溝という大きな溝によって，前頭葉，側頭葉，頭頂葉，後頭葉に区分される．大脳皮質の特定の領域には，特定の機能が局在することが知られている．たとえば，中心溝の前の部分（中心前回）は一次運動野と呼ばれ，随意運動に関与する中枢が存在する．大脳半球の内部は，表層の灰白質と深部の白質から成るが，白質の内部にも大脳基底核と呼ばれる大きな灰白質の塊が存在する．大脳基底核には尾状核，淡蒼球，被殻，前障，扁桃体が含まれ，姿勢調節や筋緊張などに関与する錐体外路系の中枢として重要である．

間脳：脳幹の前上方に位置し，両側大脳半球に挟まれた部分を間脳と呼ぶ．間脳には感覚の中継核である視床や自律神経系の中枢である視床下部が存在する．

脳幹：大脳・間脳と脊髄との間の部分で，中脳，橋，延髄から成る．脳幹には頭部・頸部のさまざまな運動・感覚をつかさどる脳神経の起こる脳神経核が存在する．また，中脳の内部には，赤核や黒質といった錐体外路系に属する神経核もある．中脳は脳幹のうち最も短く管状を呈した部分であるが，それに続く橋は腹側に大きく膨隆した外形をもっている．橋の背側は第四脳室を介して小脳と接している．延髄の腹側にも錐体という膨隆があり，その下部で大脳皮質から脊髄へ下行する神経線維束が反対側に交叉（錐体交叉）している．

小脳：小脳の表面にも細かな溝（小脳溝）と隆起（小脳回）がみられる．小脳は，左右の小脳半球と中央部の虫部に区分される．小脳は，小脳脚という大きな神経線維束によって脳幹と連結し，協調運動の制御機構として機能する．

脊髄の解剖 （図12）

脊髄は延髄に連なった部分から起こり，脊柱管内を下行して第1〜2腰椎の高さで終わる．頸髄と腰髄は上肢と下肢に神経を送る部位であるため太くなっており，それぞれ頸膨大，腰膨大と呼ばれる．脊髄下部は円錐状に細くなっており，第2腰椎の高さより下方では，脊髄下部から出た神経根線維が集まって馬尾★9を形成する．脊髄の内部は，表層の白質と深部の灰白質から成っている．脊髄の横断面でみると，灰白質は蝶が羽を広げた形を呈している．灰白質の前方部分を前角，後方部分を後角と呼ぶ．前角部分には，四肢の筋を支配する多数の運動ニューロンが存在する．白質部分は，前索，側索，後索に区分され，脊髄と脳とを連絡する各種の神経伝導路が通っている．

（竹中　晋，椿原彰夫）

★9 馬尾
腰の脊柱管を通る神経の束は，馬の尻尾のようになっていることから，文字どおり馬尾と呼ばれる．

● 参考文献
1) 明石　謙：リハビリテーション医学全書4．運動学．東京：医歯薬出版；1973．
2) Jenkins DB：Hollinshead's functional anatomy of the limbs and back. 6th ed. Philadelphia：WB Saunders；1991.
3) 椿原彰夫：機能解剖・生理学．千野直一編．現代リハビリテーション医学．東京：金原出版；1999．p.23-33.
4) Kapandji IA：カパンディ関節の生理学I．上肢．荻島秀男監訳．東京：医歯薬出版；1986.
5) Cailliet R：肩の痛み．荻島秀男訳．原著第3版．東京：医歯薬出版；1992.
6) Cailliet R：手の痛みと機能障害．荻島秀男訳．原著第4版．東京：医歯薬出版；1999.
7) Kapandji IA：カパンディ関節の生理学II．下肢．荻島秀男監訳．原著第5版．東京：医歯薬出版；1988.
8) Cailliet R：膝の痛みと機能障害．荻島秀男訳．原著第3版．東京：医歯薬出版；1993.
9) Cailliet R：足と足関節の痛み．荻島秀男訳．原著第3版．東京：医歯薬出版；1998.
10) 伊藤　隆：中枢神経系．解剖学講義．東京：南山堂；1983．p.647-770.

運動の神経解剖学的側面

　日本語で運動というと"動き，すなわち位置の移動"と"筋を動かすこと"の2つのニュアンスがある．一方，英語では運動は位置の移動（movement）と課題（task）の遂行，すなわち，動きそのものに目的がある場合の動作（motion）がある．ヒトに関する位置の移動と動作，それらの障害がリハビリテーション医学の対象命題の一つであり，その中心をなすものが運動学（kinesiology）である★1．

図13　有髄と無髄神経（線維）

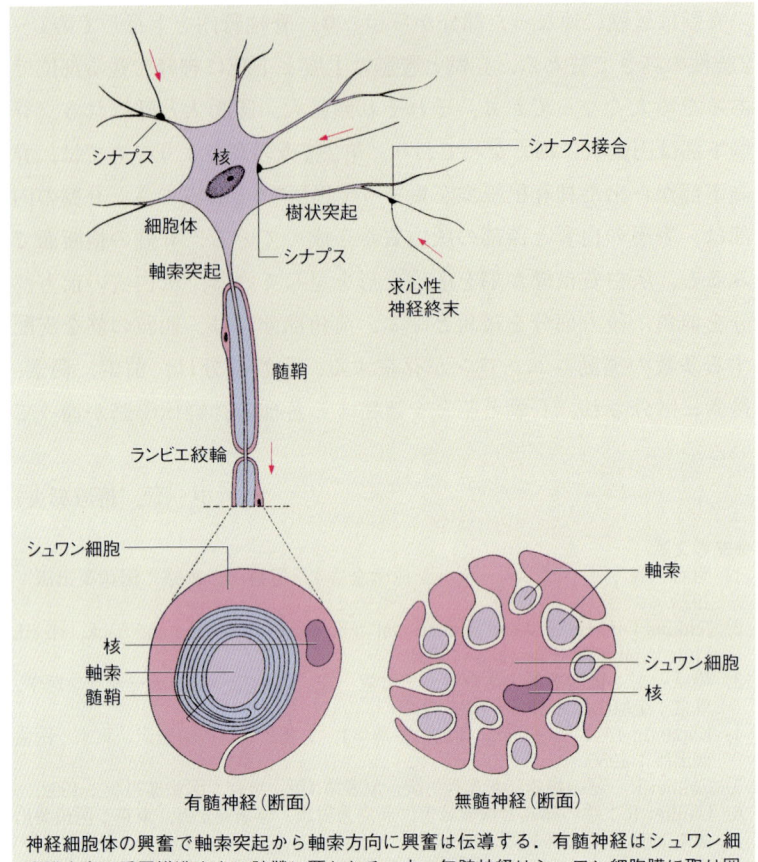

神経細胞体の興奮で軸索突起から軸索方向に興奮は伝導する．有髄神経はシュワン細胞膜由来の重層構造をもつ髄鞘に覆われる一方，無髄神経はシュワン細胞膜に取り囲まれるだけである．

なお運動学といっても，運動だけが対象ではなく，姿勢や運動を起こすための準備状態も含まれる．

末梢神経の構造と機能

末梢神経線維には有髄と無髄神経（線維）がある（図13）．有髄神経では軸索（axon）に髄鞘（myelin sheath）が重層して巻き付いている．髄鞘はシュワン細胞（Schwann cell；鞘細胞）の形質膜に由来し，軸索を電気的に絶縁している．髄鞘は長軸に沿って，ほぼ一定間隔で途切れ，末梢神経では1～2mm間隔でくびれとなる．くびれ部分はランビエ絞輪（node of Ranvier）と呼ばれ，軸索が露出する．有髄神経の電気的興奮は髄鞘に覆われる部分では起こりえず，ランビエ絞輪の間を飛び越すようにして伝わっていく（跳躍伝導）．一方，無髄神経には髄鞘はなく，軸索はシュワン細胞のくびれの中に埋没している．したがって電気的興奮は軸索表面を連続して伝わっていく．

★1
物理学の観点では位置の移動としての運動学はキネマティクス（kinematics）であり，これに力のパラメータが加わると運動力学，すなわちキネティクス（kinetics）となる．一方，物理学の見地で生体の運動とその制御をとらえるのがサイバネティクス（cybernetics）である．

図14 脊髄前角細胞と筋支配

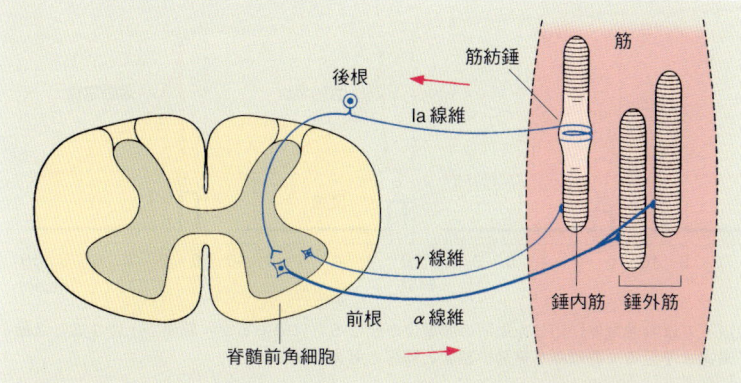

脊髄は前根から出力系神経線維，後根には末梢からの入力神経線維の接続がある．筋に至る有髄運動神経には太いα線維，細いγ線維があり，それぞれ，錘外筋と錘内筋を支配する．筋収縮の情報は筋紡錘や腱に存在するゴルジ装置から脊髄に入る．筋紡錘の中央の筋伸張センサーからはIa線維が出ていて，脊髄のα前角細胞にシナプスを形成する．

　軸索は神経細胞体から発しており，細胞膜関連物質や神経伝達関連物質などは軸索流[★2]によって細胞体から輸送される．運動神経の神経細胞体は脊髄においては前角細胞であり，シナプス（synapse）を介して大脳・脳幹などの中枢から，また末梢の感覚神経系からも入力を受けている．前角細胞には太いα（運動）線維と細めのγ（運動）線維を出す2種類があり，前者は通常の筋線維，すなわち錘外筋を，後者は筋紡錘の端に位置する錘内筋を支配する（図14）．筋紡錘は筋の伸張度と伸張速度のセンサーであり，錘外筋の収縮によってその感度が高まる（「運動の神経生理学的側面」参照）．

興奮性膜と活動電位

　細胞膜は外界との境界をなすものであり，細胞内と外でのNa$^+$，K$^+$，Cl$^-$といったイオンの濃度差をつくり，この濃度差が細胞内外の電位差を生じる．通常，外の電位を0とすると細胞内は−数十mVになる（静止膜電位）．神経・筋の細胞膜は興奮性膜と呼ばれ，細胞内の電位をあるレベル以上プラス方向に近づける，すなわち脱分極すると，後はスイッチが入ったように自動的に脱分極が進行し，数msecの経過の後に再分極して元の静止膜電位に戻る（図15）．このスイッチが入る臨界の電位を閾値（いきち）と呼び，スイッチが入ってからの自動的な電位変化を活動電位[★3]と呼ぶ．

シナプスと神経筋接合部

　神経細胞体ではほかの多くの神経末端からの神経伝達物質が流入し，これらは細胞体のシナプス後膜受容体で検知され，局所的な電

★2 軸索流
軸索流には細胞体から末梢に至る順行性と反対方向の逆向性の輸送がある．順行性には速い輸送（数百mm/日）と遅い輸送（数mm/日）がある．軸索では蛋白合成がなされないため，蛋白は細胞体で合成され軸索流で末端に運ばれる．遅い輸送に属する逆向性輸送は，筋などの神経の目標器官から神経成長因子などを取り込み，細胞体へ送り，末梢情報を伝達する．

★3
興奮性膜の特徴はNa$^+$の膜透過性変化にある．細胞内電位が閾値に達するとNa透過性は爆発的に増大し，引き続き急激に減少する．透過性亢進によって細胞内に流入したNa$^+$は脱分極を増すことになる．一方，K透過性は電位に依存して追随して変化するだけである．細胞内電位の時間経過は活性化と不活化の二面性をもつNa$^+$チャネルと不活化過程のないK$^+$チャネルをモデル化したホジキン-ハックスレイ（Hodgkin-Huxley）方程式によって正確に表すことができる．

図15 活動電位と閾値

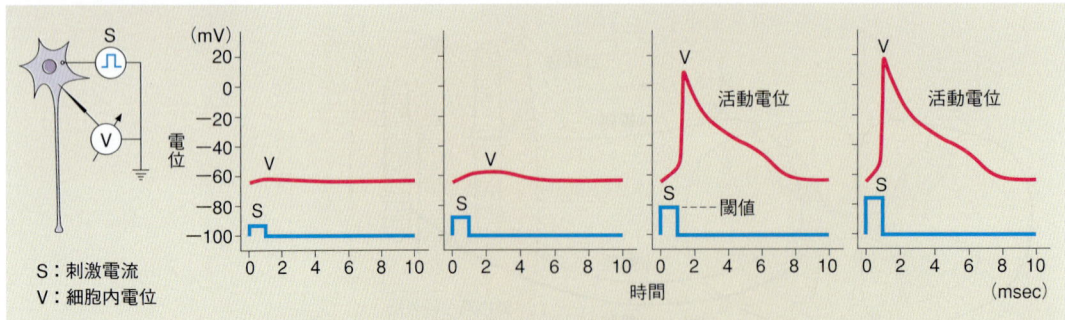

神経細胞体や軸索を刺激すると，閾値以下では刺激電流に応じた局所の膜電位が起こるだけであるが，閾値以上になると活動電位が起こり，それは軸索を伝導して末端まで至る．筋線維も無髄の軸索と同等と考えてよい．

位変化を生じる．この電位変化にはプラス（脱分極）方向の興奮性シナプス後電位（excitatory postsynaptic potential；EPSP）とマイナス（過分極）方向の抑制性シナプス後電位（inhibitory postsynaptic potential；IPSP）がある．この電位総和が閾値以上に達すると軸索起始部で活動電位を生じ，軸索を伝わって次のシナプス前末端へと情報が伝達されることになる．

脊髄前角細胞の神経末端は神経筋接合部に位置し，シナプス小胞からアセチルコリン（ACh）が筋細胞膜に向かって放出される．神経末端に面する筋細胞膜は終板（endplate）と呼ばれ，ACh受容体が分布しており，AChを検知してEPSPである終板電位（endplate potential；EPP）を生じる．生理的状態ではEPPは筋の興奮閾値より常に大きく，したがって1つのEPPで収縮が起こる．

末梢神経の伝導性

神経線維の伝導速度は髄鞘の有無で大きく異なる．脱分極が始まってから最大値に至るまでには通常1msec程度の時間を要する．無髄神経では神経長軸に沿って連続的な脱分極を起こさなければならないので興奮伝導に時間がかかり伝導速度は遅い．一方，有髄神経では髄鞘部分を飛び越してランビエ絞輪だけを脱分極すればいいので時間が節約され，伝導速度は速い[★4]．

また伝導速度は髄鞘の有無にかかわらず，軸索径の太さに依存する．伝導速度は有髄神経や筋線維では径に比例して，無髄神経では径の平方根に比例して速くなる．軸索は種々の病態で変性し，その後再生するが，再生線維では軸索径は細くなると同時にランビエ絞輪間隔も短くなる．したがって再生線維の伝導速度は脱髄とは違った機序で遅くなる．

[★4]
ギラン-バレー症候群などの脱髄疾患では髄鞘が破壊され，膜電位が閾値に達するまでの時間が増加するために伝導速度は低下する（伝導遅延）．髄鞘破壊が著しくなるとランビエ絞輪での電位変化が髄鞘部分を飛び越した次のランビエ絞輪において閾値以上の脱分極を起こすことができなくなり，興奮伝導が途絶する（伝導ブロック）．

表1　末梢神経線維分類

分類	種類	直径（μm）	伝導速度（m/秒）	機能
Aα	有髄	15（13～22）	100（70～120）	求心性（筋，腱），遠心性（骨格筋）
β	有髄	8（8～13）	50（40～70）	求心性（触覚，圧覚）
γ	有髄	5（4～8）	20（15～40）	遠心性（錘内筋）
δ	有髄	3（1～4）	15（5～15）	求心性（温度覚，痛覚）
B	有髄	3（1～3）	7（3～14）	自律性（交感神経節前線維）
C	無髄	0.5（0.2～1.0）	1（0.2～2）	自律性（交感神経節後線維）
	無髄	0.5（<1）	1（0.5～2）	求心性（痛覚）

表2　求心性神経線維分類

分類	種類	直径（μm）	伝導速度（m/秒）	機能
Ia	有髄	15（15～20）	100（72～120）	筋紡錘の環らせん終末
Ib	有髄	15（15～20）	100（72～120）	腱器官
II	有髄	9（6～12）	50（36～72）	筋紡錘の散形終末，触圧覚
III	有髄	3（1～6）	20（6～36）	温度覚，痛覚
IV	無髄	0.5（<1）	1（0.5～2）	痛覚

末梢神経の分類

末梢神経線維は髄鞘の有無，伝導速度，直径から表1のようにABC分類される．慣用的にはABC分類は遠心性神経線維★5すなわち運動系に用いられる．たとえばAα線維（単にαと略すことが多い）は錘外筋を，Aγ線維（単にγ）は錘内筋を支配するといった具合である．一方，求心性神経線維★5すなわち感覚神経についてはⅠⅡⅢ分類が用いられる（表2）．たとえば，Ia線維は筋紡錘に端を発して脊髄へ情報を伝える筋感覚の線維であり，Ib線維は腱のゴルジ装置から出る感覚神経線維である．ただし例外もあり，痛覚に関係する太い有髄神経はAδ，無髄の細い線維はC線維とABC分類が慣用されている．

筋の構造と機能

骨格筋の筋細胞（筋線維）は直径10～100μmの円柱形をした細胞で，長さは短いもので数mm，長いもので数十cmに及び，通常は両端で腱に移行する．筋細胞の中には筋収縮の源である長さ1～2μmの円柱構造をした筋原線維が多数，整列して存在する．筋原線維は直径12～15nmの太いミオシンフィラメント（myosin filament）と7～10nmのアクチン（actin）を主体とした細いフィラメントから成り，交互に重なって位置し，その重なりのために顕微鏡で横紋をみ

★5　遠心性神経線維，求心性神経線維

遠心性（efferent）とは，特定の臓器から出て行く方向を指し，求心性（afferent）は入っていく方向を指す形容詞である．神経系では大脳を中心に考えるので，遠心性神経線維は中枢から末梢へ向かう運動系の神経線維を指し，求心性神経線維は中枢へ向かう感覚系の神経線維を指すことになる．

図16 筋線維の内部構造

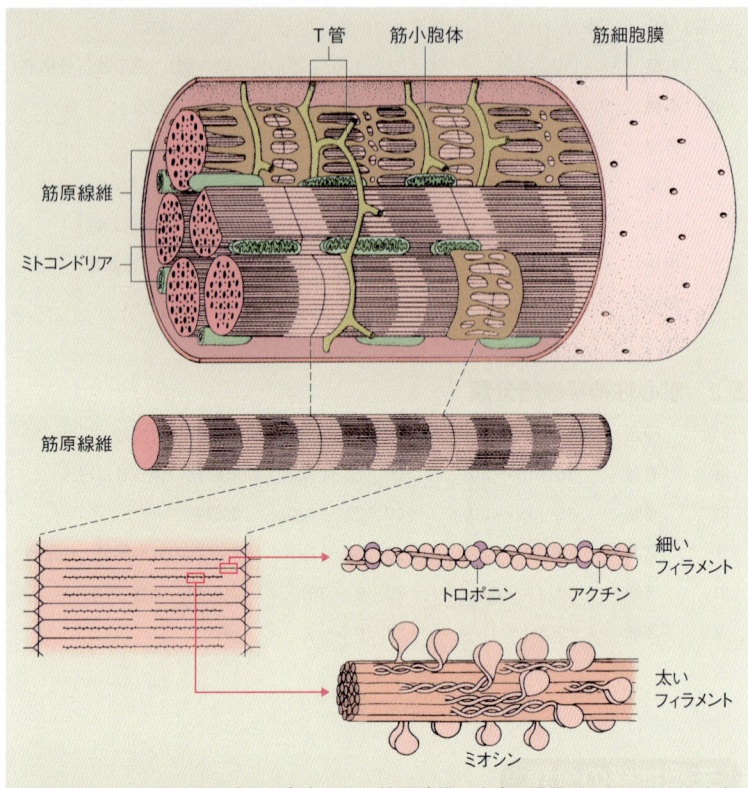

筋線維内には多数の筋原線維が存在する．筋原線維は大小2種類のフィラメント，すなわちミオシンとアクチンを主体としたフィラメントから成る．ミオシンの突起した部分の首振り運動によってアクチンとの間に滑走が起こって筋収縮が起こる．

ることができる（図16）．

　筋細胞膜は単なる円柱ではなく，ミオシンフィラメントの端の位置でくびれ込んで，枝分かれをしながら個々の筋原線維を取り囲む．この入り組んだ細胞膜はT管（transverse tubule）系と呼ばれ，表面に起こった細胞膜興奮（EPP）を内部の筋原線維に速く，かつ均等に伝えるのに役立っている．T管膜には筋小胞体が隣接して，膜の興奮によって小胞体からCaが放出される．Caはアクチンフィラメント上に点在するトロポニンに結合して，その結果，アデノシン三リン酸（ATP）をエネルギー源としてミオシンフィラメントとの間に滑走が起こって筋線維は収縮する．膜興奮が解除されるとCaは再び小胞体に引き戻されて，滑走は停止し，筋線維骨格がもつ自然長への復帰，すなわち筋弛緩が起こる．

筋線維の種類

　骨格筋にはミオグロビン含有の多い赤筋（ヒラメ筋など）と少ない白筋（長趾伸筋など）があり，前者は姿勢保持など持続的な収縮

に有利な筋であるのに対して，後者は瞬発的な運動をするのに有利ではあるが疲労しやすい筋である．顕微鏡レベルでみると筋の中には赤筋に対応するⅠ型線維と白筋に対応するⅡ型線維の両方が入り乱れて存在する．その割合と分布は筋によって異なり，たとえば分布についてはⅠ型線維が筋表面に集中するものもあれば，散在して均等な筋もある．線維直径も筋によって異なり，Ⅰ型線維がⅡ型より太い筋もあれば同じ太さの筋もある．

組織化学的にはⅠ型線維にはミトコンドリアが多く，酸化的リン酸化酵素活性が高いのでエネルギー源としてのATP供給が豊富で疲労しにくいのに対して，Ⅱ型線維はホスホリラーゼ活性が高くATPが枯渇して疲労しやすい．また力学的にみるとⅠ型線維はゆっくり収縮するので遅筋（slow muscle）と呼ばれるのに対して，Ⅱ型線維は急峻な収縮を示し速筋（fast muscle）と呼ばれる．電気生理学的には筋線維径とは関係なく，Ⅰ型線維の興奮伝播速度は遅く，Ⅱ型線維では速い．

運動単位

脊髄前角細胞に端を発したα線維は筋に入ると分岐して多数の散在する筋線維を支配する．筋によって1つの前角細胞が支配する筋線維数は異なり，たとえば大きな筋である上腕二頭筋では約750，小さいものとしては第一背側骨間筋で約340である[1]．一般に細かい運動が必要な指や眼球の筋では少ない．1つの前角細胞に属する筋線維群は同一種の筋線維であり，ほかの前角細胞の支配は受けない．前角細胞を電源にたとえるなら，支配される筋線維群はその電源によって動くモーター群のようなものであり，1つのモーターだけが独立して動くことはない．したがって前角細胞とその筋線維群は運動をつかさどる最も小さな単位といえ，運動単位（motor unit）と呼ばれる★6．

筋収縮は収縮に参加する前角細胞の数とその興奮頻度によって規定され，筋出力を上げるには同一運動単位の興奮頻度を上げるか，興奮する運動単位数を増やす（動員；recruit）必要がある．筋収縮の微調整には興奮頻度変化による制御のほうが有利で，一般に弱収縮レベルでは頻度制御がなされている[2]．

サイズ原理

小さな前角細胞では膜面積は小さくなるので膜抵抗は高く，同量のシナプス伝達物質に対する興奮性シナプス後電位（EPSP）は大きくなる．したがって大小2つの前角細胞に同様のシナプス入力があれば，小さな前角細胞から興奮し始める．つまり筋収縮力を徐々に強

★6
1つの筋中の筋線維数はわかっているので，これを1前角細胞が支配する筋線維数で除すと1筋あたりの運動単位数が求まる．およそ，上腕二頭筋で750，第一背側骨間筋で340，下腿三頭筋で580，咬筋で1,020の運動単位がある．多数の運動単位の組み合わせとおのおのの活動順序により種々の運動がなされる．

図17　大脳皮質の機能区分

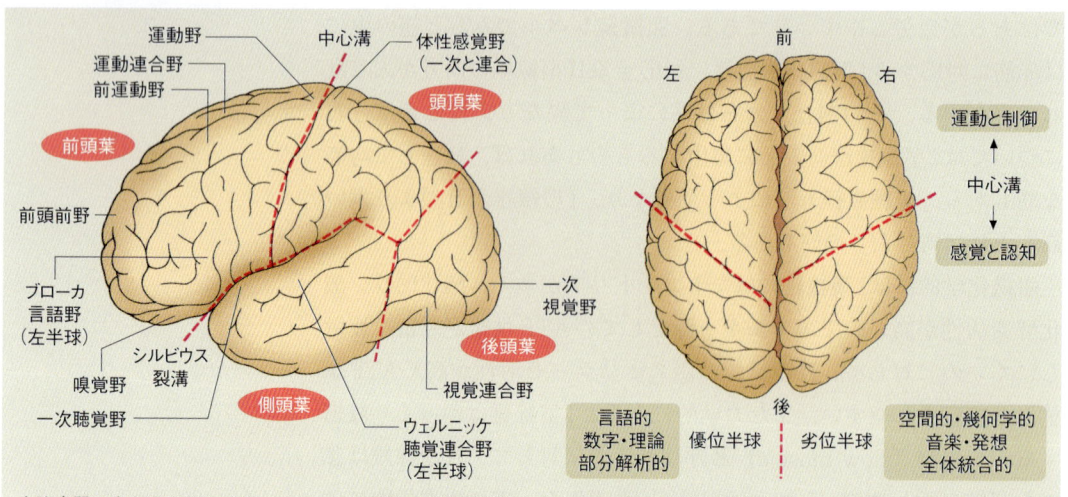

大脳皮質は中心溝を境に前後，すなわち前頭葉，頭頂・後頭葉に分かれ，前方は運動と制御，後方は感覚と認知・分析を担う．シルビウス裂溝は側頭葉を分けている．通常，左半分の皮質は優位半球として言語的分析，右半分の皮質は劣位半球として空間的分析を担う．なお左半球のブローカ野は言語表出，ウェルニッケ野は言語聴覚理解を担う．

★7
言い換えると小さな運動単位の閾値は低いということになる．これを運動単位興奮順序のサイズ原理（size principle）という[3]．

★8
ヒトの脳にはおよそ10^{12}個の神経細胞が存在するが，そのほとんどの軸索は連合線維であり，たとえば，錐体路線維と呼ばれる大脳皮質からの脊髄前角細胞に至る遠心性線維は10^6個にすぎない．運動野にあるベッツ（Betz）の巨大錐体細胞（ベッツ細胞）と呼ばれる太い遠心性線維は約30,000本しかない．

めると，小さな前角細胞に支配される筋線維群→大きな前角細胞に支配される筋線維群の順で収縮が起こっていくことになる★7．また，小さな前角細胞から出る軸索は細く，したがって支配する筋線維数も少ないと考えられる．一方，上位中枢から前角細胞群へ一定頻度の持続的，かつ小さな入力があるとすると，小さな運動単位はそれに追随して持続的に興奮し続けることになる．そこで持久性のあるⅠ型線維が小さな運動単位に属するだろうと考えられているが，それほど厳密な関係はない．

中枢神経の構造と機能

　中枢神経には脳と脊髄がある．脳は大脳（大脳皮質），大脳基底核，小脳，間脳（視床，視床下部など），脳幹（中脳，橋，延髄）から成る．中枢神経系は末梢からの入力を受け，それを内部で処理して出力するが，大脳がその中心的役割を果たす．入力を担う神経線維を求心性線維，大脳皮質内での連絡線維を連合線維（左右皮質間では交連線維という），出力系を遠心性線維と呼ぶ★8．

　大脳皮質は前頭葉，側頭葉，頭頂葉，後頭葉に区分され，おのおのが機能的に分化している．大きく左右前後で分けると後方が入力感覚の統合と分析，前方が出力系で運動制御にかかわり，右半球は空間に関する情報処理，左半球は言語的要素がかかわる情報処理に特化している（図17）．体性感覚，視覚，聴覚などの情報は後方にある各感覚の一次感覚野から頭頂連合野，側頭連合野で処理を受け，一部の情報は前方にある前運動野や補足運動野にも伝えられ，連合

図18 運動野と感覚野の身体部位再現性

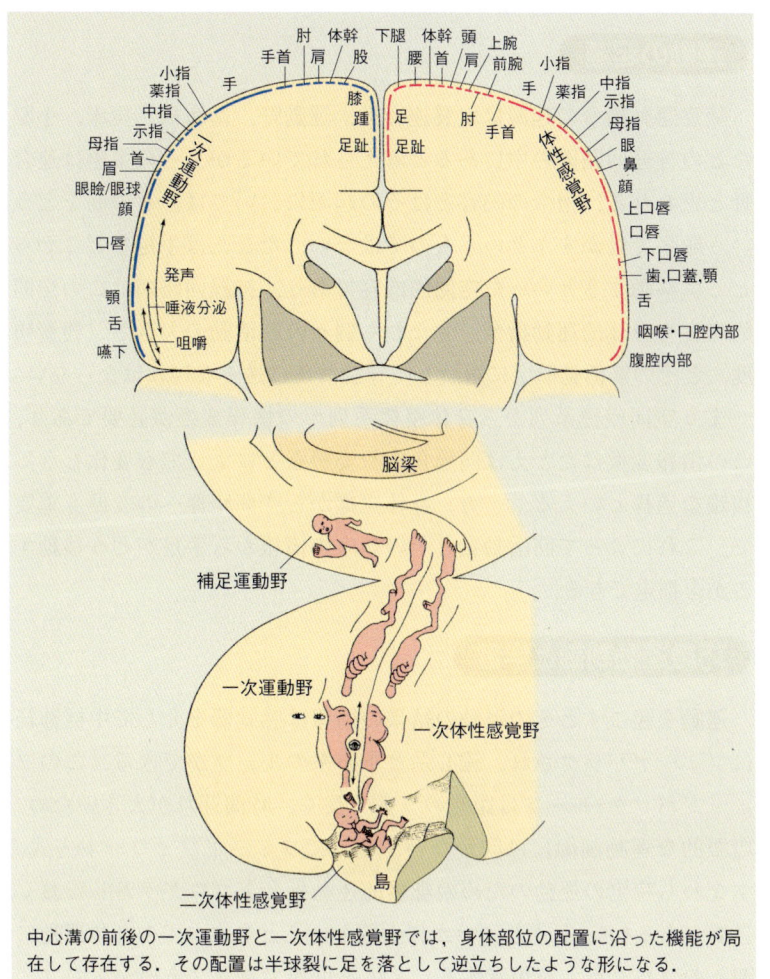

中心溝の前後の一次運動野と一次体性感覚野では，身体部位の配置に沿った機能が局在して存在する．その配置は半球裂に足を落として逆立ちしたような形になる．

(Penfield W, et al：The cerebral cortex of man. New York：Macmillan；1950)

　野から運動野への情報伝達を修飾し，最後に運動野から運動器への情報が出力される．

　大脳皮質は体性感覚野・運動野ともに身体部位再現性[4]，つまり感覚・運動が体表面に沿った順序で皮質上に広がっている（図18）．皮質構造をミクロレベルでみると皮質表面に垂直に，直径0.4〜0.5 mmの円柱が一まとまりとして密なモザイク構造を成している．おのおのの円柱は，感覚野ではほぼ同一の体部位の同一感覚種の受容野であり，運動野でも円柱個々が筋ごとに異なる傾向が認められる．ただし脊髄に下降する運動細胞軸索は途中で分岐し，多くの脊髄前角細胞にシナプス結合してオーバーラップも多い★9．中枢神経の構成要素には神経細胞以外に，その支持組織である神経膠細胞（glia）が神経細胞数の約9倍存在する．神経膠細胞は末梢神経におけるシュワン細胞に相当し，組織の修復・再生，神経栄養因子の分泌，神経細

★9
大脳皮質から脊髄前角細胞に至る主な遠心経路を錐体路という．錐体路線維の80％は一次運動野（Brodmann area 4）と隣接する運動前野（Brodmann area 6）から発する．一次運動野の運動起始細胞は錐体細胞であるが，錐体細胞からは複数のα前角細胞に直接，シナプス結合するもの（皮質脊髄路）があれば，網様体や前庭核を介して結合するものもある．主として手指などの四肢遠位筋には皮質脊髄路，体幹や近位筋には網様体脊髄路や前庭脊髄路が関与する．なお1つの錐体細胞からは複数のα前角細胞に，また1つのα前角細胞は複数の錐体細胞からシナプス結合を受けていることがわかっている．錘内筋を支配するγ前角細胞へは，介在ニューロンを介してシナプス結合する．

胞間の電気的絶縁隔離などの役割をもつ．

運動の起源

随意運動指令の起源は皮質連合野，運動野，基底核，視床，小脳などの神経回路網の中にあると考えられているが，その主座は連合野と思われる．指令の内容とはその起源においては，どの筋をどういう順序で動かすかというものではない．たとえば手足をどこからどこに移動するといった空間的内容であり，神経回路網はこの空間的内容を身体的運動指令，すなわち個々の筋活動の大きさ（興奮頻度）とその筋活動順序に解読して脊髄前角に送らなければならない．つまり空間座標系列から身体座標系列への情報変換が必要であり，この情報変換はたとえば関節角度や姿勢などによっても変化しうる複雑な過程といえる．一方，身体座標から空間座標への変換も重要で，これによって筋活動量とその順序の情報から手足がどう移動するかを推定できる．

巧緻運動制御と学習

運動を起こすとその運動の結果の情報は感覚器を介して中枢神経にフィードバックされ，遠心系と求心系のループができる．このフィードバック・ループは距離のうえで長く，時間遅れが大きいため，巧緻的な運動制御には向かない．そこでフィードフォワード方式，すなわち特定の運動のための身体的運動指令をプログラムしておく必要がある★10．しかし，いかに大脳といえどもすべての身体運動に別々のプログラムを用意することは不可能であり，末梢からのフィードバック情報を得ながらプログラムを絶えず変えていくこと，すなわち運動学習が必要となる．それを解決するのが小脳である．小脳皮質は解剖学的に身体・空間座標の相互変換が可能であり★11，脊髄小脳路を介した末梢の情報を元に変換方法を絶えず変化，つまり学習ができる．一方，小脳はこの相互変換機能を利用することで，実際の運動を行わなくても運動野からの身体的運動指令を受け取って，その誤りを指摘し指令の補正までできることになり，時間遅れの大きい末梢情報を使わずして正確な運動を可能にする[6]．前運動野も小脳と結合して運動制御に重要で，特に視覚情報を元にした制御ではその役割が大きい．

運動選別と強化学習

運動自体に末梢からのフィードバックに意味のない場合がある．特に順序だった運動サブプログラムがすでに存在し，そのなかから運動を選別し，一連の運動を構成する場合であり，運動の正確さは

★10 Fittsの法則
フィードバック情報を必要とする運動ではスピードを速めると運動の正確さは低下する．運動距離 A，運動時間 T，運動目標幅 W とすると，その関係は $T = a + b \cdot \log_2(2A/W)$ となる[5]．一方，フィードフォワードの要素が大きい運動では，W の T への影響は小さくなる．

★11
小脳の顆粒細胞数は 10^{11} と膨大であり，かつ1つの神経細胞に結合するシナプス数は大脳皮質の錐体細胞で約1,000であるのに対して小脳のプルキンエ（Purkinje）細胞では約80,000である．またプルキンエ細胞のシナプス結合強度は容易に変化し，運動学習の主座となる構築をもっている．

図19 ワーラー変性と脱髄

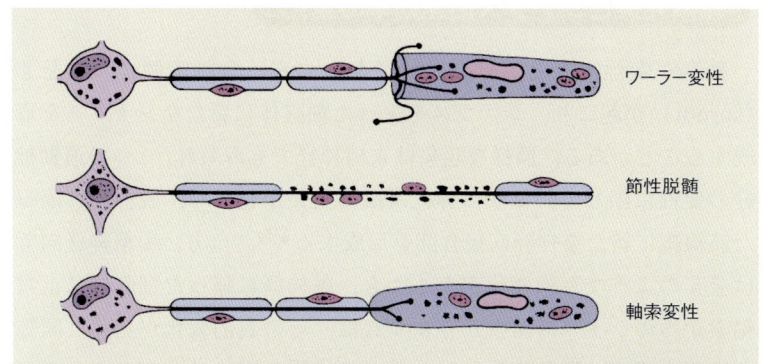

神経が切断されると切断部以端は神経膠細胞，シュワン細胞が軸索と髄鞘を吸収し変性する（ワーラー変性）．それに呼応して神経細胞体の蛋白合成系が賦活化して膨化が起こり，軸索切断端では発芽が起こる．脱髄では軸索は保たれるが，その興奮伝導性は遅延もしくは遮断される（脱髄）．神経細胞体の代謝障害では軸索は末端から細胞体に向かう方向に変性する（軸索変性）．なお高度な脱髄では二次性の軸索障害が起こる．

問題にならず，運動の結果で生じる報酬，たとえば快不快など情動が運動を決めることになる．こういった運動を規定する過程が強化学習である．これには意欲，自発性といった要素とも関連し，旧皮質，すなわち大脳辺縁系，そして記憶にかかわる側頭葉での情報からの情報が基底核を介して関与する．基底核と補足運動野の間のループが重要で[7]，連合野からの運動指令は一次運動野に送られる前に補足運動野を経由して基底核に伝えられ，選別がなされ，再度，補足運動野に返される．したがって一次運動野で身体座標系の運動指令を出力する前にこれを調節することができる．

神経障害の回復メカニズム

軸索がその途中の1か所で圧迫や血行障害を受けると末梢方向に軸索変性（ワーラー変性；Waller degeneration）が起こる．細胞体や順行性軸索流が障害されると軸索末端から障害が起こり，軸索変性が起こる（図19）．一方，軸索の神経細胞体側も神経成長因子の逆向性軸索流が途絶えて変性（逆向性変性）する．神経細胞は最後まで生き残る場合が多いが，軸索変性は細胞体を超えて末梢側（順行性シナプス超え変性），中枢側（逆向性シナプス超え変性）にもみられることがある．細胞体は再生しないが，細胞体が生き残れば軸索は末梢に向かってゆっくりではあるが再生しうる．ただし障害前の細胞体へシナプスを形成するとは限らない．また中枢神経内では神経膠細胞が軸索再生経路に瘢痕をつくって，再生を阻む．一方，髄鞘が障害されても，よほど重度の障害でない限り軸索の連続性は保たれる（図19）．したがって髄鞘障害では興奮伝導性は低下，時には遮断されるが，髄鞘再生がある程度起こると急速に機能は回復する．

> ★12
> たとえば，頸髄レベルC5/6の間での頸髄完全損傷ではC5/6支配の上腕二頭筋の筋力が低下する．萎縮したC5支配の筋線維の一部がC6由来の運動神経末端の発芽で再支配されることにより，月単位で徐々に筋力が回復する場合などである．

> ★13
> 機能代償といっても，完全な機能回復はほとんどありえない．脊髄前角細胞より上位の中枢神経由来の麻痺では，運動路に多くの多重経路があるので筋収縮は存在することが多く，筋力低下よりもその制御，すなわち混線状態に陥ったシナプスをどのように再構築するかが問題となる．

軸索発芽とシナプス伝達効率の変化

軸索が変性すると，その近傍に存在する正常軸索側枝から発芽（sprout）が起こり，シナプスを失った細胞体に新たなシナプスを形成することがある．同様な現象は末梢神経でもみられ，1つの運動神経の変性に際して，ほかの神経末端で発芽が起こり，脱神経に陥った筋線維に新たな神経筋接合部を形成する★12．一方，中枢神経内では発芽のような形態変化がなくとも，脱神経に陥った細胞体に正常軸索からのシナプス結合が存在すれば，その質的変化が発芽と同等な役割を担う．質的変化とはシナプス後膜の変化であり，たとえばシナプス伝達物質の受容体が変化して，従来，小さなEPSPしか発しなかったシナプス後膜に，大きなEPSPを生じるようになる場合である．

中枢神経の機能回復

神経細胞体に対する複数の同時入力あるいは繰り返し入力がシナプス伝達効率を亢進することは古くから知られていた現象であり，シナプスレベルにおける学習，つまり記憶の本態と考えられる．前述のように，この現象は障害されたシナプスを補う意義をもつが，大域的にも失われた中枢機能の代償を担う可能性を示唆する．機能的再構築ともいわれ，たとえば運動野のある部分が障害されると隣接する運動野が障害部を代償する場合である★13．

一方，特定のシナプス障害が別の機能していなかったシナプスの機能を発現（unmask）させることも中枢神経の機能回復機序の一つと考えられる．たとえば，障害された細胞体が従来，正常な細胞体に抑制性シナプス結合しているような場合で，正常な細胞体は脱抑制，すなわち機能亢進する．小児では半脳を失っても，麻痺が軽微な例があり，機能的再構築やシナプス機能発現のメカニズムによると考えられる．

訓練と機能回復

リハにおける訓練の繰り返しは，前述の発芽現象，機能的再構築，シナプス機能発現などを期待して行われるものの，中枢神経に由来する麻痺回復は特に成人例では難しい．そこで，麻痺回復が限界になると訓練の主眼はものをただ単につかむことや歩行といった単純な動作の再獲得に向けられる．たとえば，下肢については麻痺回復を伴わなくても体重が脚にのせられれば歩行は可能であり，患肢立脚と体幹のバランスの訓練が重要になる．はじめのうちは，患者自身の視覚や療法士からの言葉によるフィードバック情報を頼りに動

作は遂行されるが，訓練が進むと筋固有感覚など，より直接的な情報だけで目標動作ができるようになる．その動作制御は健常者とは大きく異なると考えられる．また，訓練に際しては，視覚や聴覚など，フィードバック・ループの長い情報は徐々に減らしていくことが重要で，そうしないと実動作に反映される学習は獲得できない[8]．

(岡島康友)

●文献
1) Buchthal F, et al：Motor unit of mammalian muscle. Physiol Rev 1980；60：90-142.
2) Basmajian JV, et al：Muscles alive. 4th ed. Baltimore：Williams & Wilkins；1985.
3) Henneman E, et al：Functional significance of cell size in spinal motoneurons. J Neurophysiol 1965；28：560-580.
4) Penfield W, et al：The cerebral cortex of man. New York：Macmillan；1950.
5) Fitts PM：The information capacity of the human motor system in controlling the amplitude of movements. J Exp Psychol 1954；47：381-391.
6) 川人光男：脳の計算理論．東京：産業図書；1996.
7) 蔵田　潔：運動制御と運動学習．東京：協同医書出版；1997.
8) Schmidt RA（調枝孝治訳）：運動学習とパフォーマンス．東京：大修館書店；1994.

運動の神経生理学的側面

　生体が外界に働きかける場合，その行動が意図的であれ，無意識であれ結局は運動により，すなわち骨格筋の収縮により表現される．意図的に行われる運動を随意運動と呼ぶが，たとえば"右上肢を挙上する"といった単純な運動においても，右上肢だけでなく，体幹筋などを含めた多くの骨格筋が複雑に協調して働き，その運動を発現している．つまり，これらの筋群に対して"まずA筋が何秒間収縮し，その何秒後にB筋とC筋が何秒間収縮し，そしてD筋とE筋は…"とそのプログラムを組み立て，命令を出す存在——運動中枢が必要なのである．

運動中枢

　運動中枢は，目的にあった筋活動のパターンのプログラムを組み立て，それを実行する．また，感覚からのフィードバックや上位中枢からの制御を受け，その運動プログラムを調節し，より適切な運動を出現させる．これらの運動中枢は大脳皮質から脊髄までのすべての中枢神経経路の中に存在し，上位中枢は下位中枢を制御すると

図20　運動中枢の模式図

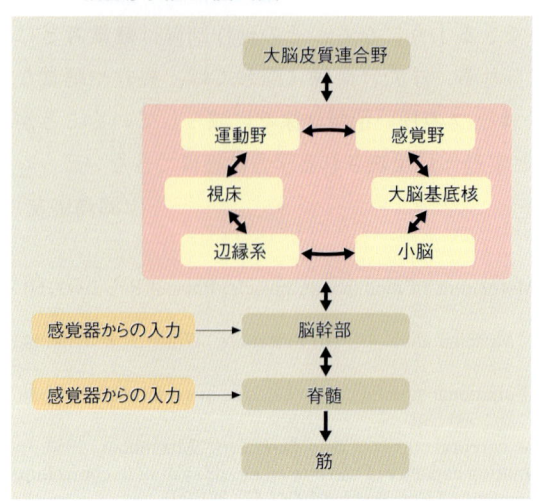

いう階層構造を成す．この階層論をはじめて論じたのは英国のジャクソン（Jackson）で，彼は運動中枢を3つに分け，大脳皮質連合野を上位中枢，皮質運動野を中位中枢，脳幹，脊髄を下位中枢としたが，現在では大脳基底核や小脳も含めたより複雑な階層が考えられている（図20）．

上位中枢である大脳皮質連合野は各下位の運動中枢を制御し，複雑な随意運動を計画し，発現させる．最も下位の脊髄では運動ニューロンが最終的に運動を発現する筋を支配し，皮膚や筋紡錘などの感覚器からの入力を受け，単純な反射回路を形成する．また，後述する介在ニューロンネットワークを主体とした運動プログラムを作成する．

下位運動中枢が形成する運動プログラムは上位中枢からの制御を受けているので，正常では純粋な形では発現しないが，上位神経の障害により，上位中枢からの制御がなくなると，病的な反射，運動，姿位として出現することになる★1．ここで各中枢神経レベルの基本的な役割を述べていくこととする．

脊髄

脊髄灰白質の中に存在する神経細胞（ニューロン）は灰白質前角に存在し，筋を支配する運動ニューロン，後根からの感覚情報を脳に伝達する上行路ニューロン，脊髄内でこれらのニューロンをつなげる介在ニューロンの3種類であるが，介在ニューロンが圧倒的多数を占める★2．また，脊髄外から入っている神経軸索は，一次求心性線維（primary afferent）と呼ばれる脊髄後根神経節内に存在するニューロンからの感覚入力線維と脳からの下行性線維である．

★1
有名なバビンスキー反射（Babinski reflex）や脳血管障害のウェルニッケ-マン肢位（Wernicke-Mann posture）など．

バビンスキー反射：足底を踵外側部から足底外側縁に沿って小趾のつけねまで，その後，示趾のつけねまでを，先端のややとがった鍵などでゆっくりと軽くこするように刺激すると，通常では母趾が屈曲する反射がみられるが，上位神経が障害され，上位中枢からの制御がなくなった状態では，母趾が逆に背屈する．これをバビンスキー反射と呼び，最も有名で重要な病的反射の一つである．

ウェルニッケ-マン肢位：脳血管障害による片麻痺患者にみられる患側上肢が肩関節内反転，肘，手，指関節屈曲位，患側下肢が股，膝関節伸展位，足関節底屈位となる姿勢．

★2
脊髄内に存在するニューロンの数は1つの脊髄髄節で4万〜50万，全体で約1,000万個程度といわれており，その大多数は介在ニューロンである．

一次求心性線維は後索を上下行し，広範囲の髄節レベルから灰白質内に侵入する．そのうち筋紡錘からの入力は運動ニューロンとシナプス結合するが，大多数は上行性の介在ニューロンと結合する．

　脳からの下行性線維は大多数が介在ニューロンと結合し，前角細胞を制御する．つまり，脊髄内でのシナプス結合はそのほとんどが介在ニューロンを介することになり，そのため脊髄運動中枢はこの介在ニューロン群にその座があるといわれている．

　また，運動の制御には感覚情報が非常に重要な役割を果たす．これらの情報を伝える感覚神経には筋紡錘からの情報を伝えるIaやⅡ群線維，ゴルジ腱器官からの情報を伝えるIb，温痛覚などを伝えるⅢ，Ⅳ群線維などがある．これらの神経線維からの感覚情報は，脊髄を上行し，上位中枢の運動制御のための情報を提供するとともに，脊髄内でも反射回路を経て，運動ニューロンを活動させる"脊髄反射"を出現させる（図21）．

　脊髄の運動中枢としての役割は，まずはこの脊髄反射の中枢としての意義が大きい．

脊髄反射

　Ia群線維からの情報の一部は運動ニューロンと直接シナプス結合し，単シナプス反射という最も単純な反射回路を形成する★3．ほかの感覚神経からの信号はすべて介在ニューロンを経て運動ニューロンを活動，または抑制させる多シナプス反射を形成する．これらの脊髄反射のうち感覚入力高位とほぼ同じ髄節に運動が出現するものを髄節性反射（または短脊髄反射），ほかの四肢まで及ぶものを髄節間反射（または長脊髄反射）と呼ぶ．

　以下に代表的な脊髄反射を述べる．これらの反射は通常では上位中枢により統合され，複雑な運動の部分的な要素となっている．

伸張反射：伸張反射は，筋が引き伸ばされると，筋紡錘からIaおよびⅡ群線維を通してその情報がその筋を支配する運動ニューロンに伝達され，伸長された筋を収縮させる反射である★4．Ia群線維は急激な伸張に，Ⅱ群線維は持続的伸張に反応し，運動の制御や姿勢の保持に重要な役割を果たしている．また，IaおよびⅡ群線維からの情報は介在ニューロンを介して拮抗筋の運動ニューロンに働きかけ，拮抗筋を抑制する（これを相反性神経支配という）ことで伸張反射をより効果的に発現する（図22）．上位中枢の障害により，上位からの制御が消失すると著しく亢進し，臨床的には脳血管障害患者の麻痺側上下肢にみられる反射や筋緊張の亢進やクローヌス★5の出現などとしてとらえられる．

ゴルジ腱器官反射：ゴルジ腱器官は筋腱部に存在する固有感覚受容器で，Ib群線維を求心性線維として筋張力を脊髄や上位中枢に伝え

★3
臨床的には腱反射と呼ばれ，膝蓋腱反射やアキレス腱反射に代表される．これらの反射経路も上位中枢からの調節を受けており，上位神経の障害によりその支配から解放されると反射が亢進する．

★4
これらの筋紡錘の"刺激に対する感度"を調節しているのがγ運動ニューロンである．γ運動ニューロンは筋紡錘内筋線維の長さを調節し，伸張に対する感度を調整している．これに対し，筋紡錘外の筋線維（通常，筋線維というとこちらを意味する）を支配する運動ニューロンをα運動ニューロンと呼ぶ．

★5 クローヌス
片麻痺患者の患側足関節を他動的に急激に背屈させると，急速に伸長された下腿三頭筋が間代性に収縮を起こし，足関節が底背屈を繰り返す．このような現象をクローヌスと呼ぶ．

図21　脊髄ニューロン

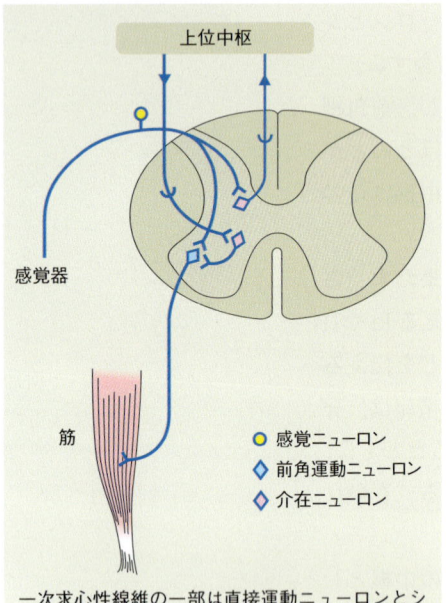

一次求心性線維の一部は直接運動ニューロンとシナプス結合し、脊髄反射を形成するが、大多数は上行路の介在ニューロンと結合する。脳からの下行性線維は介在ニューロンと結合し、前角運動ニューロンを制御する。

凡例：
- 感覚ニューロン
- 前角運動ニューロン
- 介在ニューロン

図22　相反性神経支配

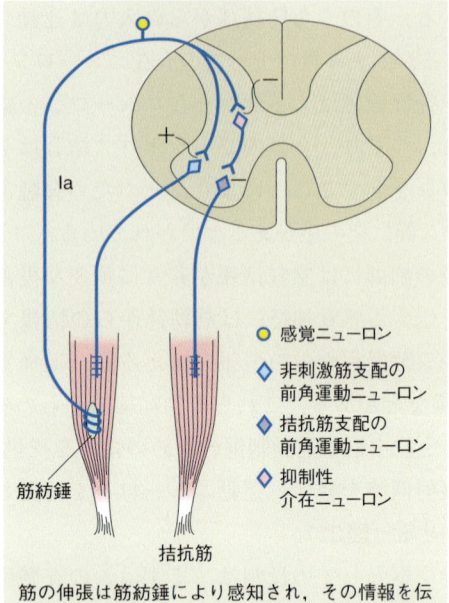

筋の伸張は筋紡錘により感知され、その情報を伝達するIa群線維は、その筋を支配する前角運動ニューロンを興奮させ、筋収縮を引き起こすと同時に、抑制性の介在ニューロンを経て、拮抗筋支配の前角運動ニューロンを抑制する。これを相反性神経支配という。

凡例：
- 感覚ニューロン
- 非刺激筋支配の前角運動ニューロン
- 拮抗筋支配の前角運動ニューロン
- 抑制性介在ニューロン

るが、引き起こされる反射運動は伸張反射と反対となる。すなわち、ゴルジ腱器官反射は、筋が引き伸ばされるとその情報が脊髄に伝えられ、抑制性の介在ニューロンを介して、その筋の運動ニューロンを抑制し、筋緊張を低下させるという反射である。また伸張反射と同様に相反性神経支配により拮抗筋を興奮させる。

臨床的には、筋緊張が亢進している患者においてみられる折りたたみナイフ現象（clasp-knife phenomenon）[★6]や筋クランプ症状を、その筋を強力にストレッチすることでその筋収縮を消失させる場合などにみられる。そのため以前は強い筋収縮から筋断裂を防ぐための機構と考えられていたが、近年では伸張反射と同様に、上位中枢からの制御を受け、拮抗筋の素早い切り替えに重要な役割を担っていると考えられている。

侵害性屈曲反射（逃避反射）：侵害性屈曲反射は身体に悪影響を及ぼす疼痛、高温などの侵害刺激に対し、刺激が加わった身体部位の屈筋を収縮させ、侵害刺激から身体を防御する反射である。これらの侵害刺激を入力する神経（主にIII、IV群線維）を屈筋反射求心線維（flexor reflex afferent；FRA）と呼ぶが、侵害刺激だけでなく、皮膚の触覚、筋紡錘のII群線維なども含まれる。下肢においてはFRAからの入力情報は、刺激を受けた側の下肢を屈曲させるとともに対側

★6 **折りたたみナイフ現象**
痙縮がある筋を急激に伸張すると強い抵抗を示すが、あるところまでいくと急に抵抗が減じる現象をいう。

図23 交差伸展反射

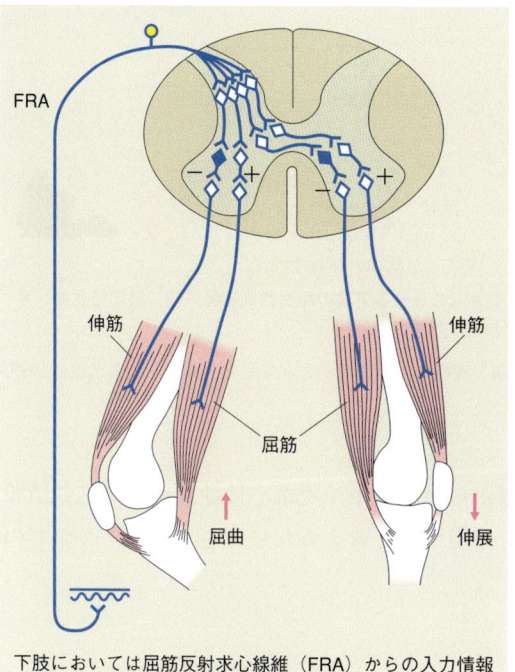

下肢においては屈筋反射求心線維（FRA）からの入力情報は，刺激を受けた側の下肢を屈曲するとともに対側の下肢を伸展させ，交差伸展反射と呼ばれる．

（才藤栄一：反射．千野直一編．現代リハビリテーション医学．東京：金原出版；1999．p.47-56より一部改変）

の下肢を伸展させ転倒を防止するが，この反射は交差伸展反射と呼ばれる（図23）．

脊髄節間反射：筋紡錘Ⅱ群線維を求心路とする長脊髄反射で，広範囲の四肢筋にゆっくりとした持続的な反応で，脳血管障害患者の共同運動★7に代表される．下肢の伸展共同運動は上肢の屈曲共同運動を誘発し，いわゆるウェルニッケ-マン肢位となる．また，足関節の他動的底屈により引き起こされる下肢の屈曲共同運動（股，膝関節屈曲，足関節背屈）はマリー-フォア反射（Marie-Foix reflex；図24）と呼ばれる．また，足底の触覚刺激により生じる下肢の伸展共同運動を陽性支持反応という．

自律神経反射：随意運動ではないのでここでは割愛するが，膀胱反射，起立性低血圧，自律神経過反射など，特に脊髄損傷患者で重要となるこれらの反射中枢も脊髄に存在する．

反射機構以外の運動中枢としての役割

歩行は脊髄に中枢があり，その運動の基本的なパターンが形成されていると考えられている．また，それは動物実験において，感覚入力を遮断してもそのリズムが出現することから単なる反射ではなく，脊髄の介在ニューロン群に歩行パターンをつくり出すメカニズ

★7 **共同運動（synergy）**
脳血管障害患者による片麻痺では麻痺側の肩を屈曲しようとすると，同時に肘関節，および手関節が屈曲してしまい（屈曲共同運動，flexion synergy），また膝関節を伸展しようとすると同時に足関節が底屈してしまう（伸展共同運動，extension synergy）．これを共同運動と呼ぶ．

図24　マリー-フォア反射

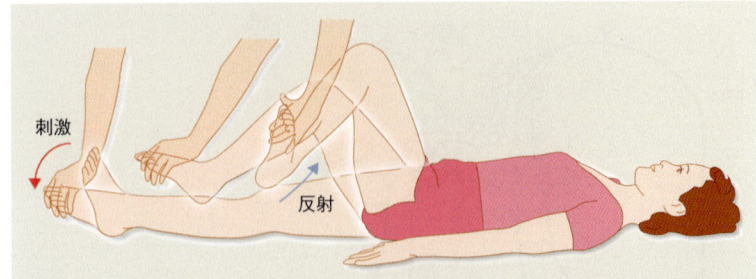

足関節の他動的底屈により引き起こされる下肢の屈曲共同運動（股，膝関節屈曲，足関節背屈）はマリー-フォア反射と呼ばれる．

（才藤栄一：反射．千野直一編．現代リハビリテーション医学．東京：金原出版；1999. p.47-56より一部改変）

ムが存在し，上位中枢からの制御や一次求心性線維からの感覚情報を統合し，歩行運動を発現すると考えられている．歩行についての詳細は後述する．

脳幹部

　脳幹部は延髄，橋，中脳の3つから成る．脊髄では運動ニューロンが前角に存在していたが，脳幹部にはいくつかの運動性および感覚性の脳神経核が存在し，そこに運動ニューロンが存在し，また一次求心性線維が終止する．脳幹部に終止する一次求心性線維は嗅覚，味覚，視覚，聴覚，平衡感覚など頭部の特殊感覚受容器からの信号が主であり，したがって脳幹部を中枢とする反射[★8]もこれらに関係するものが主となる．特に"運動"を考えるうえでは姿勢調節に関与する反射が重要である．また，脳幹部は咀嚼や発声，嚥下などの頭頸部の運動の中枢となっている．

反射性姿勢調節機構

　人間の感覚情報のなかで最も情報量が多いのは視覚である．姿勢調節の目的の第一は，まず頭部を地面に垂直に静止させ，視覚からの正しい情報を得ることにある．頭部の動きや傾斜に最も鋭敏に反応するのは前庭器官からの反射であり，頸部の固有器官からの反射がこれを補佐する．

前庭頸反射：前庭には直線加速度を検出する球形嚢および卵形嚢，回転加速度を検出する三半規官がある．これらの感覚器からの情報は前庭神経核に入力され，副神経核や頸髄前角の運動ニューロンと興奮性および抑制性の反射回路を形成し，頭部を地面に垂直に静止させる．

頸反射：上位頸椎の関節や靱帯，筋紡錘などからの深部感覚の情報により，頭部と頸部の相対的位置関係をとらえ，その情報により四

★8
脊髄に反射中枢をもつ反射を脊髄反射と呼ぶのに対し，脳幹部に反射中枢をもつものを脊髄上反射という．

図25 頸反射

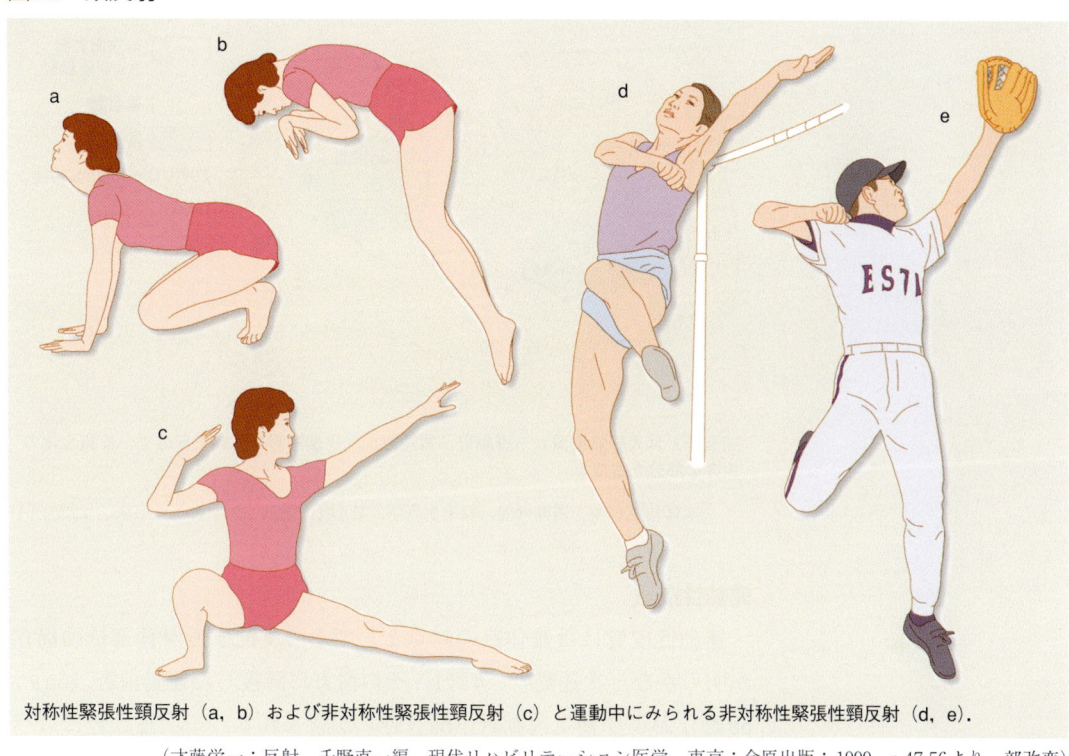

対称性緊張性頸反射（a, b）および非対称性緊張性頸反射（c）と運動中にみられる非対称性緊張性頸反射（d, e）.

（才藤栄一：反射．千野直一編．現代リハビリテーション医学．東京：金原出版；1999. p.47-56より一部改変）

肢の肢位や姿勢を制御するという反射である．頸部を背屈すると上肢が伸展し，下肢が屈曲，頸部を屈曲すると上肢が屈曲し，下肢が伸展する（対称性緊張性頸反射）．また頸部を一側へ回旋すると顔が向いたほうの四肢が伸展し，反対側の四肢が屈曲（非対称性緊張性頸反射）する．これらの反射は上位中枢からの抑制が途絶えると顕著となるが，通常の運動の部分要素ともなっている（図25）．

頭頸部の運動中枢としての役割

咀嚼や発声，嚥下などは，どの筋がどのタイミングでどのくらいの時間収縮するかなど一定のパターンをもった運動であり，これらは大脳皮質を除去しても発現する．このパターンは延髄網様体[★9]内の各運動中枢でプログラムが形成され，そこから各運動神経核内の運動ニューロンに情報が伝達され，目的とした運動が発現される．このような運動制御方法をパターン発生機構（central pattern generator）と呼ぶ．

大脳皮質

大脳の働きはきわめて複雑であるが，ここでは特に"運動"に重要な役割を果たす大脳皮質連合野と運動性皮質について述べることとする．

★9 **網様体**
解剖学的にはさまざまな大きさの神経細胞とその線維が密に混在した部分で，介在ニューロンを中心とした複雑なネットワークが形成されており，このネットワーク内にさまざまな運動中枢や自律神経中枢が存在すると考えられている．網様体は脊髄から中脳まで広く存在する．

図26　大脳皮質連合野

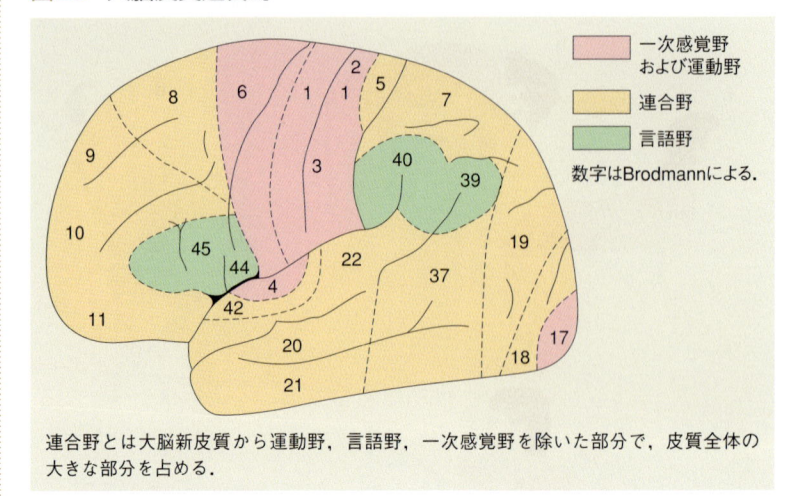

連合野とは大脳新皮質から運動野，言語野，一次感覚野を除いた部分で，皮質全体の大きな部分を占める．

（本郷利憲ら編：運動機能．標準生理学，第4版．東京：医学書院；1996．p.283-364）

運動性皮質

　運動性皮質には錐体路の起点としてその支配する身体部位の局在が明らかな一次運動野（4野），その前方に隣接した運動前野（6aα，6b野）および補足運動野（6aβ野）が含まれる．一次運動野にはベッツ（Betz）巨大錐体細胞[★10]が存在し，そこを起点とする皮質脊髄路（錐体路[★11]）を下降して，脳幹部や脊髄前角の運動ニューロンを直接的もしくは間接的に支配する．運動前野，補足運動野はこれらの個々の運動を構成して発現していくことに関与すると考えられている．

大脳皮質連合野

　連合野とは大脳新皮質から運動野，言語野，一次感覚野を除いた部分で，前頭葉，頭頂葉，側頭葉，後頭葉に分布し，皮質全体の大きな部分を占める（図26）．連合野では一次感覚野からの多くの情報を処理，判断し，行動を決定し，運動性皮質を経てその運動を発現していくという高次の脳機能を営んでいる．

　運動性皮質や大脳皮質連合野は旧皮質や大脳基底核，小脳とも複雑なネットワークを形成し，新しい運動プログラムを作成，学習し，より円滑で効率的な運動を発現していく．

歩行運動の神経生理

　動物が自分の位置を変えるための運動を移動（locomotion）といい，主に両下肢を用いる二足移動を一般に歩行および走行という．歩行は人間に独特の運動であり，リハビリテーション医療のなかでも重要な位置を占める．ここではまず，歩行運動についての基本用語を解説した後，その神経生理について述べることとする．

★10　**ベッツ巨大錐体細胞**
一次運動野には直径150μm程度の巨大な錐体形の神経細胞が多数存在し，発見者の名から一般にベッツ巨大錐体細胞と呼ばれる．

★11　**錐体路**
運動性神経伝導路は随意的な巧妙な運動に関係すると考えられている錐体路と，主に骨格筋の緊張と収縮を無意識的に調整し，姿勢制御などに重要な役割をもつ錐体外路から成ると考えられている．錐体路の起点となる一次運動野にはベッツ巨大錐体細胞が多数存在することから"錐体路"と呼ばれる．

図27 ステップとストライド

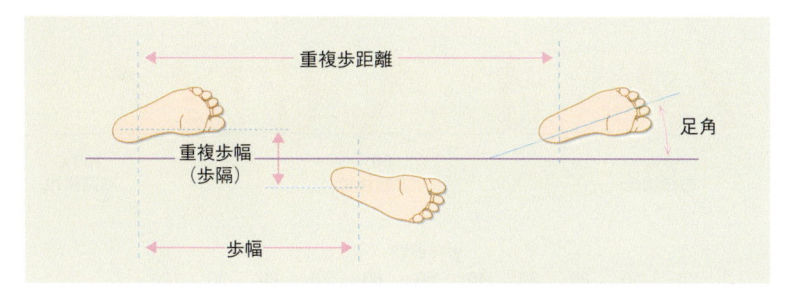

(中村隆一ら：歩行．基礎運動学，第4版．東京：医歯薬出版；1992. p.311-336)

歩行に関する基本用語

一歩：一側の足が接地してから反対側の足が接地する動作をステップ（step）と呼び，その距離を歩幅（step length）という．

重複歩：正常歩行では一側下肢の踵（かかと）が接地し，次にもう一度その側の踵が接地する動作をストライド（stride）と呼ぶ．この間の一連の動作を歩行周期（walking cycle）といい，歩行動作の基本単位となる（図27，28）．

ケイデンス（cadence）または歩行率（walking rate）：1分間あたりのステップ数（ステップ/分）．

立脚相（stance phase）：足が床面に接している状態のことで，以下のように経過する．まず踵が床面に接地（踵接地；heel strike またはheel contact）し，体重の前方移行に伴い，足底全体が接地する足底接地（foot flat），接地脚がほぼ床面に垂直となる立脚中期（mid stance）を経て，やがて踵が（踵離地；heel off），次いで足尖が床面から離れ（足尖離地；toe off），立脚相が終了する．立脚相は歩行周期全体の60％の時間を占めている．つまり，両側の立脚相の合計は歩行周期の120％，20％（10％ずつ2回）が両脚支持となっている．この両脚支持の時間が消失すると走行となる．

遊脚相（swing phase）：足が床面から離れている状態のことで，以下の3期に分けられている．

①加速期（acceleration）：足尖離地に始まり，脚が体幹の後方にある時期を指す．この間は脚が加速しているのでこのように呼ばれる．

②遊脚中期（mid swing）：脚が体幹の直下にある時期．

③減速期（deceleration）：遊脚中期から踵接地までの脚が体幹の前方にある時期．

正常歩行時の骨盤および下肢の運動

歩行の目的は転倒の危険などが少ない安定した状態で身体を移動

図28 健常人の歩行分析データ

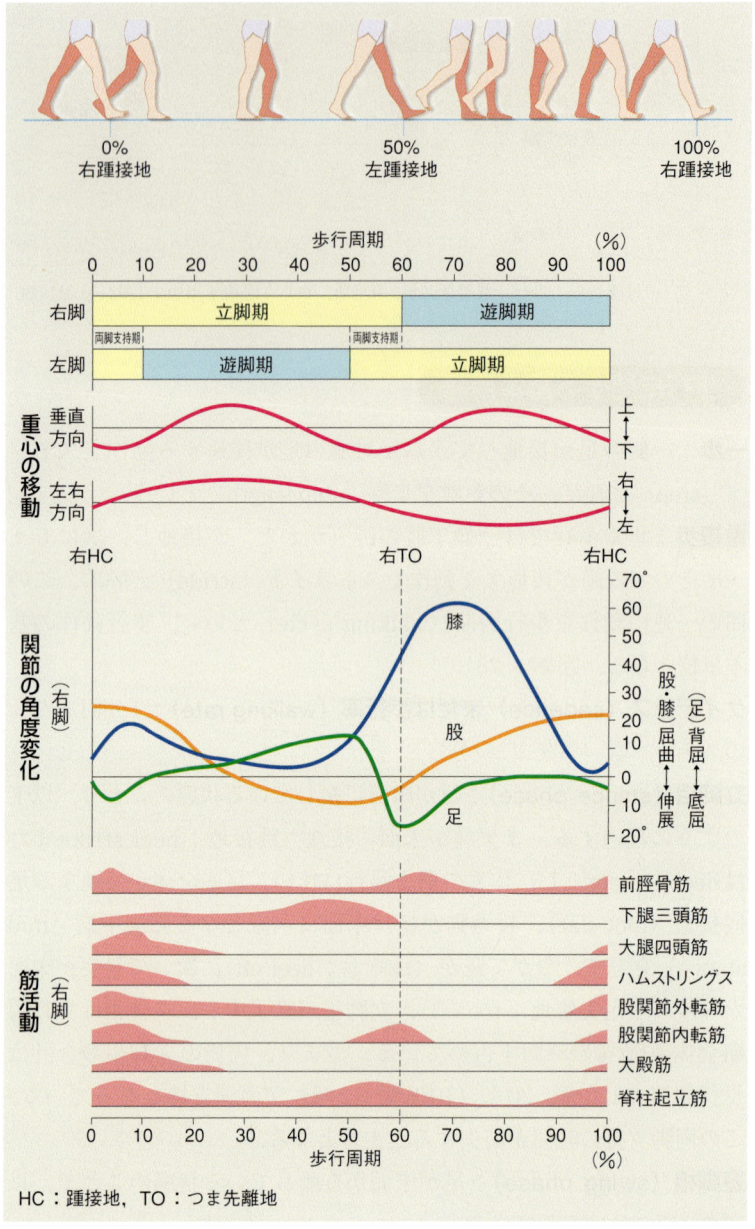

HC：踵接地，TO：つま先離地

（中村隆一ら：歩行．基礎運動学，第4版．東京：医歯薬出版；1992．p.311-336；梶原敏夫：歩行．千野直一編．現代リハビリテーション医学．東京：金原出版；1999．p.62-66より一部改変）

することであり，また運動効率からはエネルギー消費が少ないことが重要である．そのためにはまず重心の移動を最小限に抑えることが必要である．

重心の移動

エネルギー消費を考えると，上下，左右の重心の移動が少ないほうが効果的である．上下方向の重心移動は立脚中期が最高，踵接地

が最低で約5cm程度である．左右方向では立脚中期で最大に変位し，片側約3cm程度である．この重心の移動を少なくするための下肢の運動をSaundersら[5]は次の5つの要素に分けて説明している．

骨盤回旋：左右腸骨稜を結ぶヤコビー線（Jacoby line）★12を上方からみると，右脚が左脚より前方に位置するときには右の腸骨稜が前方に位置し，左脚が前方に位置するときは左の腸骨稜が前方となる．この角度は踵接地のときに最大で，約4°となり，左右で計8°の回旋が生じる．この骨盤の回旋により重心の上下方向の移動が減少する．

骨盤傾斜：ヤコビー線を前方向からみると，右立脚中期では右が高く，遊脚期にある左下肢側で低くなっている．この骨盤傾斜により上下方向の移動が減少する．

骨盤の側方移動：骨盤は立脚期にある下肢側方向へ移動し，立位脚の大腿骨は骨盤に対し内転位となる．このため下肢が中間位にある場合よりも側方への重心の移動が小さくなる．

立脚相での膝の屈伸：脚は膝伸展位で踵接地し，その後屈曲し，立脚中期以降再び伸展位をとり，足尖離地となる．この膝の作用により上下方向の重心移動を減少させる．

足関節機構：足関節の動きは膝関節の動きと密接な関係があり，おおむね膝関節が伸展方向へ向かうときには底屈方向へ，屈曲方向へ向かうときには背屈方向へ変位する．この連動は上下方向の重心移動を減少させる．

股，膝，足関節は歩行周期の各位相において，一定の屈曲・伸展パターンをとる．1回の歩行周期において，股関節は1回の，膝，足関節は2回の屈曲・伸展を繰り返す．これらの関節角度の変化によりエネルギー消費の少ない効率的な歩行運動が可能となる．

歩行時の筋活動

前述した骨盤や各関節の運動も結局のところは体幹および骨盤周囲筋や下肢の筋活動によりもたらされる．また，これらの筋活動は歩行の推進力でもあり，安定性にも大きく関与する．下肢各筋は歩行周期のある時期ごとにおのおの規則的に活動し，一定のパターンをつくり出している．たとえば股関節の内外転筋群は立脚期に活動し，骨盤の左右方向の安定性に関与する．股関節伸・屈筋は股関節の伸展，屈曲に働き関節角度変化パターンの形成，股関節の安定性，歩行の推進力に働く．大腿四頭筋，ハムストリングス★13は遊脚期から立脚期の移行期を中心に働き，膝関節の安定性と下腿の制御を行う．前脛骨筋は遊脚期の足関節の背屈を保ち，振り出しを容易にすることで重心の上下の移動を減少させることに関与し，立脚初期において足関節を安定させる．下腿三頭筋は特に立脚期末期に活動し，推進力に大きく関与する（図28）．

★12 ヤコビー線

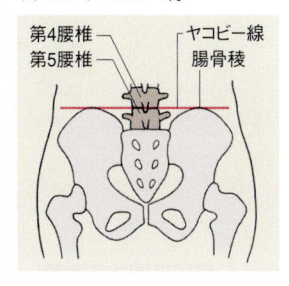

第4腰椎　ヤコビー線
第5腰椎　腸骨稜

★13 ハムストリングス

膝関節の主屈曲筋である大腿二頭筋，半腱様筋，半膜様筋は総称してハムストリングスと呼ばれる．このハムストリングスは歩行周期のなかでは，膝関節屈曲時に働くのではなく，伸展時に遠心性に収縮し（筋が収縮しているにもかかわらず，筋長が伸展される筋収縮様式，⇔求心性収縮）拮抗筋である大腿四頭筋との同時収縮により膝関節の安定性を高めることに重要な役割を果たしている．同様に足関節底屈時にも拮抗筋である前脛骨筋と下腿三頭筋が協調して同時収縮を起こし，足関節の安定性を高めている．

歩行の中枢機構

歩行時の骨盤や下肢の動き，すなわち骨盤や下肢筋の筋活動は，当然のごとく，意識下で意図的に行われているわけではない．これらの複雑な筋活動の組み合わせの基本的なパターンは，中枢神経内にプログラムされたパターン発生機構により制御されていると考えられている．歩行運動のパターン発生機構は動物実験などから脊髄内に存在し，ここに感覚神経からの情報入力や上位中枢からの修飾が加わり，安定した歩行をするための筋収縮を生み出していると考えられている．

歩行に関する上位中枢としては，脳幹部網様体内の中脳歩行誘発野や，橋中心被蓋野腹側部，視床下部歩行誘発野などがあり，これらの部位に連続的に電気刺激を加えると歩行運動が誘発される★14．これらの上位中枢からの情報は網様体脊髄路を介して歩行パターン発生機構を駆動すると考えられている．また，さらにこれらの脳幹部中枢にも大脳皮質連合野，運動皮質，大脳基底核，小脳などのネットワークからの制御が加わる．したがって，これらのどの部位に障害が生じても歩行には何らかの影響が出現することになる．

（赤星和人）

★14 歩行に関する実験
動物実験で脳幹部の歩行に関する特定の部位に電気刺激を加えると特有な反応が生じる．橋中心被蓋野背側部（DTF）を刺激すると歩行をやめて座り込む．橋中心被蓋野腹側部（VTF），橋-中脳境界の網様体にある中脳歩行誘発野（MLR），間脳の視床下部歩行誘発野（SLR）を刺激すると歩行運動が誘発されるが，大脳に近いほど自然に近い歩行が誘発される．

● 参考文献
1) 才藤栄一：反射．千野直一編．現代リハビリテーション医学．東京：金原出版；1999．p.47-56.
2) 本郷利憲ら編：運動機能．標準生理学，第4版．東京：医学書院；1996．p.283-364.
3) 中村隆一ら：歩行．基礎運動学，第4版．東京：医歯薬出版；1992．p.311-336.
4) 梶原敏夫：歩行．千野直一編．現代リハビリテーション医学．東京：金原出版；1999．p.62-66.
5) Saunders BDM, et al：The major determinants in normal and pathological gait. J Bone and Joint Surg 1953；35-A：543-558.

運動の代謝生理学的側面

体力というと，とかく心肺機能が第一印象として頭に浮かぶのではなかろうか．しかし，運動中の筋内で行われる細胞呼吸★1の需要を満たすために，肺での外気との呼吸★2によって取り入れられた酸素を筋まで運ぶ交通手段として，心肺機能がリンクして働いていることを認識すべきである．

★1 内呼吸
細胞内に体液環境から酸素を取り込み，細胞外の体液環境中に二酸化炭素を排出する体内組織内で行われるガス交換．

表3 筋線維タイプの種類と特徴

筋線維タイプ	I	IIA	IID/X	IIB
筋線維サイズ	小さい	小さい～中間	中間	大きい
収縮張力	小さい	小さい～中間	中間	大きい
収縮速度	遅い	中間	中間～速い	速い
疲労耐性	高い	高い～中間	中間	低い
解糖系酵素活性	低い	中間～高い	高い	高い
酸化系酵素活性	高い	高い～中間	中間	低い
活動参加順序*	1	2	3	4

*活動参加順序は筋肉が収縮する際に各筋線維が筋活動に参加する順番を示しており，サイズの原理に従って各筋線維が動員される．

運動における筋（末梢）でのエネルギー代謝

筋線維タイプ

　骨格筋は収縮特性と生化学特性に基づいて分類される基本的な筋線維タイプによって構成されている．**表3**にmyofibrillar ATPase染色により分類されるタイプI線維とタイプII線維群の比較を示す．
　IID/X線維はIIA線維とIIB線維の中間的な特性をもつ．筋線維のタイプは筋線維に対する神経支配が大きく関与している．同じ運動単位[★3]に属する筋線維は，すべて同じ筋線維タイプであるという特性をもつ．つまり，1つの前角細胞に支配される多数の筋線維群のなかにタイプI線維とタイプII線維群が混在することはなく，どちらかの筋線維タイプに統一される．筋線維タイプの構成比によって以下に述べる好気性代謝と嫌気性代謝のどちらが優位か特性が決まる．参考までにタイプI線維は有酸素的であり，タイプIIB線維は主に無酸素的（ATP-CP〈アデノシン三リン酸-クレアチンリン酸〉系および解糖系）であり，IIA線維とIID/X線維はその中間的代謝特性をもつ．
　また，運動中は代謝率が著しく増加するので筋への酸素輸送を増加させる必要がある．同時に筋によって大量の炭酸を産生するのでアシドーシスを除去しなければならない．したがって，末梢（筋）での血液循環と筋との酸素利用と二酸化炭素の排出は，心肺機能に勝るとも劣らず重要になる．

筋でのエネルギー産生機構 (表4)

直接的エネルギー源：ATP末端のリン酸基は加水分解の高エネルギーをもっている．このリン酸基が加水分解されて放出するエネルギーが，直接的エネルギーとして筋収縮の引き金として最初に利用される．筋収縮を持続させるにはATPの補充が必要であり，ATPを産生するためにさまざまな間接的なエネルギー源が代謝される．

★2 外呼吸
外界から呼吸器内に酸素を取り込み，呼吸器から二酸化炭素を外界に排出する外気と呼吸器の間のガス交換．

★3 運動単位
1つの脊髄前角細胞とそれによって神経支配される多数の筋線維群とを合わせて1つの運動の単位としたもの．（「運動の神経解剖学的側面」参照）

表4　筋でのエネルギー産生機構

1. 直接的なエネルギー源
ATP＋H_2O → ADP＋無機リン＋エネルギー
2. ATPを産生するための間接的なエネルギー源
①クレアチンリン酸＋ADP $\xrightarrow{クレアチンキナーゼ}$ ATP＋クレアチン
②ADP＋ADP $\xrightarrow{ミオキナーゼ}$ ATP＋アデノシン一リン酸
③グリコーゲン $\xrightarrow{解糖}$ 2 ATP＋2 乳酸
④グリコーゲン＋O_2 $\xrightarrow{酸化的異化}$ 36 ATP＋CO_2＋H_2O
⑤脂肪酸＋O_2 $\xrightarrow{酸化的異化}$ 130 ATP＋CO_2＋H_2O

ATP産生のための間接的なエネルギー源

①筋内に多く存在するクレアチンリン酸が，クレアチンキナーゼという酵素の作用でアデノシン二リン酸（ADP）と結合し，ATPを産生する．

②ミオキナーゼという酵素によるADPからの直接的産生である．

③解糖系と呼ばれ，短時間の激しい運動では解糖源がエネルギー発生源として大きく関与している．グリコーゲンが無酸素的条件下で分解過程を経てピルビン酸となり，さらに還元されて乳酸になる過程をいい，この過程でATPが分解合成される．酸素供給が十分なときは抑制される．解糖能とは瞬間的動作を含めて短時間に発揮できる運動能力をいう．ブドウ糖がいくつもつながりあったグリコーゲンは，ほとんどすべての生体組織内に貯蔵されているが，主な供給源は肝臓と骨格筋である．

④酸化系であり，持久力を支える．酸素供給の十分な条件下でミトコンドリアにおけるTCA回路（クエン酸回路）★4および酸化的リン酸化において大量のATPが産生される．酸化能とは長時間の運動に耐える持久力のことをいう．

⑤さらに酸化機構を働かせたときは体脂肪からのATP産生が可能となる．脂肪酸と酸素が結合してさらに大量のATPが産生される．脂質1分子あたりのエネルギー産生量（ATP産生量）は炭水化物より優れているが，酸素需要が多い★5．酸素利用の効率としては酸素需要の少ない炭水化物のほうが優れている．

以上のなかでも酸素利用の有無によるエネルギー代謝の分類が特に重要である．

好気性代謝は酸素の供給が筋組織の酸素需要を十分満たしている場合には，酸素を利用して酸化系の効率的なエネルギー産生代謝が行われることをいう．一方で酸素の供給が筋組織の酸素需要を満たすことができなくなると，好気性代謝に加えて解糖系によってエネルギー産生が動員される嫌気性代謝が加わる．その結果，乳酸の産

★4 TCA回路
ミトコンドリア内でアセチルCoAを二酸化炭素と水素原子にまで代謝分解してしまう一連の代謝反応系列である．TCA回路による代謝でエネルギー源であるATPが産生される．

★5 内臓脂肪と運動
特に内臓脂肪の蓄積は糖尿病，高血圧，高脂血症の原因となる．運動は皮下脂肪より内臓脂肪を減少させる効果があり，内臓脂肪の減少によりインスリン抵抗性が改善されるために，酸素供給が十分なもとでの運動は内臓脂肪の代謝に有用である．

生が進み，乳酸を緩衝するために血中の重炭酸が利用され二酸化炭素の排出が高まる．

ATP産生のエネルギー源利用の推移：特にブドウ糖と遊離脂肪酸の利用比率は運動強度，運動持続時間，トレーニング度に影響を受ける．軽い運動の有酸素運動ではタイプI線維が動員され，遊離脂肪酸がエネルギー源として利用される．運動強度が強くなるにつれタイプII線維が動員されグリコーゲンやブドウ糖を利用して乳酸に代謝される嫌気性代謝が加わる．最大運動強度に近くなると筋肉内のクレアチンリン酸からATPが産生されるが，すぐに枯渇してしまう．また，運動持続時間が長いときや，個体のトレーニング度が高いときは遊離脂肪酸の利用比率が高まる．

運動における心肺（中枢）機能

肺が外気から酸素を取り込み，心臓から末梢（筋）へ酸素を送りだす一連の作業がなされる．末梢への酸素輸送を運動時に増大させるためには，①肺胞換気の増大，②肺循環の増加，③心拍出量の増加が重要になる．心肺機能ではこれら3つの機能が基本となる．

心肺系の廃用性変化

長期臥床により起こる心肺系の廃用性変化は，①安静時の心拍数増加，②最大下での運動時の心拍数増加，③起立負荷時の心拍数増加，④血漿量の減少，⑤最大酸素摂取量の低下，⑥1回心拍出量の低下，⑦最大換気量の減少である．心拍数の増加は低下した1回心拍出量の代償である[1]．

体力の指標：最大酸素摂取量と嫌気性代謝閾値

分時酸素摂取量は1分間あたりに呼吸で体内に取り込まれた酸素の量である．これは一般的にマスクないしマウスピースを口に装着した状態で，排出された呼気をガス分析装置を用いて測定する．

分時酸素摂取量＝心拍数×1回心拍出量×動静脈酸素較差

の関係がある．負荷量の増大とともに酸素摂取量（$\dot{V}_{O_2}$）は直線的に増加するが，ある点以降増えなくなりプラトーに達した$\dot{V}_{O_2}$の値★6が最大酸素摂取量（$\dot{V}_{O_2max}$）である．単位時間内に好気的過程で産生できる最大のエネルギー量であり，一般的な体力の指標として汎用される．また，最大酸素摂取量以外にも体力の指標として嫌気性代謝閾値（anaerobic threshold；AT）★6も用いられる．これは好気性代謝だけではエネルギーを賄いきれず，新たに嫌気性代謝が加わることにより二酸化炭素の排出量が急に多くなる時点である．好気性

★6
p.168 図28に運動負荷試験上での$\dot{V}_{O_2max}$と嫌気性代謝閾値（anaerobic threshold；AT）がシェーマで示されている．

表5 各ADL動作のエネルギー消費

	動作	姿位	METS	心拍出量*
軽度労作	食事	座位	1.50	
	ベッドから（へ）の移乗	ベッド，椅子	1.60	1.45
	書字動作	座位	2.00	
	タイプ	座位	2.00	1.35
	両手サンディング動作	座位	2.00	1.40
	彫金	立位	2.15	1.65
	物干し	立位，屈み込み	2.40	1.80
中等度労作	更衣		2.50〜3.50	
	金鋸引き	立位	2.55	2.00
	車運転		2.80	
	自転車走（ゆっくり）		2.90	2.45
	調理		3.00	
	10ポンドの重錘挙上（15インチ, 46回/分）	座位	2.80	2.00
	歩行（54m/分）		3.20	
	木鋸引き	立位	3.50	2.35
	温かいシャワー		3.50	
重度労作	排便	トイレ	3.60	
	排便	ベッド上	4.70	
	熱いシャワー	立位	4.20	
	早足歩行（107m/分）		5.00	
	階段下り		5.20	
	床掃除	膝歩き	5.30	3.00
	ダブルマスター昇降試験		5.70	3.00
	10〜20ポンドの重錘挙上（36インチ, 15回/分）		6.50	3.50
	自転車走（速く）		6.90	3.30
	ランニング		7.40	4.00
	芝刈り作業		7.70	
	階段昇り		9.00	

*安静座位時を基準にした際の比率．
1ポンド＝454g, 1インチ＝2.54cm．

（Kottke TE, et al：Rehabilitation of the patient with heart disease. In：Kottke JF, editor. Krusen's handbook of physical medicine and rehabilitation. Philadelphia：WB Saunders；1990. p.888-889 を一部改変）

代謝能力を示すよい指標となる．

日常生活におけるエネルギー消費

日常生活における動作（ADL）の運動強度の一覧を表5に示す[2]．基礎代謝エネルギー消費量（metabolic equivalents；METS）は運動時の酸素摂取量/安静時酸素摂取量（1MET≒3.5mL/分/kg）であり，運動負荷量を示す単位である[★7]．心筋梗塞後などの運動負荷量に制限のある場合や運動負荷試験にて運動許容範囲が制限される場合に生活指導のためのよい指標となる．

身体障害者のエネルギー消費

下肢切断者

健常人の通常歩行と大腿切断および下腿切断の義足歩行に要する

★7
"— の動作は — METSの運動負荷量である"と表現することが多い．

図29 健常者と下肢切断者の歩行エネルギー消費

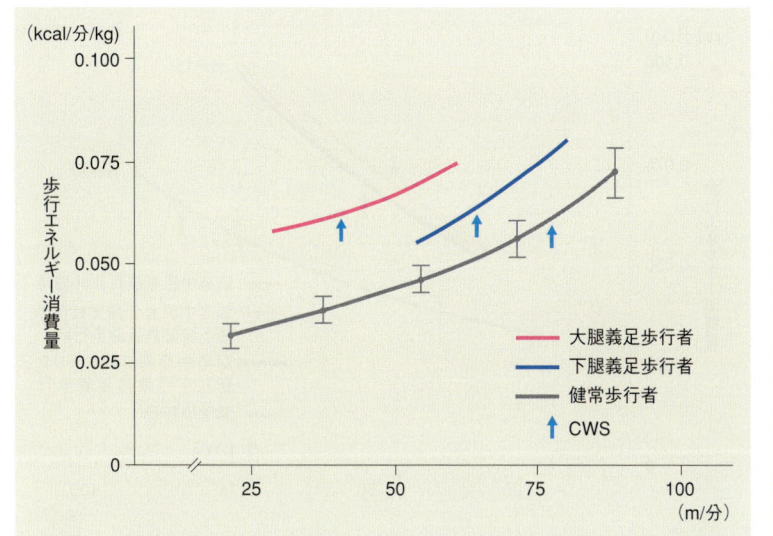

健常者，下腿義足歩行者，大腿義足歩行者の順に快適歩行速度（CWS）は遅くなるが，エネルギー消費量はほぼ同等である．しかし，同じ歩行速度では，エネルギー消費量が健常者，下腿義足歩行者，大腿義足歩行者の順に大きくなる．

(Traugh G, et al：Energy expenditure of ambulation in patients with above-knee amputation. Arch Phys Med Rehabil 1975；56：67-71；Gonzalez EG, et al：Energy expenditure of ambulation in below-knee amputees：Correlations with stump length. Arch Phys Med Rehabil 1974；55：111-118 より一部改変)

エネルギー消費率の比較を図29に示す．健常人・下腿義足歩行者・大腿義足歩行者[★8]の順に同じ歩行速度に対して必要なエネルギー消費率は大きくなる傾向にある．一方で，快適歩行速度（comfortable walking speed；CWS[★9]）は大腿切断者が最も遅くなる傾向にあるが，CWSに要するエネルギー消費率は健常人，下腿および大腿切断者すべてほぼ同様の値を示しているのは興味深い．しかし，健常者と下腿切断者ではCWSが最も効率のよい歩行速度であるが，大腿切断者ではCWSでの歩行はあまり効率のよい歩行ではない[★9 3,4]．車椅子駆動時の酸素消費は，健常人のCWSである80 m/分の速さで駆動した場合に9％増のエネルギー消費率となる．

脳卒中患者

装具使用の片麻痺者では装具を使用しないとCWSは健常人の半分となり，CWSでのエネルギー消費は健常人より62％多くなる．そこで，短下肢装具を装着するとCWSは約2割増大し歩行効率もよくなる．しかし，プラスチック製短下肢装具と金属支柱付き短下肢装具では，歩行効率に明らかな違いは認められない．ただし，脳卒中患者の装具なし歩行，短下肢装具装着歩行，健常人の歩行いずれのCWSでのエネルギー消費率はほぼ等しい傾向にある（図30）．さらに，片麻痺者にとってエネルギー消費効率の観点から最も効率のよ

[★8] 大腿切断者＝大腿義足歩行者である．

[★9] ここでの効率とは歩行速度とエネルギー消費の点から鑑みた場合である．

図30　健常者と脳卒中患者の歩行エネルギー消費

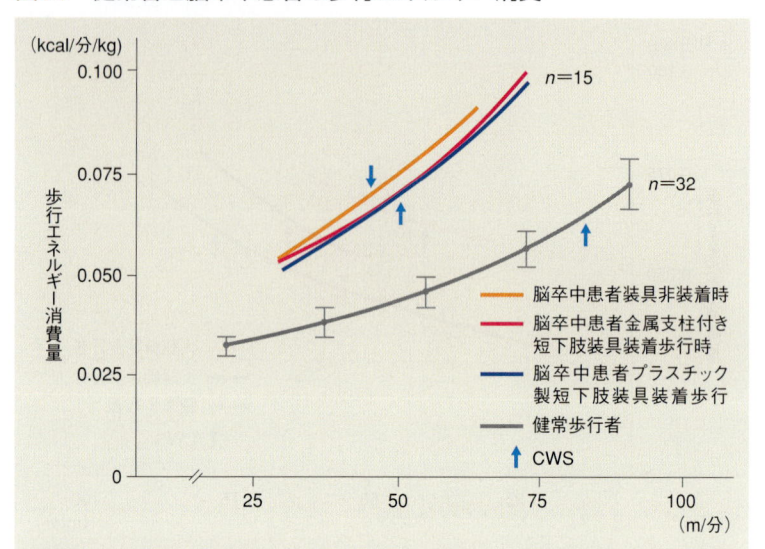

健常者，脳卒中患者の装具装着歩行，装具非装着歩行の順に快適歩行速度（CWS）は遅くなるがエネルギー消費量はほぼ同等である．同じ歩行速度ではエネルギー消費量がそれぞれ異なる．

(Corcoran PJ, et al：Effects of plastic and metal leg braces on speed and energy cost of hemiparetic ambulation. Arch Phys Med Rehabil 1970；51：69-77)

い歩行は，CWSよりかなり速い速度の歩行である[5]．そのために装具装着の片麻痺者のCWS歩行は，かなり歩行効率が悪いといえる．

体液分布

起立時循環調節機構

臥位から座位あるいは立位に体位変換する際には，通常，以下の循環動態の変化と代償機構が働く．

心臓より下の血管床の拡張

①重力によって血液は下方に移動し静水圧の増加と血管床の拡張をきたすが，自律神経の反射によって静脈の血管収縮が起こる．また，下肢筋と腹筋の筋緊張や呼吸亢進も静脈還流を促通する[★10]．

②もし右心房への静脈還流血の減少が生じ，1回心拍出量が減ったとしても，通常は反射的に心拍数を増加させて1分間あたりの心拍出量を確保しようとする．

③立位時に全末梢血管抵抗の減少，動脈圧の下降，脳血流の減少が起こるため，一般に頸動脈洞や大動脈弓にある圧受容体が刺激される．圧受容体からの刺激が延髄血管運動中枢を介して交感神経系の調節機構に働きかけ，末梢血管の収縮を促す．同時に心臓抑制中枢にも働きかけ，心拍数・分時拍出量が増加して血圧の下降は20 mmHgを超えはしない[6]．

★10　促通
機能障害に対しさまざまな刺激を繰り返し加えることにより，機能障害の改善を促進させること．

障害者の体液分布変化

長期臥床の影響：①長期安静臥床によって循環血漿量の減少が起こり[★11]，安静臥床後20日で15％，70日で18％，175日で30％もの減少が報告されている[7]．

②筋力低下，筋緊張低下から起立時に下肢静脈に血液が貯留し，静脈還流量が減少する．

③心拍出量低下に伴って心臓の左室拡張末期容積自体が減少する．

④安静臥床後にてノルアドレナリンの内因性貯蔵が減少し，$α$-アドレナリン受容体を介した血管収縮機構の機能低下が起きる．

頸髄損傷者の体液分布変化：①頸髄損傷患者では循環調節中枢から交感神経への連絡が断たれているため，心拍数の制御は迷走神経を介した副交感神経系[★12]だけで行われる．

②受傷後数日間の脊髄ショック後は副交感神経優位のため徐脈となり，心停止すら起こすことがある．1週間程度で心拍数は回復してくるが，これは延髄からの脱交感神経に伴って副交感神経性の緊張が変化し適応することによる．

③交感神経性の緊張がないために血圧は低め[★13]になり，加えて四肢麻痺のために血液は四肢・体幹にうっ滞する．そのために静脈還流量が減少し起立性低血圧を引き起こす．延髄血管運動中枢を介する交感神経系の調節代償機構も十分に機能しない．

自律神経過反射

第5-6胸髄節以上の脊髄損傷者に認められ，膀胱や直腸に尿や便が充満することが引き金となって高血圧などのさまざまな自律神経症状が現れる．これは，膀胱，直腸，麻痺域への刺激が後索より脊髄視床路を上行する一方で，脳からの抑制が脊髄損傷部位で遮断されているので，各脊髄節でさまざまな交感神経反射を引き起こす．特に腹部内血管の収縮をきたし全身の血圧が上昇する．さらに全身性の血圧上昇は大動脈弓や頸動脈洞の圧受容器に感知され，非麻痺域の血管拡張が起き，頭痛・発汗・顔面紅潮・鼻閉をきたす一方で，迷走神経が反応して徐脈が起きる．

運動による循環動態の変化

運動時は心拍数の上昇に従って心拍出量が増加するが，活動する筋に適切な血流を優先的に配分する一方で運動に直接関与しない臓器への血流を低下させる（図31）．また，心拍出量が低下すると皮膚や腎臓に血管収縮が認められる[8]．

筋の収縮様式によっても筋内の血液循環動態が変化する[★14]．等張

[★11]
抗利尿ホルモンの分泌抑制による．

[★12] **副交感神経系**
交感神経系とともに内臓の運動や分泌などをつかさどる自律神経系であり，交感神経系と拮抗する働きをする．延髄から出る迷走神経と仙髄から出る骨盤神経に代表される．

[★13]
収縮期血圧で90 mmHg程度．

[★14] **筋の収縮様式**
等張性収縮：筋肉の緊張を一定としたままの筋収縮．たとえば重いものを持ち上げる際の上腕二頭筋の収縮様式
等尺性収縮：筋肉の長さを一定に保ったままの筋収縮．たとえば重いものを胸に抱え続ける際の上腕二頭筋の収縮様式

図31 安静時とダイナミックな運動時の循環動態の変化

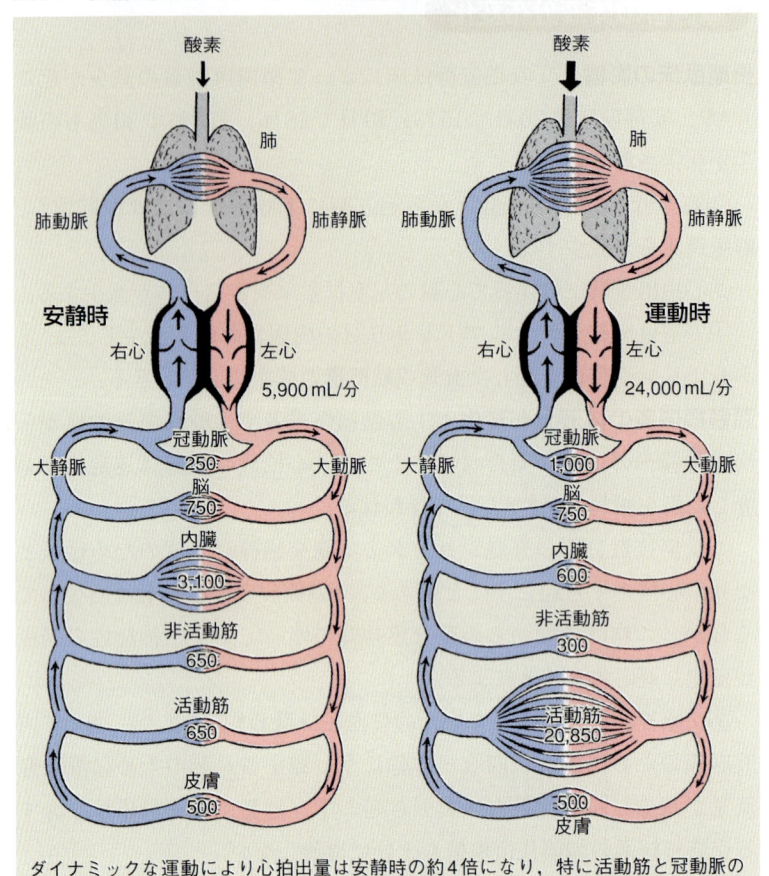

ダイナミックな運動により心拍出量は安静時の約4倍になり，特に活動筋と冠動脈の血流は著しく血流量が増加する一方で，内臓の血流量は制限される．

(Hoffman MD, et al：Therapeutic exercise. In：DeLisa JA, editor. Rehabilitation medicine：Principles and practice. 3rd ed. New York：Lippincott-Raven；1998. p.697-743)

性収縮では筋血流増加に伴い反射的に血管が拡張し，拡張期血圧は低下する．一般に最大筋力の10〜15％以上の筋収縮で筋内圧は血圧を上回るので，等張性収縮に比べ等尺性収縮では筋内の血管が筋収縮により潰されて筋が阻血状態になりやすい．このために等尺性収縮は長く運動維持が困難であると同時に，血管抵抗が上昇するので血圧が上昇しやすい特徴がある（**図32**）．その一方で，等尺性収縮では1回心拍出量が等張性収縮ほど増加しないが，$\dot{V}_{O_2}$，心拍数，1分間あたりの心拍出量は中等度に増加する．したがって心臓の左心室に対し，等尺性収縮は圧負荷をかけ，等張性収縮は容量負荷をかけるといえる[8]．

図32 運動様式による循環器系の反応の違い

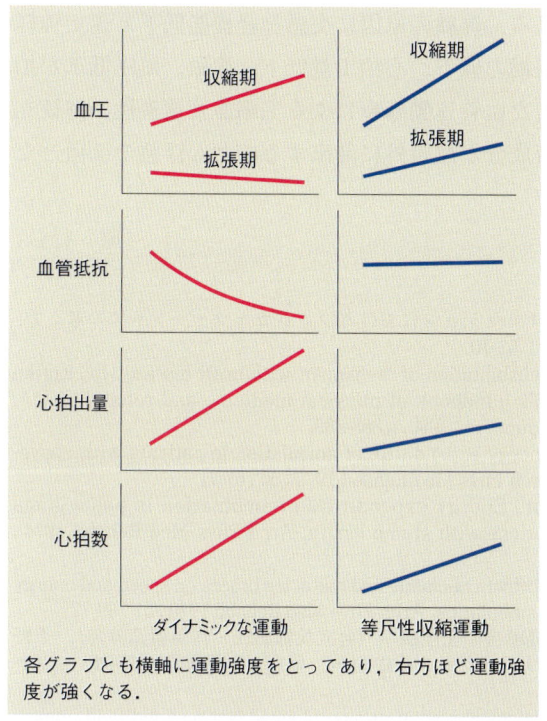

各グラフとも横軸に運動強度をとってあり，右方ほど運動強度が強くなる．

(Hoffman MD, et al：Therapeutic exercise. In：DeLisa JA, editor. Rehabilitation medicine：Principles and practice. 3rd ed. New York：Lippincott-Raven；1998. p.697-743)

末梢循環と圧迫

褥瘡発生機序

　一般的に皮膚に対する圧迫による虚血状態が褥瘡発生の第一因子であるが，皮膚側の血行状態も褥瘡発生の重要因子である．特に神経障害が末梢循環不全に深くかかわっている．中枢神経障害にしろ末梢神経障害にしろ，麻痺している部分の皮膚の循環血液量は自律神経障害により減少を生じる．加えて麻痺部分は血液循環が停滞するため細胞と毛細血管の間のガス交換が低下し，細胞の酸素不足をきたす．さらに浮腫をきたし細胞間液の増加が細胞と毛細血管の距離をより遠くし，代謝に阻害的に働く．そこにさらに感覚障害によるフィードバックの欠如，発熱による局所の温度上昇，栄養不良，貧血が褥瘡発生に拍車をかけるのである．

下肢の浮腫

　脊髄損傷により麻痺域では血管運動障害が起こり，動脈は緊張を失って血管が拡張し循環血流量の低下をきたす．また筋ポンプの低

下により静脈還流障害が起こる．そのため，末梢血管系では血液がうっ滞し浮腫を生じる．浮腫の原因に交感神経機能低下と迷走神経優位によって心筋収縮力低下，心拍出量低下，徐脈，血圧低下が拍車をかけている．また血管運動麻痺による毛細血管透過性の持続亢進も認められ，血液成分が血管外に漏出することも浮腫の原因となる．

(原　行弘)

●文献
1) 里宇明元：リハビリテーションにおけるフィジカルフィットネスの考え方．総合リハ 1994；22：63-70．
2) Kottke TE, et al：Rehabilitation of the patient with heart disease．In：Kottke JF, editor. Krusen's handbook of physical medicine and rehabilitation. Philadelphia：WB Saunders；1990. p.888-889.
3) Traugh G, et al：Energy expenditure of ambulation in patients with above-knee amputation. Arch Phys Med Rehabil 1975；56：67-71.
4) Gonzalez EG, et al：Energy expenditure of ambulation in below-knee amputees：Correlations with stump length. Arch Phys Med Rehabil 1974；55：111-118.
5) Corcoran PJ, et al：Effects of plastic and metal leg braces on speed and energy cost of hemiparetic ambulation. Arch Phys Med Rehabil 1970；51：69-77.
6) 緒方　甫：自律神経障害の発症機序（起立性低血圧・体温調節障害）．千野直一ら編．リハビリテーション基礎医学．東京：医学書院；1994．p.261-268.
7) Greenleaf JE：Physiological responses to prolonged bed rest and fluid immersion in humans. J Appl Physiol：Respirat Environ Exercise Physiol 1984；57：619-633.
8) Hoffman MD, et al：Therapeutic exercise. In：DeLisa JA, editor. Rehabilitation medicine：Principles and practice. 3rd ed. New York：Lippincott-Raven；1998. p.697-743.

第3章
機能障害の評価

運動障害と歩行

運動障害の評価

本項では，運動障害の患者をみたときに，病巣や病態，そしてその程度を評価する方法を学ぶことを目標に解説する．同時に，疾患名から評価すべき運動障害を知ることができるようにしたい．

運動のメカニズム

運動の分類

運動は，自ら意識的に身体を動かす随意運動と，刺激に対して無意識的に反応する反射運動とに分けられる．運動障害には，反射の異常も含めてさまざまな側面があるが，一般に，随意的な運動が障害される状態，つまり，思った通りに動けないとき，運動障害があるとみなされる．

また，随意運動には，自ら運動を計画して行う自発運動と，促しや感覚入力に意識的に反応して起こす反応性運動がある．自発運動では，前頭葉系が重要な役割を果たし，発動性，意欲，遂行機能などの要素が重要である．一方，外部からの促しや指示があれば，反応性に運動することが可能である．通常は，自発運動と反応性運動を区別することは難しいが，リハビリテーションの場面では，患者が自ら行うことができるのか，促しによって反応性に運動しているだけなのか区別を要する場合がある．

錐体路

前頭葉にある補足運動野や前運動野などの高次運動野でつくられた運動プログラムは，視床や小脳などで情報をやりとりする間に，運動指令に変換され，運動野に送られる．運動野を出た運動指令は，錐体路★1を通って，筋肉まで伝わる．脊髄前角細胞以下を下位運動ニューロンと呼ぶのに対して，錐体路以上の運動神経は上位運動ニューロンと呼ばれる（図1）．

錐体外路

錐体路系の随意運動がスムーズに行われるためには，錐体外路が必要である．錐体外路は，姿勢や筋緊張の調節，円滑な運動の維持などの働きをもち，大脳基底核★2とそれらを結ぶ神経回路から成る．錐体外路の障害により，随意運動が障害されるだけでなく，種々の不随意運動が出現する．また，大脳基底核は，連続する複数の要素の運動学習（順序学習または手続き学習という）に重要な役割を果

★1 錐体路
錐体路とは延髄の錐体を通る線維の総称で，大脳皮質運動野（前頭葉中心前回）に始まり，放線冠→内包→大脳脚→橋→延髄（延髄錐体で交叉する）→脊髄前角細胞に至る経路（外側皮質脊髄路）が主である．一部は延髄で交叉せずに，同側の脊髄前索を下行し，前角に入る前に交叉する（前皮質脊髄路）．

★2 大脳基底核
尾状核，被殻，淡蒼球（内節と外節），前障，視床下核（ルイ体），黒質，赤核から成る．

図1　錐体路

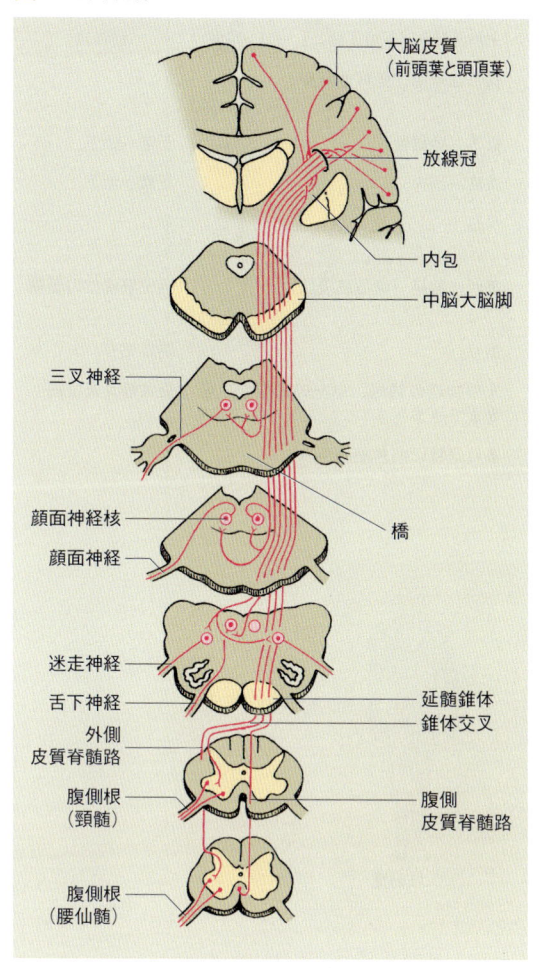

たす．

運動障害の評価に必要な基礎知識

中枢性麻痺と末梢性麻痺

　脊髄前角細胞より中枢の上位運動ニューロンの障害による麻痺を中枢性麻痺，脊髄前角細胞以下の下位運動ニューロン障害による麻痺を末梢性麻痺と呼ぶ．中枢性麻痺では，前角細胞は残存しており，上位からの脊髄反射の抑制がとれるために，腱反射が亢進し，筋緊張が亢進する．したがって，別名，痙性麻痺とも呼ばれる．逆に，末梢性麻痺では，神経から筋肉へ興奮が伝わらないため，筋緊張は低下し，弛緩性麻痺と呼ばれる．したがって，麻痺のある上下肢の腱反射や筋緊張を評価することで，麻痺が中枢性か末梢性かの推定がある程度可能である（表1）．

麻痺の分布による分類

　麻痺が身体のどの部分にあるかによって，図2のように分類される．

表1　中枢性麻痺と末梢性麻痺の比較

	中枢性麻痺（上位運動ニューロン障害）	末梢性麻痺（下位運動ニューロン障害）	筋疾患
別名	核上性麻痺，痙性麻痺	核下性麻痺，弛緩性麻痺	
筋緊張	亢進（痙縮）	低下（弛緩性）	正常～低下
腱反射	亢進	減衰，消失	正常～低下
病的反射（バビンスキー反射など）	あり	なし	なし
筋萎縮	急性期にはなし（廃用性筋萎縮となることはある）	著明に萎縮（遠位筋優位）	近位筋優位の萎縮
筋電図での脱神経電位	なし	あり	時にあり
麻痺の分布	支配している神経領域．単麻痺，片麻痺など	末梢神経の領域．単一の筋肉から全身までさまざま	近位筋＞遠位筋
線維束性収縮	なし	あり（特に前角細胞疾患）	なし

図2　麻痺の分布による分類

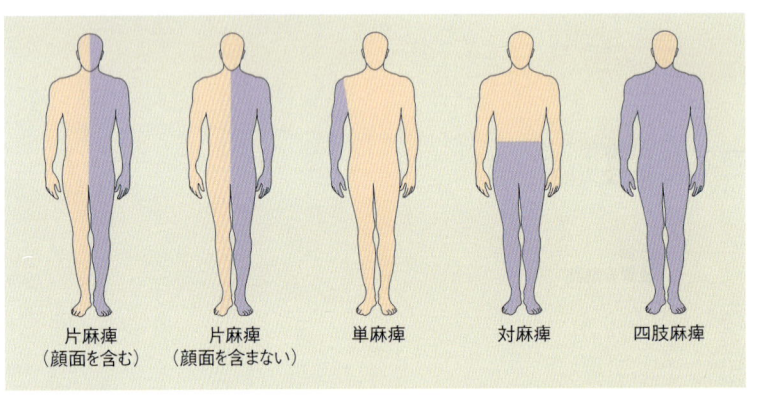

片麻痺（顔面を含む）　片麻痺（顔面を含まない）　単麻痺　対麻痺　四肢麻痺

麻痺	病巣	原因
片麻痺	片側錐体路	脳血管障害，外傷，腫瘍，多発性硬化症など
四肢麻痺（痙性）	脳幹部（中脳の障害では除脳硬直），高位頸髄障害	脳幹部血管障害，高位頸髄腫瘍，椎間板ヘルニア，後縦靱帯骨化症，頸部脊柱管狭窄症，頭蓋底陥入症，多発性硬化症，脊髄炎，血管障害など
四肢麻痺（弛緩性）	末梢神経，筋	慢性・急性多発性神経炎，筋疾患
対麻痺（痙性）	脊髄，大脳正中部	脊髄損傷，血管障害，腫瘍，多発性硬化症，頭蓋傍正中部腫瘍など
対麻痺（弛緩性）	脊髄障害（馬尾），筋	脊髄損傷，腫瘍，多発性末梢神経障害，筋疾患，心因性
単麻痺	大脳皮質など限局した病巣 脊髄，末梢神経	脳血管障害，腫瘍，多発性硬化症 前角・前根・末梢神経（腕神経叢など）障害

たとえば，顔面を含む片麻痺は，延髄より上の錐体路を含む障害，対麻痺であれば胸髄以下の脊髄などのように，麻痺の分布から病巣の推定が可能である．

主な筋の神経支配と機能

ある筋肉が弛緩性に麻痺しているとき，その筋肉を支配している末梢神経の障害，もっと脊髄に近い神経叢（腕神経叢や腰神経叢）の障害，脊髄を出るところの神経根の障害が考えられる．同じ末梢

表2 主な筋の支配神経と脊髄分節

筋肉	主な作用	支配神経	脊髄節
三角筋	肩外転	腋窩神経	第5, 6頸髄
上腕二頭筋	肘屈曲	筋皮神経	第5, 6頸髄
上腕三頭筋	肘伸展	橈骨神経	第6, 7, 8頸髄
手根伸筋	手関節背屈	橈骨神経	第6, 7, 8頸髄
手根屈筋	手関節掌屈	正中神経 尺骨神経	第6, 7頸髄 第7, 8頸髄　第1胸髄
骨間筋	手指を外転内転	尺骨神経	第8頸髄　第1胸髄
腸腰筋	股屈曲	大腿神経	第1, 2, 3腰髄
大腿四頭筋	膝伸展	大腿神経	第2, 3, 4腰髄
ハムストリングス	膝屈曲	坐骨神経	第4, 5腰髄　第1仙髄
前脛骨筋	足背屈	腓骨神経	第4, 5腰髄
腓腹筋	足底屈	脛骨神経	第5腰髄　第1, 2仙髄

神経支配の複数の筋に麻痺が出現していれば，その末梢神経障害の可能性が高く，同じ脊髄分節レベルの筋に麻痺が出現していれば，神経根の障害を疑う（表2）．各筋力は徒手筋力テストを用い，感覚障害の分布も同時に評価する．さらに，筋電図や画像診断などの補助診断法を併用して，病巣を特定する．

中枢性運動障害の評価

中枢性運動障害をきたす主な疾患

中枢性運動障害は，脳血管障害，脳腫瘍，脊髄小脳変性症，パーキンソン病，多発性硬化症，脊髄疾患など多くの疾患によって生じる．

中枢性麻痺で錐体路障害があれば，痙性麻痺になる．脳血管障害の場合，急性期には弛緩性麻痺が多く，慢性期に移行するにつれて，徐々に典型的な痙性麻痺に移行する．また，脳血管障害では，病巣が小脳系であれば失調症，大脳基底核であれば不随意運動を起こすなど，病巣によって多様な運動障害がみられる．また，前頭葉などの特定の部位が障害されると，一見運動障害がないようにみえても動作が遂行できない失行症がみられることがある．

脊髄小脳変性症では，小脳性失調症が出現し，徐々に進行する．パーキンソン病では，動作緩慢，固縮，静止時振戦，姿勢調節障害が生じる．多発性硬化症では，脊髄や大脳など病巣部位によって，対麻痺，四肢麻痺，片麻痺など異なる症状が現れる．

脊髄腫瘍，椎間板ヘルニア，後縦靱帯骨化症，脊柱管狭窄症などによる脊髄疾患では，障害部位が頸髄や胸髄など高位であれば，障害部位での神経根の障害（神経根症）と，障害部位以下の上位運動

図3　意識障害時の麻痺の評価法

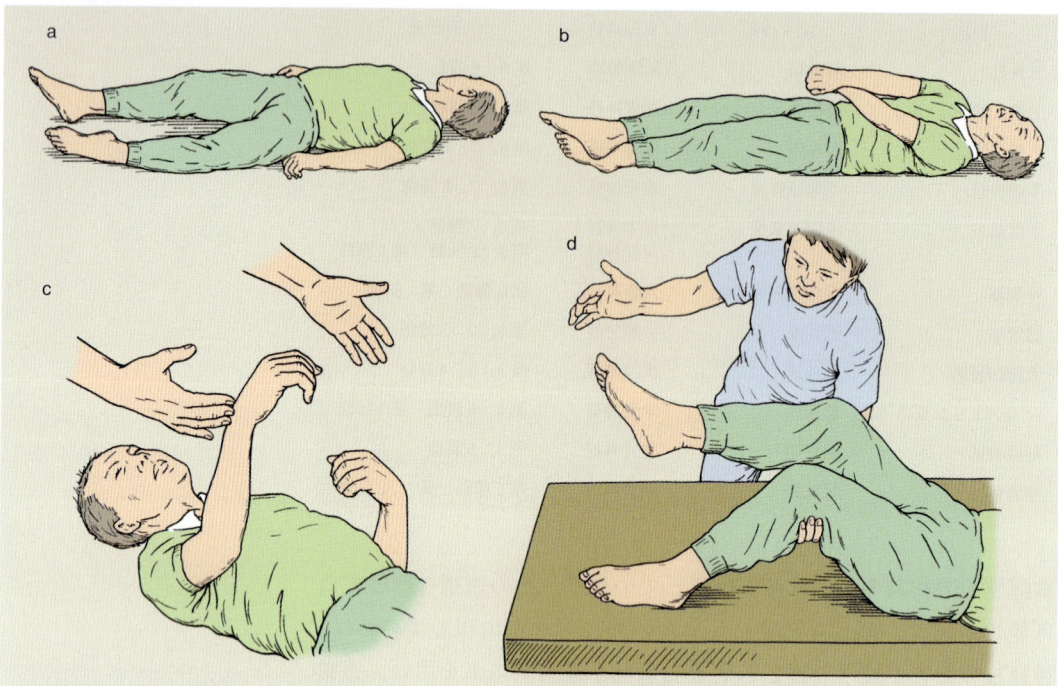

a. 脳卒中による左片麻痺のため，左下肢は外転・外旋位をとっている．顔面が麻痺と反対側を向いていることから，大脳半球に病巣があると推測できる．
b. 除脳硬直の姿勢．上下肢ともに伸展位となる．除皮質硬直では，上肢が屈曲する．
c. 上肢落下試験．両手を持ち上げて同時に離すと，麻痺している側の上肢が早く落下する．
d. 下肢落下試験．下腿を持ち上げて離すと，麻痺している側の下肢が早く落下する．

ニューロン障害（脊髄症；ミエロパチー）となる．また，脊髄病変が，脊髄の半側だけにある場合，病変と同側の運動障害と深部感覚障害，反対側の温痛覚障害を呈する（ブラウン・セカール〔Brown-Séquard〕症候群）．

麻痺

急性期の姿勢：急性期には意識障害のために，最小限の評価しか行えない場合が多いが，四肢の肢位（姿勢）は麻痺を推測する参考になる．脳卒中片麻痺は，急性期には弛緩性麻痺を示し，麻痺側上肢は回内，下肢は外転，外旋位をとることが多い．大脳半球病変の場合，顔は麻痺と反対側を向き，橋病変では，顔が麻痺側を向く．また，除皮質硬直は大脳半球の広範な障害で起こり，上肢は屈曲，下肢は伸展位となる．除脳硬直は中脳から橋の間の重篤な病変により起こり，上下肢，体幹ともに伸展位をとる．さらに，意識障害があっても，麻痺を見つけるためのテスト（図3）によって，ある程度麻痺を推定することができる．

中枢性麻痺の特徴：末梢性麻痺は，筋力として直接量的に測定できるが，中枢性麻痺は筋力の量的回復の側面と，制御（コントロール）

図4 共同運動

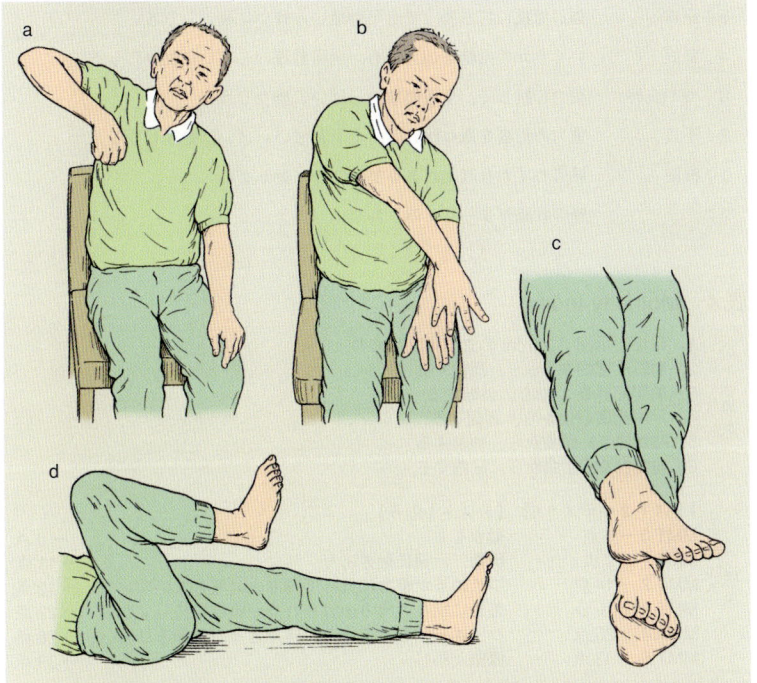

a. 上肢の屈筋共同運動：手を挙げようとすると，肩関節外転，肘屈曲，手関節掌屈，手指屈曲などのステレオタイプの運動が同時に起こってしまう．
b. 上肢の伸筋共同運動：手を伸ばそうとすると，肩関節内転，肘伸展，手関節背屈，手指伸展などのステレオタイプの運動が同時に起こってしまう．
c. 下肢の伸筋共同運動：下肢を伸ばそうとすると，股関節内転，膝伸展，足関節底屈などのステレオタイプの運動が同時に起こってしまう．
d. 下肢の屈筋共同運動：下肢を挙げようとすると，股関節屈曲・外旋，膝屈曲，足関節背屈などのステレオタイプの運動が同時に起こってしまう．

の回復の両面がある．制御の回復とは，共同運動（シナジー）のような自由度の低い運動から，徐々に自由度の高い運動に回復するという意味である．自由度が低いステレオタイプの共同運動には，図4のような屈筋共同運動と伸筋共同運動がある．自由度が高い運動への回復は，各関節の自由な運動（分離運動），巧緻性，そしてスピードの向上として観察できる．

　筋力の回復と制御の回復が常に一定の関係であれば，どちらを評価しても問題ないが，実際には別々に回復するため，両面とも評価すべきである．一般に，リハ医学では，制御の回復の一部である共同運動に着目した評価に重点が置かれがちであり，伝統医学では，筋力の回復が主に評価される傾向がある．いずれか一方のみを評価して，麻痺全体を論じることのないように注意したい．

徒手筋力テスト（MMT），握力，Motricity Index：前述の中枢性麻痺の特徴のうち，量的回復を評価するために利用される．徒手筋力テスト自体は，リハ科，整形外科，脳外科，神経内科共通の検査法

表3　MMT

5：正常	強い抵抗に打ち勝って全可動域いっぱいに動かしうる
4：良好	いくらかの抵抗を加えても，全可動域いっぱいに動かしうる
3：やや良好	重力に抗して，全可動域いっぱいに動かしうる
2：不良	重力の影響を取り除けば，全可動域いっぱいに動かしうる
1：痕跡	筋のわずかな収縮があるが，関節は動かない
0：	筋の収縮がまったくみられない

表4　Motricity Index

テスト	1. 母指と示指で2.5cmの立方体をつまむ 2. 肘関節屈曲90°から，屈曲する 3. 肩関節外転0°から，外転する 4. 足関節底屈位から，背屈する 5. 膝関節90°屈曲から，伸展する 6. 股関節90°屈曲から，屈曲する
採点	【テスト2〜テスト6】　　　　　　【テスト1のみ】 MMT 0→0点　　　　　動きなし　　　　　　　　　　　　　　→0点 MMT 1→9点　　　　　母指，示指に動きあり　　　　　　　→11点 MMT 2→14点　　　　つまめるが重力に抗して持ち上げられない　→19点 MMT 3→19点　　　　重力に抗して持ち上げられるが抵抗に抗しえない　→22点 MMT 4→25点　　　　ひっぱっても立方体を保持できるが健側より弱い　→26点 MMT 5→33点　　　　健側と同じ　　　　　　　　　　　　　→33点
スコア	上肢スコア＝肩スコア＋肘スコア＋指スコア＋1 下肢スコア＝股スコア＋膝スコア＋足スコア＋1 片麻痺スコア＝（上肢スコア＋下肢スコア）/2

であり，あらゆる疾患の筋力低下を測定する第一の方法である．

ただし，中枢性麻痺の特徴の一つである共同運動が強く出現している例では，MMTでの測定には工夫が必要である（表3）．すなわち，ある種の運動では力強い運動が可能でも，肢位や運動の方向によっては筋力を発揮できない現象が起こるため，測定する筋とその運動方向，そして姿勢を一定に決めておくとよい．この点を考慮して，さらに5点満点のMMTを難易度によって，点数配分し直し，全体として上下肢それぞれ100点満点となるような評価法がMotricity Indexである（表4）．Motricity Indexは肩，肘，手指，股，膝，足関節それぞれ各1方向のMMTを数量化した方法であり，欧米では広く利用されている．

また，握力は簡単に測定できるだけでなく，kg単位の数値データ（比例尺度という）が得られるので，経過を追うには重要な検査法である．

ブルンストローム・ステージ：ブルンストローム・ステージ（表5）は，中等度の片麻痺にみられる決まりきったパターンの運動，すなわち共同運動が出現する状態をStage Ⅲと定義し，共同運動から"脱却"すればステージが上がるように定義されている★3．しかし，筋力の量的な回復を無視しているため，麻痺の一側面のみを評価し

★3
ブルンストローム・ステージは理学療法士Brunnstromの臨床的観察によるものであり，急性期からBrunnstromがいうパターンで回復する例に限れば，有用な記述手段といえる．前述した麻痺の回復の側面でいえば，制御の回復の一部分を主に評価している評価法といえる．

表5 ブルンストローム・ステージ

Stage I	患側上肢に随意運動がまったくない
Stage II	基本的共同運動，またはその要素が，連合反応として，あるいは患者自身の随意運動によって出現
Stage III	基本的共同運動，またはその要素が随意的に行われ，はっきりとした関節運動を示す
Stage IV	痙縮が減少し，基本的共同運動から離脱
Stage V	基本的共同運動から，比較的独立している．痙縮が減弱し，より難しい運動の組み合わせが可能
Stage VI	分離した関節の運動が可能

表6 SIAS (Stroke Impairment Assessment Set)-M

運動機能

1) 上肢近位（knee-mouth test）
座位において患肢の手部を対側膝（大腿）上より挙上し，手部を口まで運ぶ．この際，肩は90°まで外転させる．そして膝上まで戻す．これを3回繰り返す．肩，肘関節に拘縮が存在する場合は可動域内での運動をもって課題可能と判断する．
   - 0：まったく動かない．
   - 1：肩のわずかな動きがあるが手部が乳頭に届かない．
   - 2：肩肘の共同運動があるが手部が口に届かない．
   - 3：課題可能．中等度のあるいは著明なぎこちなさあり．
   - 4：課題可能．軽度のぎこちなさあり．
   - 5：健側と変わらず．正常．

2) 上肢遠位（finger-function test）
手指の分離運動を，母指〜小指の順に屈曲，小指〜母指の順に伸展することにより行う．
   - 0：まったく動かない．
   - 1：1A：わずかな動きがある．または集団屈曲可能．
     1B：集団伸展が可能．
     1C：分離運動が一部可能．
   - 2：全指の分離運動可能なるも屈曲伸展が不十分である．
   - 3：課題可能（全指の分離運動が十分な屈曲伸展を伴って可能）．中等度のあるいは著明なぎこちなさあり．
   - 4：課題可能．軽度のぎこちなさあり．
   - 5：健側と変わらず．正常．

3) 下肢近位（股）（hip-flexion test）
座位にて股関節を90°より最大屈曲させる．3回行う．必要ならば座位保持のための介助をしてかまわない．
   - 0：まったく動かない．
   - 1：大腿にわずかな動きがあるが足部は床から離れない．
   - 2：股関節の屈曲運動あり，足部は床より離れるが十分ではない．
   - 3〜5：knee-mouth test の定義と同一．

4) 下肢近位（膝）（knee-extension test）
座位にて膝関節を90°屈曲位から十分伸展（-10°程度まで）させる．3回行う．必要ならば座位保持のための介助をしてかまわない．
   - 0：まったく動かない．
   - 1：下腿にわずかな動きがあるが足部は床から離れない．
   - 2：膝関節の伸展運動あり，足部は床より離れるが十分ではない．
   - 3〜5：knee-mouth test の定義と同一．

5) 下肢遠位（foot-pat test）
座位または臥位，座位は介助しても可．踵部を床につけたまま，足部の背屈運動を協調しながら背屈・底屈を3回繰り返し，その後なるべく速く背屈を繰り返す．
   - 0：まったく動かない．
   - 1：わずかな背屈運動があるが前足部は床から離れない．
   - 2：背屈運動あり，足部は床より離れるが十分ではない．
   - 3〜5：knee-mouth test の定義と同一．

筋緊張

6) 上肢筋緊張 U/E muscle tone
肘関節を他動的に伸展屈曲させ，筋緊張の状態を評価する．
   - 0：上肢の筋緊張が著明に亢進している．
   - 1：1A：上肢の筋緊張が中等度（はっきりと）亢進している．
     1B：他動的筋緊張の低下
   - 2：上肢の筋緊張が軽度（わずかに）亢進している．
   - 3：正常．健側と対称的．

7) 下肢筋緊張 L/E muscle tone
膝関節の他動的伸展屈曲により評価する．
   6)の「上肢」を「下肢」に読み替える．

8) 上肢腱反射 U/E DTR（biceps or triceps）
   - 0：上腕二頭筋あるいは上腕三頭筋反射が著明に亢進している．あるいは容易にクローヌス（肘，手関節）が誘発される．
   - 1：1A：上腕二頭筋あるいは上腕三頭筋反射が中等度（はっきりと）に亢進している．
     1B：上腕二頭筋あるいは上腕三頭筋反射がほぼ消失している．
   - 2：上腕二頭筋あるいは上腕三頭筋反射が軽度（わずかに）亢進．
   - 3：上腕二頭筋あるいは上腕三頭筋反射とも正常．健側と対称的．

9) 下肢腱反射 L/E DTR（PTR or ATR）
   - 0，1B，2，3：上腕二頭筋，上腕三頭筋を PTR，ATR と読み替える．
   - 1A：PTR あるいは ATR 反射が中等度（はっきりと）に亢進している．偽性（持続しない）クローヌスを認める．

ている点を忘れてはならない．
SIAS運動機能評価項目（SIAS-M）：MMTとブルンストローム・ステージそれぞれの欠点を改善した評価法がSIAS-Mである（**表6**）．SIAS-Mの各項目には，重度から軽度の麻痺に至るまで容易に評価で

図5　バレー徴候

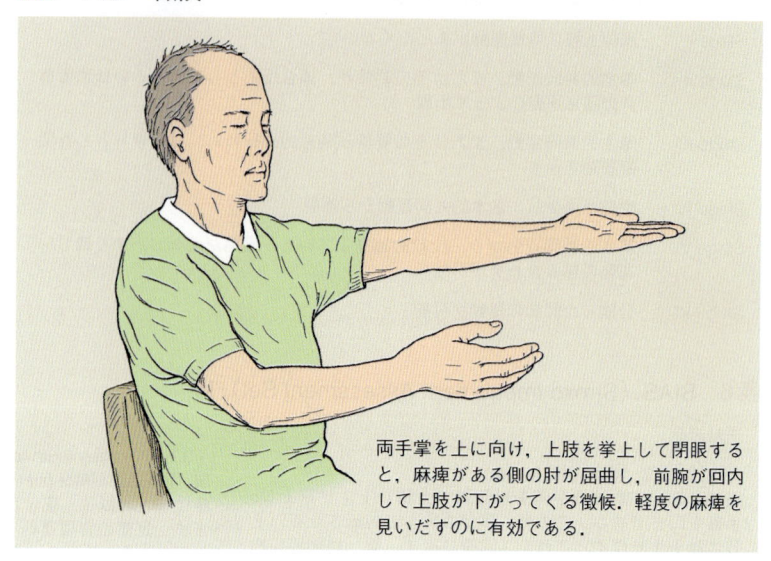

両手掌を上に向け，上肢を挙上して閉眼すると，麻痺がある側の肘が屈曲し，前腕が回内して上肢が下がってくる徴候．軽度の麻痺を見いだすのに有効である．

きるように十分考慮した課題を採用している．SIAS-Mでは，上下肢（下肢では股関節と膝関節）それぞれ近位筋と遠位筋の機能を評価できる．SIAS-Mの評価尺度上の特徴は，各項目とも共通して0～3点をMMTに準じた基準で評価し，3～5点を課題を遂行する際の協調性（ぎこちなさやスピード）で評価するようにした点である．

軽度麻痺をみるための検査：通常の麻痺の検査では，ほとんど左右差がない場合，バレー徴候（図5）や第5指徴候★4によって，軽度の麻痺があることを検出する．また，協調運動はより難易度が高いことを利用して，小脳失調症の評価法（指鼻指試験など）を利用すると，左右差が明らかになる場合もある．

ASIA：脊髄損傷の麻痺の重症度を定量化するための評価法として，代表的な10の筋群のMMTを評価して，総合点を算出する方法である．通常の診察をもとに作成された，国際的な評価法である（「脊髄損傷」の項p.410図25を参照）．

上肢機能テスト：作業療法士の評価で多用される上肢機能テストとして，簡易上肢機能検査（Simple Test for Evaluating Hand Function；STEF）がある．定量的に両上肢の機能を評価することができ，健側との比較が容易だが，病棟での検査には馴染まない．欧米では，9-hole peg test★5が頻繁に用いられる．

筋緊張の異常

痙縮や固縮による筋緊張の異常は，病状によって変化し，病状が安定していても環境や患者の意識や注意によって変化しうる．手，前腕，肘，膝などを受動的に動かし，そのときに受ける抵抗で筋緊張を評価する．手関節の背屈掌屈，前腕の回内回外，肘関節の屈伸，

★4 **第5指徴候**
手掌を下にして水平に腕を挙上すると，片麻痺側の第5手指が外転する徴候．

★5 **9-hole peg test**
9本のペグをできるだけ速く刺した後，すぐに抜いてトレイに戻す動作時間を測定する．検査器具を購入する必要があるが，両手を評価しても2分程度で終わり，短時間で定量的な評価が可能である．

表7 アシュワーススケール変法

グレード0	筋緊張の増加なし
1	可動域の終わりに，わずかな抵抗感がある
1＋	可動域の1/2以下でわずかな抵抗感がある
2	可動全域で抵抗感があるが，運動は容易である
3	運動が困難なほど抵抗感がある
4	屈曲/伸展位で拘縮状態である

アシュワーススケール（1964）は半定量的な評価法であるが，1987年にBohannon & Smithがグレード1を2つに分けた6段階の変法を発表している．

足関節の屈伸，膝関節の屈伸をみる．

痙縮（spasticity）とは，錐体路障害によって，相動性伸張反射が亢進するために，筋肉を素早く伸ばすほど抵抗が強くなるような筋緊張亢進である．痙縮では，ある程度以上筋を伸張すると急に抵抗が減じる現象（折りたたみナイフ現象）がみられる．痙縮は，筋の伸張速度によって抵抗が異なるため，その程度を評価することは容易ではない．数少ない痙縮の評価法として認知されている方法はアシュワース（Ashworth）スケール（表7）であるが，広く利用されているとはいいがたい．

SIASでは，筋緊張亢進を4段階で評価している．すなわち，正常の3点から，軽度亢進の2点，中等度亢進または低下を1点，クローヌスが誘発される場合を0点としている．痙縮は常に同じではなく，種々の因子の影響を受けるため，評価した時期の違いによって，点数が異なって当然である．

固縮（rigidity）は，錐体外路障害によって，緊張性伸張反射が亢進するために，筋肉を伸張している間，抵抗が持続するような筋緊張亢進である．ごく軽度の固縮で判断しにくいとき，信号現象★6やフロマンの固化徴候★7を調べる．典型的な固縮では，他動的に筋を伸張すると，歯車を動かすように周期的に抵抗が増減する歯車様固縮や，他動的に関節を動かしている間，鉛管のような一定の抵抗がみられる鉛管様固縮がみられる．固縮と痙縮の違いを表8にまとめた．理論的な区別は必ずしも容易ではないが，実際に患者の肘を他動的に屈伸して，その感触を覚えると比較的容易に区別できる（図6）．

小脳障害では，小脳から脊髄前角細胞への興奮性の入力が減少するため，筋緊張は低下する．患者の肩に手を当てて，その上体を左右に揺さぶると，筋緊張が低下している側の上肢が健側より大きく，振り子のように揺れる（shoulder shaking test）．

筋緊張性ジストロフィ症の筋緊張は，運動や刺激によって出現し，叩打性筋強直★8，把握性筋強直★9がみられる．

失調症

多くの筋群が協調して円滑に行われる運動を協調運動といい，協

★6 信号現象
前腕を上げて力を抜かせても，手関節伸展筋に緊張が残るため屈曲しない現象．

★7 フロマンの固化徴候
関節を他動的に動かしながら，反対側の手でものを取らせると，抵抗の増加を感じとる現象．

★8 叩打性筋強直
母指球を叩くと筋が収縮して盛り上がる現象．

★9 把握性筋強直
手を強く握らせて開かせようとするとすぐには開けない現象．

表8 痙縮と固縮

	痙縮（spasticity）	固縮（rigidity）
伸張反射の閾値	低下	亢進
腱反射	亢進	低下
メカニズム	相動性伸張反射（phasic stretch reflex）の亢進 動的γ運動ニューロン（dynamic γ motor neuron）の活動性亢進	緊張性伸張反射（tonic stretch reflex）の亢進 静的γ運動ニューロン（static γ motor neuron）の活動性亢進
障害部位	錐体路	錐体外路（静的γニューロンに関与）
典型例	クローヌス 折りたたみナイフ現象	歯車現象（cog-wheel phenomenon） 鉛管現象（lead pipe phenomenon）
疾患例	脳卒中（錐体路の障害を含む） 脊髄損傷 脊髄症（myelopathy）	パーキンソン病 パーキンソン症候群

図6 筋緊張の見方

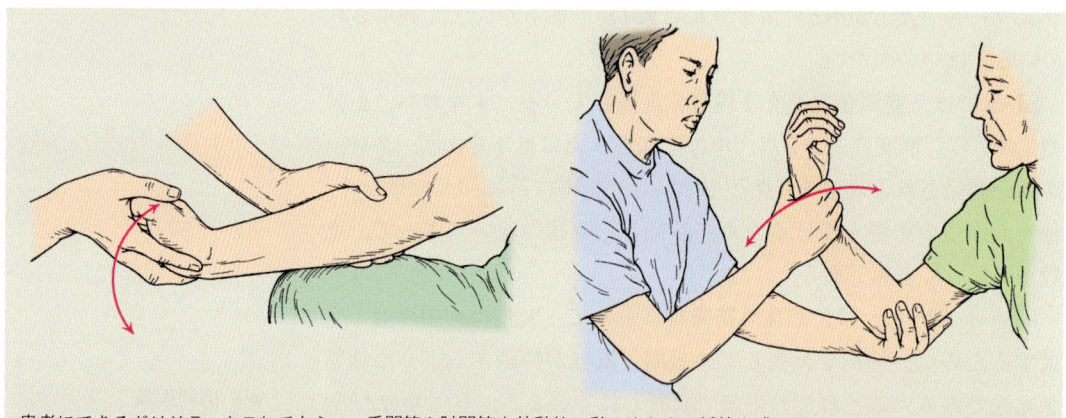

患者にできるだけリラックスしてもらい，手関節や肘関節を他動的に動かすときの抵抗を感じ取る．固縮では，鉛管様や歯車様の抵抗を，痙縮では筋の伸張スピードが速いほど強い抵抗を感じ取ることができる．

　調運動が障害された状態が運動失調である．運動失調は，①小脳性失調症，②脊髄癆型失調症，③脊髄癆以外の深部知覚障害による失調症，④前庭迷路性失調症の4つに分類される．これらの失調症の鑑別は，深部感覚障害の有無で大別できる．ここではリハのなかで最も重要な小脳性失調症について述べる．

　協調運動を行うとき，感覚神経のフィードバック情報だけに頼った場合，修正が間に合わないために，なめらかな運動は遂行できない．したがって，小脳を利用してあらかじめプログラムされた運動を行う必要がある．このような運動をフィードフォワード運動という．小脳が損傷されると，このプログラムが壊れて，感覚フィードバックに頼るしかないため，ぎこちないゆっくりした運動になってしまう．また，深部感覚障害の場合は，感覚フィードバックを使え

図7 失調症の見方

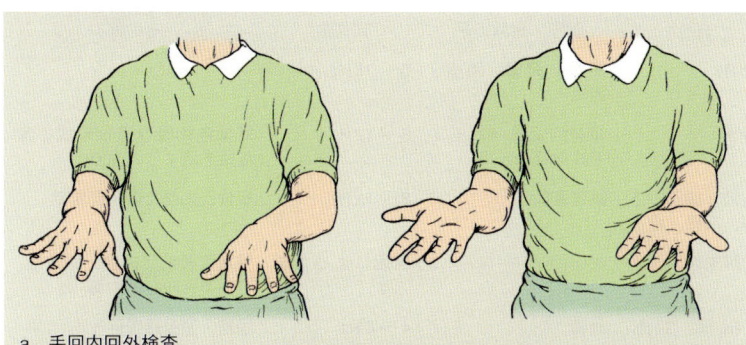

a. 手回内回外検査
回内と回外を交互に素早く行うとき，失調症（あるいは軽度の麻痺）がある側の回内外が，ぎこちなくなり，スピードも遅くなる．

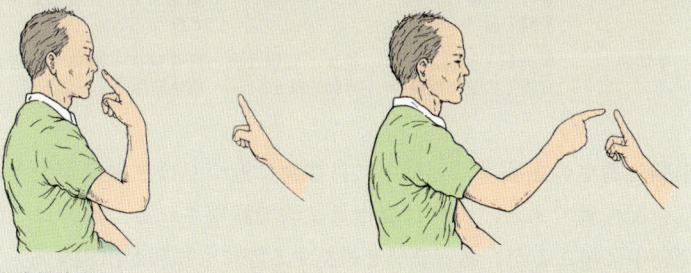

b. 指鼻指試験
検者の指と患者の鼻を人差し指で往復運動するとき，失調症があると，指や鼻を正確に指せない症状（測定障害）や，目標に近づくほど強くなる振戦（企図振戦）を認める．

ないためにぎこちない動作となる．

　小脳のうち外側部の小脳半球が損傷されると，四肢の失調症が起こり，小脳虫部など小脳内側が損傷されると，体幹失調をきたす．四肢の失調症では，変換運動の障害，共同運動の障害，四肢の測定異常，企図振戦，筋トーヌスの低下などが生じる．また，運動の開始と停止の障害によって，刺激に対する反応時間が遅延する．各症状の評価は以下のように行う．

変換運動の障害：典型的には，手を体の前方に上げて，できるだけ速く回内回外を繰り返す手回内回外検査（図7a）でみられる．変換運動障害があると，スピードが遅くなったり，ぎこちなくなったりする（反復拮抗運動不能症〔dysdiadochokinesis；DDK〕）．同様の検査を足で行うためには，座位で足底を床につけた状態からできるだけ速く床を叩かせるフットパット試験が用いられる．

四肢の測定異常：上肢をやや外転位で挙上し，示指で自分の鼻をさわるように命ずる指鼻試験において，目標で運動を止められないために，鼻の頭を触れない測定障害がみられる（図7b）．同様の現象を下肢では，踵膝試験，向こう脛叩打試験などで検査する．

企図振戦：パーキンソン病の振戦が静止時振戦であるのに対して，

表9 振戦

振戦	出現しやすいとき	部位	誘因・増強因子	周波数	その他
生理的振戦	運動時・姿勢時	全身	疲労, 興奮, 不安, 寒冷	5〜15Hz	
本態性振戦	姿勢時・運動時	手指	精神的緊張（アルコールで軽快）	8〜12Hz	常染色体優性遺伝形式の家族性を示すことあり
老人性振戦	姿勢時・運動時	上肢, 頭部, 下顎, 口唇, 舌	随意運動	8〜12Hz	座位, 立位での頭部振戦
中毒性振戦	姿勢時	上肢末端		原因によりさまざま	甲状腺機能亢進症, 尿毒症, アルコールなど中毒
パーキンソン振戦	静止時・安静時（姿勢保持や動作で減弱）	手指, 足, 口唇, 下顎, 舌	興奮	4〜8Hz 粗大振戦 丸薬丸め振戦	固縮, 運動緩慢伴う
小脳性振戦	運動時（企図振戦）・姿勢時	上肢, 下肢	目標への接近 姿勢の維持	1.5〜4Hz	測定障害, 変換運動障害など伴う
羽ばたき振戦	姿勢時	手, 手関節	肩外転・肘伸展・手背屈での姿勢保持	粗大で緩慢な非律動的動き	肝性脳症, 尿毒症などの代謝性脳症

★10 スチュアート-ホームズ反跳現象
腕を胸近くに向かって力いっぱい引かせ, それに加えていた抵抗を解くと, 手で自分の胸を強く打ってしまうという現象.

小脳失調症の振戦は, 運動中に目標物に近づくほど振戦が大きくなる企図振戦である. これは鼻指鼻試験で観察される. 通常は, 随意運動中に起こるが, ある姿勢を維持する際にも振戦が出現する.

その他：その他, すでに述べた筋緊張低下, 1つの動作が2動作に分解される運動分解, 運動の開始と停止の障害, スチュアート-ホームズ反跳現象★10 などがみられる.

不随意運動

振戦：振戦とは, 比較的律動的に振動する不随意運動である. 各種振戦の特徴を**表9**にまとめた.

その他の不随意運動：不随意運動は, その動きの特徴などから診断できるが, 程度や重症度を段階的に評価する方法はない. 前項の振戦を含めて各不随意運動の特徴を**表10**にまとめた.

バランス障害

座位バランス：通常は, 端座位バランスを調べる. 体重を支える坐骨以外に, 手や足をついているか, 大腿部の開きなどを観察し, 評価する. また, 静的座位バランスだけでなく, 随意的体重移動や検者が押したときの反応などの動的座位バランスの両者を評価する.

体幹失調を評価するためには, 高い座面で両足を床につかない座位でのバランスをみる. 体幹や頭部の揺れがあれば, 体幹失調を疑う.

ロンベルグ試験：両足をそろえて立ち, そのときの動揺が閉眼したときに大きくなる場合を, ロンベルグ試験陽性という. このとき両上肢を前方に挙上してもよい. ロンベルグ試験陽性の場合, 深部位置覚の障害があることを意味する. 小脳失調症で, 閉眼前から動揺が大きく, 閉眼による差がないときには, ロンベルグ試験陰性であ

表10 不随意運動

不随意運動	解説	特徴	部位
振戦	律動的で拮抗筋の相反性収縮．安静時振戦（パーキンソン病の丸薬丸め振戦など），姿勢時振戦（本態性振戦など），企図振戦（小脳障害）など．表9参照．	速い 律動的	四肢
舞踏病様運動	無目的，不規則に，上肢の屈伸，舌の出し入れ，目を開閉する四肢の速い不随意運動．踊っているようにみえる．	速い 不規則	四肢遠位 舌，目
アテトーゼ	四肢先端，舌の不規則的でねじるような遅い不随意運動．そのために一定の姿勢を保持できない．	遅い 不規則	四肢遠位，舌
ジストニア	四肢，体幹のねじるような力強い持続的な運動．主動筋と拮抗筋が同時収縮する．症候性ジストニアは，脳血管障害，脳炎などに伴う．特発性ジストニアには，小児期発症の全身性ジストニア，成人後発症のジストニア（眼瞼痙攣，書痙，痙性斜頸）がある．	遅い 捻転様	四肢，体幹，頸部，手
バリスムス	四肢を投げ出すような，大きく激しい常同的な不随意運動．上肢ではボールを投げるような運動，下肢ではボールを蹴り上げるような運動．多くが片側に起こるので，ヘミバリスムとも呼ばれる．	速い 常同的	四肢近位
ミオクローヌス	1つまたは複数の筋が不随意に急激に力強く収縮し，すぐ弛緩する素早い痙攣様運動．	速い 痙攣様	四肢 体幹
チック	顔面，頸部，体幹の素早い瞬間的な筋収縮	瞬間的	顔面，頸部，体幹

る．深部位置覚障害による失調症と小脳失調症との鑑別にも有用である．

重心動揺：立位姿勢中の重心の揺れを，床反力計の上に立って，足圧中心の軌跡で記録する機器を重心動揺計という．重心動揺は求心型，前後型，左右型，びまん型，中心型の5型に大別される．健常者では，求心型や前後型になることが多いが，立位バランス不良例では，動揺の大きさや動揺の型が変化する．

高次脳機能障害による運動障害

半側空間無視：半側空間無視のみで直接（明らかな）運動障害が起こることはないが，半側へ注意が向かないために，麻痺側にぶつかる，麻痺側の物体を無視した行動をとるなどの障害が現れる．また，身体失認などを合併すると，麻痺側上下肢を意識することができない．

発動性低下：意識障害がないのに，自発的に運動をしない場合に，発動性の低下を疑う．前頭葉や中脳の障害などで起こる．発動性の低下があっても，促しによって動作を起こすことができる場合がある．

その他の高次脳機能障害：その他，失行症と呼ばれる高次脳機能障害では，種々の運動障害が生じる．肢節運動失行，観念運動失行，観念失行，構成失行（構成障害），口部顔面失行，歩行失行，着衣失行などが含まれる．それぞれの症状については，「失認と失行」p.119を参照されたい．

末梢性麻痺の評価

末梢性麻痺をきたす主な疾患と症状

筋萎縮：中枢神経麻痺による運動障害は，原則として筋萎縮を生じないが，末梢神経障害や筋疾患では，筋萎縮を生じる．筋萎縮は，視診，触診，周径の計測，筋断面CTやMRIで評価する．

　筋萎縮が，手や下腿，足の遠位筋から始まる場合，一般には多発性神経炎，運動ニューロン疾患のような神経原性の萎縮が考えられる．神経原性の筋萎縮を発見しやすい部位は，手掌では母指球と小指球，手背では骨間筋である．運動ニューロン疾患では，舌にも筋萎縮を生じることがあるので，開口して舌を観察する．

　筋原性の筋萎縮では，逆に体幹に近い部位から始まる．四肢の近位筋のほか，顔面筋，頸部筋，殿筋などを観察する．歩行ができても，近位筋の筋力低下により，しゃがむと立ち上がれないなどの症状が先に出現する．

線維束性収縮：筋萎縮や筋力低下の評価では，必ず筋肉を皮膚の上から視診でしばらく観察する．筋肉が，細い束ごとに素早く，ぴくぴく動く状態を，線維束性収縮（fasciculation）と呼び，脊髄前角細胞の疾患（運動ニューロン疾患）に特徴的な症状である．舌で観察するときは，舌を出さずに口を開けるだけにして観察する．

末梢神経障害：単独の末梢神経障害の場合，麻痺の特徴をみれば，診断がある程度可能である．麻痺を起こしている筋によって，特徴ある肢位や徴候が現れる（図8）．もちろん，各筋肉の詳細な徒手筋力テストを行い，感覚障害の範囲などから，障害された神経を特定していく．

　ギラン-バレー症候群や多発性神経炎では，全身の末梢神経が障害されるが，遠位ほど障害の程度が強いことを，筋萎縮，筋力低下，筋電図所見から判断できる．

運動ニューロン疾患：運動ニューロン疾患とは，脊髄前角細胞が変性する疾患である．このうち，上位運動ニューロンも同時に障害される疾患の代表が，筋萎縮性側索硬化症（ALS，いわゆるアミトロ）で，前角細胞のみ障害される疾患の代表が，脊髄進行性筋萎縮症である．進行性の神経原性筋萎縮で，線維束性収縮がみられる．針筋電図で神経原性変化を示すほか，線維束性収縮を記録することもできる．運動障害の評価として，経時的に，筋力，筋萎縮，周径，動作の観察を行う．

筋疾患：多発性筋炎，進行性筋ジストロフィ，筋緊張性ジストロフィなどの疾患が含まれる．筋疾患の筋萎縮は近位筋優位であるが，例外もある．線維束性収縮，感覚障害は認めない．進行性筋ジスト

図8　末梢神経障害の徴候

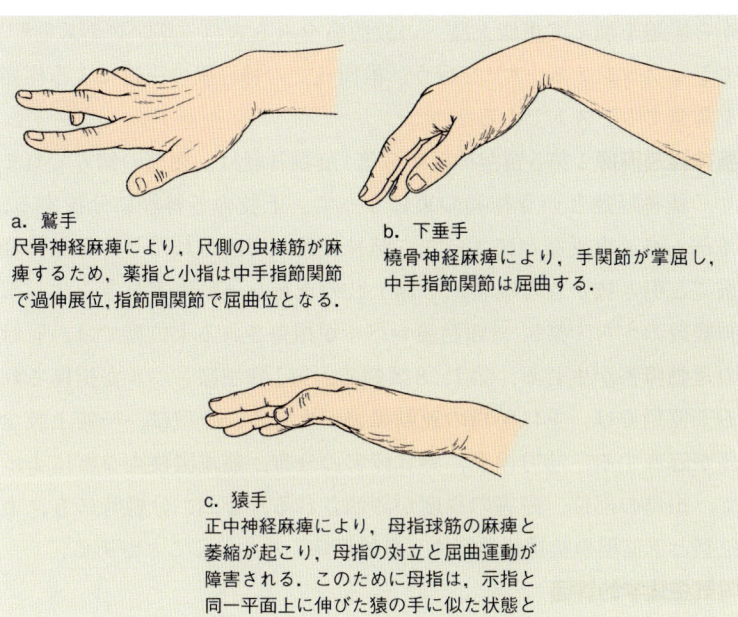

a. 鷲手
尺骨神経麻痺により，尺側の虫様筋が麻痺するため，薬指と小指は中手指節関節で過伸展位，指節間関節で屈曲位となる．

b. 下垂手
橈骨神経麻痺により，手関節が掌屈し，中手指節関節は屈曲する．

c. 猿手
正中神経麻痺により，母指球筋の麻痺と萎縮が起こり，母指の対立と屈曲運動が障害される．このために母指は，示指と同一平面上に伸びた猿の手に似た状態となる．

ロフィでは，萎縮した腓腹筋が脂肪組織になってしまい，かえって肥大しているようにみえる．これを偽性肥大と呼ぶ．進行性筋ジストロフィのうち，デュシェンヌ型筋ジストロフィでは，筋萎縮と筋力低下が骨盤周囲筋から起こるため，床からの立ち上がりにおいて特有のガワーズ徴候★11（登攀性起立）を示す．顔面肩甲上腕型筋ジストロフィ症では，上肢近位筋から筋力低下が出現するので，手を上げられないことで気づかれる．また，顔面の筋力低下のために，仮面様の乏しい表情（筋病性顔貌）となる．このように，病型によって，筋力低下の出現部位に差があるため，各筋の筋力を評価するとともに，動作にも注意が必要である．

　筋緊張性ジストロフィでは，握った手がなかなか開かない（把握性筋強直）ような，最大収縮した筋が弛緩しにくい現象を認める．また，舌または母指球筋を叩打すると筋収縮が持続する叩打性筋強直（パーカッションミオトニア）を認める．これらの強直症状は，筋萎縮よりも数年先行する．

脊椎疾患：脊椎疾患では，脊髄の圧迫によって上位運動ニューロンが障害される場合には中枢性の痙性麻痺が出現するが，神経根が圧迫されると末梢性麻痺（神経根症）が出現する．神経根の障害では，脊髄節レベルに一致した支配筋の筋力低下，筋萎縮や感覚障害が出現する．また，神経根の支配領域の疼痛や，その誘発試験によっても，神経根症の存在がわかる．たとえば，第4・5腰髄～第1仙髄（L4・5～S1）の神経根の圧迫がある場合，坐骨神経痛が起こり，ラ

★11 ガワーズ徴候

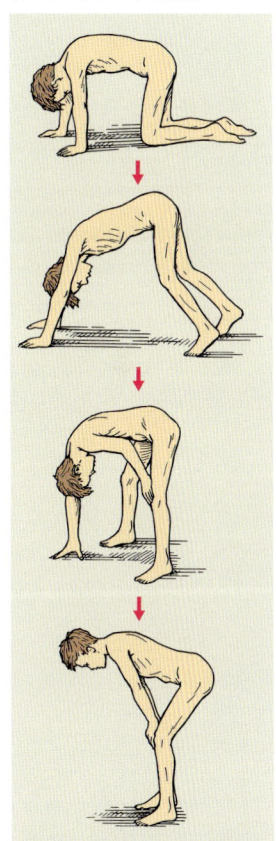

ガワーズ徴候とは，臥位から立位になるときに，両膝に手を当て，それを支えにしながら，まるで自分の体をよじ登るようにして立つ徴候である．

（原図：Sir William R. Gowers）

★12 ラセーグ徴候
腰椎～仙椎の椎間板ヘルニアで神経根の圧迫が存在するとき，他動的に股関節を屈曲して膝を伸展すると，坐骨神経痛が誘発される徴候．

★13 スパーリングテスト
頸部の神経根の圧迫が存在するとき，患者の頸部をやや後屈，斜め後方に側屈し，頸部を下方に圧迫するテスト．側屈側の上肢への放散痛が出現すれば陽性．

★14 ジャクソンテスト
頸部の神経根の圧迫が存在するとき，患者の頸部を後屈し，頸部を下方に圧迫するテスト．上肢への放散痛が出現すれば陽性．

セーグ徴候★12が陽性となる．また，頸髄の神経根症では，頭部に上から圧迫を加えて患側上肢への放散痛をみるスパーリングテスト★13やジャクソンテスト★14を行う．椎間孔での神経根の圧迫による疼痛を誘発するテストである．

腕神経叢麻痺：第5頸髄神経から第1胸髄神経は，頸部の側方で集まり，腕神経叢という神経の束になって，上肢の各神経に分枝する．オートバイ事故などによって，腕神経叢が切断されたり，脊髄神経根ごと引き抜かれた場合，一側上肢の重篤な運動障害をきたす．腕神経叢のうち，第5，6頸髄節レベルが損傷される上位型では，肩肘の運動障害が生じる．第7，8頸髄節，第1胸髄節レベルが損傷される下位型では，主に手指の運動障害が生じる．全型は，一側上肢全体が麻痺する．筋力検査，感覚障害の分布，筋電図検査などによって，損傷の部位，障害の程度が評価される．なお，分娩時にも，上位型と下位型の腕神経叢麻痺（分娩麻痺）を生じることがある．

電気生理学的評価

神経伝導検査：末梢神経障害による運動障害の場合，神経伝導検査が有用である．神経伝導検査とは，末梢神経を2か所で刺激し，その神経に支配されている末端の筋肉から，表面電極によって筋肉の反応（複合筋活動電位）を記録する方法である．2か所の刺激から得られる複合筋活動電位の出現時間（潜時）の差と，刺激箇所の距離から，刺激部位の間の伝導速度が簡単に計算できる．圧迫により末梢神経の伝導が遅れる場合（絞扼神経障害），圧迫されている箇所で神経伝導速度が遅くなる，あるいは遮断される．したがって，疑っている病巣を挟んで神経を刺激し，その支配筋で複合筋活動電位を計測すれば，神経伝導の遅延を証明できる．また，そのときの複合筋活動電位の大きさ（振幅）から，神経障害（軸索損傷）の程度を推定できる．もし，圧迫部位よりも末梢で刺激しても，まったく複合筋活動電位が導出されなければ，重篤な神経障害を意味する．

針筋電図検査：直接筋肉に針電極を刺して筋肉に起こる電位変化を記録し，その所見から神経筋の障害を評価する方法である．神経障害があると，安静時に脱神経電位や，随意収縮時に神経障害特有の波形（神経原性変化）がみられる．神経伝導検査の結果と，針筋電図で神経障害を示す電位が出現する筋の組み合わせにより，障害されている部位を特定する．筋疾患では，筋原性変化がみられる．

　診断は病歴や臨床所見などとも合わせてなされるべきであり，筋電図所見は補助的な情報として活用する．また，神経伝導検査と針筋電図検査は，前角細胞から末梢神経，そして筋肉まで（運動単位という）の障害に有用であるが，上位運動ニューロンなど中枢神経障害の診断はできない．

筋力の評価

徒手筋力テスト（MMT）：末梢性麻痺や筋疾患などでは，徒手筋力テスト（MMT）を用いる．徒手筋力テストでは，機器を用いることなく，筋力を表3（p.82）のように0から5までの6段階で評価する．

MMT測定のポイントは，重力に抗して全可動域にわたって動かせるレベルの3である．この定義を記憶してMMTを計測すれば，6段階で迷うことはない．各筋のMMTの検査方法は，詳細に定義されている．単一の末梢神経障害や，頸髄損傷などでは，一つ一つの筋力が診断のうえでも重要であるので，できるだけ測定し分けるが，通常，表2（p.79）のようなkey muscleについて測定することが多い．筋力測定においては，解剖学的にその筋がどこについているか（起始と停止），その筋が収縮した場合，関節にどのような方向の運動が起こるかを熟知していなければならない．また，筋力低下が存在するために，別の筋で同じ運動を代償しようとするトリックモーションに注意を要する★15．

機器による筋力測定：MMTは6段階とおおまかなものであり，検者の判断によってずれが生じることがある．正確な評価のためには，機器による筋力測定を行う．最も一般的に機器で測定されている筋力は握力である．握力は，上肢の筋肉を代表するだけでなく，おおまかには全身の筋力を代表していると考えられる．SIASの健側筋力の項目としても利用されていて，利用範囲が広い．結果がkgで詳細に出るため，経時的に筋力の変化を評価するのに適している．握力以外で定量的に筋力を測定するには，マスキュレーターという機器を用いる．マスキュレーターのうち，ピンチ（つまみ）力を測定するものは利用しやすい．固定式のものは正確だが，やや大がかりになる．検者が手で保持するタイプは，被検者の筋力と検者の筋力のいずれかを反映してしまうため，注意を要する．強い筋力の被検者の測定より，高齢者や筋力低下を有する患者の上肢筋力などに利用される．

サイベックスなど，大型の機器によって等運動性筋収縮時のトルクを測定することがある．

歩行障害の評価

異常歩行パターン

痙性片麻痺歩行：痙性片麻痺があると，尖足となりやすいため，つま先を引きずりやすくなる．足関節が尖足位で地面に接地するので，膝関節は過伸展位をとる（反張膝）．遊脚相では，尖足位の足を前方に出すために，下肢は外側を向き（外旋位），股関節を中心に大きく

★15
トリックモーションは，筋力を測定する姿勢を正しく設定することで，ある程度防ぐことができる．

半円を描くように歩く（分回し歩行）．

痙性対麻痺歩行：両下肢に痙性麻痺がある場合，内反尖足位で足の外側を接地して，骨盤から下肢を出すような歩行となる．内転筋の痙縮が強い場合には，下肢が内転して交叉するように歩くため，はさみ脚歩行という．

運動失調性歩行：両足を大きく開き（wide base），酔っぱらったように左右に動揺しながら歩く（酩酊〔よろめき〕歩行）．深部感覚障害による失調性歩行では，閉眼や暗がりで悪化する．小脳虫部による体幹失調では，歩行だけでなく，座位も不安定になる．

鶏歩：腓骨神経麻痺などで，垂れ足になっている場合，つま先を引きずらずに遊脚相に入り，足部全体をうまく接地させるために，遊脚相で足全体が異常に高く上がる．この歩行を鶏歩という．

動揺性歩行：筋ジストロフィでは骨盤帯筋が弱く，下肢を振り出すことができない．そのため，上半身と骨盤を左右に振って歩く．この歩行を，動揺性歩行という．

パーキンソン歩行：パーキンソン病では，動作の開始が障害されるため，足が床にすいついて離れないようにみえるすくみ足歩行となる．そして，前屈姿勢で，一歩一歩が短い小刻み歩行となる．上肢の振りは少なく，前傾して歩きながら，徐々に加速する加速現象が起こる．また，急に止まることができず，そのまま前方に突進してしまう（前方突進現象）．

歩行の評価

歩行の評価は，直線で10m程度歩行させて，前後と側方から行う．遊脚相，立脚相に分けて，頭部，上肢，体幹，骨盤，股関節，膝関節，足関節について観察する．体幹の傾きや前屈，上肢の振り，骨盤の傾き，動揺，股関節では外旋や分回し，膝関節では反張膝や膝の屈曲，足部では，内反尖足や槌趾などを観察する．正常の歩行パターンとの比較で異常部分を記載する．また，立脚相での支持性，患側だけでなく健側下肢の振り出し，杖への荷重の大きさ，歩行時の周囲や障害物に対する注意，装具の効果などを同時に評価する．可能な例では，補装具や杖を除去した状態での歩行，階段昇降も評価する．さらに，失調症などでバランスをみる場合，継ぎ足歩行や方向転換もみる．

客観的評価法のうち，簡単に測定できるのは，10m歩行スピード（歩行時間）とそのときの歩数，歩幅，心拍数である．定量的客観的評価として，三次元歩行分析，床反力，筋電図，酸素摂取量の測定などがある．

〔道免和久〕

● 参考文献
1) 里宇明元：エキスパートナースMOOK 30．脳卒中マニュアル．東京：照林社；1998．
2) 千野直一編：現代リハビリテーション医学．東京：金原出版；1999．
3) 田崎義昭ら：ベッドサイドの神経の診かた．東京：南山堂；1994．
4) 中村隆一ら：基礎運動学1999年．東京：医歯薬出版；1999．

●関節可動域

関節の生理

関節の構造

　2つの骨を結合する構造を骨の連結（広義の関節）と呼び，結合様式から以下の3つに分類される．

線維性の連結（不動結合）：2つの骨が線維組織で結合されているもので，2つの骨の間にはほとんど運動は生じない．脛腓靱帯結合にみられる靱帯結合，頭蓋の縫合，歯根と上下顎骨の釘植の3種類がある．

軟骨性の連結：2つの骨が軟骨で結合されているもの．小児期の骨端と骨幹の結合，恥骨結合や胸骨結合など線維軟骨による結合がある．後者はわずかではあるが動きがみられる．

滑膜性の連結（狭義の関節）：接する骨の先端部にある関節軟骨と関節包，滑膜，滑液から成る関節．一般に関節は滑膜性関節を指す．滑膜性関節は大きい可動性をもつ．関節周囲に付着する靱帯，腱，関節包に分布する血管，神経も含めて生理学的関節と呼ぶこともある．以下，本項で扱う関節は滑膜性関節と同義である．

　関節はその形態から**表11**のように分類される．

関節の微細構造

滑膜，滑液：滑膜は，疎な結合組織の上に表皮細胞様に密に表層細胞が並ぶ構造をもち，関節軟骨以外の関節面を覆っている．最も表層にある滑膜細胞が滑液を産生し，軟骨細胞その他，関節内の老廃物を吸収する．滑液★1は血漿からの滲出液で，ヒアルロン酸と蛋白質の複合体を含んでいる．滑液は関節の潤滑油として働き，軟骨の磨耗を防いでいる．また，関節軟骨への栄養供給の役割もある．

軟骨：関節軟骨の厚さは0.5〜1.5mmであるが，場所によっては，膝

★1 滑液
無色あるいはやや黄色がかった透明の液体で，関節内に0.2mL程度の少量が存在する．ただし膝関節のような大きい関節では5mL程度含まれる．

表11　関節の分類

分類	形態	例
鞍関節	鞍状の関節面が向かい合う関節	母指の手根中手関節
球関節	凸面が球状であり，凹面はこれに合う臼状をとる関節	股関節
蝶番関節	蝶番のように一方向の運動を行う関節	肘関節（腕尺関節）
車軸関節	関節運動が一方の骨に沿って回転するように生じる関節	近位橈尺関節
楕円関節	凸面が楕円型で，凹面はそれに一致した浅い窪み状をした関節	橈骨手根関節
平面関節	2つの骨が平面状に向かい合っている関節	手根間関節
顆状関節	凸面はスムーズな球面ではなく，凹面は平面に近く，凸側が転がりながら滑る運動が生じる	膝関節

蝶番関節，車軸関節の運動は一軸性，顆状関節，鞍関節は二軸性，球関節は多軸性である．

★2
細胞外マトリックスのコラーゲン線維は主にタイプIIコラーゲンであり，組織の軟骨細胞から産生される．コラーゲン線維の直径は25〜40nmで，トロポコラーゲン分子間でクロスリンクを形成し，ネットワークを構築している．

蓋骨のように7.5mmも厚みがあることがある．軟骨は軟骨細胞，コラーゲン，プロテオグリカンなどの固形成分と，液体成分とから成る．液体成分は水である．軟骨細胞は軟骨重量の1%未満にすぎないが，細胞外マトリックスの生成，形態維持の重要な役割をもっている．細胞外マトリックスはコラーゲン線維★2のネットワークとプロテオグリカンのネットワークから成る．この2つのネットワークが網目状に配置され，硬く強い，しかも透過性のある軟骨の構造を作り出している．

プロテオグリカン：プロテオグリカンは軟骨重量の5%を占める．プロテオグリカンは蛋白-多糖分子でヒアルロン酸フィラメントに接合した形で細胞外マトリックスに存在する．プロテオグリカンは蛋白質の芯に硫酸化グリコサミノグリカンが約150分子結合した構造をもち，微細構造はボトルブラシのようにみえる．ヒアルロン酸フィラメントとの結合は結合蛋白によってなされ，細胞外マトリックスの強度を維持する因子の一つである．

水分：軟骨組織の70〜75%は水分である．軟骨表面で最も水分含量は大きい．水分はプロテオグリカンの溶液としての役割，コラーゲン線維の太さの調整，軟骨の弾性，滑液と軟骨細胞間の栄養物，代謝産物の輸送など関節の機能に重要な役割を果たしている．

関節の機能

負荷応力の分散：正常な関節では運動に伴って生じる関節の負荷をうまく分散させて組織の傷害を防いでいる．負荷エネルギーの分散に関与するのは関節周囲の筋，腱，靱帯である．関節軟骨は粘弾性があり，ショックアブソーバーとしての機能を果たしているが，非常に薄いためこのような負荷応力の分散がなければ，軟骨にかかっ

た負荷エネルギーはすぐに骨に伝播してしまうことになる．
関節の安定性：関節の形状は，負荷が加わったときに安定化するようにできている．また，靱帯，腱，筋が運動時の可動性を制限し，関節面を接近させ，関節の安定性をもたらす．滑液も粘性によって関節の安定化に寄与している．また，関節内圧は正常では陰圧であり，関節外の外気圧との圧差によって関節の安定化に関与している．
潤滑：関節は著しく低い摩擦係数[★3]と，著しく高い耐久性をもった精密な運動機械である．負荷によって軟骨が圧迫されると軟骨組織中の間質液は軟骨内を流れ，軟骨表面に流れ出る．間質液の流れ込んだ軟骨部が順々に負荷を受け止め，しかもその軟骨表面は新たに絞り出された間質液によって保護される．これを流体力学的潤滑という．また，ルブリシンという糖蛋白は滑膜から産生され，関節軟骨に結合して潤滑作用を発揮する．これを境界層潤滑という．滑液に含まれるヒアルロン酸は滑膜と軟骨との接触面を潤滑している．

関節の病理

関節炎

炎症はさまざまな傷害や侵害刺激に対する生体防御としての組織の局所反応である．組織が傷害されると血漿から内因性発痛物質[★4]であるブラジキニンが産生され，血管内皮細胞の透過性が亢進し，血管拡張が生じ，臨床的には局所の発赤，腫脹がみられる．また傷害血管壁に凝集した血小板からセロトニンが放出され，自由神経終末を刺激して疼痛をきたす．また，組織の傷害により各種細胞膜のホスホリパーゼが活性化され，アラキドン酸を遊離し，プロスタグランジンによる発痛増強をきたす．異物の侵入による免疫反応では抗原抗体反応により，細静脈が拡張し，白血球，リンパ球，単球が血管外へ遊走する．白血球からは活性酸素[★5]，ブラジキニン，プロスタグランジンE_2などが放出され組織の破壊，血管拡張，発痛増強をきたす．特に滑膜は活性酸素を分解するスーパーオキシドジスムターゼ（SOD）が少なく傷害されやすい．リンパ球，単球はマクロファージとなってサイトカイン，活性酸素を放出し，滑膜細胞の増殖，関節軟骨の破壊，結合組織の破壊，骨吸収を生じ，臨床的には関節の変形，拘縮，機能障害をきたす．

関節拘縮

関節周囲の種々の原因により生じる関節の他動的運動制限を関節拘縮という．皮膚性拘縮，結合組織性拘縮，筋性拘縮，神経性拘縮，関節性拘縮に分類される．関節固定実験によれば，関節固定により

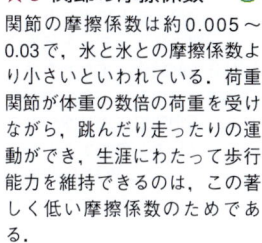

[★3] **関節の摩擦係数**
関節の摩擦係数は約0.005～0.03で，氷と氷との摩擦係数より小さいといわれている．荷重関節が体重の数倍の荷重を受けながら，跳んだり走ったりの運動ができ，生涯にわたって歩行能力を維持できるのは，この著しく低い摩擦係数のためである．

[★4] **内因性発痛物質**
痛みは，組織の損傷や炎症により生じた化学物質が，自由神経終末を興奮させることによって生ずる．この化学物質を内因性発痛物質といい，血小板から放出されるセロトニン，血漿成分からつくられるブラジキニン，肥満細胞から放出されるヒスタミン，カリウムイオンがある．

[★5] **活性酸素**
水分子や酸素分子から生成される酸素そのものより活性の高い分子を活性酸素という．不対電子を有する分子（フリーラジカル）であるスーパーオキシドアニオン，水酸化ラジカルのほかに過酸化水素，一重項酸素が含まれる．活性酸素は細胞膜を酸化し細胞破壊をきたし，癌をはじめとするさまざまな疾病と老化の原因として注目されている．スーパーオキシドジスムターゼ（SOD）はα-トコフェロール（ビタミンE），β-カロチン，尿酸，カタラーゼ，グルタチオンなどとともにフリーラジカルの細胞毒性に抵抗する抗酸化物質である．

★6 架橋
コラーゲン線維はトロポコラーゲン分子が一定の間隔で平行に配列したコラーゲン細線維から成る。隣接するトロポコラーゲン分子間にはアルデヒド基を介した分子的結合，すなわち分子間架橋（クロスリンク）が存在する．固定関節により水分とプロテオグリカンの減少とともにコラーゲンの架橋結合が増大し，結合組織の可動性が失われる．

★7 骨嚢胞と骨新生
荷重と摩擦の大きい関節軟骨は次第に磨耗し，軟骨下骨層は応力を受け形態学的な変化を生ずる．荷重の中心部では嚢胞状の骨破壊が生じ，非荷重部の骨は軟骨と同様に増殖性の変化（骨新生）を起こし，骨棘を形成する．

関節の局所循環障害が生じ，周囲の軟部組織の浮腫をきたす．その結果，組織内に滲出液が浸潤し，線維素・結合組織が増殖し，関節の運動制限をきたす．生化学的には，関節固定により，関節内のムコ多糖類と水分の減少がみられ，コラーゲン線維の滑動性が低下し，コラーゲン線維間に架橋★6が形成され，結合組織の可動性が失われる．

関節強直

関節拘縮が進行し，関節相対面の癒着により関節が可動性を失った状態を関節強直という．関節拘縮と同様のメカニズムで，関節内に結合組織が増殖することにより，関節腔は狭小化し，一方，関節内圧亢進に伴い細胞浸潤が起こり，軟骨細胞に変性壊死を生じさせる．この結果，相対する関節面の軟骨間に線維性組織が増殖し，強直に至る．

関節の変性

関節軟骨は体重を支え，何十年にもわたる繰り返す関節運動を可能にするきわめて耐久性の高い組織である．しかし，関節周囲組織の長年にわたる負荷による関節不安定性や外傷，関節可動域の制限により関節軟骨は損傷を受け，変形性関節症といわれる病的な変化を生じる．

肉眼的には，変形性関節症の初期の変化は関節軟骨表面のささくれと点状陥凹であり，変性が進むと深い亀裂を生じる．最終的には関節軟骨は全層にわたって失われ，骨が露出する．

顕微鏡的には軟骨細胞の消失，細胞外マトリックスの亀裂，プロテオグリカンの消失がみられ，最終的には軟骨基底面に血管が進入し軟骨の修復がみられる．軟骨が失われると露出した骨に強い負荷が加わり，骨嚢胞と骨新生がみられる★7．このような軟骨と骨の変性に伴い，滑膜には慢性炎症が生じる．

生化学的にはまず軟骨組織の水分が増量し，プロテオグリカンを引き伸ばす．その結果プロテオグリカンは減少し，軟骨細胞は未分化に変化する．さらにコラーゲンネットワークの破壊へと進行する．プロテオグリカンの合成は増加するが再生されたプロテオグリカンの半減期は短い．サイトカインの一つであるインターロイキン1と腫瘍壊死因子は軟骨の正常代謝を阻害することが知られている．

関節病変の診察

問診

いつからどのように関節痛が生じたか，関節痛は安静時か，運動時か，荷重時かを確認する．日常生活動作（ADL）がどのように制限されているかを確認する．経過が長い例ではこれまでの治療内容を確認する．全身性の合併症の有無を確認する．

視診

関節変形の有無をみる．関節リウマチのスワンネック変形，ボタン穴変形，中手指節関節の尺側偏位，外反母趾，開張足，槌趾変形などの特徴的変形の有無に注意する．皮下結節，皮膚病変は関節リウマチ，皮膚筋炎，全身性エリテマトーデスなどの膠原病を示唆する．

触診

関節炎の有無をみる．急性炎症では発赤，腫脹，疼痛があり，慢性炎症では若干の熱感を触知できる．圧痛の有無も確認する．筋萎縮，筋の圧痛は膠原病を示唆する．

身体機能障害の評価

関節可動域，徒手筋力検査，リーチ検査（手の届く範囲），手指巧緻動作の評価，疼痛の評価を行う．疼痛の評価は視覚アナログ尺度（visual analogue scale），フェイススケール（face scale）などの客観的評価を用いる（p.109 図10，11参照）．

活動障害（能力低下）の評価

ADLの評価（バーテル〈Barthel〉指数，機能的自立度評価法〈FIM〉など），歩行能力の評価（歩行スピード，階段昇降，連続歩行距離など），家事動作能力の評価を行う．

社会参加制限（社会的不利）の評価

公共交通機関の利用，外出の頻度，職業，家庭内での役割を評価する．

関節可動域の評価

関節拘縮はADLを行う際の運動制限に直結するので，その評価はリハビリテーション医療において基本的機能評価として重要である．

表12　関節運動の用語

屈曲・伸展	矢状面で隣接する2つの部分が近づく動きを屈曲，遠ざかる動きを伸展という．肩関節，頸部・体幹に関しては前方への動きを屈曲，後方への動きを伸展とする．手関節，手指，足関節，足趾に関しては手掌または足底への動きが屈曲，手背または足背への動きが伸展である
外転・内転	前額面での運動で体幹や手指の軸から遠ざかる動きを外転，近づく動きを内転という
外旋・内旋	肩関節，股関節に関して，上腕軸または大腿軸を中心として外方へ回旋する動きを外旋，内方へ回旋する動きを内旋という
回外・回内	前腕に関して，前腕軸を中心にして外方に回旋する動き（手掌が上を向く動き）を回外，内方に回旋する動き（手掌が下に向く動き）を回内という
水平屈曲・水平伸展	肩関節の水平面の運動で，肩関節を90°外転して前方への動きを水平屈曲，後方への動きを水平伸展という
挙上と引き下げ（下制）	肩甲帯の前額面の運動で，上方への動きを挙上，下方への動きを引き下げ（下制）という
側屈	頸部・体幹の前額面の運動で，右方向への動きを右側屈，左方向への動きを左側屈という
回旋	頸部・胸腰部に関して，右方へ回旋する動きを右回旋，左方へ回旋する動きを左回旋という
橈屈・尺屈	手関節の手掌面の運動で，橈側への動きを橈屈，尺側への動きを尺屈という
橈側外転・尺側内転	母指の手掌面での運動で，母指の基本軸から遠ざかる動き（橈側への動き）を橈側外転，母指の基本軸に近づく動き（尺側への動き）を尺側内転という
掌側外転・掌側内転	母指の手掌面に垂直な平面の運動で，母指の基本軸から遠ざかる動き（手掌方面への動き）を掌側外転，基本軸に近づく動き（背側方面への動き）を掌側内転という
対立	母指で小指の先端または基部を触れる動き．母指の外転，屈曲，回旋の3要素が複合した運動
橈側外転・尺側外転	中指の手掌面での運動で，中指の基本軸から橈側へ遠ざかる動きを橈側外転，尺側へ遠ざかる動きを尺側外転という
外がえし・内がえし	足部の運動で，足底が外方を向く運動（足部の回内，外転，背屈の複合した運動）を外がえし，足底が内方を向く運動（足部の回外，内転，底屈の複合した運動）を内がえしという

★8 関節角度計

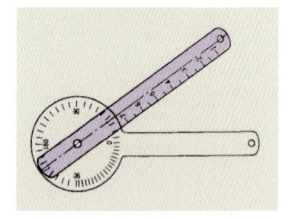

★9
たとえば肘関節の可動域が屈曲20°から屈曲110°までであれば，肘関節の屈曲は110°，伸展は−20°と表す．

★10
関節手術後の疼痛，ギプス固定後などで運動感覚が低下している場合は，まず，他動的に関節運動を再現し，患者本人が関節運動を容易に行えるような工夫が必要である．人工股関節置換術後，人工関節の脱臼の危険がある場合は他動的関節可動域測定を行ってはならない．

関節可動域は関節角度計（ゴニオメータ）★8により計測する．

基本肢位

関節可動域測定の基本となる角度（0°）は直立姿勢である基本肢位と定める．ただし肩関節の水平屈曲・伸展については肩関節外転90°の肢位を0°，肩関節外旋，内旋については肩関節外転0°で，肘関節屈曲90°を0°，前腕回外・回内については手掌面が矢状面にある肢位を0°，股関節外旋・内旋については股関節90°で膝関節屈曲90°の肢位を0°とする．

関節運動の用語を表12に示す．

測定法

関節運動の際に基準となる側を基本軸，運動が起こる側を移動軸とし，関節角度計の中心を関節の中心（基本軸と移動軸の交点）に一致させ，移動軸を関節運動とともに移動させてその角度を測定する．最小測定単位は5°である．他動的関節可動域を測定するのが基本であるが，関節の炎症が強く，他動運動が困難な例では自動的可動域測定にとどめる★9,10．肘関節，膝関節などのように基本肢位が0°でありながら，関節拘縮で0°までの運動ができない場合，不足分

の角度にマイナスをつけてマイナス表示で表す★9,10.

わが国では，日本リハビリテーション医学会・日本整形外科学会の合同委員会において定められた関節可動域検査法が最も多く用いられる（表13）．

疾患別関節拘縮とその対策

不動による関節拘縮

長期臥床に伴う関節拘縮は，廃用症候群の代表的症状である．関節の不動により，滑膜はうっ血，浮腫をきたし，関節腔内に細胞浸潤がみられる．一方，滑液の吸収遅延により関節内圧は亢進し，結合組織増殖と軟骨変性により関節拘縮に進展する．関節固定後3〜6週で軟骨変性がみられる．長期臥床により起こりやすい関節拘縮を表14に示す．特に足関節の尖足拘縮，肩関節の内転・内旋拘縮，膝の屈曲拘縮が最も起こりやすい拘縮である．これを予防するために，正しいベッドポジショニング★11と早期関節可動域訓練★12が重要である．

中枢性麻痺による関節拘縮

脳卒中に代表される中枢性麻痺は筋の痙縮を伴う痙性麻痺が特徴である．慢性期には四肢屈筋の痙縮が強く，肩関節は内転・内旋，肘・手・指関節屈曲，股関節屈曲・外旋，膝関節屈曲，足関節底屈・内がえし（内反尖足）の特徴的肢位をとる．膝の屈曲拘縮，内反尖足拘縮は歩行訓練の重大な阻害因子になるので，早期からの予防が重要である．

関節リウマチによる関節拘縮

関節リウマチでは関節炎の疼痛による不動，関節炎による関節破壊，筋力低下などにより関節拘縮をきたす．最も初期にみられる拘縮は肩関節の屈曲・外転制限，手関節拘縮である．下肢では股関節屈曲拘縮，膝関節屈曲拘縮，足関節中間位での拘縮が多いが，症状の進展は症例により異なる．関節拘縮の予防には薬物療法による関節炎のコントロールが大前提であり，薬物療法により疼痛がコントロールされたうえで関節可動域訓練と等尺性筋力増強訓練を行う．

瘢痕性関節拘縮

熱傷による拘縮に代表される瘢痕性拘縮は，皮膚，軟部組織の伸張性低下による関節拘縮であり，四肢関節が屈曲位で拘縮することが多い．関節自体には病理学的変化がみられなくても，関節の運動

★11 正しいベッドポジショニング
背臥位では肩関節は枕などで外転位に保持，肘は屈曲し前腕を挙上し，手にはタオルなどを握らせる．大転子にはタオルなどで作ったロールをあて，股関節外旋を防ぐ．膝は伸展させ，フットボードで足関節は中間位に保つ．

★12 早期関節可動域訓練
他動的関節可動域は全身状態に影響を与えないので，重症患者でも長期臥床が予測されればできるだけ早く開始すべきである．1日1回，各関節を10〜20回ずつ全可動域を動かす．

表13　関節可動域測定法①

部位名	運動方向	参考図
肩甲帯	屈曲	屈曲 20°／0°
	伸展	伸展 20°
	挙上	挙上 20°／0°
	引き下げ（下制）	引き下げ 10°
肩（肩甲帯の動きを含む）	屈曲（前方挙上）	屈曲 180°／0°
	伸展（後方挙上）	伸展 50°
	外転（側方挙上）	外転 180°／0°
	内転	内転 0°
	外旋	外旋 60°／0°
	内旋	内旋 80°
	水平屈曲	水平伸展 30°／0°／水平屈曲 135°
	水平伸展	
肘	屈曲	屈曲 145°／0°
	伸展	伸展 5°
前腕	回内	回内 90°／0°
	回外	回外 90°

部位名	運動方向	参考図
手	屈曲（掌屈）	屈曲 70°／0°／伸展
	伸展（背屈）	伸展 90°
	橈屈	橈屈 25°／0°
	尺屈	尺屈 55°
母指	橈側外転	橈側外転 60°／0°
	尺側内転	尺側内転
	掌側外転	掌側外転 90°／0°
	掌側内転	掌側内転
	屈曲（MCP）	伸展 10°／屈曲 60°
	伸展（MCP）	
	屈曲（IP）	伸展 10°／屈曲 80°
	伸展（IP）	
指	屈曲（MCP）	伸展 45°／0°／屈曲 90°
	伸展（MCP）	
	屈曲（PIP）	伸展 0°／屈曲 100°
	伸展（PIP）	
	屈曲（DIP）	伸展 0°／屈曲 80°
	伸展（DIP）	
	外転	外転／内転
	内転	

― 基本軸　→ 移動軸　角度(°) 参考可動域角度

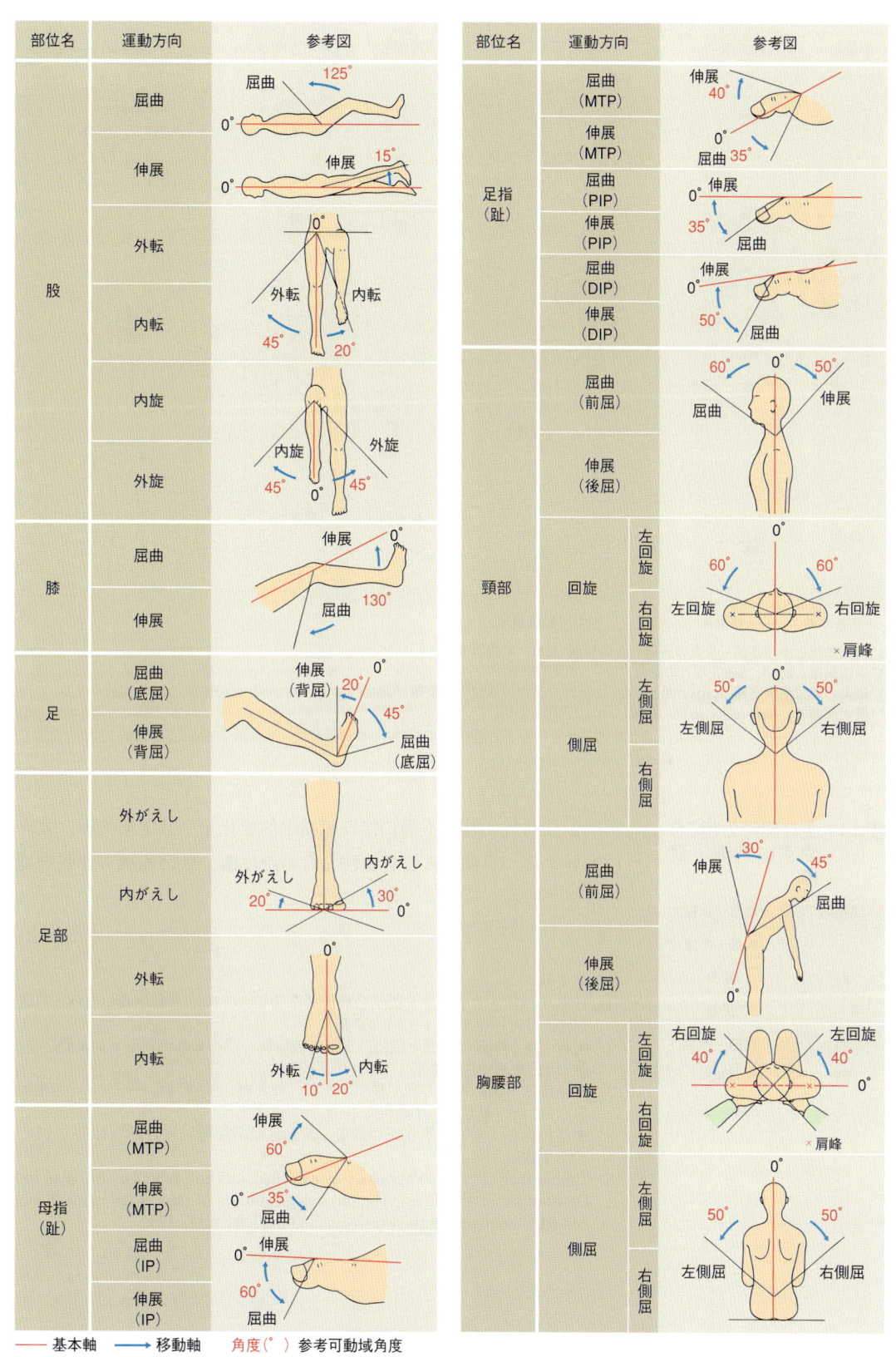

部位名	運動方向	参考図	部位名	運動方向	参考図
股	屈曲	屈曲 125°	足指(趾)	屈曲(MTP)	伸展 40°
	伸展	伸展 15°		伸展(MTP)	屈曲 35°
	外転	外転 45°		屈曲(PIP)	伸展 0°
	内転	内転 20°		伸展(PIP)	屈曲 35°
	内旋	内旋 45°		屈曲(DIP)	伸展 0°
	外旋	外旋 45°		伸展(DIP)	屈曲 50°
膝	屈曲	伸展 0° 屈曲 130°	頸部	屈曲(前屈)	屈曲 60° 伸展 50°
	伸展			伸展(後屈)	
足	屈曲(底屈)	伸展(背屈) 20° 屈曲(底屈) 45°		回旋	左回旋 60° 右回旋 60°
	伸展(背屈)			側屈	左側屈 50° 右側屈 50°
足部	外がえし	外がえし 20° 内がえし 30°	胸腰部	屈曲(前屈)	伸展 30° 屈曲 45°
	内がえし			伸展(後屈)	
	外転	外転 10° 内転 20°		回旋	右回旋 40° 左回旋 40°
	内転				
母指(趾)	屈曲(MTP)	伸展 60° 屈曲 35°		側屈	左側屈 50° 右側屈 50°
	伸展(MTP)				
	屈曲(IP)	伸展 0° 屈曲 60°			
	伸展(IP)				

― 基本軸 → 移動軸 角度(°) 参考可動域角度

（日本リハビリテーション医学会評価基準委員会：関節可動域表示ならびに測定法．リハ医学1995；32：207-217より改変）

表13　関節可動域測定法②

部位名	運動方向	参考図
肩（肩甲帯の動きを含む）	外旋	外旋 90°／内旋 70°
	内旋	
	内転	内転 75°
母指	対立*1	

部位名	運動方向	参考図
指	外転*2	
	内転*2	
	屈曲*3	
胸腰部	屈曲*4	

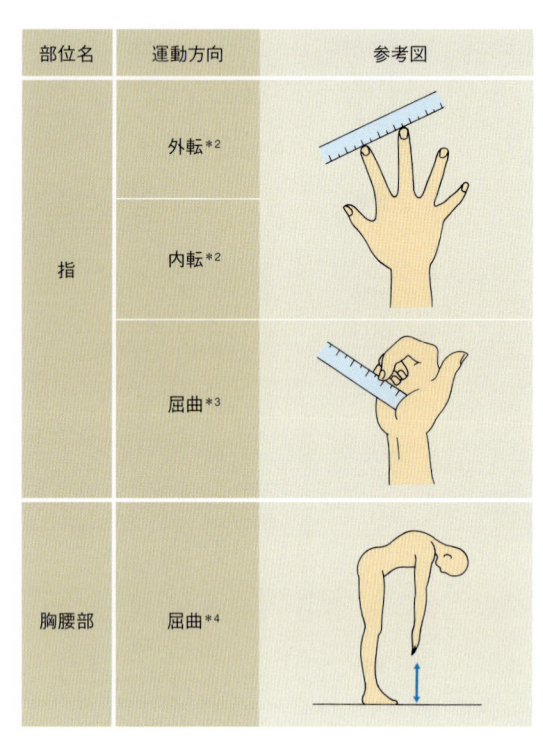

―― 基本軸　　→ 移動軸　　角度(°)　参考可動域角度

*1 母指先端と小指基部（または先端）との距離（cm）で表示する．
*2 中指先端と2，4，5指先端との距離（cm）で表示する．
*3 指尖と近位手掌皮線（proximal palmar crease）または遠位手掌皮線（distal palmar crease）との距離（cm）で表示する．
*4 最大屈曲は，指先と床との間の距離（cm）で表示する．

（日本リハビリテーション医学会評価基準委員会：関節可動域表示ならびに測定法．リハ医学1995；32：207-217より改変）

表14　主な関節の起こりやすい拘縮・変形

関節名	変形・拘縮
肩	内転・内旋
肘	屈曲
手・指	屈曲
股	屈曲・外旋
膝	屈曲
足	内反・尖足

制限が長期化すれば不動に伴う組織学的変化を生じ関節拘縮，強直に進展する．早期から物理療法を含めた皮膚，軟部組織の伸張訓練が重要である．

（水落和也）

● 参考文献
1) 日本リハビリテーション医学会評価基準委員会：関節可動域表示ならびに測定法．リハ医学1995；32：207-217．
2) 明石　謙：関節の形態と機能．上田　敏ら編．リハビリテーション基礎医学，第2版．東京：医学書院；1994．p.20-23．
3) 安藤徳彦：関節拘縮の発生機序．上田　敏ら編．リハビリテーション基礎医学，第2版．東京：医学書院；1994．p.213-222．
4) 水落和也ら：整形外科疾患の評価―変形性股関節症．総合リハ1999；27：1052-1058．
5) Zimmerman JR, et al：Physiology of synovial joints and articular cartilage. In：Downey JA, et al, editors. The physiological basis of rehabilitation medicine. 2nd ed. Stoneham：Butterworth-Heinmann；1994. p.149-178.

体性感覚障害と疼痛

　体性感覚は皮膚表面の受容器に由来する表在覚と，筋・腱・関節など皮下に由来する深部覚に大別される．神経学的には表在覚として痛覚★1，触覚，圧覚，温覚，冷覚，深部覚として関節位置覚（運動覚），振動覚（骨部）などがある．複数の体性感覚の統合過程で起こる感覚を複合体性感覚といい，皮膚の2点識別（2点弁別），触覚定位，立体覚などがある．運動と感覚は密接に連携しており，体性感覚が障害されると運動能力も低下してしまう．特に関節位置覚が障害されるとスムーズな運動ができなくなる．これを感覚性運動失調症という．

　一方，疼痛は受容器を介さなくても，視床部の小さな病巣に起因する視床痛，四肢切断後の幻肢痛，末梢神経不全損傷などに併発する反射性交感神経性ジストロフィなど，痛覚伝達系の機能的異常が原因と考えられる自発痛や軽い刺激で誘発されるものもある．これら受容器を介さない疼痛のほうが慢性で臨床的に問題となることが多い．また疼痛には痛み（pain）という側面と付随する情動的あるいは社会的な，いわば苦悩（suffering）ともいえる側面があり，慢性疼痛では後者の比重が大きくなる[1]．情動面としては不安，怒り，嫉妬心などが，そして社会的側面としては就業不能，経済的重圧，人間関係悪化などをあげることができる．時には抑うつ的になり，不眠，食欲低下，便秘などの身体症状も出現する．また慢性疼痛では，過度な疼痛言動，鎮痛薬過用，社会との接触拒否などの疼痛行動を伴うことも多い．

体性感覚の上行伝導路

　感覚の伝導路を知ることは病巣診断に役立つ★2．後根から視床に至る上行路では後索-内側毛帯系と脊髄視床路系に大別される．前者は深部覚と弁別性の高い触圧覚→脊髄後索→延髄・橋で交叉→内側毛帯→視床（主：腹側基底核群，一部：後核群）に至る．後者は温痛覚→脊髄で交叉→外側脊髄視床路→視床と，触圧覚→脊髄で交叉→前脊髄視床路→視床の2つの経路がある★3．脊髄視床路系は視床の腹側基底核群・後核群以外に網様体や視床髄板内核群にも至る[2]．腹側基底核群では体表再現性（somatotopy）があるのに対し，後核群の後部では体表再現性がなく，かつ同側身体感覚の情報も含んでいる．一方，視床から大脳皮質への経路としては腹側基底核群からは主に一次体性感覚野へ，後核群から主に二次体性感覚野へ，髄板内

★1 痛覚
痛みの受容器には2種類あり，一つは生体組織を損傷する可能性のある侵害刺激にだけ反応する高閾値機械受容器で，もう一つは非侵害刺激にも反応し，刺激強度に応じて活動を増すpolymodal受容器（機械的刺激以外に熱や化学的刺激にも反応する受容器）である．疼痛情報は，機械的侵害刺激に対しては有髄神経であるAδ線維と細い無髄のC線維を通して，化学的あるいは熱刺激によるものでは主にC線維が関与する．Aδ線維は局在性の高い刺すような鋭い痛み（fast and pricking pain）を，またC線維は局在のわかりにくい鈍く灼けつくような痛み（slow and burning pain）を伝える．

★2 体性感覚障害と病巣診断

表在覚は多くの体表面で異なる神経によって多重支配を受けている．したがって単一神経障害に由来する異常感覚域は広いのに対して，同神経の完全損傷で感覚が脱失する領域はかなり狭くなる．一方，神経細胞体とその軸索流に由来する，いわゆるdying-back型の多発性神経炎では小径線維を主体に長い経路の先端部分，つまり遠位優位の感覚障害（glove and stocking型）で，下肢に強い障害を起こす．しかし，一部の遺伝性多発神経炎などでは近位優位の障害もあり，別の障害機序が考えられる．

一次体性感覚野以下では中枢内感覚上行路の多くで体表再現性が存在する．したがって，脊髄以外でも病巣の微妙な位置の違いによって，上下肢で感覚障害の程度が異なることがある．視床の小病巣で手と口の感覚障害（cheiro-oral syndrome）を生じたり，延髄病巣で同側顔面と対側半身に感覚障害を起こすのも中枢神経内の体表再現性が原因である．また感覚種ごとで伝導路が異なるため，病巣部位によっては感覚種別に障害の解離をきたす．延髄外側症候群で温痛覚が障害され，触覚や関節位置覚が保たれる場合などである．

なお感覚路には末梢受容器レベルでの多重神経支配に加え，中枢でも種々の形の補償路が存在する．痛覚のリッサウアー（Lissauer）束やシナプスを介してほかの感覚情報と統合されることも補償となる．そのためある感覚路が障害され，一時その感覚は失われたとしても徐々に回復することがある．また，同じ感覚上行路でも末梢と比べ，中枢での障害ではほかの情報と統合されるため感覚種別の障害は起こりにくい反面，複合的感覚の障害が起こる．

★3

小径線維は同側のリッサウアー束を1〜2髄節上下行して後角に入る．二次ニューロンは脊髄前交連を経て対側の脊髄視床路を上行する．

図9 痛みの伝導路

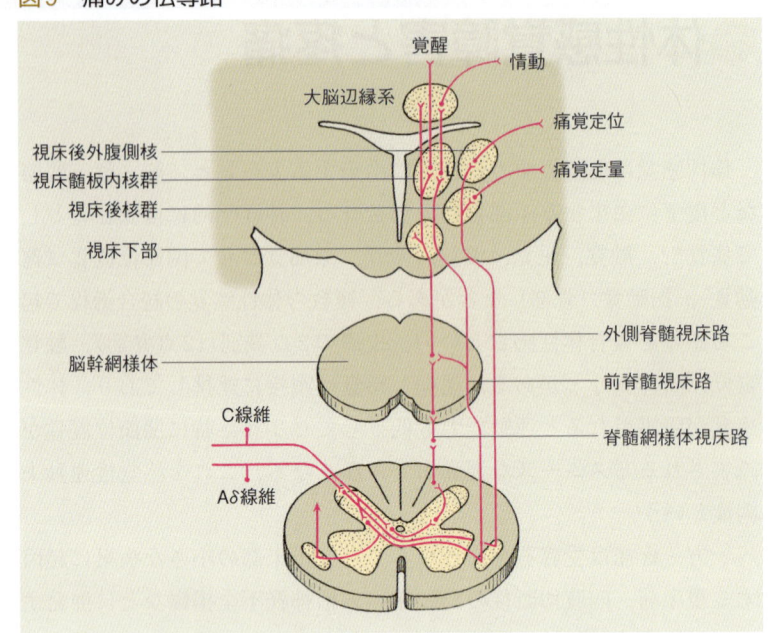

核群からは網様体賦活系とともに辺縁系や前頭葉を含めた両側大脳皮質の広い範囲への投射されている．fast painに比べslow painは局在がわかりにくく，また情動や覚醒機構に影響されやすいことと関連する（図9）．一次体性感覚野からは頭頂連合野や一次運動野へも投射されている．二次体性感覚野では聴覚情報，また二次体性感覚野からの下頭頂小葉への投射領域では視覚情報の投射も受けている．

疼痛の調節機構

同じ強さの刺激に対して，ある時は痛みと感知されても，別の刺激が加えられたり，注意がそらされたりすると，痛みとは感じないこともあるし，前述のように情動や覚醒レベルによっても影響を受ける．そういった疼痛調節機構の一つとして，古くから脊髄後角のゲートコントロールセオリーが知られている．これはfast painのAδ線維の電気的興奮状態では，slow painのC線維活動の中枢へのシナプス伝達が妨げられるとするものである[3]．

また疼痛は中枢神経内での内因性モルヒネ様物質の産生を促す．これは脊髄後角や三叉神経脊髄路核の受容体に作用するか，あるいは同受容体が存在する中脳中心灰白質などの上位から脊髄後角へも下行性痛覚抑制路（diffuse noxious inhibitory controls）を通してAδとC線維活動の両方に抑制的作用を及ぼすことが知られている[4]．すなわち，疼痛路を上行した情報は中脳あるいはさらに上位中枢を経た後，逆に後外側索を下行して脊髄後角において疼痛入力を抑える

ことになる．

体性感覚障害の評価

患者は感覚障害に対してしびれという表現をしばしば用いるが，"ジンジン"，"ピリピリ"といった異常感覚を指すこともあれば，痛覚鈍麻（hypalgesia）や触覚鈍麻（hypesthesia）のこともある．また運動麻痺のことをしびれといっている場合もあるので注意しなければならない．なお，異常感覚には外的刺激で誘発されるparesthesiaと刺激なしに起こるdysesthesiaがある．また異常感覚は，時に触覚過敏（hyperesthesia）や痛覚過敏（hyperalgesia）を伴う．視床症候群では感覚鈍麻があるにもかかわらず，刺激に対しては過敏状態（hyperpathia）を呈することがある．

表在覚

触覚，痛覚，温度覚などは，おのおの，毛筆先，針先，氷などで皮膚を刺激して評価する．軽い意識障害が存在する場合や患側の無視がある場合，感覚障害の程度は日によって異なったり，浮動しているようにすら思えることがある．特に視覚によって体性感覚情報を補う傾向があるため，評価に際して閉眼してもらう必要がある．またコミュニケーションのとれない重度の意識障害，失語症，認知症などでは，感覚障害の詳細をチェックすることは不可能で，たとえば意識障害者では，痛み刺激に対する手足の引っ込め，顔しかめの左右差を観察するなどして大まかに判定する．なお，軽い感覚障害は，閉眼下で左右肢を比較したり，上下肢を比較することでより鋭敏なチェックができる．

深部覚

関節位置覚は閉眼下で手指あるいは足趾側面を軽く押さえ他動的に微動し，動きの方向を当てさせる．軽度の障害では動いたことはわかっても，その方向がわからない．振動覚は音叉を骨が皮下に直接触れる部分に当てて，身体の左右を比較して評価する．深部覚を含めた重度の感覚障害がある場合，初期には半身喪失感，すなわち"患肢が自分の手足でないような気がする"と訴える．重度の感覚障害に重度の麻痺を伴う場合には，幻肢，すなわち"麻痺している手足が動いたり，実際と異なる位置にあるように感じる"こともある[5]．患者はしばしば，こういった体験を奇異と感じており，診察者のほうから"他人の手足のように感じませんか""手足がよく動くように感じることはありませんか"などと聞く必要がある．なお，関節位置覚の客観的検査法として体性感覚誘発電位がある★4．

複合感覚

2点識（弁）別（two-point discrimination；TPD）は，コンパスな

★4 中潜時体性感覚誘発電位検査

正中神経や後脛骨神経の電気刺激に対して，脳波を刺激後100 msecにわたって加算記録する検査である．脳血管障害を対象にした正中神経刺激では18～20 msecの陰性波が患肢の位置覚障害を反映することがわかっている[7]．意識障害や失語症でコミュニケーション不能の場合には有用な検査である．

どを用いて皮膚上で2点を触れ，その距離を短くしていったときの最小閾値を調べる．指尖や口唇では数mmでも判別可能であるが，背中などでは5cm以上になる．皮膚描画認知（graphesthesia）では手掌に数字や単純な図形をマッチ棒など用いて書き，何を書いたかを答えてもらい，左右の正答率を比べる．感覚消失現象（extinction phenomenon）とは，2点同時刺激（double simultaneous stimulation；DSS）の識別試験によって調べる．すなわち身体の左右対称の2点を同時に同じ強さで刺激したときに，左右の刺激が違うか，もしくは一方を感じない現象をいう．触覚定位（topognosis）では身体の1点に刺激を与えて，その部位を口頭もしくは指してもらう．立体覚（stereognosis）では硬貨や消しゴムなどの日常物品を触れて，その三次元形態とともに素材・重量感などの感覚情報をもとに何かを言い当ててもらう．

能力低下と二次的合併症

重度の多発性神経炎や後索-視床障害などにおける位置覚障害では感覚性運動失調症を生じ，ADL（日常生活動作）に支障をきたす．下肢では歩行障害をきたす．また感覚障害部位では熱傷や褥瘡を含めた創傷を生じても自覚がないため，看過されやすい．同様の理由で高度の変形を生じるシャルコー（Charcot）関節の進展にも注意を要する．

疼痛の評価

患者は"ズキズキ""締めつけられるよう""裂かれるよう""眠れないほど強い"などと疼痛の性質と程度を表現する．患者によって性格や過去の体験が異なるため，同じ表現でもニュアンスは違う．また治療者側が，訴えに絶えず耳を傾けて適切に対応しないと，患者は無意識のうちに痛みを強く訴える．こういった言葉によるバイアスを極力，避けるため，臨床ではしばしば数字の大小で痛みの強さを表現する数量尺度（numerical scale）や物差しを用いた視覚アナログ尺度（visual analogue scale；VAS）（図10）が用いられる．前者では0が痛みなし，10が今まで体験したなかで最も強い痛み（虫歯のうずきなど）としたとき，現在の痛みはいくつかと答えてもらうもので，後者では数の代わりに，たとえば20cmの物差しをみせ，0cmの位置が痛みなし，20cmが最強の痛みとしたとき，痛みはどの位置か示してもらい，治療などでその位置がどう変化するか評価する．また子どもでは疼痛をその程度別に漫画化した顔の苦痛表情群から選ばせる表情スケール（図11）が有用である．

これら主観的尺度のなかから普遍的情報を取り出す確率論に基づいた方法[6]もあるが，一般的な臨床評価とはなっていない★5．一方，

★5
感覚決定理論と呼ばれる．疼痛閾値の上下2種類の強さの刺激を多数回与えて，痛みの有無を答えさせた場合，痛みの基準値が低ければ，痛いと答える率が高くなる．一方，痛いと答えた率は同じでも，識別力が低ければ閾値下刺激で痛いと答える率が増えるのに対して，閾値上刺激で痛いと答える率は減る．確率計算をすれば，基準値と識別力は数値として算出できる．この理論を鎮痛薬とプラシーボ効果の比較判定の問題に適用して，鎮痛薬は痛みの基準値を上昇させると同時に識別力を低下させるのに対して，プラシーボは基準値を上昇させるだけであることが示されている．経皮的電気刺激や鍼治療などに関しても基準値あるいは識別力を変化させることがわかっている．

図10 VAS

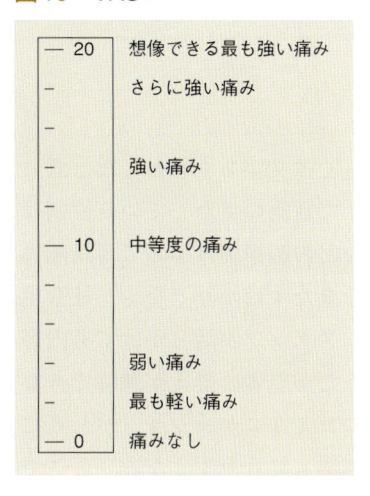

— 20	想像できる最も強い痛み
–	さらに強い痛み
–	強い痛み
— 10	中等度の痛み
–	弱い痛み
–	最も軽い痛み
— 0	痛みなし

図11 疼痛の表情スケール

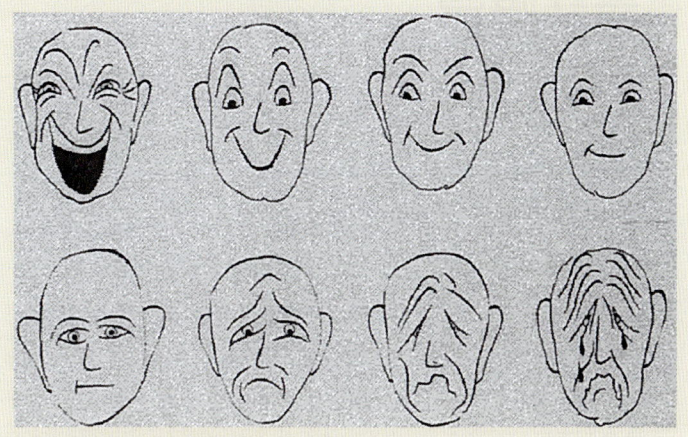

まったく痛くなくて幸せ（左上）〜涙が出るほどの一番強い痛み（右下）の表情のなかから今の痛みの強さに対応するものを選んでもらう．

　主観的尺度を多面的にチェックして，普遍性を求める方法として，McGill Pain Questionnaire[7] があるが，疼痛の言語表現に乏しい日本語には当てはまらない点が多い．また，抑うつや不安など情動面の関与が大きいと思われる場合には，MMPI（Minnesota Multiphasic Personality Inventory；ミネソタ多面人格テスト），あるいはSAS（Self-Rating Anxiety Scale），SDS（Self-rating Depression Scale）などの心理検査が必要となる．著しい疼痛ではADLに支障をきたすため，経時的にADL評価をすることも必要である．同様に疼痛行動の詳細とその経時変化も重要である．

　なお，刺激に対する逃避反射や大脳誘発電位の大きさ，内因性モルヒネ様物質の髄液内あるいは血清中濃度なども疼痛の客観的評価として研究されている★6．

（岡島康友）

★6
疼痛の痛覚としての側面はほかの体性感覚と同様，与えた刺激の強さ S と反応の大きさ R とすると Stevens のベキ関数の法則 $R = k \cdot S^n$（k, n ともに定数）に従う．逃避（屈曲）反射では筋電の大きさ，痛み関連大脳誘発電位では長潜時誘発脳波（100〜500 msec）の大きさが主観的疼痛強度と相関することが示されている．

● 文献
1) Clark WC : Pain and suffering. In : Downey JA, et al, editors. The physiological basis of rehabilitation medicine. 2nd ed. Boston : Butterworth-Heinemann ; 1994. p.705-737.
2) Poggio GF, et al : The study of the functional contributions of the lemniscal and spinothalamic systems to somatosensory sensibility. Bull Johns Hopk Hosp 1960 ; 106 : 266-316.
3) Melzack R, et al : Pain mechanism : A new theory. Science 1965 ; 150 : 971-979.
4) Watkins LR, et al : Organization of endogenous opiate and non-opiate pain control systems. Science 1982 ; 216 : 1185-1192.
5) 山鳥　重：体性感覚の高次機能．神経心理学入門．東京：医学書院；1986. p.113-128.
6) Clark WC : Sensory decision theory : Analysis of the placebo effect on the criterion for pain and thermal sensitivity. J Abnorm Psychol 1969 ; 74 : 363-371.
7) Melzack R : The McGill Pain Questionnaire : Major properties and scoring methods. Pain 1975 ; 1 : 277-299.

言語障害

人間は他者との情報伝達を音声もしくは文字を中心とした言語により行っている．社会生活を営むうえで言語の果たしている役割はきわめて大きい．したがって脳卒中などの脳損傷によって言語障害が生じると他者との情報伝達に支障をきたすばかりでなく，社会生活への適応も困難となる場合がある．スタッフが話しかけても内容が理解できない，何か訴えているようだが患者の訴えが理解できない，など患者をとりまくスタッフとのコミュニケーションがとりにくい．意思疎通を欠くことで不安，不満も募りやすくなる．ここでは，脳損傷による言語障害の主なものについて，その特徴をまとめ，評価法のいくつかを取り上げ，概略を述べる．

脳損傷により生じる言語障害

脳損傷後に生じる言語障害のうち，日常の臨床でよく遭遇するのは，失語症，運動障害性構音障害，そして全般的精神機能の低下に伴う言語障害である[★1]．

失語症

脳血管障害や，脳腫瘍，頭部外傷，炎症などの原因により大脳の言語領域が損傷されると，思考や概念といった意味内容の符号化，あるいは話し言葉や書き言葉など言語記号の解読が難しい状態が生じる．すなわち，聴く，話す，読む，書くという言語機能がさまざまな重症度で障害される．このような状態を失語症という．

言語症状

失語症では特有の種々の言語症状を呈する．聴く，話す，読む，書くという4つの言語様式別にまとめると表15のようになる．

聴く側面

語音認知の障害：聴力は正常であり，音を聴くことができるにもかかわらず，語音が正しく認知できない状態である．復唱が困難で，話し言葉の理解も障害される．正しく聴き取ることができれば意味も理解する．

聴覚的理解の障害：語音としては正確に聴き取ることができるが，言われた言葉と意味が結びつかず理解できない状態をいう．たとえば"電話"と言われ"でんわって何だっけ？"というように，重度の例では復唱することのできる日常的な単語についても意味が理解できない．軽度例では長文になると理解が難しくなる．

[★1] 注意の障害
注意の障害は脳損傷と関係していること，注意と記憶，注意と学習との間に密接な関連があることはよく知られているが，その詳細は十分解明されていない．
ソールバーグら（Sohlberg, 1986, 1987）は注意の障害の特性を，臨床的な立場から，①注意の持続，②異なる複数の刺激のなかから特定の刺激を選択する，選択的注意，③注意の転換，④いくつかの課題を同時に並行して行う注意の分散という4つに分類している．

表15 失語症の言語症状

聴く側面
・語音認知の障害
・聴覚的理解の障害
・聴覚的把持力の障害
話す側面
・喚語障害
無反応
錯語　音韻性
語性
ジャルゴン
・構音の障害
・統語の障害
・復唱の障害
読む側面
・読解の障害
・音読の障害
書く側面
・自発書字の障害
・書き取りの障害
関連する障害
・計算の障害

聴覚的把持力の障害：複数の言葉の単位を短期記憶にとどめることができない状態をいう．このことが問題となるのは，文の理解は一定の数の言葉をまとめて処理することにより初めて可能になると考えられるからである．程度の差はあれ，ほとんどすべての失語症患者にこの障害が認められる．

話す側面

喚語障害：必要に応じ意図した言葉を適切に用いることが難しい状態をいう．失語症における主要な症状の一つである．一口に喚語障害といってもさまざまな現れ方がある．まったく喚語できない無反応，喚語するまでに時間がかかる遅延反応，意図した目標とは別の言葉が発せられる錯語，目標とする語を説明しようとする迂遠な表現などである．錯語には，意図した音節や音素が別のものに置き換えられ，結果として語中の音素の誤りや置換が出現する音韻性錯語と，単語が別の語に置き換わった語性錯語とがある．錯語が頻出して話が意味をなさない状態をジャルゴン（jargon）★2と呼ぶ．迂遠な表現とは"はさみ"を意図して「ほら，こうやってチョキチョキ切るもので…」など，事物の用途や性状などを遠回しに述べる例にみられる．

構音の障害：口唇や舌など，発語器官の筋の麻痺がないにもかかわらず，意図している言葉とは異なった音を発してしまう状態で，ブローカ失語（Broca aphasia）★3によく合併して現れる．前述の音韻性錯語とは異なる．

統語の障害：言葉を組み合わせて正しい文の形を作ることができない状態をいう．"水を飲む"と言うべきところが，"水，飲む"などと助詞や助動詞が脱落し電報の文のような形になるブローカ失語にみられる失文法と，"水に飲む"などと文法規則の使用が不適切なウェルニッケ失語（Wernicke aphasia）に出現する錯文法とがある．

復唱の障害：言われた通りに音や単語，短文を復唱することが難しい状態であり，伝導失語で特徴的にみられる．

読む側面

読解の障害：読んだ内容を理解することができない状態をいう．失語症では読解の障害は聴覚的了解の障害の程度と同程度であることが多い．漢字，仮名の2種類の文字があることは日本語の特徴であるが，表意文字である漢字の理解が表音文字である仮名の理解より良好であるというように，漢字と仮名との間で了解に差が認められる症例がある．

音読の障害：声を出して読むことができない状態を指す．読んで意味を理解することとは必ずしも一致せず，音読ができても意味が理解できない場合，逆に音読ができなくても意味は理解される場合も

★2 ジャルゴン

ジャルゴンとは失語症患者が話す，意味の理解しがたい発話を表す用語である．未分化ジャルゴン，新造語ジャルゴン，意味性（錯語性）ジャルゴンに分けられる．未分化ジャルゴンとは日本語の明確な音韻とは認められない，曖昧な音の連続である．新造語ジャルゴンとは，音を日本語の音韻として聴き取ることはできるが，音韻変化が著しく意味のわからない発話を指す．意味性ジャルゴンでは本来意図した語とは異なる語に置き換わる語性錯語が頻出し，内容が了解できない．

たとえば「今日はよい天気ですね」と話しかけられると「れのちょんぱるぴごーそれね……」と答える．遠くで聴くと滑らかに話しているように聴こえるが，近づいてみると何を話しているか意味はまったく了解できない．

★3 ブローカ失語の構音の特徴

発語失行はブローカ失語に伴ってしばしば出現する．発語失行では同じ音素がある音脈では正しく産生され，別の音脈では誤って構音されるなど，構音の誤り方に一貫性がない，音の探索行動がみられる，比較的発音しやすい音が困難な音に置き換えられるなど，音の置換の誤りが多い，発話速度の低下，リズム，アクセント，イントネーションなどプロソディの障害がある，などの特徴が認められる．

表16 失語型と言語症状の特徴

	ウェルニッケ失語	ブローカ失語	失名詞失語	伝導失語	全失語	超皮質性感覚失語	超皮質性運動失語
聴覚的理解	++	+	±	±	++	++	+
喚語　語性錯語	++	+	+	+		+	±
音韻変化	+	+	+	++		++	+
迂遠な表現	+	±	++	±		±	±
構音	±	++	±	±	±	±	±
統語	+	++	±	±		++	+
復唱	+	+	±	++	++	±	±
読解	+	+	±	±	++	++	±
書字　漢字	++	+	+	+	++	++	+
仮名	++	++	+	+	++	+	+

++：重篤な障害，+：中等度の障害，±：軽度の障害もしくは障害なし．

ある．

書く側面

自発書字の障害：一般に失語症では自発書字の障害の程度は，ほかの機能に比べ最も重篤である．漢字，仮名の間で差異がみられる場合もある．

書き取りの障害：自発書字に比べやや良好な成績を示す場合が多い．

関連する障害

計算の障害：数の概念が障害される重篤なものから加減乗除の四則演算が困難なものなど，障害の程度は多様である．

失語型

　以上のような言語症状の組み合わせにより，失語症はブローカ失語，ウェルニッケ失語，失名詞失語などいくつかの臨床型に分類される（表16）．以下に主な失語型の特徴をまとめる．

ウェルニッケ失語（感覚失語）

　話し言葉の聴覚的了解は重篤に障害されている．話すことは一見流暢で多弁であるが，情報量に乏しく空虚な発話を特徴とする．復唱の障害や音読の障害も認められる．文字言語の理解も障害されている．言葉の障害に対する自覚に乏しいことが多い．ウェルニッケ野，縁上回・角回，側頭峡部など優位半球側頭葉の上後部を中心とする病巣により生じる．

ブローカ失語（運動失語）

　話し言葉の理解は相対的に良好に保たれている．了解面に比べ表出面の障害が重篤である．発話は努力的でぎこちない構音となり，発話量は少ない．重度例では助詞の脱落などを特徴とする失文法が認められる．文字の読解や書字は仮名より漢字で良好であるのが通

例である．ブローカ野，中心前回，中心後回，ブローカ野深部の白質など優位半球前頭葉下後部を中心とする病巣により生じる．

失名詞失語（健忘失語）
聴覚的了解は比較的良好に保たれている．文法的に正しく流暢な言葉を話すにもかかわらず，話が回りくどい，適切な言葉が出てこないなど喚語障害が著明に認められる．病巣は決定し難いが，優位半球側頭葉から頭頂葉にかけての範囲にみられることが多い．

伝導失語
聴覚的了解は良好に保たれている．発話は基本的に流暢である．しかし音韻性錯語による音韻変化が頻出し，患者は誤りに気づき自己修正を繰り返すために，発話は部分的にぎこちない印象となる．復唱の著しい障害が特徴である．文字の読解，書字も総じてよく保たれている．責任病巣は優位半球の弓状束あるいはウェルニッケ野付近とされている．

全失語
聴く，話す，読む，書くのすべての言語様式に重篤な障害が認められ，機能的な実用的言語がまったく喪失した状態である．いくつかの決まった数語を発話できることもあるが（残語），それ以外にはまったく発話が認められない．言語機能が実用的なレベルまで改善することはほとんど望めない．シルビウス裂溝（sylvian fissure；大脳外側溝）周囲など優位半球の広範な障害で生じる．

超皮質性感覚失語
全体として重度のウェルニッケ失語の症状を呈し，言語機能全般にわたり重篤な障害が認められるが，復唱だけは良好に保たれている．復唱が可能であっても聴覚的了解が障害されているため内容の理解を伴わない．また音読が可能でも，ほとんどの場合，意味は理解されていない．言語障害に対する自覚はきわめて乏しい．病巣はウェルニッケ野に接する頭頂後頭部にみられる．

超皮質性運動失語
聴覚的了解および読解の障害の程度は症例によって異なる．発話量は乏しく，発話開始時に努力性がみられる．一度話し始めると構音そのものは滑らかである．自発話に比べて呼称はよく保たれる．復唱は際立って良好である．ブローカ野の前方または上方，左前大脳動脈領域の病巣で出現する．

運動障害性構音障害

発声・発語器官（呼吸器，喉頭，軟口蓋，舌，顎，口唇）の運動が障害されることにより正しい発音（構音）や清明な発声が困難になった状態を運動障害性構音障害，あるいは運動性構音障害と呼ぶ．

表17　運動障害性構音障害の分類および言語症状の特徴

分類	言語症状
弛緩性構音障害	球麻痺による筋力低下，筋緊張低下を特徴とする 発話中に頻回の息つぎや不自然な途切れが出現する 開鼻声や嗄声が認められる 単調な抑揚で，発話速度は遅い 一貫した子音のひずみや省略がみられる
痙性構音障害	仮性球麻痺による 発話中に頻回の息つぎや不自然な途切れが出現する 開鼻声や嗄声が認められる 単調な抑揚で，発話速度は遅い 一貫した子音のひずみや省略がみられる
小脳失調性構音障害	小脳系の運動障害による 音の誤り方には一貫性がない 声の高さ，大きさが変動する 発話速度にも変動が認められる
運動低下性構音障害	パーキンソン症候群に伴う 構音は不明瞭となる 音や音節の繰り返しがある 声は小さく，声の高さや大きさの変化がなく，抑揚も単調となる
運動過多性構音障害	錐体外路系の損傷による運動過多で生じる 声の強さの急激な変動が特徴的である 構音においては母音，子音のひずみが認められる

★4　標準失語症検査

Standard Language Test of Aphasia（SLTA）．

200人の失語症患者のデータに基づき1974年に標準化された検査である．内容はⅠ：聴く，Ⅱ：話す，Ⅲ：読む，Ⅳ：書く，Ⅴ：計算の5つの大項目で構成されている．採点は6段階方式で，このうち2段階が正答とされる．日本で最もよく使用されている．検査結果はプロフィールの形式で示される．流暢さを評価する項目がないこともあり，タイプ別や重症度をプロフィールから読み取るには熟練が必要とされる．SLTAのプロフィールの情報を圧縮し，重症度との関連も考慮した評価法も用いられている．

★5　WAB失語症検査（日本語版）

カーテツ（Kertesz）が1982年に作成した．

Western Aphasia Batteryの日本語版は1986年に作成された．大項目は1：自発話，2：話し言葉の理解，3：復唱，4：呼称，5：読み，6：書字，7：行為，8：構成，から成る．発話の流暢さに関する課題や行為に関する課題，動作性の知能検査などを包含するところ，また失語指数が算出できるところなどが，従来の失語症検査とは異なる内容となっている．課題ごと，項目ごとに算出したプロフィールと失語指数により，タイプ別と重症度判定が可能とされているが，その有効性についてはさらなる検討が必要である．

表18　全般的精神機能の低下の症状

見当識障害
記銘力・記憶障害
抽象的思考の障害
判断の障害
高次脳機能障害
抑うつ
情意不安定
感情鈍麻
意欲，発動性の低下
障害に対する自覚の欠如
注意・集中の問題
行動の異常

構音にかかわる種々の器官は，本来，呼吸や食事摂取に使用されるものであることから，運動障害性構音障害には呼吸パターンの異常，摂食嚥下にかかわる障害など呼吸機能や摂食嚥下機能の障害を伴っていることが多い．

運動障害性構音障害は損傷部位により弛緩性構音障害，痙性構音障害，小脳失調性構音障害，運動低下性構音障害，運動過多性構音障害など，いくつかのタイプに分類される（表17）．共通して認められる点は声，共鳴，構音，プロソディ（prosody；韻律）など発声・発語の各側面の異常である．脳血管障害により出現することが多いものは球麻痺による筋力低下，筋緊張低下を特徴とする弛緩性構音障害，仮性球麻痺による筋の緊張亢進を特徴とする痙性構音障害である．痙性構音障害の話し言葉の症状は弛緩性構音障害の症状と共通する部分が多い．

全般的精神機能の低下に伴う言語障害

大脳の広範囲な病巣，あるいは散在する病巣により全般的な知的活動水準の低下が生じるとさまざまな症状を呈する（表18）．場所や日時をまちがえるなどの見当識の障害，食事のメニューをすぐ忘れるといった記銘力障害や記憶障害，語と語の類似点を述べられなくなるといった抽象的思考の障害，問題解決のために合理的な計画を立てることができない判断の障害，失語，失認，失行など高次脳機

能の障害，病前性格の先鋭化や性格変化を中心的な症状として，表情が暗く，沈みがちであるなどの抑うつ状態，気分が変わりやすいといった情意の不安定，さまざまな働きかけに無関心であるなど感情の鈍麻，促されないと自分から何かすることがない，ぼーっとし反応が遅い，など意欲や発動性の低下，状況とまったく無関係に話す，自分の障害についてほとんど理解していない，など障害に対する自覚の欠如，注意や集中の問題，徘徊，興奮といった行動の異常などである．症例によっては発症からの時間経過に伴い症状が改善することもあるが，ある程度軽減しても残存する場合もある．コミュニケーションの成立には患者の自発性や理解力が基盤となっている．したがってこのような症状が認められる症例では，いわゆる言語機能の障害が認められない場合であっても，他者と効果的にコミュニケーションをとることが困難となる．

言語障害の評価

失語症の評価

急性期の評価

発症後の経過が短い場合，ベッドサイドで施行に要する時間が短く，しかも繰り返し実施が可能な検査としてスクリーニング用の簡便な検査を用いる．この時期には，言語障害の有無や言語症状の変化をチェックすることが主たる目的である．評価結果に基づき，本人，家族や周囲のスタッフに対し，コミュニケーションを確実に取ることができる方法を指導する．

集中的訓練期の評価

急性期を過ぎ，ある程度課題の施行も可能となった段階では，詳細な評価を行うために，さまざまな検査が用いられる．言語機能については標準失語症検査（SLTA）★4，WAB失語症検査★5，老研版失語症鑑別診断検査などに代表される包括的な検査や，Token Test（トークンテスト）★6，100語呼称検査などの掘り下げ検査が用いられる．また言語機能だけでなく，患者の知的機能や学習能力を調べる目的でWAIS-R（ウェクスラー成人知能検査改訂版）★7やコース（Kohs）立方体組み合わせテスト★8，レーヴン（Raven）色彩マトリックス検査★9などが用いられる．

必要に応じて認知や注意，記憶など高次脳機能の評価も行う．評価結果に基づき障害の重症度の判定や合併する問題の有無の判定を行い，予後の見通しを立てる．さらに家族から得た病前の生活習慣，言語習慣，教育歴などに関する情報も考慮しながら患者の状態に応じた訓練目標を立て，訓練法を選択し，訓練を実施する．

★6 トークンテスト
より軽微な聴覚的了解の障害の有無について調べることができ，その簡略版はよく使用される．非失語の被検者はほとんど誤りなく施行可能である．5色（赤，青，白，黒，黄），2サイズ（大，小），2形（四角，丸）の組み合わせによる20枚のトークンを用いる．難易度の易しいものから難しいものへ，指示されたトークンを選択する課題から，指示に従いトークンを動かす課題までの一連の課題で構成される．

★7 WAIS-R
Wechsler Adult Intelligence Scale-Revised．ウェクスラーが1955年に発表し，1981年に改訂した成人知能検査で，日本では1990年に標準化されている．
言語性検査6種，動作性検査5種の計11種で構成されている．失語症患者の場合，反応を言語で求めるいわゆる言語性の下位検査では実際の知的機能が正しく測定されない．本検査は動作性検査のみでも知能指数を算定できるという利点があり，失語症患者にも適用することができる．

★8 コース立方体組み合わせテスト
1919年にコースにより開発され，知的機能の測定に用いられる．4色で塗り分けられた（青，赤，白，黄，赤と白の三角，青と黄の三角で6面が構成される）積み木を4個から16個用いて，17種の模様を作る．教示も容易で，言語的反応を必要とせずに実施が可能な動作性検査である．正しい反応をすると継続して施行されることになるので実施時間が長くなり，被検者に負担がかかる場合がある．

★9 レーヴン色彩マトリックス検査
レーヴンにより1965年に発表された．36の課題があり，被検者は視覚的な照合と図版の規則性の類推を行い，空所に入る適当な部分を多肢選択するように求められる．色刷りになっており，小児と65歳以上の成人について基準値がある．IQは求められないが，WAISとの相関は高いことが知られており，簡便な知能検査として利用できる．

包括的検査は患者の言語機能を包括的にとらえ，失語症の有無，失語型，および重症度を明らかにすることを目的としている．通常，受容過程では音声刺激，文字刺激を，表出過程では発話，書字を用い，それらの組み合わせにより言語機能の状況について調べる．SLTA，WAB失語症検査に沿って内容をみていく．

自発話：WAB失語症検査では項目1が，SLTAでは検査前に施行される"言語症状の全体的把握"が，それぞれこれに当たる．流暢か非流暢かという発話の流暢性，構音の変化，ひずみの有無といった音声学的側面，語彙が減少しているかという側面をはじめ，情報量の多寡，錯語の有無，あるとすれば錯語の種類，文の発話が可能か，まとまった内容の叙述が可能か，単語の羅列で助詞が脱落していないかなどの文法的能力，自己の誤りに気づいているかどうか，自己修正が可能かなど自己修正能力などの点から分析を行う．

聴覚的理解：鑑別診断を目的とした包括的な検査では，通常，単語，短文を聴き，対応する絵を選択する問題，口頭指示に従い品物を動かすことが可能かどうか調べる課題（SLTAではⅠ：聴く，WABの2：話し言葉の理解に含まれる下位検査）などの課題を含む．どの単位まで了解可能であるかを検出する．同じ短文という単位であっても，受動態や可逆文など構造の難易度が高くなると理解に差が出ることが多く，その確認も合わせて行う．

復唱：SLTAではⅡ：話すに含まれており，WABでは大項目として独立している．自発話や音読などにおける発話状態と差異があるかどうか，音の変化やひずみの有無などについても検討する．

呼称：絵や実物の名称を口頭言語で表出する課題が最もよく行われる．提示されたカテゴリー名に属する語を制限時間内に言うSLTAの語の列挙や，WABの語想起，またWABでは適切な語を入れて文章を完成させる文章完成，質問に答える形式の会話での応答などの課題がある．

音読と読解：SLTAでは音読は"話す"，読解は"読む"に含まれ，WABでは"読み"という大項目にまとめられている．音読では漢字，仮名の単語，短文，仮名1文字が検査項目となる．読解は漢字あるいは仮名で書かれた単語名と絵ないし物品との照合，短文と絵の照合，文章の指示に従って物品を動かす，などの課題で構成される．

書字：絵やコマまんがなど，視覚的に提示された刺激から文字を想起して書くという自発書字の課題，音，単語，短文の書き取りの課題，さらにWABにおける文字や数字など系列語の書字などがある．

計算：総合的な検査では，計算を評価すべき様式として加えている．数の概念保持の有無，および四則演算から成る．SLTAのように実際に患者が筆算をする方式と，WABのように正答を多肢選択で選ぶ方

表19　運動障害性構音障害の主な評価項目

声	・声質 ・声の高さ ・声の強さ
共鳴	・開鼻声 ・閉鼻声
構音	・母音の誤り ・子音の誤り
プロソディ （韻律）	・発話速度 ・抑揚 ・リズム
発話明瞭度	・よくわかる ・ときどきわからない言葉がある ・話のテーマがわかっていればおおむね推測できる ・ときどきわかる言葉がある ・まったくわからない

式がある．

その他の検査：包括的な失語症検査とは別に，より詳細な症状の分析を目的とした掘り下げ検査がある．聴覚的理解に関するものとしてトークンテスト，理解語彙検査，環境音認知検査などがある．発話に関する検査では発語器官失行検査，100語呼称検査など，文字に関する検査として仮名検査，読書力検査などがよく用いられている．

慢性期の評価

失語症者が退院し，在宅の状況になる段階，あるいは慢性期には，言語機能の障害の程度に加え，実生活の場面で他者とどのようにコミュニケーションが可能かということが問題となる★10．言語機能の障害の程度は軽度であっても生活半径を拡大できず，コミュニケーションが円滑にとれない例もあれば，障害の程度が重度であっても確実なコミュニケーションが他者ととれる症例もある．このような評価には実用コミュニケーション能力検査（CADLT）★11などが用いられる．

運動障害性構音障害の評価

声，共鳴，構音，プロソディなど発声発語の各側面について評価を行う．声については声質，声の高さ，声の強さ，共鳴については開鼻声，閉鼻声の有無，構音については母音の誤りの有無，子音の誤りの有無，プロソディについては発話速度，抑揚，リズムの状態についてチェックを行う（表19）．これらの合成指標として話し言葉の聴きやすさを5段階で評価する発話明瞭度がある．

言語障害の鑑別

患者の症状を把握することにより，図12のように問題点を抽出で

★10　実用性重視アプローチ
重度の失語症者では，発話能力に制限がみられる一方で，描画やジェスチャーなど非言語的コミュニケーション能力が保たれている場合がある．実用性重視アプローチとは①非言語的コミュニケーション能力の使用を積極的に進めるアプローチ，②日常コミュニケーション場面への般化を促すアプローチ，③家族，周囲の参加を求めるアプローチであり，言語機能を越えた広い意味でのコミュニケーション能力の改善を目的としている．

★11　実用コミュニケーション能力検査
（Communicative Ability in Daily Living Test；CADLT）．

1990年に作成された．言語機能の障害の検索というより，情報伝達の影響を及ぼす種々の要素を含めた，実際面でのコミュニケーション能力を評価することを目的としている．院内の表示の理解，切符を買う，薬剤管理，など日常生活で起こるさまざまな場面のシミュレーションという方法で，コミュニケーション能力を評価する．採点に際し，いずれかの方法で情報が伝達できたかどうかという実用性に重点が置かれている．結果は得点化され，同時にコミュニケーションの実用性のレベルに分類される．言語の機能障害だけでなく，それ以外の要素も加味されるコミュニケーションという能力障害を評価する検査とされるが，機能障害の検査との相関が高く，この点は検討を要する．結果の解釈とともに具体的な訓練法を提示している点は臨床上，有意義である．

図12　言語障害の鑑別

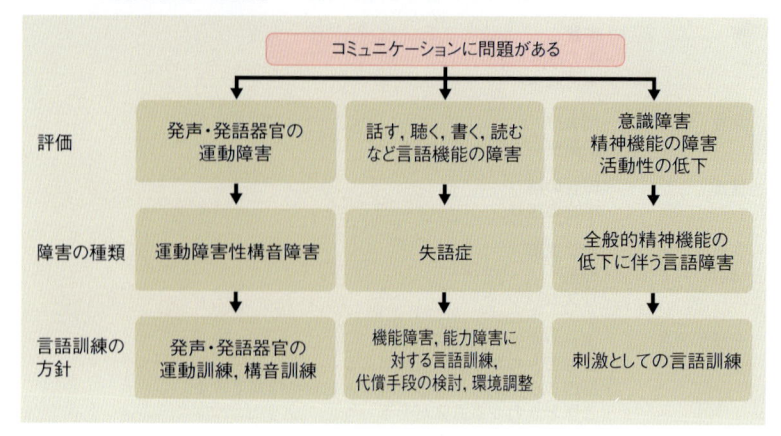

評価	発声・発語器官の運動障害	話す，聴く，書く，読むなど言語機能の障害	意識障害　精神機能の障害　活動性の低下
障害の種類	運動障害性構音障害	失語症	全般的精神機能の低下に伴う言語障害
言語訓練の方針	発声・発語器官の運動訓練，構音訓練	機能障害，能力障害に対する言語訓練，代償手段の検討，環境調整	刺激としての言語訓練

（コミュニケーションに問題がある）

きれば，言語障害の鑑別が可能となる．すなわち，患者の示している症状が発音を中心とするものであり，舌や軟口蓋など発声・発語器官の形態異常がなく，義歯の不適合がない場合は運動障害性構音障害と考えられる．食事の際に口中から食べ物がこぼれる，むせる，せき込むなどの嚥下の問題や流涎の存在が鑑別に役立つこともある．

　一方，スタッフの指示や言葉かけが十分理解できない，言葉が出ない，発音がおかしい，字を書くことも難しい，新聞が読めないようであるなど，聴く，話す，読む，書くという言語機能に限局した障害が認められる場合は失語症が疑われる．

　コミュニケーションもとりにくいが，外界の事柄に無関心でぼーっとしている，暴力を振るう，徘徊するなどの行動がある，自分からは食事もしようとしないなど，言語機能の障害に加え精神活動の問題が認められる場合，あるいは語の列挙の成績が呼称に比べきわめて悪い，聴覚的了解に比べ，読解の成績が極端に悪いなどの場合は，全般的精神機能の低下に伴う言語障害と考えられる．実際には，発症からの経過に伴い症状が変化する例，また失語症状で発症するアルツハイマー型認知症の例，逆に失語症に種々の精神症状が合併している例，などが多数存在し，いわゆる失語症であるのか，全般的精神機能の低下に伴う言語障害であるのか，その鑑別は容易ではないことが多い．種々の評価を施行するとともに，経過を追って行動観察を十分に行う必要がある．

（立石雅子）

●参考文献
1) Darley FLら：運動性構音障害．柴田貞雄訳．東京：医歯薬出版；1982.
2) 日本言語療法士協会編：言語聴覚療法；臨床マニュアル．東京：協同医書出版；1992.
3) 平山惠造ら編：脳卒中と神経心理学．東京：医学書院；1995.
4) 立石雅子：脳卒中の症状とその対応—言語障害．エキスパートナース1995；11：56-61.

5) 竹内愛子ら：脳卒中後のコミュニケーション障害．東京：協同医書出版；1995．
6) 柏木敏宏監修：ブレインナーシング12．新・失語症患者の看護．大阪：メディカ出版；1996．

失認と失行

　リハビリテーション医学は単に運動障害や感覚障害の回復に寄与するだけでなく，社会復帰を目指す学問であるため，高次脳機能障害がリハの重要な阻害因子として言及されている[★1]．

　高次脳機能障害は患者の予後や日常生活面での問題，退院後の生活を考えるうえでも重要であり，患者だけでなく家族，職場関係者などへの働きかけが必要となる．本項では，特に失行，失認という一見気づかない症状を中心に解説を加えたい．

高次脳機能障害

　脳卒中患者では約半数で何らかの高次脳機能障害を認めると考えたほうがよい．特に失行・失認はその障害を知らない人にはほとんど気づかれない症状である．患者の訴えから"変なことを言ってる，変なことしてる"と聞き流してしまわないよう，注意深く観察する必要がある．

失行・失認の検査 [★2]

　失行・失認の評価に使用する神経心理学的検査を述べる．失行症の検査として，標準高次動作性検査（日本失語症学会）が用いられる．これは脳損傷による失行症状の検出を目的として作成された．検査項目は顔面動作，慣習的動作，手指構成模倣，客体のない動作，連続動作，着衣動作，物品を使う動作，系列的動作，下肢・物品を使う動作，描画，積み木など13の大項目と45の小項目から成る．また，WAB（Western Aphasia Battery）失語症検査日本語版にも"行為"の項目が含まれており，失行症のスクリーニングができる（表20）．

　一方，失認症に対しては，最近，高次視知覚検査（日本失語症学会）が市販された．これは視覚の基本機能，物体・画像認知，相貌認知，色彩認知，シンボル認知，視空間認知と操作，地誌の見当識など7の大項目と44の小項目から成る．

★1 高次脳機能とその障害

高次脳機能とは，運動や感覚などの要素的機能ではなく，知覚，認知，行動のプランニングとプログラミング，言語，記憶，注意などの統合的な機能で，人間が生きていくために必要な認識，思考，判断，行為などをいい，その障害である高次脳機能障害は，失語，失行，失認，記憶障害などの部分的な障害と意識障害，認知症などの全般的な障害に分けられる．
"意識が戻らない""ボケている""言葉がおかしい"などは，しばしば患者の家族や看護側からも情報が得られるが，行為の障害や認知の問題は，医療従事者側に知識がなければ見過ごされてしまう．

★2 失行・失認の評価の前に

まず身体所見や神経症状，生活歴，家族構成，職歴などを把握する．病前から，視力・視野，聴力障害，あるいは知的障害がなかったかどうかを知っておく．
　リハに際しては，患者と同居したり，患者の世話をするキーパーソンの把握は不可欠である．
　検査は患者の協力を得なければならず，意識障害や高度の認知症，易疲労性があると検査は困難である．評価をする前に患者が検査に注意・集中できるかどうかをみておく．また，発病早期の患者では，状態が変動しやすく，患者の一側面をみているにすぎない．

表20　失行症の検査（WAB失語症検査）

上肢	1. げんこつを作ってください 2. 兵隊さんの敬礼をしてください 3. 手を振って"さよなら"してください 4. 頭をかいてください 5. 指をならしてください
顔面	6. 舌を出してください 7. 目を閉じてください 8. 口笛を吹いてください 9. 花の匂いをかぐ真似をしてください 10. マッチを吹き消す真似をしてください
道具使用	11. 櫛でとかす真似をしてください 12. 歯ブラシで歯をみがく真似をしてください 13. スプーンで食べる真似をしてください 14. 金づちで打つ真似をしてください 15. 鍵をかける真似をしてください
複雑な動作	16. 車を運転する真似をしてください 17. 戸をたたいて開ける真似をしてください 18. 紙を2つに折る真似をしてください 19. タバコに火をつける真似をしてください 20. ピアノを弾く真似をしてください

図13　BIT日本語版の線分抹消試験，星印抹消試験，文字抹消試験における半側空間無視

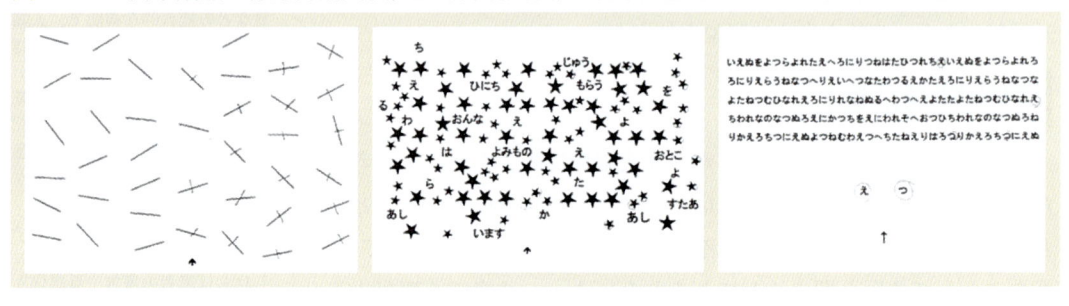

　半側（一側）空間無視の評価では諸外国で使用されているBIT（行動性無視検査；Behavioural Inattention Test）日本語版が発売された．これは，机上で行う検査ではあるが，従来の線分抹消試験や二等分検査に加え，メニュー読み，文の朗読，時計合わせ課題，など無視の行動異常を推察すべく開発されたものである（図13）．

　その他の高次脳機能障害の評価

　コース立方体組み合わせテストは，手本通り図柄で立方体を組み合わせていく検査で，視空間知覚や動作性障害を反映する．IQが算出されるが，あくまで動作性検査であり，何らかの運動障害や構成障害があると著明に低下する（図14）．
　レーヴン色彩マトリックス検査は，刺激図版の欠如した部分にはめ込むべき模様を6個の選択肢から選ぶ検査である．脳損傷例では健常群に比べ，有意に低下し，失語症や半側空間無視を呈するものでは著しい低下を示す（図15）．
　失行・失認を評価する際は，これらだけを評価するのではなく，

図14 コース立方体組み合わせテスト

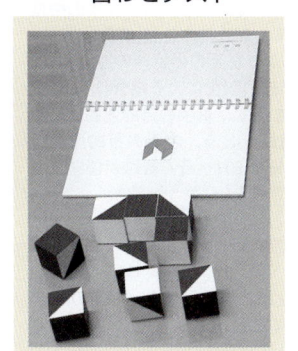

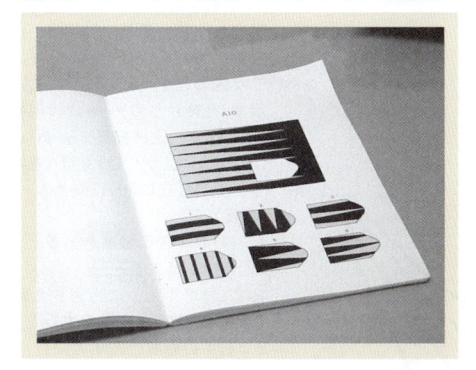

図15 レーヴン色彩マトリックス検査

同時に障害されているほかの高次脳機能―たとえば言語の障害（失語症）や知的機能の障害―を定量的に評価する必要がある．また，機能予後を推察するためには，障害を受けていない脳機能も合わせて評価しなければならない．失行症患者の多くは失語症を合併しているため標準失語症検査が必要な場合が多い．また，WAIS-Rやコース立方体組み合わせテスト，レーヴン色彩マトリックス検査などを併用してその残存能力を評価する必要がある[★3]．

失行症

ひとことで失行といっても，その種類は数多く，また諸家の報告により定義が微妙に異なる．古くはリープマン（Liepmann）が提唱した観念失行，観念運動失行，肢節運動失行の3つが古典的な失行として知られている．一般に，失行は運動麻痺や失調，感覚障害，不随意運動，知能障害，意識障害などがなく，行うべき行為を理解できているのに，要求された行為が正しく行えない状態をいう．

左大脳半球（特に頭頂葉）には運動のエングラム（engram；記憶痕跡）があり，その部位の損傷で失行が生じるとされる．すなわち，左大脳半球頭頂葉皮質と皮質下の病変では両手の失行が生じる．一方，病巣が広範となり前方の中心前回・後回に病変が及ぶと右片麻痺を認めるため，右片麻痺を伴う左手の失行（交感失行と呼ばれる）が生じる．また，脳梁中部1/3の限局した病変では，左大脳半球の運動エングラムから，左手を動かす右大脳半球の運動系（前頭葉）への連絡が遮断されるため，右片麻痺を伴わない左手の失行（脳梁失行）が生じる（図16）．

観念運動失行と観念失行

観念運動失行は，物品を使用しない単純な行為（軍隊の敬礼など）や単一物品の使用（櫛を使うなど）が，自然状況下では可能であるのに命ぜられるとできないことをいう．運動の取り違えや，全然違

★3
失行・失認のためにそれぞれの検査で，予想外の低い結果がみられることがある．物品使用障害があれば，コース立方体組み合わせテストやWAIS-Rの動作性IQでは明らかな低下を示すため，レーヴン色彩マトリックス検査を用いるなどの工夫が必要である．半側空間無視患者では，WAIS-Rの動作性IQ，コース立方体組み合わせテスト，レーヴン色彩マトリックス検査などでいずれも明らかな低下を示すが，言語性IQは保たれていることが多い．

図16　リープマンの失行図式

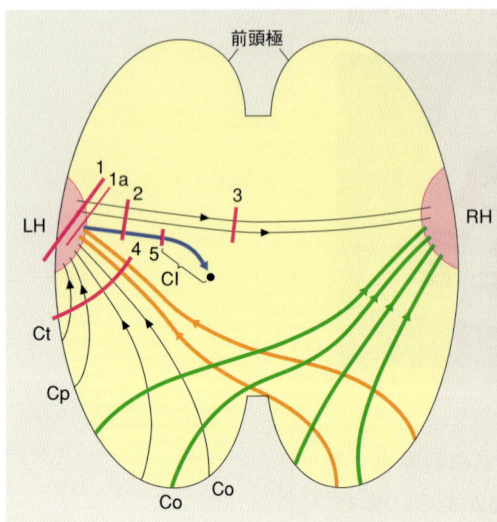

LH：右手の中枢，RH：左手の中枢，Co, Cp, Ct：左手の中枢に向かう連合線維の後頭葉，頭頂葉，側頭葉の各起始部．左手の中枢への連合路と，右半球から右手の中枢への連合路は，二次的なので ─── で示す．左右半球の脳梁による結合は ─── で示す．LHからの ➡ は投射線維を示す．右手の目的運動はCo, Cp, CtからLHを経て脊髄への道筋をとる．左手の目的運動はCo, Cp, CtからLHを経て脳梁を通りRHへ行く経路が優勢．もう一つの経路はRHに向かう ─── で示す．

〈病巣〉
1：LHが完全に障害されると右手の麻痺と左手の失行（dyspraxia）を起こす．
1a：LHが不完全に障害され麻痺を起こさない場合，右手の肢節運動失行と左手の失行を起こすことがある．
2：右手の麻痺と左手の失行．
3：左手の失行．
4：右手の観念運動失行と左手の失行．
　左半球のさらに後方の病巣や，びまん性の変化はしばしば観念失行を起こす．
5：内包の病変は右手の麻痺を起こすが左手の失行は起こさない．

（江藤文夫ら編：臨床リハ別冊/高次脳機能障害のリハビリテーション．東京：医歯薬出版；1995. p.159）

う身体部分の運動への逸脱，不定形の運動，一時的な運動の中断などが起こる．

　これに対し，個々の行為は正しく行えるのに，複数の物品を用いて系列的な行為（茶葉を入れた急須に，ポットでお湯を入れ，茶碗に注ぐなど）ができない．たとえば，茶碗にお湯を注いでから，茶葉を入れるなどの誤った行為がみられる．しかし，現実的にはこれらの異常は個々の物品使用時にすでに使用の誤りがみられて，急須の蓋がうまくとれない，ポットのお湯を注げないなど単一物品の使用が困難であることが多い．したがって，物品（道具）使用の障害を観念失行という場合もある．

　失語症を有する左大脳半球損傷患者では日常生活場面で，これまで使用可能であった道具がうまく使えなくなっている場合があり，このような患者では失行が併存している場合が少なくない．

肢節運動失行

　用途に適した協調運動，習熟運動が正しく行えない状態で，麻痺と失行の中間型に位置するといわれている．前述の観念運動失行・観念失行が，目的とする動作をなかなか行えず，誤った反応がみられるのに対し，肢節運動失行は目的とする動作が開始され，ほかの行為に置き換わることはないが，運動自体が拙劣なために時間がかかり，うまく遂行できない．ポケットに入れた鍵を取り出すことや，シャツのボタンのかけはずしなどが拙劣で，うまくできない．責任病巣として，左右大脳半球の中心前回・後回近傍が推定されている．

着衣失行

　衣服の各部分と自己身体の関係に混乱が生じ，着衣動作が困難に

図17 着衣失行

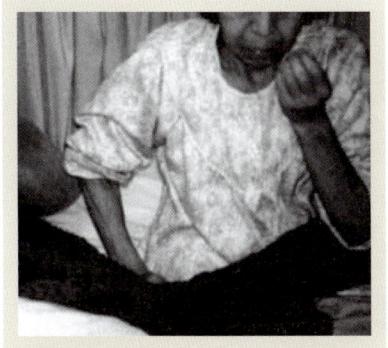

患者は袖を持ち、手を通そうとするが、上下左右裏表が、混乱してうまく着ることができない。

図18 構成失行患者の立方体模写

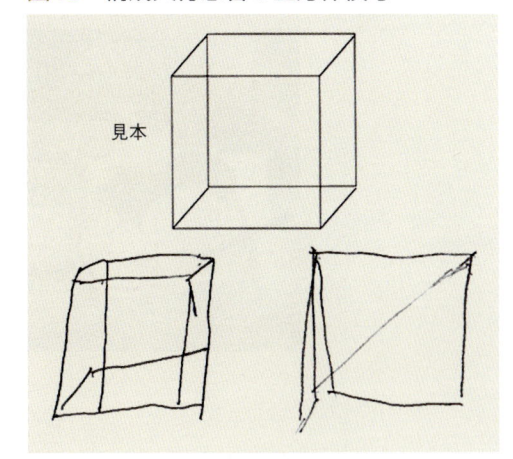

見本

なったものを着衣失行（狭義）という．片麻痺や感覚障害，半側空間無視，観念失行などがあると着衣困難がみられるが，通常はこれらと独立した障害である．

Brain（1949）は身体図式障害をきたす左右半球病変で生じると述べているが，報告例の多くは劣位半球頭頂葉病変である．発病初期には半側空間無視を合併する場合があり，半側空間無視が消失した後に，衣服と自己身体の関係がわからず，腕を袖に通すことができなかったり，ボタンをかけることができなかったりすることで着衣失行の存在が明らかとなる場合がある（図17）．

構成失行

まとまりのある形態を構成する能力に障害をきたし，空間的に配置する行為が困難になった状態をいう（図18）．構成行為障害の基盤には視空間認知障害などが少なからず関与することが指摘されており，最近では"構成障害"と呼ぶ場合が多い．

左右どちらの大脳半球の障害によっても生じる．一般に頭頂葉病変で生じるとされているが，前頭葉病変でもみられ，また脳萎縮や脳室の拡大など，脳のびまん性の形態学的変化だけを有する場合にも高頻度に生じるため，局在症状としての意義はそれほどない．ただし，右半球損傷では，視空間認知の障害が目立ち，遠近視の障害，空間内の対象の定位不能，部分どうしの相互関係の分析の困難などを示す．これに対して，左半球損傷では構成行為の実行とプログラミングの障害が目立つ．構成行為を行うにあたり，全体的な空間関係は保たれるが，細部が省略されたり，角が書けない場合がある．運動を遂行させる能力が低下し，ためらいがみられるという．

構成能力は健常者でも知的水準や教育的背景などによる個人差が大きく，知的障害，視空間知覚障害などに左右される．

図19　半側空間無視患者の食事場面

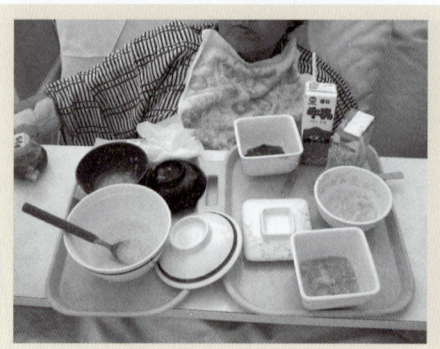

右側の味噌汁やご飯は食べているが、左側に置かれたおかずには気づかず手をつけていない。

口腔顔面失行

　顔面の表情運動や摂食・嚥下などの自動的行為は保たれているが，舌を出す，咳払いをするなどの企図的な行為が障害された状態をいう．左大脳半球の縁上回，島，弁蓋部などの損傷でみられ，失語症に伴うものがほとんどである．

歩行失行

　感覚障害や運動能力低下がないのに両下肢を歩行のために使用できない状態．足が高く上げられず地に根が生えたように動かない．パーキンソン病などの大脳基底核病変で生じることが知られているが，片麻痺患者にみられることはそれほど多くはない．前頭葉内側面の損傷でみられる．

失認症

　ある種の感覚を介する対象を認知することの障害で，その感覚の異常や知能低下，意識障害に起因するものではない．失認には視覚失認や聴覚失認のように，それぞれの感覚様式ごとに独立したものと，半側空間無視のように複数の感覚様式が重なっているものがある．リハ領域で最も頻繁にみられるものは半側空間無視であろう．

半側空間無視

　要素的感覚障害や運動障害がないにもかかわらず，病巣と反対側からの種々の刺激や状況に気づかず反応しない状態をいう．本症候は脳卒中患者におけるリハの代表的な阻害因子として知られており，日常場面においてもしばしば問題となる[★4]（図19）．

　原因疾患や判定時期，評価法などによって異なるが，半側空間無視は，右半球損傷の十数％から数十％にみられるという．左半球損傷で右半側空間無視をみることもあるが，ほとんどは一過性である．

　半側空間無視の発現機序として，視野障害や眼球運動障害などの要素的障害説や，外界の心的表象が障害される空間表象障害説，損

★4
脳卒中の発病早期に半側空間無視は食事の食べ残しや無視側にいる介護者に気づかないことなどが問題となる．リハが開始されると，無視はより明確となり，車椅子の片側をぶつけたり，身体の片側を壁や扉にぶつけたりする．全般的な注意障害や発動性低下を伴うために社会的適応の阻害となる．また，転倒や骨折を伴うこともしばしばで入院を長期化させる要因となる．したがって，あらかじめ，半側空間無視の存在に注意を傾けておくべきである．

傷半球の反対側への注意を向けることができなくなる注意不均衡説，側頭頭頂後頭葉や前頭葉などの皮質，辺縁系，視床，中脳網様体などの回路網の障害による注意覚醒水準低下説，方向性の注意障害説などさまざまな機序が考えられているが，確立されているわけではない．

半側空間無視の訓練はここでは論じないが，病棟場面においては，患側に頭や眼を向けさせて，ADLのなかで繰り返し指導を図ることが大切である．ベッドやお膳の位置を変える，食器や車椅子の工夫など外部環境を変えて順応を容易にするよう努めるべきである．

視覚失認

一般的な知能障害がなく視力・視野などの一次的な視覚能力は保たれているのに，対象を認知できないものを視覚失認（広義）という．視覚対象の違いにより，物体失認，相貌失認，色彩失認，同時失認などに分けられる．

物体失認：日常の物品を見ただけではわからず，触ったり，使用した音を聞いたりしてはじめてわかる．

リッサウアー（Lissauer）は統覚型と連合型の2型に分類した．
①統覚型物体失認：視知覚を統覚することが障害され，形態の異同を判断できない．物体の模写が困難である．
②連合型物体失認：形態の把握が十分で，模写も可能であるが，物品の呼称や使用法を言い表すことができない．

どちらも両側後頭葉病変で生じることが知られている．

相貌失認：病前から熟知しているはずの人の顔がわからず，声などを聞いてはじめてわかる．両側または右後頭葉内側部病変で生じる．

色彩失認：色彩の区別はできるが，色名を言ったり，色塗りやカテゴリー分類ができない．

同時失認：個々の部分の知覚は正常であるが，全体的には互いの関係が把握できず，全体の意味がわからない．情景画を見せると細部については理解できるが，全体としての意味の理解が困難である．両側または右頭頂後頭葉病変でみられることがある．

純粋失読も，視覚失認の一種で自発話や書字は保たれ，聴覚的な理解は正常であるのに，文字の理解，音読などができない．後頭葉に入った視覚的な言語情報が優位半球の言語領野に到達しないために生じる．通常は左後頭葉と脳梁膨大部の合併病変でみられる．

視空間性知覚障害

空間内における，視覚による認知障害をいう．前述の半側空間無視，視覚性失見当，地誌的障害などがある．

視覚性失見当：視覚による物体の空間位置や位置関係を定位することができないもの★5．

★5 バリント症候群
バリント（Bálint）症候群は精神性注視麻痺，視覚性運動失調，視覚性運動障害の三徴から成り，両側頭頂後頭葉病変でみられる．

地誌的障害：熟知した場所でもわからなくなる地誌的失見当と，熟知した場所を思い出したり描き出すことができない地誌的記憶障害に分けられる．

身体失認

自己の身体，身体空間に関する認知障害をいう．両側性の身体失認と一側性の身体失認に大別される．

両側性の身体失認：手指の失認，左右失認，身体部位失認などがある★6．

手指失認は自分あるいは検者の手指の指示や命名ができず，また指で作る種々の形を作ることができない．

左右失認は自分あるいは検者の左右がわからなくなる．

身体部位失認は自分の身体の指示や命名ができなくなる．

一側性の身体失認：病巣の反対側に生じる身体認知の障害で，多くは右頭頂葉の広範な損傷によって生じる．病態失認には，片麻痺を否認することや，麻痺に対して無関心で気づかない場合がある．また一側身体失認は自分の身体片側に注意が向かず，一側半身を使用しない場合や，片側の顔を洗わない，化粧をしないなどの行動異常がみられる．通常は半側空間無視に合併しており，日常生活場面での問題がしばしば生じる．

聴覚失認

知能障害がなく聴力は保たれているのに，音の性質を認知できないものを聴覚失認（広義）という．狭義の聴覚失認は，言語や音楽は認知できているが，環境音に限って認知できないものをいい，両側側頭葉病変が重視されている．また，感覚性失音楽は音楽（メロディ，リズムなど）が認知できないものをいう．さらに言語だけが選択的に認知できないものを，純粋語聾という．

触覚失認

触覚，痛覚などの一次的な感覚障害はないが，触ったものが認知できない状態をいう．

素材失認：触ったものの材質（硬さ，重さ，粗さなど）が認知できない．

形態失認：触った物の大小，形態などが認知できない状態をいう．狭義の触覚失認は形態や素材がわかるのに，物体を認知できないものをいう．

（前島伸一郎）

★6 ゲルストマン症候群
ゲルストマン（Gerstmann）症候群は手指失認，左右失認，失算，失書の四症状から成る症候群で，左頭頂葉の角回を中心とした病変が重視されている．

● 参考文献
1) 土肥信之ら編：精神機能評価—増補版．東京：医歯薬出版；1993．
2) 土肥信之ら編：臨床リハビリテーション．脳卒中1—脳卒中のみかた．東京：医歯薬出版；1991．
3) Brain R：Visual disorientation with special reference to lesions of the right

cerebral hemisphere. Brain 1941;64:244-272.
4) Kleist K:Kriegsverletzungen des Gehirns in ihrer Bedeutung fur die Hirn-lokalisation und Hirnpathologie. In:Bonhoeffer K, editor. Handbuch der Arztlichen Erfahrungen im Wertkriege 1914/1918. Leipzig:Verlag von Johann Ambrosius Barth;1922/1934, p.455-505.
5) 石合純夫:BIT行動性無視検査日本版. 東京:新興医学出版;1999.
6) Liepmann H:Apraxie. Ergbm ges Med 1920;1:516-543.
7) 大脇義一:コース立方体組み合わせテスト使用手引き. 京都:三京房;1987.
8) 杉下守弘:WAB失語症検査日本語版. 東京:医学書院;1986.
9) 杉下守弘ら:日本版レーヴン色彩マトリックス検査,手引. 東京:日本文化科学社;1993.
10) 山鳥　重:神経心理学入門. 東京:医学書院;1985.

●意識障害

　意識は，医学において最も取り扱いの困難な問題の一つであり，関係する専門分野の医師すべてを満足させることができる定義はないのが現状である．そこで，臨床では意識とは何かと問うことはなく，自分の周囲のことと自分自身のことがわかっている状態を意識があるといい，周囲の出来事に注意を払い，正しく認識し，的確に判断して適切な行動をとることができる状態を意識清明という．意識が障害されると注意が鈍くなり，正しく認識できず，行動としての対応や意思表示が鈍く，不正確，不適切になる．

　意識障害は脳活動の低下状態と考えられており，精神活動，身体活動，感覚，そして呼吸・循環など自律神経機能の刺激に対する反応として評価ができる．意識の生理機構については，脳幹の上行網様体賦活系および視床下部賦活系が大脳皮質の調節に働き，脳の活動水準が維持されていると考えられている．したがって，脳幹，視床，広範な大脳半球の障害によって意識障害が生じる．意識障害の原因，評価，認知症との鑑別について解説する．

原因

　意識障害には，さまざまな原因がある（表21）．意識障害の治療は，原因の治療が原則である．一刻も早く治療を開始することが，治療の成否を握る．したがって，意識障害は，原因のいかんにかかわらずすみやかに診断されなくてはならない．しかし，バイタルサイン（呼吸，血圧，脈拍，体温）をチェックし，気道の確保，人工呼吸，心臓マッサージなどに追われ，時間的に余裕のないことが多い．救

表21 意識障害の原因疾患

I. 脳の一次性障害	1. 外傷：脳振盪，脳挫傷，硬膜下血腫 2. 脳血管障害：脳出血，脳梗塞，クモ膜下出血，静脈洞血栓症 3. 脳腫瘍 4. 感染症：脳膿瘍，脳炎 5. てんかん
II. 薬物中毒	1. 向神経薬物，睡眠薬など 2. 麻薬 3. アルコール 4. 有機溶剤 5. 重金属：鉛，水銀 6. 農薬：有機リン剤
III. 全身性障害	1. 循環障害による低酸素脳症 　a. 心拍出量低下：不整脈（アダムス-ストークス症候群），心筋梗塞 　b. 全身血圧低下：ショック，起立性低血圧，血管迷走神経反射 　c. 高血圧脳症 2. 低酸素血症 　a. 肺疾患 　b. 窒息 　c. CO中毒 3. 水・電解質異常 　a. 低 Na 血症 　b. 高 Na 血症 　c. 高 Ca 血症 4. 代謝障害 　a. 肝性脳症 　b. 腎不全 5. 内分泌障害 　a. 非ケトン性高浸透圧性糖尿病性昏睡 　b. 低血糖 　c. 下垂体：アジソン病，クッシング症候群 　d. 甲状腺：甲状腺クリーゼ 　e. 副甲状腺機能亢進症・低下症 6. ビタミン欠乏 　ビタミン B$_1$（ウェルニッケ脳症） 7. 環境の物理的因子 　a. 熱射病 　b. 低体温症

表22 意識障害の原因疾患に対する問診からのアプローチ

1. 周囲の状況は？	外傷，中毒（薬物，アルコール，CO中毒），熱射病
2. 意識障害の起こり方は？	突発的：脳血管障害，外傷，てんかん，循環障害による脳低酸素症（心筋梗塞など） 急性：低血糖，髄膜炎，脳炎，硬膜外血腫，高血圧脳症，熱射病 亜急性：糖尿病昏睡，肝性脳症，肺性脳症，硬膜下血腫 慢性：脳腫瘍，髄膜癌腫症，腎不全 繰り返し：てんかん，低血糖，肝性脳症，肺性脳症，アダムス-ストークス症候群
3. 前駆症状は？	発熱：脳炎，髄膜炎，熱射病，急性副腎不全 痙攣：てんかん，脳血管障害，脳膿瘍，低血糖，低 Ca 血症 頭痛：クモ膜下出血，脳出血，硬膜外出血，硬膜下出血，脳炎，髄膜炎
4. 基礎疾患は？	高血圧：脳血管障害，腎不全，バセドウ病クリーゼ 糖尿病：非ケトン性高浸透圧性糖尿病性昏睡，低血糖 肝疾患：肝性脳症，食道静脈瘤破裂，ウェルニッケ脳症 肺疾患：肺性脳症 腎疾患：腎不全，低 Na 血症 心疾患：心筋梗塞，アダムス-ストークス症候群，脳塞栓 癌：脳転移，髄膜癌腫症 感染症：脳膿瘍，髄膜炎，敗血症 内分泌疾患：アジソン病クリーゼ，バセドウ病クリーゼ

命処置に追われるなかで問診は，意識障害の原因を推定し，効率よく検査を進めるうえで大きな手掛かりを与えてくれる（表22）．意識障害の治療は，周囲の人びとに問診を行い，原因を推定することから始まるといっても過言ではない．

原因別に意識障害の特徴を解説する．

脳血管障害

特徴として突然の発症があげられる．解剖学的に意識障害を生じる部位は，大脳皮質または皮質下の広範な病変，視床下部，上部脳幹背側である．視床下部や大脳辺縁系の病巣では意識の変容をきたす．小脳出血は，脳室穿破を伴う場合には意識障害の遷延をみる．また，発症時意識障害がなくても，水頭症の進行によるヘルニア★1のため意識障害が出現することがある．

頭部外傷

頭部外傷による脳損傷の程度は意識障害のレベルに並行する．意識障害は一次損傷だけでなく続発する二次病変によっても生じる．脳外傷は，びまん性脳損傷と局所性脳損傷に分けられる．びまん性脳損傷の最も重症なものは，びまん性軸索損傷★2である．脳幹だけでなく大脳半球白質にも広範な損傷が生じるため，受傷直後から意識障害が生じる．局所性脳損傷では脳幹損傷が最も重症である．また，硬膜外血腫，硬膜下血腫，脳内血腫による二次性損傷では頭蓋内圧亢進や脳組織損傷により意識障害の悪化が起こる．

脳腫瘍

意識障害を生じるのは，大半が頭蓋内圧亢進により脳幹を圧迫するようになったときである．あるいは，大脳の広範な機能障害，間脳や上位脳幹の意識中枢に発生した腫瘍，意識障害を伴う痙攣発作，水・電解質異常や代謝障害などが原因になりうる．

脳炎・髄膜炎

脳炎は意識障害がほぼ必発である．意識障害の起こり方，そのレベルの把握は，診断・治療効果の判定に有力な指標となる．

髄膜炎では意識障害を原則として認めないが，脳浮腫の存在あるいは病変が脳実質へ及ぶときは意識障害をきたす．

代謝性脳障害（脳症）

全身性疾患を基礎として二次性に中枢神経系の機能不全をきたした病態の総称である．表21に原因疾患をあげているが，原因疾患を治療することが意識障害から回復させることであり，また多くの場合，原因疾患が重症であることが多く，的確な診断と治療を早期に行うことが必須である．

肺性脳症

呼吸不全のために起こる，さまざまな程度の意識障害，頭痛，四肢の羽ばたき振戦，筋痙攣，錯乱・譫妄・不眠などの精神症状を呈する症候群である．

★1 脳ヘルニア

虚血，外傷，中毒などで脳浮腫が起こり脳の体積が増えて，脳が抵抗の少ない間隙にはみだすことをいう．帯状回ヘルニア，中心性ヘルニア，鉤ヘルニア，小脳扁桃ヘルニアなどがある．脳ヘルニアが進展すると脳幹を圧迫して意識障害を増悪させ，ついには死の転帰をとる．

★2 びまん性軸索損傷

脳外傷はびまん性脳損傷と局所性脳損傷に分類される．びまん性脳損傷の軽症型が脳振盪である．びまん性軸索損傷は，最も重症型で，受傷時の衝撃により大脳半球白質の軸索が断裂，受傷直後から意識は消失し，多くは死亡あるいは昏睡状態が遷延する．

> **評価**

　意識障害には，意識混濁と意識の変容とがある．

　意識混濁とは，外的な刺激を与えたとき，外界を認識しそれに反応することがうまくできないことをいい，意識の清明度（覚醒度）が低下している状態である．

　意識の変容とは，認知・思考が正常と異なり，ゆがめられ，混乱し，身体反応も抑制がとれ，興奮した状態が，軽度の意識混濁とともに現れることをいう．その代表的なものに，譫妄がある．譫妄については後述する．

　従来，意識混濁の程度を表すのに昏睡（高度の意識混濁），昏迷（中度の意識混濁），傾眠（軽度の意識混濁）という用語が用いられていたが，同じ用語でも，たとえば昏迷（stupor）は，精神科医と内科・神経内科医では使い方に違いがある．救急医療の現場では意識混濁の程度が生命予後に直接関連するので，意識混濁の程度を客観的に評価することが不可欠である．そこで，医療従事者なら誰にでも使いこなせ，評価する人によるばらつきが少ない評価方法が開発された．現在，グラスゴーコーマスケール（Glasgow Coma Scale；GCS）が世界各国で使用されている．日本では，3-3-9度方式（Japan Coma Scale；JCS）も広く使われている．

グラスゴーコーマスケール

　頭部障害による意識障害の評価から始まったが，現在，脳血管障害の意識障害にも利用されている．覚醒という言葉を使わず，各種刺激に対する開眼反応，言葉による反応，運動反応を各要素ごとに数値化し，総合点で評価している．急性期頭部外傷患者で7点以下は重症で予後が悪いと考えられている．しかし，同じ点数でも各項目の組み合わせで内容が異なるので，各項目の点数を記すとよい．最も軽症はE4V5M6の15点，最も重症はE1V1M1の3点である（**表23**）．

3-3-9度方式

　意識混濁の程度を客観的に評価するスケールである．脳血管障害の生命の危険度を直接示す尺度として考案された．すなわち，意識混濁の程度を覚醒度（開眼）を指標に軽症から重症まで大きく3段階に分け，さらに各段階を3項目に分類している．**表24**に示す通りであるが，自発的に開眼していればⅠ桁，閉眼しているが呼びかけや痛み刺激に開眼すればⅡ桁，刺激に対して開眼しなければⅢ桁である．Ⅰ桁の項目は，覚醒している状態を意識内容の要素で3項目に分けている．しかし，Ⅰ桁の3項目の序列は必ずしも意識レベルと並行しない．軽症例に用いる場合，注意が必要である．意識の変容などにつ

表23 GCS

観察項目	反応	評点
開眼 (eye opening；E)	自発的に開眼する 呼びかけにより開眼する 痛みにより開眼する まったく開眼しない	E4 3 2 1
言語による応答 (verbal response；V)	見当識あり 混乱した会話 混乱した言葉 理解不能の音声 まったくなし	V5 4 3 2 1
運動による応答 (motor response；M)	命令に従う 疼痛部へ 逃避する 異常屈曲 伸展する まったくなし	M6 5 4 3 2 1

表24 3-3-9度方式（JCS）

I：刺激しないでも覚醒している状態（I桁で表現） 　　（譫妄，錯乱，明識困難状態）
1．だいたい意識清明だが，今ひとつはっきりしない 2．見当識障害がある 3．自分の名前，生年月日がいえない
II：刺激すると覚醒する状態・刺激をやめると眠り込む（II桁で表現） 　　（昏迷，嗜眠，過眠症，傾眠，嗜眠状態）
10．普通の呼びかけで容易に開眼する 　　合目的な運動（たとえば右手を握れ，離せ）をするし， 　　言葉も出せるが間違いが多い 20．大きな声または体を揺さぶることにより開眼する 　　簡単な命令に応ずる．たとえば離握手＊ 30．痛み刺激を加えつつ，呼びかけを繰り返すと，かろうじて開眼する
III：刺激をしても開眼しない状態（III桁で表現） 　　（深昏睡，昏睡，半昏睡）
100．痛み刺激に対し，払いのけるような動作をする 200．痛み刺激で少し手足を動かし，顔をしかめる 300．痛み刺激に反応しない

R：不穏（restlessness）
I：失禁（incontinence）
A：無動性無言・失外套症候群（akinetic mutism, apallic syndrome）
例：100-I，20-RI
＊：何らかの理由で開眼できない場合．

　いては具体的に記載しておく．不穏（R），失禁（I），無動性無言・失外套症候群（A）などは，記号を付記する．
　生命予後の判断として，III桁は昏睡状態であるが，毛様体脊髄反射★3は中程度の昏睡まで保たれる．深昏睡では筋が弛緩するので腱反射は消失する．さらに意識レベルが悪化すると，散瞳し，対光反射★4，角膜反射★5，頭位変換眼球反射★6，温度眼振★7が消失する．失調性呼吸★8が出現すれば死が近い．また，3-3-9度方式は脳血管障害急性期における意識障害の客観的評価法として開発されており，遷延した意識障害の評価には使用できないので注意が必要である．

★3 毛様体脊髄反射
頸部の皮膚を強くつねると瞳孔が散大する反射である．反射が消失していれば，脳幹が障害されていることを意味している．

★4 対光反射
瞳孔に光を当てると，瞳孔が収縮する反射をいう．反射の消失は，視神経の障害，動眼神経，または中脳の障害を示している．

★5 角膜反射
角膜を刺激したときに両眼が迅速に閉じる反射をいう．角膜反射の求心路は三叉神経で，遠心路は顔面神経である．三叉神経の障害では障害側を刺激したときに反射が減弱する．昏睡や脳幹の障害では両側性に消失する．

★6 頭位変換眼球反射
頭を受動的にすみやかに左右上下に回旋させると，眼球がその反対側に動く反射である．意識障害があって眼球運動障害や脳幹障害のない場合に陽性になる．脳幹障害では両側性に消失する．

★7 温度眼振
外耳道に水を注入すると，その側の半規管が刺激され出現する眼振をいう．冷水では注入したのと反対側に，温水では注入側に向かう眼振が生じるのが正常である．いずれかの反応が欠如していれば，その側に前庭神経障害がある．前庭反射（脳幹反応）であり，脳死の判定に用いられている．

★8 失調性呼吸
延髄呼吸中枢が直接に障害された場合に生じるまったく不規則な周期で，深さも一定しない呼吸で，次第に呼吸停止に至る．死戦期の徴候である．

表25　軽症意識障害評価

	3＝高度	2＝中程度	1＝軽度	0＝ほぼ正常
1. 呼名・沙汰への反応 おはよう○○さん具合はいかが？	まったくなし	多少の反応	かなりの反応	ほぼ正常
2. 見当識（場所）	まったくなし	自宅病院の区別ができる	病院の名前がわかる	ほぼ正常
3. 見当識（季節）		季節がわからない		季節がわかる
4. 見当識（人）	まったくなし	周囲の者がわかる	医療関係者がわかる	ほぼ正常
5. 意欲 家や仕事のことが気になりますか	反応なし	うなずく （内容を伴わない）	何らかの意欲がみられる	ほぼ正常
6. 知識 "いとこ"を説明してください	答えられない	説明するがまるでだめ	了解可能な範囲の解答	正答
7. 計算 100－7	10秒待っても答えなし	解答するが間違い	正答	93－7も正答
8. 声の調子	ききとれず	とぎれとぎれ	不活発	正常
9. 診療中の態度	協力得られず	困難	やや困難	ほぼ正常
10. 自発動作	なし	無目的動作あり	目的を伴った動作をするが正常ではない	ほぼ正常 身体処理をする
11. 自発言語	なし	痛いなど数語 無意味語	簡単な言葉	ほぼ正常
12. 注意 目の動きでみる	なし	呼びかけに目を向ける	追目できる	ほぼ正常

軽症意識障害の評価

　意識障害が軽度の場合，目覚めている，または気がついている状態で，confusion（錯乱）と呼ばれる．注意力が低下し，指南力・記憶が障害され，思考は錯乱し，自発性が減退している．興奮性と過敏性がみられ，ほんのちょっとした刺激にはね起き，幻覚・夜間の興奮がみられる．また，最も軽い場合では，食事・排便など日常生活は介助なしで可能で，洗濯や買い物さえ不十分ながらできる．したがって，軽症の意識障害は，社会的活動性の予後に関与する．脳血管障害では急性期だけでなく回復期にもみられ，リハビリテーションにおいて軽症の意識障害の診断はたいへん重要な問題である．診断には経過をみることが必要であり，そのためには客観的評価法（表25）が有用である．

鑑別すべき疾患

認知症

　意識障害が大脳皮質・皮質下機能の急激な破壊によって生じてくる症状であるのに対し，認知症は脳の慢性・広範・後天的な破壊あるいは機能障害によって生じてくる，知能・記憶・認知・判断・意

欲・情動・性格・言語・行為など高次精神機能の障害を示す症候群である．高齢者の意識障害の場合は，認知症との鑑別が困難なことがある．診断に際しては，臨床経過を観察する必要がある．

譫妄

軽度または中程度の意識混濁に，幻覚などの異常な感覚を伴い，不安焦燥などの情動の変化や活発な精神運動興奮が加わった状態である．意識の清明度は動揺し，1日のうちでも変化する．多くの場合，譫妄状態の出来事については健忘を残す．譫妄は，老人に多くみられ，認知症，脳血管性認知症，代謝性脳障害ではしばしばみられる．認知症様症状との鑑別★9が重要である．

通過症候群

通過症候群という概念がある．急性の意識障害と慢性の認知症との間に境界的な精神状態があり，意識障害から正常，あるいは認知症に移行する過程でみられる一過性（通過）の情動，性格，知的活動が障害された状態をいう．たとえば，意識障害は一気に正気になるのではない．ほぼ清明になっても，意欲がなく不活発である精神状態がしばらく続き，やがて正常になる．その通過口における精神状態をいう．

リハビリテーションの意義

意識障害のリハの意義は，意識の回復に努めることと，合併症を予防することにある．意識障害の治療においては，その原因をすみやかに診断することと，時々刻々と変化する意識について回復に向かいつつあるのか否かを評価することが重要となる．意識障害のリハにおいて基礎的な知識である意識障害の原因と評価について述べた．また，脳血管障害患者のリハでは，軽度の意識障害が問題となる．高齢者では入院中しばしばみられる譫妄と認知症は，時として鑑別が困難であり，経過観察が必要となる．

（鴨下　博）

★9 認知症との鑑別例
たとえば，認知症様症状を示す老人が肺炎と診断され，治療によって肺炎が軽快するとともにそれらの症状が消失することがある．これは認知症ではなく，全身状態の悪化による意識障害（譫妄）である．

● 参考文献
1) 後藤文男ら編：意識障害．Clinical Neuroscience 1993；11（5）：488-569．
2) 亀山正邦編：意識障害と痴呆．日本内科学会雑誌 1990；79（4）：423-507．
3) 佐野圭司編：集中治療医学講座6．意識障害の評価方法．東京：医学図書出版；1982．
4) 一瀬邦弘編：精神医学レビュー，No.26．せん妄．東京：ライフサイエンス；1998．
5) 原田憲一：器質性精神病．東京：医学図書出版；1976．p.8-40．
6) 平井俊策：意識障害の診かた．平山惠造編．臨床神経内科学，第3版．東京：南山堂；1996．p.15-26．
7) 柳沢信夫：意識障害．豊倉康夫編．神経内科学書．東京：朝倉書店；1981．p.147-151．

知能と記憶

知能

知能の臨床的検査

知能を正確に定義することは容易ではない．知能は，新しい場面や課題への順応力，学習する能力，正しい反応をする能力，抽象的思考能力，情報処理能力を含む総合的な能力と考えられているが，一方では，新しい問題を解決する創造的能力であるという狭い定義もある．また，知能は「知能検査で測定される能力である」という操作的定義もある．知能の検査として最も一般的なものは，ウェクスラー成人知能検査である（Wechsler Adult Intelligence Scale；WAIS）．16歳以上に用いられ，1981年に改訂されWAIS-Rとなっている（16歳未満の児童にはWISC-R★1が用いられる）．WAIS-Rは，言語性検査（一般知識，一般理解，算数問題，類似問題，数唱，単語問題）★2と動作性検査（符号問題，絵画完成，積み木問題，絵画配列，組み合わせ問題）★3から構成されている．それぞれについての実際の得点とその被検者の年齢に対して期待される平均得点の比から，言語性知能指数（VIQ）と動作性知能指数（PIQ），および総合的知能指数（FIQ）が算出される．施行時間は，1〜1.5時間である．

知能指数（intelligence quotient；IQ）とは，精神年齢（mental age），すなわち知能検査の得点（粗点）が何歳の精神発達に相当するかを多数の健常者についてのデータに基づいて示す数値を，生活年齢（chronological age）で除し，100をかけたものである．精神年齢と生活年齢が一致すれば，IQは100となる．表26に，ウェクスラー成人知能検査による分布を示す．知能指数は，多数例で検討すれば正規分布する．

WAIS-Rは，知的低下の重度の患者にはやや負荷がかかる検査であるが，下位検査の成績によるプロフィールと知能の概略が指数として得られることから，脳損傷例に対しては臨床上できるだけ施行されることが望まれる．なお，これらの下位検査のなかで，加齢とともに成績が低下するのは，数唱，類似問題，符号問題，積み木問題であるといわれており，またVIQに比較してPIQが15以上低下していれば，器質性の脳障害が疑われるといわれている．なお，多くの進行した認知症のWAIS-RによるIQの成績は，60点以下のスケールアウトとなることが多い．

★1 **WISC-R**
Wechsler Intelligence Scale for Children-Rの略．6〜16歳の児童に用いられる知能検査で，成人のWAIS-Rに対応している．WAIS-Rと同様に言語性，動作性のいくつかの下位検査から成るが，迷路検査などのWAIS-Rにはない検査も含んでいる．知能指数の算出法などは，WAIS-Rと同様である．

★2 **言語性検査**
①常識を含めた知識を計る一般知識，②生活場面でのルールに対する一般理解，③数概念・計算力を計る算数問題，④類推力・抽象的な思考力と関係する類似問題，⑤数列の順唱・逆唱により即時記銘や注意力を計る数唱，⑥カードに示された単語の意味を問う単語問題から成る．

★3 **動作性検査**
①10個の符号を指定場所に転記させる符号問題，②絵の欠陥部分を発見させる絵画完成，③赤と白の積み木を使って提示された模様と同じ模様を作る積み木問題，④数枚の絵を見せて順序正しく並ばせる絵画配列，⑤ジグソーパズルに似た課題である組み合わせ問題から成る．

表26 知能指数による知能の分類

IQ	分類	その分類に属する（%）
130 以上	最優秀（very superior）	2.2
129〜120	優秀（superior）	6.7
119〜110	普通の上（bright normal）	16.1
109〜90	普通（average）	50.0
89〜80	普通の下（dull normal）	16.1
79〜70	境界線（borderline）	6.7
69 以下	知能障害（mental defective）	2.2

認知症の評価

知能検査とは別に，対象となる患者が認知症であるかどうかを簡便に評価する検査法がある[1]．これらは認知症のスクリーニング検査と呼ばれる．信頼性が確認されている代表的な検査法として，MMSE（Mini-Mental State Examination）やHDS-R（改訂長谷川式簡易知能評価スケール）がある．MMSEは，入院患者の認知機能を測定する目的で，短くかつ標準化された検査であり，認知症に対する認知検査としては世界的に最も使用頻度が高い．表27にMMSEを示す．この検査では，20点以下の場合に明らかな認知症の可能性が高いとされている．また日本で開発されたHDS-Rを表28に，認知症の重症度による得点の分布を表29に示す．認知症か否かのカットオフ点は，24/25点に設定するのがよいとされている．この両者で用いられている検査項目は類似しており，その総得点の相関も0.92と非常に高い．これらの検査は，簡便で患者への心理的負荷が少なく，認知症の老人を正常例からスクリーニングするには非常に有用である．

なお，WAIS-Rを含めて，これらの検査の成績は，譫妄などの軽度の意識障害や統合失調症などの内因性精神病でも成績が低下することに注意すべきである．譫妄と認知症の鑑別点は主に，発症形式★4，症状の動揺性★5，幻視の有無★6である．

また特に，老年期のうつ病では，MMSEやHDS-Rの得点の低下がしばしば認められ，仮性認知症（pseudodementia）といわれる．老年期のうつ病では，不安や焦燥感が目立つことが多く，これらが顕著な場合，激越うつ病と呼ばれることがある．一方，不安や焦燥よりもうつ病による思考速度の低下，すなわち思考制止が顕著な場合は，記憶障害も出現し認知症と誤診される可能性があるので注意すべきである．うつ病性仮性認知症では，思考制止のために質問に対して即答することは困難であるが，時間をかけて返答を待ったり，返答のきっかけを作れば，思考内容は貧困でないこと，礼節など対人関係の側面も保持されていることが明らかとなる．したがって，反応の遅延だけで認知症と判断しないことが重要である．症状の日

★4 譫妄と認知症の発症形式
譫妄は急性経過であり発病した日を特定することもしばしば可能である．一方，認知症については，頭部外傷やクモ膜下出血など急性の器質障害後によるものを除いては，アルツハイマー型認知症など脳の変性認知症は潜在性の発症形式をとり，おおよその発病時期もせいぜい月単位でしか特定されない．

★5 譫妄と認知症の症状の動揺性
譫妄は症状そのものが日あるいは時間の単位で変動する．譫妄では睡眠覚醒リズムの障害も起きるため，日中は覚醒せず傾眠がちだが，夜間に譫妄が増悪することが多い．この現象は特に夜間譫妄と呼ばれる．一方，認知症においては症状そのものが日の単位で変動することはな

★6 幻視
幻視は譫妄においてよくみられる症状であるが，内容の具体性に乏しく，錯視（錯覚）の合併が多いことが特徴である．

表27 MMSE

	質問内容	回答	得点
1（5点）	今年は何年ですか．	年	
	いまの季節は何ですか．		
	今日は何曜日ですか．	曜日	
	今日は何月何日ですか．	月	
		日	
2（5点）	ここはなに県ですか．	県	
	ここはなに市ですか．	市	
	ここはなに病院ですか．		
	ここは何階ですか．	階	
	ここはなに地方ですか．（例：関東地方）		
3（3点）	物品名3個（相互に無関係） 検者は物の名前を1秒間に1個ずついう．その後，被検者に繰り返させる． 正答1個につき1点を与える．3個すべていうまで繰り返す（6回まで）． 何回繰り返したかを記せ___回		
4（5点）	100から順に7を引く（5回まで）．あるいは「フジノヤマ」を逆唱させる．		
5（3点）	3で提示した物品名を再度復唱させる．		
6（2点）	（時計を見せながら）これは何ですか． （鉛筆を見せながら）これは何ですか．		
7（1点）	次の文章を繰り返す． 「みんなで，力を合わせて綱を引きます」		
8（3点）	（3段階の命令） 「右手にこの紙をもってください」 「それを半分に折りたたんでください」 「机の上に置いてください」		
9（1点）	（次の文章を読んでその指示に従ってください） 「眼を閉じなさい」		
10（1点）	（なにか文章を書いてください）		
11（1点）	（次の図形を書いてください）		
		得点合計	

(Folstein MF, et al: "Mini-Mental State": A practical method for grading the cognitive state of patients for the clinician. J Psychiatr Res 1975; 12: 189)

内変動や早朝覚醒など，うつ病に比較的特徴的な所見を把握することも両者の鑑別には有用である．また，うつ病においては終始記憶力の低下を本人自身が悩むという特徴がある．

記憶と見当識

記憶障害（健忘）と見当識障害は，認知症疾患で最も頻回にみら

表28 HDS-R

氏名：	生年月日： 年 月 日	年齢： 歳
性別： 男/女	教育年数（年数で記入）： 年	検査場所
DIAG：	（備考）	

1	お歳はいくつですか？（2年までの誤差は正解）		0　1
2	今日は何年の何月何日ですか？　何曜日ですか？ （年月日，曜日が正解でそれぞれ1点ずつ）	年 月 日 曜日	0　1 0　1 0　1 0　1
3	私たちがいまいるところはどこですか？（自発的に出れば2点，5秒おいて…家ですか？　病院ですか？　施設ですか？　の中から正しい選択をすれば1点）		0　1　2
4	これからいう3つの言葉をいってみてください．あとでまた聞きますのでよく覚えておいてください （以下の系列のいずれか1つで，採用した系列に○印をつけておく） 1：a）桜　b）猫　c）電車 2：a）梅　b）犬　c）自動車		0　1 0　1 0　1
5	100から7を順番に引いてください．（100－7は？　それからまた7を引くと？　と質問する．最初の回答が不正解の場合，打ち切る）	（93） （86）	0　1 0　1
6	私がこれからいう数字を逆からいってください．（6-8-2，3-5-2-9を逆にいってもらう．3桁逆唱に失敗したら打ち切る）	2-8-6 9-2-5-3	0　1 0　1
7	先ほど覚えてもらった言葉をもう一度いってみてください （自発的に回答があれば各2点，もし回答がない場合，以下のヒントを与え正解であれば1点） a）植物　b）動物　c）乗り物		a：0　1　2 b：0　1　2 c：0　1　2
8	これから5つの品物を見せます．それを隠しますのでなにがあったかいってください． （時計，鍵，タバコ，ペン，硬貨など必ず相互に無関係なもの）		0　1　2 3　4　5
9	知っている野菜の名前をできるだけ多くいってください． （答えた野菜の名前を右欄に記入する．途中で詰まり，約10秒間待っても答えない場合にはそこで打ち切る） 0～5＝0点，6＝1点，7＝2点，8＝3点，9＝4点，10＝5点		0　1　2 3　4　5
		合計得点：	

（加藤伸司ら：改訂長谷川式簡易知能評価スケール（HDS-R）の作成．老年精神医学雑誌 1991；2：1342）

表29　認知症の重症度による得点の分布

重症度	平均得点	±	SD
非認知症	24.45	±	3.60
軽度	17.85	±	4.00
中等度	14.10	±	2.83
やや高度	9.23	±	4.46
高度	4.75	±	2.95

（加藤伸司ら：改訂長谷川式簡易知能評価スケール（HDS-R）の作成（補遺）．老年社会科学 1992；14［Suppl］：95）

★7 ウェルニッケ-コルサコフ症候群
コルサコフ症候群ないしはコルサコフ精神病ともいう．アルコール依存症例に合併し，ウェルニッケ脳症後に生じることが多い．ウェルニッケ脳症は，ビタミンB₁欠乏により生じ，意識障害，眼球運動障害，失調性歩行を3徴候とする．コルサコフ症候群の特徴は，重篤な前向性健忘，広範な逆向性健忘，失見当識，作話，病識欠如，人格変化であり，視床背内側核と乳頭体の病変により生じるといわれる．

★8 脳の変性疾患
アルツハイマー病，進行性核上性麻痺，びまん性レビー小体病，皮質基底核変性症，ハンチントン病，クロイツフェルト-ヤコブ病，パーキンソン病など．

★9 脳病巣と記憶障害
健忘症を引き起こす脳の病変部位は，海馬を含む側頭葉内側部，視床（前核，背内側核），前脳基底部の3つに大きく分類される．それぞれ側頭葉内側部健忘，間脳性健忘，前脳基底部健忘といわれる．後2者では作話の出現が特徴である．認知症の記憶障害には，これらの部位の病変に加えて大脳皮質の病変が関与する．

★10 ベントン視覚保持検査
線図形を模写し，その後，記銘・保持させ，描画によって再生を求める検査であり，視空間性の刺激の記銘力を検討することができる．成績は点数化され，年齢ごとの標準点も決められている．世界中で広く使用される信頼性のある非言語性記憶課題である．

れる症状である．また，これらの症状のみが特異的に障害されている状態は健忘症候群と呼ばれ，ビタミンB₁欠乏によるウェルニッケ-コルサコフ症候群★7，単純ヘルペス脳炎後遺症，脳血管障害，前交通動脈瘤破裂後遺症，無酸素脳症，変性疾患★8，傍腫瘍性辺縁系脳炎，辺縁系の切除後★9などで認められる[2]．

前向性健忘（学習障害）とその検査

　前向性健忘とは，発症後の出来事を忘却することであり，すなわち，新しい情報を獲得ないしは学習できないことである．臨床的には，まず，数時間，数日，数週間前の出来事の想起ができない．この際，過去の事実とそれが何時どこで起きたことなのかの，どちらを想起できないかをみることが重要である．たとえば，健忘症候群では，事実や項目の記憶に比較して，出来事の時間的定位や情報源に関する情報などのいわゆる文脈的記憶がより重篤に障害されることが示唆されている．この前向性健忘は，記銘後に干渉が存在すると増強される．また，感情的刻印の強い出来事は比較的想起しやすい．

　前向性健忘は，言語性と非言語性（視覚性）記憶とに分けて検討すべきである．言語性の学習障害の検査としては，レイの聴覚性言語性学習検査と三宅式記銘検査がよく施行される．レイの検査は，5回連続して行われる15語の即時再生検査と遅延再生および再認検査から成る．三宅式記銘検査は，言語性対連合学習検査であり，10対の語を聞いて記銘し，その一方に対してもう一方の想起をも求められる．非言語性記憶の課題としては，レイの複雑図形検査がよく施行される（図20）．この検査では，複雑な図形のコピーの後，遅延再生が要求され，結果は得点化される．ベントン視覚保持検査★10が行われることもある．なお，ウェクスラー記憶検査（Wechsler Memory Scale-Revised；WMS-R）は，言語性記憶，視覚性記憶，遅延再生などが別々に検討できる検査であり，また知能指数に準じた記憶指数を算出することができる検査であり，最近日本でも標準化が行われた．

逆向性健忘（遠隔記憶障害）

　逆向性健忘とは，発症前の記憶の想起が困難となることである．忘却される記憶の内容は，まず自らに起きた人生上の出来事（自伝的記憶）であり，さらに過去の社会的事件の記憶や有名人に関する記憶も障害される．逆向性健忘（遠隔記憶障害）の検査は，過去の社会的事件ないしは有名人についての検査と自叙伝的記憶についての検査に大きく分けられる．前者は個人のなかに蓄積された社会的

図20 レイの複雑図形検査

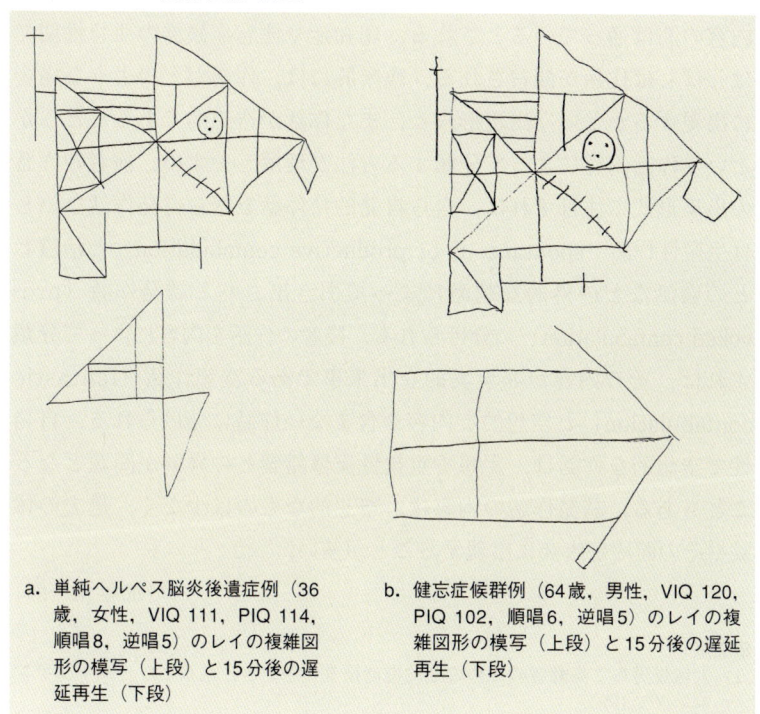

a. 単純ヘルペス脳炎後遺症例（36歳，女性，VIQ 111，PIQ 114，順唱8，逆唱5）のレイの複雑図形の模写（上段）と15分後の遅延再生（下段）

b. 健忘症候群例（64歳，男性，VIQ 120，PIQ 102，順唱6，逆唱5）のレイの複雑図形の模写（上段）と15分後の遅延再生（下段）

事件の記憶ないしは知識についての検査であり，後者は個人の過去の出来事や経験についての自伝的記憶に関する検査である★11．

見当識障害ないしは失見当識

　認知症や健忘症候群では，自分のいる場所（病院，地域），時間（年月日，季節，曜日），周囲の人の名前や職業（家族や病院の職員）を正確に答えることができないことが多い．人に関する失見当識は人物の誤認となることもあり，また場所に関する失見当識は自らが病院にいるにもかかわらず「職場にいる」と作話的に主張するような状況の誤認にもなることがある．時には，「ここはAでもあるがBでもある，自分はAとBの両方にいる．」というような二重見当識（double orientation）も出現する．これに類似した症候として，場所や人物の同一性判断の障害であり，同一の場所や人物が複数存在するという体験，たとえば，「同じ場所が2つある，入院中のA病院と同じ病院が別のBという場所にもある．」のごとく主張する重複性記憶錯誤もみられる．

作話

　作話は，実際に体験しなかった出来事の誤った想起である．ただし，人を欺こうとしてなされるものではなく，また典型的には，譫

★11 社会的事件の記憶と自伝的記憶

社会的事件の記憶とは，新聞やニュースにより知らされた事件の記憶であり，たとえば，古くは東京オリンピックの記憶，最近では地下鉄サリン事件や阪神大震災などが挙げられる．アメリカでは，ケネディ大統領暗殺事件がよく取り上げられる．自伝的記憶とは，自分自身についての出来事の記憶であり，自分の入学式，入社式，結婚式，旅行などについて，いつ，どこで，だれと，どんなエピソードがあったかが問題となる．

妄などの意識障害や内因性精神病でみられる異常な発話よりもその内容の筋は通っているとされる．認知症や健忘症候群の亜急性期ではしばしば作話が観察される．臨床的には，作話がどのような場合に出現するかという出現形式と，また作話が空想的であるかどうかという作話内容によって分類する方法が理解しやすい．前者の作話の出現形式に注目すれば，自ら自発的に作話を語る自発作話ないしは生産性作話（spontaneous or productive confabulation）と治療者との会話などの外的な刺激によって引き出される誘発作話（provoked confabulation）に分けられる．後者の作話を内容によって分類すれば，その内容が非現実的な出来事である空想作話（fantastic confabulation）と空想的な内容を含まない作話に分けられる．自発性で空想的な作話は，妄想や重複性記憶錯誤との異同が問題となることもある．誘発作話の内容は，空想的なものは少なく，過去の体験やその断片が唐突に出現することが多い．

（加藤元一郎）

● 文献
1) 大塚俊男ら：高齢者のための知的機能検査の手引き．東京：ワールドプランニング；1996．
2) 加藤元一郎ら：健忘症候群．浜中淑彦監修．波多野和夫ら編．失語症臨床ハンドブック．東京：金剛出版；1999．p.248-264．

意欲・発動性の障害と情動障害

意欲・発動性の障害

リハビリテーションからみた定義づけ

　意欲や発動性は，人間の行動を引き起こす原動力であり，人を行動に駆り立てる種々の動因の総称である．"意欲"には，生得的生理的なもので食欲や性欲を代表とする"欲動"と，後天的社会的なものである"欲望"が含まれる．また"発動性"とは意欲の動的側面をとらえた言葉であり，意欲はモチベーション★1や行動発現の動因となる．発動性や意欲は，人間の行動や意思決定の最初の段階で働くものであり，運動量の多寡（多動，寡動，麻痺），気分（興奮，躁，抑うつ），注意などとは明らかに区別されるべきものである．ただし，後述する怒り，恐れ，悲しみなどの情動とは強い関連をもっている．

★1 モチベーション（動機づけ）
基本的には，目的をもった行動を開始し持続するのに必要な精神的駆動力を指す．また，動因や刺激を与えこの力を引き出すことを指すこともある．モチベーションの低下した状態では，環境からの刺激に反応して活動を開始しようという欲求が低下し，行動が引き起こされない．

発動性や意欲の障害は，脳損傷後にしばしば観察されるものであり，疾病や障害の回復における重大な阻害因子となる．特に頭部外傷例の運動療法や認知訓練などに対してリハビリテーションを開始したり継続したりする際に大きな妨げとなり★2，また社会復帰における就労を困難にし，さらに老人では意欲の障害が廃用症候群の一因ともなり，介護を困難にすることがある．

発動性と意欲の障害は，まず脳損傷後の運動の障害と区別されるべきであり，麻痺やパーキンソン症状で運動量が減少している状態と，この発動性・意欲障害とを混同してはならない．すなわち，意欲・発動性の程度は，単純に行動や運動の量ではないことに注意すべきである．また，譫妄（寡動性譫妄；hypokinetic delirium）を含む軽度の意識障害や，いわゆるぼんやりしている状態である注意の障害との区別をすることも臨床的には非常に重要である．さらに，うつ状態では，気分の障害に基づいた意欲の低下が認められることがあり，この場合にはうつ状態全体に注意を向け，これに対処すべきである．また，躁状態における無目的な多動的行動も必ずしも意欲的といえないことを念頭におくべきである．

分類と脳損傷部位

発動性の障害は，古くはドイツ語圏における発動性欠如（Antriebsmangel）という言葉で記載されてきた．これは簡単にいうと，あらゆる心的・身体的活動を可能にしている駆動力の障害を指している．これとは別に，英語圏では，発動性・意欲障害を記述する用語として，abulia（意志欠如），apathy（無感情状態），psychic akinesia（心的無動），loss of psychic self activation（perte d'auto-activation psychique；PAAP，心的自己賦活の喪失），athymhormia（生気，本能，情性の欠如）などが用いられてきている[1]．

abuliaとは，「意志・発動性を欠き，自発的思考を欠き，情動性反応を欠く，無感情状態」といわれている．apathy（無感情状態）は，「パトス（情念）が消失した状態」を意味するが，脳損傷例の臨床では，動機づけが欠如ないしは減弱した状態を指すことが多く，abuliaと共通点が多い．この2つは，臨床的には動機づけ障害と情動障害とを含む類似した概念と考えてよく，特に情動障害に基礎づけられた意欲・発動性の低下を意味すると考えてよい．ただし，abuliaのほうが重度な障害を記述するには適している．これらの状態は，前頭葉，特に背外側部の損傷例でしばしば観察される．なお，前頭葉眼窩部の病変では，ぼんやりした自発性の欠如状態が認められることもあるが，これとは反対に多動な脱抑制状態★3も観察されることもあり一定しない．

★2 意欲・発動性の障害によるリハの妨げ
麻痺や感覚障害などのリハが必要な患者にその必要性を何度説得しても，やろうとしなかったり（たとえば，訓練室に行かない），はじめてもすぐやめてしまうことがある．能動的にリハを受けようという患者自身の"やる気"がないために，リハが進まないことも多い．

★3 脱抑制
脱抑制とは，行動を意識的に抑制ないしはコントロールできなくなった状態を指し，脳損傷例では，たとえば，何にでも触ろうとする，いつも動き回っている，始終声を出している，誰にでも，いつでも話しかけるなどの異常な行動が認められることがある．

akinesiaとは，神経学的なレベルでは運動性の無動を指し，パーキンソン病などの基底核疾患でしばしば観察される．また，akinetic mutism（無動無言）は，両側帯状回前部病変で生じることが有名である．psychic akinesia（心的無動）は，精神面における無動を指す．この状態では，運動障害や他の認知障害を伴わず，純粋に精神面のみにおける無動が出現する．さらに，この無動は，環境からの適切な刺激が与えられると改善することが指摘されている．この状態は，皮質下疾患で認知症や認知障害を伴わず出現するとされている．

　loss of psychic self activation（心的自己賦活の喪失）は，近年になって記載された用語であり，以下の特徴をもつとされている．①自己賦活が障害される．すなわち，自分からは何もしない．②しかし，外からの環境刺激による賦活は保たれている．すなわち，外からの刺激により，発動性・意欲障害が改善する．③患者の主観的な自分の心理状態についての訴えでは，「何も興味がわかない，別にうれしいことも悲しいこともない，ただ関心がわかないだけ」と述べられる．すなわち，心理的な空虚感がある．④同じ運動や行動を繰り返し行うという常同的強迫的行動★4がみられることがある．⑤一般の知能検査はよく保たれるが，ウィスコンシン・カードソーティングテスト（Wisconsin Card Sorting Test）★5や語流暢性検査★6などのいわゆる前頭葉機能検査で軽度の障害を示す．この状態は，両側レンズ核（特に淡蒼球）損傷，両側線条体，両側前頭葉損傷で認められることが報告されている．

　また，athymhormia（生気，本能，情性の欠如）として記載されている症状も，上記の心的自己賦活の喪失と類似しており，自発的行動の強い不活発，外的刺激で行動が触発される，明確な運動知覚障害や認知障害がないなどがその特徴とされ，特に両側線条体病変で生じるとされている．以上から，psychic akinesia, loss of psychic self activation, athymhormiaは，ほぼ同じ状態を指していると考えてよいと思われる．

　なお，発動性・意欲障害を引き起こす損傷部位としては，前頭葉（特に背外側部），両側線条体（被殻と尾状核），両側レンズ核（被殻と淡蒼球）が重要と考えられる．なお，視床（背内側核）の病変により，loss of psychic self activationを示したケースも報告されている．

障害の評価

　意欲と発動性の障害の評価としては，コミュニケーション，すなわち面接を通した評価がまず重要である．また，患者の精神内界が空虚であるかどうかを知るうえでも，意欲に関する主観的評価を聴

★4 常同的強迫的行動
同じ動作を繰り返し，それを停止できないという症状であり，たとえば，手や首を振りつづける，円を描いて動き回る，10分おきにトイレに行く，タバコを吸いつづけるなどがある．社会的行動の領域では，毎日同じ場所を散歩する，毎食同じ物しか食べないなどの行動異常がある．"やめる"ないしは"やめたい"というにもかかわらず，行動の異常が続くことが特徴である．

★5 ウィスコンシン・カードソーティングテスト
概念の変換と維持に関する能力を検討する検査であり，代表的な前頭葉機能検査である．赤，緑，黄，青の1～4個の三角形，星型，十字形，円から成る図形の印刷されたカードを用い，4枚の刺激カードの下に，色，形，数の3つの分類カテゴリーのいずれかに従って反応カードを置いていくことが求められる．前頭葉損傷例では，分類概念の保続が頻発する．

★6 語流暢性検査
語流暢性検査（Word Fluency Test）では，頭文字（し，い，れ，など）で始まる語，ないしは特定のカテゴリー（動物，果物，乗物など）に含まれる語を1分間でできるだけ多く産出することが求められる．頭文字による語流暢性検査は，前頭葉損傷例で低下することが多い．

取すべきである．

　さらに，日常生活における行動を詳細に観察し評価すべきであろう．このとき，治療者側の働きかけに対して，どのように意欲・発動性が変化するかという見方が重要である．また，外的な環境刺激がない状態（たとえば自由時間）において，患者がどのような行動を行っているかをみることも必要である．

　また，神経心理検査としては，いくつかの前頭葉機能検査ないしは遂行機能検査を行うことが望ましい．代表的な遂行機能検査を表30にあげる．遂行機能は，①動機づけや意図による目標の設定，②計画の立案，③目標に向かって計画を実際に行うこと，④効果的に行動を行うことという4つの下位機能から成り，①の目標の設定には，意欲や発動性が不可欠である[2]．最も代表的な検査は，ウィスコンシン・カードソーティングテストである．この検査は，概念の形成と変換能力を検討することにより，思考の柔軟性を調べるものであり，特に脳損傷例にしばしば認められる保続現象をとらえるのに優れている．

表30　遂行機能の神経心理学的検査

1. Wisconsin Card Sorting Test
2. Category Test
3. Modified Stroop Test
4. Fluency Test
5. Maze Learning
6. Trail Making Test
7. Cognitive Estimation
8. Tower of Hanoi Puzzle

情動障害

脳損傷と情動障害

　情動とは，怒りや恐れ，あるいは喜び，悲しみなどに代表されるような，感情のなかでも反応性に急性に生じ，程度の強いものを指す．その生物学的基盤は大脳辺縁系の活動であり，自律神経やホルモンの変化を伴う．また，非反応性に生じる持続的な感情を気分という．その程度は軽い場合が多い．脳損傷後にはさまざまな情動や気分の障害が出現する．臨床的には，情動の不安定さとそれに基づく行動障害がリハの阻害要因となっていることが多い．また，脳損傷後では，感情失禁などの病的な情動表現（pathological emotionalism）もしばしば認められる．さらに，脳卒中後の気分障害，すなわち，うつ状態ないしは躁状態への対処にも困惑することが多い[3]．

情動の不安定さとそれに基づく行動障害

　脳損傷後の攻撃的行動★7には，前頭葉性の抑制障害，側頭葉内側部の機能不全に由来すると考えられる間欠的（挿話的）行動異常とが区別される．

　前頭葉眼窩部の損傷により，攻撃性亢進を中心とした情動障害が出現することは広く知られている．これは，攻撃的行動を抑制する閾値が低下している状態と考えられている．この状態では，情動の急激な変動や欲求の変化を，周囲の状況や社会規範に合わせて制御

★7 頭部外傷後の攻撃的行動

攻撃的行動は，特に頭部外傷後の患者に多く認められる．ベッドサイドでは，物を投げる，介護者をたたく，介護者の手をつかんで離さない，唾をかけるなどの行動異常が認められ，社会的状況では，いわゆる衝動的な暴言や暴力がみられる．

することができない．通常は，情動を誘発する刺激があり，まずいらいらした気分が生じ，これを抑制することができないまま，過剰な興奮や攻撃的行動にエスカレートしていくといわれている．通常は，環境刺激や攻撃の対象があることが多く，対処としては，この刺激を解除することが有効であることが多い．

　脳損傷に伴う脳循環不全やヘルペス脳炎後遺症などにより，辺縁系を含む側頭葉内側部が損傷されたケースにおいて，誘因なく突然，激しい情動興奮，破壊行動が生じることがあり，挿話性衝動制御症候群（episodic dyscontrol syndrome）と呼ばれる．この状態では，典型的には，それまで平静でいたにもかかわらず，突然かみつく，ひっかく，大声で怒る，食器を投げるなどの行動が一定時間持続し，突然平静に戻るといわれる．誘因なくとも生じることがあり，制止しようとする周囲の人たちに結果的には暴力をふるうことになることが多い．誘発する刺激がなくとも生じる点で，前述の前頭葉性抑制障害による攻撃性亢進と区別される．この状態は，発作様に生じるため側頭葉内側部の電気生理的異常との関連が示唆されており，てんかんとの関連を指摘する研究者もいる．対処としては，抗てんかん薬が有効な場合もある．

病的な情動表現

　脳卒中後には，情動失禁（emotional incontinence）や病的泣き笑い（pathological laughing and crying）という病的な情動表現（pathological emotionalism）が生じる．脳卒中後1年間におけるこれらの症状の出現率は，11〜21％と比較的高いという報告もある．この両者は，病的泣き笑いが非特異的刺激により突発的に生じる場にそぐわないものであり，情動失禁にはこの傾向が少ないとして区別する立場がある．すなわち，泣き笑いが生じる状況の適切さによって区別されることもあるが，一方，この両者は，むしろ重症度の差と考えるものもいる．これらの症状は，左の前頭葉と側頭葉の病変を有する例で出現率が高く，一般的な気分障害や知的障害を伴う例が多いという．また，側頭葉てんかんの部分発作として，しばしば泣き発作や笑い発作が認められることを根拠として，大脳辺縁系自体の異常により，あるいは辺縁系に投射する神経回路の異常により，辺縁系回路の異常が原因と推定されることもある．これらの症状に対しては，レボドパ，アマンタジン，三環系抗うつ薬などが有効とする報告もある．

脳卒中後の気分障害（うつ状態ないしは躁状態） ★8

　脳血管障害後に生じる気分障害の原因としては，麻痺などの障害

★8 脳卒中における病態失認

脳卒中後，上肢ないしは下肢に麻痺があるにもかかわらず自らこれを認めない（否認する）という症状や自分の麻痺に注意を向けないという症状が出現することがある．これを，病態失認および病態無関知という．右半球の損傷後，すなわち左麻痺の患者に多い．また，後頭葉損傷後，盲を否認することがあり，これをアントン症状という．

に対する心理社会的要因と，損傷そのものによる脳器質的な生物学的要因の両方がある．すなわち，前者は，気分や情動の障害が，脳の器質的な損傷から直接生じているのではなく，身体障害や認知，作業能力低下による社会的，経済的立場の喪失，家族内での立場の喪失ということに由来する可能性を強調する．これに対して，後者は，気分障害は，脳損傷部位による局所症状に直接的に起因しているという側面を強調している．近年では，この後者の立場に立った研究が盛んであり，大うつ病の出現は，利き手にかかわらず左側半球障害で多く，特に左半球左前頭葉外側部皮質ないしは左基底核（主に尾状核頭）の損傷と関連しており，損傷部位が前頭極に近づくほどうつ状態の重症度が増加するという見解がある[4]．

　また，脳卒中後の躁状態については，その頻度はうつ状態に比べて少ないこと，その症候は内因性躁病とほぼ同一であること，また躁状態の出現例では感情障害の家族歴が多いことなどが報告され，病巣局在に関しては，躁状態は右半球損傷，特に右の前頭葉眼窩部，側頭葉前部底面，尾状核頭および視床（すなわち右辺縁系関連領域）の損傷と関連があることが示唆されている．しかし，これらの所見には反論も多く，脳血管障害後に生じる気分障害には脳局在は特定できないとする主張もあり，意見は一致していない．

　いずれにしても，脳卒中後のうつ状態ないしは躁状態は，その急性期から慢性期にかけてしばしば観察される症状であり，運動療法をはじめとしたリハの阻害要因となる．原因は別として，早期発見，早期治療が重要であることはいうまでもない．なお，脳卒中後のうつ状態の治療に関しては，抗うつ薬による薬物療法の有効性が示唆されている．

（加藤元一郎）

●文献
1) 大東祥孝：発動性の障害．臨床精神医学講座21．脳と行動．東京：中山書店；1999．p.428-438．
2) 加藤元一郎ら：遂行機能．神経心理学的検査法，精神科臨床検査法マニュアル．臨床精神医学1996；12（増刊）：171-179．
3) 加藤元一郎ら：情動障害．平山恵造ら編．基本症候と責任病巣「脳卒中と神経心理学」．東京：医学書院；1995．p.130-134．
4) Starkstein SE, et al：Affective disorders and cerebral vascular disease. Br J Psychiatry 1989；154：170-182．

心理的問題

心理的問題を発生させるもの

患者や家族の心理的な問題を評価する際，その発生原因を吟味することが，治療や対応のうえで必要である．以下の①〜④の可能性を考えなくてはならない[★1]．

①**心理的問題が身体機能障害に起因**：身体機能や脳機能の喪失，それに伴う家庭や社会での役割の喪失，経済的基盤の喪失は理不尽な運命のいたずらである．患者や家族に対して，家庭や社会での役割の変更を迫る．素直には受け入れがたいものであり，現実を前にしてさまざまな心理的，情緒的反応や行動化が起こる．

②**心理的問題が脳損傷に起因**[★2]：脳卒中者や脳外傷者では，前頭葉や辺縁系の損傷により情動のコントロールが苦手であったり，不安耐性が低下している者がいる．また，脳内セロトニン系の異常により器質的にうつ病の状態に至り，外界や自分の置かれている状況を悪い方向にだけ認知する．

③**心理的問題が患者，家族，医療者の間の齟齬に起因**：リハビリテーションでは，機能障害（impairment）から発生する，能力低下（disability）や社会的不利（handicap）といった対社会的な事柄をも視野に入れて，長期的な見通しに立って医療を行う．また，同じ疾患であっても，障害の程度や，患者や家族の要望，利用できる社会的資源の状況によって治療目標が異なる[★3]．したがって，患者，家族，医療者の間で，障害の予後に対する認識や訓練の効果に対する期待において齟齬が生じやすく，そこに心理的問題が生じる．

④**心理的問題が医療者側の問題に起因**：第1に，チーム医療という構造に由来するものがある．リハ医療は，医学的管理，機能訓練，日常身辺処理，社会環境調節などを分担して，多種の専門職種がチームとしてかかわる構造がある．そのため，集団の力動に由来する問題が医療者側に生じやすい．すなわち，治療目標や患者情報，個々のスタッフの役割が明確でない場合，職種間に葛藤やあつれきが生じ，医療者側に内在する問題が患者との関係のなかで表面化したり，医療チームが分裂して，心理面に配慮した十分なケアができなくなる．第2に，医療者は患者と身体的に密接してかかわらざるをえない構造に由来するものがある．医療者が患者に陰性感情[★4]をもって対応し，十分な医療が供給できなかったりする．また逆に医療者側の思い入れが強く，患者の依存を助長し心理的問題を引き出してしまっ

[★1] 通常の医療では，①②の視点だけで足りる．しかし，リハ医療では，③④の視点をも考慮に入れる必要がある．実際はいくつかが重なり合っている．

[★2] たとえば脳外傷後に，こだわりが強く，無気力などの状態で，社会職業的予後が不良である場合があり，性格変化，あるいは交通事故などの訴訟に由来した心理的な問題としてとらえられることがある．この場合，実は前頭葉損傷による遂行機能の低下や，言外のものや自分の能力低下に対する気づきのなさ，あるいは記銘力障害がベースにあって，訓練や社会生活に適応できず，あるいは人間関係がうまく保てず，二次的に無気力，回避傾向，抑うつ，いらいら，言動の不一致が出現している場合がある．適切な対応をするためには，高次脳機能障害や認知障害についても明らかにし，それらを踏まえた心理療法，環境調整をする必要がある．

[★3] 一般科の医療では，たとえば，手術による病巣の除去，症状の改善などと目的がはっきりしていて，同じ疾患でありながら，大きく治療目標が異なるということはない．

[★4] 「担当するのは嫌だなあ」「できたらかかわるのはごめんだ」という心のなかの本音，このような感情が今，自分のなかにあるのだなあと認識しながらケアすることが大切である．陰性感情それ自体はあって当然である．

たり，過剰に責任を感じて熱心に対応するあまり燃え尽きてしまうことがある．

意欲

リハは，以前とは違う身体機能，脳機能にあって，外界に適応するための新規学習の過程であるといえる．学習にあたっては，患者本人の能動的な態度，意欲が必要である．意欲がみられずリハにのらない場合，以下のものを鑑別し，対応する．

意欲がみられない場合に鑑別すべきこと ★5

意識障害
時間や場所の見当識障害が確認できる．脳波では徐波の出現が安静覚醒時に比べて多い．それまで意識清明であった回復期や維持期にあってもせん妄★6になることがある．

通過症候群
意識障害から覚醒した亜急性期に，無気力，無関心が週から月の単位で持続する．改善には時間の経過が必要である．他動的な機能訓練がこのような病態からの回復を促進させる．

器質疾患（前頭葉症候群など）
画像診断にて両側の前頭前野，特に正中部の損傷や機能低下（SPECTによる血流低下）が確認できる．神経心理学検査では，流暢性や注意力の低下がみられる★7．これとは別に，広範な脳損傷や脳変性にて知的低下が著しい場合にも，訓練に対する意欲は低下する．

うつ状態
後述のように，エネルギーの枯渇，思考や動作面が制止するほかに，抑うつ気分，睡眠障害，食欲低下がみられる．内因性うつ病に近い臨床像の場合には抗うつ薬★8の投与が有効である．

廃用症候群（精神機能）
身体機能の廃用も伴っている．病前から興味をもっていたもの（趣味や好み）に対しては，反応や興味を示すことが多い．

病前からの性格
事故や病気になる以前から，学習や困難に立ち向かう意欲に乏しい一群の者がいる★9．病前の家庭生活や社会職業生活，精神病既往歴について情報を得ておく．

心理的葛藤，否認，怒り，退行
以上いずれでも説明がつかない場合には，心理的な反応である可能性が高い．共感を示しながらも★10，その状態に至った背景を検討し，障害への適応を援助する．

★5
実際には重複していることが多い．また，経過のなかで診断がついていく．

★6
せん妄になると，午前中は反応が鈍く眠っておとなしく，昼過ぎごろになると聞き分けのよい落ち着いた状態で，一見正常にみえるが，夕方から夜になると場所や時間の見当識が不明瞭となり，怒りっぽくなったり大声をあげたり，また逆に活気がなくなったり，周囲の状況と乖離した行動をとる．環境の変化や心理的負荷，身体疾患の併発（脱水，肺炎など）が誘因となる．また，再梗塞，再出血，慢性硬膜下血腫の出現を原因とすることもあるので，医学的なチェックが必要である．

★7
前頭葉症候群に限らず，脳血管障害後の発動性の低下に対して，塩酸アマンタジン（脳内ドパミン作動性ニューロンの活性を増強する）や塩酸メチルフェニデート（中枢刺激薬），抗うつ薬（脳内セロトニン系ニューロンを活性させる）の薬物効果が知られている．

★8
最近では，高齢者や身体障害者のうつに対しては副作用（眠気，脱力，口渇，便秘，尿閉）の少ないSSRI（選択的セロトニン再取り込み阻害薬）を投与する．

★9
困難に直面することを避けて自分の殻に閉じこもってしまいがちな回避性，自己愛性人格障害や統合失調症をわずらっていた場合．また，無謀なオートバイ事故による脳外傷者のなかには，学習を積み上げていくにあたっての持久性，耐性が事故前から低かった者がいる．

★10
言語でのコミュニケーションが困難な失語症者でも，情緒面の認知や表出は保たれている．表情や態度，語調で共感を示す．

受容と適応

障害受容（acceptance of disability）★11 と障害への適応（adjustment）は別のものである．後者は，なんとか対処（coping）していくというニュアンスがあり，リハ医療での現状にあっている．

日本では，障害へ適応していくことについて，Wrightの受容理論★12（1960）とCohn（1961）などに代表される段階理論★13 とを結びつけて"受け入れの過程"と称されるようになった[3]．たとえば，Cohnが提唱した段階理論では，"ショック→回復への期待→モーニング（悲嘆，喪）→防衛→最終的適応"といった過程を経るという．また，上田[4] は"価値の転換"により受容に至るまでの過程を，"ショック→否認→混乱（怒り，うらみと悲嘆，抑うつ）→解決への努力→受容"と整理した．段階理論は，患者の心理過程を理解しようとする意味で意義のあるものである．もっとも，EBM（evidence based medicine）の観点から，障害者の心理的過程はそのような画一的なものではないとの意見もある．

実際の患者はさまざまな段階を，行きつ戻りつしながら障害に適応していく．あるいは，障害に適応しながらも，行きつ戻りつする★14．医療者側にとっては，段階理論のどの段階にあるのかということにとらわれず，個別性を踏まえて患者を理解しようとする態度が必要である．具体的な心理的ケアの方法の一例を，渡辺[5] の著作から以下に紹介する（一部改変）．

① 突然病気になったとき，事故に遭遇したとき，障害が残ることを告知されたとき，患者や家族はどんな体験をしたのかを心に思い描き，患者や家族の人生にとって障害のもつ意味を，一緒に考え理解して共感する姿勢を示す．

② 障害をもったことで，家族や知人との関係がどのように変化したか，リハスタッフや福祉関係者，職場関係者，近隣の人びとと接するときにどのような気持ちを抱くか，を聞き，周囲の人たちとの関係で生じている気持ちを受容的な雰囲気のなかで確認する．

③ 希望や生きがいを一緒に見つけていく，リハを行った多くの同病者が，生きがいをもって生活していることを伝える★15．

といったことを通して，患者や家族が障害へ適応していくことを援助する．

転換型ヒステリー

転換性障害（転換型ヒステリー）とは，無意識に抑圧した心理的葛藤★16 が，身体症状（運動障害，感覚障害，自律神経症状など）に転換して発現するもので，本人は病気になる意識はしていないとい

★11
"この患者はまだ障害を受容していない"としばしば医療者は見立てをする．患者や家族はしばしば現実を認めず，機能を元通りに治そうとする治療を探して医療機関を転々としたり，怒りをぶつけ[1]，障害が残ることを前提としたうえでの訓練や環境調節に従わない．これは，患者や家族の立場から考えれば，むしろ当然のことである．リハが進行しない場合，障害に適応するための行動を学習させるのに十分な環境を，医療者が整えていないのではないか，と省みる必要がある[2]．

★12
受容のために必要な価値観の変化（Wrightが指摘したもの）とは，①失ったと思っている価値は，実は狭い範囲のものであったと気づく．②ある部分で劣っていたとしても，それ以外の部分も劣っていると広げて考えない．③人格などの内面的な価値のほうが大切であると考えていくことができる．④他人との比較ではなく，自分に内在している絶対的価値をよりどころとする．

★13
段階理論として広く知られているものに，キューブラー・ロス（Kübler-Ross）の"死の過程"すなわち，告知によるショック→否認→怒り→抑うつ，そして，取り引きの時期を経て"死の受容"に至るという理論がある．これを，そのまま"障害の受容"の過程にあてはめるのは無理がある．

★14
障害者となって10年以上経過し，今では復職もし立派にハンディを乗り越えているかのようにみえる対麻痺者や片麻痺者から「今でも，朝目がさめてみたら足や手が動くようになっていないか密かに思っているんです」と告白されることがしばしばある．

う点で詐病とは異なる．患者本人には心理的な問題解決の動機づけがないので，精神科ではなく身体科に継続通院することが多く，機能障害の側面からリハ科に対応を依頼される★17．

確定診断にあたっては，可能性のある器質的な疾患をすべて除外することが必要である．通常は，神経学的診察所見にて症状の不自然さ（歩行障害の程度の重さに比べて筋力低下が軽度，腱反射が正常で病的反射もない，麻痺の部位に筋萎縮がない，筋の収縮を命じると拮抗筋も同時収縮する，知覚障害では解剖学的な神経分布と訴えとが一致しない，訴えが動揺する傾向が大きい，など）と，画像診断（MRI），電気生理検査（誘発電位，筋電図，磁気刺激など）にて症状を裏づけるに足る所見がみられないことから判断する．周囲の人の症状を取り入れていく経過★18が確認できれば，診断を裏づけることができる．

リハ対応としては，バイオフィードバック療法，機能的電気刺激，装具療法などを用いて，疾病利得の呪縛から解放される過程を援助する[6]．

身体障害者の抑うつ

身体障害者の多くが抑うつを経験している★19．抑うつとは状態像であり，しばしば，うつ病，神経症（不安性障害，恐慌性障害などを含む），適応障害など，さまざまな精神疾患と関連している★20．

抑うつに対して直ちに対処しなければならない場合と，経過観察でよい場合とに分けて鑑別することが必要である．具体的には，うつ病にある場合，特に焦燥感を伴っているときは，自殺の可能性があること，通常，抗うつ薬により諸症状が比較的すみやかに軽快することから，緊急の対応が要請される．

うつ病は，通常の内因性うつ病でみられる精神症状と身体症状とを確認し診断する．

精神症状

精神症状は，抑うつ気分，悲哀感，意欲減退，精神活動の抑制（エネルギーがなくなった），思考力・集中力の減退（頭が回転しない），不安，焦燥，無価値感（生きていてもしかたがない），希死念慮（死にたい）などである．

これらが，朝悪く午後〜夕方になると少し改善するという，日内変動がみられることが多いのが特徴である．

身体症状

身体症状は，不眠（"暗いうちから目が覚めて．もう眠れない"といった早朝覚醒が多い），食欲減退（"味がしない．砂をかんでいるよう"），性欲減退，易疲労性（"身体がだるい"）などがある．これ

★15
同病者との交流（友の会活動），ピアカウンセリング，家族会への参加がきわめて有効である．

★16
理論的には，症状の発現に関連した何らかの心理的葛藤が存在する．言語的であれ非言語的であれ，健康な形で葛藤を感情表出できれば治療につながる．しかし実際には，心理的葛藤は，精神科的面接を繰り返しても明らかにならないことがしばしばである．

★17
本人自らの内省によることなく，治療者が推定した心理的問題について本人につきつけても，症状は改善しない．また，リハ科で対応する場合には，"心理的問題を発生させるもの"にあげた"④医療者側の問題"が必発するので，構造化されたカンファレンスを開き治療構造を固めていくことが肝要である．

★18
たとえば，当初，片麻痺様の運動障害であったものが，リハにて脊髄損傷者らと時を過ごしているうちに，対麻痺様の運動障害に移行（症状移行）していく，など．

★19
何をもってうつ（depression）とするか，調査時期によって，割合は異なるが，脳卒中後にうつを合併する割合は25〜79%[7]，脳外傷では10〜77%[8]，切断者では30〜60%，脊髄損傷後に大うつ病（＝はっきりとした，うつ病）の診断基準を満たした割合は10〜40%[9]，と報告されている．むしろ，身体に突然の障害を受けて後に，悲嘆や気分の落ち込みがみられず，意気揚々としている者のほうが"異常"といえるかもしれない．

★20
抑うつが，健康な悲嘆反応に伴って生じている場合もあるが，この場合，比較的短時間で改善する．

★21
言葉での情報が得られない失語症者では，表情（打ちひしがれたよう，生き生きとした様子が伝わってこない），雰囲気（エネルギーが感じられない，訓練にのってこない），視線の動き（下を向く，視線を合わせようとしない）により，うつ状態と判断する．さらに，日内変動，食欲低下，身体愁訴，熟睡感の欠如がみられたら，うつ病である可能性が高い．

★22 うつ病になりやすい性格
几帳面，真面目で，完全主義，人に頼まれると背負込んでしまう，周囲に気を遣う，勤勉家，仕事熱心，時間や階級の秩序を大切にするなどである．したがって，病前は社会適応がよい人が多い．

★23
突然，障害者になったり，子どもが障害児と判明したりといったさまざまな不幸に，誰もが憂うつになり，笑いがなくなり疲れやすく，熟睡感を得られなくなる．

★24
福祉資源を導入し家族の介助負担を軽減し，家族の精神的ゆとりを確保すること，障害者年金の受給などにより経済的基盤を確保させることなども含む．

★25
リハのペースを落とす，あるいは一時訓練を休みにすることが場合によっては必要である．

★26
激励にこたえられず，自責したり，自分をますます嫌悪する．心理的負担を増強させる．

★27
質問票は患者に"こんなもので自分のことがわかってたまるか"といった疑問，不信感を招きがちである．あなたを理解するためにという態度を伴って行い，評価についても患者に，肯定的に，治療的にフィードバックすることが必要である．

らのいくつかを確認できれば，うつ病である可能性が高い★21．病前の性格も参考になる★22．

悲嘆反応や神経症レベルの場合★23でも，基本的には，うつ病の症状が出現する．しかし，治療では，うつ病のようには抗うつ薬は効かず，環境調節★24や精神療法，カウンセリングによって症状が軽快することが多い．

うつ病との違いは，悲嘆反応や神経症レベルの場合，周囲に不満や悲哀，苦悶を自ら訴える．このときは疲労を感じない．また抑うつ気分は，周囲の援助や慰めの言葉によって，一時的にでも軽快する．一方，うつ病の場合，自分を責めるばかりであり，周囲に他罰的に不満を訴えたり，攻撃してくることは少ない．どんなことに対しても疲労を感じる．

うつ病の治療の原則は，①休息と，義務・束縛からの解放★25，②抗うつ薬による脳内セロトニン作用の増強，睡眠薬による睡眠，安静の確保，である．本人を安易に叱咤激励しないことが重要である★26．

質問票による精神症状，心理状態の評価

リハでは，限られた時間内に限られた（心理専門家でない）スタッフで，全スタッフが理解できる共通の尺度を用いて，患者の状態を把握し情報を共有することがチーム医療の実践からも必要である．そのため，質問票を利用して状態を把握することがよく行われる★27．

抑うつの評価

自己記入式のものとしてSDS（Zung's Self-rating Anxiety and Depression Scale）がある．これは，うつの症状について20項目4段階評価，合計20〜80点満点で把握する．50〜60点以上で，うつ状態であると判断する．自己認識にゆがみがあると，実際の状態と得点とに乖離が生じる．これだけでうつ病の有無を評価することは危険である．一方，医療者の観察による評価尺度としてHDS（Hamilton Depression Scale）がある．24項目程度の項目を3ないし5段階で評価する．身体障害があると判断しにくい項目が含まれている．

不安の評価

自己記入式のものとしてSTAI（Spielberger State-Trait Anxiety Inventory）がある．いま現在の不安（状態不安）20項目と，普段からいつもある不安（特性不安）20項目から成る．それぞれ4段階（1〜4点）で総得点合計20〜80点となる．およそ40点以上で不安が高いと判断する．

最近では，身体疾患をもつ者の不安と抑うつのスクリーニングとして簡便なHADS（Hospital Anxiety and Depression Scale；不安7項目，抑うつ7項目，各4段階）[10]が実用化されている（表31）．

表31 Hospital Anxiety and Depression Scale（HADS）

1. 緊張感を感じますか？ 　(1) ほとんどいつもそう感じる 　(2) たいていそう感じる 　(3) 時々そう感じる 　(4) 全くそう感じない	8. まるで考えや反応が遅くなったように感じますか？ 　(1) ほとんどいつもそう感じる 　(2) たいへんしばしばそう感じる 　(3) 時々そう感じる 　(4) 全くそう感じない
2. 以前楽しんでいたことを今でも楽しめますか？ 　(1) 以前と全く同じ位楽しめる 　(2) 以前より楽しめない 　(3) すこししか楽しめない 　(4) 全く楽しめない	9. 胃が気持ち悪くなるような一種おそろしい感じがしますか？ 　(1) 全くない 　(2) 時々感じる 　(3) かなりしばしば感じる 　(4) たいへんしばしば感じる
3. まるで何かひどいことが今にも起こりそうな恐ろしい感じがしますか？ 　(1) はっきりあって，程度もひどい 　(2) あるが程度はひどくない 　(3) わずかにあるが，気にならない 　(4) 全くない	10. 自分の身なりに興味を失いましたか？ 　(1) 明らかにそうだ 　(2) 自分の身なりに十分な注意を払っていない 　(3) 自分の身なりに十分な注意を払っていないかもしれない 　(4) 自分の身なりには十分な注意を払っている
4. 笑えますか？ いろいろなことのおかしい面が理解できますか？ 　(1) 以前と同じように笑える 　(2) 以前と全く同じようには笑えない 　(3) 明らかに以前ほどには笑えない 　(4) 全く笑えない	11. まるで終始動き回っていなければならないほど落ちつきがないですか？ 　(1) 非常にそうだ 　(2) かなりそうだ 　(3) 余りそうではない 　(4) 全くそうではない
5. くよくよした考えが心に浮かびますか？ 　(1) ほとんどいつもある 　(2) たいていある 　(3) 時にはあるが，しばしばではない 　(4) ほんの時々ある	12. これからのことが楽しみにできますか？ 　(1) 以前と同じ程度にそうだ 　(2) その程度は以前よりやや劣る 　(3) その程度は明らかに以前より劣る 　(4) ほとんど楽しみにできない
6. 機嫌が良いですか？ 　(1) 全くそうでない 　(2) しばしばそうではない 　(3) 時々そうだ 　(4) ほとんどいつもそうだ	13. 急に不安に襲われますか？ 　(1) 大変しばしばそうだ 　(2) かなりしばしばそうだ 　(3) しばしばでない 　(4) 全くそうでない
7. のんびり腰かけて，そしてくつろぐことができますか？ 　(1) できる 　(2) たいていできる 　(3) できることがしばしばではない 　(4) 全くできない	14. 良い本やラジオやテレビの番組を楽しめますか？ 　(1) しばしばそうだ 　(2) 時々そうだ 　(3) しばしばでない 　(4) ごくたまにしかない

下位尺度
抑うつ：項目2. 4. 6*. 8*. 10*. 12. 14.
不安：項目1*. 3*. 5*. 7. 9. 11*. 13*.
*＝逆転項目
採点：1＝0点. 2＝1点. 3＝2点. 4＝3点
逆転：1＝3点. 2＝2点. 3＝1点. 4＝0点

（北村俊則：Hospital Anxiety and Depression Scale（HAD尺度）. 精神科診断学 1993；4：371-372.）

　これらの質問票をあからさまにアンケートのように実施するのではなく，患者との会話のなかで，質問項目を聞き状態を確認することが，患者の心理状態の理解につながるといえる．

介護者の心理状態

　介護者の抑うつや不安も以上述べてきたSDS，STAI，HADSで把握できる．介護負担感についてはZarit介護負担尺度[11]が利用されている．

（先崎　章）

●文献
1) 先崎　章ら：リハビリテーション停滞状況における怒りの表出．総合リハ 1997；25：455-459.
2) 大橋正洋：認知行動学．才藤栄一ら編．リハビリテーション医療心理学キーワード．東京：エヌ＆エヌパブリッシング；1995. p.15-20.
3) 本田哲三：障害受容．渡辺俊之ら編．リハビリテーション患者の心理とケア．東京：医学書院；2000. p.14-25.
4) 上田　敏：障害者の心の世界．障害者問題双書，リハビリテーションを考える．東京：青木書店；1983. p.190-228.
5) 渡辺俊之：リハビリテーション医療と心理．渡辺俊之ら編．リハビリテーション患者の心理とケア．東京：医学書院；2000. p.1-13.
6) 日原信彦：転換型ヒステリー患者．渡辺俊之ら編，リハビリテーション患者の心理とケア．東京：医学書院；2000. p.76-89.
7) Gordon WA, et al：Poststroke depression：An examination of the literature. Arch Phys Med Rehabil 1997；78：658-663.
8) Rosenthal M, et al：Depression following traumatic brain injury. Arch Phys Med Rehabil 1998；79：90-103.
9) 南雲直二：脊髄損傷者．渡辺俊之ら編，リハビリテーション患者の心理とケア．東京：医学書院；2000. p.76-89.
10) 北村俊則：Hospital Anxiety and Depression Scale（HAD尺度）．精神科診断学 1993；4：371-372.
11) 里宇明元：介護負担感の概念と研究の動向．臨床リハ 2001：10：859-867.

摂食と嚥下

　口から食べることは人の生来的な欲求である．医学が進歩する前は食べられなくなることは死を意味していたが，現在は口から食べられなくなっても生き続けることができる．これはある意味で患者にとっても，心ある介護者にとっても苦痛である．そのなかで経管栄養につながれ，口から食べたいと願う患者が"本当に経口摂取が不可能であるかどうかを正しく評価しているか"と考えたことはないであろうか．ここでは嚥下の仕組みと嚥下障害の評価について解説する．

解剖，生理からみた嚥下のメカニズム

　嚥下障害という言葉は"食物が飲み込めなくなること"を指している．一般に食物が口から食べられなくなることを広く摂食・嚥下

図21　摂食・嚥下障害の悪循環

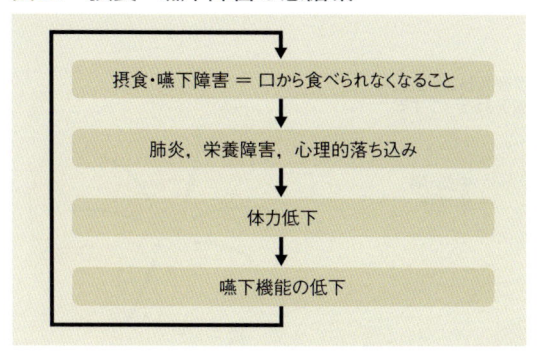

摂食・嚥下障害 ＝ 口から食べられなくなること
↓
肺炎，栄養障害，心理的落ち込み
↓
体力低下
↓
嚥下機能の低下
（ループして先頭へ戻る）

図22　口腔，咽頭，食道の解剖

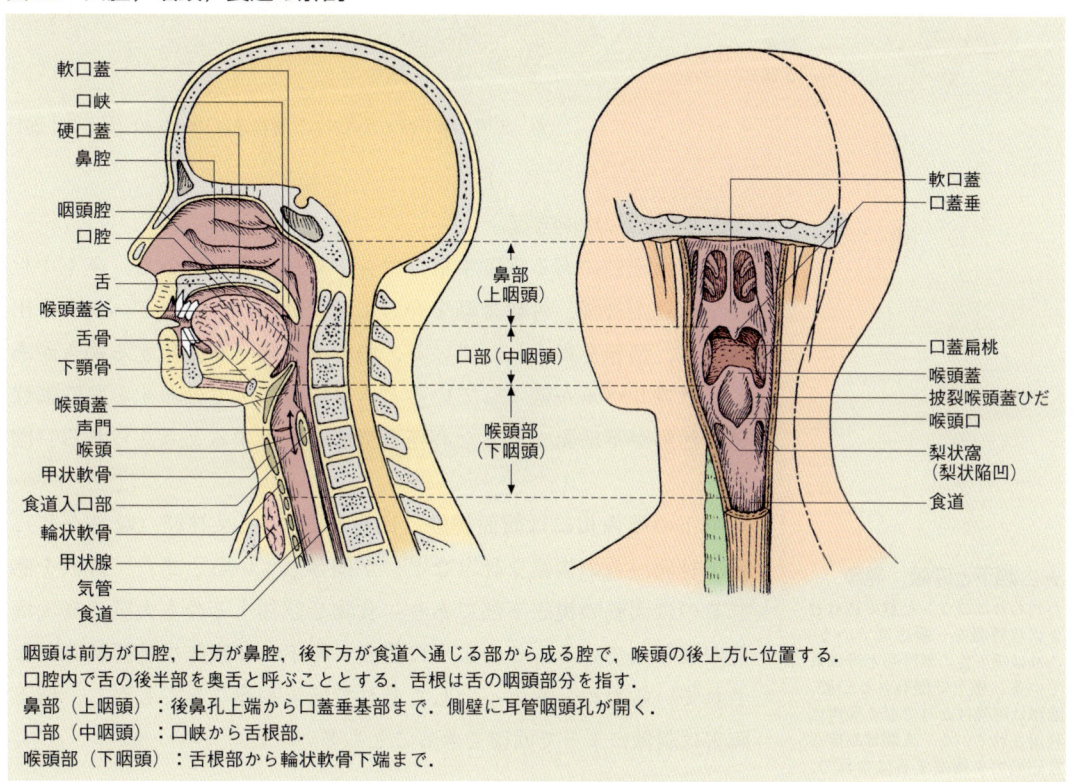

（左側面図ラベル）軟口蓋／口峡／硬口蓋／鼻腔／咽頭腔／口腔／舌／喉頭蓋谷／舌骨／下顎骨／喉頭蓋／声門／喉頭／甲状軟骨／食道入口部／輪状軟骨／甲状腺／気管／食道

（区分）鼻部（上咽頭）／口部（中咽頭）／喉頭部（下咽頭）

（右正面図ラベル）軟口蓋／口蓋垂／口蓋扁桃／喉頭蓋／披裂喉頭蓋ひだ／喉頭口／梨状窩（梨状陥凹）／食道

咽頭は前方が口腔，上方が鼻腔，後下方が食道へ通じる部から成る腔で，喉頭の後上方に位置する．
口腔内で舌の後半部を奥舌と呼ぶこととする．舌根は舌の咽頭部分を指す．
鼻部（上咽頭）：後鼻孔上端から口蓋垂基部まで．側壁に耳管咽頭孔が開く．
口部（中咽頭）：口峡から舌根部．
喉頭部（下咽頭）：舌根部から輪状軟骨下端まで．

障害と呼んでいる[1]．摂食・嚥下障害が起こると栄養がとれなくなったり，誤嚥による肺炎などの呼吸器障害が起こる．それに伴って体力は低下し，ますます嚥下機能の低下をきたすという悪循環が起こる（図21）．

解剖

摂食・嚥下障害に関与する口腔，咽頭，食道の解剖図を図22に示した．かなり複雑であるが，何度もみて構造を理解しておく必要がある★1．

★1
口腔における舌の体積はかなり大きい．総義歯の患者が数か月の間，義歯を装着しないと舌がさらに肥大して巨大舌となる．このようなとき突然義歯を再装着しても嚥下はうまくいかない．

図23 嚥下調節に関与する中枢神経の機能連絡モデル

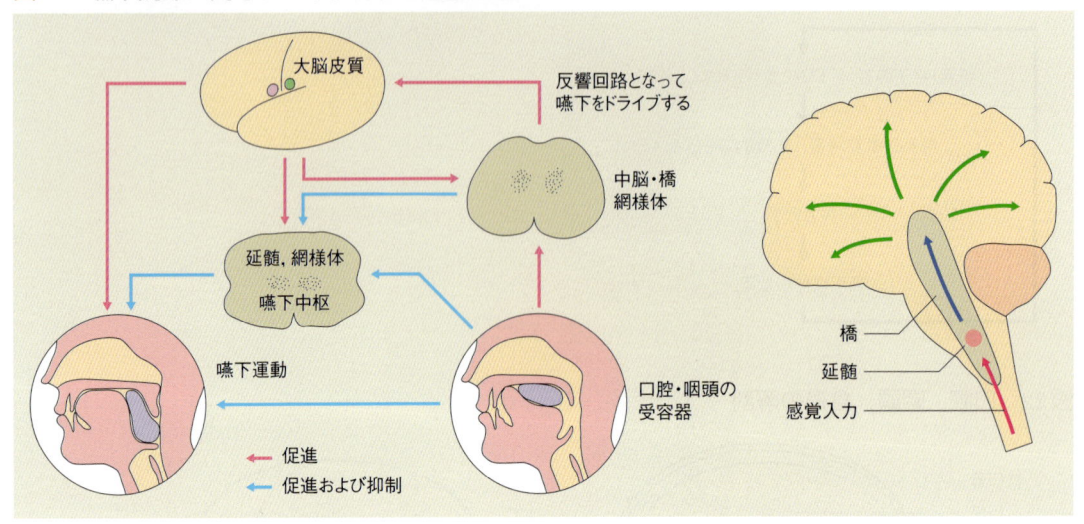

(角 忠明:嚥下のメカニズム.神経進歩1986;30(2):251-261)

摂食・嚥下の神経支配

嚥下は延髄にある嚥下中枢でコントロールされている.嚥下中枢からは迷走神経,舌咽神経を介して舌,咽頭,食道などへ指令を出したり,情報を得たりしている.脳幹部は嚥下を強化する働きがある.意識レベルが低下しているときは脳幹に広く分布する脳幹網様体の活動が不活発であるため嚥下機能も低下すると考えられる(図23)[2].

嚥下の準備相には顔面神経(口唇など),三叉神経(咬筋など),舌下神経(舌の複雑な動きなど)が関与している.また,食欲を感じるのは大脳の視床下部であり,食物を認知するのも大脳の高次機能が関与している.このように摂食・嚥下には複雑な神経制御がなされているため,ちょっとした乱れで障害が起こる.しかし,嚥下障害は訓練によって回復できることも多い★2.

加齢による影響

加齢とともに摂食・嚥下障害が起こりやすくなる.原因としては生理的な加齢現象に加えて,種々の疾患の存在,薬剤の影響などが関与しており単純ではない(表32).

6つの摂食・嚥下動作

古典的に嚥下は口腔期(第Ⅰ相,随意相),咽頭期(第Ⅱ相,反射相),食道期(第Ⅲ相,蠕動相)の3期(Ⅲ相)に分けられ,飲み込むことだけを意味していた.しかし,食物を認知したり,取り込み,咀嚼に至る嚥下の前の段階も嚥下に大きく影響していることが

★2 嚥下と呼吸,発声
われわれはゴクンと飲み込むときには呼吸を一瞬止めている.これは嚥下性の無呼吸と呼ばれている.嚥下で使われる口腔,咽頭は呼吸ばかりでなく発声に利用されている.人間は高度な言語能力を獲得するにつれて,複雑な発声をするために喉頭が下降したと考えられている.動物のように喉頭が高い位置にあり,鼻腔に飛び出るような格好であれば誤嚥(食物が誤って肺に入ること)は起こりにくい.しかし,言葉を話すという人間固有の能力を獲得することによってわれわれは誤嚥の危険を同時にもつことになったのである.生まれたての乳児はまだ喉頭が高い位置にあり誤嚥しにくいが,言葉を喋るようになるにつれて喉頭が下がり,誤嚥の危険が出てくる.高齢になると喉頭はさらに下降して誤嚥の危険は増大すると考えられる.

表32 加齢に伴う嚥下機能の低下原因

- 齲歯などで歯が弱り，咀嚼力が低下する
- 唾液の性状（粘性，組成など），量の変化
- 粘膜の知覚，味覚の変化（低下）
- 口腔，咽頭，食道など嚥下筋の筋力低下
- 喉頭が解剖学的に下降し，嚥下反射時に喉頭挙上距離が大きくなる
- 無症候性脳梗塞の存在（潜在的仮性球麻痺）
- 注意力，集中力の低下
- 基礎疾患，薬剤の内服

図24 嚥下の流れ

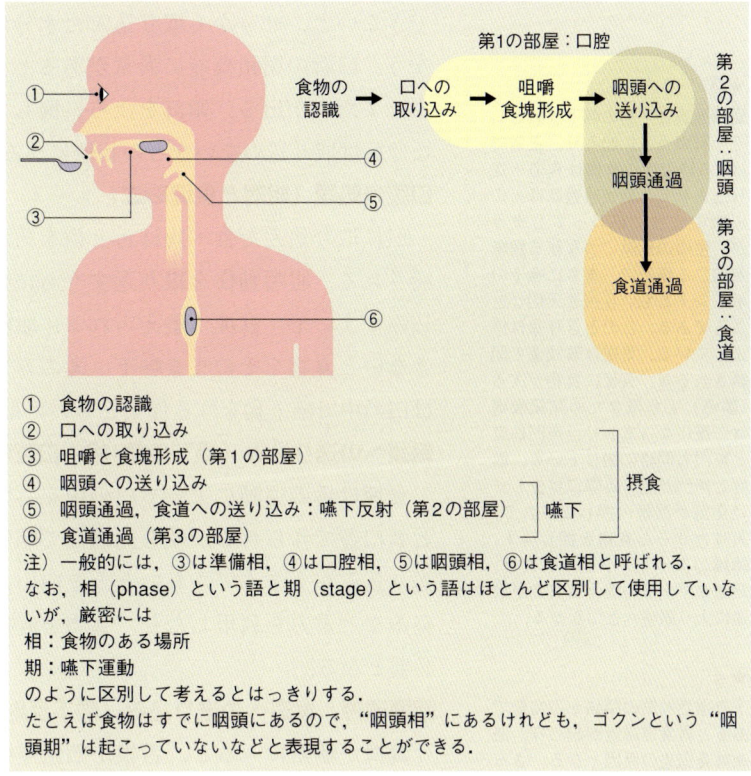

① 食物の認識
② 口への取り込み
③ 咀嚼と食塊形成（第1の部屋）
④ 咽頭への送り込み
⑤ 咽頭通過，食道への送り込み：嚥下反射（第2の部屋）
⑥ 食道通過（第3の部屋）

注）一般的には，③は準備相，④は口腔相，⑤は咽頭相，⑥は食道相と呼ばれる．
なお，相（phase）という語と期（stage）という語はほとんど区別して使用していないが，厳密には
相：食物のある場所
期：嚥下運動
のように区別して考えるとはっきりする．
たとえば食物はすでに咽頭にあるので，"咽頭相"にあるけれども，ゴクンという"咽頭期"は起こっていないなどと表現することができる．

（藤島一郎：新版 口から食べる―嚥下障害Q&A．東京：中央法規出版；1998）

明らかとなり，摂食・嚥下という観点から理解することが大切である（図24)[3]．

食物の認識（認知期）

人は食物を見た瞬間に，その味や硬さ，においなどを連想している．食べ始める前に唾液が出て，胃の中では胃液の分泌が盛んになり，反射的に食べる準備が整っていて，普通はこのように"食べ物"を"食べる対象"ととらえている．しかし，認知機能が障害されていると意識障害のない患者でも食物を見て何の反応も示さず，さらにスプーンで食物を口に近づけても開口しない場合がある．口唇にスプーンが触れて初めて反射的に開口するか，それでも開口しないこともある．意識障害があるときにむりやり食べさせられてむせて，むせればとても苦しいので，食事を苦しみの対象と考えている場合もある．摂食・嚥下のスタートは食物の認識である．

口への取り込み

次は口唇，歯での食物の取り込みである．口に取り込むといっても食物の形態や，食器の違いによって方法がずいぶん異なる．水や汁物などの液体の場合，飲み方としては，①スプーン，②コップや椀から直接口をつけて，③ストロー，④吸飲み，などいろいろある

★3
咽頭通過は一連の嚥下反射として一瞬のうちに起こり、正常では0.5秒以内に食塊は食道へ送り込まれる。咽頭通過はほんの一瞬のうちに終わってしまうが、生命の危険につながる誤嚥が起こる場所で、まさに嚥下のポイントともいうべき大切なところである。このとき呼吸は停止している。気道は喉頭蓋で閉鎖されるが、気管に食物が入る（誤嚥）と危険なため閉鎖機構は三重になっており、声門前庭と声門も同時に閉じている。前庭と声門が閉じる際には少しだけ空気が咽頭へ押し出されて、入りかかった食物を押し戻す。閉鎖のタイミングがずれたり、閉鎖が不十分の場合は食物が気道に入り誤嚥へとつながる。

★4
下食道括約筋の閉鎖が不完全であると胃食道逆流が起こり、逆流性食道炎の原因となる。さらに上食道括約筋の閉鎖が不完全であると胃酸、消化液、細菌を含んだ食物が咽頭に逆流して、誤嚥すると肺炎の原因になる[4]。高齢者の患者で肺炎を繰り返す場合の機序として重要なものと考えられている。食後2時間くらいの起座位をとることで逆流をかなり予防できる。脳卒中では脳幹部の病巣で輪状咽頭筋の弛緩や食道の蠕動運動が障害されることがある。
なお図24の④⑤⑥の動きで外から観察できるのは喉頭の挙上（のど仏が上に上がること）だけである。食塊の動きや内部器官の動きを見るためにはX線撮影（嚥下造影）などの検査が必要となる。

★5 silent aspiration
むせや呼吸苦、声の変化など他覚的に誤嚥の徴候がとらえられない誤嚥を、無症候性の誤嚥（silent aspiration）と呼ぶ。"むせのない誤嚥"とほぼ同義である。また、夜間の唾液や胃食道逆流物を無症候性に誤嚥することが嚥下性肺炎の原因として注目されているが、こちらもsilent aspirationと呼ばれ不顕性誤嚥[5]と訳されている。

が、口唇を開いた後に閉鎖するという共通機能がある。口唇を閉鎖できないと、せっかく取り込んだ水分がすぐに口からこぼれ出てしまう。口唇の閉鎖機能に異常があると、食べたものをぽろぽろこぼす、よだれが出る、頭部を後ろに倒して重力で口の中に落とし込まなければ取り込めないなどの状態になる。

口腔内処理（咀嚼と食塊形成）

口に取り込んだ食べ物は舌と歯を巧みに使って唾液と混ぜられ咀嚼される。咀嚼動作を繰り返すうちに食物は唾液と混合されて飲み込みやすい形＝食塊に整えられる。咀嚼運動、食塊形成がうまくできないと食物をそのまま嚥下（丸のみ）しなければならない。咀嚼は口の中で嚥下食を作る作業ともいえる。

咽頭への送り込み（嚥下の第I相，口腔期，随意相）

食塊は舌の運動によって口の中を唇側から奥舌へと移動し、奥舌と軟口蓋で作られる口峡を通過して咽頭に送り込まれる。咽頭への送り込みがうまくできないと上を向いたり、傾斜をつけたベッドに寝るなど重力を利用したり、食物を直接奥舌へ入れるなどの工夫が必要となる。

咽頭通過，食道への送り込み（嚥下反射，嚥下の第II相，咽頭期）

食塊が咽頭に入ると、舌根が咽頭後壁にさらに押しつけられ、咽頭内圧が高まる。咽頭壁にも蠕動運動が生じて食塊を食道へ送る力となっている。同時に食道入口部の食道括約筋（輪状咽頭筋）が弛緩して食塊が食道へ送り込まれる。食道括約筋は迷走神経の働きで弛緩するが、喉頭が挙上することによって機械的にも弛緩するようにできている。括約筋が緊張したままでは（輪状咽頭筋機能不全）食塊を食道へ送り込めない★3。

食道通過（嚥下の第III相，蠕動期）

食道に食べ物が送り込まれると、逆流しないように食道括約筋はぴったりと閉鎖する。その後、食べ物は蠕動運動で胃へと運ばれていく。食道には3か所の生理的な狭窄部が知られている。すなわち上下の食道括約筋部と、食道が大動脈と交差する部分である。食道括約筋は咽頭と食道の境（噴門部）にある上食道括約筋（輪状咽頭筋）と食道と胃の境にある下食道括約筋とがある★4。

嚥下障害

症状

一般的には"むせ"が嚥下障害の症状としてよく知られている。しかし、むせと誤嚥は必ずしも一致しない。注意しなければならないのはむせのない誤嚥（silent aspiration）★5である[1]。一方、激しく

表33 摂食・嚥下障害の原因

1. 器質的原因

口腔・咽頭	食道
・舌炎，アフタ性口内炎，歯槽膿漏 ・扁桃炎，扁桃周囲膿瘍 ・咽頭炎，喉頭炎，咽後膿瘍 ・口腔・咽頭腫瘍（良性，悪性） ・口腔咽頭部の異物，術後 ・外からの圧迫（甲状腺腫，腫瘍など） ・その他	・食道炎，潰瘍 ・ウェッブ（web，膜），ツェンカー憩室 ・狭窄，異物 ・腫瘍（良性，悪性） ・食道裂孔ヘルニア ・外からの圧迫（頸椎症，腫瘍など） ・その他

2. 機能的原因

口腔・咽頭	食道
・脳血管障害，脳腫瘍，頭部外傷 ・脳膿瘍，脳炎，多発性硬化症 ・パーキンソン病，筋萎縮性側索硬化症 ・末梢神経炎（ギラン-バレー症候群など） ・重症筋無力症，筋ジストロフィ ・筋炎（各種），代謝性疾患 ・薬剤の副作用 ・その他	・脳幹部病変 ・アカラジア ・筋炎 ・強皮症，全身性エリテマトーデス ・薬剤の副作用 ・その他

3. 心理的原因

・神経性食欲不振症，認知症，拒食，心身症，うつ病，うつ状態
・その他

むせて食事ができないほどであっても誤嚥はほとんどないという場合もある．誤嚥を正確に診断することはたいへん難しい．多くの論文が誤嚥を臨床的に判断することは困難であることを報告しているし，現実の臨床においてもしばしば経験するところである．誤嚥の診断としては嚥下造影がいちばんよいとされている．

咳も嚥下障害の症状として大切である．食事中から食後にかけて集中して咳が出る場合は嚥下障害を疑わなければならない．慢性の"かぜ"と診断されていた嚥下障害患者を経験している．この人は適切な指導で咳が完全に消失した．夜間，胃食道逆流により咳が出ることもある．機序としては食道に消化液が逆流した刺激で食道誘発性の咳が出る場合と，咽頭まで逆流して気道に流入して咳が誘発される場合もある．夜間不眠があるという場合"咳が出て眠れない"というときは嚥下障害を疑わなければならない．

原因

原因はいろいろ考えられるが，頻度としては脳卒中によるものがいちばん多い．腫瘍や炎症で飲み込むときに使う舌や咽頭の構造そのものが障害されている場合（器質的原因）と，構造物の形には問題がなくてもそれを動かす神経などに原因がある場合（機能的原因）とに分けられる．また，心理的原因も重要である（**表33**）．

表34 嚥下障害の主な症状

- むせ：どういう食品を食べたときにむせるか？
- 咳：食事中や食後の咳は多くないか，夜間の咳はないか
- 痰の性状，量：食物残渣はないか，食事を開始してから量は多くないか
- 咽頭異常感，食物残留感：部位はどこか？
- 嚥下困難感：食品による差異はあるか？
- 声：食後に声の変化はないか，がらがら声ではないか？
- 食欲低下：むせたり，苦しいから食べないなど嚥下障害が原因のことがある
- 食事内容の変化：飲み込みやすい物だけを選んでいないか
- 食事時間の延長：口の中にいつまでも食べ物をためている，なかなか飲み込まない
- 食べ方の変化：上を向いて食べる，汁物と交互に食べている，口からこぼれる
- 食事中の疲労：食事に伴う低酸素血症はないか？
- 口腔内の汚れ：ひどい歯垢，食物残渣，口臭は口腔期の問題と関連がある？

表35 病歴など

- 脳卒中の既往
- 肺炎およびその他の呼吸器疾患の既往
- 放射線治療，手術（頭頸部，食道）の既往
- その他の基礎疾患（神経筋疾患，糖尿病など）
- 生活様式
- 食生活，食嗜好およびその変化
- 家族歴

病歴

むせと咳以外の主な嚥下障害を示唆する症状および注意すべきポイントを表34にまとめた．また，病歴で嚥下障害と関連する大切なポイントを表35にまとめた．病歴では脳卒中と肺炎の既往を忘れずに聞くことが大切である．

問診

効率よく問診を行うために筆者らが使用している質問紙を表36に示した[1]．15項目から成り，構造は肺炎の既往，栄養状態，口腔期，咽頭期，食道期，声門防御機構などが反映されるようになっている．回答はA（重い症状，頻度の多い症状），B（軽い症状，頻度が少ない症状），C（症状なし）としている．Aは実際に日常生活に支障がある，Bは気になる程度という基準で問診を進める．この質問紙では"Aに1つでも回答があったもの"を"嚥下障害あり"と判定し，"Bにはいくつ回答あり"でも"嚥下障害疑い"ないし"臨床上問題ないレベル"と判定する[★6]．

臨床所見

身体所見，神経学的所見，一般臨床検査それぞれのポイントを表37～39にまとめた．

身体所見

身体所見では，嚥下障害で最も恐ろしい誤嚥性肺炎と脱水，栄養障害の徴候を見逃さないようにしなければならない．少しでも疑わしければ胸部X線写真や血液生化学検査を施行するようにしたい．また，口腔機能が悪いと口腔内が汚染される．口腔衛生の状態も必ずチェックしなければならない．口腔ケアが有意に誤嚥性肺炎を予防するという報告が増えており[6]，治療方針を決める際にも有力な情報となる．

★6
信頼性（Cronbachのアルファ係数0.8473），特異度（90.1％），敏感度（92％）であり，嚥下障害のスクリーニング，経過観察や指導の効果を評価するときにも使用できる．忙しい外来や人手の少ない施設などで指導すべき摂食・嚥下障害をスクリーニングする際に役立つ．

表36 摂食・嚥下障害の質問紙

氏名　　　　　　　　　　年齢　　　歳　　男・女
平成　　年　　月　　日
身長　　　cm　　　　　体重　　　kg

あなたの嚥下（飲み込み，食べ物を口から食べて胃まで運ぶこと）の状態について，いくつかの質問をいたします．
いずれも大切な症状です．よく読んでA，B，Cのいずれかに丸を付けて下さい．
この2, 3年のことについてお答え下さい．

1. 肺炎と診断されたことがありますか？　　　　　　A. 繰り返す　B. 一度だけ　C. なし
2. やせてきましたか？　　　　　　　　　　　　　　A. 明らかに　B. わずかに　C. なし
3. 物が飲み込みにくいと感じることがありますか？　A. しばしば　B. ときどき　C. なし
4. 食事中にむせることがありますか？　　　　　　　A. しばしば　B. ときどき　C. なし
5. お茶を飲むときにむせることがありますか？　　　A. しばしば　B. ときどき　C. なし
6. 食事中や食後，それ以外の時にものがゴロゴロ（たんがからんだ感じ）することがありますか？　A. しばしば　B. ときどき　C. なし
7. のどに食べ物が残る感じがすることがありますか？　A. しばしば　B. ときどき　C. なし
8. 食べるのが遅くなりましたか？　　　　　　　　　A. たいへん　B. わずかに　C. なし
9. 硬いものが食べにくくなりましたか？　　　　　　A. たいへん　B. わずかに　C. なし
10. 口から食べ物がこぼれることがありますか？　　A. しばしば　B. ときどき　C. なし
11. 口の中に食べ物が残ることがありますか？　　　A. しばしば　B. ときどき　C. なし
12. 食物や酸っぱい液が胃からのどに戻ってくることがありますか？　A. しばしば　B. ときどき　C. なし
13. 胸に食べ物が残ったり，つまった感じがすることがありますか？　A. しばしば　B. ときどき　C. なし
14. 夜，咳で寝られなかったり目覚めることがありますか？　A. しばしば　B. ときどき　C. なし
15. 声がかすれてきましたか？（がらがら声，かすれ声など）？　A. たいへん　B. わずかに　C. なし

表37 身体所見

- 栄養状態，脱水
- 呼吸状態（呼吸数，咳，喀痰，聴診所見）
- 発熱
- 循環動態（血圧，心拍数およびその変化）
- 胃腸症状（食欲，下痢，便秘）
- 口腔，咽頭粘膜の状態（汚れ，乾燥，潰瘍，炎症など），口臭
- 歯（義歯の有無と適合，齲歯），歯肉（腫脹，出血など）

表38 神経学的所見

意識レベル

高次脳機能
　痴呆：長谷川式簡易痴呆検査を施行
　失語：右麻痺患者，理解面と表出面の評価，構音障害と混同しないこと
　失認：左麻痺患者，左半側空間無視
　失行：食器の使用障害

脳神経：口腔咽頭の知覚と運動に関与する
　口腔・舌（前2/3）の一般知覚，咀嚼（咬筋）：三叉神経
　口唇の運動，味覚（舌の2/3）：顔面神経
　咽頭・軟口蓋の運動，喉頭挙上，発声，舌（後1/3）の味覚・知覚，咽頭の知覚：
　　舌咽・迷走神経
　舌の運動：舌下神経

構音障害：嚥下と密接に関係する，失語と混同しないこと

頸部・体幹の可動域と動きの制御（麻痺，失調）

呼吸のコントロール（息止め，随意的な咳）

麻痺（片麻痺，両側片麻痺），失調，不随意運動

知覚障害，筋力，筋萎縮

表39 一般臨床検査

胸部X線，心電図
CRP，赤沈
白血球数・分画
貧血
血清アルブミン値

神経学的所見

　神経学的所見はきわめて大切である．認知症の有無，呼吸のコントロールが摂食・嚥下訓練の成功の鍵を握るので特に注意する★7．

★7
嘔吐反射（gag reflex）の有無と嚥下機能の関係がしばしば問題にされる．一般にgag reflexは健常者でも欠如していたり，亢進（特に若い女性）していることがある．gag reflexがあれば誤嚥がないとか，欠如しているから嚥下が悪いとか一定の関係はない．ただし，欠如していたgag reflexが出現してきたなどの変化には注意を払うべきである．

表40 主な嚥下検査（スクリーニング検査，モニター）

名称	方法	判定	意義
1. 反復唾液飲みテスト	口腔内を湿らせた後に，空嚥下を30秒間繰り返す	30秒で2回以下が異常	随意的な嚥下の繰り返し能力をみる．誤嚥との相関あり．スクリーニング
2. 水飲みテスト	原法：30 mLの水を一気に嚥下してもらうように指示する 2, 3 mLで様子をみて，安全を確認してから30 mLを施行	5秒以内に1口でむせなく飲めれば正常．それ以外は嚥下障害疑いか異常．動作全体を観察	口への取り込み，送り込み，誤嚥の有無など．スクリーニング 表41参照
3. パルスオキシメータ	摂食場面でのモニターとして使用する	90％以下 or 初期値より1分間の平均で3％低下で摂食中止	誤嚥の有無など 90％はほぼ動脈血酸素分圧60 mmHg
4. 嚥下音	頸部の聴診，嚥下時の音，前後の呼吸音を聞く	嚥下後の呼吸音に雑音が増加する	誤嚥，咽頭残留の疑い
5. 嚥下誘発テスト（嚥下反射テスト）	鼻腔から細い（8Fr以下）のチューブで中咽頭に水を少量注入し，嚥下反射が起こるまでの時間を測定する	常温蒸留水0.4 mL注入で嚥下反射までの平均潜時1.7±0.7秒．3秒以上で異常（注入量，温度など条件によって変化）．	咽頭の感覚入力-運動出力を口腔機能のバイアスを取り除いてみる．臨床では夜間の不顕性誤嚥による肺炎の発生を予測する目的で施行．嚥下性肺炎群では有意に延長する
6. 着色水テスト（blue dye test）	気管切開患者で，口腔にメチレンブルーやトレパンブルーなどの色素を入れて気切孔からの流出をみる	2, 3分以内に気切孔から色素が出れば異常	誤嚥を簡便に検出．ただし，5分以上経過するとほとんどの症例で少量に色素は流出してくる
7. 嚥下内視鏡（ファイバースコープ）	①鼻腔から細いファイバースコープで嚥下（食物，色素）時の咽頭・喉頭を観察．②先端を喉頭蓋，咽頭壁などに触れて感覚をみる	①残留，誤嚥があれば異常，②通常は粘膜に先端が触れると逃避か嚥下反射誘発，感覚低下で反応低下	①臨床情報は多い，②現在は定性的所見であるが，エアパルスを咽頭壁に当てて感覚を定量化して計測する試みが行われている
8. 超音波検査	顎下部からMモード，Bモードで舌，食塊の動きを記録	定性判断，定量化も試みられている	舌の動き，食塊形成など口腔機能の評価

★8
さらに詳しい内容については文献1）を参照していただきたい．

ADLの自立度は嚥下障害と密接な関係がある．例外もあるが歩行能力やADL自立度が高ければ嚥下能力も高く，誤嚥性肺炎の危険も少ない．随意的な咳ができるかどうかも嚥下訓練を進めるうえで大切な要素である★8．

神経学的所見はきわめて大切である．ナースが押さえておきたいポイントを表38にまとめた．認知症の有無，呼吸のコントロールが，摂食嚥下訓練の成功の鍵を握るので特に注意する．

一般臨床検査

炎症症状（CRP，白血球数）と胸部X線写真，および栄養状態の指標として血清アルブミン値（3.5 g/dL以下で低下，特に3.0 g/dL以下では重度低下と判定）が大切である（表39）．

スクリーニング検査など

表40に主な評価手段と意義についてまとめた．

反復唾液飲みテスト（RSST）[7,8]：感受性がよく臨床症状との相関が高いとされている．簡便で安全に施行できるが，指示を理解できな

表41 水飲みテストの方法（原法）

- 常温の水30 mL＊を注いだ薬杯を椅座位の状態にある患者の健手に手渡し，"この水をいつものように飲んでください"という
- 水を飲み終わるまでの時間，プロフィール，エピソードを測定，観察する

プロフィール	1. 1回でむせることなく飲むことができる 2. 2回以上に分けるが，むせることなく飲むことができる 3. 1回で飲むことができるが，むせることがある 4. 2回以上に分けて飲むにもかかわらず，むせることがある 5. むせることがしばしばで，全量飲むことが困難である
エピソード	すするような飲み方，含むような飲み方，口唇からの水の流出，むせながらも無理に動作を続けようとする傾向，注意深い飲み方など

プロフィール1で5秒以内：正常範囲
プロフィール1で5秒以上，プロフィール2：疑い
プロフィール3，4，5：異常

＊いきなり30 mLの水を飲ませてはいけない．2，3 mLの飲水でまずテストを施行し，問題がなければ30 mLを行うこと．

い患者には施行できない．

水飲みテスト[9]：比較的感受性の高い検査で広く行われているが，むせのない誤嚥があることに注意しなければならない（**表41**）．

外来などで軽症嚥下障害患者の診察をする際，筆者は先にあげた問診表に沿って問診を行い，RSSTと水飲みテストをセットで施行している．いずれかに問題があれば嚥下造影ないし内視鏡検査を施行することにしている．

聴診：肺野だけでなく頸部の所見が有用である．水飲みテストや摂食場面において手軽に誤嚥や咽頭残留をとらえることができるので習熟したい．ゴクンという音（嚥下音）と嚥下の成功は必ずしも一致しない．大切なのは嚥下前後の呼吸音を聞くことである．嚥下後にゴロゴロ音などが呼吸音に混じるなどの変化があれば咽頭残留や誤嚥を疑う．音響特性の分析的研究も盛んである．

嚥下反射テスト[10]：順天堂大学と東北大学の呼吸器を中心に施行されている検査である．水を咽頭に直接入れるものでベッドサイドや在宅などでも簡便に施行できる検査である．夜間の不顕性誤嚥を反映し，誤嚥性肺炎群では嚥下反射の潜時が有意に延長するという．今後，方法を統一する必要がある．

着色水テスト：気管切開患者で簡便に誤嚥をみる方法である[1]．ただし，これで誤嚥があるから経口はできないなどと安易な判断は禁物である．カニューレと嚥下に熟知したうえで検査をしなければならない．

カフ付きカニューレの場合，カフを膨らませていれば嚥下運動を阻害し誤嚥しやすくなる．しかもカフがあってもカフの周囲から下へ色素は流れ落ち，結果的に陽性となる．また，カフを膨らませないときは，タイミングよく気切孔を閉鎖して，声門下圧をつくらな

表42 摂食場面の観察ポイント

観察項目，症状	観察ポイント	考えうる主な病態・障害
食物の認識	ぼーっとしている，キョロキョロしている	食物の認知障害，注意散漫
食器の使用	口に到達する前にこぼす	麻痺，失調，失行，失認
食事内容	特定のものを避けている	口腔期，咽頭期，味覚，唾液分泌低下，口腔内疾患
口からのこぼれ	こぼれてきちんと口に入っていない	取り込み障害，顔面神経麻痺
咀嚼	下顎の上下運動だけで，回旋運動がない 硬いものがかめない	咬筋の障害 齲歯，義歯不適合，歯周病など
嚥下反射が起こるまで	長時間口にため込む，努力して嚥下している 上を向いて嚥下している	口腔期，咽頭期 送り込み障害
むせ	特定のもの（汁物など）でむせる 食事のはじめにむせる 食事の後半にむせる	誤嚥，咽頭残留 誤嚥，不注意 誤嚥，咽頭残留，疲労 筋力低下，胃食道逆流
咳	食事中，食事後に咳が集中する	誤嚥，咽頭残留，胃食道逆流
声	食事中，食後に声が変化する	誤嚥，咽頭残留
食事時間	1食に30〜45分以上かかる	認知，取り込み，送り込みなど
食欲	途中から食欲がなくなる	認知，誤嚥，咽頭残留，体力
疲労	食事の途中から元気がない，疲れる	誤嚥，咽頭残留，体力

★9
摂食中の動脈血酸素飽和度をパルスオキシメータでモニターする方法も誤嚥をスクリーニングする方法として使用しうる．低下した場合に必ず誤嚥があるとは限らず判断に迷うこともあるが摂食時のモニターで誤嚥をスクリーニングするという点では優れている．嚥下障害で誤嚥の危険がある場合はルーチンに測定するとよい．

★10
嚥下造影（VF）には診断的検査と治療的検査の2つの目的がある．
診断的VF：器質的異常，機能的異常，食塊の通過状況と誤嚥，咽頭残留をみる．
治療的VF：誤嚥しない方法，咽頭残留の少ない方法，口腔→咽頭→食道への通過しやすい方法などにつき，リハビリテーション手技，体位，食塊を変えて検討する．
従来の咽頭・食道造影とは異なり，治療・訓練に役立つ情報を得る治療的検査の意味合いが強いという特色がある．

いとやはり誤嚥する．うまく検査をしないとほとんど陽性の結果になる．

ファイバースコープ検査：耳鼻科領域では，日常行われているが，ベッドサイドなどで摂食時の咽頭・喉頭を観察する嚥下内視鏡[1]は近年注目されている．嚥下造影に比べて手軽で，被曝もなく今後普及すると予想される．

超音波検査[1]：小児領域で研究が盛んである．口腔内の舌，食塊の動きの評価にたいへん情報が多いが，誤嚥は検出できない．

摂食場面の観察

摂食・嚥下障害では実際の摂食場面を観察することがたいへん重要で，患者や家族から得た情報と実際が大きく違うことも多い．しばしばみられるのは一口量が非常に多かったり，摂食のペースが極端に速く，これがむせの原因となっているケースである★9．表42にポイントを示した．表35，図24と合わせてみていただきたい．

嚥下造影

嚥下造影（ビデオX線透視検査：videofluoroscopic examination of swallowing；VF）は造影剤や造影剤を含んだ模擬食品をX線透視下に嚥下させ，ビデオに記録して解析する検査である★10．

方法

造影剤：40〜50％の希釈硫酸バリウムを使用．誤嚥がない場合はバ

表43 嚥下造影の観察項目

		側面像	正面後（左右差に注意）
口腔	組織の動き構造	口唇，舌，軟口蓋，下顎 取り込み，口腔内保持，咀嚼	口唇，舌，軟口蓋，下顎 咀嚼
	食塊の動き	口唇からのこぼれ落ち，食塊形成 奥舌の移送，咽頭への送り込み 口腔通過時間，残留（量，部位）	食塊形成，残留（量，部位）
咽頭	組織の動き構造	嚥下反射 　軟口蓋の動き，舌根の動き，舌骨の動き 　喉頭の挙上，喉頭閉鎖，咽頭の蠕動（後壁）， 　食道括約筋の開大 外部からの圧迫（頸椎など）	嚥下反射 　舌根の動き，喉頭の挙上 　喉頭閉鎖（声門，声門前庭の動き） 　咽頭の蠕動（側壁） 　食道括約筋の開大
	食塊の動き	逆流（鼻腔，口腔），食塊通過，誤嚥 残留（量，部位：特に梨状窩，喉頭蓋谷） 咽頭通過時間	食塊通過（特に食道入口部通過の左右差） 誤嚥，残留（量，部位：特に梨状窩，喉頭蓋谷）
食道	組織の動き構造		〈斜位もみる〉 　蠕動，狭窄，外部からの圧迫 　蛇行，食道裂孔ヘルニア
	食塊の動き		食塊通過，残留，逆流，通過時間

リウム原液で二重造影なども施行．非イオン系の水溶性造影剤などほかの造影剤も使用されることがある．

準備：口腔内の清拭を確認し，少量の水で口腔内を湿潤にしてから検査に入る．

検査体位：体幹角度はふだん摂食している体位を基準にし，適宜90°座位，60°座位，45°リクライニング，30°リクライニングなど変化させて体位変換の効果をみる．頸部は軽度前屈位を基準とし，適宜回旋や伸展位をとり嚥下への影響をみる．

検査手順：側面，正面のX線透視画像をビデオ（詳細な観察ではシネ）に記録する．正中（下顎皮膚に貼付）に金属でスケールを入れる．

① 40％バリウム液の嚥下検査：1，2，3，5mLと嚥下する造影剤の量は少量から徐々に増加．

② ゼラチンゼリー，増粘剤入り40％バリウム液，パンないしクッキーなどの嚥下検査：2，3，5，8gのように徐々に量を増量させる．

③ 通過時間の測定など定量評価が目的であれば，量と模擬食品を一定させて3回計測する．

④ 治療的VFでは，誤嚥を減らす方法として⒤体幹，頸部前屈の角度調節，ⅱ声門越え嚥下（supraglottic swallow），ⅲ食品の選択と一口量の調節，ⅳ嚥下に意識集中（think swallow），ⅴ横向き嚥下（頸部回旋），および咽頭残留の除去法としては⒤空嚥下を繰り返す，ⅱ横向き嚥下，うなずき嚥下，ⅲ交互嚥下など条件を変えて嚥下への影響を検査する．

表44 嚥下障害グレード

I：重症 経口不可	1	嚥下困難または不能．嚥下訓練適応なし
	2	基礎的嚥下訓練のみ適応あり
	3	条件が整えば誤嚥は減り，摂食訓練が可能
II：中等症 経口と補助栄養	4	楽しみとしての摂食は可能
	5	一部（1〜2食）経口摂取
	6	3食経口摂取プラス補助栄養
III：軽症 経口だけ	7	嚥下食で，3食とも経口摂取
	8	特別に嚥下しにくい食品を除き，3食経口摂取
	9	常食の経口摂取可能，臨床的観察と指導を要する
IV：正常	10	正常の摂食嚥下能力

嚥下造影における観察ポイント

表43に観察ポイントをまとめた．組織の動きと食塊の動きの関連をみる．正面像は左右差に注意する．口腔通過時間，咽頭通過時間，嚥下反射の遅延などを計測することもある．

総合評価

診察，摂食場面の観察，検査などを行った後，嚥下の総合評価としての摂食レベルを決める[★11]．筆者らは表44のグレードを用いて現在の摂食能力のレベルを評価し，摂食能力のゴールにも用いている．

（藤島一郎）

★11
嚥下造影（VF）や内視鏡で詳細に機能を評価しても，検査では誤嚥があるにもかかわらず摂食は順調でトラブルがないとか，検査では誤嚥がないのに実際はむせが激しかったり，肺炎を繰り返すなど実際の摂食場面や臨床症状との解離がみられることがある．原因としては，①検査の方法が悪い，②検査場面と実際の摂食場面と患者の状態が異なる，③他の原因がある，などが考えられ，注意が必要である．

● 文献
1) 藤島一郎：脳卒中の摂食・嚥下障害，第2版．東京：医歯薬出版；1998.
2) 角　忠義：嚥下のメカニズム．神経進歩 1986；30（2）：251-261.
3) 藤島一郎：新版 口から食べる—嚥下障害 Q & A．東京：中央法規出版；1998.
4) 丸茂一義ら：嚥下性肺疾患生理的評価と臨床対応．日本呼吸管理学会誌 2000；9（3）：276-281.
5) 板橋　繁ら：高齢者の肺炎．呼吸 2000；19（4）：363-373.
6) 米山武義：口腔ケアと誤嚥性肺炎．Geriatric Medicine 1997；35（2）：167-171.
7) 才藤栄一ら：個人の摂食能力に応じた「味わい」のある食事内容・指導等に関する研究：摂食能力の減退に対する診断方法の開発．平成7年度厚生省・健康政策調査研究事業報告書．1996. p.43-52.
8) 鄭　漢忠ら：反復唾液嚥下テストは施設入所者の摂食・嚥下障害をスクリーニングできるか？．摂食・嚥下リハ学会誌 1999；3（1）：29-33.
9) 窪田俊夫ら：脳血管障害における麻痺性嚥下障害—スクリーニングテストとその臨床応用について．総合リハ 1982；10（2）：271-276.
10) 寺本信嗣ら：嚥下スクリーニングとしての簡易嚥下誘発試験（simple swallowing provocation test）の有用性．日本呼吸器学会誌 1999；37（6）：466-470.

呼吸と循環

スパイロメータ

肺気量分画と1秒量（率）

4種類のvolumeとcapacity（volumeの和）があり，さらに1秒量，1秒率が測定可能である（図25）．

肺活量は最大吸気から最大呼気までの容量であり，ゆっくり最大の呼気をさせたときの肺活量（vital capacity；VC）と努力性呼気曲線の最大値（forced vital capacity；FVC）がある．VCは性・年齢・身長によって標準値が予測され，実測値との割合が%VCである．1秒量（forced expiratory volume in one second；$FEV_{1.0}$）は最大吸気から努力性呼気を行い，最初の1秒間に呼出される量であり，$FEV_{1.0}$をVCまたはFVCで除したものを1秒率（$FEV_{1.0}$%）と呼ぶ．換気障害は%VCと$FEV_{1.0}$%の値から，閉塞性障害，拘束性障害と混合性障害に分類される（図26）．

機能的残気量（functional residual capacity；FRC）と残気量（RV）以外はスパイロメータで測定可能である．FRCとRVはHe（ヘリウム）ガス希釈法や体プレチスモグラフ法[★1]で測定され，換気障害の重症度とともにFRCは増加する．

フローボリウム曲線

最大努力性呼気を行わせ，横軸に肺気量を縦軸に呼気流速をとり，グラフ上の曲線に表したもの．肺活量の50％と25％の流速（$\dot{V}_{50}$，$\dot{V}_{25}$）やその比（$\dot{V}_{50}/\dot{V}_{25}$）を指標として換気障害を評価する．$\dot{V}_{25}$の低下は末梢気道抵抗の増加を示し，$\dot{V}_{50}/\dot{V}_{25}$が3.0以上を異常とする（図27）．

動脈血液ガス分析

動脈血液ガス分析により容易にP_{O_2}，P_{CO_2}，pHなどの情報からガス交換と酸塩基平衡の状態がわかる[★2]．

低P_{O_2}（＜60Torr[★3]）をきたしているとき

肺胞低換気[★4]，拡散障害[★5]，シャント[★6]，換気血流比不均等[★7]の4つの場合が考えられる．これらを鑑別するには，

①肺胞低換気は必ず高P_{CO_2}（＞45Torr）を伴う．

②シャントが存在するときは100％O_2を投与してもP_{O_2}の上昇がみられない．

③拡散障害があると必ず換気血流比不均等を伴うが，そのときみら

[★1] **体プレチスモグラフ法**
気密な箱の中に被験者を入れ，呼吸中の排気量変化，気流量，箱内圧の変化などから機能的残気量を正確に測定する方法である．

[★2]
基準値はpH：7.35〜7.45，P_{O_2}：80〜100 Torr，P_{CO_2}：35〜45 Torr，HCO_3^-：21〜27 mEq/L，BE：−2〜＋2である．
P_{O_2}は年齢とともに低下することを忘れてはならない．
P_{O_2}年齢補正式
P_{O_2}＝104.2−0.27×年齢
Mellemgaardの式である．
P_{CO_2}には年齢の影響はない．

[★3] **Torr**
かつてはmmHgという単位が使われていたが，最近ではトリチェリの名にちなんだTorr（トール）がよく使われるようになった．

[★4] **肺胞低換気**
肺胞の換気能低下により酸素補充が十分行われないこと．

[★5] **拡散障害**
肺胞から肺血管へガスが通過する障害．

[★6] **シャント**
肺の換気領域を通過しないで動脈系に入る血液をいう．

[★7] **換気血流比不均等分布**
肺のさまざまな部分で換気と血流の組み合わせがうまくいかずガス交換の障害が生じること．

図25 肺気量分画

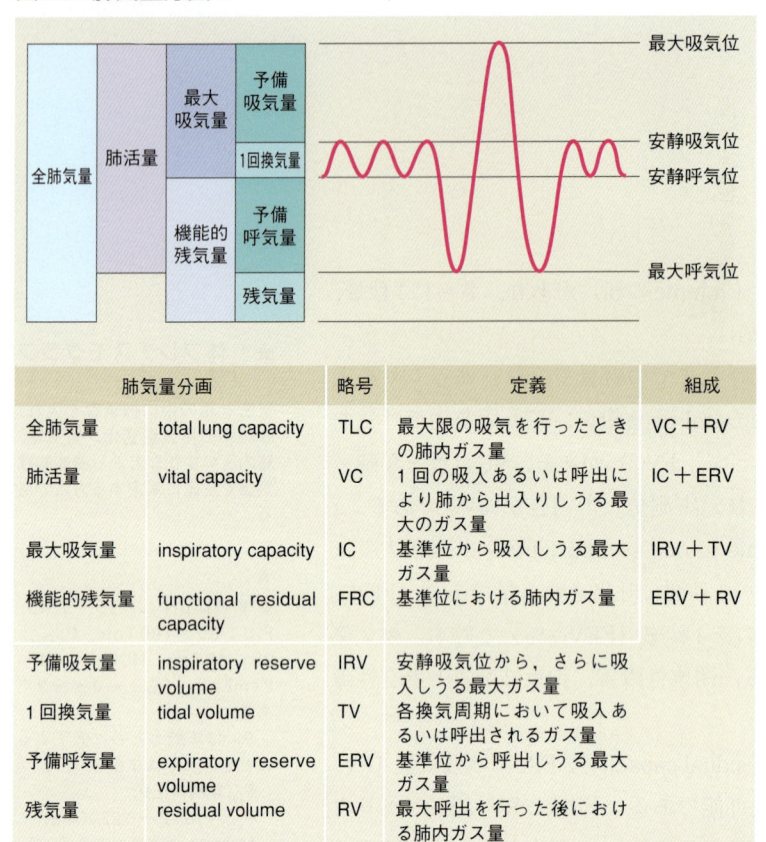

肺気量分画		略号	定義	組成
全肺気量	total lung capacity	TLC	最大限の吸気を行ったときの肺内ガス量	VC＋RV
肺活量	vital capacity	VC	1回の吸入あるいは呼出により肺から出入りしうる最大のガス量	IC＋ERV
最大吸気量	inspiratory capacity	IC	基準位から吸入しうる最大ガス量	IRV＋TV
機能的残気量	functional residual capacity	FRC	基準位における肺内ガス量	ERV＋RV
予備吸気量	inspiratory reserve volume	IRV	安静吸気位から，さらに吸入しうる最大ガス量	
1回換気量	tidal volume	TV	各換気周期において吸入あるいは呼出されるガス量	
予備呼気量	expiratory reserve volume	ERV	基準位から呼出しうる最大ガス量	
残気量	residual volume	RV	最大呼出を行った後における肺内ガス量	

capacity はそれぞれの volume の和である．

図26 換気障害の分類

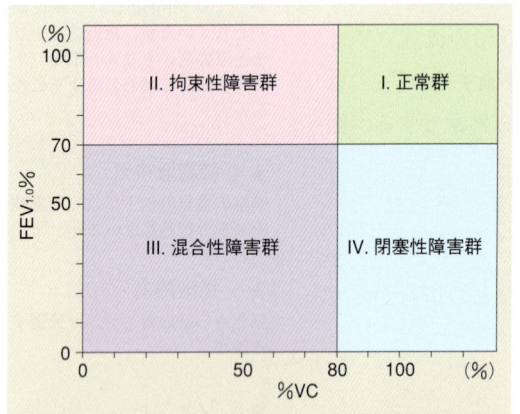

%VC と FEV$_{1.0}$%の値から，正常群，拘束性障害群（肺線維症，神経筋疾患に伴う呼吸不全など），閉塞性障害群（肺気腫，慢性気管支炎など）および混合性障害群に分類される．

図27 フローボリウム曲線

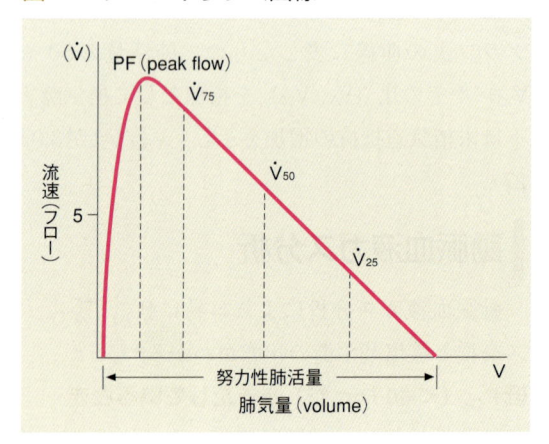

れる低酸素血症のどこまでが純粋の拡散障害によるのかは鑑別できない．

高P_{CO_2}（＞45 Torr）をきたしているとき

①肺胞低換気，②換気血流比不均等が考えられる．しかし換気血流比不均等は必ずしも二酸化炭素貯留を起こすとは限らない．P_{CO_2}を上昇させる要素はすべて中枢性化学受容体を経て呼吸中枢に働いて換気を増やそうとするからである．

肺胞気-動脈血酸素分圧較差（$A-aD_{O_2}$）≒ $150 - P_{CO_2}/0.83 - P_{O_2}$ ★8 を計算し，P_{CO_2}が上昇して$A-aD_{O_2}$が正常（20 Torr以内）であれば，肺胞低換気，P_{CO_2}に変化なく$A-aD_{O_2}$が開大していると換気血流比不均等分布，シャント，拡散障害のいずれかが考えられる．換気不全の診断から，治療による変動をみる病態把握として意義がある．

★8 ルームエアの場合．

運動負荷試験

意義[1)]

①心肺系の器質的異常が予想される場合に心疾患の診断を確立し，運動許容量を決定する．
②呼吸循環器系の機能的能力・フィットネスの廃用性変化を評価し，そこから運動処方を検討・計画するとともにトレーニング効果を判定することもできる．
③運動負荷試験によって運動に対する動機づけを行い，以下の運動効果を期待できる．(i) $\dot{V}_{O_2max}$の増加，(ii) 冠血管の循環改善によって虚血性心疾患の危険性減少，(iii) 高血圧の改善，(iv) 耐糖能の改善，(v) 高脂血症の改善，(vi) 肥満予防・改善．

測定項目

基本的に心拍数，心電図，血圧，$\dot{V}_{O_2}$，$\dot{V}_{CO_2}$，呼吸商★9，換気量，呼吸数を測定する．必要に応じて詳細な評価には乳酸値，酸素飽和度，心拍出量を加える．$\dot{V}_{O_2}$，$\dot{V}_{CO_2}$，呼吸商，換気量，呼吸数は呼気ガス分析機で測定する．

★9 呼吸商
単位時間内に生じた二酸化炭素の量と消費された酸素の量の比である（$\dot{V}_{CO_2}/\dot{V}_{O_2}$で求められる）．運動時には過呼吸となるため呼吸商は増加する．

運動負荷の指標[2)]

最大運動負荷での指標

最大酸素摂取量（$\dot{V}_{O_2max}$）：最大負荷が困難な場合には，心拍数と$\dot{V}_{O_2}$との比例関係を利用し，外挿法★10により年齢別予測最大心拍数（220－年齢）に相当する予測$\dot{V}_{O_2max}$を計算する（図28）．

最大心拍数（HR_{max}）：$\dot{V}_{O_2max}$を測定するより簡便である．年齢別予測最大心拍数との比率は運動負荷の妥当性，最大運動到達度の目安，

★10 外挿法
$\dot{V}_{O_2max}$を直接に測定不能な場合に，年齢別予測最大心拍数に相当する予測$\dot{V}_{O_2max}$を運動負荷試験にて計測された心拍数と$\dot{V}_{O_2}$の直線回帰から計算する方法．

図28 フィットネスの指標

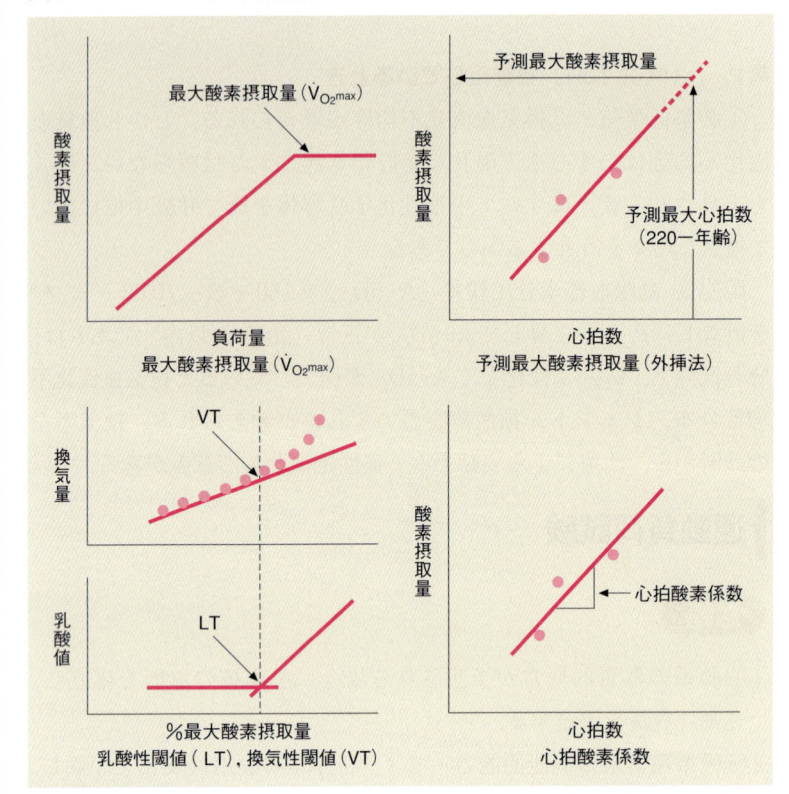

(里宇明元:リハビリテーションにおけるフィジカルフィットネスの考え方. 総合リハ 1994;22:63-70)

好気的能力の指標に利用される(図28).

最大下の運動負荷[★11]の指標

嫌気性代謝閾値(anaerobic threshold;AT):段階的負荷において嫌気性代謝が優勢となり筋組織の乳酸濃度が増加し始め,好気性代謝を補うようになる点である.V-slope法[★12]で測定される場合が多く,通常は$\dot{V}_{O_2max}$の50〜65%程度であり,最大負荷が困難な場合に好気的能力の指標の代表として使われる.

$\dot{V}_{O_2(100)}$,$\dot{V}_{O_2(120)}$:心拍数が100または120の時点での$\dot{V}_{O_2}$.

心拍酸素係数:心拍数と$\dot{V}_{O_2}$の回帰係数である.心拍数増加に対しての$\dot{V}_{O_2}$の効率を表し,心肺系における酸素供給能力を反映する.

酸素負債:運動負荷後の増加した酸素摂取量と安静時の酸素摂取量の差.

physiological cost index;PCI:心拍数を利用して歩行時のエネルギー消費を簡便に測定できる.

PCI=(歩行時心拍数−安静時心拍数)/歩行速度

酸素脈:$\dot{V}_{O_2}$/HRであり,1心拍あたりに肺血流に取り込まれた酸素量を表す.1回心拍出量×動静脈酸素較差に等しい.

[★11] 最大下の運動負荷
循環器障害や肢体不自由などで心肺系統に最大の運動負荷をかけることが不可能な場合には,個々に遂行可能な範囲内での運動負荷を行い,その範囲内で有用な体力指標を選択する.

[★12] V-slope法
呼気ガス分析によって計測された$\dot{V}_{O_2}$と$\dot{V}_{CO_2}$との関係についてコンピュータを用いて直線回帰を行い,回帰直線の変曲点をATとして求める分析方法である.

図29　運動負荷プロトコルの種類

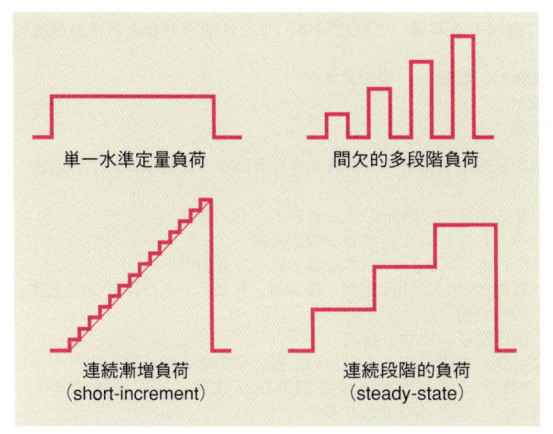

単一水準定量負荷　間欠的多段階負荷
連続漸増負荷（short-increment）　連続段階的負荷（steady-state）

（里宇明元：リハビリテーションにおけるフィジカルフィットネスの考え方．総合リハ 1994；22：63-70；里宇明元：運動障害者とフィットネス．千野直一編．現代リハビリテーション．東京：金原出版；1999．p.517-529）

二重積：心拍数×収縮期血圧．心筋酸素消費量とよく相関する．

運動負荷プロトコル[1,3]（図29）

漸増負荷（incremental loading）
　少しずつ運動量を増加してゆく負荷法．心疾患の診断と運動許容範囲を知るために汎用される．
連続法（continuous）：運動が連続に行われる．
間欠法（intermittent）：間に休みを入れながら漸増負荷を行う．
固定負荷（constant loading）
　一定の負荷量を設定．

運動負荷手段

　運動負荷手段としてはトレッドミル★13と自転車エルゴメータが代表的である．障害者用に特殊なエルゴメータとして車椅子エルゴメータ★14，上肢エルゴメータ★15，臥位自転車エルゴメータ★16などがある．
　特殊な器具を必要としないフィールドテストは簡便であり，汎用されるテストとして，①12分間歩行距離（車椅子走行）テスト，②6分間歩行距離テストがある．同様に簡便な負荷手段として基本動作の反復段階的負荷があり，①体幹前後屈運動，②階段昇降運動，③反復起立運動が使われる．

身体障害度およびその他の要因からみた評価法の適応と注意点

①運動負荷モードの遂行能力が身体障害によって影響されるので，

★13　トレッドミル
傾斜と歩行速度が自由に調節可能なベルトコンベアの上を歩行する運動負荷機器．エルゴメータと並んで運動負荷に汎用される．

★14　車椅子エルゴメータ
車椅子の駆動運動に対し抵抗負荷を加えることによって運動負荷が設定できるように作られた特殊なエルゴメータ．主に脊髄損傷者に用いられる．

★15　上肢エルゴメータ
自転車エルゴメータのペダルを上肢クランク運動用のハンドルに変えたもの．下肢障害をはじめ広範な障害者に適応できる．

★16　臥位自転車エルゴメータ
ベッドに自転車のペダル部分を設置し，仰臥位でペダル漕ぎが可能なエルゴメータ．臥位によって，座位，立位よりも静脈還流が増え心拍出量が増大し，心肺系の負荷に有効といわれている．

表 45　運動負荷試験の中止基準

自覚的	1. 胸痛，特に漸増する胸痛*1：軽度胸痛，または明らかな心外性胸痛を除外 2. 強い呼吸困難*1，眩暈*1，視覚異常*1 3. 高度の疲労*1 4. 下肢筋虚血痛
他覚的	1. 脳循環不全を示唆する徴候*1（失調歩行，質問または指示に対する応答不良） 2. 末梢循環不全の徴候*1（顔面蒼白，チアノーゼ，冷汗） 3. 安静時にはみられなかった有意な心電図異常 　①進行性ST下降（＞0.3 mV）または上昇（＞0.2 mV） 　②心室期外収縮の著しい頻度増大，多源性，R on Tまたは3つ以上連発するものの出現 　③頻拍性心房不整脈の出現，持続 　④房室ブロック，左脚ブロック，他の心室内伝導障害の出現 4. 運動強度の増大にもかかわらず収縮期圧が低下（ピーク値に比べ10 mmHg以上），または心拍数が減少 5. 著しい血圧上昇（収縮期圧≧260 mmHgまたは拡張期圧≧120 mmHg） 6. 亜最大（near-maximal）方式では目標心拍数*2（target heart rate）に達したら運動を中止する

*1 絶対的運動中止徴候，*2 通常，年齢別の予測最大心拍数の90％前後．

（野田省二ら：各負荷方法の対比，診断の限界等について．Coronary 1986；3：8-17）

対象の障害レベルを考えたプロトコルの適用が重要である．
②片麻痺患者は歩行可能な歩行速度の許容範囲が狭く，歩行しやすい固有の歩行速度から逸脱すると急に転倒しやすくなる．
③トレッドミルは歩行能力が健常人に近い軽症障害例に限定．
④トレッドミルにおいてBruceのプロトコルは片麻痺患者には不可能．障害に合わせてプロトコルを軽めに設定する必要がある．
⑤自転車エルゴメータは片麻痺患者に対する適応は広いが，体幹支持，痙縮の問題によって中等度以上の障害例には困難である．
⑥脊髄損傷例では車椅子12分間走行距離，片麻痺例や呼吸疾患例では12，10もしくは6分間歩行距離が最も簡便なテストである．
⑦健側上肢エルゴメータは重度歩行障害例にも施行可能であり，幅広い障害度を対象にする場合には有用．体幹筋，下肢筋も使用する全身運動といえる．
⑧体幹前後屈運動や反復起立運動は簡便であり適応は広い．しかし，運動負荷可能範囲が限られ，フィットネスの連続した反応の測定は困難である．

体力低下・亢進の病態生理

健常若年者ではトレーニングにより，最大1回心拍出量と最大動静脈酸素較差の増加の割合が同等に起こり$\dot{V}_{O_2max}$が増加する．脳卒中患者では末梢性要因よりも中枢性（心拍出量）に体力低下が存在することが示唆されている[4]．

測定精度を高めるための留意点

薬物の影響を考慮

β-遮断薬は心拍数に影響を与えHR_{max}が減少する．Ca拮抗薬のジルチアゼム，ニフェジピン，ベラパミルは若干の$\dot{V}_{O_2max}$の低下を促す．

障害に合わせた補助具の使用
①身体障害者の体幹保持用のために胴ベルトを着用．
②自転車のハンドルにつける麻痺手の固定具，ペダルに足部を固定する補助具．

運動負荷試験の時間
最も高率よく$\dot{V}_{O_2max}$が得られる運動負荷時間は8～12分．

運動負荷試験中止基準

表45に中止基準を示す[5]．

（原　行弘）

●文献
1) 間嶋　満：運動障害における運動負荷試験．リハ医 1995；32：391-400．
2) 里宇明元：リハにおけるフィジカルフィットネスの考え方．総合リハ 1994；22：63-70．
3) 里宇明元：運動障害者とフィットネス．千野直一編．現代リハビリテーション医学．東京：金原出版；1999．p.517-529．
4) 原　行弘：脳卒中患者の上肢運動負荷—片側上肢エルゴメーターを用いた体力測定および体力と握力との関係．リハ医 1996；33：24-32．
5) 野田省二ら：各負荷方法の対比，診断の限界等について．Coronary 1986；3：8-17．

排尿と排便

　排尿や排便が正常に行われるにはそれら器官を支配する神経系の正常な働きが必要で，それらの機能を損なうことの多い神経系疾患では排尿や排便の障害もまれではない．

　排尿や排便の障害の病態を明らかにし，治療法の選択に大きな手がかりを与える検査法を理解することは，単に疾病の病態を理解するだけにとどまらず，適切な治療によって障害者と介護者の負担を軽減することにつながる．

図30 排尿と排便の神経機構

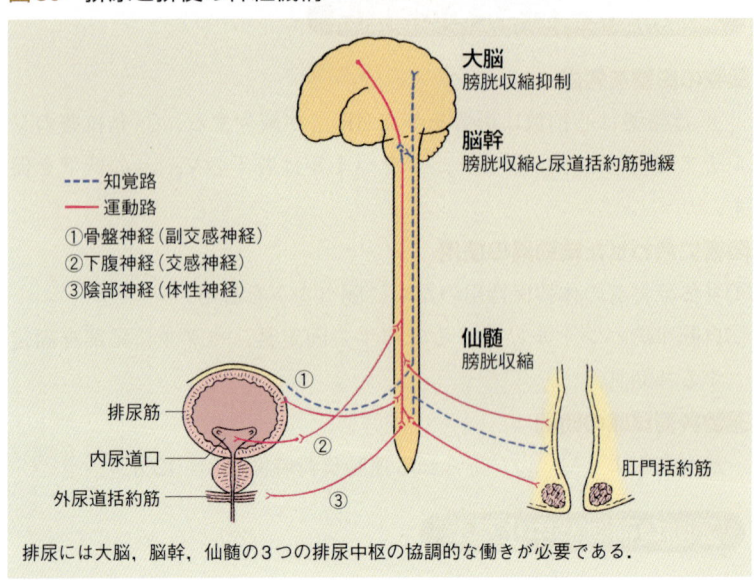

大脳
膀胱収縮抑制

脳幹
膀胱収縮と尿道括約筋弛緩

----- 知覚路
―― 運動路
①骨盤神経（副交感神経）
②下腹神経（交感神経）
③陰部神経（体性神経）

仙髄
膀胱収縮

排尿筋
内尿道口
外尿道括約筋
肛門括約筋

排尿には大脳，脳幹，仙髄の3つの排尿中枢の協調的な働きが必要である．

排尿のメカニズム

正常な排尿

　正常な膀胱は400 mLほどの尿を蓄え，尿意を感じた後も随意的に排尿を開始するまで蓄尿し，排尿開始後は特別の努力なしで膀胱内の尿を完全に排尿することができる．また，膀胱内の尿は尿管が膀胱壁を貫く部分の逆流防止機能のため尿管へ逆流することはない．

下部尿路の構造と神経機構

　下部尿路は膀胱と尿道から構成される．膀胱の排尿筋は蓄尿と排尿に，内尿道括約筋と外尿道括約筋は尿道抵抗★1に関与している．

　排尿をコントロールしているのは大脳（前頭前野），脳幹（橋），脊髄（仙髄）の異なる機能をもつ3つの排尿中枢と3つの末梢神経である（図30）．

中枢神経

大脳：膀胱の収縮を抑制して蓄尿（ほとんどは無意識），排尿開始の意図．
脳幹：協調的な膀胱収縮と尿道括約筋弛緩．
仙髄：膀胱排尿筋の収縮（尿道括約筋の弛緩不十分）．

末梢神経（体性神経と自律神経）

膀胱の排尿筋の収縮：副交感神経興奮（骨盤神経）．
内尿道括約筋の収縮：α-作動性交感神経★2興奮（下腹神経）．
外尿道括約筋の収縮：体性神経の興奮（陰部神経）．

★1 尿道抵抗
排尿中の尿流量は膀胱内圧と尿道抵抗で決まる．尿道抵抗は内・外括約筋の弛緩の程度，前立腺肥大の程度，尿道の長さに影響される．尿道抵抗が排尿時に高いと排尿困難，蓄尿時に低いと失禁につながる．

★2 α-作動性交感神経
交感神経の受容体にはαとβとがあり，四肢の血管や内尿道括約筋にはα-受容体が多く，心臓や気管にはβ-受容体が多い．交感神経終末から放出されたノルアドレナリンが，α-受容体に結合すると血管の収縮，内尿道括約筋の収縮を生じ（α-作動性交感神経），β-受容体に結合すると心拍の増加，気管の拡張を生じる（β-作動性交感神経）．

表46 排尿障害の検査

検査内容	排尿障害の有無	尿路感染の有無	腎機能障害の有無	検査の意義 神経因性膀胱の有無	器質的変化の有無
症状の確認	1日尿回数 1日尿量 尿意の有無 失禁の状況				
細菌学的検査		検尿, 尿培養			
血液生化学			クレアチニン		
尿水力学的検査				(残尿測定) 膀胱内圧測定 尿道内圧測定 尿流測定	
尿路の造影検査					経静脈性腎盂造影 尿道膀胱造影 膀胱鏡 超音波検査（前立腺,膀胱）

排尿障害

原因疾患と症状

排尿障害（urinary disturbance）の原因は神経因性膀胱（neurogenic bladder）と男性の前立腺肥大症（prostatic hypertrophy），女性の腹圧性尿失禁（ストレス尿失禁；stress incontinence），小児では二分脊椎など奇形に伴うものが多い．

排尿障害の症状は，尿失禁（urinary incontinence），頻尿（pollakiuria）[★3]，排尿困難（dysuria）などがある．

診断手順と検査，適応

頻尿や失禁などの症状の背景にある病態の解明，診断と治療法の選択のため問診と検査を行う（表46）．

問診

尿回数（昼間，就寝後），失禁の有無と発生状況（表47），尿意の有無，服用薬について聞く．失語症や認知症では尿意の有無がわかりにくいが，失禁前のしぐさや表情の変化を確かめる．

診察

形態的異常：外陰部（奇形，潰瘍，感染），殿部（二分脊椎の腫瘤）．
排尿に関連する腰髄と仙髄の反射（（　）内に反射中枢を示す）
①精巣挙筋反射（第1～2腰髄；L1～2）：大腿内側上部をゆっくり

★3
1日の排尿回数が10回を超えるか，就寝後起床までの間に2回以上排尿に起きる．

表47 尿失禁の分類

切迫性尿失禁（urge incontinence）	：尿意後のがまんができずトイレが間に合わない
溢流性尿失禁（overflow incontinence）	：膀胱充満状態で尿が少量ずつ漏れる
腹圧性尿失禁（stress incontinence）	：運動などの腹圧上昇で尿が少量漏れる
反射性尿失禁（reflex incontinence）	：尿意はまったくなく反射的排尿（完全脊髄損傷）
機能性尿失禁（functional incontinence）	：移動や排尿準備に手間どって失禁
夜尿（nocturnal enuresis）	：上位排尿中枢の制御不全
尿道外尿失禁（extra-urethral incontinence）	：膀胱腟瘻，尿道腟瘻，尿管腟瘻など

切迫性尿失禁と機能性尿失禁は失禁の発生状況と膀胱機能検査で鑑別する．
奇異性失禁：排尿困難と失禁が同居するもの．

こすると精巣が挙上．
②膝蓋腱反射（第2〜4腰髄；L2〜4）：膝蓋腱をたたいて膝が伸展．
③肛門反射（第1〜3仙髄；S1〜3）：肛門周囲の皮膚をピンで軽くこすると肛門が収縮．
④海綿球体反射（第2〜4仙髄；S2〜4）：亀頭部，陰核を圧迫したとき，肛門括約筋が収縮．

検査

検査は下部尿路の機能的異常，形態的異常のほか，腎機能低下や感染，前立腺の異常に関連するものがある．

下部尿路の機能検査

①膀胱内圧測定：カテーテルを膀胱に挿入後，生理食塩水か炭酸ガスを注入して膀胱の容量と内圧の変化を記録し，初発尿意★4，最大尿意★5，排尿時における膀胱容量と内圧を測定—膀胱機能（図31）．
②尿道内圧測定：カテーテルを膀胱に挿入後，カテーテルから生理食塩水か炭酸ガスを注入しながらゆっくり引き抜き，尿道内圧の変化を記録—括約筋の働きや前立腺肥大（尿道抵抗，尿道狭窄の状態）（図31）．
③残尿（residual urine）測定：排尿後，カテーテルを膀胱内に挿入し，膀胱内に残っている尿の量を測定（腹部超音波検査★6でも可）—排尿障害が蓄尿期の障害か，排尿期の障害かを鑑別（図32）．
④尿流測定：単位時間あたりの排尿量を測定—尿道狭窄や排尿筋収縮の低下．
⑤筋電図：針電極を刺入して外膀胱括約筋の筋活動を記録（臨床では肛門括約筋の表面筋電図で代用）—外尿道括約筋機能．
⑥アイスウォーター試験：100mLの冷水を1分で膀胱内に注入し，注入後の膀胱収縮（1分以内に尿漏出あるいは膀胱内圧が30cmH₂O以上の上昇）の有無—膀胱収縮（＋）は仙髄排尿中枢（S2〜4）より高位の損傷，膀胱収縮（−）は仙髄排尿中枢あるい

★4
尿意を初めて感じたとき．

★5
がまんできないくらい強い尿意を感じたとき．

★6 腹部超音波検査
腹壁に超音波のプローブ（探索子）を当てて，膀胱の大きさを測定し，残尿量を算出する方法である．導尿より患者への負担や尿路感染など合併症の心配がない点が長所であるが測定精度はやや劣る．

図31 下部尿路の機能検査

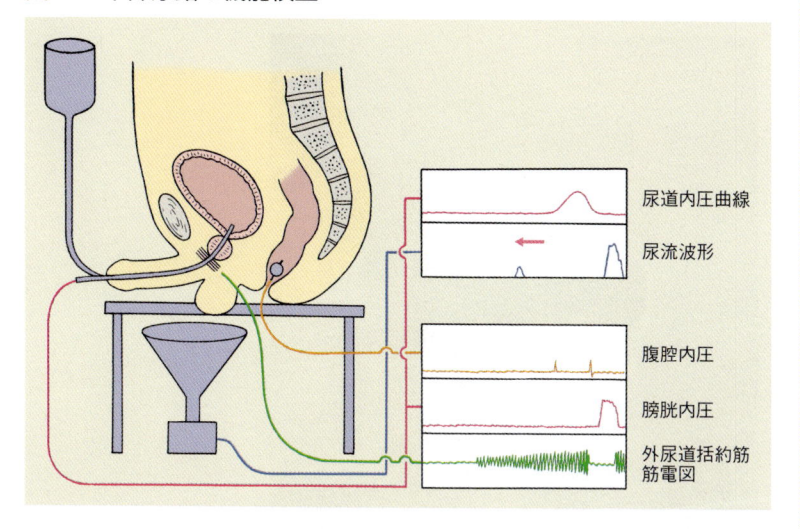

尿道内圧曲線
尿流波形
腹腔内圧
膀胱内圧
外尿道括約筋筋電図

図32 過活動膀胱，低活動膀胱，前立腺肥大と頻尿

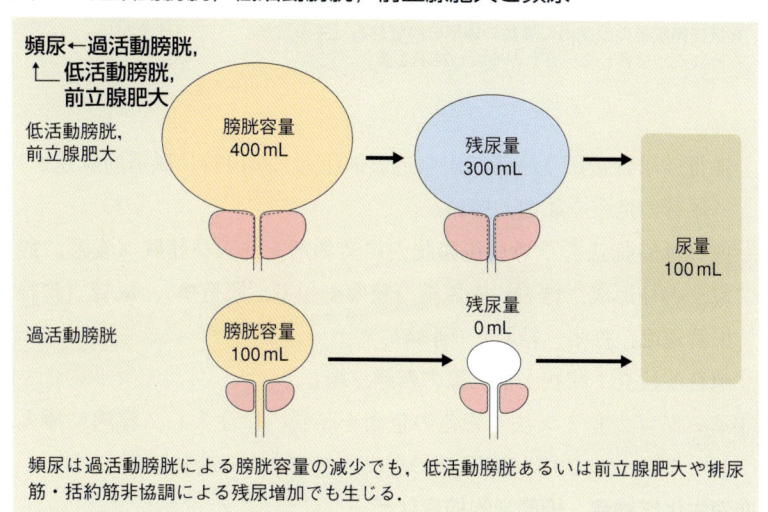

頻尿←過活動膀胱，
　　　低活動膀胱，
　　　前立腺肥大

低活動膀胱，前立腺肥大　膀胱容量 400 mL → 残尿量 300 mL → 尿量 100 mL

過活動膀胱　膀胱容量 100 mL → 残尿量 0 mL →

頻尿は過活動膀胱による膀胱容量の減少でも，低活動膀胱あるいは前立腺肥大や排尿筋・括約筋非協調による残尿増加でも生じる．

　は末梢神経の損傷による神経因性膀胱．
⑦60分間パッド試験（60-min pad-weighing test）：500 mLの飲水とおむつを装着の後，1時間にわたって，歩行，階段昇降，椅子に座る，立つ，強く咳こむ，走るなど腹圧性失禁が生じやすい活動を行った後，おむつの重量を計測—重量増加が2gを超える場合を腹圧性尿失禁．

形態的異常を調べる検査
①X線検査
　単純X線検査：腰仙骨の異常，膀胱や尿管の結石や異物（図33）．
　経静脈性腎盂造影：造影剤の静脈注射—腎臓と尿管の変化（水腎症，結石），膀胱（変形，憩室，肉柱形成，結石）．

図33 腹部単純Ｘ線写真でみられた膀胱結石

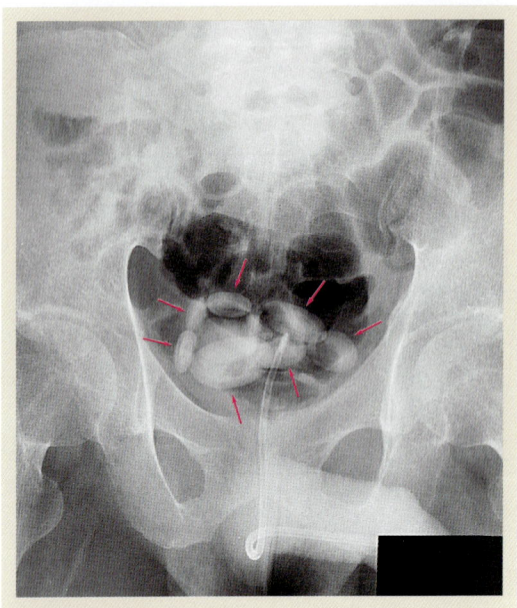

脊髄損傷患者の膀胱内に多数の卵形の膀胱結石（矢印）がみられる．造影しないとわからない結石も多い．

　逆行性尿管造影：尿管口から造影剤注入（排泄時に尿道膀胱造影）―尿管の拡張や屈曲，閉鎖．
　逆行性膀胱造影：導尿後膀胱内に造影剤を注入―膀胱（変形，憩室，肉柱形成，結石）や尿道（狭窄や憩室，尿道瘻），尿管（膀胱尿管逆流，拡張，結石）（図34）．
②超音波検査：膀胱，前立腺の形態，結石．
③インジゴカルミン法：青色の色素を膀胱内に注入し，腟内に挿入したタンポンで10〜30分間の漏出を判定する―膀胱腟瘻．

血液生化学検査，細菌学的検査など
①腎機能検査：クレアチニン，尿素窒素（BUN）．
②前立腺癌：腫瘍マーカー（PSA）★7．
③細菌学的検査：感染の検査（検尿，尿培養）．
④尿量測定：多尿（尿崩症，糖尿病，心不全，利尿薬）．

主な疾患と検査

排尿障害の原因となる代表的な疾患と検査の概要を示す．

神経因性膀胱

　神経因性膀胱とは，排尿に関与する中枢神経系や末梢神経の障害による膀胱や尿道括約筋の機能障害をいう．

★7 PSA
PSA（prostate specific antigen；前立腺特異抗原）は前立腺癌の腫瘍マーカーで，前立腺癌で早期に異常高値を呈するため，その早期発見に重視されている．

図34 逆行性膀胱造影でみられた膀胱の変形

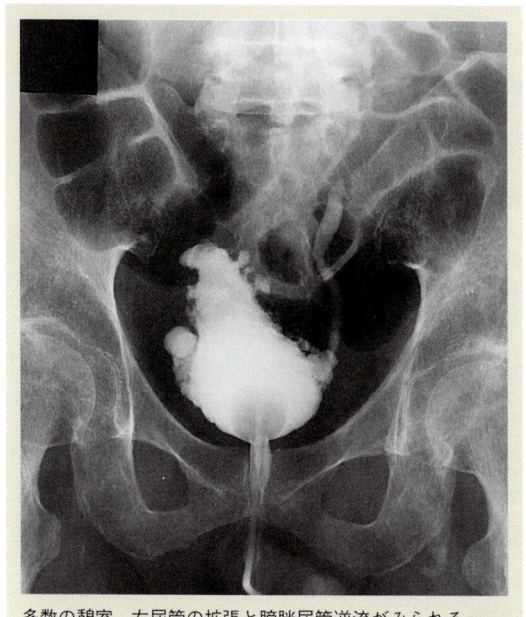

多数の憩室，左尿管の拡張と膀胱尿管逆流がみられる．

図35 神経因性膀胱の膀胱内圧曲線とその特徴

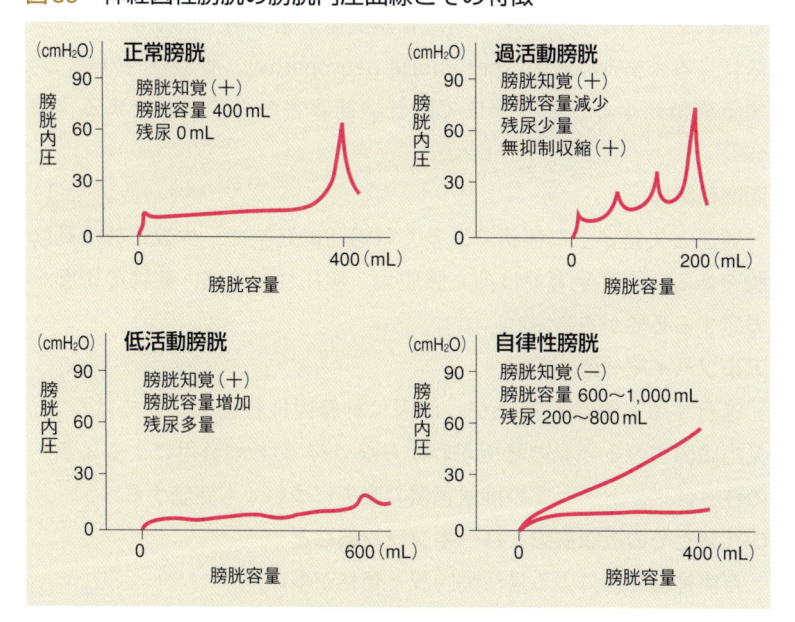

正常膀胱
膀胱知覚（＋）
膀胱容量 400 mL
残尿 0 mL

過活動膀胱
膀胱知覚（＋）
膀胱容量減少
残尿少量
無抑制収縮（＋）

低活動膀胱
膀胱知覚（＋）
膀胱容量増加
残尿多量

自律性膀胱
膀胱知覚（−）
膀胱容量 600〜1,000 mL
残尿 200〜800 mL

検査と分類

　神経因性膀胱は膀胱内圧測定の結果で分類され，その特徴は以下の通りである（図35）．国際禁制学会の分類（International Continence Society；ICS）がよく用いられる（表48）．

　過活動膀胱（overactive bladder）：最大膀胱容量の減少，無抑制収

表48　膀胱機能の国際分類（ICS）

	蓄尿期	排出期
膀胱機能	正常 過活動性	正常 低活動性 無収縮性
尿道機能	正常 不全	正常 閉塞 過活動性 器質性

ICSは下部尿路の機能を膀胱と尿道に分け，蓄尿期と排尿期の機能について分類している．

（International Continence Society 分類，1988）

表49　神経因性膀胱における障害部位と膀胱機能

大脳：過活動膀胱が多く，低活動膀胱は少ない

脳幹障害：排尿筋・括約筋非協調（DSD）

脊髄　仙髄より上部障害：過活動膀胱[*1]＋DSD
　　　仙髄ならびに馬尾障害：低活動膀胱[*2]

末梢神経障害：低活動膀胱[*2]

[*1] 自動性膀胱（automatic bladder）あるいは痙性膀胱（spastic bladder）
[*2] 自律性膀胱（autonomous bladder）

縮（uninhibited contraction），尿意あり，残尿少量．

低活動膀胱（hypoactive bladder）：最大膀胱容量の増加，弱い膀胱収縮，尿意あり，残尿多量．

原因疾患の検査の注意点

　脳血管障害や自律神経障害を伴うことの多いパーキンソン病やオリーブ橋小脳萎縮症（olivopontocerebellar atrophy；OPCA）とその近縁疾患，アルツハイマー病，脊髄損傷，糖尿病やアミロイドーシスによる末梢神経障害（peripheral neuropathy），骨盤腔内の癌に対する郭清術など，障害部位で膀胱機能障害のタイプが決まる（表49）．

脳血管障害

　頻尿と失禁が主な症状で，多くは過活動膀胱で，少数が低活動膀胱である．中高年者では前立腺肥大，腹圧性尿失禁，薬物の影響を考慮する必要がある．

アルツハイマー型認知症

　進行すると失禁が多いが，原因は神経因性膀胱ばかりではない．見当識障害（トイレの場所がわからない），おむつ着用による尿意への注意低下やトイレでの排尿習慣の喪失についても評価する．

OPCAとその近縁疾患，パーキンソン病など

　自律神経障害による過活動膀胱と便秘が多い．

脊髄損傷

　膀胱機能障害の特徴は脊髄の損傷部位で決まり，仙髄より中枢側の障害は，過活動膀胱と排尿筋の収縮時に括約筋が十分弛緩しない排尿筋・括約筋非協調（detrusor-sphincter dyssynergia；DSD），仙髄ならびに馬尾の障害は低活動膀胱となる．多くは尿意はないが，腹部充満感などで尿貯留を感じることができる．

　尿路管理の良否は生命予後と社会復帰の可否に大きな影響を与え

図36　脊髄損傷の尿路合併症

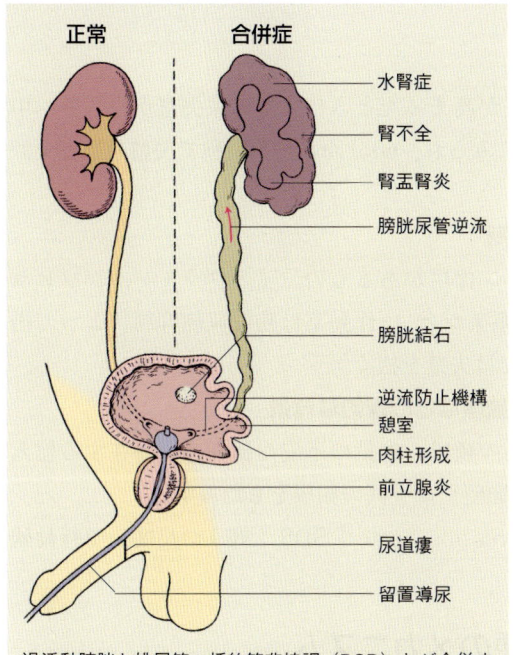

正常　　合併症
- 水腎症
- 腎不全
- 腎盂腎炎
- 膀胱尿管逆流
- 膀胱結石
- 逆流防止機構
- 憩室
- 肉柱形成
- 前立腺炎
- 尿道瘻
- 留置導尿

過活動膀胱と排尿筋・括約筋非協調（DSD）とが合併する場合は膀胱内圧が高くなるため，膀胱尿管逆流が多い．留置導尿はさまざまな尿路の合併症につながる．導尿時は尿道瘻をつくらないように陰茎は勃起位で下腹部に固定する．

るため，膀胱機能と尿路合併症（図36）の把握が必要である．

急性期：脊髄損傷直後は脊髄ショックの状態で，排尿反射は消失し，尿閉の状態となるため，間欠導尿が必要である．

回復期（受傷後1～3か月）：膀胱の収縮が徐々に回復する．アイスウォーター試験で膀胱収縮を評価する．

慢性期（受傷後3～4か月以降）：膀胱の状態は障害レベルに応じて固定してくる．
①不全損傷：多くは正常に近い排尿が可能となる．
②仙髄より高位の完全脊髄損傷：過活動膀胱（自動性膀胱，痙性膀胱）．
③仙髄排尿中枢あるいは馬尾の損傷：低活動膀胱（自律性膀胱）で，膀胱壁自体の伸張性で膀胱容量が決まる．

末梢神経障害（糖尿病，アミロイドーシス，骨盤腔内手術など）

膀胱知覚と膀胱収縮が障害されるため，低活動膀胱，排尿困難，頻尿，溢流性失禁がみられる．アイスウォーター試験は陰性である．

前立腺肥大症，前立腺癌

前立腺肥大症，前立腺癌では排尿開始の遅延，頻尿があり，残尿の増加，尿閉に至る．

前立腺癌と前立腺肥大の鑑別には腫瘍マーカー（PSA, PAP），超音波所見が有力である．

腹圧性尿失禁

くしゃみなどで腹圧が高まったときに少量の尿失禁が生じる．中高年の女性の4〜6割にみられ，60分間パッド試験で失禁の程度を評価する．

薬物による膀胱機能抑制

抗うつ薬など抗コリン作用があるもの（イミプラミン，ジソピラミドなど），気管支拡張薬などβ-作動薬は膀胱収縮抑制によって排尿困難を，α-遮断薬では失禁を招く．

うつや失禁の不安，孤独感など心理的な背景

うつなど不眠は夜間の頻尿，失禁の不安や孤独感（潜在する他人にかまって欲しいとの願望）は昼間の頻尿をもたらす．

心理検査（Self Depression Scale；SDS；抑うつ尺度）や行動観察を行う．

排便障害と排便のメカニズム

障害者は運動量の減少や自律神経の異常のため排便にも問題を生じやすい．

正常な排便

排便は大腸の蠕動により便塊が直腸に降りてくると便意を感じ，肛門括約筋の弛緩と直腸の蠕動，直腸内圧上昇による直腸肛門反射，腹圧によって便塊を排出する．

肛門管上部の知覚神経を介して，直腸にある内容がガスか液状便，固形便かを識別できる．

下部消化管と神経機構

下部消化管の機能には腰髄からの交感神経系（下腸間膜神経節；平滑筋の弛緩）と仙髄からの副交感神経系（骨盤神経；平滑筋の収縮）が内肛門括約筋，直腸から結腸脾彎曲部までと骨盤内臓器を支配している．外肛門括約筋は仙髄の3，4，5髄節の支配を受ける．排便は，食物が胃内に入ると結腸の蠕動が亢進する現象（胃結腸反射）や直腸内に便塊が入ると直腸の蠕動亢進と肛門括約筋の弛緩が生じる現象（直腸肛門反射）によって円滑に行われる．

神経疾患による排便障害

高位脊髄損傷や自律神経を障害する疾患では，下部消化管を支配する自律神経の障害により大腸の蠕動の低下，肛門括約筋の弛緩が

不十分なことなどによって排便の障害が起こる．

排便障害のなかで，脊髄損傷と自律神経障害を伴う変性疾患，末梢神経障害について述べる．

症状

脊髄損傷[★8]では便失禁，便秘，排便困難が，自律神経障害を伴う変性疾患では頑固な便秘が，末梢神経障害では便秘と下痢の繰り返しが多い．

診断と検査

脊髄損傷では損傷のレベル，肛門括約筋反射の有無，肛門括約筋の随意的収縮ができるかを調べる．脊髄損傷，末梢神経障害とも麻痺性イレウスとの鑑別が重要で，腹部の聴診（蠕動の有無），腹部X線像（ガス像，鏡面像）が重視される．大腸癌など器質的な病変が疑われるときは注腸造影や大腸内視鏡検査が行われる．

排便異常に対するルーチンの検査はないが，研究目的には直腸内圧測定や肛門括約筋筋電図が行われる．消化管全体の機能評価には胃排出能試験がある．

排尿と排便は毎日繰り返される重要な日常生活動作であり，生命予後と社会復帰，介護者負担と密接に関連していることから，正確な診断と積極的な対応が求められている．

（川平和美，衛藤誠二）

> ★8 脊髄損傷と排便
> 脊髄損傷の急性期には麻痺性イレウスの状態になるが，次第に脊髄反射が回復し，自然排便が可能になる．しかし，便意が生じず，胸髄損傷より高位損傷では意識的な腹圧の上昇も不十分なため，排便には定期的な緩下剤や摘便の工夫が必要になる．

成長と発達

子どもの特徴は，年月齢とともに身体的に大きくなり複雑な運動が可能になるだけでなく，社会の一員として生活していくためのさまざまな適応行動を獲得していくことにある．受精から胎内生活，出生を経て成人になっていくこの過程は，一般に成長・発達と称されている．成長は組織・器官の細胞数の増加，形態の量的成熟過程を表すのに対して，発達は機能の成熟過程を表す．成長は量の変化として計測できるが，発達は運動や知能などのように質の変化にかかわることなので単一の尺度では測定できない．

成長の指標

全国平均値との比較で表現する方法

身長，体重，頭囲，胸囲は5年おきに全国集計がなされ，表さらには図にしてまとめられている．これらの全国統計のどのあたりに計測値が位置するかを表現し，下記のように処遇していく．

10パーセンタイル[★1]未満および90パーセンタイルを超える場合には経過観察を必要とする．3パーセンタイル未満および97パーセンタイルを超える場合には何らかの問題をもつ可能性を考えて精査の必要がある．もう一つの方法としてはSD（標準偏差）[★2]で表現するもので，±2SD以上を経過観察，±3SD以上を要精査とする．

指数で体型を表現する方法

身長をL(cm)，体重をW(kg)で表したとき，$W(\text{kg})/[L(\text{cm})]^2 \times 10^4$をカウプ指数[★3]，$W(\text{kg})/L(\text{cm})^3 \times 10^7$をローレル指数[★4]，と称している．

カウプ指数は基準値が年齢によってあまり影響を受けないので乳幼児期の肥満・るいそうなどの栄養状態を知るのに適している．しかし，生後2か月未満および学童期後半以降の評価にはあまり適していない．ローレル指数は学齢期以降に基準値があまり変化しないので学童期から思春期にかけて使用されている．

なお，肥満度という表現もあり，その年齢の標準体重の何パーセント増（減）かという意味で±○○％と記載する．20％を超えるものを肥満，−20％以下をやせと定義する．

リハビリテーションと関連した成長指標の異常

体格と不相応な＋3SD以上の大頭症は水頭症や蓄積病など病的原因の精査が必要となる．水頭症や硬膜下水腫の場合，転倒して頭部を強打した際に頭蓋内血腫を併発することがあり，歩行障害を訓練する機会の多いリハ関連職は留意しておく．

同様に−3SD以下は小頭症と呼ばれ，知的低下を伴うことが高頻度であり精査を要する．知的障害などの随伴症状を認めた場合の処遇も留意する．

摂食・嚥下障害を随伴する障害児（者）ではるいそうに陥らないように栄養・健康管理が重要で，既述した身体発育の指標が目安となる．

また，肥満は死の四重奏[★5]の一角を占め障害児（者）の生活習慣病予防のうえで重要である．肥満があると運動不活発となり，作業

[★1] **パーセンタイル**
計測値が母集団の分布のどのあたりに位置するかを示すために用いられる用語の一つ．たとえば10パーセンタイルは全国統計の下の1/10位，90パーセンタイルは上の1/10位であることを示している．

[★2] **SD**
standard deviationの略．計測値が標準的な範囲から明らかに外れている場合に，その程度を示すのに使われる指標の一つ．計測値と平均値の差を二乗したものの平均で示される．

[★3] **カウプ指数の基準値**
20以上を肥満，15以下をやせとしている．

[★4] **ローレル指数の基準値**
160以上を肥満，120以下をやせとしている．

[★5] **死の四重奏**
肥満，高脂血症，高血圧，糖尿病状態がそろうと死亡率が高くなり死の四重奏（dead quartet）と呼び注意が喚起される．

能力も低下し，介護上の負担も増してしまう．荷重な体重を支える下肢に変形や下肢痛を増すこともある．

障害児（者）に与えられる労働の内容は，重量物を運ぶことを繰り返すといった単純な根気のいる作業のことが少なくない．このため小柄・低身長であることは体格的・体力的な不利を背負いがちとなる．成長ホルモンの合成が可能となった現代では，心身障害児にも適応症例であれば補充療法をしていくことが可能で，それにより作業上のハンデや心理的負担が縮小することが期待される．

発達の指標

発達スクリーニング

リハと発達評価のかかわりは，まず発達的遅滞やゆがみの疑いのあるリスク児を早期にみつけ，リハ的に対応しようとする保健・医療の分野における動向が背景にある．発達スクリーニングが効率よく行われるためには，発達のマイルストーン★6についての考え方の理解が必要である．発達リスクの一次スクリーニングはその項目ができる標準的年齢で行うのではなく，90％を超えたところで疑い始め，97％以上の児が通過する年齢で行う．たとえば，独歩は12〜15か月ころに多くの児ができ始めるが，個人差が多く9か月から20か月の間に分布する．したがって，15か月でスクリーニングするのではなく，20か月を越えて独歩ができない場合に初めて異常として二次スクリーニングにまわす．

以上のような手順を行うのに有用なものに日本版デンバー式発達スクリーニング検査（図37）がある．また，表50には著者が重要と思われる乳幼児時期の発達スクリーニング項目をまとめてみた．

発達検査

人の示すいろいろな機能（行動）は運動，言語，知覚，認知，情緒，社会性などの領域に分けられている．それぞれの能力の発達を検査する標準化された発達検査法は多数ある（表51）．この年齢であればこういうことができるはず，という仮定のもとに検査表は作られている．

検査結果は，それぞれの検査法に応じた表示法で示される．発達年齢，発達指数（developmental quotient；DQ）★7で表すこともある．知的発達の場合は知能年齢，知能指数（intellectual quotient；IQ）★8で表される．DQやIQは福祉手当などの行政援助や障害児教育の類型の判別材料の一つとされる．

しかしながら，実際の療育援助の場面では指数だけをみていては

★6 発達のマイルストーン
いわば庭の置き石のように，発達に向かい次々と踏んでいく重要な発達機能の項目．

★7 発達指数（DQ）
以下の式で求められ，平均的な子どもの値を100とする．
$$DQ = \frac{発達年齢}{暦年齢} \times 100$$

★8 知能指数（IQ）
以下の式で求められ，15歳の平均的な子どもの値を100とする．
$$IQ = \frac{知能年齢}{暦年齢} \times 100$$

図37　日本版デンバー式発達スクリーニング検査（JDDST）

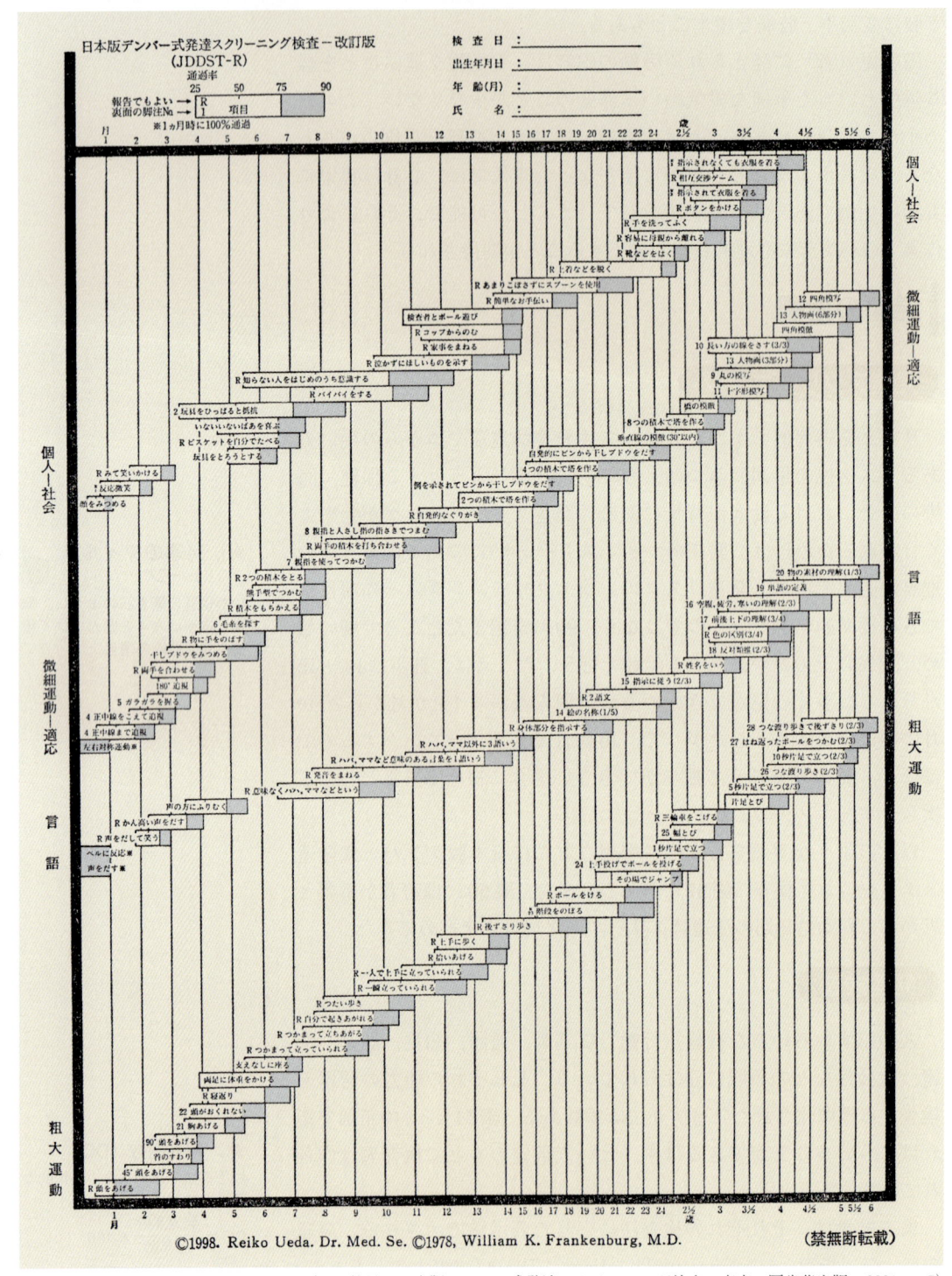

(上田礼子：日本版デンバー式発達スクリーニング検査．東京：医歯薬出版；2001．p.5)

表50　乳幼児期の重要な発達スクリーニング項目

新生児期～乳児期初期の哺乳困難
4か月過ぎても追視しない
6か月過ぎても頸がすわらない
9か月過ぎても座れないし，寝返りもしない
9か月過ぎても"いないいない，ばー"で喜ばない
11か月過ぎてもはわない
11か月過ぎても"赤ちゃん芸"がない
1歳半過ぎても指さしがない
1歳半過ぎても有意語が4個以上ない
3歳過ぎても2語文の会話がみられない
4歳過ぎても"じゃんけん"のルールの理解ができない

表51　発達検査法

1．各行動領域の発達のプロフィールをみる	
遠城寺式・乳幼児分析的発達検査法	0～4歳
乳幼児精神発達質問紙	0～7歳
日本版デンバー式発達スクリーニング検査	0～6歳
新版K式発達検査	0～15歳
日本版ミラー幼児発達スクリーニング検査	2～6歳
ポーテージ式乳幼児発達検査表	0～5歳
乳幼児の発達指導法（高松鶴吉監訳）	0～2歳
2．運動発達検査	
ミラーニのチャート	0～2（5）歳
ジョンソン運動年齢検査（上肢・下肢）	0～6歳
1．の各検査法の姿勢・粗大運動・微細運動領域から	
3．知的発達検査	
田中-ビネー知能検査	2～成人
WPPSI知能診断検査	3～7歳
WISC-R知能診断検査	5～15歳
Kaufman Assessment Battery for Children（K-ABC）	2～12歳
コロンビア知的能力検査（CMMS）	3～9歳5か月
グッドイナフ人物画知能検査（DAM）	3～10歳
4．言語発達検査	
絵画語彙発達検査	3～10歳
ITPA言語学習能力検査	3～8歳
1．の各検査法の言語・理解の領域から	
5．視知覚・視覚認知・構成	
フロスティッグ視知覚発達検査	4～8歳
Test of Visual Perceptual Skills（TVPS視知覚技能検査：非運動性）	4～12歳
コース立方体構成テスト	6歳以上
Developmental Test of Visual-Motor Integration（VMI）	2～14歳（以上）
6．社会性	
田研式社会成熟度診断検査	幼児・学童
新版S-M社会生活能力検査	1～13歳

（北原　佶：発達機能評価．米本恭三ら編．リハビリテーションにおける評価Ver 2，臨床リハ別冊．東京：医歯薬出版；2000．p.45-56を一部改変）

手がかりは得られず，全体的な発達プロフィールと個々の領域の特性をとらえて指導・援助しなくてはならない．

発達検査でみえてくるもの

発達の質的転換期

　発達は量の連続的変化がある段階に到達すると急に質的に変貌を遂げる．"成長したさなぎが蝶になる"ようなものである．このような段階を"発達の質的転換期"と呼ぶ．"七五三"という行事があるがこれは"数え年"で7歳，5歳，3歳になったことを祝う行事である．満年齢で6歳半ごろ，(3歳半～) 4歳，(1歳半～) 2歳に発達の節目があることは古くから知られていた．その他，4，6，9，11か月ごろ，9歳，思春期などの"発達の質的転換期"がある．筆者らは，発達遅滞児について，"発達の質的転換期"の存在を一部証明した．

図38 仮説上の"発達の質的転換期"

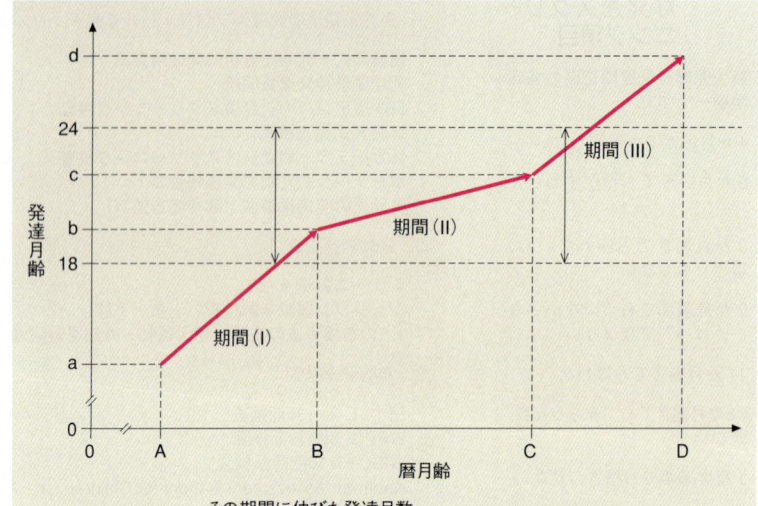

$$\text{ある期間の発達率} = \frac{\text{その期間に伸びた発達月数}}{\text{その期間（月数）}} \quad \text{（正常発達児では理論的には 1.00 となる）}$$

発達が期間I，II，IIIへと進むとき，IIで発達率が停滞することが証明され，仮説上の"発達の質的転換期"が実際にも存在することがうかがえる．

図38に示すように，この期間にとどまっているとき，発達の進度（発達率）は停滞するものの，質的転換を獲得するために手厚い働きかけ（援助）を要する重要な節目であることを示唆した．

発達解離現象

療育★9 を展開していくときに留意すべき問題の一つである．発達解離が上半身と下半身の運動領域間で起こるものの代表が"いざり児"（shufflers）★10 である．ダウン症候群，始歩遅延型精神遅滞などでいざり動作がみられるが，筋緊張低下と関連性があり，予防が可能な運動様式である．

発達解離が非運動領域で起こってくるものの代表が自閉症である．これははめ板★11 などの1歳半ごろに獲得される操作性の領域は可能になっているにもかかわらず，9か月ごろに獲得される言語・社会性の領域（メンメに反応するなど）ができていないなど，発達の"質的転換期"を2つ以上またがって，質的に違う発達段階が個人に共存する状態と定義する．

発達の最近接領域

1900年台初頭にビゴツキー（Vygotsky）が一連の研究で明らかにした概念である．これは発達課題が自力ではできないが，ヒント・助言・小介助を与えるとできたり，集団のなかであるとその力に引っ張られて自力でできたりすることをいう．発達検査は自力でできる領域を評価する．しかし，その最も近接した領域に"援助したらできる領域"が広がっている．自力でできる領域を量的に拡大す

★9 療育
障害をもつ児が地域社会に適応して生活できるようにするための医療的・教育的・社会的・職業的援助の総和で，小児のリハと同義語として使用されることが多い．

★10 いざり児
座位をとったままいざって前進する移動様式で正常発達児でもみられるが，障害の現れとしてみられる場合もある．

★11 はめ板
発達テストで使われる○△□のくり抜き部のついた板で，該当する孔に対応する板をはめさせるもの．

図39 背臥位から立位への立ち上がり方（運動パターンでのとらえ方：モトスコピーの見方）

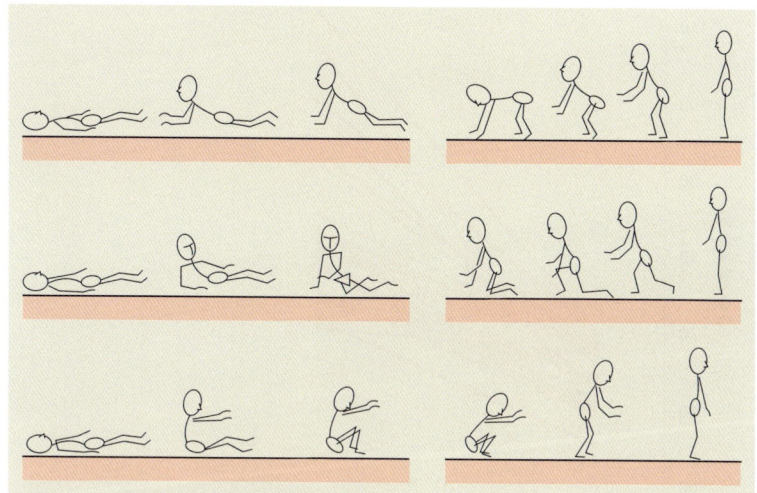

上段：1〜2歳ごろの立ち上がり方
中段：3歳ごろに可能となる立ち上がり方
下段：5〜7歳ごろ以降に可能となる立ち上がり方

（北原　佶：発達機能評価．米本恭三ら編．リハビリテーションにおける評価Ver 2, 臨床リハ別冊．東京：医歯薬出版；2000．p.45-56）

こと，それと近接した"発達の最近接領域"を発達検査と日常場面の観察で見つけだし，近い将来に自力でできるよう援助していくことが肝要である．

課題を"どのようにして"行うか

たとえば仰臥位から立位への立ち上がりは1〜2歳ごろにはできるが，"どのようにして"ということになると，5〜7歳ごろには図39に示すように立ち上がりの運動パターンが高度化する．しかしながら，傷病などの影響でパターンが低次化することもある．このように運動課題ができるか否かでとらえるモトメトリー（motometry）[★12]だけでなく，どのように行うかでとらえるモトスコピー（motoscopy）[★13]は，看護場面においてもきわめて重要な評価法である．

認知・適応領域でも，たとえば"はめ板をはめる"課題でも"試行錯誤して偶然入れることができる"（1歳半前後）のか，"最初から見比べて入れる"（2〜3歳）のか，これも"どのようにして"という観点からみると大きな違いがある．このように，発達検査法は数値の解釈にとどまらず，課題に取り組む態度（情緒・意欲など）や探索・操作様式まで観察・評価されなくてはならない．

"仮性"の発達遅滞の存在

精神遅滞といえる状態は，乳幼児期では固定的ではなく慎重な判断が望まれる．図40に示すように，当初DQが70以下で適応行動不全もあり軽度精神遅滞の定義を満たしていた症例が，療育経過のな

★12 モトメトリー
運動課題ができるか否かで運動をとらえ測定しようとするもの．運動年齢検査表はその具体例である．

★13 モトスコピー
どのように運動課題を行うかをみるもの．運動発達年齢の評価も可能にするが，正常，異常の判断を可能にし，疾病診断の手がかりを与える．また，どのようなリハプログラムとするかの示唆を与える評価法ともなる．

図40 仮性精神遅滞児の発達状況（n=23）

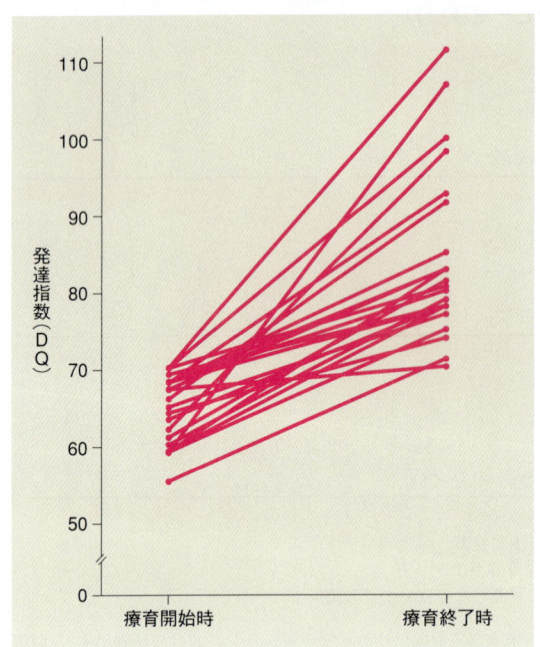

★14 学習障害児
中枢神経系の微細な機能異常により，多動で落ち着きがなく注意・集中が持続しない，さらに知覚・認知の障害のために，習得した知識の概念化や利用がうまくできなかったり，動作・言語・書字による表現の障害があるため学習効果が上がらない．

★15 廃用症候群
長期間の過度の安静あるいは保護・隔離によって，心身機能を長く使わないことで生ずる機能の退行現象．

★16 誤用症候群
無知や誤学習などのため心身機能の誤った用い方を続けたことによって生じる機能の退行現象．

かでDQ 70を超え，定義を満たさなくなる場合を少なからず経験する．このようないわゆる"仮性精神遅滞"はまれなものではなく，学習障害児★14も幼児期にはこれを呈することがある．環境要因による発達遅滞もまた仮性精神遅滞として現れることがある．これはリハ医学における廃用症候群★15の側面をもつ．あるいは誤った療育態度による発達遅延は誤用症候群★16として同様の意義をもつ．精神発達遅滞の早期療育の目的は，児と家族に対して正しい評価を行い，適切な方向づけを行い，"廃用""誤用"からくる合併症を避けることにある．

（木佐俊郎）

●参考文献
1) 上田礼子：成長・発達とその評価．総合リハ1987；15：677-688.
2) 北原 佶：発達機能評価．米本恭三ら編．リハビリテーションにおける評価Ver 2，臨床リハ別冊．東京：医歯薬出版；2000. p.45-56.
3) 上田礼子：日本版デンバー式発達スクリーニング検査．東京：医歯薬出版；2001. p.5.
4) 木佐俊郎：精神発達遅滞児の療育．総合リハ1992；20：1055-1060.

第4章
日常生活動作（ADL）

ADLの概念

ADL

ADLとはactivities of daily livingの略称であり，日常生活動作と翻訳される．

その意味するところは"ひとりの人間が独立して生活するために行う基本的な，しかも各人ともに共通に毎日繰り返される一連の身体的動作群"といわれている．すなわち，食事動作，整容動作，更衣動作，排泄動作，入浴動作，歩行などがこれに含まれる．

このADLは，リハビリテーションにおける障害の3要素[★1]のなかでは能力低下に属している．リハ医療では，機能障害によって生じた能力低下を，いかに克服して，自立度を高めるかが中心課題となる．

ADLの評価で，しばしば強調されるのが"できるADL"と"しているADL"である．"できるADL"とは，たとえば，リハ医療によって訓練室で獲得したADLの能力を表現しているが，"しているADL"とは，その患者自身が実際に日常生活のなかで行っているADLを示している．リハ医療現場では，しばしば訓練室で障害を少しずつ克服しても，家庭や病棟での生活は相変わらず，家族や看護師の介護を同じように受けている場合があり，この"できるADL"と"しているADL"の解離が生じる．しかし，この解離を，必ずしも患者自身が"なまけている"あるいは"しようとしない"と解釈してはいけない．そこには，介護者，環境という要素も考慮しなくてはいけない．たとえば，介助者の介護方法に問題があったり，ベッドの配置，車椅子などの移動手段のような環境要因に問題がある場合も少なくないからである．このように"できるADL"と"しているADL"の解離を検討することは，患者のADLを評価するうえで非常に重要である．

APDL

ADLの自立とは病棟，施設などの保護された環境のなかでの自立を意味するものである．しかし，実際に家庭生活を送るためにはADLの項目に加えてさらに，それ以外の日常生活に必要な動作，たとえば，家事動作，買い物，金銭管理なども必要となってくる．そこで，これらの動作を総称して，APDL（activities parallel to daily living；生活関連動作）として呼ばれるようになった．1976年，日本

★1 障害の分類
障害は，1980年，世界保健機関（WHO）の国際障害分類によって機能障害，能力低下，社会的不利という3つのレベルに分類された．

表1 日本語版 Instrumental Activities of Daily Living Scale（IADL）

```
                    評価   年   月   日   氏名

A 電話の使い方
   1. 自由に電話をかけることができる．                                    1
   2. いくつかのよく知っている番号であればかけることができる．              1
   3. 電話で対応できるが電話をかけることはできない．                        1
   4. 全く電話をかけることができない．                                      0
B 買いもの
   1. 1人で買いものができる．                                              1
   2. 少額の買いものであれば1人でできる．                                   1
   3. だれかが付き添っていれば買いものができる．                            1
   4. 全く買いものができない．                                              0
C 食事の支度
   1. 人数にあった支度をして必要十分な用意ができる．                        1
   2. 材料を用意してあれば食事の支度ができる．                              1
   3. 食事をつくることはできるが，人数にあった用意ができない．              0
D 家事
   1. 力仕事など以外は1人で家事をすることができる．                         1
   2. 食事のあとの食器を洗ったり布団を敷くなどの簡単なことはできる．        1
   3. 簡単な家事はできるが，きちんと，あるいは清潔に維持できない．          1
   4. 他人の助けがなければ家事をすることができない．                        0
E 洗濯
   1. 1人で洗濯できる．                                                    1
   2. 靴下などの小さなものは洗濯できる．                                    1
   3. 他人に洗濯してもらう．                                                0
F 移動・外出
   1. 自動車を運転したり，電車，バスを利用して出かけることができる．        1
   2. タクシーを自分で頼んで出かけられるが，電車やバスは利用できない．      1
   3. 付き添いがあれば電車やバスを利用することができる．                    1
   4. 付き添われてタクシーや自動車で出かけることができる．                  1
   5. 全く出かけることができない．                                          0
G 服薬の管理
   1. きちんとできる．                                                      1
   2. 前もって飲む薬が用意されていれば自分で服薬できる．                    1
   3. 自分では全く服薬できない．                                            0
H 金銭の管理
   1. 自分でできる（家計費，家賃，請求書の支払い，銀行での用事など）．      1
   2. 日常の買いものはできるが，大きな買いものや銀行へは付き添いが必要．    1
   3. 金銭を扱うことはできない．                                            0

                                                              得点   /8
```

（本間 昭：Instrumental Activities of Daily Living Scale（IADL）．大塚俊男ら編．高齢者のための知的機能検査の手引き．東京：ワールドプランニング；1991）

リハビリテーション医学会では，APDLの定義として"家族や家を単位とした，家事などの広義のADLと考えられる動作群"と定義した．このような考え方は，ロートンら[1]がすでに1969年にLawton Instrumental Activities of Daily Living Scale（IADL；ロートン手段的ADLスケール）として報告している★2．ロートンのスケールは，電話，買い物，家屋維持，洗濯，外出時の移動手段，服薬，家計管理などの項目について，自立度を評価したものである．対象が男性の場合は"食事の支度""家事""洗濯"について評価しないので0～5点，女性は0～8点で評価する．鉾石ら[2]は，アルツハイマー病の患者について日本語版ロートンスケール（表1）[3]の検討を行い，十分な信頼性が得られたと報告している．

本尺度は専門用語がほとんど使用されておらず，医師，看護師を

★2
IADLとAPDLは，同義である．

はじめ，理学療法士，作業療法士，言語聴覚士，介護福祉士などリハ関連職種間で，利用しやすいものであり，かつ情報の共有化を図ることができそうである．

(高橋秀寿)

●文献
1) Lawton MP, et al : Assessment of older people : Self-maintaining and instrumental activities of daily living. Gerontologist 1969 ; 9 : 179-186.
2) 鉾石和彦ら：日本語版 Physical Self-Maintenance Scale ならびに Instrumental Activities of Daily Living Scale の信頼性および妥当性の検討．日本医師会雑誌 1999 ; 122（1）: 110-114.
3) 本間　昭：Instrumental Activities of Daily Living Scale（IADL）．大塚俊夫ら編．高齢者のための知的機能検査の手引き．東京：ワールドプランニング；1991．p.566-572.

ADLの評価バッテリー

歴史的変遷

　日常生活動作（ADL）という用語は，患者の機能評価の必要性から1950年代に臨床の場で使われるようになった．評価項目としては，セルフケア，移乗・移動，括約筋コントロールの3領域が主な評価対象となった．1959年に発表されたバーテル指数（Barthel Index；BI）は10項目について，各2段階から3段階で100点満点での評価となっている．BIはその後，グレンジャー（Granger）やウェイド（Wade）らが特に重要視し，日本でも千野が国際比較を行うなど，最も使用されているADL評価法となった．

　その後，1979年に行われたアメリカのリハ医学アカデミーとリハ医学会共同の脳卒中機能帰結評価研究の結果をふまえて，1983年"医学的リハのための統一データシステム（Uniform Data System；UDS★1)）"開発のtask forceが開催された．ここで，リハ医療の対象患者の統一的記載を目的としてデータベースを開発することとなり，その中核となるADLを中心とした能力低下評価法開発のために，既存の36のADL評価法のなかから，検討の結果，新しい評価法である Functional Independence Measure（FIM；機能的自立度評価法）が考案された．

　FIMは，1984年以来，全米50以上の施設でその妥当性，信頼性の検討がなされ，1987年に第1版が発行され，1990年には第3版が発行

★1 ニューヨーク州立大学にあるFIMなどのデータベース．

表2 FIMの評価尺度

	評価項目	内容
セルフケア	食事 整容 清拭 更衣（上半身） 更衣（下半身） トイレ動作	咀嚼，嚥下を含めた食事動作 口腔ケア，手洗い，洗顔，整髪，髭剃り，または化粧など 風呂，シャワーで首から下（背中を除外）を洗って乾かす 腰より上の更衣における動作（準備を含む） 腰より下の更衣における動作（準備を含む） 衣服の着脱，排泄後の清潔動作
排泄管理	排尿 排便	排尿コントロール，失禁の回数で評価，器具や薬剤の使用を含む 排便コントロール，失禁の回数で評価，器具や薬剤の使用を含む
移乗	ベッド，椅子，車椅子 トイレ 浴槽，シャワー室	それぞれの間の移乗，起き上がり動作，起立動作を評価 便器からの移乗 浴槽，シャワー室に入り，そこから出る動作を評価
移動	歩行，車椅子 階段	歩行，平地での車椅子の使用を評価する．最終的な移動手段が歩行か車椅子かわからないときは，両方を評価 屋内の12から14段の階段の昇降動作を評価
コミュニケーション	理解 表出	聴覚または視覚によるコミュニケーションの理解 言語的あるいは非言語的表現
社会的認知	社会的交流 問題解決 記憶	他の患者，病院職員などとの交流，社会的状況への順応 日常生活上での問題解決，適切な状況判断の評価 日課，3段階の無関係な依頼の記憶，病院職員の認識

された[1]．1988年に始まったデータベースにはすでに100万人を超える登録患者がある．また，アメリカ，カナダ，オーストラリア，香港，イスラエル，イタリア，フィンランド，南アフリカで地域データベース登録がなされ，オーストラリア，フィンランド，フランス，ドイツ，イタリア，日本，韓国，ポルトガル，スペイン，スウェーデンでガイドブックが作成されている．日本のガイドは，千野ら[2]が，文化的相違点を考慮したうえで，第3版をもとに，1990年に監訳した．

FIM

FIMの特徴

　FIMは，表2に示すように，セルフケア，排泄管理，移乗，移動などの13の身体項目と，コミュニケーション，社会的認知などの5項目，合計18項目から構成されている．FIMの特徴としては，"できるADL"を評価するmodified BIとは異なり，"しているADL"を評価する評価法であること，介護度（burden of care）を評価すること，細かな介護度の変化を的確に評価できる，施設間比較および国際比較が容易にできる，脳卒中だけでなく，あらゆる疾患に対して評価できる，などがあげられる．

　身体項目については表3に示すように，自立の程度，介護度によって完全自立から全介助までの7段階評価である．一方，コミュニケーション，社会的認知項目については，各項目についてどれだけ配慮が必要であるか，また，それによる達成度に応じて，やはり7段階で

表3 FIM身体項目の採点法

7点	完全自立	安全に，通常の時間内で完全に遂行している
6点	修正自立	課題遂行に，補助具の使用，通常以上の時間，あるいは安全配慮のうちどれかが必要である
5点	監視，準備，指示，促し	患者の体に触れる必要はないものの，介助者による待機，監視，準備，指示，促しが必要である
4点	最小介助	自分で75％以上している
3点	中等度介助	自分で半分以上している
2点	最大介助	自分で25％以上している
1点	全介助	自分で25％未満しかしていない

評価する．7点，6点はその場に介助者がいなくてもよい場合で，5点以下は介助者が必要であり，その介護，配慮の程度に応じて点数がつけられる．

FIMは，現在，アメリカでは最もよく用いられている評価法である．その妥当性，信頼性の検討は十分なされている[3]．また，その評価に要する時間は40分以内とされている．

FIMの各項目についての具体例

食事[★2]：食物を口へ運ぶ動作の評価が主であるが，咀嚼，嚥下についても評価する．しかし，配膳については評価しないことになっている．食事時間が通常の3倍以上かかる場合は6点，配膳後の準備，たとえば，肉を切ったり，牛乳の蓋をあけたり，エプロンをするなどだけをしてもらい，あとは自分で食事している場合は5点である．食べ物を口に運んでもらったり，皿の上の食物をかき集めてもらったりしたら，その介助量に応じて4点以下となる．

整容[★3]：整容動作としては，口腔ケア，手洗い，洗顔，整髪，そして髭剃りまたは化粧について，それぞれ7段階で評価する．もし，髭剃りや化粧はしていない（する必要がない）場合には，残りの4項目で評価する．たとえば，口腔ケア，手洗い，洗顔が7点で整髪と髭剃りが4点の場合，介助量としては，（0＋0＋0＋25＋25）÷5＝10％となり，整容項目全体の介助量は10％となるから，自立度90％となり，4点とする．

清拭[★4]：首から下の背中を除外した部分の清拭を評価する．手と顔は整容で評価し，洗髪については，FIMでは評価に含まれていない．したがって，残りの体の部分を，右上肢，左上肢，胸部，腹部，会陰部前面，会陰部後面，右大腿，右下腿，左大腿，左下腿の10か所に分けて，このうち，何パーセントを自分で洗っているかを評価する．たとえば，上記のうち，6か所を自分で洗っていれば60％自立で3点になる．時間をかければ自分でできるが，病院の事情で時間がなく，つい，介助者にやってもらっている場合は，やはり"してい

[★2] 経管栄養を自分で挿入し，管理していたら6点だが，全部，やってもらっていたら1点である．箸は，使えなくてもスプーンやフォークで自立していたら7点とする．

[★3] 準備のなかには，電気剃刀の電気コードをプラグに差し込んだり，充電することも含まれる．

[★4] 浴室ではなく，ベッド上で清拭している場合でも，清拭の場所に関係なく，介助量によって7点から1点で評価する．

るADL"の観点から，介助される量に応じて4点以下になる．

更衣上半身[★5]：FIMでは，衣服をタンスあるいはロッカーから持ってきて，それを更衣する一連の動作を評価する．たとえば，ロッカーからセーターをもってきてもらうが，後は自分で更衣している場合，準備してもらっているので5点になる．また，着衣後の衣服のしわ，乱れを直してもらっている場合は4点になる．FIMでの更衣における衣服とは，人前に出てはずかしくないものとされているので，1日中パジャマを着ていて，更衣動作自体を行っていない場合は1点である．

更衣下半身[★6]：更衣の下半身には，ズボン，スカートのほか，パンツ，靴下，靴，装具も含めて評価することになっている．したがって，上記すべてを自分で行っていて，靴ひもだけを介助者に結んでもらっている場合は4点になり，靴ひものついた靴をやめてベルクロテープのついた靴に変更してから，自立している場合は6点になる．

トイレ動作[★7]：トイレでの会陰部の清潔および衣服の着脱を評価する．具体的には，ズボン，パンツを下げ，用を足してお尻や会陰部を拭き，衣服を上げる，の3段階について評価する．たとえば下げるのは7点，拭くのが4点，上げるのも4点ならば，介助量は（0＋25＋25）÷3＝16.7％つまり自立度は83.3％なので4点になる．衣服の着脱で立ち上がるときに，手すりを使用しているがほかは全部自立している場合は，手すり自体が補助具扱いになるので6点になる．

排尿コントロール[★8]：排尿動作の介助量と失敗の程度の2つの内容で評価する．そして，この2つの項目のうち，低いほうの点数を排尿コントロールの点とする．したがって，排尿動作が4点でも，失敗が3点ならば，排尿コントロールの点は3点になる．

　ここでいう排尿動作とは，尿道括約筋を緩めることを意味し，これに対する介助とは，カテーテルを挿入してもらう，手圧をかけてもらう，排尿中に尿器をもっていてもらう，などが含まれる．導尿してもらう回数が週1回以下の場合5点，週1回以上，1日1回未満なら4点，毎日の場合，自尿の頻度が介助導尿よりも多ければ4点，同程度で3点，自尿のほうが少なければ2点，完全に介助導尿ならば1点になる．留置カテーテルが挿入されていて，集尿袋を毎日空にしてもらっていたら1点である．

　一方，失敗とは，失禁やしびんから尿をこぼすことなどによって，衣服やシーツを汚し，これによって生じる介助量を示している．失敗の目安として，月1回未満なら5点，週1回未満で4点，1日1回未満で3点，毎日失敗する場合は2点以下となる．たとえば，しびん，おむつなどを自分で着用して使用し，失敗がなければ6点であり，おむつを着けてもらっている以外失敗がなければ4点である．

[★5]
更衣動作をいくつかの要素（袖を通す，頭を通す，もう一方の袖を通す，裾をなおす）に分解して，そのうち何パーセント自立しているかで評価するとわかりやすい．

[★6]
通常使用している洋服で評価する．

[★7]
尿器，ポータブルトイレを使用していても，3動作が自立していれば7点である．ただし，トイレ移乗の項目では減点される．

[★8]
排尿関係の薬を使用することで，自立している場合は，修正自立とみなして6点になる．

表4　移乗動作での実例

7点	安全に，時間内に自立
6点	手すり，または装具を使用して自立，時間がかかる
5点	車椅子の配置換え，口頭指示が必要
4点	手を腰に触れる程度の介助は必要
3点	腰を少し持ち上げるくらいの介助が必要
2点	腰を持ち上げて，回して上げることが必要
1点	介助者がすべて行う，あるいは2人介助が必要

排便コントロール[★9]：排便も排尿と同様に，排便動作介助と失敗の程度のうち，低いほうの点を排便コントロールの点数とする．

　ここでいう排便動作の介助とは，坐薬挿入，浣腸，摘便，手圧などを意味している．たとえば，坐薬使用だけの介助が必要な場合，月2〜3回なら7点，月3〜5回なら5点，それ以上なら4点で，それ以上は下がらない．おむつの使用については，失禁予防のために，一人でおむつを使っているときは6点，全介助でおむつを取り替えてもらっていたら1点になる．

ベッド，椅子，車椅子移乗[★10]：ベッド，椅子，車椅子間の移乗のすべての段階の動作を含む．**表4**に示すように，その介助の程度によって，採点される．また，たとえば，手すりやベッド柵，あるいは杖などを使用していて自立していれば6点である．また，徘徊する危険があり，安全のためにベルトなどで抑制されていて，移乗するときに抑制を外してもらっている場合の解釈は，そこに介助者がいて移乗のために抑制を外すという，移乗のための準備をしているとみなされるので5点になる．

トイレ移乗[★11]：便器に移ること，および便器から離れる動作を評価する．ベッドの脇に簡易トイレ（ポータブルトイレ，コモードチェア[★12]）を使用しているが自立している場合には6点になる．また，日中はトイレを利用しているが，夜間はポータブルトイレを利用しているような，日内変動がある場合には，低いほうの点数を得点とする．

浴槽，シャワー室への移乗[★13]：浴槽またはシャワー室に入りそこから出ることを含む．具体的には，浴槽に入るときに，片足だけを介助してもらう程度なら4点，両足だけなら3点，浴槽から出るときにかなり引き上げてもらっている場合は2点，2人介助が必要であれば1点となる．

移動（歩行，車椅子）[★14]：移動は，屋内での平坦な場所での歩行あるいは車椅子使用の動作を評価する．

　移動手段が歩行の場合，まず毎日50m移動しているか否かを評価

[★9] 下剤を毎日，自分で服用しているが，失敗がない場合は6点になる．

[★10] リフターの使用については，自分で全部行っていれば6点，全部やってもらったら1点になる．

[★11] ポータブルトイレを使っていて自立しているときは，環境に変化を加えていると考えて6点に下がる．

[★12] **コモードチェア（commode chair）**
commodeとは英語で便座つきの椅子，室内用便器のことである．用途は日本のポータブルトイレと同じであるが，接地部分が四脚のものをコモード，全面接地のものをポータブルトイレと呼ぶのが一般的．

[★13] ベッド上で清拭していて，浴槽に行っていない場合は，1点になる．

[★14] 入院時は車椅子レベルであったが，退院時には歩行レベルになる場合がある．このような場合を想定して，入院時には，歩行，車椅子両方で評価するほうが賢明である．

図1　FIM移動（歩行，車椅子）の採点の流れ

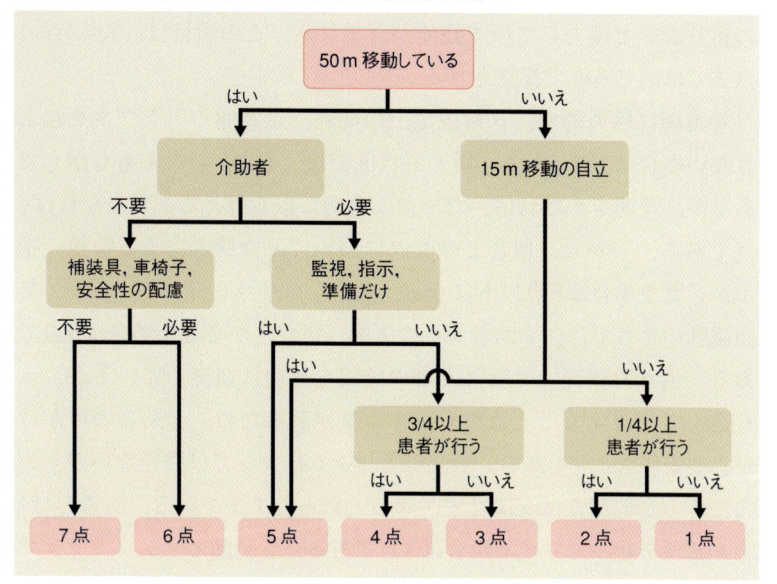

する．50m移動している場合，そのとき介助者がいない場合7〜6点，介助者が必要な場合5〜3点となる．一方，毎日50m移動していない場合，15m自立して移動していれば5点，していなければ2〜1点になる（図1）．

　移動手段が車椅子の場合は，最高点が6点である．それ以外は，歩行と同様に採点する．たとえば，毎日，訓練室まで50m以上車椅子で移動している左片麻痺患者で，左半側空間失認のために何度も廊下の壁にぶつかり，そのつど，看護師に修正してもらっている場合は3点になる．

階段[★15]：階段は，屋内の12〜14段の階段を昇降する動作を評価する．階段を一人で危険なく昇降していれば7点，手すりを使って一人で昇降していれば修正自立で6点，安全確認のため監視が必要な場合は5点になる．あとは介助量によって4〜1点となる．

理解と表出[★16]：聴覚，あるいは視覚によるコミュニケーションの理解，表出が含まれる．新聞，テレビの話題，金銭の管理など複雑あるいは抽象的な内容について，理解，表出していれば7点，そのために補聴器などが必要な場合は6点になる．次に，上記の複雑な内容についての理解，表出は無理であるが，尿意，空腹感，眠気，便秘など生理的な基本的欲求について，完全に理解し，表出している場合は5点になる．短い文章での理解，表出が可能であれば4点，文章と単語での理解，表出が半々で行っていれば3点，"痛い""おしっこ""水"などの単語だけで会話している場合は2点，コミュニケーションがまったくとれない場合は1点になる．

★15
この階段の項目だけ，訓練室の階段を使って"できる"能力を測定してもいいことになっている．

★16
失語症のために，身振り手振りだけでコミュニケーションをとっている場合は，身振り手振りは単語レベルとみなされて2点になる．

★17
夜間，いびきをかいて，同室者に迷惑をかけている場合，これは故意ではないので減点しないことになっている．

★18
四肢麻痺で自分では何もできないが，他人に適切な依頼をすることで問題解決していれば7点である．

★19
記憶ノートとは，トイレに行く，歯を磨くなど，毎日する日課のなかでもあたりまえのことが書かれてあり，通常の手帳のような週間スケジュールが書かれたものとは，意味合いが異なる．

社会的交流★17：社会的交流の項目には，病院や職場などで，他者との折り合いと協力していく技能が含まれる．この項目は，7点から1点までは同じ基準で採点される．

看護師に協力的で，日常生活上の問題，患者間のトラブルを起こさない場合は7点である．新しい状況では，多少，ひきこもりがちであるが，時間をかければ，だんだん適切に振る舞えるようになれば6点である．しかし，他者との交流において，介助者による監視，指示が必要な場合は5点以下になる．問題なくリハを行っているが，集団訓練のときだけ，介助者からの激励，声かけが必要な場合は5点である．慣れた状況ではほとんどの時間を適切に交流しているが，自ら進んで交流することはなく，すぐ気が散るため，介助者の声かけが必要な場合4点である．看護師とマンツーマンでは問題ないが，一人にすると他者とは交流せず，じっと黙ったままでいる，あるいは，時々暴言を吐いたりする場合は3点である．看護師とマンツーマンでも暴言や汚い言葉を吐く場合は2点，ベッド上でも，いつも問題を起こす場合は1点となる．

問題解決★18：問題解決の項目には，日常生活上の問題解決に関連した技能が含まれる．複雑な問題，たとえば，金銭管理，薬の自己管理，退院計画に自ら参加するなどについて，完全にできていれば7点，そのために多少時間がかかったり，説明が必要な場合6点である．一方，ナースコールを適切に使用し，ポータブルトイレが必要なときに看護師に声をかけるなど，基本的問題は解決できているが，上記の複雑な問題が解決できていない場合は5点である．基本的問題について，自分では解決することが困難で，他者の介助が必要な場合，その頻度，程度によって，4点から1点までで採点する．

記憶：FIMの記憶の項目は，次の3つのポイントについての記憶を評価する．第1に他人の3段階の無関係な命令に対応できる，第2によく出会う人を認識する，第3に日常のことを覚えている，である．

他人の依頼については，たとえば「車椅子のブレーキを止めて，手を上げて，左を見てください」という質問に対して，そのとおりできているかを評価する．よく出会う人の認識は，たとえば，受け持ち看護師の名前は言えなくても，指をさしてこの人であると認識していればよしとする．さらに，日常のことについては，リハの訓練時間を覚えているかどうかで判断する．

上記について，すべて達成されていれば7点，記憶ノート★19を見ながらであれば，認識できる場合は6点である．介助者によって，促し，手がかり，助言が必要な場合は5点以下となる．看護師が作成した日課表をみれば認識できるが，見るのを時々忘れ，看護師の助言が必要であるが，他の2項目は完全に行っている場合，90％の達成

度とみなして4点になる．また，3項目のうち，2項目は達成できたが，3段階依頼だけができていない場合は66％の達成度とみなして3点になる．

FIM-FRGs

これまで述べてきたように，FIMはADL評価法としては，介護者の介護度を尺度として"しているADL"を評価するものである．このFIMが用いられるようになってきた背景としては，アメリカの場合，入院費用が1日1,000ドル（約10万円）もかかり，入院日数の短縮，それにみあったコストパフォーマンスが得られるかどうかについて厳しく検討されてきた歴史がある．

アメリカでは，すでに医療費については出来高払い制度から定額払い制度へと移行している．DRG（diagnosis related groups）[20]とは，約1万種類の病名のなかから，医療資源の必要性から統計上意味のある500程度の病名グループに整理分類する方法であり，DRG/PPS（prospective payment system）とは，DRGに基づいて，医療費を決定し，実際にかかった費用と関係なく支払う方法である．アメリカでは，脳卒中患者においても，同様にDRG/PPSが導入されている．Functional Independence Measure-Functional Related Groups（FIM-FRGs）[4]は，アメリカペンシルベニア大学リハ科のStinemanとニューヨーク州立大学バッファロー校のグレンジャーによって開発された方法で，脳卒中患者を入院時FIM身体項目，認知項目，年齢によって21のグループに分類し，それぞれの退院時のFIMおよび入院期間が予測されている．これを用いることで，医療費の出来高払い制度から定額払い制度へと移行した結果，医療費が大幅に削減され，1995年ではアメリカの脳卒中患者のリハ入院における在院日数は平均21日になった．

わが国でも，DRGの導入について，各疾患ごとにそれぞれの医学会で検討され，定額払い制度への移行が真剣に検討されている．

カッツインデックスとmodified BI

カッツインデックス（Katz index）[5,6]は，1963年に脳卒中，大腿骨頸部骨折，および多発性硬化症の患者のADL評価のために開発された評価表である（表5）．入浴，更衣，トイレ，移乗，排尿・排便自制，食事の6項目から構成され，その自立度によって自立か介助かの2段階で評価される．後述するBIとよく相関しているという報告があるが，信頼性の検討はなされていない点が問題である．この評価を行うのに要する時間は20分以内であり，ADL評価のスクリーニングとして有用であると考えられる．

[20] 診断群別医療費公定制度

表5　カッツインデックス

日常生活活動における自立度インデックスは，入浴，更衣，トイレ，移乗，排尿・排便自制，食事における患者の機能的自立または介助の評価に基づくものである．機能的自立または介助の定義は，以下のインデックスに示される

A：食事，排尿・排便自制，移乗，トイレ，更衣および入浴において自立
B：上記の1つを除いてすべて自立
C：入浴および1つを除いてすべて自立
D：入浴，更衣および1つを除いてすべて自立
E：入浴，更衣，トイレおよび1つを除いてすべて自立
F：入浴，更衣，トイレ，移乗および1つを除いてすべて自立
G：6つの機能すべて介助

その他：2つ以上の機能が介助．ただしC，D，EまたはFに分類できないもの
'自立'とは下記の特記事項以外の監視，指導，介助のないことを意味する．これは実際に行われた状態であり，能力を指すものではない．動作の遂行を拒否する患者は，自分ではできると思っていても遂行されないとみなされる

入浴（スポンジで洗う，シャワーを使う，または浴槽に入る）	移乗
自立：背中や障害のある手足が1か所だけ洗うための手助けがいるかまたは完全に一人で入浴可能な場合 介助：1か所以外にも洗えないところがある，浴槽の出入りが一人でできない	自立：自分でベッドに入りベッドから離れる，椅子に腰かけ椅子から離れる（自助具の使用はかまわない） 介助：ベッドや椅子への移乗が1つまたはそれ以上できない
更衣	排尿・排便自制
自立：たんすや引出しから衣類を出し，服や外套，装具を身につける，ファスナーを締める，靴ひもを結ぶことは除外 介助：全部または一部更衣動作ができない	自立：排尿・排便操作が完全に自分でできる 介助：完全または不完全な失禁状態，浣腸・カテーテル・便器・尿器使用について部分的介助または管理・監視が必要
トイレ	食事
自立：トイレに行く，便器に近づき離れる，衣類を操作する，後始末する（夜間だけはベッドで便器を使うこと可．自助具の使用はかまわない） 介助：いつでもベッドで便器使用またはトイレの使用に介助が必要	自立：食物を皿からとり口に入れる（あらかじめ食物を切ったり，ほぐしたり，パンにバターをぬったりすることは評価に入らない） 介助：上記の行為に介助が必要，一部または全部の摂食行為ができない

1963年，Katzらによって開発された．
入浴，更衣，トイレ，移乗，排尿・排便の自制および食事の6項目を評価する．

　一方，BI[7,8]は1965年に，マホニー（Mahoney）とバーテルによって紹介されたADL評価法で，はじめは10項目，20点満点であった．その後改訂され，現在のmodified BIは，表6のように10項目，それぞれについて，自立，部分介助，全介助の3段階で評価するようになっている．この評価に要する時間は，5〜10分である．modified BIは，"しているADL"ではなく"できるADL"を評価している．また，評価段階が3段階と，粗い判定基準のため，細かな評価が困難という問題点がある．

S-Score（Spontaneous Score）

　頭部外傷や脳血管障害によって前頭葉障害，あるいは軽度遷延性意識障害の患者では，自ら行動を起こすことがなくなり，声をかけたりしなければ，いつまでも，じっとしていることが多くなる．このような症状を自発性低下という．自発性低下を示す患者の回復過程は，緩やかではあるが確実に段階を踏んで得られる．しかし，これまで，自発性低下についての医学的記載はなされてきたが，その程度，過程について，リハの立場から，言及した評価法はなかった．

表6　BIおよびその判定基準

	自立	部分介助	全介助
1. 食事	10	5	0
2. 移乗	15	10～5	0
3. 整容	5	0	0
4. トイレ	10	5	0
5. 入浴	5	0	0
6. 歩行	15	10	0
（車椅子）	5	0	0
7. 階段昇降	10	5	0
8. 着替え	10	5	0
9. 排便	10	5	0
10. 排尿	10	5	0
合計点	（　　）点		

食事
10：自立．自助具などの装着可．標準的時間内に食べ終える
5：部分介助（たとえば，おかずを切って細かくしてもらう）
0：全介助

車椅子からベッドへの移乗
15：自立．ブレーキ・フットレストの操作も含む（歩行自立も含む）
10：軽度の部分介助または監視を要する
5：座ることは可能であるが，ほぼ全介助
0：全介助または不可能

整容
5：自立（洗面，整髪，歯磨き，髭剃り）
0：部分介助または全介助

トイレ動作
10：自立．衣服の操作，後始末を含む．ポータブル便器などを使用している場合はその洗浄も含む
5：部分介助．体を支える，衣服・後始末に介助を要する
0：全介助または不可能

入浴
5：自立
0：部分介助または全介助

歩行
15：45ｍ以上の歩行．補装具（車椅子，歩行器は除く）の使用の有無は問わない
10：45ｍ以上の介助歩行．歩行器使用を含む
5：歩行不能の場合，車椅子にて45ｍ以上の操作可能
0：上記以外

階段昇降
10：自立．手すりなどの使用の有無は問わない
5：介助または監視を要する
0：不能

着替え
10：自立．靴，ファスナー，装具の着脱を含む
5：部分介助．標準的な時間内，半分以上は自分で行える
0：上記以外

排便コントロール
10：失禁なし．浣腸，坐薬の取り扱いも可能
5：時に失禁あり．浣腸，坐薬の取り扱いに介助を要する者も含む
0：上記以外

排尿コントロール
10：失禁なし．採尿器の取り扱いも可能
5：時に失禁あり．採尿器の取り扱いに介助を要する者も含む
0：上記以外

表7　S-Scoreの評価基準

4	自発	自ら進んで行う
3	模倣，指摘	周囲の人の真似をする，指摘すれば行う
2	誘導，助言	促せば行う
1	代行，強制	一緒に行う必要がある
0	不動，拒否	介助してもやらない，やれない

表8　S-Scoreの看護評価項目

食事	食事をする（出された食事を食べる）
整容	洗面道具をそろえる，洗面に行く，歯を磨く，顔を洗う，髭を剃る，化粧をする，整髪する
入浴	入浴の道具をそろえる，自分で顔を洗う，洗髪する
更衣	自分の着替えするものを整える（好みのものを取り出す），間違えずに着替える，着替えたものを片づける，汚れたものに気づき取り替える
トイレ	トイレに行く（昼，夜），トイレから戻る（昼，夜），排泄の一連の動作を行う（昼，夜）
訓練	訓練時間になったら出かける，訓練室に行く，訓練をする
洗濯	洗濯をする，洗濯物を干す，洗濯物を取り込む，たたんで整理する
社会性	挨拶をする，周囲に気を使う，他の患者と交流する，必要なとき他人に頼む，買い物をする，フリーの時間を活用する

　涌井ら[9]は，自発的行動の変化を評価し，さらにリハの治療手段としても応用できる評価表（S-Score）を発表した．S-Scoreの評価基準は，表7に示すように，4点の自発から0点の不動，拒否まで5段階から構成されている．そして，それぞれの評価点に応じて，次の段階のリハアプローチの指針が得られるようになっている．一方，評価項目としては，表8のようにADL項目として食事，整容，入浴，

更衣，トイレ動作の5項目と周辺項目として，訓練，洗濯，社会性の3項目，合計8項目を看護用に作成している．

S-Scoreの具体的活用法の一例

たとえば，リハ訓練を拒否したり，訓練室に行こうとしないS-Score 0点の患者に対しては，はじめに，「一緒に行きましょう」と声をかけながら訓練室の往復に同行する．また，同行中，声をかけて，廊下，階段，訓練室の場所を一つ一つ患者が認識するように努める．

次に，一緒に行くことに慣れてきたら（S-Score 1点），今度は同行するのをやめて，声をかけるだけにして様子をみる．同時に，患者自ら，手がかりをもつことができるように訓練士の写真，訓練出棟時刻，訓練室の場所などを記載したスケジュール表をベッドの横に掲示する．また，帰棟後，病室を間違えないように，病室の入り口にバラの花などで目印をつける．

さらに，声をかければ自分で訓練室に行けるようになったら（S-Score 2点），スケジュールどおりに行っているかどうか，時々，確認するようにする．もし，忘れた場合には「訓練の時間ですよ」と直接促すのではなく「何か忘れていませんか」「スケジュール表はどうなってますか」など，ヒントを与えて，患者自身が自ら"気がつく"ように指摘，助言する．そして，退院時指導として，毎日の日課を手帳に書き込み，スケジュールを確認すること，などを勧める．

〔高橋秀寿〕

● 文献
1) Data Management Service of the Uniform Data System for Medical Rehabilitation and Center of Functional Assessment Research：Guide for use of the Uniform Data Set for Medical Rehabilitation. version 3.1, State University of New York at Buffalo, Buffalo, 1990.
2) 千野直一：FIM．千野直一監訳，道免和久ら訳．医学的リハビリテーションのための統一データセット利用の手引きversion 3.0．東京：慶応義塾大学医学部リハビリテーション医学教室；1990.
3) Hamilton BB, et al：Interrater agreement of the seven-level Functional Independence Measure（FIM）. Scand J Rehabil Med 1994；26(3)：115-119.
4) Margaret G, et al：Outcome, efficiency and time-trend pattern analysis for stroke rehabilitation. Am J Phys Med Rehabil 1998；77：193-201.
5) Katz S, et al：The index of ADL：A standardized measure of biological and psychosocial function. JAMA 1963；185：914-919.
6) 今田 拓：日常生活（活動）動作の概念，範囲，意義．土屋弘吉ら編．日常生活活動（動作）―評価と訓練の実際―編，第3版．東京；医歯薬出版；1992. p.1-25.
7) Mahoney FI, et al：Functional evaluation：Barthel index. Maryland St Med J 1965；14：61-65.
8) 正門由久ら：脳血管障害のリハビリテーションにおけるADL評価．総合リハ 1989；17：689-694.
9) 湧井富美子ら：脳障害患者に対する新しい自発性評価表（S-Score）使用の試み．総合リハ 1993；21：507-510.

ADL予後診断

日常生活活動（動作）（ADL）★1の予後をあらかじめ予測することは，リハビリテーションに要する期間の設定や，リハチーム内での治療内容の統一，患者へのスムーズな説明のために重要である．では，どのように予測すればよいのだろうか．

ADLの予後にかかわる因子

ADL

予後を考えるということは，現時点での状態が把握されていて，それ以後の変化を想定するということである．したがって，現時点でのADLが最も強力な予後規定因子となる．ADLで評価する内容のほとんどはWHO障害分類の能力低下である★2．

まず機能的自立度評価法（FIM）などのADL評価を行う必要がある．ADL評価法は，信頼性・妥当性が証明され，広く使われているものを選ぶ必要がある★3．

麻痺などの機能障害

麻痺などの機能障害は，その障害の代償が可能である場合には予後への影響が小さい．たとえば，脳卒中や頭部外傷で片麻痺になった場合，身の回り動作は麻痺しなかったほうの手を使ってすませてしまうことがほとんどである．一側の前腕切断後に義手をつけている場合にも同じことがいえる．それに対し，頸髄損傷による四肢麻痺の場合には，代償しようのない動作が多いため，機能障害の程度，すなわち脊髄の損傷高位がADL予測の鍵となる．

年齢

年齢は，予後規定因子となりうる．高齢であるほどADLの予後は芳しくない．しかし，それが麻痺などの回復を介しての間接的要因なのか，行動記憶や学習といった，手持ちの能力でやり方を工夫する力に加齢の影響が出たのかは定かではない．高齢者では併存疾患が多くなるため訓練がしにくい，ということもあろう★4．脳卒中患者の予後に年齢が関係あるかないかは，研究対象や調査条件により肯定，否定両者の意見がある．"脳卒中でのADL予測"で述べるStineman[1]や二木[2]の研究では，脳卒中の予後予測式に年齢を組み込んでいる．

不全脊髄損傷においては，高齢者のADL予後の悪いことが知られている．総じて年齢が高ければ最終ADLは低い傾向にあるといえよう．

★1
ADLは一般に日常生活動作と訳すことが多いが，障害のレベルから考えると日常生活活動のほうがふさわしい．

★2
第1章の「障害の構造」p.13を参照されたい．

★3 ADL評価の信頼性
ADL評価表の善し悪しを決める際に，再現性というチェック項目がある．これは，誰が採点しても同じ点になることを検証するものである．再現性が悪い場合，単純に評価法が悪いと思われがちであるが，ADL評価法の場合，実は，検者の患者観察不足により評価結果が不一致になることが最も多い．"よく観察すること"，ADL評価のポイントはこれに尽きる．

★4 高齢者の訓練
90歳以上の高齢者であっても，筋力増強訓練などの訓練効果は認められる．ただし，呼吸器症状や心負荷量制限などのため，強い訓練が行えず，結果的に筋力がつかないことはしばしば起こる．

認知能力

認知能力は，物事を判断してどのような行動に出るべきか決めるために必要である．認知症やその他の疾患により認知能力が下がっている場合，ADL指導をしてもその方法を学習することが困難であるため，予後が悪くなる★5．前頭葉症状を呈している患者では，何かをしようとする遂行機能が障害されることがある．この場合も，訓練を始めようとしないため，訓練が進まず，結果的にADLに悪影響が出る．

座位バランス

座位バランスは，機能障害から能力低下まで含んだ包括的な言葉である．バランス障害は体幹筋が弱いことによっても起こるし，座位姿勢の正中感覚が乱れてもバランスは崩れる．脳卒中では座位バランスが予後を決めるという報告もある．

統計処理上の問題

予測は，ある時点でのデータから，最終予後を予測するための式を作る，と言い換えることができよう．リハで統計的予測を行う際には，いくつかの障壁がある．

順序尺度★6

予測の材料として使いたい変数，リハで用いる変数の多くは順序尺度なのである．麻痺の程度，知覚障害，自発性の程度，すべて順序尺度である．順序尺度だと何が困ることになるだろうか．順序尺度は"順序"でしかないから，単純に足したり引いたり平均を出したりすることができないのである．

では，どうするか．方法はいくつかある．一つは，順序尺度であることに目をつむり，計算してしまうことであろう．この場合，出た結果の信頼性は保証されないので，計算に使った患者群とは別のグループを用意し，出てきた式を当てはめて検証しなければならない．もう一つは，順序尺度でかまわない統計手段を使うことである．平均を出したいときに中央値を用いる，相関係数の代わりに順位相関係数を用いるなどがそのたぐいである．新しい統計手法，たとえば決定木（decision tree），ニューラルネットワーク（neural network）など，変数の条件として順序尺度でかまわないものを用いるのもよい．さらに，リハ研究分野では，順序尺度を間隔尺度に変換するラッシュアナリシス（Rasch analysis）★7 [3] を用いることもある．

多重共線性

多重共線性とは，2つの変数が同じパターンを示す，すなわち片方が小さい値のとき，もう一方も小さくなるという関係をいう．たとえば，上肢の麻痺と下肢の麻痺がそうであろう．このような変数群

★5 運動学習
ADL訓練は本質的に運動学習である．出せる力をどのタイミングで出し，どのようにバランスをとるか，その動き方を学習するのである．したがって，運動学習全般に通じる法則，たとえばフィードバックの与え方などがそのまま訓練効果を左右する．

★6 順序尺度
変数のとりうる値が1，2，3，4だったとして，1より2のほうが，2よりも3のほうが大きいことは確かであるが，1と2の違いの量と，3と4の違いの量が等しいかどうかはわからない場合を順序尺度という．たとえば麻痺の程度を表すブルンストロームステージ（Brunnstrom stage）は1から6の値をとり，6のほうが回復していることを示すが，stage 4 が stage 2 の倍回復しているわけではない．足し引きができる，たとえば温度を摂氏（℃）で表示した場合は，間隔尺度と呼ばれる．さらに歩行速度などの場合には掛算・割算もでき，2倍の速さなどという概念も成立し，比例尺度と呼ばれる．

★7 ラッシュアナリシス
課題の難易度と対象者の能力順が一意に決まっていると仮定して処理するデータ解析技法で，順序尺度を数量化する．

を独立変数として重回帰分析に加えると，計算の途中で不正確さが大きくなり，出てきた結果の精度が落ちる．

脳卒中では，病巣の大きさにある程度比例して麻痺の重さなどが決まる側面もあるため，この多重共線性の影響を受けやすい．

データ数

日本における研究では，症例数が少ないことがある．統計学的に有意差を検討するには適当な例数が必要で，多すぎるのも少なすぎるのも好ましくない．

脳卒中でのADL予測

最終ADL予測は脳卒中のリハ研究の主要なテーマである．"ADLの予後にかかわる因子"で述べたような変数を用いて，最終ADL（多くの研究では退院時ADL）を予測する方式が多数報告されている．

阻害因子・改善因子

研究初期には，阻害因子・改善因子といった一変数と退院時ADLとの比較が行われた★8．たとえば歩行の予後と相関係数が高い入院時変数はどれか，といった研究である．しかし，相関係数が高くても0.5～0.6程度であり，傾向はつかめるものの，予測法としての利用は難しかった．

重回帰分析

次に，重回帰分析など，いくつかの変数をまとめて予測に用いる式を作る方式が頻用された．しかし，重回帰分析を利用しても，予測した値と実際の値の相関が0.3～0.7程度にしかならなかった[4]．類似した方法であるlogistic分析★9もよく使われた．いずれにせよ，個々のADLを導き出せるとは言い難い状況である．

より工夫された方法

より新しい手法もいくつか考えられている．Stinemanは約15,000人の脳卒中患者のFIMのデータと年齢から，CART（classification and regression trees）という決定木方式で，退院時FIM運動項目得点を予測した（表9）[1]．結果はFIMが何点以上か未満か，年齢が何歳以上か未満かといった二分割質問に答えていって，退院時FIM運動項目の予測点にたどり着くという方式である．そのフローチャートから導き出されるFIM得点を図2に示す．同じ入院時FIM運動項目で予測値に幅がある場合，下端が高齢の場合，上端が若年の場合であることがほとんどである．

二木は，脳卒中発症早期からの患者の経過を継続して観察し，入院時，発症後2週時，4週時おのおので，どのような条件を満たすと歩行可能になるかの予測規準を作成した（図3）[2]．簡単明快であり，

★8 予後を悪くする因子
運動麻痺の重さや感覚障害，座位バランス不良，半側視空間無視，失禁，自発性低下，認知症などである．

★9 logistic分析
予測される変数をyesかnoの2選択として，yesとなる確率を求める方法．

表9 Stinemanの退院時FIM運動項目得点予測

入院時FIM運動項目合計	年齢	入院時FIM認知合計	最終FIM運動項目合計中央値
13	＞63		18
	16〜63		32
14〜16	＞63		25
	16〜63		32
17〜22	＞73		32
	59〜73		40
	16〜58		49
23〜28	＞76		42
	53〜76		48
	16〜52		56
29〜34	＞70		53
	16〜70		58
35〜40	＞67		60
	16〜67		64
41〜43	＞76	5〜20	64
		21〜35	67
	16〜76	5〜20	67
		21〜35	67
44〜48	＞76	5〜20	64
		21〜35	70
	16〜76	5〜20	67
		21〜35	70
49〜58		5〜28	73
		29〜35	76
59〜69			81
70〜91			87

図2 StinemanのCARTによる予測範囲

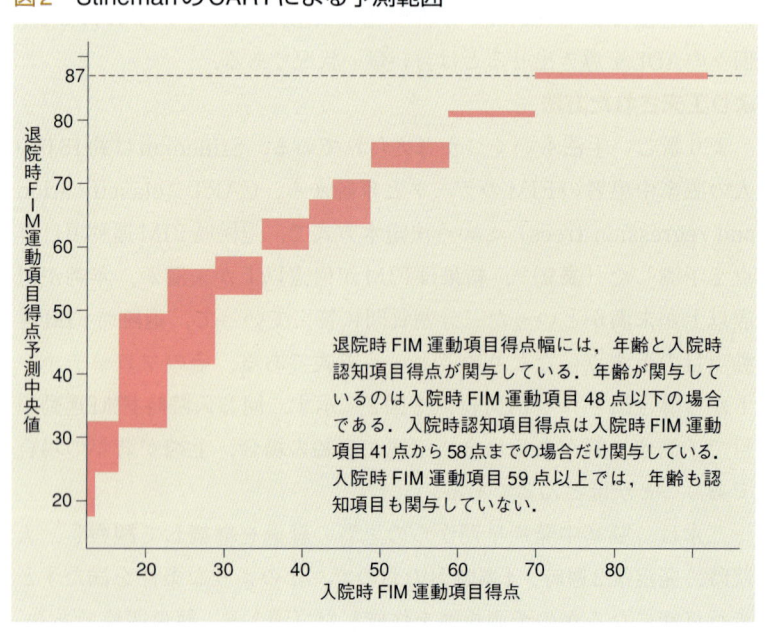

退院時FIM運動項目得点幅には，年齢と入院時認知項目得点が関与している．年齢が関与しているのは入院時FIM運動項目48点以下の場合である．入院時認知項目得点は入院時FIM運動項目41点から58点までの場合だけ関与している．入院時FIM運動項目59点以上では，年齢も認知項目も関与していない．

図3 二木のADL到達度予測

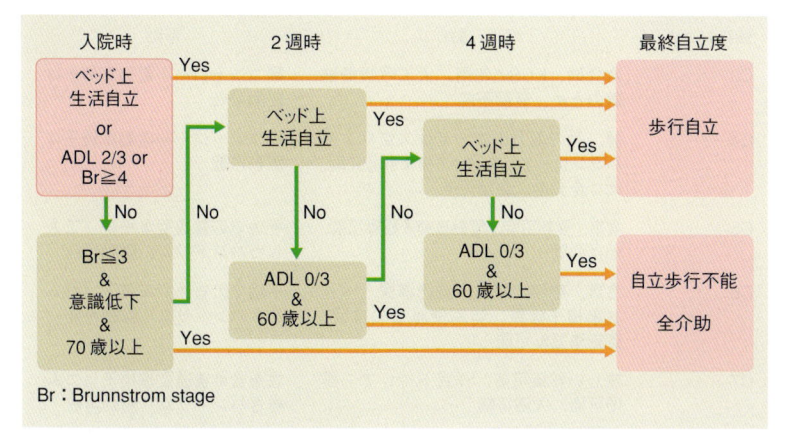

（二木 立：脳卒中の予後予測—歩行自立度を中心に．理作療法1987；21：710-715の規準を用いて作図）

現在でも利用価値がある．

neural network★10という脳の神経のつながりを模した処理方法も，使い方によっては予測式作成に利用できる．

生理検査などを用いた予測

リハというと麻痺程度の測定など，手工業的なニュアンスが強い．しかし，現時点では実用には至っていないものの，生理検査，画像診断を実施することで予後を推定する試みがなされている．Escudero★11は発症1週以内の徒手筋力検査で1以下，つまりほとんど動かなかった24名に経頭蓋磁気刺激★12を行い，ADL予測に有用との結論を得た[5]．このようなスクリーニングはどの時期に行うべきか，再現性はあるのかなど，これからつめていかなければならない部分は多いものの，その客観性から期待のもてる方策である．

病巣の大きさとADLの予後とを比較する検討もしばしば行われていたが，そのほとんどは意味ある結果を得られないで終わっている．これは広範囲な病変でも運動能力にあまり影響しない部位があることによるのであろう．より詳細な検討では前運動野にMRI上損傷が及んでいるとADLが回復しにくいとの報告[6]もある．その他，脳の中でのワーラー変性（Waller degeneration）★13所見を脳幹部MRI所見でみる方法が検討されている．運動神経の変性の程度であるから，麻痺・ADLの予後と関連が報告されているが，否定的な見解もあり明解な結論は出ていない．

別の側面からはPET★14による脳賦活部位の検討が目を引く．

脊髄損傷でのADL予測

脊髄損傷のADLは，損傷高位依存性とされている★15．完全損傷では予後は比較的画一的であり，受傷直後を除けば麻痺の改善はほと

★10 neural network
予測される変数（ノード）を上段に，予測に使う変数（ノード）を下段に置き，途中に中間層となるノードを置く．下段と中間層，中間層と上段それぞれのノード間の結合の強弱を，データを繰り返し当てはめることで作り上げていく（図4）．

図4 neural networkの例

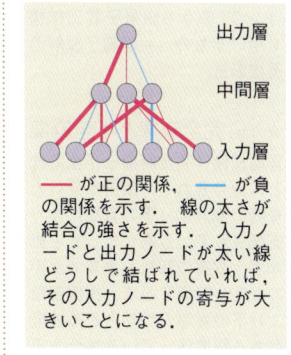

━━ が正の関係，━━ が負の関係を示す．線の太さが結合の強さを示す．入力ノードと出力ノードが太い線どうしで結ばれていれば，その入力ノードの寄与が大きいことになる．

★11 Escuderoの研究
運動電位を誘発できなかった19名の6か月時点でのADL評価法バーテル指数（BI）の中央値は10点と非常に低かった．それに比べ運動電位を誘発できた5名は6か月時点でBIが85点以上と非常に回復していた．

★12 経頭蓋磁気刺激
8の字コイルを頭に当てて，磁気により大脳運動野を刺激し，末梢の筋で電位を拾う．潜時（刺激してから電位が発し始めるまで），中枢伝導速度（脳の中の神経を伝わる速さ），振幅（筋電位の大きさ）などを測定する．

★13 ワーラー変性

通常は末梢神経損傷で，損傷部位より遠位側に変性が進んでいくことを指す．Stovringが指摘して以来，同じ現象が中枢神経でも起こっており，画像で見ることのできることがわかってきた．MRIのT2強調像で高信号領域として描出される．ワーラー変性に否定的な報告としては，皮質下梗塞で運動麻痺を起こした77名で，ワーラー変性があってもなくても，入院から退院までの脳卒中機能評価法（Stroke Impairment Assessment Set；SIAS）とFIMの変化に差がなかった（Miyai I, et al: Waller degeneration of the pyramidal tract does not affect stroke rehabilitation outcome. Neurology 1998; 51: 1613-1616）などがある．

★14 PET

ポジトロンエミッション（コンピュータ）トモグラフィー（positron emission〈computed〉tomography）の略．エミッションCTのうち陽電子放出核種を用いるもの．＝陽電子放射断層撮影法．

★15 完全麻痺と不全麻痺

脊髄損傷は完全麻痺と不全麻痺とに分けられる．損傷を受けた脊髄の部分より下の脊髄により支配されている筋がまったく動かず，皮膚の知覚もまるでないのが完全麻痺である．損傷部位より下の脊髄のつかさどる機能もある程度残っている場合を不全麻痺という．

★16 徒手筋力検査

manual muscle testingを略してMMTともいう．0：まったく動かず，1：筋収縮はあるが動かず，2：重力を除けば動かせる，3：重力に抗して動かせる，4：抵抗に抗して動かせるが正常ではない，5：正常．

★17 ASIA

アメリカ脊髄損傷学会（American Spinal Injury Association）の略．脊髄損傷評価の標準化を目指している．運動系に関しては，鍵となる筋群を上下肢5つずつ決めて，そのMMTを足し，右50点満点，左50点満点で採点する．

表10 脊髄損傷残存高位と可能になる動作

残存レベル	ADL（動作）	移動
C3	全介助．ECS*使用．人工呼吸器装着のため，発話不能	顎コントロール電動車椅子は駆動可能
C4	肩，肘の筋力によってはスプリングバランサーなどを用いて食事部分介助．他は全介助．会話可能	顎コントロール電動車椅子は駆動可能
C5	食事，整容可能．電動車椅子移動可能．他は介助	平地での普通型車椅子（工夫したハンドリム）駆動可能
C6	食事，整容，更衣，自己導尿，ベッド車椅子移乗，特殊便座での排便，自動車運転可能	平地での普通型車椅子（ゴム巻きハンドリム）駆動可能
C7	難しい移乗可能．洋式トイレでの排便可能，入浴可能	坂を含め普通型車椅子（ゴム巻きハンドリム）駆動可能
C8〜T1	ADL自立（車椅子で動ける環境なら）	普通型車椅子駆動可能
T2〜11		実用的ではないが内側股継ぎ手など特殊な長下肢装具を用いて歩行可能
T12〜L2		単なる長下肢装具非実用歩行．内側股継ぎ手長下肢装具歩行可能
L3〜4	全環境でADL自立	短下肢装具で実用歩行

*環境制御装置（environmental control systems；ECS）：使えるスイッチで合図をして，電気の点灯／消灯，リモコン操作などをする．

んどみられないので，予測は容易である．併存疾患・合併症を考慮し，特に支障がなければ一般に認められているADLゴールに到達する．

完全対麻痺では，車椅子，尿道カテーテルを使ってADLが自立する．

頸髄損傷による完全四肢麻痺の場合には，損傷のレベルによりできる動作が限られてくる．最下位残存髄節ごとに，どのようなADLまでできるようになるかが報告されている（**表10**）．アメリカのように早期退院を目指している施設でのADLは，この到達予想より低いようである[7]．

不全麻痺患者において，実生活で歩行ができるようになるかどうかは，股関節屈筋と膝関節伸筋の徒手筋力検査（MMT）★16が3以上であるか[8]，ASIA motor score★17が30以上であるか[9]などにより予測される．

（園田　茂）

●文献
1) Stineman MG, et al：Outcome, efficiency, and time-trend pattern analyses for stroke rehabilitation. Am J Phys Med Rehabil 1998；77：193-201.
2) 二木　立：脳卒中の予後予測―歩行自立度を中心に．理作療法 1987；21：710-715.
3) Wright BD, et al：Best test design：Rasch measurement. Chicago：MESA press；1979.

4) Heinemann AW, et al：Prediction of rehabilitation outcomes with disability measures. Arch Phys Med Rehabil 1994；75：133-143.
5) Escudero JV, et al：Prognostic value of motor evoked potential obtained by transcranial magnetic brain stimulation in motor function recovery in patients with acute ischemic stroke. Stroke 1998；29：1854-1859.
6) Miyai I, et al：Middle cerebral artery stroke that includes the premotor cortex reduces mobility outcome. Stroke 1999；30：1380-1383.
7) Schonherr MC, et al：Functional outcome of patients with spinal cord injury：Rehabilitation outcome study. Clin Rehabil 1999；13：457-463.
8) Hussey RW, et al：Spinal cord injury：Requirements for ambulation. Arch Phys Med Rehabil 1973；54：544-547.
9) Waters RL, et al：Prediction of ambulatory performance based on motor scores derived from standards of the American Spinal Injury Association. Arch Phys Med Rehabil 1994；75：756-760.

ADL介助の実際

　日常生活動作（ADL）は一人の人間が独立して生活するために行う基本的な，しかも各人ともに共通に毎日繰り返される一連の動作群をいうと定義されている．それらの動作が一人でできない場合，看護師は身の回りの世話というかたちで日々の生活を支援する役割をもつ．
　そのなかでリハビリテーション看護においては，単に日々の生活を支援するという狭い範囲にとどまらず，自立へ向けた介助が求められる★1．
　リハ看護におけるADL介助のポイントは以下のようである．
　まず，患者が自分でできる部分と，できない部分を見極め，必要なだけの介助を行う．次に各動作を分解して観察することで，できない部分は何か，できない原因は何か，どうすればできるようになるかをアセスメントしながら，自立へ向けた看護計画に結びつくような介助をする．患者と段階的に目標を共有しながら，定期的に評価し，達成できたら，そのつど患者をほめたり，支持的態度をとり，次の目標への意欲につなげる．患者によっては，失われた機能に固執するあまり，機能回復訓練には意欲的であっても，残存機能によるADL訓練に消極的な場合がある．患者の気持ちに共感しながらも，こうすればこんなことができると生活のなかでの訓練の動機づけをすることも重要である．また，訓練部門からの情報を取り入れながら介助の仕方をこまめに修正する．日常生活上の各動作の状況を関係スタッフに伝え，連携をとることで効果的な訓練を行うことができる．器具や自助具の使用，環境の工夫で自立度が増す場合や，障

★1
患者の残存機能を引き出し，新たな可能性を患者とともに探る訓練的な意味をもつ介助である．障害によって，他者に依存しなければならなくなったADLが少しでも自力でできるようになることは，患者の自信を取り戻し，生きる意欲へとつながる心理的作用もある．訓練室でできる動作も，実際の生活のなかで本人の意志をもって行われて，はじめてその人の動作になっていく．そのため，看護師は患者のADLをきちんと評価し，できない原因を機能障害によるものか，心理的なものなのかをアセスメントし，温かい視点で，根気強く，工夫やアイデアを取り入れながらかかわることが重要である．

表11 食事介助の実際

観察したこと	介助の内容	自立に向けた方法
スプーンや箸が持てない	一口ずつ介助	つまめる食事（おにぎり・サンドイッチ），利き手交換，持ちやすいスプーン・箸の利用，自助具（図7）の使用
上肢が食器や口まで届かない	一口ずつ介助	食膳や食器の位置工夫，柄長スプーン利用，利き手交換，スプリングバランサー使用
食物がうまくすくえない	すくう介助	すくいやすい調理法，すくいやすい大きさの肉や野菜，すくいやすい食器の利用
食器が支えられない		滑り止めマットの使用，ぬれタオルを敷く，安定性のある食器
食物が見えない	声かけ	半側空間無視の場合注意を促す，途中で食器の位置を変える
食物の準備ができない	皮をむく小骨をとる袋から出す	口を使う（バナナ・みかん），調理段階で小骨をとる・皮をむく，調理段階で一口大にする
所要時間が長く疲労あり	後半は介助	食事時間の配慮，最初は短時間の自力摂取で徐々に時間を延長する

★2
患者のベッドサイドに現在のADLの状況や目標を記入したボードを掲げる．
　日々目にすることで患者の動機づけになったり，面会に来た家族に現在の状況が伝わる．
　また，受け持ち看護師以外の看護スタッフが介助する場合も，過剰にならず，必要な介助を提供することができるため便利である．
　項目としては食事，整容，排泄，入浴，移乗などで，内容としては，食事は左手スプーン・果物・卵殻（から）むき介助などである．

害の特性に合った介助法があることを知っておく★2．

　以上のことをふまえながら，ここでは食事，整容，更衣，入浴，トイレ動作のセルフケア5項目と移乗について，環境設定，家族指導の順に述べる．介助の実際では，どこができないのかに焦点を当て，できない項目ごとに対応の方法を示した．

食事

　食事は生命維持のための栄養補給として重要であるばかりではなく，生きる意欲や，食べる楽しみなど心理的要素もあり，ADLのなかで最も基本的な項目である．
　脳卒中の片麻痺患者では，利き手で食べる場合は箸を使って，非利き手で食べる場合はスプーンを利用して食事動作が自立する場合が多い．
　頸髄損傷では障害レベルによって自立の度合いが違う．C5レベル以下では器具や自助具使用で，自立する場合が多い．
　食事介助の実際を**表11**に示す．

環境設定

ベッド上での食事：急性期や座位が安定しない時期・嚥下障害患者．
　①患者に合わせたギャッジアップ，②姿勢が崩れないように当て枕で体幹を固定する，③ナプキン・エプロン・タオルなどを胸に当てる，④取りやすい位置に食器類をセットする，⑤滑り止めマット（ぬらしたタオルでもよい），⑥滑りにくく，すくいやすい食器，⑦握りやすいスプーンや箸，⑧ティッシュペーパー，⑨介助は健側か

図5 ベッド上での食事

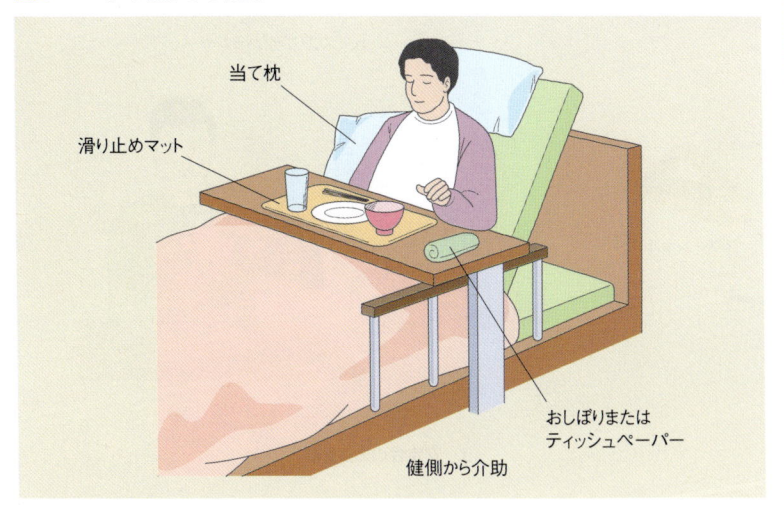

図6 車椅子での食事

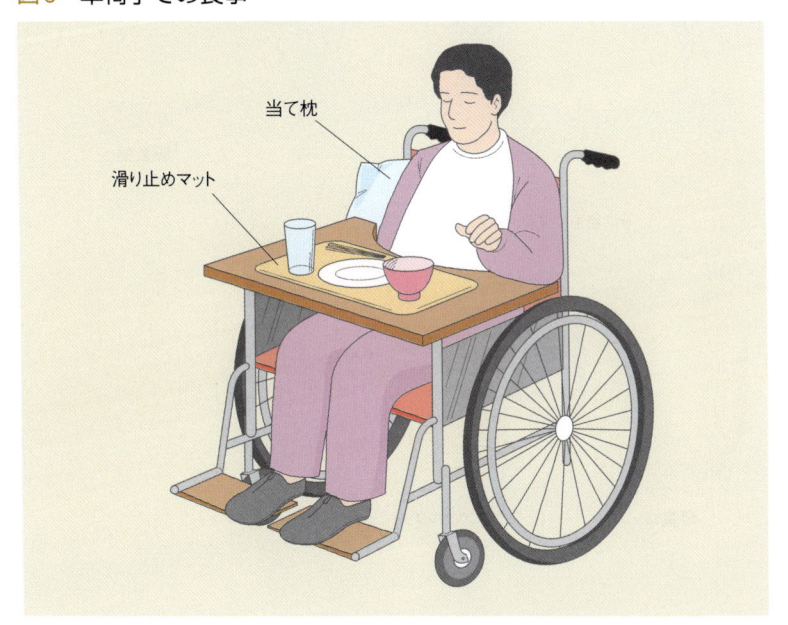

ら行う（図5）．

車椅子での食事：車椅子座位が許可された時期．
　①車椅子オーバーテーブル設置，②麻痺側が沈まないように当て枕を使用する場合もある，③こぼしがあれば大きめのエプロン使用，④食器滑り止めマット（図6），⑤すくいやすい食器，⑥握りやすいスプーンや箸，⑦ティッシュペーパー．

食堂での食事：動作自立・介助レベルで他者の迷惑にならない時期．
　①明るく楽しい雰囲気，②患者が緊張しない並び方の配慮★3，③患者の緊張が高い場合や，むせ，咳込みが激しい場合は避ける．

★3
認知障害や認知症のある患者では隣席の患者の皿に手を伸ばしたり，隣席に配薬された薬に手を出すことがある．そのため食堂での席の位置や間隔に配慮を要する場合がある．

図7 食事の自立を助ける自助具類

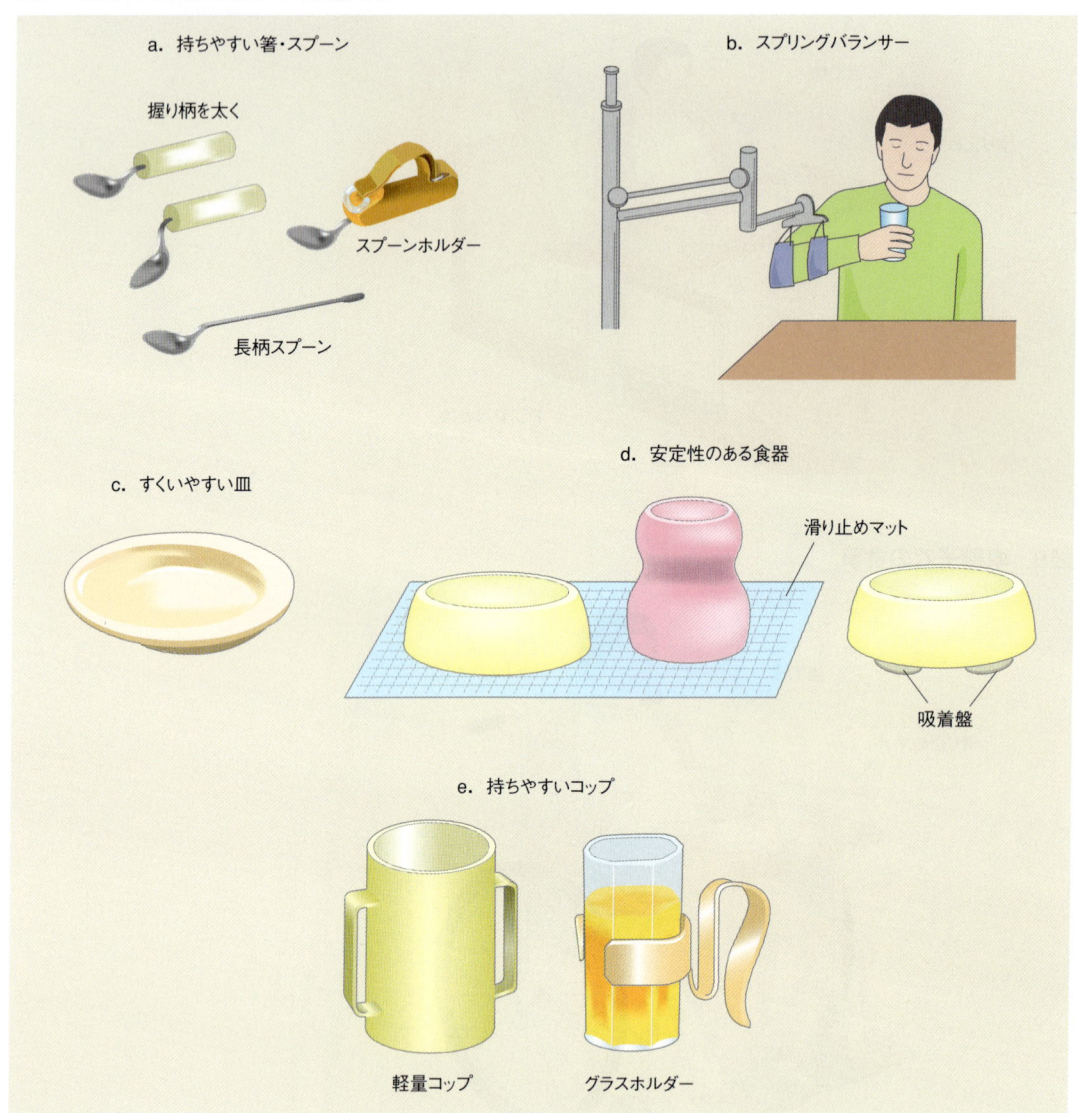

a. 持ちやすい箸・スプーン
握り柄を太く
スプーンホルダー
長柄スプーン

b. スプリングバランサー

c. すくいやすい皿

d. 安定性のある食器
滑り止めマット
吸着盤

e. 持ちやすいコップ
軽量コップ
グラスホルダー

家族指導

食事の環境：①ベッドではなく食卓に移動して食事をとる，②食事の前に手を洗ったり，うがいをするなど食事への意識づけをする，③家族とともに明るく楽しい雰囲気で食事ができるようにする，④嚥下障害があったり，緊張が強い場合は一人で静かでゆったりできる環境をつくる．

食事の自立を助ける自助具類を図7に示す．

食事の姿勢：①座位，車椅子座位，②嚥下障害がある場合はその人にあった姿勢を指導する★4.

食物形態と調理法：①自立を助ける調理法で介助量が軽減する，②

★4
嚥下障害がある場合は嚥下造影検査（videofluorography；VF）により患者が嚥下しやすい体位（たとえばギャッジアップ30°とかギャッジアップ60°など）を見つける．同様に嚥下しやすい食品形態も流動タイプ，粘性タイプ，固形タイプなど，人によってさまざまなため，患者が誤嚥しにくい方法を指導する．

表12　整容介助の実際

観察したこと	介助の内容	自立に向けた方法
意識レベルが低下している	全介助	声かけしながら介助，口腔ケア・温タオルなど刺激を与える
開口が不十分	全介助	ガーゼロール・バイトブロック，顎関節運動・頬部マッサージ（図10）
含嗽できない	介助	綿棒・巻綿子・ぬれガーゼで清拭，吸引器付き歯ブラシの利用（図10）
歯ブラシ保持操作ができない	歯磨き介助	歯ブラシの柄を太くする，歯ブラシホルダーの利用，電動歯ブラシの利用（図10）
蛇口操作ができない	準備介助	蛇口ホルダーの利用（図10）
タオルが絞れない	準備介助	片手でのタオル絞り指導，おしぼり・ぬれティッシュ利用（図10）
顔や髪に手が届かない	部分介助	長柄付き櫛やヘアブラシ
髭が剃れない	介助	電気かみそりの利用
義歯の手入れ	介助	義歯洗浄剤の利用，吸盤付きブラシで磨く
意欲がない	部分介助	声かけをする・不足部分は介助

嚥下障害がある場合はその人にあった食物形態を指導する★4．

栄養状態の観察：①食事や水分摂取量の観察をする，②体重の変化や口唇・皮膚の乾燥を観察する，③ぼんやりした状態などで低栄養や脱水状態がみられたら受診する．

整容

　歯磨き，洗面に代表される整容は口腔衛生を保持し，肺炎などの二次感染予防に役立つとともに，意識の覚醒や生活リズムのうえでも重要な動作である．急性期における口腔ケアは看護ケアの基本ともいえる．車椅子座位が可能になったら洗面所に移動して行うことが望ましい．食事と同様に主として上肢機能が中心であり，患者の動作能力をきちんと評価し，自力でできる部分を増やしていく．片麻痺の場合，利き手に麻痺がなければほとんど整容動作は自立する★5．利き手に麻痺があっても，利き手交換が進むに従い自立するが，高齢であったり，自発性低下，認知機能低下がある場合は部分介助が必要となる．頸髄損傷では道具の使用で自立する場合が多い．

　整容介助の実際を表12に示す．

環境設定

ベッド上での整容：急性期・座位保持不可能の時期．

　①体位は当て枕を使用し健側を下に半側臥位にする，②患者の顎の下にタオルを敷く，③必要物品をそろえ介助者の手元に置く，④必要時は吸引器を準備する（図8），⑤自力でできる場合はオーバーテーブルに必要物品を準備する．

★5
患者の爪切りに際し，爪を切ったつもりが組織まで傷つけ，出血する場合がある．麻痺があると指先を使うことが少ないため，爪と一緒に爪の内側の組織も伸びてくる．時々，健側の爪で，患側の爪と組織をそっとはがすことが必要である．

図8 ベッド上での歯磨き

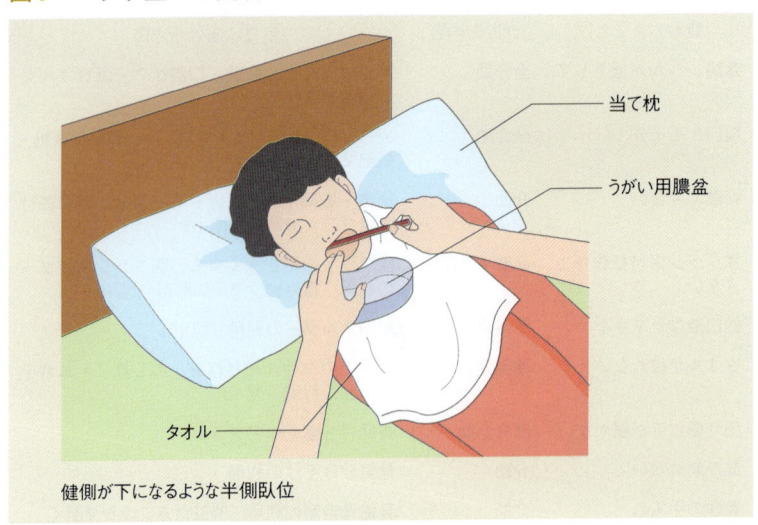

当て枕
うがい用膿盆
タオル

健側が下になるような半側臥位

図9 洗面所での整容と各物品の配置

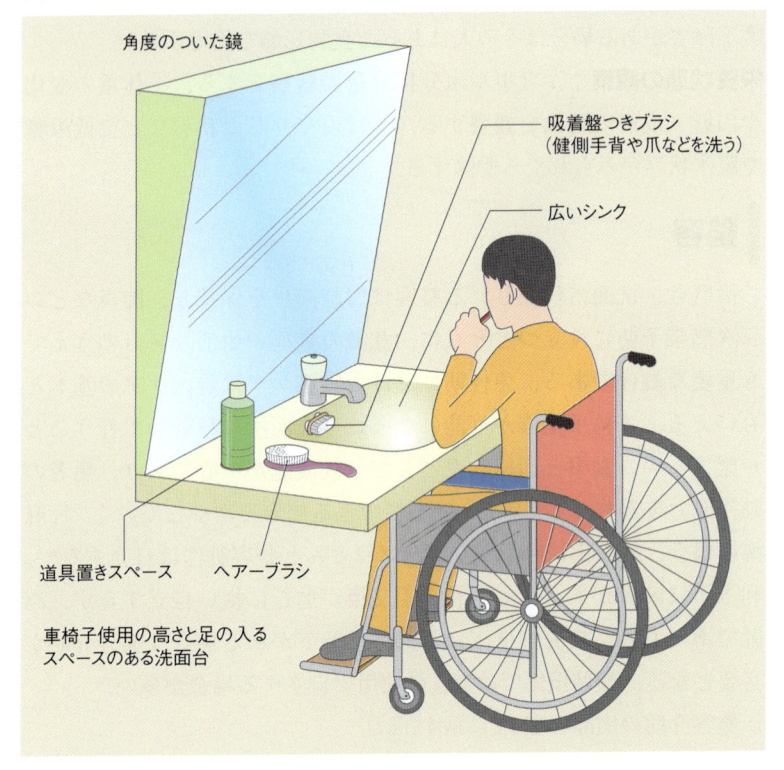

角度のついた鏡
吸着盤つきブラシ（健側手背や爪などを洗う）
広いシンク
道具置きスペース
ヘアーブラシ
車椅子使用の高さと足の入るスペースのある洗面台

洗面所での整容：車椅子乗車可能の時期・回復期．

　①車椅子使用では洗面台の高さを調節する，②洗面台シンクは広いほうが水が飛び散らない，③車椅子座位で見やすい角度の鏡があるとよい，④健側上肢の届く位置に必要物品を置く，⑤軽く持ちやすいコップ，⑥片麻痺では吸盤付きブラシを設置すると健側の手指を洗うのに便利である★6（図9）．

★6
健側の手で麻痺側の手は洗えるが，健側の手で健側の手は十分洗えない．特に手背は洗えないため，吸盤ブラシにすりつけて洗う．

図10　整容の自立を助ける道具・自助具類

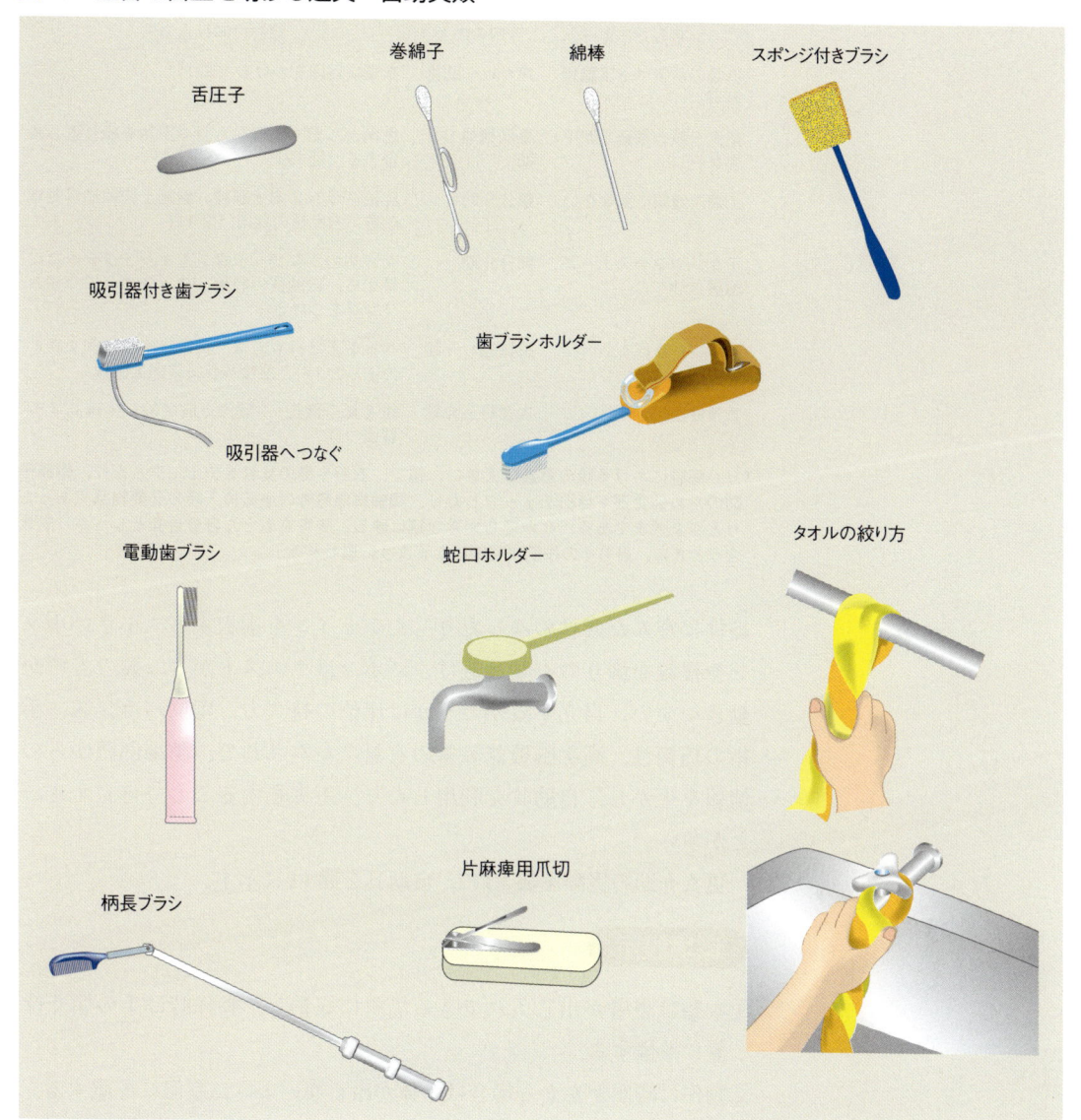

　舌圧子　　巻綿子　　綿棒　　スポンジ付きブラシ

　吸引器付き歯ブラシ　　歯ブラシホルダー
　　吸引器へつなぐ

　電動歯ブラシ　　蛇口ホルダー　　タオルの絞り方

　柄長ブラシ　　片麻痺用爪切

家族指導

①清潔を保ち二次感染予防のため必要な動作であることを説明する．
②生活のリズムをつけたり，髭剃りや整髪などで爽快な気分で1日を過ごす．
③意欲低下や自発性低下の場合，声かけをして動作を促す．
　整容の自立を助ける道具・自助具類を図10に示す．

更衣

　回復期においては生活のリズムをつけるために朝夕更衣をし，日中は動きやすい衣服で過ごすようにする．最初は着脱しやすい，伸

表13 更衣介助の実際

観察したこと	介助の内容	自立に向けた方法
衣類の前後や上下識別不可	声かけや助言	衣類に目印をつける（図11）
患側上肢の袖通しができない	患側袖通し介助	患側から着て健側から脱ぐ方法を繰り返し練習する（図12）
上着を健側に回せない	部分介助	座位バランス向上訓練，健側上肢関節可動域改善，自助具の利用（図11）
ボタンやファスナーが困難	部分介助	大きめのボタン，ボタンをマジックテープに替える，自助具の利用，ファスナーにつまみリングをつける
ズボンがはけない	患側通し介助	ベッド上で行う方法，椅子に座り患側を組む方法（図12），座位バランス向上訓練
衣類修正	衣類修正介助	鏡を見て修正*，健側上肢で触って確認する習慣づけ

*リハ病院における鏡の意義は大きい．鏡で，衣服や髪の乱れをチェックしたり，褥瘡予防のため仙骨部を自己チェックしたり，頸髄損傷患者の坐薬挿入時の必要物品であったりとさまざまである．なかでも大きな鏡に映る，障害をもった自分自身としっかり向き合うときに，最もその役割が明確になるように思われる．

縮性に富んだ素材のゆったりしたデザインを選択する．小さいボタンや複雑な飾りの衣類は避け，ズボンはウエストがゴム製のものが動きやすい．自立するかどうかは座位の持久力，座位バランス，手指の巧緻性，高次脳機能障害の有無に左右される．訓練部門からの情報を生かし，自助具を利用したり，工夫をすることで自立することが多い．

更衣介助の実際を表13に，自助具を図11に示す．

環境設定

①衣類は患者が出し入れできる場所に収納し，動作時は手の届く位置に準備する．
②動作に時間がかかる場合は，体が冷えないように室温に配慮する．

家族指導

①生活のなかで更衣の意味を説明する[7]．
②入院中の更衣動作の状況を伝え，必要な介助や自助具の説明をする：面会時間を利用し，介助体験を重ねる場をもつ．
③時間がかかっても，自立の部分は手出しをしないで見守り，過剰介護にならない[8]．
④更衣中は部屋を温かく保つ．

入浴・洗髪

入浴は身体を清潔にする以外に，気分爽快や疲労回復などさまざまな効果がある反面，動作的には移乗や更衣，洗い動作なども含ま

★7
生活のリズムをつけ，重病感を除き，自発性を高めるほか，爽快感や，季節に合わせたり患者の好みの色の衣類でうるおいを与えるなど，心理的作用もある．

★8
時間がかかると家族はつい手出しをしがちであるが，それにより患者の自立心が損なわれ，依存的になったり，関節拘縮の原因になる場合がある．見守りながら時折声かけをし，動作の持続を励ますことはとても重要である．

図11 更衣を助ける道具

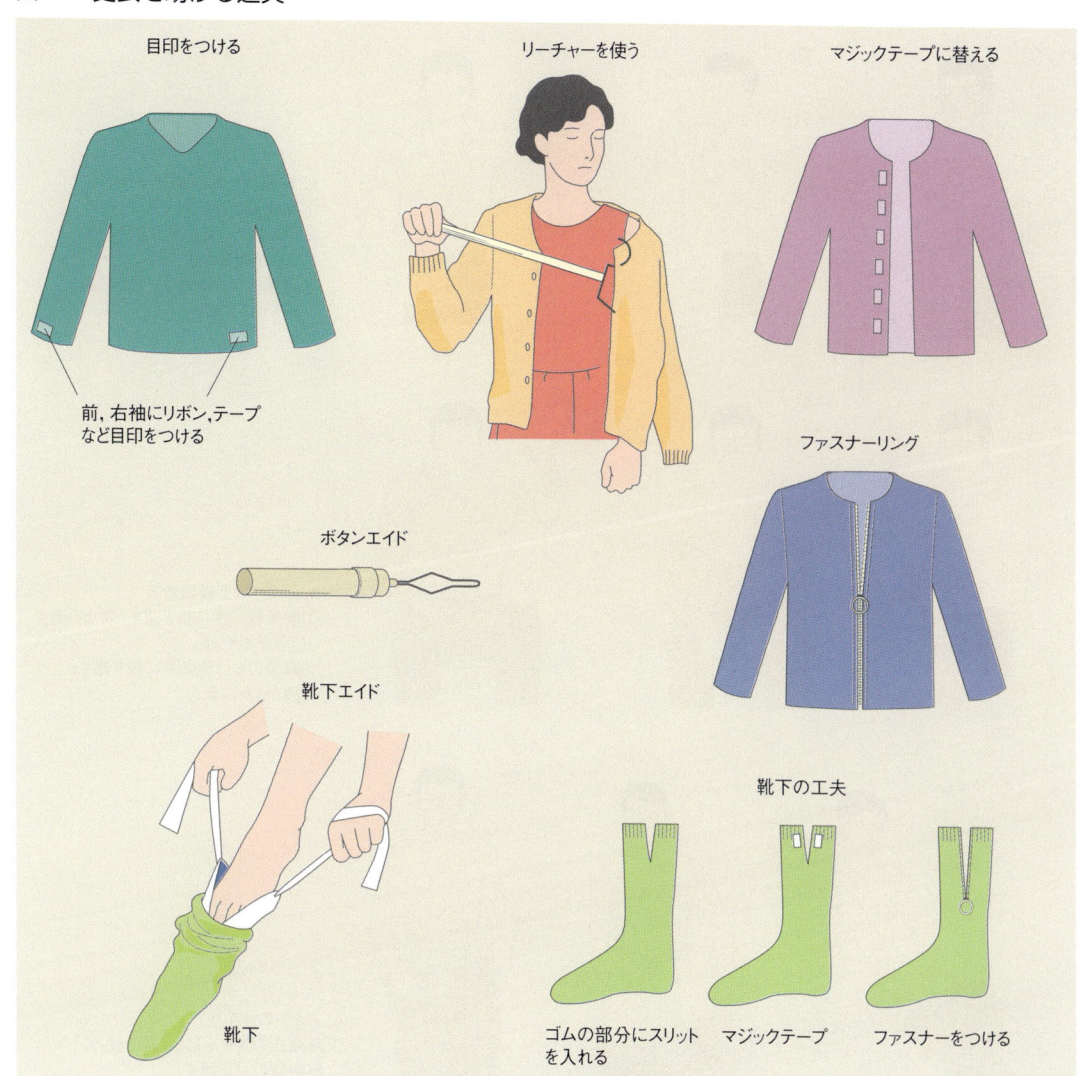

- 目印をつける：前，右袖にリボン，テープなど目印をつける
- リーチャーを使う
- マジックテープに替える
- ボタンエイド
- ファスナーリング
- 靴下エイド：靴下
- 靴下の工夫：ゴムの部分にスリットを入れる／マジックテープ／ファスナーをつける

れ，自立に時間を要する項目である．自立に影響する要因として麻痺や関節可動域など身体機能の程度，注意力や学習能力などの認知障害の有無，自発性など精神機能の程度があげられる．浴室や浴槽での事故防止のためには患者に合った適切な介助が必要である★9．

ここでは浴槽の出入りと洗い動作を中心に述べる．片麻痺の介助の実際を表14に示す．

環境設定

片麻痺：①脱衣場と浴室は段差がないことが望ましい，②脱衣場と浴室は寒すぎない温度に配慮する，③シャワーチェア・滑り止めマットの設置，④必要時はバスボード設置，⑤手すりの設置，⑥温度調節しやすいシャワー設備，⑦手の届く位置に必要物品を準備して

★9
浴室では床がぬれている，石鹸やシャンプーのぬめりなどで転倒の危険性が多い．そのため，手すりや床の石鹸はよく流し，患者の手足の石鹸分は十分洗い流したうえで次の動作に移ることが事故防止上重要である．

図12 更衣の方法

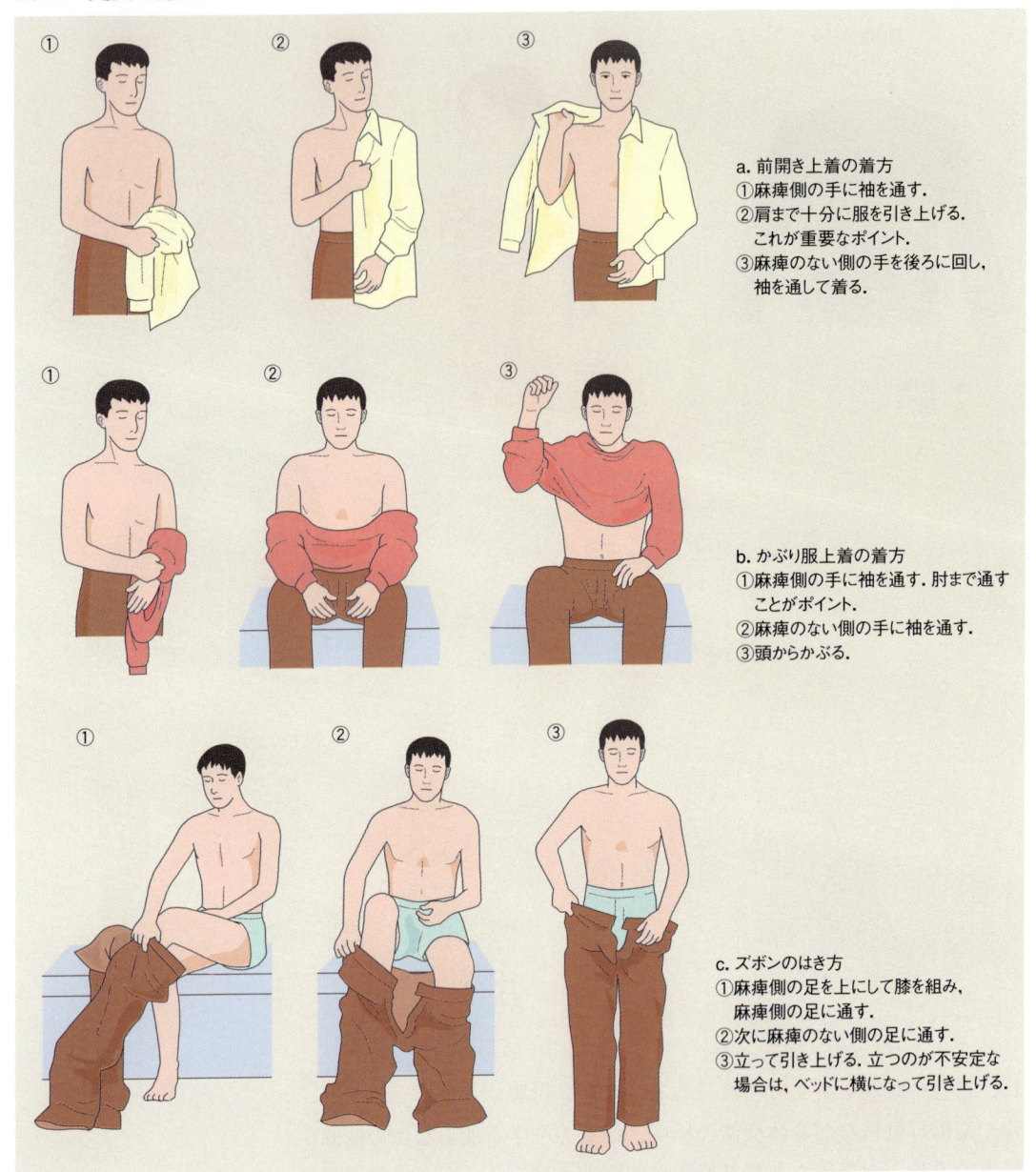

a. 前開き上着の着方
①麻痺側の手に袖を通す.
②肩まで十分に服を引き上げる.
 これが重要なポイント.
③麻痺のない側の手を後ろに回し,
 袖を通して着る.

b. かぶり服上着の着方
①麻痺側の手に袖を通す. 肘まで通す
 ことがポイント.
②麻痺のない側の手に袖を通す.
③頭からかぶる.

c. ズボンのはき方
①麻痺側の足を上にして膝を組み,
 麻痺側の足に通す.
②次に麻痺のない側の足に通す.
③立って引き上げる. 立つのが不安定な
 場合は, ベッドに横になって引き上げる.

おく（図13）

対麻痺：①脱衣場と浴室床は車椅子座面の高さが望ましい, ②上肢プッシュアップでの動作のため浴槽は滑り込みタイプがよい（図14）.

　家族指導

①入院中に実際の入浴介助を体験し, 患者に合った入浴法を学ぶ機会をもつ.

表14 片麻痺の入浴介助の実際

観察したこと	介助	自立に向けた方法
浴槽までの歩行不能	歩行介助 車椅子介助	脱衣場・浴室段差解消，手すりの利用，入浴用短下肢装具着用，車椅子での移動
浴槽の出入りができない	出入介助	手すり利用，バスボード利用（図15），健側上肢で患側下肢を支える方法
温度チェックできない	温度チェック	健側で確認する習慣づけ，湯温計の利用，温度設定機能付き蛇口
蛇口操作	介助	取り扱いやすい蛇口や位置，持ちやすいシャワーノズル
石鹸取り扱い	介助	液状石鹸利用，容器は片手に持てる大きさ・軽さ
洗い動作	部分介助	洗えない部分をチェック，現状に合った自助具の利用
拭く動作	部分介助	車椅子にバスタオルを広げておく，バスローブ・ゆかた利用

図13 片麻痺用浴室

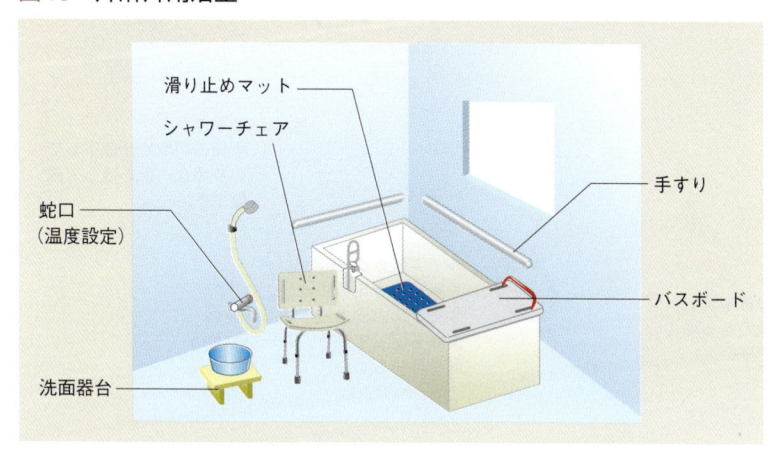

図14 対麻痺用浴槽

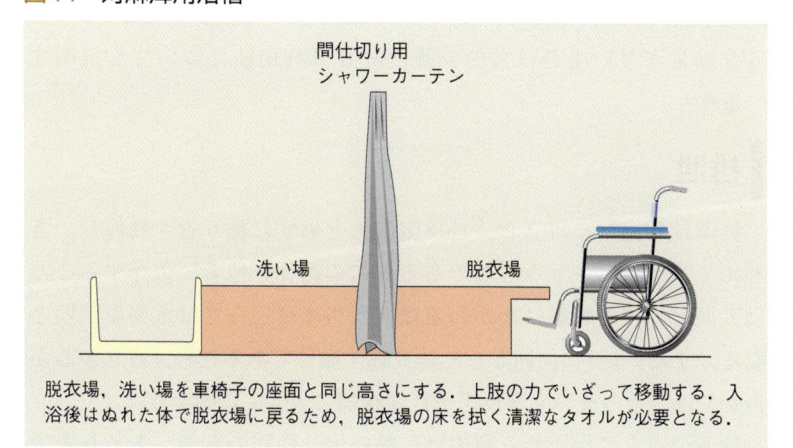

脱衣場，洗い場を車椅子の座面と同じ高さにする．上肢の力でいざって移動する．入浴後はぬれた体で脱衣場に戻るため，脱衣場の床を拭く清潔なタオルが必要となる．

②入浴時の転倒・熱傷・溺水などの安全への配慮を指導する．
③入浴を安全に，介助量を軽くする方法や器具の紹介（図15）．
④自宅の浴室や浴槽での問題を話し合い，担当作業療法士と連携を

図15 入浴洗い動作を助ける道具類

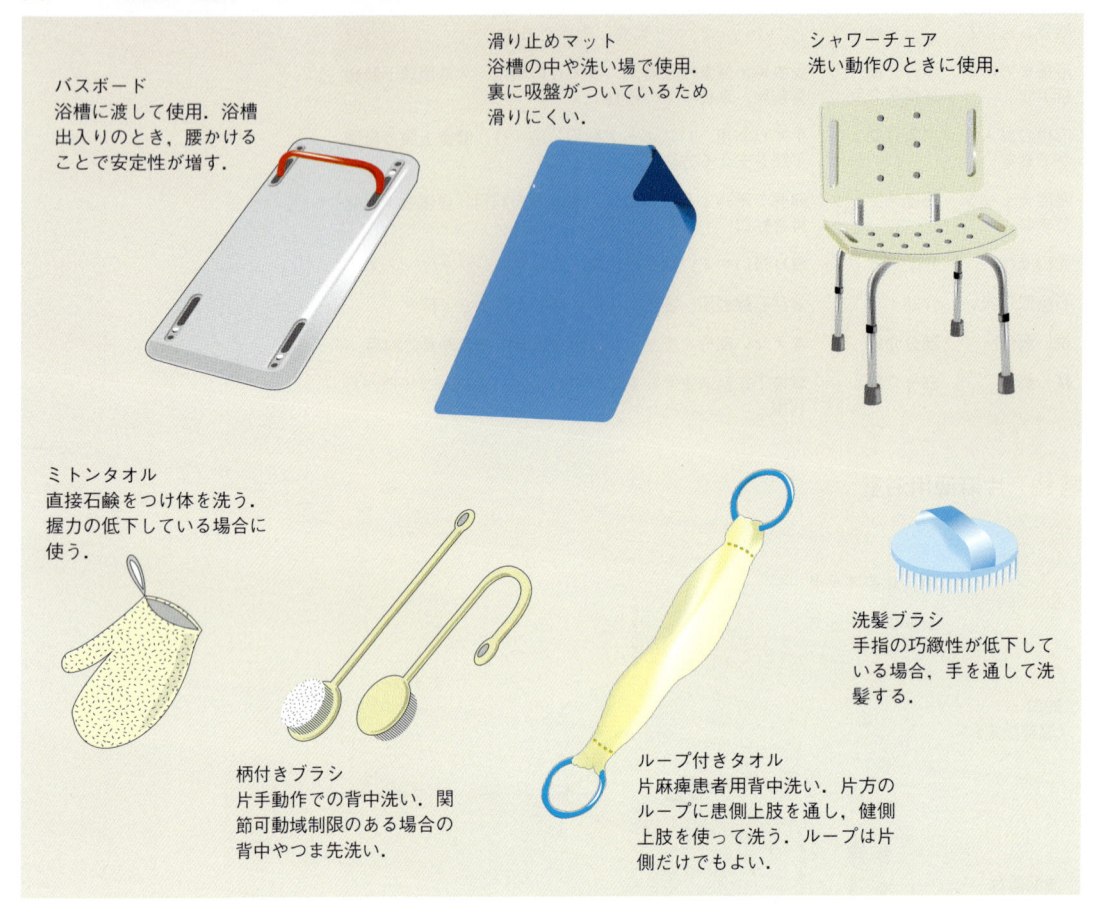

バスボード
浴槽に渡して使用．浴槽出入りのとき，腰かけることで安定性が増す．

滑り止めマット
浴槽の中や洗い場で使用．裏に吸盤がついているため滑りにくい．

シャワーチェア
洗い動作のときに使用．

ミトンタオル
直接石鹸をつけ体を洗う．握力の低下している場合に使う．

柄付きブラシ
片手動作での背中洗い．関節可動域制限のある場合の背中やつま先洗い．

ループ付きタオル
片麻痺患者用背中洗い．片方のループに患側上肢を通し，健側上肢を使って洗う．ループは片側だけでもよい．

洗髪ブラシ
手指の巧緻性が低下している場合，手を通して洗髪する．

とり，必要があったら手すりを設置するなど退院前に準備する．
⑤退院前に試験外泊をし，在宅での入浴を試みる機会があるとよい．
⑥介助量が多い場合は公的介護サービス利用法についても説明する★10．

排泄

　排泄は幼児期に自立し，日々気にもとめずに繰り返す動作で，きわめてプライベートなものである．この動作を他者に依存することは人間としての尊厳にかかわるほど，患者にとっては重要な問題となる．また，1日に何回となく繰り返す動作であるため，自立するか否かでは，その後の介護負担や社会復帰に大きく影響を及ぼす．
　排泄の自立にかかわる要因は，神経因性膀胱の有無，トイレまでの移動能力や移乗動作の能力の程度，衣服着脱能力，排泄欲求を伝える能力など多様であり，さらにそれらが重複している場合が多い．
　そのため，看護師は毎日のケアのなかで排尿チェックリストなどで，患者の排泄パターンをとらえ，失禁や失敗の原因を探り，患者

★10
介護保険による訪問看護やヘルパー派遣，入浴車利用，デイサービスなど通所介護での入浴など利用しやすくなっている．

表15 排泄介助の実際

観察したこと	介助の内容	自立に向けた方法
衣類の上げ下げができない	衣類上げ下げ介助	立位の持久力やバランス訓練，患側を手すりや壁によりかけて行う方法，便座に座って行う方法，上げ下げしやすい衣類の選択
ペーパーがとれない	手渡し介助	座位バランス強化，手の届く位置に設置，ミシン目入りペーパー，片手で千切れるホルダー
後始末ができない	後始末介助	座位バランス強化，ウォシュレットの利用，自助具の利用
坐薬挿入ができない	坐薬挿入介助	手指巧緻性訓練，自助具の利用，挿入動作訓練

図16 ベッドサイドでのポータブルトイレの位置

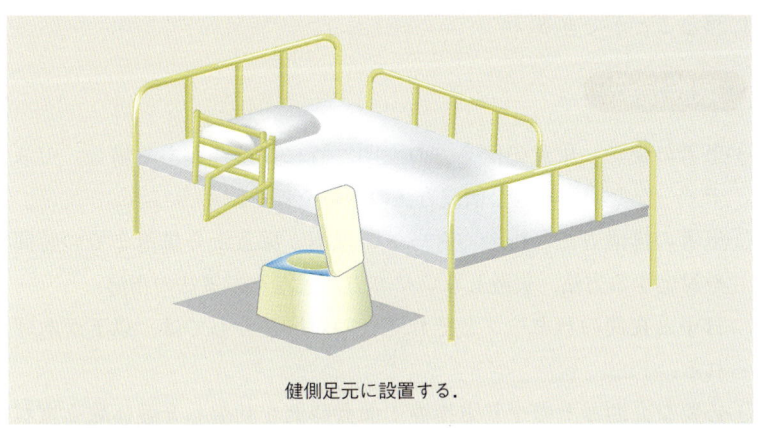

健側足元に設置する．

に合った排泄介助を行うことが重要である．

　排泄自立へ向けた計画立案に際し，各種検査データや訓練部門の評価結果を参考にし，必要時は担当スタッフ間でカンファレンスや話し合いをもつと効果的な場合がある．

　ここでは，ポータブルトイレ動作とトイレでの排泄動作を中心に述べる．

　排泄介助の実際を表15に示す．

環境設定

ポータブルトイレ：座位が15分以上可能になったらベッド上排泄から切り替える．

　①ポータブルトイレ設置時間は限定する★11，②設置場所は片麻痺の場合はベッドの健側足元（図16），③起き上がりや移乗動作がしやすい手すりを設置する，④裸足で動作しやすいように滑り止め足元マットを敷く，⑤手の届く位置にトイレットペーパー・おしぼりを置く，⑥同室者がいる場合はカーテンなどプライバシーに配慮する，⑦排泄時の音や臭気に対して消音の工夫や消臭剤使用，換気などを行う．

★11
1日中居室にトイレがある環境はできたら避ける．排泄の欲求があるつど設置し，終了後は片づけると理想的である．それが無理でも，日中はトイレで，夜間だけベッドサイドに設置するなど，生活空間の環境に配慮する．

　ただし，在宅生活では患者の自立度と住宅事情などから，常時ベッドサイドに設置する場合もある．いずれの場合も排泄物はそのつど処理する．

トイレ：車椅子乗車可能になったらトイレでの排泄に移行する．

①車椅子使用で方向転換できる広さが必要，②便座の左右に手すりがあるとどちらの片麻痺患者も使いやすい．

また片麻痺患者でも人によって，車椅子から便座へ，便座から車椅子へ移乗する方向が違うと，必要な手すりの位置も変わる．

対麻痺，特に頸髄損傷患者では車椅子の座面と便座は同じ高さが移乗しやすい．

③トイレットペーパーは片手や弱い力でもちぎれるミシン目の入ったものを設置，④ペーパーホルダーは片手で補充できるものを設置する，⑤手洗い場はトイレの側にあると手を洗った後，次の動作に移ることができる．

家族指導

①患者の便意・尿意の伝え方の説明：特に失語症がある場合，ゼスチャーなど非言語的な伝達方法の理解を促す．
②患者の排泄方法と排泄パターンの説明：尿意から排泄までの時間や対応する方法，失敗しないやり方，尿漏れ対策法の指導．

日中と夜間のパターンとそれぞれの対応法としては，以下があげられる．

①必要な介助とそのやり方指導：面会時間を利用し介護体験を重ねる場をもつ．
②自宅トイレ利用の問題点があれば担当作業療法士と，患者・家族も交えて話し合う：段差解消や手すり設置などで，自立度が増し，家族の介護量が軽減することを説明し，改造の必要があれば，担当作業療法士が対応する．
③可能な限りおむつの使用を避け，トイレでの排泄を心がけるよう指導する[★12]．

移乗

移動手段として車椅子を利用する場合，1日に何回となく移乗動作が必要となるため，座位が可能となったら最も早く取り組むべき動作である．

ベッドから車椅子への移乗動作が安定すれば，トイレでの便座への移乗，浴槽への移乗も可能になる．移乗動作が自立するかどうかは麻痺や拘縮，深部感覚障害や失調の有無など機能障害の程度に大きく左右される．また，視覚失認，記憶や注意力障害，見当識障害などの高次脳機能障害が重度の場合，自立には時間を要したり，転倒など事故防止への配慮が欠かせないものとなる．ここではベッドと車椅子への移乗について述べる．

★12
トイレへの移動動作，座位での排泄はスムーズな排泄を促し，残便や残尿を減らす効果がある．さらに，安易なおむつ使用は患者の自立心や自尊心を損なうおそれがある．

表16 移乗介助の実際

観察したこと	介助の内容	自立に向けた方法
起き上がれない	起き上がり介助	起き上がり訓練，ベッド柵，起き上がり紐
端座位ができない	介助	ベッド柵につかまる，ベッドの高さ調節
靴が履けない	靴着用介助	届く位置に靴を置く，靴の履き方指導，履きやすい靴
立位になれない	立ち上がり介助	手すり・移動用バーの利用，ベッドの高さ調節，足の位置指導と立ち上がり訓練，膝折れ防止
方向転換ができない	方向転換介助	手すり・移動用バーの利用，足の位置，最小限の転換ですむ車椅子の位置

図17 片麻痺の場合の車椅子への移乗は健側から行う

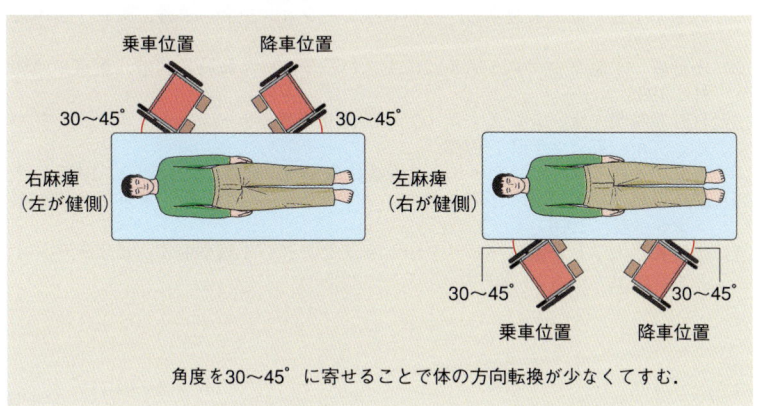

角度を30〜45°に寄せることで体の方向転換が少なくてすむ．

移乗介助の実際については表16に示す．脳卒中については第6章図12（p.385）を参照されたい．

環境設定

片麻痺の場合：健側上下肢を有効に使う．
①有効な移乗のためのベッドと車椅子の位置：車椅子は健側のベッドサイドに置くことが基本（図17）．
②移乗のための十分な広さが必要．
③移乗のスペースに余分なものを置かない：足が引っかかり転倒の原因となりやすい．
④動作を安全にやりやすくする手すりを設置．
⑤車椅子の準備：適切な位置，ブレーキがかかっている，フットレストが上がっている．

対麻痺の場合：上肢を有効に使うことで自立する場合が多い．
①車椅子は操作しやすい位置で，頸髄損傷ではベッドと直角に車椅子を置く．

★13
家族指導の方法として，面会時間を利用して少しずつ行うことが一般的に行われているが，家族教室では大勢の家族に疾患の説明や訓練内容，栄養や薬剤指導，介護方法，社会資源の利用法など各職種がまとまった指導を行い効果がある．会場にさまざまな介護用品を展示し，自由に手に取り，質問もできる．家族も数人で参加すると共通理解を得られ，在宅生活への移行がスムーズになされる．
　また，同じ脳卒中の多くの家族と触れ合うことで勇気づけられる場合もある．

★14
患者の筋力低下や関節拘縮が強かったり，体幹バランス不良な場合には移乗動作介助に際し，安全ベルトや腰紐があると，介助しやすい．患者の腰に回し，介助者はそれをしっかり把持することで患者の体幹を支持することができる．また，起き上がりや移乗を介助する場合，重心の位置やてこの原理を利用すると安全に少ない力で行うことができる．

★15
移乗動作における転倒事故は多い．さまざまな施設からの報告で共通していることは，認知障害のある患者が排泄の欲求のために行動していることである．また，日中より人手の少ない夜勤帯での事故が多い．そのため，患者の排尿パターンを観察し，早めの対応が事故防止に重要である．最近では患者がベッド上で行動を起こした段階や，ベッドサイドに足を下ろした段階で自動的にナースコールが作動する，さまざまなセンサーの開発が行われている．さらに普及して移乗動作における転倒事故が少なくなることを願う．

家族指導

①介助の方法を伝え面会時，介護体験の機会をつくる：重心のかけかたや膝折れ防止の方法を指導する★13．腰紐や安全ベルト★14の利用で，移乗動作介助における転倒事故防止に役立てる★15．
②ベッドと車椅子の位置説明．
③ベッド柵・移動用バーの設置は自立を増し，介護量軽減につながる．

(山本三千代)

● 参考文献
1) 伊藤利之ら：ADLとその周辺．東京：医学書院；1994．
2) 氏家幸子監：成人看護学D．リハビリテーション患者の看護．東京：廣川書店；1999．
3) 千野直一：脳卒中マニュアル．エキスパートナース臨時増刊号．東京：照林社；1995．
4) 日野原重明：ナーシングマニュアル20．リハビリテーション・ナーシングマニュアル．東京：学研；1987．
5) 石原幸子ら：リハビリテーション看護技術SPT．東京：医学書院；1995．
6) 関東逓信病院看護部：患者指導マニュアル2．在宅ケア編．東京：メヂカルフレンド社；1996．
7) 慶應義塾大学月が瀬リハビリテーションセンター：脳卒中リハビリテーション家族教室テキスト．2000．

第5章
リハビリテーション治療法

物理療法

理学療法は運動療法，物理療法，日常生活動作，理学療法評価の4つの大きなカテゴリーに分類することができ，運動療法と物理療法は古くから疾病や障害の治療技術として取り入れられてきた方法である．現在，理学療法の中心的存在は運動療法であるが，より効果的な治療を行うために物理療法は欠かせない存在である．

近年，物理療法はエレクトロニクスの進歩に応じて，さまざまな人工的物理的エネルギーが応用されるようになってきた．物理療法の分類はいくつか認められるが，ここでは臨床的な利用に従って，温熱療法，寒冷療法，光線療法，水（すい）治療法，電気刺激療法，牽引療法に分けて概説していく．

温熱療法

分類

温熱療法は熱の伝達方法の違いにより，①生体に直接熱を伝える伝導熱，②物体から放出される熱源が電磁波として伝導する現象を利用した放射（輻射）熱，③電磁波や音波のエネルギーが生体内で熱に変換され温熱効果を得る変換熱，そして④主に水治療で用いられる方法としての対流熱の4種類に分類することができる．

また，温熱療法は温熱効果の深達度から表在性温熱（superficial heat）と深部温熱（deep heat）に分けられる．温熱療法を行う場合にはそれぞれの熱源，すなわち治療方法の特性をよく理解し，適応を吟味したうえで行うべきである（表1）．

一般的作用（局所作用，遠隔作用）[1〜5] ★1

①軟部組織（腱，関節包，瘢痕組織などの膠原線維）の伸展性向上[5,7]，②鎮痛作用，③筋緊張の軽減（リラクセーション），④局所血流増加作用，⑤炎症賦活作用，⑥組織代謝亢進作用，⑦腹部臓器への影響★2．

注意および一般的禁忌 [1〜5]

至適治療条件には個人差があり，治療条件によりリスクも異なるので注意を要する．一般的禁忌としては，①知覚障害と意識障害，②循環障害，③急性炎症，④悪性腫瘍，⑤出血傾向，⑥適用禁忌部位などがあげられる★3．

★1
遠隔作用とは血流による熱の遠隔部への移動，血流増加に呼応した遠隔部乏血，自律神経系を介した反射性の反応をいう[4]．

★2
皮膚血流増大による腹部臓器の活動性が低下することを指す[6]．

★3
治療温度の適応範囲は43〜45℃と狭く，42℃以下では効果は不十分となり，46℃以上では熱傷の危険が高い．適用にあたっては治療時間，局所血流，適用する皮膚の面積，治療熱源の種類，患部の状況など多くの因子を十分に把握することが重要である．
また，一般的な適用禁忌部位として，脳実質，子宮（特に子宮内避妊具装用時），胎児，成長期の骨端線などがある[4]．

表1　温熱療法の種類および適応と禁忌

治療手段	熱の伝達方法	適応	禁忌
ホットパック (hot pack)	伝導熱 (conduction heat)	・疼痛（打撲，捻挫，関節拘縮，関節リウマチ，変形性関節症，腱鞘炎，腰痛など，ただし急性期は禁忌） ・筋スパズム（いわゆる肩こりなど） ・痙性（局所の筋緊張緩和）	・あらゆる疾患の急性期 ・悪性腫瘍 ・出血傾向の強い場合 ・知覚障害
パラフィン浴 (paraffin bath)	伝導熱 (conduction heat)	・ホットパックと同様，ただし手指や手関節などの身体遠位部に用いられることが多い	・あらゆる疾患の急性期 ・悪性腫瘍 ・出血傾向の強い場合 ・知覚障害・開放創 ・アレルギー性あるいは感染性皮膚疾患など
赤外線療法 (infrared therapy)	放射熱 (radiant heat)	・外傷：亜急性期・慢性期の捻挫や挫傷 ・浅層の関節炎，腱鞘炎の痛み ・創傷と感染：皮膚充血作用は滲出液の吸収作用と細菌の壊死に有効 ・関節リウマチ	・あらゆる疾患の急性期 ・悪性腫瘍 ・出血傾向の強い場合 ・知覚障害 ・アレルギー性皮膚疾患
超短波療法 (ultrashort wave diathermy)	変換熱 (conversion heat)	・外傷：筋の挫傷，捻挫，腱鞘炎などの亜急性期以降の外傷 ・関節リウマチ：痛み，筋スパズムの軽減	・不適切な電極配置による熱傷 ・悪性腫瘍，知覚障害 ・出血傾向の強い場合 ・ペースメーカー，人工関節などの生体内金属，眼球など
極超短波療法 (microwave therapy)	変換熱 (conversion heat)	・超短波療法と同様	・超短波療法と同様
超音波療法 (ultrasound therapy)	変換熱 (conversion heat)	・温熱作用：疼痛，筋スパズム，瘢痕組織，異所性骨化，関節周囲炎，関節リウマチ，腱鞘炎など ・非温熱作用：創傷，靱帯損傷，捻挫，打撲，潰瘍，浮腫　など	・眼球，虚血部位，脳および脊髄，悪性腫瘍，発育期の骨端，妊娠中，血友病，結核，感染症など
水治療 (hydrotherapy)	対流熱 (convection heat)	・水治療法の項を参照	・水治療法の項を参照

代表的温熱療法

代表的な温熱療法の概要を以下に述べるが，赤外線療法[★4]と超短波療法[★5]については臨床での利用頻度が比較的低いため，本項では取り上げなかった．

ホットパック

温熱療法のなかでは最も簡便な表在性温熱療法であり，運動療法の事前治療として行われる場合が多い．シリカゲル（吸湿性物質）などを厚い木綿の布で覆ったパックを，加温装置で約80℃に加熱して利用する方法が一般的である．

治療方法

加熱されたパックを直接タオル（8～12枚程度）で包み，患部に当てる湿熱法と，パックをビニールシートなどで包んだ後，タオル（4～8枚程度）で覆って利用する乾熱法とがあり，一般的には前者を利用する場合が多い（図1a）．また，近年では市販のパックカバーの利用や電熱式ホットパックなど，乾熱法としての選択肢が広くな

★4　赤外線療法
赤外線は物体を透過する際に熱を発生させる物理的作用があり，波長により近赤外線（0.7～12 μm），中赤外線（1.5～3 μm），遠赤外線（3～15 μm）に分類される．このうち皮膚透過力（数mm～1cm程度）の高い近赤外線が治療用として利用され，一般的な温熱作用のほかに紅斑や色素沈着などがあげられる．近年ではスポット型近赤外線治療器やセラミックス製パイプヒーターを使った遠赤外線治療器が開発されている[3]．

★5　超短波療法
超短波療法（超短波ジアテルミー）は，通常27MHzの電磁波が用いられ，10～30分間，患者の主観的な温かさを確認しながら実施する．実際の臨床では付属器具が大きく，操作が煩雑なため利用頻度は非常に少ない．

図1 温熱療法の実際

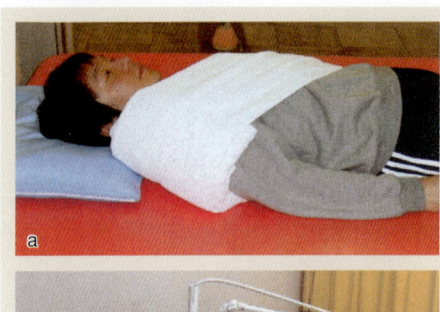

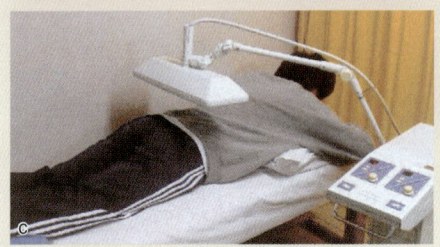

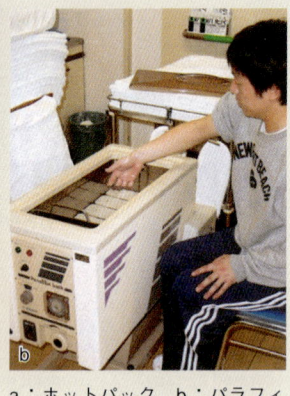

a：ホットパック，b：パラフィン浴，c：極超短波（マイクロウェーブ）療法

っている．治療に際しては治療部位の確認（感覚障害の有無，創傷などの皮膚状態）をして，安楽な姿勢で治療が行えるように配慮する．通常1回の治療時間は20分前後であり，患者の温感などの訴えに十分に留意する★6．

パラフィン浴

パラフィンは熱伝導率が低く（水の0.42倍），比較的高温でも熱傷を起こすことがなく，保温効果も高いので熱源としての利用価値が高い．パラフィン浴装置は50〜55℃に加熱・保温され，浴槽内に融解しているパラフィンを利用する．

治療方法

主に患部を反復してパラフィン浴内に浸す間欠法を採用する場合が多いが，持続法や塗布法などの方法もある．

間欠法と塗布法では7〜10回同様の操作を繰り返してパラフィンの皮膜を厚くし，その後ビニールや防油布で包み，さらにバスタオルなどで覆い約20分間保温治療する（図1b）

極超短波療法

極超短波すなわちマイクロウェーブは2,456 MHzと915 MHzがあり，超短波ジアテルミーと同様に表皮から2〜3 cmの深達度がある．皮膚に密着させて利用する後者のほうがより深達性に優れているが，日本では用いられていない．通常の利用方法はアプリケータを皮膚から約10 cm離し，約10〜20分照射する（図1c）．

なお，超短波ジアテルミーとマイクロウェーブの特異的な禁忌事項として，ペースメーカー，人工関節などの生体内金属，眼球などがあげられる★7．

★6 特にパックを身体の下側に設置して利用する場合には，放熱が妨げられ熱湯が浸出する場合があり，熱傷の危険性が高くなるので十分な注意が必要である．

★7 超短波と比較した極超短波（マイクロウェーブ）の利点，欠点[1]
利点：①操作が簡単，②局所温熱が可能，③過剰加熱を起こさずに最大加熱が可能，④出力の判定が容易．欠点：①深部加熱は超短波のほうが優れる，②関節に対して一方向の加熱となる，③熱傷の危険が比較的高い．

★8 超音波発生装置は圧電気素子（石英やロシェル〈Rochelle〉塩など）の逆圧電効果（逆ピエゾ効果）を利用して，超音波を発生させている．近年では特殊な合成樹脂（チタン酸ジルコン酸塩）が使用され，振動周波数の自動修正機能をもち，より有効なビームの出力が可能となっている[5]．

図2 超音波療法の実施方法

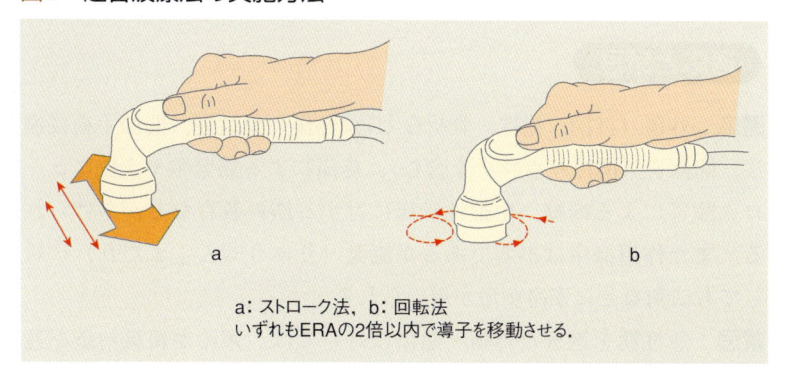

a：ストローク法，b：回転法
いずれもERAの2倍以内で導子を移動させる．

(嶋田智明ら：物理療法マニュアル．東京：医歯薬出版；1996)

超音波療法

人間の可聴範囲を超えた音波（周波数16kHz以上の縦波）を超音波というが，超短波やマイクロウェーブと異なり出力されるエネルギーは機械的振動である．医療の分野では，超音波診断装置，超音波メス，癌組織に対するハイパーサーミアなど幅広く利用されている．理学療法で用いられる超音波療法は，日本での利用は相対的に低いと考えられるが，その臨床的価値は非常に高いものと考えられ，今後の積極的な活用に期待したい★8．

超音波の生理学的効果

超音波療法の生理学的効果には温熱効果と非温熱効果があり★9，それぞれ治療の条件設定★10や効果発現の機序が異なる．

治療方法

治療の方法には直接法と水中法がある．

直接法：媒介物質を治療部位に塗布し，直接患部に導子のヘッドを当て，適宜移動（ストローク法，回転法）させる（図2）．

水中法：合成樹脂製の水槽に水（可能であれば30分以上沸騰させ常温にしたもの）を用意し，導子と患部を0.5～1.0cm離した状態で，直接法と同様に行う．

寒冷療法

寒冷療法（cryotherapy）は，局所的または全身的な温度を下げることにより，患部の諸症状を改善することを目的とした治療法である★11．

治療方法

アイスキューブをタオルで包んだり，特殊容器（クリッカー）に入れたり，あるいは市販のアイスパックや揮発性ガススプレーを用いたりする．また，全身冷却のための治療室を利用することも一部

★9
温熱作用：照射時間率100%の連続波を利用した場合にその効果が生じる．関節の温度上昇は超短波やマイクロウェーブよりも大きく，疼痛の軽減，血流量の増大，神経伝導速度の増加，膠原線維の伸張性増大，筋緊張の軽減，酵素活性の増大，細胞膜の透過性亢進などの生理的効果がある[1〜4]．

非温熱作用：照射時間率100%未満の間欠波を利用した場合に生じ，キャビテーション★1とマイクロストリーミング★2および微小マッサージ効果などがある．これらの非温熱効果は蛋白合成や膠原線維合成を促進することにより，創傷治癒促進，潰瘍の治療，浮腫の軽減，薬剤の皮下組織への浸透などを目的として適応される．欧米ではこの非温熱効果が積極的に利用されている[1〜4]．

*1 キャビテーション：血液や組織液中の小さな気泡に対して，超音波による圧縮と拡張が加えられることによって，生じる非温熱効果の一つ．

*2 マイクロストリーミング：キャビテーションによって気泡が振動した部位の周辺で起こる局所的な液体の流れで，これによって細胞膜の透過性の増加やカルシウムイオンなどの移動が促進され，そして細胞内外の代謝が促される．

★10 超音波療法の条件設定
①周波数：1MHzと3MHz（前者が深達性に優れる）．
②照射時間率：100%の連続波（温熱効果・慢性期に適用），急性期では5〜20%，亜急性期では20〜50%として非温熱効果を目的に利用する．
③強度：温熱効果＝1.1〜2.0 W/cm^2，非温熱効果＝0.5〜1.0 W/cm^2．
④媒介物質：導子と生体との間に媒介物質が必要となり，専用ゲルや流動パラフィン，水（脱気水），bladder法などがある．またビーム不均衡率（beam non-uniform ratio；BNR）や有効照射面積（effective radiating area；ERA）など，装置の性能を考慮することも重要となる[1〜4]．

★11 寒冷療法の生理学的作用

①末梢血管収縮とそれによる浮腫進展抑制，二次性血管拡張による組織温上昇，②酵素活性低下による代謝抑制とそれによる組織破壊抑制，③γ神経活動低下を介した筋紡錘活動低下による痙縮抑制，④内因性モルヒネ様物質の疼痛抑制系の関与による疼痛閾値上昇，⑤皮膚受容器の寒冷刺激で誘発される筋緊張亢進[4]．

で試みられている[8]．

適応と禁忌

適応：外傷（打撲，捻挫，骨折など），熱傷の急性期，関節手術後療法，関節炎（関節リウマチを含む），疼痛による筋緊張や上位ニューロン障害による痙縮，中枢性麻痺に対する筋再教育などがあげられる．また作用機序は不明であるが流涎（りゅうぜん；よだれ）に対しても口角などに寒冷刺激が用いられる．

禁忌：急性期を過ぎた外傷・熱傷に対しては，寒冷が組織治癒を遅延させるので用いない．また，末梢循環障害，重症高血圧症，レイノー（Raynaud）病などの寒冷過敏症，感覚脱失部位なども禁忌である．

光線療法

紫外線療法

　紫外線（ultraviolet；UV）は，可視光より短くX線より長い波長領域の電磁波であり，波長により0.32〜0.4 μmのUV-A，0.29〜0.32 μmのUV-B，0.2〜0.29 μmのUV-Cの3種に分類されている．これらは異なる生理的作用をもっているが，いずれも皮膚深達度は可視光より浅く，治療には光化学反応が利用されることになる★12．

★12 紫外線の生体への主な作用

①紅斑（erythema）：ヒスタミンとセロトニン生成が関与，UV-Bが強い．
②色素沈着（pigmentation）：アミノ酸チロジンをメラニンに合成する．
③殺菌作用：UV-Cは微生物のDNA破壊により，殺菌作用を発揮する．
④ビタミンDを活性化：プロビタミンDを光化学的にビタミンDに変換し，腸管でのカルシウム吸収を促進し，骨代謝を促す．

治療方法

　紫外線照射は，最小紅斑量（minimal erythema dose；MED）を指標とし，照射条件や個人差に配慮する．通常の皮膚科疾患の場合には2〜3MED，褥瘡に対しては5MEDまで用いることが多い．なお，紫外線発生装置には熱石英灯（紅斑，色素沈着，ビタミンD活性化）と冷石英灯（殺菌作用）がある．

適応と禁忌

適応疾患：①皮膚疾患：乾癬（Goeckerman療法が有名，最近では光感受化物質ソラレンとUV-Aを組み合わせる★13），尋常性痤瘡，湿疹，褥瘡（殺菌と肉芽促進による），②くる病，③新生児期の高ビリルビン血症などがある．

禁忌：①光過敏症：ポルフィリン症，全身性エリテマトーデス（SLE）など，②全身消耗性疾患，③皮膚疾患：白皮症，色素性乾皮症，皮膚癌など，④禁忌部位：眼球，皮膚萎縮部，植皮部など，⑤紫外線感受薬剤を使用している場合，などがあげられる．

★13 PUVA療法

経口メトキサレンとソラレン（psoralen）＋UV-A照射による治療法である．メトキサレンは紫外線に対する患者の感受性を増し，UV-Aが照射されるとDNAに結合してDNA合成を抑制する．最近，PUVA治療によって皮膚癌のリスクが増すという研究がいくつか示されており，またUV-Aそのものの安全性についての問題もまだ解明されていない．臨床応用に際しては光化学療法の訓練を受けた医師に限られるべきである．

レーザー光線療法

　レーザー（light amplification by stimulated emission of radiation；laser）とは，単色性（同一波長）に優れ，高い指向性（同一位相；集光性）をもつ人工的光線である．レーザー光は多くの分野で活用されているが，医療分野では高出力のものが手術用レーザーメス，眼科の光凝固用レーザーなどに用いられ，物理療法では100 mW以下の低出力レーザー治療（low reactive level laser treatment；LLLT）が利用されている．

治療方法

　LLLTの治療時間に関する一定の見解は認められないが，He-Neレーザーでは3～20分の治療時間を設定し，半導体レーザーでは10秒から3分程度とする．また，創傷治癒目的に適応する場合には，局所外用治療薬との併用が一般的であり，外用薬の選択に習熟しておく必要がある．

　治療に際しては，保護用メガネを装着するなどの留意事項を遵守する[1]．

適応と禁忌

LLLTの適応：疼痛軽減・創傷治癒促進作用を利用したものであるが，今後はさらに適応疾患が拡大されるであろう[1]．

LLLTの禁忌：眼球，甲状腺部，生殖器，心疾患（ペースメーカー使用者），出血性疾患，新生児，乳児，虚弱高齢者などである．

水治療法

　水治療法（hydrotherapy；HT）の歴史は古く，ギリシャ時代から行われていたとされ，わが国においても，温泉を利用した湯治の歴史は長い．水治療は水の静水力学的作用と温熱を利用することから始まり，近年では寒冷の効果も加え，物理的特性と水中運動の相乗効果を期待して行われる場合が多い．また，健常者を対象に運動不足や気分転換，肥満，ストレス解消などに応用される場合もある．

水の温熱・寒冷作用 [1,3,5,6]

　温熱および寒冷の効果は，①汗腺，循環器系，温熱調節中枢（視床下部）の機能，②治療部位の範囲，③適用温度★14，④熱伝導率，⑤治療時間により影響を受ける．したがって，水温の違いによる身体への生理学的影響，個人差や疾患による影響などを十分考慮する必要がある．

水の物理的作用 [1,3,5,6]

浮力：水に対する身体の比重は0.974であり，水位を変化させることにより，荷重量（免荷量）をコントロールできる．下肢術後の免荷期間，荷重関節の疼痛，抗重力筋の弱化などの問題がある場合には

★14
水治療は温度により，高温浴（42℃以上），中等度温浴（39～42℃），微温浴（37～39℃），不感温浴（34～36℃），運動浴（26～34℃）に分類されている[3]．

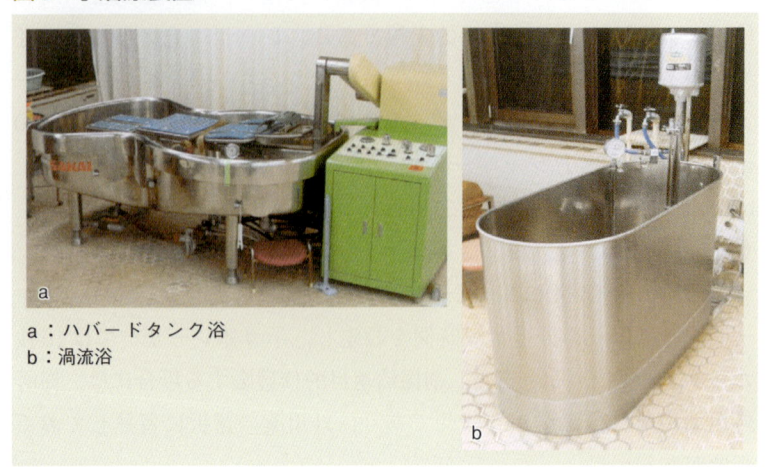

図3 水治療装置
a：ハバードタンク浴
b：渦流浴

よい適応となる．

静水圧：水面からの深さに比例して，あらゆる方向からの水圧がかかる．したがって，底部の身体末梢部で圧力が大きくなり，静脈やリンパ液の還流を促す．特に末梢血管の内圧を高め，右心負担の増加を認めるといわれている（温熱作用とは相反する作用）．

動水圧：水中運動では水の粘性によりあらゆる方向に抵抗が加わる．これを動水圧というが，さまざまな抵抗運動に応用できる．また，水流（渦流浴など）により，意図した機械的刺激を加えることが可能となる．

精神作用：浮力や温浴の効果により，気分転換を図り，リラクセーションが得られやすい．また，血流を促進し筋疲労を除去するのにも有効で，心理的効果も高い．

水治療法の実際

水治療の機器には，ハバードタンク浴（図3a），渦流浴（図3b），治療訓練用プール，付属器具などがあり，それぞれの適応に応じて利用していく．また，交代浴，サウナ浴，圧注法，鉱泥浴などの特殊な治療方法もある[1,3,5,6]．

水治療を行う際に注意しなければならないのが細菌感染である[9]．近年，銀イオン殺菌装置が注目されており★15，当センターでは褥瘡の治療などにも応用している．

電気刺激療法

電気刺激療法は従来"低周波治療"と総称★16され，末梢神経損傷の治療手段として感応電流や平流電流が用いられてきた．現代では電気診断，疼痛のコントロール，筋緊張の軽減，麻痺肢の機能再建

★15
当センターでは約10年ほど前から本装置を利用しており，数回の調査でMRSAが陰性となっている＊．
＊試験的に培養したMRSAを40℃の温水中に投入した場合，銀イオン殺菌装置の効果について検討している．MRSA投入直後には65,000個/mLであったのに対し，殺菌開始30分後には6個/mLに減少し，60分後では消失していたという．
（北野継弐ら：メチシリン耐性黄色ブドウ球菌に対する銀イオン殺菌装置の使用経験（ハバードタンクでの褥創治療）．リハ医1991；28：1100）

★16
極超短波などの高周波療法に対して，周波数が10～20 kHz以下のものは低周波療法といわれる．理学療法で用いられる電気刺激療法の周波数は，一般的に100 Hz以下であり"低周波"と総称されることが多い．

図4 ゲートコントロールセオリー（gate control theory）

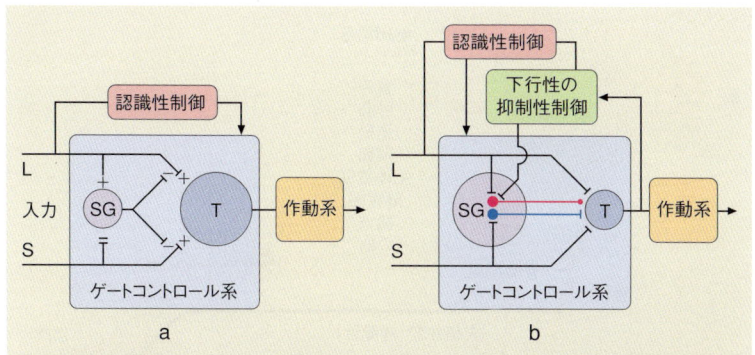

a：侵害刺激を伝達する細い神経線維（Aδ線維，C線維）はSG-cellに抑制的に働き，門を開こうとするが，太い神経線維（Aβ線維）に電気刺激を与えると，SG-cellに促進的に働き，門が閉じられ痛み刺激の伝導を遮断するというものである．
b：修正モデル
L：太い神経線維，S：細い神経線維，SG：膠様質，T：伝達細胞

（岡島康友：物理療法．千野直一編．現代リハビリテーション医学．東京；金原出版：1999．p.229-243）

および回復促進，骨癒合促進，筋力増強および筋萎縮防止など多くの臨床応用がなされ，より利便性の高い装置の開発も進んでいる．

電気刺激療法を行う場合には，刺激条件の設定，皮膚の電気抵抗を減ずる処置，電極の設置などの基本的なことに注意しなければならない★17．

禁忌

心疾患で特にペースメーカーを装着している場合，明らかな血栓性静脈炎や深部静脈血栓が存在する場合，皮膚疾患（皮膚の創傷を含む）がある部位に直接電極を設置することなどがあげられる．

経皮的電気神経刺激（TENS）

1965年にゲートコントロールセオリー（gate control theory；図4）が提唱されてから，本治療法が脚光を浴びてきた．TENS（transcutaneous electrical nerve stimulation）はconventional TENS（ゲートコントロールセオリーに基づく刺激方法）とacupuncture like TENS（経穴を刺激する方法；SSP療法）に分類される★18．

治療方法

治療は患者への十分な説明と疼痛の評価を行った後，刺激部位（支配神経・疼痛部位）の決定→刺激条件（高頻度・低頻度・バースト）の決定→電極の設置→治療開始（疼痛症状のチェック）という手順で行う．患者は安楽な姿勢で15分から30分程度の治療を行うが，場合によっては数時間の連続刺激も行われる．

★17
電気刺激療法の条件[1,5]：電気刺激療法に用いられる電流は多くの種類があり，治療目的などにより刺激条件を考慮する必要がある．通常，①刺激の強さ（出力電流・電圧），②刺激波の立ち上がり変化，③刺激時間（強さ時間曲線）の3要素を考慮し，刺激波形の種類，周波数，パルス幅（刺激持続時間），休止期間，強度などを設定する．

皮膚の電気抵抗[1,5]：電気刺激療法は，ほとんどが皮膚を介して通電することになる．皮膚の電気抵抗は通常でも高いが，さまざまな障害（神経麻痺，末梢循環障害など）や皮膚の状態（皮膚温，皮膚の炎症，創傷，瘢痕など）によりさらに高くなる．皮膚電気抵抗を少なくするための工夫（皮膚を清拭し加温・加湿する）が必要となる．

電極の設置[1,5]：刺激電極を設置する方法には，双極通電法と単極通電法があり，治療目的や治療部位の状況に応じて選択される．最近ではカーボン製の電極や電極糊付きのディスポーザブル電極が開発され，皮膚に密着して電極を設置できるようになった．

★18 超TENSの作用機序[1〜5]

鎮痛メカニズムは，①ゲートコントロールセオリー，②過分極および脱分極性ブロック，③内因性疼痛抑制機構などにより説明されている．

図5　機能的電気刺激の原理

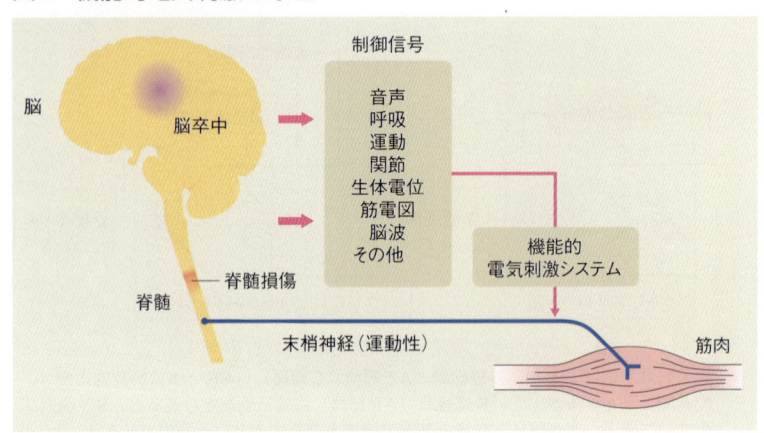

適応

急性疼痛から慢性疼痛まで多くの疼痛性疾患が適応となる．たとえば外科手術後や外傷後などの疼痛，外傷性末梢神経損傷，分娩後，変形性関節症，ヘルペス後神経痛，断端部痛，幻肢痛，関節リウマチ，脊髄損傷などの慢性疼痛，カウザルギー様（灼熱痛）状態，末期癌患者の疼痛など広範囲に及ぶ．

機能的電気刺激（FES）

FES（functional electrical stimulation）とは上位運動ニューロンの障害（脳卒中や脊髄損傷など）により随意性が低下した筋または筋群，すなわち麻痺肢に対し，目的とする動作が可能なように制御された電気刺激を加えることで，その機能を再建しようとするものである（図5）[★19]．

四肢に対するFESは，脳卒中片麻痺患者や脊髄損傷による対麻痺患者の歩行再建，頸髄損傷による四肢麻痺の上肢機能再建などが代表的な臨床例である．近年では健常者の動作筋電図から得られた膨大なデータに基づき，目的動作に合致した刺激データが作成され，それを残存機能（音声，呼吸，非障害部位の運動など）により随意的に制御する方法がとられている．

FESは着実な進歩を遂げているが，実用性に関しては多くの課題を残しており，研究の段階を脱していないというのが現実的な考え方といえる．今後，FESが実用化に向け，さらに発展していくことを期待したい．

治療的電気刺激（TES）

TES（therapeutic electrical stimulation）とはFESの原理に従い，麻痺肢の随意性向上（神経筋再教育）を目的に，治療戦略の一つと

★19
FESは四肢の機能再建以外にも広く応用され，心ペースメーカー（完全に実用化），横隔膜ペースメーカー，人工内耳，排尿・排便・射精など泌尿器系への応用，さらにcardiomyoplasty（心筋形成）などの研究も進められている．また，四肢の機能再建に用いられる電気刺激療法を functional neuromuscular stimulation（FNS）と表現することもある[10]．

図6 治療的電気刺激の適応例

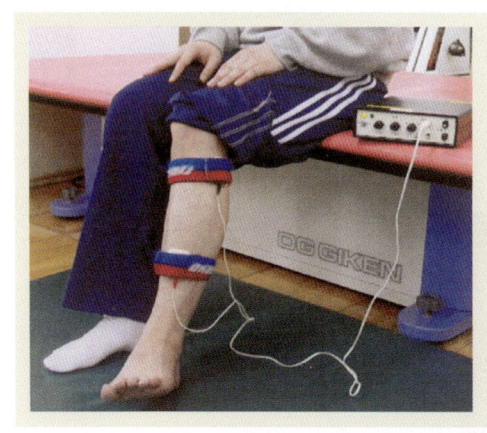

足関節背屈筋の筋再教育．患者が刺激に合わせて，随意的に足関節の背屈を行うとより効果的である．

して行われるもので，他の治療法（運動療法など）と併用する場合が多い．また，FESでは目的とする動作を遂行する間，常に装置（FESシステム）を携帯しなければならないが，TESはその治療中だけ装置を必要とする[★20]．

適応

FESと同様に末梢神経の障害がないことを条件とし，脳卒中片麻痺，脳性麻痺，脊髄損傷などの中枢性運動麻痺が主な対象となる[★21]．臨床応用例としては，肩関節亜脱臼の修復，上肢の筋再教育（手関節・手指の伸展，肘関節の伸展の促進など），下肢の筋再教育（足関節の背屈促進，膝伸展筋の促通など）があげられる（図6）．また，筋緊張異常（痙性）の改善[11]や半側（一側）空間無視に対する治療法として利用される場合もある[12]．

実施方法

TESの実施にあたっては以下の手順で行う．①患者への十分な説明，②刺激条件の決定[5]，③電極の設置，④刺激開始（刺激痛や筋収縮の状態などに注意），⑤患者の反応観察（バイオフィードバック療法や運動療法との組み合わせを考慮），⑥治療後の運動機能の評価．

牽引療法

理学療法分野で行われている一般的な牽引療法は脊椎介達牽引であり，間欠または持続牽引として頸椎および腰椎に適用される[★22]．

治療の原理

脊椎長軸に機械的牽引力を加え椎間関節周囲の軟部組織を伸張し，椎間板内圧の減少，椎間孔の拡大，椎間関節の離開などを引き起こすことにより，疼痛やしびれなどを軽減させるというものである．ただし，実際の効果に関しては賛否両論がある[14,15]．

★20
TESを広義にとらえるならば，末梢神経損傷（脱神経筋の治療：古典的電気刺激），痛みの治療（TENS），末梢循環改善と血栓予防，浮腫の治療，創傷の治癒促進，尿失禁の治療，骨癒合促進など多くの利用方法が含まれる．ここではTESを狭義にとらえ，筋力増強，廃用性筋萎縮の予防・改善，中枢性麻痺の随意的運動能力向上，筋緊張異常の改善などを目的とする電気刺激療法として扱っている[5]．

★21
末梢循環改善と血栓予防[2,3]，浮腫の軽減[2,3]，筋力増強[13,14]，骨癒合促進[1,5]など幅広い適応がある．

★22
広義の牽引療法には骨折や脱臼など外傷時の整復・安静，ベッドサイドで実施される持続牽引や直達牽引および四肢の機械的牽引による関節の離開・矯正なども含まれる[4]．

図7 牽引療法の実際

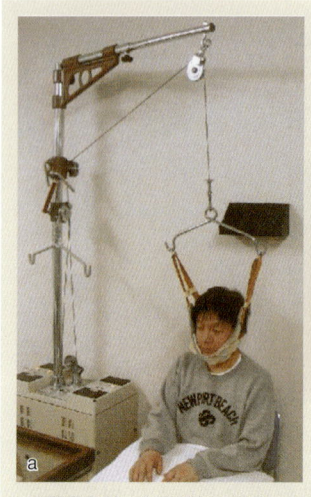

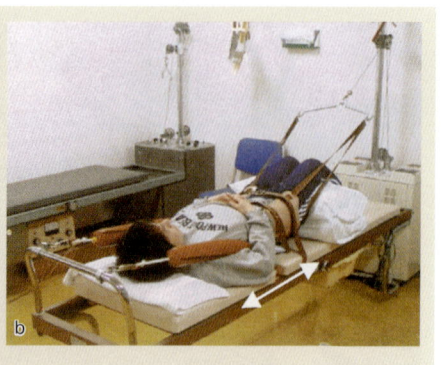

a：頸椎牽引．人体頭部の重量は体重の約7％，これに頸椎傍脊柱筋の緊張力などが加わるため，牽引力は最低でも10kgは必要．ただし，リラクセーション効果を期待する程度であれば7～8kgでも十分である．
b：腰椎牽引．腰椎部に牽引力を有効に作用させるためには，スプリット・テーブル（図中矢印部分がスライドする）の利用が重要．

表2 牽引療法の適応と禁忌

治療部位	適応疾患および症状	禁忌疾患および症状
頸椎牽引	・頸部椎間板ヘルニア，椎間板変性，頸部脊椎症，頸肩腕症候群，項部・肩・上腕・肩甲間部・傍脊柱部の筋痛およびこわばり ・頭重感・肩こり，眼精疲労 ・バレ-リュウ（Barré-Liéou）症候群	・悪性腫瘍，脊椎カリエス，化膿性脊椎炎，強直性脊椎炎，骨軟化症 ・外傷の急性期，脊椎分離症，脊椎すべり症 ・胸郭出口に原因のある頸肩腕痛，高齢者で著明な骨粗鬆症，重篤な関節リウマチ ・全身の感染症，重篤な心肺疾患
腰椎牽引	・腰仙部の椎間板ヘルニア，椎間板変性，椎間関節の障害，変形性脊椎症などによる腰痛および坐骨神経痛 ・腰椎捻挫の急性期以降 ・腰部のこわばり・不快感	・頸椎牽引の禁忌疾患および症状と同様 ・肩関節に障害・疼痛があり，牽引力に抗することができない場合

注意：椎間板ヘルニアなどの急性期には安静を第一とする．その後，激痛が鎮静した時点で持続牽引を行い，徐々に間欠牽引に移行していく．

頸椎牽引：患者の体格や症状および頸椎椎間レベルに応じて牽引力（7～20kg）や牽引角度（20～40°前屈位）を調整する．牽引姿勢は一般的に座位であるが，臥位またはセミファウラー（semi-Fowler）位[★23]で行うと患者のリラクセーションが得られやすい．

間欠牽引の治療時間は牽引7～15秒，休止5～10秒のサイクルで，15～25分間が適当である．治療回数は2～3回/週，合計10回程度（治療期間は約1か月）の治療を目安として，症状の改善などを判断し，無意味な治療の継続は慎む．なお，持続牽引は頸部の安静固定

★23 ファウラー位
背臥位で上半身を起こし（90°以下），膝関節を軽度屈曲する．患者のベッド安静によく用いられる姿勢である．身体の角度が30°程度の体位をセミファウラー位という．

を目的とする場合が多く，数kgの牽引力で長時間にわたり実施される（図7a，表2）．

腰椎牽引：一般的な腰椎牽引では体重の約1/3から開始し，約1/2の範囲で患者の訴えに応じて増量していく．牽引角度は骨盤を後傾させ，腰椎の前彎を減少させることが重要で，牽引ベルトの角度は20〜30°程度が望ましい．したがって，治療肢位はファウラー位★23や膝立て臥位，または下腿を台の上に乗せた臥位などの姿勢が適している．

治療時間・回数・頻度・期間などは，頸椎牽引に準じた基準で行う．安静固定目的の持続牽引は，通常一側4〜5kg，合計8〜10kgの牽引力で，30分程度から開始し，徐々に時間を延長していく（図7b，表2）．

（内田成男）

● 文献
1) 嶋田智明ら：物理療法マニュアル．東京：医歯薬出版；1996.
2) Prentce WE（石田 肇監訳）：ベッドサイドの物理療法．横須賀：医道の日本社；1994.
3) 細田多穂ら編：理学療法ハンドブック，改定第3版．第2巻治療アプローチ，第5部物理療法によるアプローチ．東京：協同医書出版；2000. p.655-802.
4) 岡島康友：物理療法．千野直一編．現代リハビリテーション医学．東京；金原出版；1999. p.229-243.
5) 黒川幸雄編（篠原英記，鶴見隆正責任編集）：物理療法．理学療法MOOK 5. 東京：三輪書店；2000.
6) 園田 茂：水治療．千野直一編：現代リハビリテーション医学．東京：金原出版；1999. p.243-248.
7) Lehmann JF, et al：Effect of therapeutic temperature on tendon extensibility. Arch Phys Med Rehabil 1970；51：481-487.
8) 山内寿馬ら：極低温療法の応用と運動療法―慢性関節リウマチを中心として．理作療法1981；15：497-501.
9) 内田成男ら：理学療法現場での感染予防．PTジャーナル1992；26：300-303.
10) 川村次郎：医療における電気刺激応用の最近の動向．理学療法1997；14：526-530.
11) Bajd T, et al：Electrical stimulation in treating spasticity resulting from spinal cord injury. Arch Phys Med Rehabil 1985；66：515-517.
12) 網本 和：半側無視治療における電気刺激療法．理学療法1997；14：554-558.
13) 内田成男ら：筋力増強のための電気刺激療法．理学療法1997；14：536-540.
14) Spitzer W, et al：Scientific approach to the assessment and management of activity-related spinal disorders：A monograph for clinicians. Report of the Quebec task force on spinal disorders. Spine 1987；12（Suppl）：s1-s57.
15) Beurskens AJ, et al：Efficacy of traction for non-specific low back pain：A randomized clinical trial. Lancet 1995；346：1596-1600.

運動療法
基礎訓練

★1
日本にリハビリテーション医学が本格的に導入される1960年代前半までは，"治療体操"，"回復訓練"などと訳されることが多かった．

★2
運動を治療として行うことは，古代ギリシャの時代からすでに実践されていた．具体的な訓練としては，散歩，乗馬，腕相撲，格闘，呼吸体操などが行われていたという[1]．

★3
たとえば，関節リウマチでは炎症組織の増殖が関節破壊を引き起こし，最終的に関節の強い変形と骨性の強直を呈するが，この場合のROM制限は人工関節置換術によってしか改善させることは難しい．

★4
疼痛もROM制限の大きな原因であるが，組織の短縮や癒着が原因で拘縮が発生している場合と疼痛が原因で動かせない場合とでは，他動的に関節を動かしたときの終末感（end feel）が異なる．すなわち，前者では運動の終末に弾性の抵抗感があるのに対し，後者では抵抗感なしに痛みだけを訴えることが多い．また，骨性に強直を起こしている場合には明確な骨性終末感が認められる．

★5
ROM訓練に限らず，どのような訓練も患者に痛みを我慢させてまで行うことは"百害あって一利なし"ということを肝に銘じておく．

運動療法とはtherapeutic exerciseの訳語であり★1，"身体の機能に何らかの障害や低下がある場合，これを運動によって回復または維持・予防させること"と定義できる．その目的としては，変形の矯正，関節機能の改善，筋力・筋持久力の増強，協調性の獲得などがあげられる．運動療法は，最終的には，障害をもつ人間に目的のある動作を再獲得させるために実施される★2．

運動療法の範疇は現在も拡大し続けており，それを単純に分類することは困難であるが，目的から表3のような大まかな体系分類が可能と思われる．ここでは，それらのうち，基礎訓練に該当するもののなかから代表的な項目を取り上げて解説する．

関節可動域訓練

関節可動域（range of motion；ROM）とは，文字どおり関節の動く範囲のことであり，角度によって表すことができる．その制限は一般的に強直（ankylosis）と拘縮（contracture）とに大別される．

強直とは，関節軟骨，骨端，関節包，靱帯など関節構成体そのものの変性が原因でROM制限が起こった状態である．強直によるROM制限は強固であり，特に骨性に強直が起こった場合，最終的には手術によってしかその制限を取り除くことができない★3．これに対し，拘縮とは，皮膚，筋，腱，神経など関節構成体以外の軟部組織の変性によってROM制限が起こったものであり，適切な訓練によって改善・予防することが可能である．この拘縮を改善・予防するために行う訓練をROM訓練と呼んでいる．

拘縮の原因となる組織変化を引き起こす最も大きな原因は，麻痺や固定による不動（immobilization）である★4．それは，安静や固定により正常関節で4週間，損傷を受けた関節では2週間で発生するといわれている．その改善には固定期間の何倍もの日数がかかることを考えれば，拘縮の発生を予防するために，できる限り早期に可能な範囲でROM訓練を開始する必要がある．

ROM訓練は基準によってさまざまに分類できるが，ここでは，拘縮の予防を目的とした他動的なROM訓練と改善を目的とした伸張訓練とについて説明する．

表3 運動療法の分類

基礎訓練	特殊訓練	動作訓練		疾患別に体系化された訓練
		基本動作訓練	応用動作訓練	
筋弛緩訓練 関節可動域訓練 伸張訓練 筋力増強訓練 協調性訓練 バランス訓練 呼吸訓練	神経生理学的アプローチ バイオフィードバック訓練 認知運動療法	寝返り訓練 起き上がり訓練 座位訓練 起立訓練 移乗訓練 車椅子駆動訓練 歩行訓練	階段昇降訓練 溝またぎ訓練 走行訓練	腰痛体操（ウィリアム体操） 五十肩体操（コドマン体操） 側彎体操（クラップ体操） 末梢循環体操（バージャー体操）

この分類はあくまで便宜上のものであり，他の分類を行うことも十分可能である．たとえば，バランス訓練は，座位や立位を静的に保持させたり外力に抗して動的に保持させたりする行為によって行われるが，これは"座位訓練"の範疇に入れることもできる．また，神経生理学的アプローチのなかには，固有受容性神経筋促通法のように運動器障害の筋力増強を目的に含むものもある．さらに，起立や階段昇降のような動作訓練を下肢の筋力増強の目的で実施することもある．このように，目的のオーバーラップや手技の組み合わせ，さらにそれらの解釈の仕方から柔軟な分類が可能である．

図8 セラピストによる他動的なROM訓練

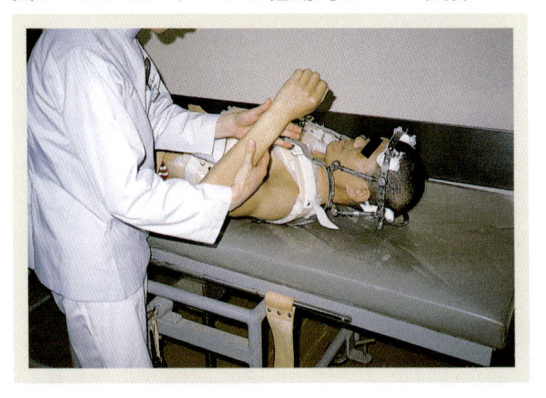

図9 CPM装置を用いたROM訓練の実際
（Toronto Original CPM Unit®：Orthologic Canada社）

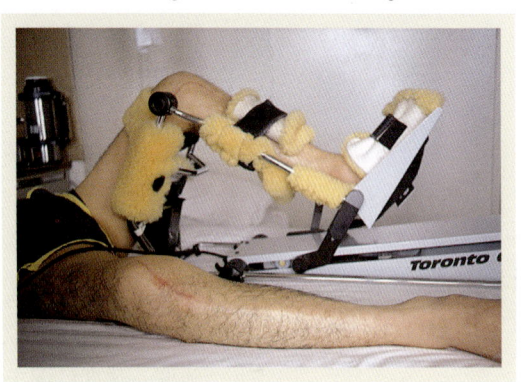

拘縮の予防を目的とした他動的ROM訓練

拘縮の予防を目的とした他動的なROM訓練の代表としては，まずセラピストによる徒手的な訓練があげられる．セラピストは，患者の四肢の末端を把持し，それをゆっくりと穏和に動かす（図8）．通常，対象とする関節を解剖学的な運動方向に沿って10回程度ずつ動かすが，疼痛のない範囲で実施するのが原則である★5．また，実施にあたっては，関節の運動学を考慮した手技を適用する，意識障害や感覚障害の強いケースでは運動範囲を正常可動範囲の80％程度に抑えるなどの注意が必要となる★6．

ROM訓練を電動の機械によって持続的に行う訓練は持続的受（他）動運動（continuous passive movement；CPM）と呼ばれる．わが国においては，1980年代後半から専用の装置を用いた訓練が普及している（図9）★7．特に下肢の靱帯損傷再建術や人工関節置換術後にCPMでの訓練を実施すると，術後の拘縮，腫脹，疼痛などの程度を低く抑えられることが確かめられており，整形外科領域における使

★6
たとえば，肩関節の90°以上の外転には45°以上の外旋が伴う必要がある，膝関節の屈曲には膝蓋骨の十分な下方移動が必要となるといった運動学の知識がなければ，訓練によって関節に不適切なストレスを加えてしまうことになる．特に意識障害や感覚障害が強いケースに対し，このような配慮なしにROM訓練を続けることは，後に強い疼痛を発生させる危険性がある．

★7
CPMの原理については，1980年代前半のソルター（Salter）[2]による研究の功績が大きい．ソルターは，ウサギの関節軟骨に人為的な損傷を加えた後，関節を固定した群と，直後からモーターで持続的に動かせた群とで関節軟骨の修復程度を比較した．結果は，持続運動群のほうがはるかに良好な修復が得られた．

図10　運動療法装置TEM®（安川電機）

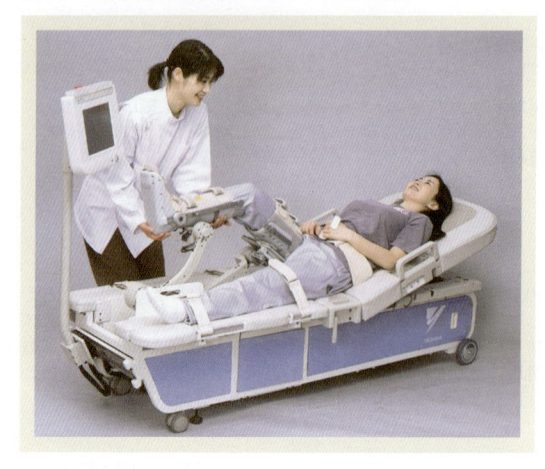

用はもはや常識とさえなっている．

　CPMの利点は，設定された範囲と速度で運動を正確に反復できる点にある．このことから，患者は徒手的なROM訓練時に比べて痛みに対する不安を感じることが少なく，十分な筋のリラックスが得られるという利点がある．逆に，あらかじめ決められた比較的単純なパラメータでしか運動を行いえないという，機械ならではの欠点が存在するのも事実である．

　この問題に対し，最近では，セラピストが行った運動のパターン，強度，速度に関する詳細な情報をコンピュータに記憶させ，それを正確に再現する特別な運動療法装置（Therapeutic Exercise Machine；TEM)[3] も開発，市販されている（図10）．今後は，TEMのような機械的な利点と人間的な利点とを兼ね備えた治療機器が開発されることにより，訓練の効率と効果の向上が期待される．

　他動的なROM訓練は，これまで述べたように，セラピストの徒手や機械装置によって行われることが一般的であるが，患者自身の力によって実施することもできる．健肢を用いて患肢を他動的に動かすこの訓練は自己他動的ROM訓練（auto-passive ROM exercise）と呼ばれる．具体的にはさまざまな方法が考えられているが，片麻痺の上肢に対する方法を図11に示す．永続的な麻痺を残す疾患については，他動的なROM訓練をいつまでも行うというのは現実的ではない．このため，自己他動的なROM訓練を，病棟や在宅における拘縮予防のための自主トレーニングとして，正しい方法で指導していく必要がある．

拘縮の改善を目的とした伸張訓練

　伸張訓練（stretch exercise）とは，短縮や癒着を起こした組織に

図11 片麻痺の上肢に対する自己他動的ROM訓練

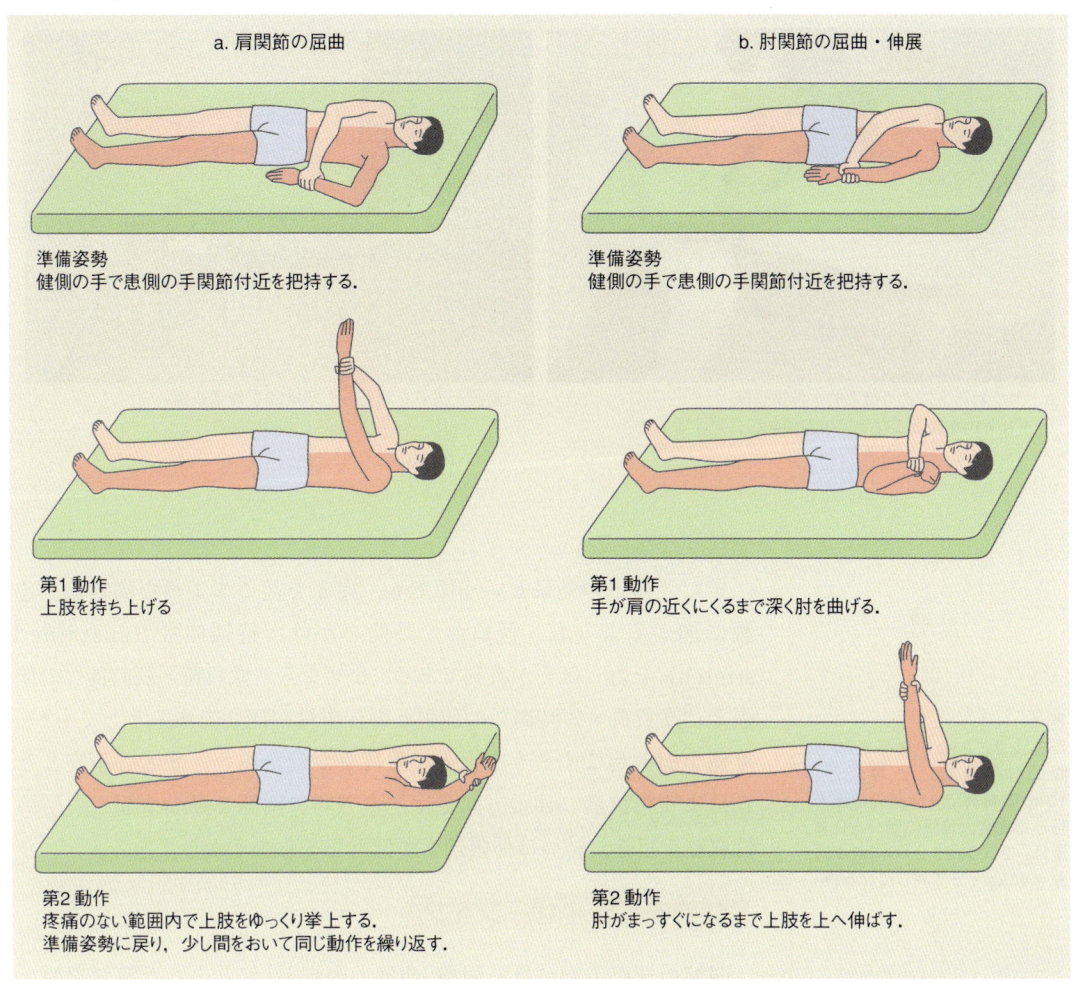

a. 肩関節の屈曲

準備姿勢
健側の手で患側の手関節付近を把持する.

第1動作
上肢を持ち上げる

第2動作
疼痛のない範囲内で上肢をゆっくり挙上する.
準備姿勢に戻り,少し間をおいて同じ動作を繰り返す.

b. 肘関節の屈曲・伸展

準備姿勢
健側の手で患側の手関節付近を把持する.

第1動作
手が肩の近くにくるまで深く肘を曲げる.

第2動作
肘がまっすぐになるまで上肢を上へ伸ばす.

(服部一郎ら:図説脳卒中のリハビリテーション,第2版.東京:医学書院;1978より一部改変)

対して伸張を加えることでROMの拡大を図る訓練のことをいう.前述のROM訓練が廃用による拘縮の予防を目的としたものであるのに対し,伸張訓練はより積極的に拘縮を除去する目的で実施される.具体的な訓練方法としては,セラピストによる徒手的な方法,重錘(じゅうすい;おもり)を用いた方法,滑車を利用した機械的な方法,自重を用いた方法,自己他動的な方法など,用いる力源によってさまざまな手技が考えられている(図12).

いずれの方法を用いる場合にも,疼痛を引き起こすような過伸張(over-stretch)は禁忌となる.特に麻痺筋の過伸張は筋組織の微細な破壊と出血とを引き起こし,それが異所性骨化(ectopic ossification)の原因となる可能性が指摘されている[★8].筋の骨化が起きればROMは著しく制限され,その改善には手術による広範囲な筋の切除が必要となるので,ROM訓練や伸張訓練は慎重に行うという原則を

★8 異所性骨化
骨組織のない部位にみられる骨形成をいう.筋の骨化は脊髄損傷や脳卒中の合併症として知られる.神経麻痺による局所の不動,血流障害,強制的なROM訓練による筋内の小出血などが原因として考えられているが,その発生機序についてはいまだ不明な点が多い.

図12　伸張訓練

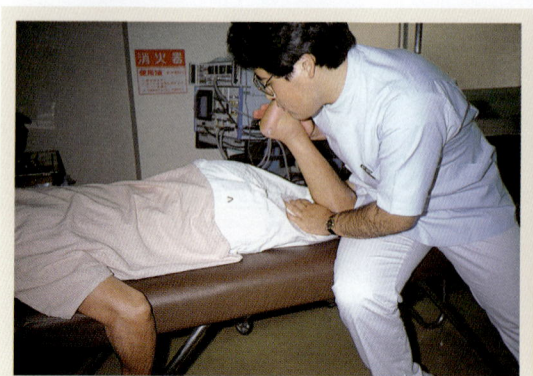

a．セラピストによる徒手的な伸張訓練
b．重錘と滑車を利用した機械的な伸張訓練
いずれも拘縮による膝関節の屈曲制限に対するもの．

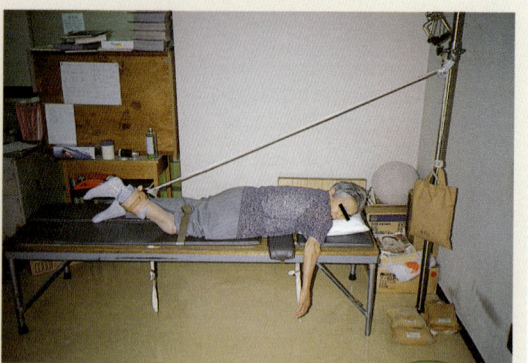

★9
たとえば，2kgの負荷で20分間の伸張を行った場合と，10kgの負荷で4分間の伸張を行った場合，伸張に働いた仕事量は，2kg×20分＝10kg×4分＝40kg・分で同じになる．

忘れてはならない．

　また，伸張の効果という面でも，疼痛を起こすような高負荷を急激に加えるよりも，低負荷で時間をかけた持続伸張（sustained stretch）を行うほうが有利である．なぜなら"低負荷×長時間"の伸張と"高負荷×短時間"の伸張との仕事量が同じであるとしても★9，疼痛を引き起こすような大きな負荷をかけた場合，患者の不安とそれによる拮抗筋（伸張方向とは逆の方向に関節を動かす筋）の防御性収縮を招き，結局は伸張効率が低下してしまうからである．

関節モビライゼーション

　関節の運動方向には，屈曲-伸展，内転-外転といった解剖学的な名称がつけられている．人間は，これらの運動をすべて自動運動として行うことができる．これまで述べてきたROM訓練は，この解剖学的な関節の運動方向に沿って行われる．しかしながら，関節にはそのような"主運動"に伴う，もしくは他動的にだけ引き出すことのできる関節包内での軽微な"副運動"が存在する．運動学的にみれば，解剖学的な主運動が骨頭の回転（rolling）によって成立しているのに対し，副運動は滑り（gliding）と引き離し（distraction）から成る（図13a）．

　関節モビライゼーション（joint mobilization）とは，ROM制限のある関節の副運動を他動的に引き出し，それを拡大することで関節の拘縮や疼痛の改善を図ろうとする一連の手技をいう（図13b）．それらは徒手的に行われるため，徒手療法（manual therapy）とも総称されるが，副運動の穏和な引き出しを手技とする点で暴力的な徒手整復（manipulation）とは一線を画す．

　関節モビライゼーションは，従来の一般的なROM訓練を補足する，

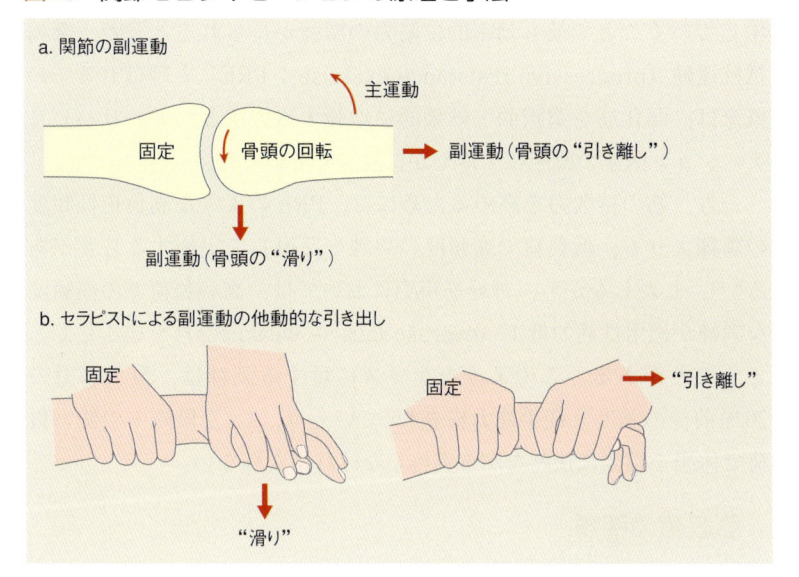

図13　関節モビライゼーションの原理と手法

a. 関節の副運動

固定　骨頭の回転　主運動
副運動（骨頭の"引き離し"）
副運動（骨頭の"滑り"）

b. セラピストによる副運動の他動的な引き出し

固定　"滑り"
固定　"引き離し"

もしくはそれにとって代わる手段として，1970年代後半から欧米の先駆者による理論背景の説明と手技の開発が積極的に行われてきた．わが国でも，1980年代に入って以来，特に整形外科領域の理学療法現場への導入が盛んである★10．

筋力増強訓練

運動を行うためには，関節の可動性に加え十分な筋力が必要となることはいうまでもない．筋力は，絶対安静によって筋収縮を行わなければ，1週間に10％程度の割合で低下していくといわれる．このため，麻痺や固定により筋力の低下が起こっている，もしくは低下が予想される場合，それを回復・維持させることは運動療法の基本的な目的の一つとなる．

病的な状態において筋力を効果的・効率的に増強させるためには，以下のようないくつかの因子を考慮しなければならない．

筋収縮の強度と頻度

筋力を増強させるためには，過負荷の原則（overload principle）★11に従い，ある程度以上の強さで筋を収縮させる必要がある．具体的には，最大収縮力の40〜50％以上の強度で収縮させれば筋力は増強する．また，20〜30％の強度では維持にとどまり，それ以下だと低下を招くとされている．

この負荷量に収縮頻度を考慮して筋力増強訓練の方法を体系化したのはデローム（DeLorme）である．デローム[8]は，筋が10回だけ収縮を反復しうる最大負荷量（ten repetition maximum；10 RM）を

★10
関節モビライゼーション手技の体系化されたものとしては，アメリカのParisによるもの[4]や，ヨーロッパのKaltenbornによるもの[5]が代表的である．わが国では，博田がそれらの理論に独自の解釈を加え，疼痛軽減の目的を重視した関節運動学的アプローチ（arthrokinetic approach；AKA）[6]が展開されている．また，最近では，神経系モビライゼーション（mobilization of the nervous system）[7]と呼ばれる神経組織自体の伸張障害に対する手技も発表されている．

★11
過負荷の原則は，筋力に限らず，呼吸・循環能力など体力全般の向上に当てはまる．すなわち，体力は，現時点の能力水準よりも高い負荷を刺激として与えられた場合に，それへの適応現象として向上するというものである．

訓練の最適負荷に設定し，その値を筋ごとに毎週測定して負荷を漸増していくことで最も効率的に筋力の増強が得られるとした．漸増抵抗運動（progressive resistance exercise；PRE）と呼ばれるこの概念は，弱化筋を選択的・効果的に増強する方法として，リハビリテーション医学の臨床にすみやかに浸透していった．

一方，筋の持久力を高めるためには，PREのような高負荷低頻度の訓練よりも，低負荷で高頻度の訓練を反復して実施する必要がある★12．しかしながら，神経筋疾患においては，高い負荷での高頻度な訓練が過用性筋力低下（overuse muscle weakness）を起こしてしまうことがある．このようなケースに対する訓練は，最大筋力の70％前後の強度，徒手筋力検査★13でいえば，1～2段階下の低い負荷で休憩を頻繁に挟みながら実施しなければならない．

筋収縮の種類

筋の収縮様式にはいくつかの種類がある（表4）．まず，最もオーソドックスな方法は等張性収縮を行わせるものであり，訓練は筋力の程度に応じて抵抗や介助を加えながら関節運動を伴った形で実施される（図14a）．

次に等尺性収縮については，関節を動かすことなく筋力を維持・増強させる方法として，特に整形外科の術後において頻繁に実施されている（図14b）．また，等尺性収縮は関節運動に伴う関節内圧の増加を避けることができるため，変形性関節症や関節リウマチのような関節破壊性の有痛疾患によい適用となる．この場合の強度と頻度については，Hettinger[10]が，最大収縮力の65％以上の強度で1～6秒間の等尺性収縮を毎日数回行うという簡易的な訓練を行っただけで，週あたり3～4％の筋力増強が得られたと報告しているが，臨床的にはできる限り強い強度で筋が疲労するまで行う方法がとられている．

一方，等運動性収縮は自然な運動として実現することが困難なため，訓練は専用の筋力マシンを用いて実施される（図14c）．等運動性訓練は，比較的短期間に痛みなく筋力の増強を得ることができるため，特にスポーツリハの現場において積極的に採用されている．

筋力と動作の関係

筋力の概念には，筋個別の一時的な最大収縮力を指す"狭義の筋力；muscle strength"と，身体全体が示す動作遂行能力の大きさとして示される"筋パワー；muscle power"とがある★14．従来のリハ医学において，評価や治療の対象となってきたのは前者の概念である．

★12
筋力の増強は，高負荷での筋収縮が脊髄前角細胞の興奮頻度の増加と筋線維の肥大を起こすことで得られる．これに対し，筋持久力の向上は，低負荷での収縮の反復が筋内の毛細血管を増加させた結果，最大酸素摂取量が増加することで起こる．

★13 徒手筋力検査
徒手筋力検査（manual muscle test；MMT）は徒手的に行う簡便な筋力検査法であり，わが国ではダニエルス（Daniels）らによる方法[9]が普及している．MMTにおける筋力の段階づけは，検者が与える抵抗の強さと重力の影響により正常（5）～筋収縮なし（0）までの6段階で行われる．

★14
厳密にいえば，狭義の筋力とは局所的瞬間的に発揮される筋の最大の力であり，筋力計で測定された数値として表されるものである．握力や背筋力などがこれにあたる．これに対し，筋パワーとは身体全体の運動が示す最大の大きさ，言い換えれば筋力によって達成された身体移動という仕事量のことをいう．垂直飛びや遠投の距離などがこれにあたる[11]．

表4 筋収縮の分類

収縮の種類	等張性収縮（isotonic contraction）	等尺性収縮（isometric contraction）	等運動性収縮（isokinetic contraction）
定　義	筋の張力が変化せずに収縮すること	筋の長さが変化せずに収縮すること	関節の運動速度が変化せずに収縮すること
備　考	運動によって肢節の位置が変化すれば受ける重力も変わるため、厳密には運動の全範囲にわたって筋張力が同じであることはまずない	静止性収縮とも呼ばれる．筋の張力が、拮抗する筋の張力や外部抵抗の力と同じである場合に生じる．関節運動は生じない	等速性収縮とも呼ばれる．関節運動の速度を一定に保つため、筋出力に応じて与える抵抗を変化させうる専用の機器が必要となる

ここに示したものは代表的な分類であり、他の観点から分類することも可能である．たとえば、収縮中の筋の長さという観点からみれば、筋の長さが短くなりながら収縮する場合（求心性収縮）と長さが伸びながら収縮する場合（遠心性収縮）とに分けられる．

図14 筋収縮の種類別による筋力増強訓練

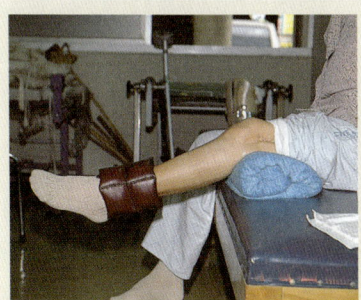

a. 等張性訓練：抵抗の強さは漸増させていく．また筋力が弱い場合は、セラピストが介助したり重力の影響を除いた肢位で運動を行わせる．

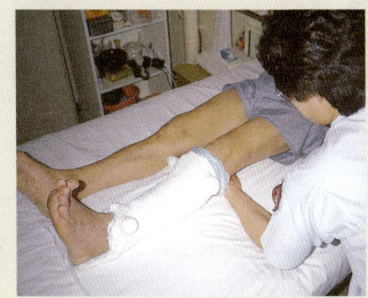

b. 等尺性訓練：セッティング（muscle setting）と呼ばれる大腿四頭筋の代表的な等尺性訓練法．膝を伸展させたまま膝窩部を強く下方に押しつけて大腿四頭筋の等尺性収縮を促す．

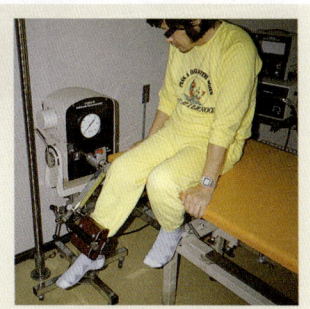

c. 等運動性訓練：筋出力に応じて抵抗を変化させ運動速度を一定にしうる専用の訓練機器を用いなくてはならない．図はCybex®（Lumex社）．

しかしながら，近年になって，前者の改善が後者の改善に必ずしも結びつかない問題が指摘され始めた．たとえば，変形性股関節症患者の示すトレンデレンブルグ歩行（Trendelenburg gait）★15が，原因と考えられる中殿筋の弱化が改善されても消失しないとか，膝の抗重力筋である大腿四頭筋に中程度以上の筋力をもつ靱帯損傷患者でも，階段下降時に膝折れを起こしてしまうなどといった問題である．

どのような動作も，その目的や環境状況に応じて数多くの筋が共同して収縮することで成立していることは間違いない．したがって，個々の筋が単独でいくら強い収縮力を有していても，それが動作という文脈（context）のなかで発揮できなければ動作障害の改善につながらないことは容易に想像できる．

このため，最近では，特に下肢において，閉鎖運動連鎖（closed kinetic chain；CKC）での運動を積極的に訓練に取り入れることの重要性が唱えられている[12]．CKCとは，四肢の末端が体重によって固定された状態（閉鎖）で行われる運動である★16．上肢では"腕立て伏せ"などがこれに当たり，下肢では体重が負荷された状態で行

★15
腸骨の外側面から起こり大腿骨の大転子に付着する中殿筋に筋力低下があると，歩行時の患脚立脚相において骨盤の側方傾斜を抑えることができない（トレンデレンブルグ徴候）．また，これに伴い，体幹の代償的な反対側への傾斜がしばしば認められる（デュシェンヌ徴候）．

★16
これに対し，四肢の末端が開放された状態での運動は開放運動連鎖（open kinetic chain；OKC）と呼ばれる．物体を把持して操作することが目的となる上肢の運動の多くはOKCで行われている．これに対し，身体を支えることが目的となる下肢の運動の多くはCKCで行われている．

図15 CKCでの訓練の実際

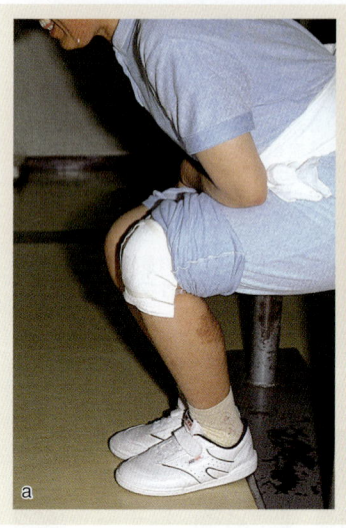

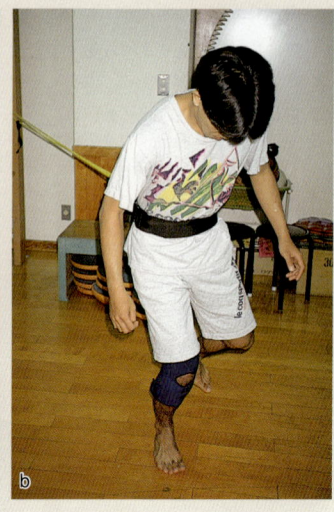

a. 運動器疾患の場合，患側下肢への体重負荷量やROM制限などを考慮して行う．図は膝屈曲90°までのハーフスクワット．
b. スポーツ損傷の回復期では復帰する競技特性に応じた訓練を計画する．図はゴムチューブを用いて牽引をかけた状態における前側方へのカッティング動作．

われる運動はすべてCKCでの運動となる．CKCの訓練としては，特に下肢に関するさまざまな方法が考案されており（図15），整形外科やスポーツ医学領域のリハにおいて早期から訓練プログラムに組み込まれる傾向にある．

協調性訓練

運動を行うために十分なROMや筋力が必要であることは，これまで述べてきたとおりである．しかし，円滑な運動を実行するためには，これらに加え運動を調整する能力が要求される．

運動の調整は，動員する筋の組み合わせとそれらの出力およびタイミングを，神経系が知覚情報に応じて適切に制御することで行われる．この運動の調整能が協調性（coordination）であり，それが障害された状態は失調症（ataxia）と呼ばれる．失調症は，脊髄癆に代表される脊髄性運動失調と脊髄小脳変性症に代表される小脳性運動失調とに大別されるが★17，症状としてはさまざまな運動障害の形をとって出現する（図16）．失調症に対する運動療法としては，以下に述べるような手技が開発されている．

視覚の代償を利用した訓練

脊髄性運動失調に対しては，フレンケル体操（Frenkel exercise）と呼ばれる一連の訓練がある★18．脊髄後索の病変によって固有感覚情報が低下した患者では，それを視覚情報によって代償しているため，視覚が遮断されると症状が悪化する★19．フレンケル体操は，このメカニズムを逆に利用し，視覚による代償を強化することで，歩

★17
このほかにも，前庭迷路性や大脳性など，さまざまな障害部位に起因した失調症が存在する．

★18 フレンケル
フレンケルは19世紀末にスイスで活躍した医師．脊髄癆による失調症に対し反復運動の効果を最初に認め，運動療法として体系化したことで知られる．

★19
関節の動きや筋の収縮のような自らの身体運動にかかわる感覚を固有感覚（proprioception）といい，筋紡錘や腱紡錘がその受容器となる．それを視覚で代償している場合，視覚情報を遮断すれば失調症状が悪化する．閉眼することで立位バランスの低下をみるロンベルグ徴候（Romberg sign）は，このことを判断するための代表的な方法である．

図16 運動の協調性検査

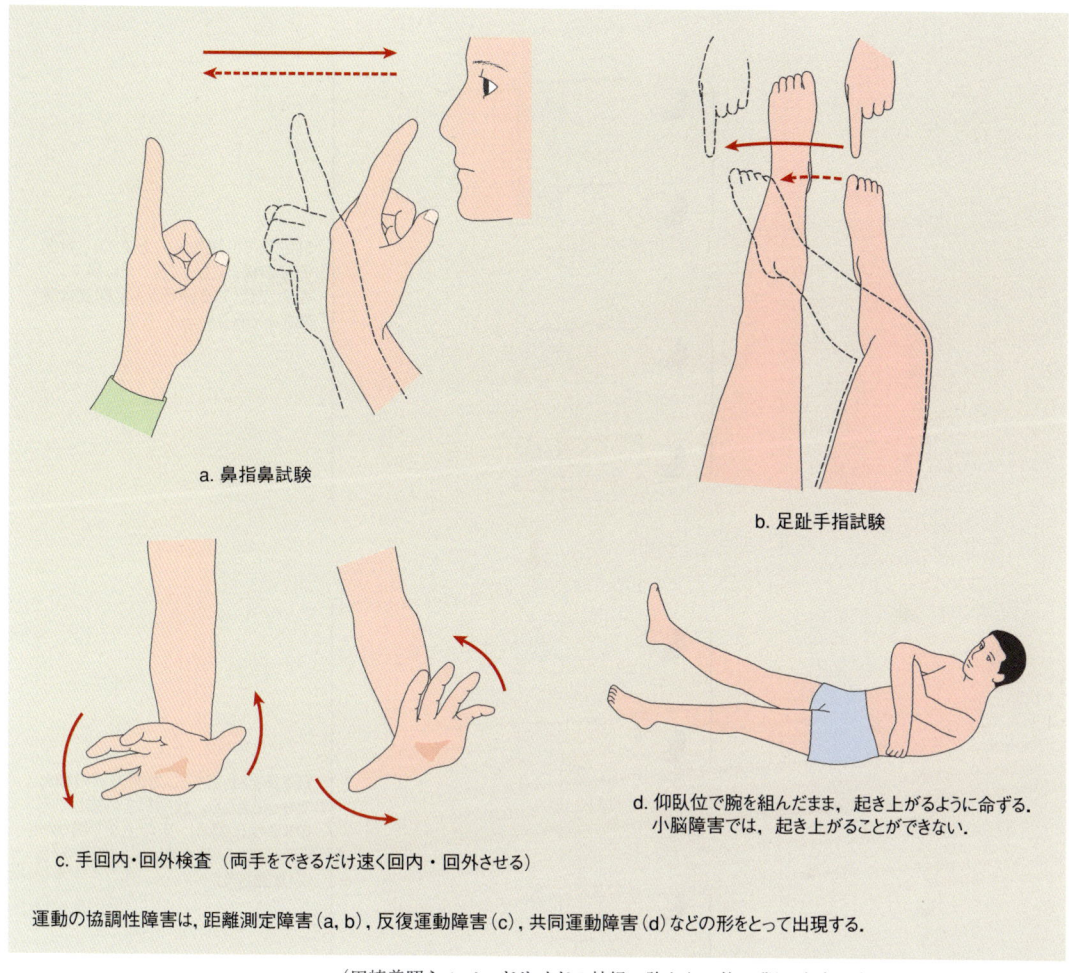

a. 鼻指鼻試験

b. 足趾手指試験

c. 手回内・回外検査（両手をできるだけ速く回内・回外させる）

d. 仰臥位で腕を組んだまま，起き上がるように命ずる．小脳障害では，起き上がることができない．

運動の協調性障害は，距離測定障害（a, b），反復運動障害（c），共同運動障害（d）などの形をとって出現する．

（田崎義昭ら：ベッドサイドの神経の診かた，第15版．東京：南山堂；1994を一部改変）

行をはじめとする運動の協調性を再学習させようとするものである（図17）．

フレンケル体操は，脊髄性運動失調の改善に対して高い効果が認められている．それは，視覚代償によるフィードバック機構を反復訓練によって強化することで，フィードフォワード機構の形成による運動の再構築が起こるためと説明されている[20]．逆に，フィードバック機構における視覚代償効果が認められない小脳性運動失調に対しては，軽症の場合を除いてあまり効果がないことが指摘されている．

固有感覚情報を増加させる訓練

視覚の代償を利用した訓練は，小脳性失調をはじめとする脊髄以外の機構の病変による失調症に対してはあまり有効的ではない．ここでは，その補足として用いられる手段，もしくはそれにとって代

[20]
運動の制御はフィードバック機構とフィードフォワード機構とで説明される．前者は，運動中の感覚情報をもとに運動の調整が行われるものであり，新たな運動課題の学習時や正確さが要求されるゆっくりとした運動の遂行時にはこの仕組みが用いられる．これに対し後者は，感覚情報のフィードバック修正なしに運動プログラムが予測的に発動されるものであり，修正していたのでは間に合わない素早い運動や完全に自動化された運動は，この仕組みによって成り立っている．

図17 フレンケル体操

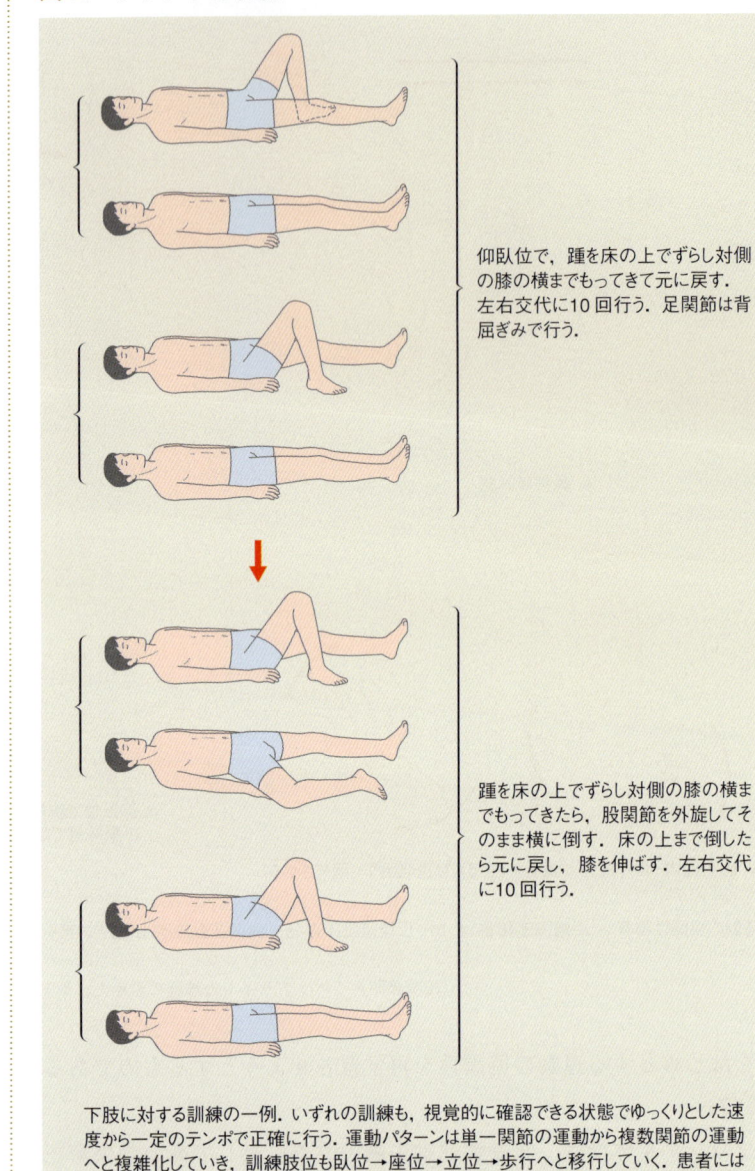

仰臥位で，踵を床の上でずらし対側の膝の横までもってきて元に戻す．左右交代に10回行う．足関節は背屈ぎみで行う．

踵を床の上でずらし対側の膝の横までもってきたら，股関節を外旋してそのまま横に倒す．床の上まで倒したら元に戻し，膝を伸ばす．左右交代に10回行う．

下肢に対する訓練の一例．いずれの訓練も，視覚的に確認できる状態でゆっくりとした速度から一定のテンポで正確に行う．運動パターンは単一関節の運動から複数関節の運動へと複雑化していき，訓練肢位も臥位→座位→立位→歩行へと移行していく．患者には高度な注意の集中が要求されるため，休憩を適切に挟む．

わる手段について解説する．それらは固有感覚情報を増加させ，運動の再学習を有利に進めようとする目的で共通している．

重錘負荷と緊縛帯装着

　小脳性運動失調患者の四肢に重錘を負荷したり緊縛帯を装着すると，距離測定障害や反復運動障害などの失調症状が改善することが知られている（図18）．

　重錘負荷については，重りを上肢，下肢，腰部に取り付ける．重量は，上肢で200～400g，下肢で300～600gが一般的であるが，症

図18　小脳性運動失調症に対する重錘負荷と緊縛帯装着

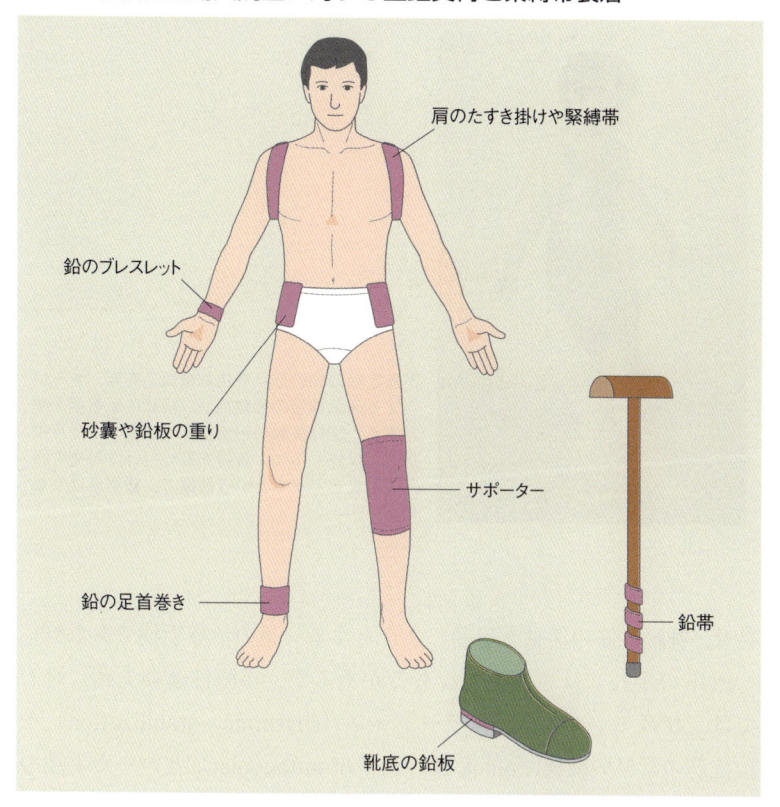

状が重度なほど重りを重くする必要がある．また，重りを負荷する部位も患者によって異なるため，四肢の遠位-近位で症状が最も軽減する部位を患者ごとに個別に探す必要がある．また，重りは身体に直接取り付けるのが最も効果が高いが，移動能力の向上のためには靴，杖，歩行器などへの負荷を試みてもよい．

一方，緊縛帯は，上肢では肩関節，肘関節，下肢では腰部，股関節，膝関節など，四肢の近位部に装着する．素材にはサポーターや弾力包帯などを用いればよいが，これも重錘負荷と同様，装着部位を患者ごとに個別に検討する必要がある．

重錘や緊縛帯は，それらを装着しているときには確かに有効であるが，取り外すと効果が持続しないという問題がある．したがって，それらを装着した状態で，基本動作の反復訓練や応用動作訓練を行い，感覚情報入力が有利な状態における協調運動の学習を促す必要がある．

固有受容性神経筋促通法

固有受容性神経筋促通法（proprioceptive neuromuscular facilitation technique；PNF）とは，筋・腱・関節に分布する固有受容器に刺激を加えながら運動を誘導することで中枢神経機構の働きを賦活

図19 不安定板を用いた訓練の実際

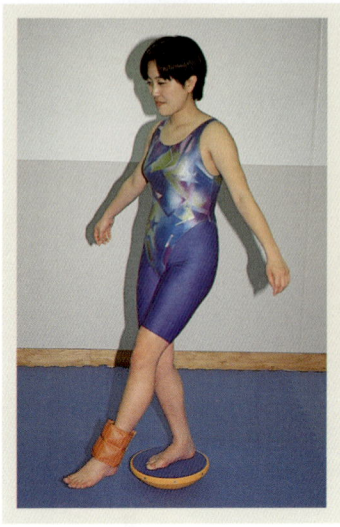

不安定板の軸の形状や視覚情報の有無，さらに与える運動課題の複雑性から訓練の難易度を決定する．図は多軸の円盤型不安定板の上で片脚立位を保持しつつ，重錘を取り付けた対側下肢の運動を行わせるという課題で，難易度はかなり高い．

させ，神経・筋の活動を促通しようとする一連の治療手技である[★21]．

PNFの手技にはさまざまなものがあるが，小脳性運動失調に対しては，リズミックスタビリゼーション（rhythmic stabilization）や拮抗筋の素早い転換（quick reversal of antagonist）といった手技の即時的な効果が実証されている．一方，訓練手技にセラピストの熟練が必要となる，治療に長時間を要するわりには効果の持続性に乏しいなどの問題を抱えているのも事実である．

不安定な器具を用いた訓練

運動の協調性障害は中枢神経性疾患にだけ認められるわけではない．たとえば，下肢の靱帯損傷のような運動器障害の患者が脊髄性運動失調患者と同じようにロンベルグ徴候を示したり，筋力が十分回復しているにもかかわらず動作時に関節の不安定性を示したりする事実は古くから知られていた．この原因としては，関節や関節周囲の組織が損傷を受けることにより，そこに豊富に分布する運動感覚にかかわる機械受容器（mechanoreceptor）が同時に損傷を受け，そこから中枢神経系に送られる固有感覚情報が低下しているためと考えられている．

この問題に対し，運動療法としては軸付きの不安定板（unstable board）を用いた訓練が提唱されている[★22]．具体的には，まず短軸の不安定板の上に両下肢で起立し，立位を保持するところから開始する．その後，軸を多軸に，両脚立ちから片脚立ちに，そして最終的には不安定板上において閉眼で姿勢保持を行ったり，複雑な運動課題を与えたりするところまで訓練を進める（図19）．

このような方法は，整形外科的な運動器の障害をROMや筋力とい

[★21] PNFは，20世紀半ばにアメリカの医師カバット（Kabat）が，麻痺筋の随意的な収縮を回復させるために開発した神経生理学的アプローチ（neurophysiological approach；NPA）の一つである．それは，後に理学療法士であるノット（Knott）とボス（Voss）により一連の手技としてまとめられた．理論と実際の詳細については，「特殊訓練」の項（p.256）を参照されたい．

[★22] 1960年代半ばに，イギリスの解剖学者であるフリーマン（Freeman）は，足関節の靱帯損傷後の患者が失調症患者と同じような平衡障害を訴えるのに着目し，そのための訓練として不安定板を用いた協調性訓練[13]を考案した．この訓練は，後にフランスの理学療法士であるHerveouらにより固有受容性訓練（proprioceptive exercise）[14]として体系化された．わが国でも，井原がこの概念を受け入れ，動的関節制動訓練（dynamic joint control exercise）[15]として発展させている．

った量的な観点からとらえるにとどまらず，感覚情報に基づく運動の調整メカニズム，すなわち協調性の障害という質的な観点からとらえた点で価値が高いといえる．

(沖田一彦)

●文献
1) 松村　秩：運動療法の発展とその展望．理作療法1976；10：906-920.
2) Salter RB, et al：The biological effect of continuous passive motion on the healing of full-thickness defects in articular cartilage. J Bone Joint Surg 1980；62A：1232-1251.
3) 岡島康友ら：関節可動域訓練装置—柔らかさを与える機構の検討．総合リハ 1998；26：363-369.
4) Paris SV：Extremity dysfunction and mobilization. Atlanta：Institute Press；1980.
5) Kaltenborn FM（富　雅夫訳）：四肢関節のマニュアルモビリゼーション．東京：医歯薬出版；1998.
6) 博田節夫編：関節運動学的アプローチ—AKA．東京：医歯薬出版；1990.
7) Butler DS（伊藤直榮監訳）：バトラー・神経系モビライゼーション—触診と治療技術．東京：協同医書出版；2000.
8) DeLorme TL, et al：Technics of progressive resistance exercise. Arch Phys Med Rehabil 1948；29：263-279.
9) Hislop HJ, et al（津山直一訳）：新・徒手筋力検査法．東京：協同医書出版；1996.
10) Hettinger T（猪飼道夫ら訳）：アイソメトリックトレーニング—筋力トレーニングの理論と実際．東京：大修館書店；1970.
11) 和才嘉昭ら：測定と評価，第2版．東京：医歯薬出版；1987.
12) 河村顕治：膝関節におけるkinetic chain exercise；open kinetic chainとclosed kinetic chain. J Clinical Rehabilitation 1996；5：186-189.
13) Freeman MAR：Co-ordination exercise in the treatment of functional instability of the foot. Physiotherapy 1965；51：393-395.
14) Herveou C, et al（井原秀俊ら訳）：膝・足・足部の新しい神経-運動器協調訓練—proprioceptive exerciseの実際．東京：医歯薬出版；1985.
15) 井原秀俊：関節トレーニング—神経運動器協調訓練，第2版．東京：協同医書出版；1996.

●参考文献
1) Licht S（天児民和監訳）：運動療法．東京：医歯薬出版；1972.
2) 大井淑雄ら編：運動療法，第2版．東京：医歯薬出版；1982.
3) 服部一郎ら：リハビリテーション技術全書，第2版．東京：医学書院；1984.
4) 上田　敏ら編：リハビリテーション基礎医学，第2版．東京：医学書院；1994.
5) 千野直一編：現代リハビリテーション医学．東京：金原出版；1999.
6) 細田多穂ら編：理学療法ハンドブック，第3版．第1～3巻．東京：協同医書出版；2000.

運動療法
特殊訓練

★1
運動麻痺は末梢性運動麻痺と中枢性運動麻痺に大別できる．末梢性運動麻痺は筋力の量的変化，中枢性運動麻痺は運動パターンの質的変化である．脳性麻痺や脳卒中片麻痺では，正常とは質的に異なった異常な運動パターンが出現する．

★2
受動運動は弛緩麻痺で筋収縮ができない場合にセラピストが全介助で行う運動である（徒手筋力検査；MMT0-1レベル）．自動介助運動は部分的なセラピストの介助を伴う随意運動である（MMT2レベル）．自動運動は患者自身の随意運動である（MMT3レベル）．抵抗運動はセラピストの徒手や器械によって抵抗を与えた状態で遂行する随意運動である（MMT4-5レベル）．

★3
バイオフィードバック治療は，生体内の情報を特殊な電子工学的装置によって検出し，それを聴覚信号（音）や視覚信号（光）に変換して，身体的状態を患者自身に知らせることで，変調あるいは障害された神経系の制御を学習することを目的としている．したがって，生体のホメオスタシス（homeostasis）を改善する意味で，脳波，心拍数，血圧，皮膚温などを情報変換して自律神経系の調節を図ることも試みられている．

　運動療法の究極的な目標は随意運動（voluntary movement）の正常化であるが，そのなかでも特に運動麻痺（motor paralysis）★1の機能回復を試みる特殊訓練を"運動再教育訓練（motor reeducation exercise）"と総称する．

　運動再教育訓練は①神経筋再教育訓練（neuromuscular reeducation），②神経筋協調訓練（neuromuscular coordination exercise），③神経生理学的アプローチ（neurophysiological approach；NPA），④認知運動療法（Esercizio terapeutico conoscitivo）の4つに分類することができる．

　これらは運動機能回復という共通の目的はもっているものの，その理論と実際は異なり，対象とする疾患も多種多様である．また，リハビリテーション医やセラピストの考え方の相違により，臨床での処方や適応が左右されている．

神経筋再教育訓練

　神経筋再教育訓練は，麻痺筋の機能回復程度に応じて他動（受動）運動（passive movement），自動介助運動（active assistive movement），自動（能動）運動（active movement），抵抗運動（resistance exercise）を段階的に適用していく運動学的な方法を基本原理としているが★2，同時に筋電図バイオフィードバック・トレーニング（electromyographic biofeedback；EMGBF）★3を併用することが多い．

　リハ医療においては，随意運動の制御を目的とする神経筋再教育訓練の特殊訓練として，EMGBFは位置づけられている（図20）．

　リハ医学にEMGBFを導入したBasmajian（1979）は，その目的を"人間の体内の不随意で感知できない生理的現象を，通常電気的な道具を使い，ほかの知覚信号に変え外部刺激としてとらえることにより随意的な制御を可能にすること"と定義している．また，EMGBFを早期に適用することで劇的な運動機能回復を生じる場合があることを強調している．

　随意運動は中枢神経系により制御されているが，その中枢神経系における情報の出入力機構は閉ループ系（closed loop system）と開ループ系（open loop system）に区分することができる．

　閉ループ系は運動出力-感覚フィードバック-誤差検出-誤差修正か

図20 EMGBFの機構

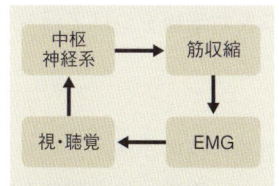

中枢神経系 → 筋収縮
↑   ↓
視・聴覚 ← EMG

随意運動を自己制御するためには筋収縮の促通と抑制が必要である．EMGBFは，この筋収縮情報を視覚や聴覚に変換して中枢神経系に伝える補助手段となる．

図21 EMGBFの実際

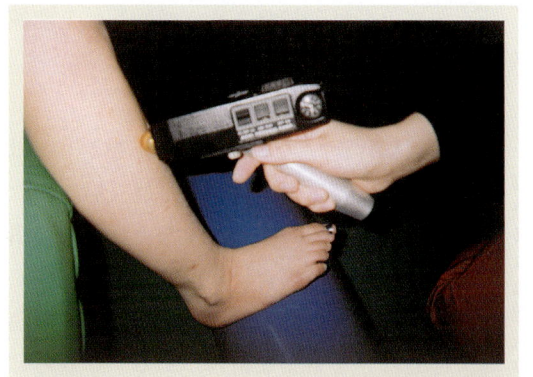

EMGBFにはさまざまな方法があるが，この場合は片麻痺患者の前脛骨筋の筋収縮を聴覚情報に変換して，足関節背屈を促通している．

ら成る自己調節回路であり，随意運動は常に末梢からの感覚フィードバックにより調整されている（フィードバック制御）．

開ループ系は中枢の運動プログラムによる制御であり，運動は末梢からの感覚フィードバックの影響を受けずに実行されるとされ，非常に素早い運動の説明に用いられる（フィードフォワード制御）．

フィードバック制御とフィードフォワード制御のいずれにおいても，外部情報が生体の外受容器から入力され，求心性および遠心性の中枢神経回路を経て運動器に伝わり，筋収縮が起こる．その筋収縮が生み出す情報，すなわち表面電極から得られる筋活動量をブザー音やランプの光に機械的に変換し，随意運動を調整する情報源として利用することにより，中枢神経系の制御能力を高めようとするのがEMGBFである（図21）．

EMGBFは，各種の整形外科的疾患や中枢神経疾患に適用可能である★4．

末梢神経損傷後の弱化した筋の活性化

末梢神経損傷後に神経の再生が生じ，筋力が徒手筋力検査（manual muscle testing；MMT）でTraceレベル★5になればEMGBFを適応することができる．目的とする筋の筋腹に表面電極を装着し，筋の活動電位を確認しながら疲労しない範囲で視覚的・聴覚的フィードバックをかける．時に，埋め込み電極を用いる場合もある．

中枢神経損傷後の随意運動の再教育

主として脳卒中片麻痺における筋収縮異常の改善を目的として適応されている．片麻痺患者では足部の内反尖足のために分回し歩行となる場合が多く，足関節の背屈筋である前脛骨筋や長・短腓骨筋の活性化を目的として運動療法と併用する．また，片麻痺の合併症として頻度の高い肩の亜脱臼は，肩外転筋である棘上筋の収縮不全

★4 EMGBFの臨床応用
主として①末梢神経損傷後の弱化した筋の活性化，②中枢神経損傷後の随意運動の再教育，③腱移行術後の筋の機能転換，④神経移行術後の機能転換，⑤筋力増強訓練での併用，⑥嚥下訓練での併用，⑦尿失禁訓練での併用，⑧その他．

★5 Traceレベル
関節運動は生じないが，筋収縮が認められる段階．

が原因で生じるが，この亜脱臼の改善を目的として肩外転に連合して肩甲骨外転運動を行う僧帽筋の上部線維に表面電極をつけて活性化する方法が推奨されている．

腱移行術後の筋の機能転換

　腱移行術★6の対象となる疾患としては末梢神経損傷が多く，橈骨神経損傷で手関節背屈が不能な場合に，手根の屈筋群の腱を移行して背屈の力源とする．また，脛骨神経損傷で前脛骨筋が麻痺して下垂足となった場合には，腓骨神経支配である後脛骨筋の腱を移行して足背屈の力源とする．また，高位頸髄損傷患者の手の機能回復を目的にさまざまな術式がある．これらに対するEMGBFは，術後早期から適応することが可能である．

神経移行術後の機能転換

　腕神経叢麻痺の上位型損傷において，肘屈曲力再生を目的として肋間神経を筋皮神経に移行することが試みられる．これは上腕二頭筋の機能再建を期待してのものだが，本来，肋間神経は肋間筋を支配しており，患者は呼吸から分離した上腕二頭筋の随意的な筋収縮を学習しなければならない．この肋間神経の新しい機能である肘の屈曲を完全に習得するには数年の期間を要するが，EMGBFはこうした神経移行術後の症例に対しては必須の訓練手段である．回復の見込みのない正中神経麻痺において尺骨神経の移行が試みられる場合もあるが，これは知覚枝の移行による手の感覚再生が目的である．いずれにせよ，神経移行術後の機能転換には大脳皮質レベルでのニューロン活動の改変がかかわっており，EMGBFの本質的な意味は，脳の可塑性を促通する点にあることを理解しておく必要がある．

筋力増強訓練での併用

　下肢骨折の術後や人工関節置換術後には廃用性筋萎縮をきたす．また，疼痛のために不動性の筋萎縮をきたしたり，術後早期にベッドサイドでセラピストが随意的な筋収縮を指導しても"力の入れ方がわからない"と訴える患者も多い．このような場合，等尺性収縮（isometric contraction/muscle setting）が試みられるが，EMGBFを併用すると筋収縮を感知することが可能となる．これは筋力増強訓練へのEMGBFの応用である．また，筋力増強訓練機器であるトルクメーターの使用時に，筋出力をリアルタイムにフィードバックして筋収縮を活性化することも試みられている．

嚥下訓練での併用

　嚥下障害に対して口輪筋，咬筋，舌骨上筋群へのEMGBFが試みられている．

尿失禁訓練での応用

　尿失禁患者に対して骨盤底筋へのEMGBFが試みられている．

★6 腱移行術
正常な筋の腱部を，他の骨へ移行させる整形外科的手術である．正常な筋の付着部を変えることにより，回復の見込みのない筋の機能を代償しようとする方法である．一般的に，手や足の外在（来）筋（extrinsic muscle）が選ばれる場合が多い．

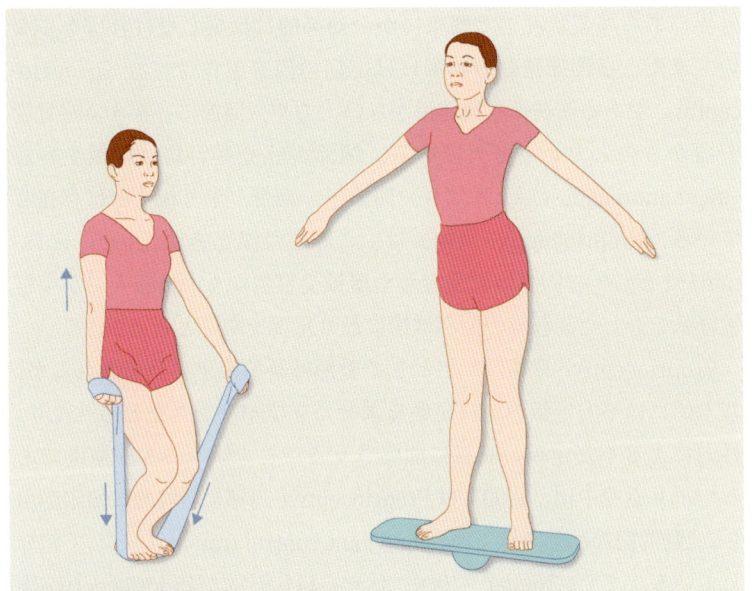

図22 Proprioceptive訓練

Proprioceptive訓練の基本は，不安定板上での立位バランス訓練である．通常のclosed kinetic exerciseとの違いは，足部が床に固定されていない点にある．

その他

その他のリハ領域におけるEMGBFとしては痙性斜頸における筋の過緊張の弛緩訓練が，また，筋電図以外の機器を用いるバイオフィードバック・トレーニングとして，床反力計を用いた立位平衡訓練，荷重センサーを用いた体重負荷訓練，電気角度計を用いた四肢運動の調節や姿勢矯正訓練などがある．

神経筋協調訓練

神経筋協調訓練は，立位姿勢制御や身体移動時の協調性向上を目的とした運動療法である．そのなかでも，特にフリーマン（Freeman）（1967，英）やHerveouとMessean（1981，仏）らにより提唱されたProprioceptive訓練は，特殊な神経筋協調訓練として位置づけられている．

Steindler（1973）は運動連鎖（kinematic and link concept）の概念に基づいて，身体運動を"開放運動連鎖；open kinetic chain"と"閉鎖運動連鎖；closed kinetic chain"とに大別した★7．closed kinetic exerciseは多関節運動であり，抗重力位での平衡反応や荷重量の変化に即応した筋の俊敏な反応性が求められる．Proprioceptive訓練は，このclosed kinetic exerciseに含めることができるが，その立位姿勢制御を中心とする訓練方法は不安定板（unstable board）を利用する点に特徴がある（図22）．

★7
たとえば，下肢の大腿四頭筋に対する筋力増強訓練では，座位で膝関節を伸展すると末端の足部が動くが，これは単関節運動でありopen kinetic exerciseと表現する．これに対し立位で末端の足部を固定して大腿四頭筋を収縮させることも可能である．この立位で足底接地を維持しての訓練をclosed kinetic exerciseという．

★8
体性感覚は表在感覚（触覚・圧覚・温覚）と深部感覚（位置覚・運動覚・振動覚）に区分されている．筋紡錘などの固有感覚受容器や関節包などの機械受容器から中枢に入力される情報は深部感覚である．

★9
不安定板の傾斜が機械受容器の刺激となり，その傾きを水平に調整しようとする筋収縮が固有感覚受容器への刺激となる．患者は，その刺激への適切な反応を反復して学習しなければならない．

　身体の動きは時間と空間のなかで常に変化しており，その動きは外界のあらゆる状況下で即座にかつ効果的に反応しなければならない．また，多関節運動の制御には，筋の固有感覚受容器（proprioceptor）である筋紡錘や腱紡錘からの入力や，関節に存在する感覚受容器からの入力が不可欠である．関節の感覚受容器は機械受容器（mechanoreceptor）と呼ばれ，関節包，靱帯，半月板などに存在している．Proprioceptive訓練では，こうした深部感覚（deep sensation）★8としての固有感覚受容器や機械受容器からの情報入力が中枢神経系を介した筋収縮の協調機構に最も重要であると考える．

　Proprioceptive訓練は，主として整形外科的疾患に適用されるが，基本的には不安定板の上に足底を乗せて立位バランスをとらせたり，外力による不安定板の傾斜に即応させることを試みるのが原則である★9．井原や中山（1990）はProprioceptive訓練を発展的に臨床応用し，"動的関節制動訓練；dynamic joint control training"として紹介している．また，Neiger（1989, 仏）らは伝統的なProprioceptive訓練を"感覚運動再教育訓練；reeducation sensitivo-motrice dite proprioceptive"と改名し，下肢の整形外科的手術後の完全免荷期，部分荷重期，静的全荷重期，動的全荷重期に対応させたうえで，バリエーション豊かな治療的道具を利用した多彩な訓練方法を発表している（図23）．感覚運動再教育訓練は視覚，聴覚，前庭迷路，触覚，圧覚，振動覚，機械受容器，固有感覚受容器など，さまざまな感覚入力に対する運動出力の反応性を高めることによって神経-筋系の協調性を向上させようとする運動療法であり，スポーツ損傷後（膝の前十字靱帯損傷など）のリハに適用されている．

神経生理学的アプローチ

　運動療法における神経生理学的アプローチ（NPA）とは"神経生理学的な法則を利用した特殊な治療的手技"であり，一般的にはファシリテーションテクニック（facilitation techniques）と呼ばれている．これらのテクニックは，1950年前後に中枢性運動麻痺の機能回復を目的として開発されたものが多く，主として脳性麻痺児や脳卒中片麻痺患者に対して適用されている．ここでは代表的なテクニックの理論背景と基本手技について述べる．

フェイ（Fay）の神経筋反射療法

　フェイ（1942, 米）は中枢性運動麻痺の機能回復を目的とした運動療法が存在しなかった時代に，独自の視点から脳性麻痺児の運動障害を分析し，神経生理学的なアプローチに取り組んだ最初の人物であるとされている．しかし，その神経筋反射療法と呼ばれる訓練方法は短絡的な系統発生学的解釈に基づいており，①相同性両棲類

運動（上肢と下肢をカエルのように同時に動かす移動様式），②同側性両棲類運動（一側の上下肢をイモリのように同時に動かす移動様式），③交叉性爬虫類運動（四肢を交叉性に動かす移動様式）の3段階に準じた腹臥位での移動方法を重度な脳性麻痺児に教えようとしたにすぎなかった．したがって，フェイの神経筋反射療法は，当時の神経生理学的知見を正当に応用したものではなく，臨床現場に受け入れられるには至らなかった．しかし，セラピストの特殊な運動療法によって運動機能回復を試みようとした"古典的方法"として歴史に名をとどめている．

また，フェイの影響下から生まれた特殊なアプローチとしてドーマン（Doman）法がある[★10]．

固有受容性神経筋促通法

カバット（Kabat；1954，米）やボス（Voss；1967，米）により提案された固有受容性神経筋促通法（proprioceptive neuromuscular facilitation；PNF）は，小児や成人の中枢神経疾患や整形外科的疾患に対して幅広く適用されている．

PNFの基本理論は，集団的な筋収縮による中枢神経系への求心性固有感覚入力を増すことによって，付加的に脊髄運動ニューロンを活性化させようとするものである．脊髄前角の運動ニューロンであるα線維は遠心性に筋線維を支配しており，中枢からの運動指令により活性化するが，筋の固有感覚受容器である筋紡錘が刺激を受けると，Ia線維を介した末梢からの求心性入力によっても活性化する[★11]．また，筋紡錘は脊髄運動ニューロンであるγ細胞の遠心性支配下にあり，γ細胞が興奮した場合にも結果的に筋紡錘からIa発射が生じてα細胞は活性化する．そして，この筋紡錘からの刺激が時間的・空間的に加重（summation）して脊髄に入力し，α線維の動員や興奮性を増加させるメカニズムを神経生理学用語で促通（facilitation）という．

PNFでは，この原理に基づいてさまざまな方法で麻痺筋の収縮を促通するが，基本的な手技としては，①用手接触（manual contact），②対角らせん的パターン（diagonal-spiral pattern），③筋の伸張反射の誘発（stretch reflex），④牽引と圧縮（traction and approximation），⑤最大抵抗（maximal resistance），⑥正常なタイミング（normal timing）などがある（図24）．

訓練の実際において，セラピストの手は常に患者の身体と接触しており，運動方向や抵抗量を適切に調節する．他動運動や自動運動が対角らせん的パターンとして誘導されることが基本手技となっている．この基本的な運動パターンを患者が遂行する際，セラピストは筋を伸張して伸張反射を生じさせ筋収縮を発現させる．生理学的

[★10] ドーマン（1950，米）も脳性麻痺児に対する独自の運動療法を提唱した人物として有名であり，その理論には身体運動だけでなく視覚，聴覚，触覚などの感覚入力，言語発達，手指の巧緻運動などを考慮しながら，脊髄レベルから大脳皮質レベルへと向かう中枢神経系の組織化を促進するとの考え方が含まれているが，具体的な訓練方法はフェイの神経筋反射療法の応用であった．このため，1960年代にアメリカのリハ医学会より正式に批判声明が出され，民間療法として位置づけられた．

[★11] 筋収縮の神経メカニズムの基礎は脊髄の伸張反射回路である．筋線維が引っ張られると筋紡錘が求心性のIa線維を介して脊髄前角のα運動ニューロンを活性化する．その結果，α運動ニューロンからα線維を介して遠心性のインパルスが発射され，筋収縮が起こる．伸張反射は単シナプス反射である．

図23 感覚運動再教育訓練（1）

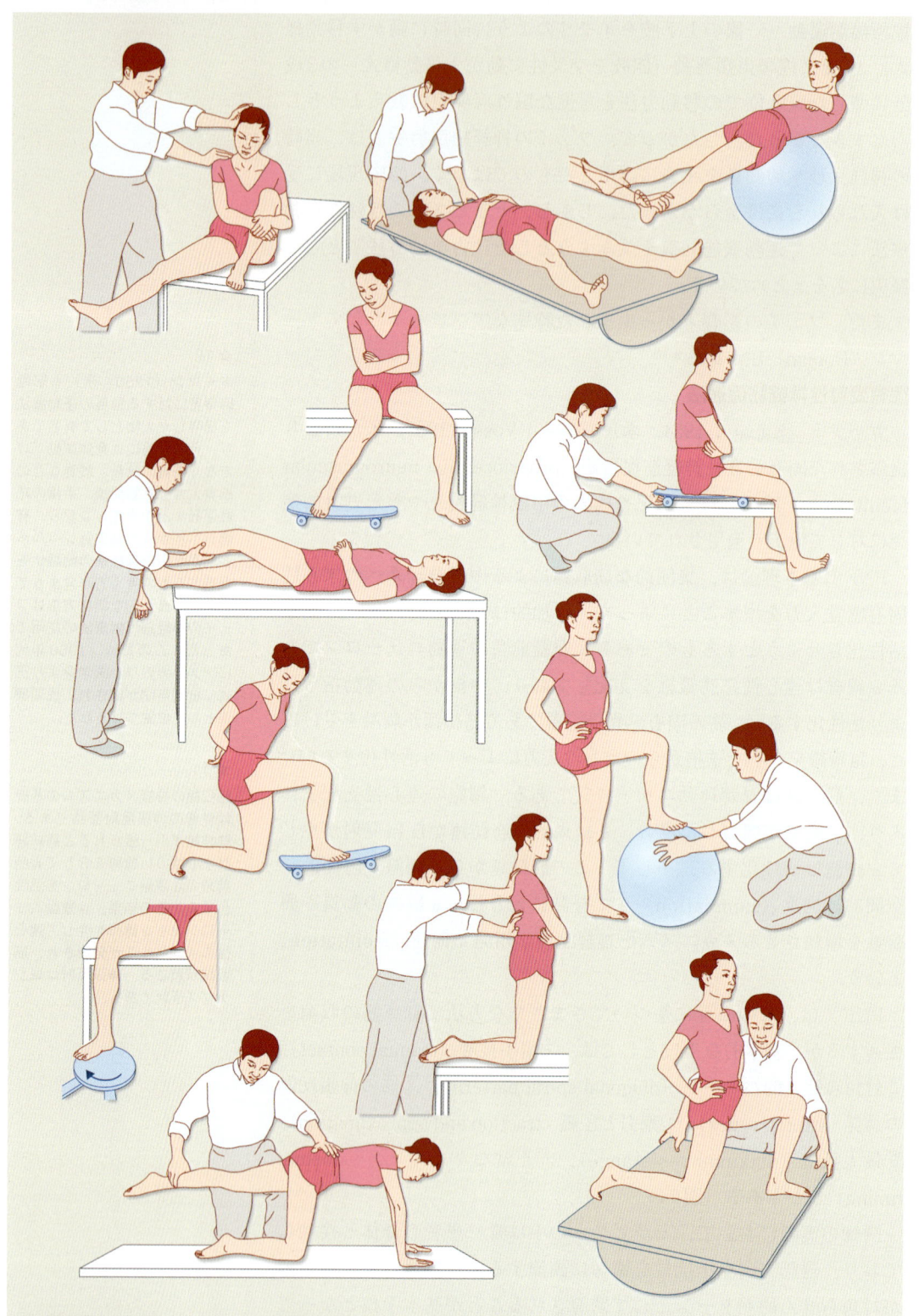

感覚運動再教育訓練はProprioceptive訓練の応用であり，完全免荷期，部分荷重期，静的全荷重期，動的全荷重期に区分したさまざまな方法がある．この図は完全免荷期から静的全荷重期までを示しており，動的全荷重期には各種のスポーツ特性に応じたアスレチックトレーニングを追加していく．

図23 感覚運動再教育訓練（2）

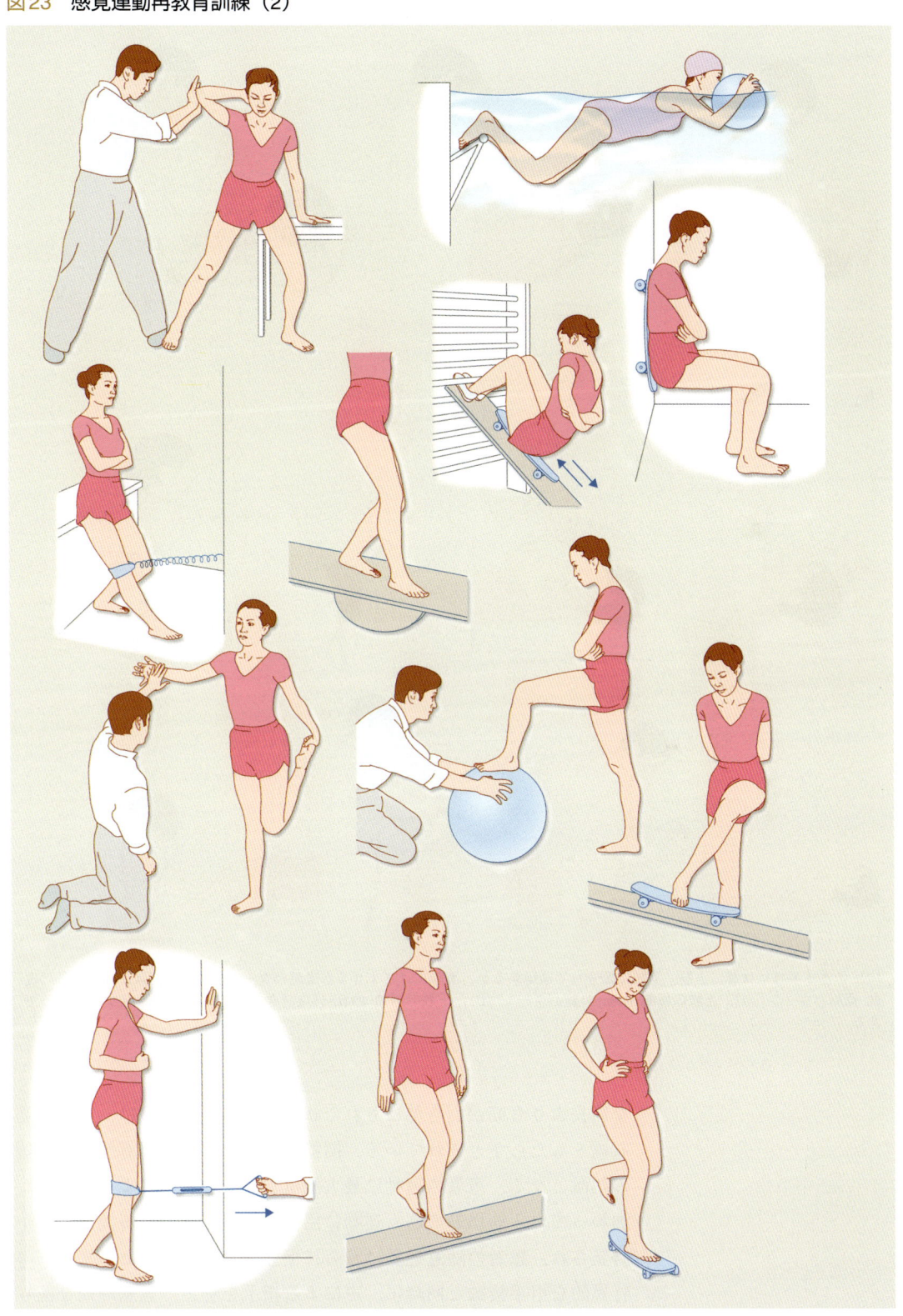

(Pierron G：Kinesitherapie 2；Member inferieur. Paris：Medicine-Sciences Flammarion；1997)

259

リハビリテーション治療法

運動療法／特殊訓練

図24　PNF（固有受容性神経筋促通法）

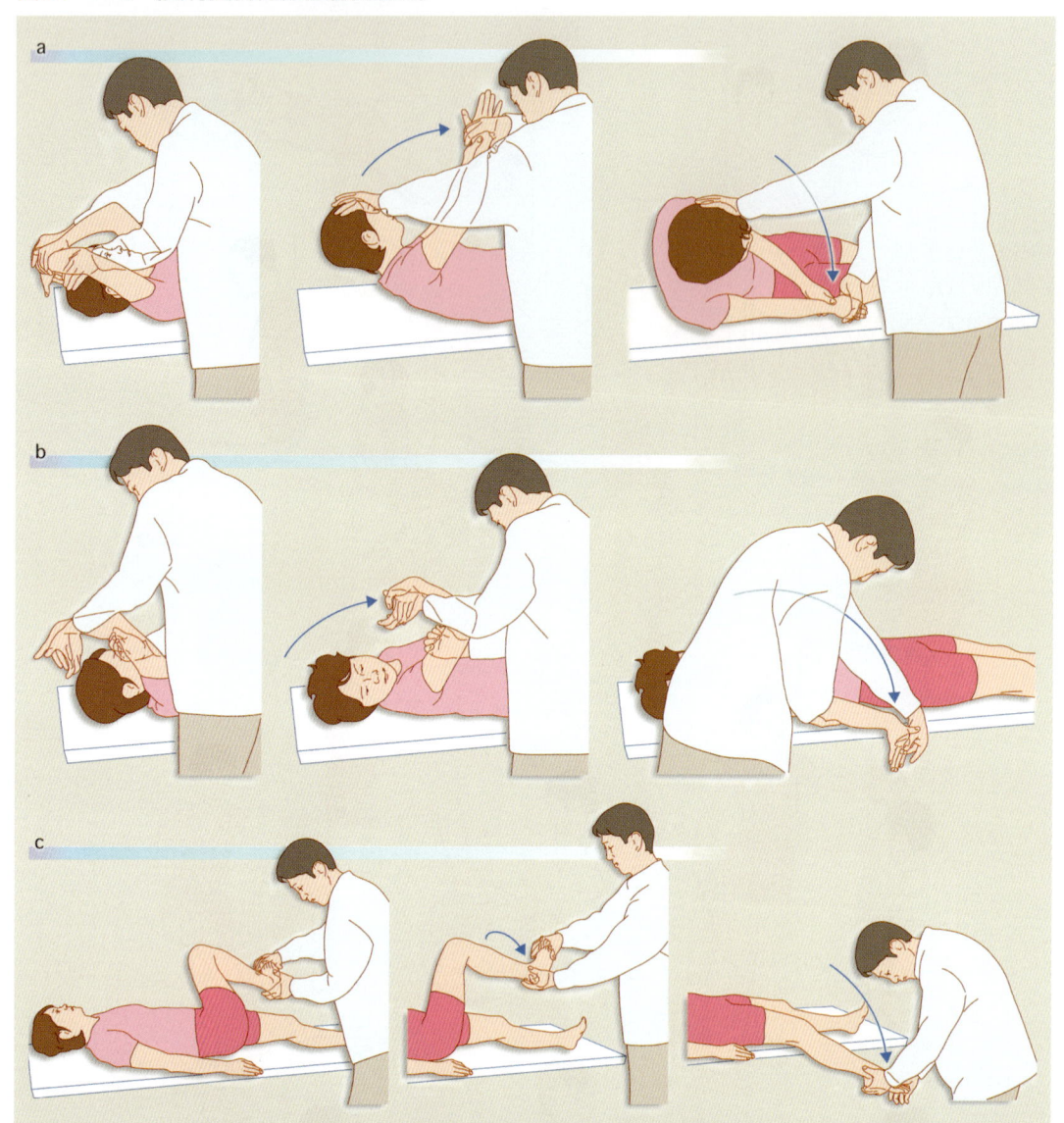

PNFの基本手技は体幹，上肢，下肢に区分して適用するが，実際にはさまざまな運動パターンがある．図は，体幹上部の屈曲-回旋パターン（a），上肢の屈曲-内転-外旋パターン（b），下肢の屈曲-内転-外旋パターン（c）を促通しているところである．

な筋長よりも筋が引き伸ばされた状態での素早い伸張は，直後に筋収縮をもたらすとされている．関節の圧縮や牽引も固有感覚受容器の刺激となる．患者の運動に最大抵抗を加えることにより，抵抗が加わっている筋以外の筋も運動に協同的に参加してくる放散反応が誘発され，患者の随意運動はさらに促通されてくる．セラピストの特異的な用手接触と同時に，声による指示を加え，意思疎通を図りながらタイミングを合わせると，より有効な筋収縮が促通される．さらに，これらの原理を起居移動動作の獲得に応用していく方法も

提示されている．

　PNFの神経生理学的背景には，シェリントン（Sherrington；1895）やGelhorn（1947）らの脊髄運動パターンの研究がある．

ボバース（Bobath）法

　ボバース夫妻（1940，英）により提唱されたボバース法は神経発達的アプローチ（neurodevelopmental approach）とも呼ばれ，現在，最も世界的に普及している．ボバース法は神経生理学的アプローチ（NPA）を代表する運動療法であり，脳性麻痺や脳卒中片麻痺をはじめとする多くの中枢神経疾患に適応されている．この治療法の特徴は，中枢神経損傷で発現する運動障害を個々の筋あるいは筋群の麻痺としてとらえるのではなく，重力に対する異常な姿勢制御の結果として発現する運動の協調制御不全とみなす点にある．また，運動発達と姿勢反射の関係の分析が重要視される．たとえば，中枢神経系の成熟に伴う小児の運動発達には，脊髄レベルの原始反射や脳幹レベルの姿勢反射の抑制と中脳レベルの立ち直り反応や大脳皮質レベルの平衡反応の促通が不可欠であると考える★12．

　患者のもつ基本的な問題は脊髄・脳幹レベルの異常姿勢反射（abnormal postural reflex）の残存であり，その結果として筋の相反神経支配が機能せず，協調的な運動パターンが遂行できない．また，中脳・大脳皮質レベルでの立ち直り反応や平衡反応が出現しなければ，抗重力姿勢を制御することはできず，協調的な随意運動の遂行は困難となる．協調的な正常運動パターンの阻害因子としては，知覚障害，痙性，正常な姿勢反応の欠如，分離運動パターンの欠如などがあげられている．したがって，セラピストによる治療の意味は，異常な筋緊張を抑制する運動パターンをセラピストの徒手操作（handling）によって遂行させることにあり，異常な姿勢反射活動の出現を抑制することを通して，患者の運動制御能力を発達させることにある．これは同時に，正常な姿勢反射活動の促通を目的としており，この異常姿勢反射の抑制と正常姿勢反射の促通がセラピストの徒手操作と患者の動きの協同により試みられる（図25）．

　初期には，背臥位，寝返り，起き上がり，四つ這い，膝立ち，座位，立位，歩行など，さまざまな肢位や動作における"反射抑制肢位；reflex inhibiting postures"という概念が強調されたが，近年では"反射抑制パターン；reflex inhibiting pattern"★13に変更され，患者の起居移動動作における正常な運動パターンをセラピストが動的な徒手操作によって誘導する．最近ではDavies（1994）により，環境への行動適応を目的とした日常生活動作指導の具体的な徒手操作も展開されている．

　ボバース法の理論背景には，シェリントン（1947）の中枢神経系

★12
脊髄レベルの反射には屈筋反射，伸筋突張，交叉性伸展反射などがある．脳幹レベルの反射には非対称性緊張性頸反射（asymmetrical tonic neck reflex；ATNR），対称性緊張性頸反射（symmetrical tonic neck reflex；STNR），緊張性迷路反射（tonic labyrinthine reflex；TLR），連合反応，陽性支持反応，陰性支持反応などがある．中脳レベルの反応には頸の立ち直り反応，身体に対する身体の立ち直り反応，頭部に対する迷路性立ち直り反応，視覚性立ち直り反応などがある．大脳皮質レベルの反応には臥位・四つ這い・座位・膝立ち位傾斜反応，立位でのホップ反応，背屈反応，シーソー反応などの平衡反応がある．

★13
ボバース法において，中枢性運動麻痺患者に認められる異常運動パターンを抑制（inhibition）し，正常な運動パターンを促通するための徒手操作の基本原則．全身的な筋緊張（muscle tone）の適正化が主目的であり，実際的には頸部，肩甲帯，骨盤に徒手操作を加える（キーポイント・コントロール；key point control）．

図25 ボバース法

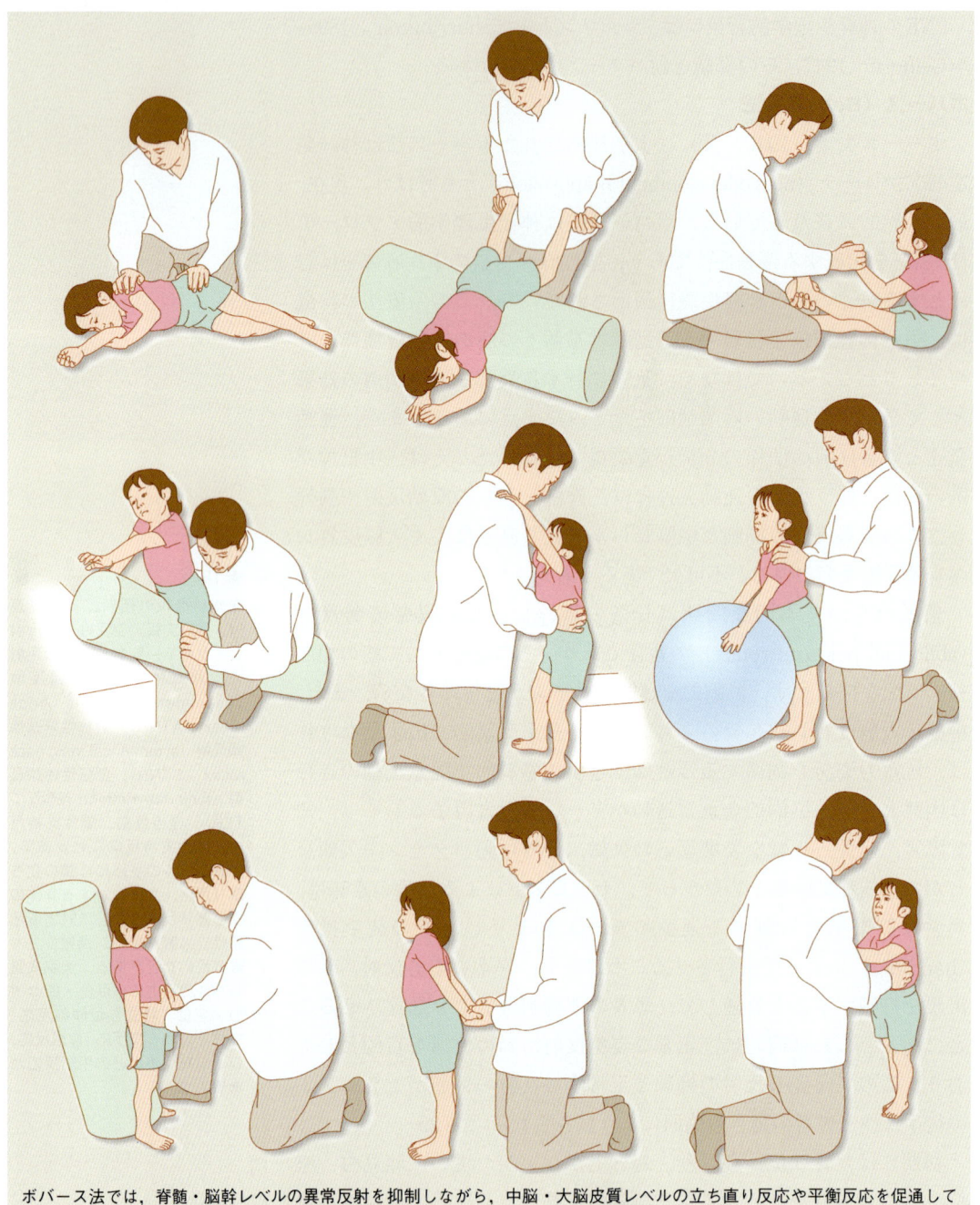

ボバース法では，脊髄・脳幹レベルの異常反射を抑制しながら，中脳・大脳皮質レベルの立ち直り反応や平衡反応を促通していく．また，運動発達段階に沿った姿勢の設定が重要となる．

（細田多穂ら編：理学療法ハンドブック．第2巻．治療アプローチ．東京：協同医書出版；2000）

の統合説を中心とする神経生理学，ゲセル（Gesell；1948）やミラーニ（Milani；1967）らをはじめとする小児の運動発達学がかかわっているが，より重要なのは，そうした理論的な説明よりは，むしろ実際の患者への治療経験を通して得られる臨床的知見と解釈をボ

図26　連合反応と共同運動

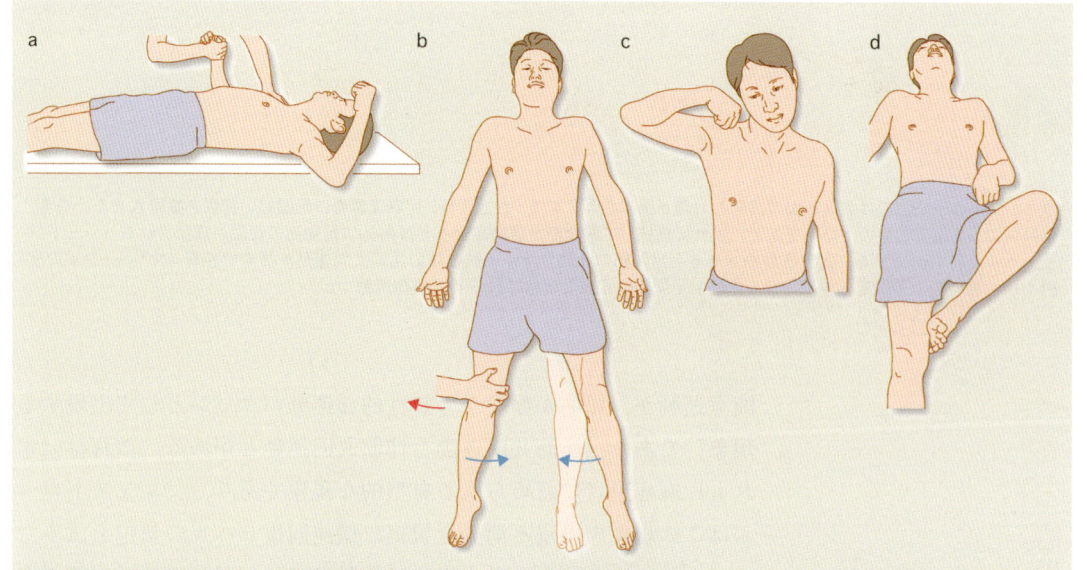

連合反応には対側性連合反応と同側性連合反応がある．aは上肢の対側性連合反応で，健側上肢の屈曲に抵抗を与えると患側上肢の屈曲が誘発される．bは下肢の対側性連合反応で，健側下肢の内転に抵抗を与えると患側下肢の内転が誘発される（レイミステ反応）．共同運動には屈筋共同運動と伸筋共同運動がある．cは上肢の屈筋共同運動，dは下肢の屈筋共同運動を示している．

バース自身が重要視している点にあり，それが現在でも多くのセラピストの支持を得る要因となっている．

ブルンストローム（Brunnstrom）法

　ブルンストローム（1954，米）は，その独自の治療手技の開発だけでなく中枢性運動麻痺の評価表作成者としても有名である．この評価表はブルンストロームステージ（Brunnstrom recovery stage）と呼ばれ，中枢性運動麻痺の機能回復段階を判定する方法として現在でも広く活用されている．

　その特徴は運動麻痺を徒手筋力検査（MMT）のように量的にとらえるのでなく，運動様式の異常として質的にとらえる点にある．概念的には機能回復段階がstage I（弛緩期），stage II（連合反応の出現と共同運動の最初の要素の出現），stage III（共同運動の完成），stage IV（共同運動からの分離），stage V（共同運動からのさらなる分離），stage VI（協調運動の遂行）の6段階に区分されており，上肢，手指，下肢においてそれぞれ具体的な条件が決められている．この評価のポイントは，片麻痺の回復段階の指標として連合反応（associated movement）と共同運動（synergy）の出現を最重視している点にある（図26）．

　連合反応とは"身体の一部に反射的あるいは随意的な筋収縮を生じさせると，身体の他の部位に運動が起こる現象"であり，対側性連合反応と同側性連合反応とがある．また，共同運動とは"四肢の

図27 ブルンストローム法

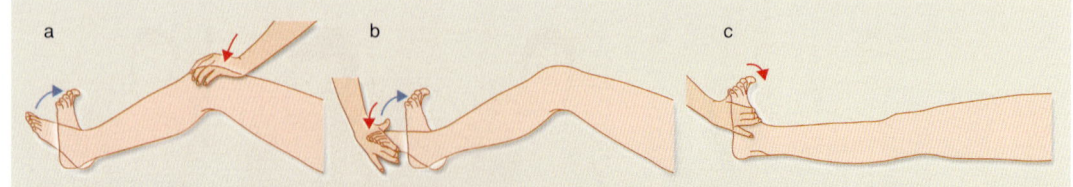

ブルンストローム法では共同運動の誘発と分離が強調されている．たとえば，片麻痺患者に足関節の背屈を獲得させたい場合，仰臥位にした患者の膝の上に力を加え，これに抵抗して股関節を屈曲させると反射的に足関節の背屈が誘発される（シュトリュンペル反射：a）．また，足趾を屈曲させると足関節の背屈を伴う下肢全体の屈筋共同運動が誘発できる（マリー－フォア反射：b）．続いて，膝関節を伸展させた状態で足関節の背屈を単独に試みる（分離運動：c）．

★14
痙性（spasticity）は相動性筋伸張反射の亢進状態であり，伸張される速度に比例して異常な筋緊張の亢進が出現する．臨床的には折りたたみナイフ現象（clasp-knife phenomenon）として観察できる．片麻痺では典型的な異常姿勢であるウェルニッケ－マン姿勢（Wernicke-Mann posture）の原因となる．ブルンストロームのstage Ⅲで痙性は最も高く，クローヌス（clonus）を伴う場合が多い．

随意運動が，屈曲か伸展かの定性的な運動パターンとして出現する現象"であり，屈筋共同運動と伸筋共同運動とがある．これはいずれも片麻痺患者に認められる典型的な現象であり，ブルンストロームはこの現象の出現と消失を根拠に機能回復レベルの判定を試みたのである．すなわち，発症直後は筋収縮は認められず弛緩状態であり，続いて連合反応が出現し，痙性麻痺（spastic paralysis）[14]への移行とともに共同運動が完成するが，やがて共同運動からの分離が進むと協調運動の遂行が可能となってくる．

ブルンストロームによる片麻痺に対する運動療法は，こうした運動麻痺の機能回復段階に沿った治療手技を段階的に適応していくところに特徴がある．たとえば，初期の弛緩期には対側性連合反応（レイミステ反応；Raimiste reactionなど）を利用して麻痺筋に反射的な筋収縮を促す．部分的な随意運動が出現してくるとシュトリュンペル反射（Strümpell reflex）やマリー－フォア反射（Marie-Foix reflex）などを利用して共同運動を促す（図27）．共同運動が出現している患者には分離運動を促す．分離運動が部分的に可能な患者にはより分離した協調運動を反復させていく．

ブルンストロームによる運動療法の理論的背景には，運動機能の評価に関してはTwitchell（1964）による片麻痺の回復過程の研究が，運動療法についてはジャクソン（Jackson；1931）の神経系の階層理論，マグヌス（Magnus；1926）による動物の姿勢反射（緊張性頸反射や緊張性迷路反射）の研究などが応用されている．

ルード（Rood）法

ルード（1954，米）の理論における特異性は，人間の筋活動における独自の神経生理学的解釈にある．その解釈によれば，筋線維は白筋と赤筋に大別できる．これはある筋が明確にどちらかに区分できるというわけではなく，実際は混合しているがどちらかの特徴をより多く含んでいるという意味である．白筋は嫌気性で，速動性，随意性，巧緻性，相動性に富み，屈筋群，内転筋群，内旋筋群，多

関節筋群などに多く，赤筋は好気性で，持続性，反射性，伸張性，安定性，緊張性に富み，伸筋群，外転筋群，外旋筋群，単関節筋などに多いとされている．したがって，こうした筋の特徴を考慮した感覚刺激を変化させることによって，選択的に筋収縮や運動パターンを活性化できる．また，この解釈は，脊髄前角細胞に相動性と緊張性の α 線維があり，それに対応する筋線維（錘外線維）にも相動性線維と緊張性線維があるということや，感覚刺激を伝える神経線維の機能特性に基づいている．

さらに，こうした筋収縮に関する神経生理学知見は小児の運動発達順序と関連づけられている★15．また，運動発達のための促通刺激として"素早い接触；quick touch" "軽打；tapping" "ブラッシング；brushing" "振動；vibration" "氷；icing" "関節圧縮；joint compression" などの手段を，また抑制刺激として"拮抗筋の促通による主動筋の抑制" "持続筋伸張；prolonged stretching" "圧縮；compression" "圧迫；pressure" "柔らかくさする；slow stroking" "静かに揺らす；slow rocking" などの手段を用いる．

ルード法は皮膚刺激を強調した訓練として短絡的に解釈される傾向にあるが，その理論根拠には当時の神経生理学の知見が詳細に組み入れられており，作業療法分野で展開されている Ayres（1972，米）の感覚統合療法（sensory integrative therapy）に影響を与えた．

ボイタ（Vojta）法

ボイタ（1968，独）の基本概念は，"人間の身体移動においても系統発生的な移動様式が存在する"という発想から出発しているが，その提案された理論と実際はきわめて独創的なものである．特に腹臥位での前進運動は，反射性移動運動（Reflex fortbewegung）と呼ばれる特殊な運動形態と筋の協調複合運動を基礎にしており，通常の小児の運動発達にみられる寝返り，腹這い，四つ這い，歩行といった移動方法に規則性を与える生得的かつ根源的な移動様式であるとされている．この反射性移動運動は，ボイタ自身の独自の長い臨床経験により発見されたものであるが，それは，一定の出発肢位のもとで，特定の誘発帯を徒手で刺激し，反射的に誘発されるものであって，自発的に出現する移動様式ではないとされている．反射性移動運動を生じさせることのできる刺激点としての誘発帯は，皮膚を介して骨膜を圧迫できる部位や特定の筋を伸張できる部位に複数ある．セラピストは，この誘発帯への刺激を通して，反射性腹這い（Reflex kriechen）と反射性寝返り（Reflex umdrehen）という2つの反射性移動運動を誘発する（図28）．そして，そうした誘発が，通常の運動発達における各種の移動方法の出現や獲得を反射的に促通することにつながるとされている．

★15 小児の運動発達順序と促通刺激

運動発達順序としての①背臥位，②寝返り，③腹臥位での反り返り，④肘立て腹臥位，⑤四つ這い位，⑥立位，⑦歩行を獲得させていくために，①全身的運動パターンの誘発（相動性），②姿勢の安定保持（固定性），③身体の遠位部の支持を通しての運動（相動性と固定性），④自由で正常な運動（巧緻性）の各段階に準拠した訓練方法を適応していく．

図28 ボイタ法

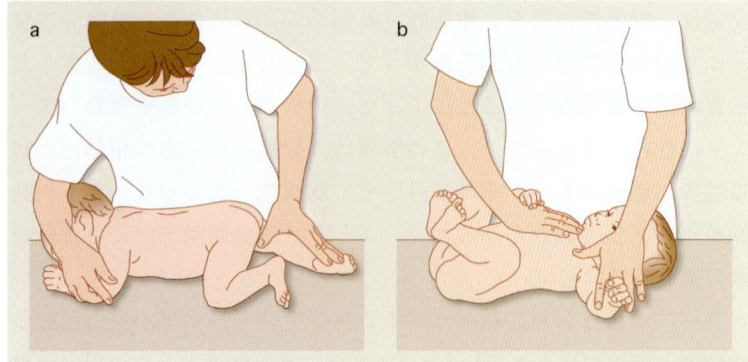

反射性腹這い（a）と反射性寝返り（b）においては，定められた出発肢位で誘発帯に対して刺激を加え，反応の出現を導いていく．

　ボイタ法の理論背景には小児の発達神経学に対する独自の解釈がある．また，7つの姿勢反射[16]によって"中枢性協調障害；zentrale koordinations störung；ZKS"[17]を早期診断し，脳性麻痺と診断される以前に早期治療を開始する点に特徴がある．

運動再学習訓練プログラム

　近年，CarrとShepherd（1987，オーストラリア）らは，運動再学習訓練プログラム（motor relearning program）と呼ばれる運動学習理論に基づく運動療法を提唱している．これは運動技能（skill）の習得という学習過程を細分化し，段階的なプログラムを適用していこうとする考え方である．

　脳卒中片麻痺患者を対象としているが，上肢機能，口腔顔面機能，起き上がり，座位，立ち上がり，立位，歩行の7つの機能において，それぞれの課題の獲得に必要な訓練を4つの段階に分類する課題遂行モデル（task-oriented model）に準じている．

　理論的には，step 1：課題分析（観察・比較・分析），step 2：欠けている要素の練習（練習目標の説明と明確化・練習＋聴覚と視覚によるフィードバック＋徒手誘導・動作の複雑性の拡大），step 3：課題の練習（練習目標の説明と明確化・口頭指示・練習＋聴覚と視覚によるフィードバック＋徒手誘導・動作の複雑性の拡大），step 4：訓練の日常生活への転移（さまざまな環境下での訓練を行う機会・練習の一貫性・自己管理下での練習の設定・学習環境の整備・家族とスタッフの積極的参加）に区分して運動療法をプログラムする．このプログラムに沿って実際的な運動療法を適用していくが，セラピストの具体的な手技はボバース法に近似している．

---

[16] ボイタの提言した運動発達異常のスクリーニング検査であり，①ボイタ反射，②引起こし反応，③パイパー（Peiper）垂直試行，④コリス（Collis）垂直テスト，⑤ランドー（Landau）反応，⑥コリス水平テスト，⑦腋下懸垂支持テストという7つの姿勢反応の検査所見から，中枢性協調障害児を早期診断することが可能であるとしている．

[17] 7つの姿勢反射の異常により，将来，脳性麻痺となる危険性があると早期診断された児をいう．中枢性協調障害と診断された児には早期治療としてのボイタ法が適用される．

認知運動療法

　これまで述べてきた神経筋再教育訓練，神経筋協調訓練，神経生理学的アプローチなどは，基本的に神経運動学理論（neuromotor theory）に立脚している．近年，これに対して認知神経科学における運動制御や運動学習に関する知見を応用した新しい考え方，すなわち認知理論（cognitive theory）に立脚した運動療法が提唱されている．

　Perfetti（1979，イタリア）により提唱された認知運動療法（Esercizio terapeutico conoscitivo）は"運動機能回復を病的状態からの学習とみなし，学習が脳の認知過程（知覚，注意，記憶，判断，言語）の発達に基づいているのであれば，運動療法もまた認知過程の発達に基づいていなければならない"というものである．病的状態からの学習を促進するために脳の認知過程を活性化するという考え方は，これまでの運動再教育訓練とは明確に異なる治療手段を生んだ．脳の認知過程は随意運動のプランやプログラミングに参加している．そのため，運動機能回復はセラピストの徒手抵抗による筋力増強や反射の促通や抑制といった介入ではなく，学習の基盤である認知システムの改変によってもたらされると解釈されるべきである．

　従来の運動再教育訓練では，いかに患者の姿勢を安定させて動作や行為の遂行を可能にするかが最大の問題とされてきた．具体的には①姿勢の保持（keeping postures），②動作中のバランス保持と誘導（keeping balance during motion），③動作の反復や行為の遂行（executing more or less complex gestures）の3つのカテゴリーに区分することが可能な訓練体系として構築されており，セラピストの徒手刺激や徒手操作を患者に加えて姿勢変換や動作を誘導したり，難易度を考慮しながら目的とする行為や課題の遂行を反復練習することが基本となっている．

　これに対して認知運動療法では，動作や行為の再獲得は結果であり，動作や行為そのものを治療手段としては適用しない．ここでは，これまでの運動再教育訓練の歴史が積み上げてきた常識が覆されている．認知運動療法の目的は，脳の認知過程に介入することにより，随意運動のスキーマ（schema；身体と環境との相互作用を解釈する基本的な知識構造）を再構築することにある．つまり，認知運動療法は動作訓練ではなく，練習すれば各種の動作や行為が遂行できるようになるという中枢神経系の準備状態（readiness）を作り上げるための運動再教育訓練なのである．

　具体的には，患者に対し"認知問題"の解決を求めることを要求する★18．これは運動学習のための問題解決型の教育戦略である．患

★18
認知運動療法における訓練課題（task）はすべて"認知問題"である．患者は"知覚仮説"を構築し"解答"しなければならない．患者は閉眼しているため，体性感覚に基づいて解答することになる．この問題-仮説-解答の過程は，教育戦略としての学習過程であり，これにより患者の知覚・注意・記憶・判断・言語といった認知過程が活性化される．認知問題には難易度があり，より複雑な問題に対する解答精度の向上が随意運動の発現の必要条件であるとされている．

図29 認知運動療法の実際

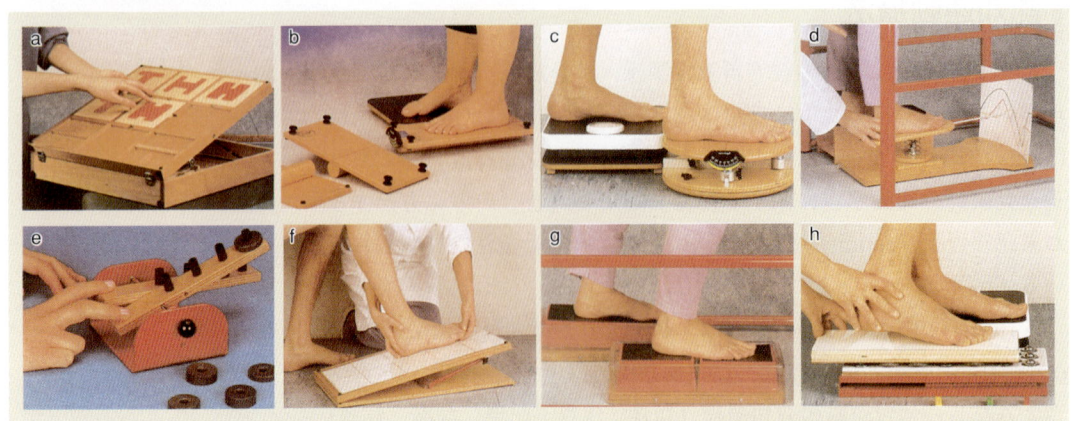

a：上肢で物体の形態を識別させる，b：下肢で方向を識別させる，c：下肢で方向と重量を識別させる，d：下肢で方向と距離を識別させる，e：上肢で重量を識別させる，f：下肢で方向を識別させる，g：下肢で圧力を識別させる，h：下肢で摩擦を識別させる．
認知運動療法の実際においては，数多くの道具が利用される．それによりさまざまなバリエーションと難易度が設定できる．セラピストには，患者が認知しなければならない課題を選択し，開発する創造力が常に求められる．

(Perfetti C（小池美納ら訳）：認知運動療法－運動機能再教育の新しいパラダイム．東京：協同医書出版；1998)

者は閉眼し，体性感覚（触覚，圧覚，運動覚，重量覚，筋覚など）を介して身体と環境（物体）との相互関係を段階的に認知していく．認知問題には"空間課題"と"接触課題"がある．"空間課題"は物体や身体"方向""距離""形態"などを認知させるものであり，"接触課題"は物体の"表面素材""圧力""摩擦""重量"などを認知させるものである．こうした認知問題を作成するために活用する道具が数多く考案されており，認知問題にはさまざまなバリエーションと難易度がある．セラピストには，随意運動を創発するために必要不可欠な，患者が認知しなければならない課題を選択する創造力が常に求められる（図29）．

認知運動療法は，患者の脳の認知世界を徐々に複雑化させていくことによって，中枢神経系の運動制御機構を再組織化（reorganization）しようとする運動再教育訓練である．運動機能回復を達成するには，知覚情報を意味として解釈する認知過程の改変が前提となる．そして，この認知過程の改変が大脳皮質の運動野や感覚野の"身体部位再現；representation"[19]を再組織化し，運動学習（motor learning）を実現させるのである．

現在，認知運動療法は，特殊で革新的な運動再教育訓練として注目されており，脳卒中片麻痺，脳性麻痺，失調症などの中枢神経疾患だけでなく，整形外科的疾患に対しても適用され始めている．また，認知運動療法の理論背景には，脳に関する認知神経科学の知見が応用されている．

★19
大脳皮質の運動野や感覚野の神経細胞は，身体の各部位が解剖学的配列に従って一度だけ再現されており，固定的なものだと考えられてきた（Penfieldの小人説）．しかし，近年，こうした脳の身体部位再現は複数であり，それは身体と環境との相互関係を再現した運動学習の結果であるとの説が有力となっている．これは脳の可塑性を意味しており，究極的に運動再教育訓練は，この身体部位再現の改変を目指す必要がある．

特殊訓練としての運動再教育訓練は，随意運動の正常化という目的をもっている．しかし，運動麻痺からの完全回復が必ず達成できるという保証はない．近年のEBM（evidence based medicine）の考え方からすれば，その効果が否定される可能性もある．また，リハ医やセラピストにも，○○法といったものに対する懐疑心があり，教条的で決して科学的とはいえないと考える者も多い．しかし，一方で，運動機能回復を心から願う数多くの患者が存在するのも事実である．

　運動再教育訓練は，こうした根源的な問題を内包したまま患者に適用されている．したがって，リハ医やセラピストには，厳密な科学的態度と優れた臨床家としての資質が要求される．近い将来，運動再教育訓練は特殊訓練ではなく，人間の脳の可塑性と運動学習の可能性を前提とした普遍的なリハ技法として再構築される必要がある．

（宮本省三）

● 参考文献
1) 細田多穂ら編：理学療法ハンドブック．第2巻．治療アプローチ．東京：協同医書出版；2000.
2) Basmajian J：Muscles alive. 4th edition. Baltimore：Williams and Wilkins Company；1979.
3) Herveou C, et al（井原秀俊ら訳）：神経—運動器協調訓練．東京：医歯薬出版；1985.
4) Neiger H：La reeducation sensitevo-motrice dite proprioceptive. Rennes video medicale, 1989.
5) Pierron G：Kinesitherapie 2；Member inferieur. Paris：Medicine-Sciences Flammarion；1997.
6) 中川法一ら：フランスにおけるProprioceptive訓練の発展状況．高知医療学院同窓会誌第5号．1997．p.25-30.
7) Margret F（安藤忠監訳）：神経生理学的治療法の理論と実際．東京：パシフィックサプライ社；1985.
8) 椿原彰夫：神経生理学的アプローチの理論的背景．総合リハ1997；25(12)：1357-1366.
9) Edwards S：Neurological physiotherapy；A problem solving approach. Edinburgh, London：Churchill Livingstone；1996.
10) Knott M, et al（福屋靖子ら訳）：神経筋促通法．東京：協同医書出版；1968.
11) Bobath B：Adult hemiplegia；Evaluation and treatment. 3rd edition. London：Heineman Medical Books；1990.
12) Sawner K, et al：Brunnstrom movement therapy in hemiplegia. 2nd edition. Philadelphia：JB Lippincott Company；1992.
13) Vojta V（富 雅男ら訳）：乳児の脳性運動障害．東京：医歯薬出版；1978.
14) Carr J, et al：A motor relearning programme for stroke. 2nd edition. London：Heinemann Physiotherapy；1987.
15) Perfetti C（小池美納ら訳）：認知運動療法—運動機能再教育の新しいパラダイム．東京：協同医書出版；1998.
16) Puccini P, et al（小池美納ら訳）：子どもの発達と認知運動療法．東京：協同医書出版；2000.

運動療法
●基本動作訓練

基本動作とは，日常で行われる動作のなかで最も基本的な一連の動作をいうものである．基本動作は生活するうえで日々繰り返し行われる姿勢，またはあらゆる動作が複合的に結びついたものであり，複合基本動作ともいわれる[1]．リハビリテーション（以下，リハ）の臨床場面では，特に各動作個別の訓練の必要上または便宜上，起居移動動作として，①床上での動作，②座位での動作，③立位動作，④移乗動作，⑤歩行，というように分類する．ここでは，各基本動作訓練の一般的な方法を述べるとともに，臨床場面で多く遭遇する脳卒中患者，その他の代表的疾患の動作訓練を併せて述べる（表5）．

床上動作およびベッド上動作

寝返り（背臥位⇔側臥位） ★1

寝返り動作はベッド上で行われる最も初期的な動作である．しかし，運動障害をもつ患者ではリハの初期段階で困難になることが多い．褥瘡などの廃用症候群の防止，早期離床，その他の基本動作獲得に関しても寝返り動作の早期獲得は必要不可欠である（図30a）．

ポイント
①動作を口頭指示および指導者のデモンストレーションにより示す．
②動作開始には頭部の挙上と回旋が重要である．その後，連続して肩甲帯→上肢→体幹→下肢と分節的に滑らかな回旋を指導する．
③介助部位は頭部，肩甲帯，骨盤帯，四肢などがある．介助者は寝返る方向から援助し安心感を与える．
④寝返りには頭部を挙上させる筋，特に頸部屈筋，腹筋の筋力が重要である．

脳卒中片麻痺
通常，非麻痺側に寝返るのが実用的である（図30b）．
①麻痺側の上肢を，非麻痺側上肢を使い寝返る方向に移動させる★2．
②麻痺側下肢の下に非麻痺側下肢を入れ，非麻痺側を上手に用いるように指導する．

脊髄損傷
上肢が使用できる場合には，両手を天井方向に上げ，左右に数回振ることで反動をつけ，その勢いを用いて寝返る．

★1 本来，寝返り動作は腹臥位までをいうが，その後，起き上がりまでの連続性を考えると側臥位までが重要である．

★2 麻痺側上肢を忘れ，体幹後方に位置すると肩の痛みを誘発することがあるので注意する．

表5 基本動作訓練の一般的な進め方と留意点

1. 患者の状況に合わせ介助量の軽減，または動作自立を目的とする．特に，病前に患者が行っていた動作を基本として行う
2. 動作の安全性を獲得させる．また，より少ない努力で行えるよう効率のよい動作を獲得させる
3. 動作にかかる時間を短縮する
4. 座位，立位でのバランス能力を獲得する
5. 動作はできることから行い，患者のモチベーションを高める
6. 病棟での適応力，応用力を高め，援助する
7. 動作を繰り返し行うことで全身機能の向上，二次的合併症を予防する
8. 退院後に実用的な動作を身につける

起き上がり（床上・ベッド上）

起き上がり動作は，床上およびベッド上で次の動作（立ち上がり，歩行など）に移る前の重要な動作である[2]．この動作が可能になることで，床上およびベッド上での介助量は大きく減少する．

床上での起き上がり[★3]のポイント（図31）

①寝返り動作後，下側になった肘をつき上体を持ち上げる（もう一方の手で床を押してもよい）．
②頸部，体幹を前方に屈曲させ，全身を丸くする．
③患者の視線は，起き上がる方向に向けさせる．
④起き上がりには頸部・体幹の屈筋はもちろんのこと，下側になった上肢筋（特に肩周囲筋）の筋力が重要である．

ベッド上での起き上がり[★4]（ベッド上端座位まで）のポイント

①上体を起こすポイントは，床上での起き上がりと同様である．
②肘をつき上体を起こした後，両下肢をベッドから下ろす（難しい場合は，寝返る前に両下肢をベッドから下ろしてもよい）．
③その後，肘をついた側の掌で体を支え，肘を伸ばすのと同時にバランスをとりながら体を起こして座位姿勢となる（上側の上肢でベッド面を押しても構わない）．
④困難な場合，介助は手を引くのではなく，両肩甲帯を支えるようにして密着して行う．
⑤上体を起こすときには，特にバランスが重要である．

床上移動（臥位移動）（図32）

床上での移動は，臥位から起き上がった後，片肘支持または長座位にて前後左右に体を移動させるものである．この動作は，床上で体の位置を変えたり，適当な位置まで体を運ぶための動作である．

★3
片肘をついての側臥位または長座位になるまでをいう．

★4
寝返った姿勢から上体を起こし，ベッドの端に腰かけ座位になるまでをいう．

図30 寝返り

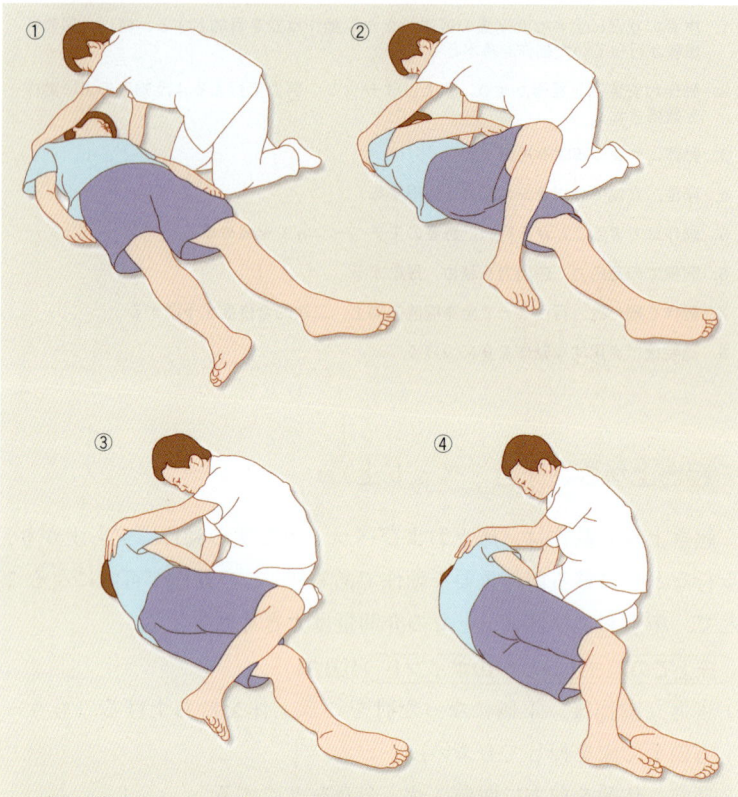

a. 寝返り動作における介助方法：肩甲帯を介助する場合を示す．寝返りでは特に頸部・体幹の屈筋が十分に働くように指導する．

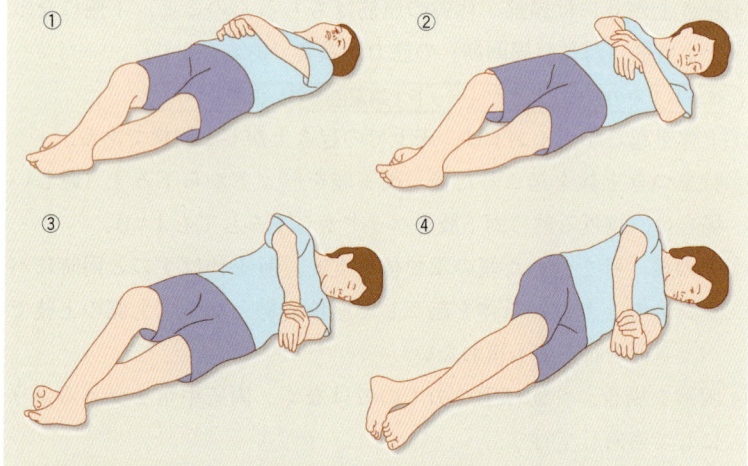

b. 片麻痺患者の寝返り（右片麻痺患者の例）：麻痺側の上肢を把持し寝返る．また，非麻痺側の下肢を麻痺側下肢の下に入れることで寝返りしやすくなる．

> ポイント

①片肘立ち位または長座位で支持している部分（片肘または上肢）を使い，移動する方向に体を押し出すように力を入れさせる．
②体を押し出した後，支持している上肢を体に引きつけ，この動作

図31 起き上がり

床上での起き上がり：寝返り時と同様に肩甲帯を介助する方法を示す．

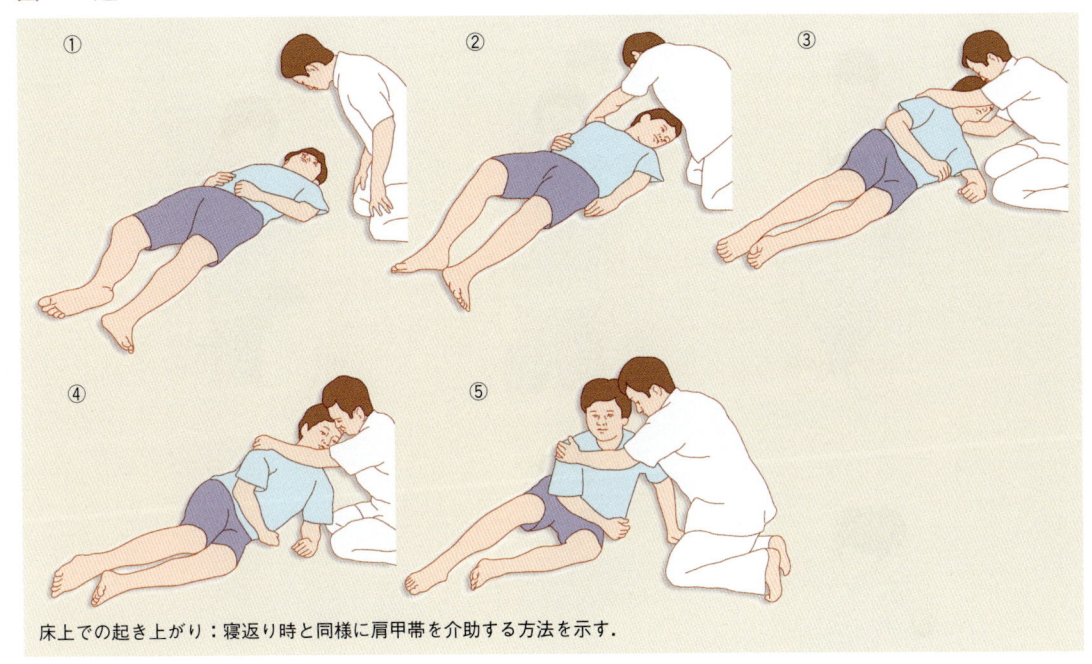

図32 床上移動

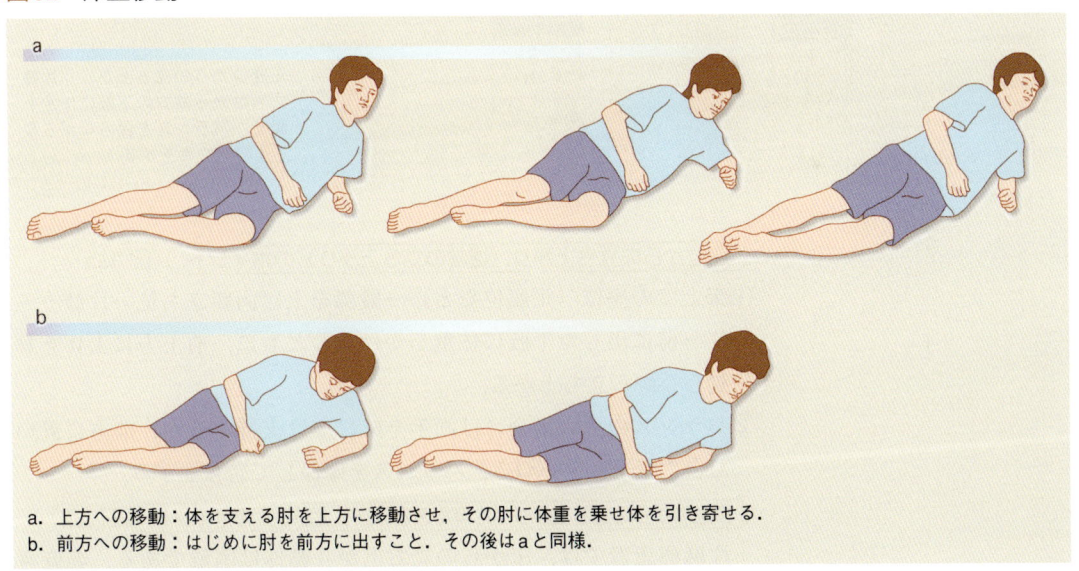

a．上方への移動：体を支える肘を上方に移動させ，その肘に体重を乗せ体を引き寄せる．
b．前方への移動：はじめに肘を前方に出すこと．その後はaと同様．

を繰り返して目的の位置に体を運ぶ．

床からの立ち上がり

　床からの立ち上がり動作は基本動作のなかでも難易度の高い動作である．転倒の危険性があるので十分に注意して行う．退院後に床での生活が基本となる患者には特に必要な動作である．

図33a　床からの立ち上がり

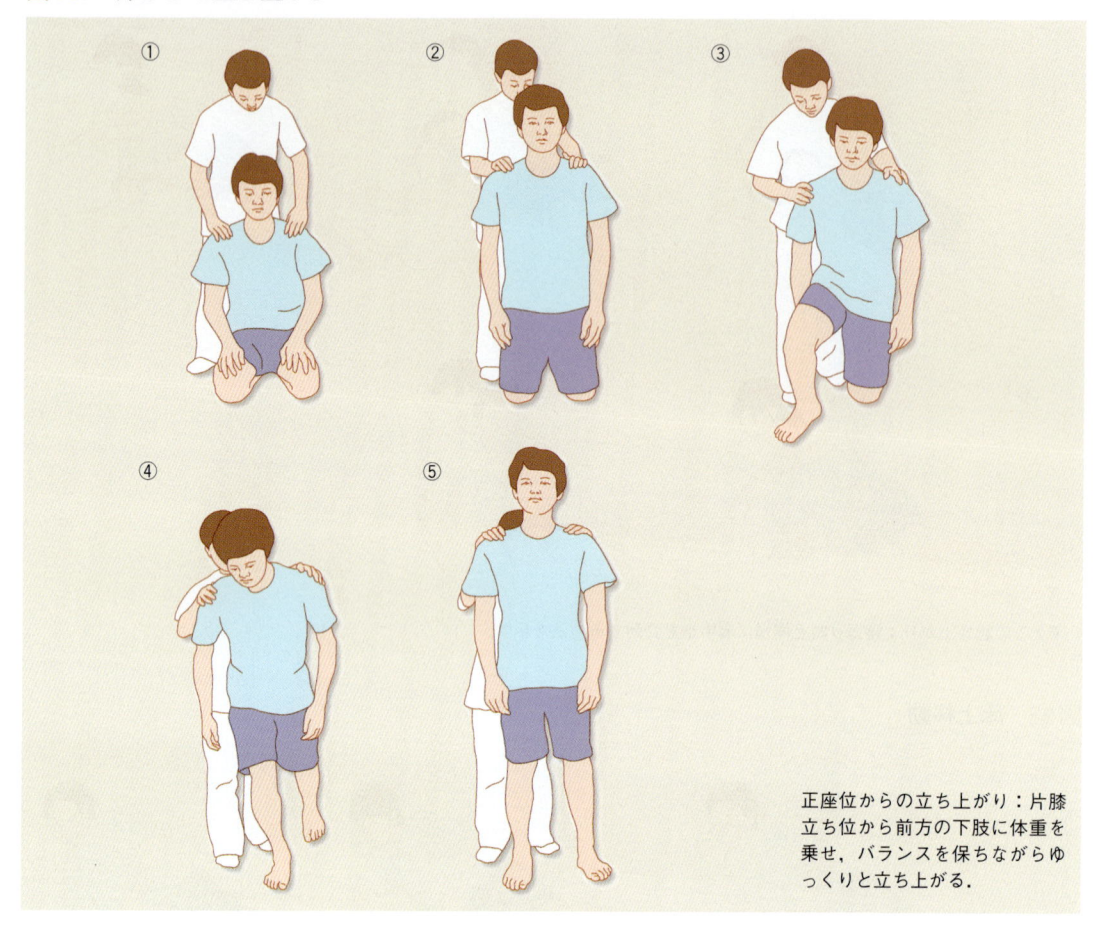

① ② ③
④ ⑤

正座位からの立ち上がり：片膝立ち位から前方の下肢に体重を乗せ，バランスを保ちながらゆっくりと立ち上がる．

> **座位からの立ち上がり（通常の立ち上がり）のポイント**（図33a）

①床上での座位（正座位など）→殿部を上げ両膝立ち位→片膝立ち位→前に出した下肢に体重をかけるとともに，前上方に上体を移動しながら立ち上がる．

②バランスの悪い場合には両手を床につけ支持するか，前方に置いた台や椅子に手をつき，バランスを確保して立ち上がる．

> **長座位からの立ち上がり（片麻痺患者の立ち上がり）のポイント**（図33b）

片麻痺患者では，床からの立ち上がり動作は困難である．非麻痺側を効率よく使い，立ち上がる方法を以下に示す．

①殿部をつき，非麻痺側はあぐらをかくようにして麻痺側下肢の下に入れる．

②非麻痺側の方向に体を回旋し，体重を移行する．

③非麻痺側の手を床につけ，殿部を上げ，非麻痺側の膝をついた姿勢となる．

④その際，非麻痺側の手・非麻痺側の膝・麻痺側の足で大きな三角形をつくるようにし，重心を安定させる．

図33b 床からの立ち上がり

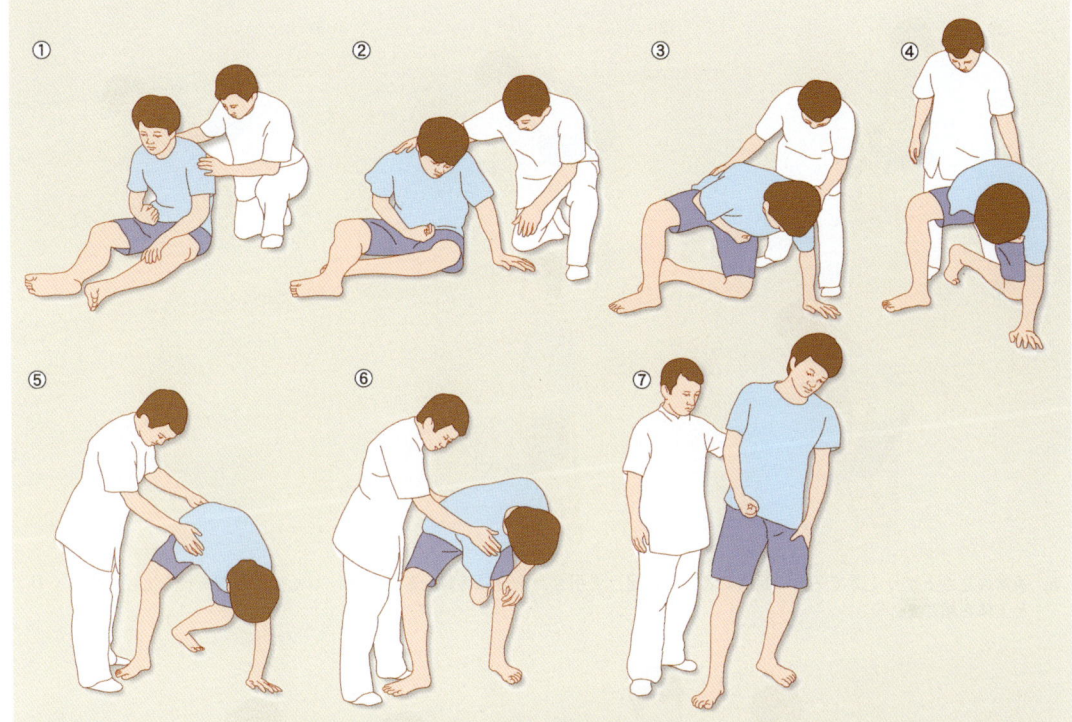

長座位からの立ち上がり（右片麻痺患者の場合）：③で上肢に体重を移し，殿部を上げる．④でその手を前方につき変え，右足と左膝そして手で大きな三角形をつくる．⑤で殿部をさらに上げ，⑥で素早く左足を前に出す．その後ゆっくりと上体を上げる．転倒の危険性があるのでバランスには要注意．

⑤非麻痺側の手で体を支えつつ，膝を伸ばし，さらに殿部を上げる．
⑥非麻痺側の手を徐々に床から離し，上体をゆっくりと上げ立位となる．

椅子からの立ち上がり （図34）

退院後，ベッドを使用した洋式の生活や，車椅子使用者にとっては，椅子からの立ち上がり動作は移乗・移動動作に移る際に重要となる．また，この動作は，繰り返し行うことにより下肢筋の筋力増強や体力向上に有用である．

ポイント

①座位の状態から，一側の足を後方に引く．片麻痺患者では，非麻痺側下肢を引く．
②体幹を十分に前傾させ，殿部を座面から持ち上げる（顔は前方を向く）．
③ゆっくりと膝を伸ばすとともに，上体を前上方に起こし直立位となる★5．

★5
片麻痺患者で麻痺側上肢が屈曲位となっている場合，非麻痺側の手を使って前方に上肢を伸ばすよう指導し，左右対称姿勢にすること．左右対称姿勢とすることで，麻痺側下肢への荷重を促す．

図34 椅子からの立ち上がり

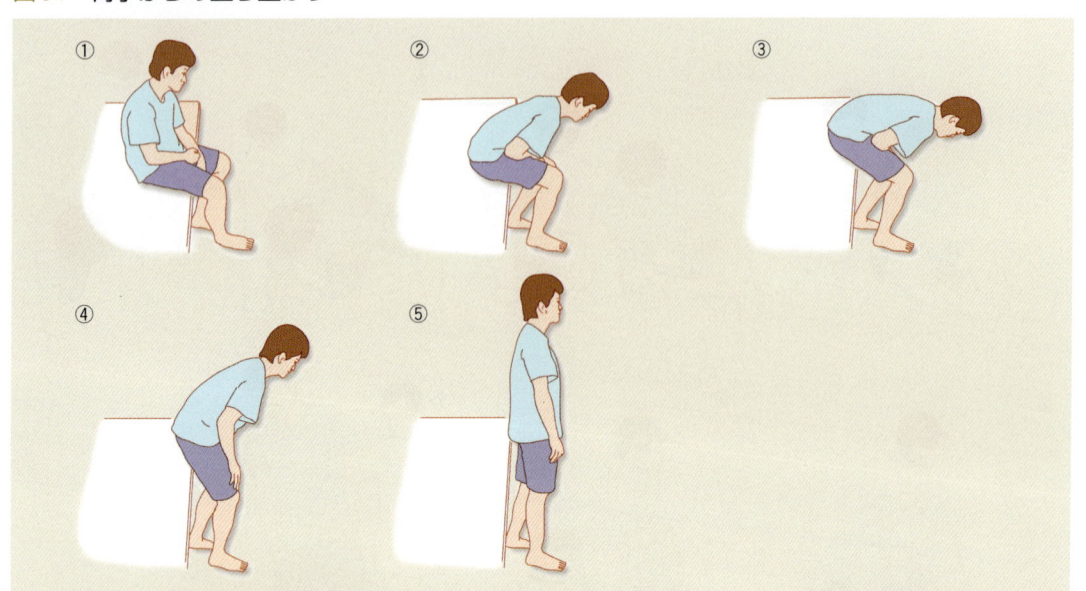

a. 通常の立ち上がり：②で一方の足（ここでは左足）を引き，十分に体幹を前傾（③）した後，殿部を持ち上げ，ゆっくりと上体を起こす．

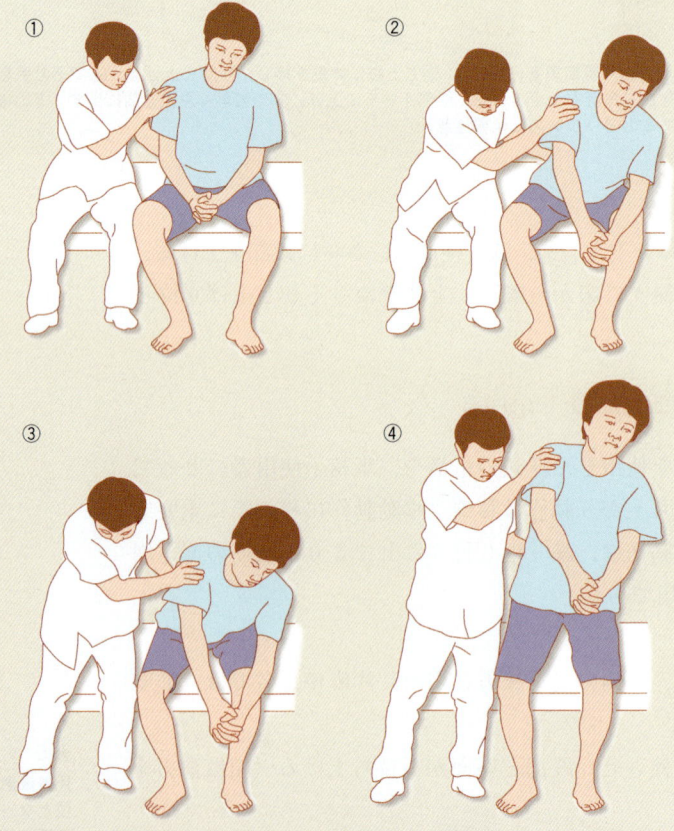

b. 右片麻痺患者の立ち上がり：①両上肢を組み，体の前に位置させる．非麻痺側の足（左足）を引く．そこからできるだけ左右対称になるよう立ち上がる（ポイントはaと同様）．

> **移乗動作**

文字通り乗り移り動作であり，日常，車椅子使用者が，ベッドまたは床に移る動作である．

ベッド⇔車椅子（図35）

車椅子からベッドに移る動作は，基本的には椅子からの立ち上がり動作に続く向きの変換動作である．日常での動作頻度が高いうえ，体の向きを変えることで転倒の危険性も高い．

> **ポイント**

①車椅子をベッドに近づける．その際，より力の入る側をベッド側にし，車椅子とベッドの角度はおよそ20～30°の角度をつけるとよい（体の向きを最小限にとどめるため）★6．
②立ち上がり動作を行い，車椅子からベッドの場合は移る側の床面，ベッドから車椅子の場合には車椅子のアームレストにつかまり，体の向きを変えながら着座する．

車椅子⇔床★7

日常，車椅子使用者が床に降りることは決して多いとはいえないが，生活空間を広げる意味においては重要である．

> **ポイント**

①車椅子から床に降りる場合，殿部を座面の前方へ十分に移動させる．
②片麻痺患者であれば非麻痺側の足を十分に後方に引く（一側の足を引く）．
③上体を前傾させ，両手または，片手をつき，引いた側の膝をゆっくりと床につける．
④ついた手を前方に出し，膝をついた側の殿部を床につけ着座する．床から車椅子へ移る場合は，車椅子につかまりながら床からの立ち上がりを行い，体を回転させ（車椅子⇔ベッドの回転方法と同様）車椅子に着座する．
⑤転倒の危険性を配慮し，前方または側方で介助を行うこと．

バランス訓練

安定した姿勢保持および動的な状態に対応できる姿勢バランス能力を向上させる目的で行う．姿勢における静的・動的★8安定性を獲得することは，日常生活動作を安全に行ううえで重要である．

★6
①片麻痺患者では，非麻痺側を移乗する目的物の側にもってくること．
②車椅子のブレーキを確実にかけること．車椅子からの動作はいかなる場合でも，必ずブレーキをかけること．特に脳卒中左片麻痺患者では，左側の注意に乏しい場合があるので要注意．

★7
車椅子から床への移乗動作では，股関節や膝関節の関節疾患により関節可動域が著しく低下している場合には困難となる．また，無理に行うと関節の痛みが増強する場合があるので特に注意する．

★8
静的バランスとは，静止した状態（姿勢保持）におけるバランスを示す．また，動的バランスはある姿勢で動作を伴った際のバランスをいう．

図35　移乗動作

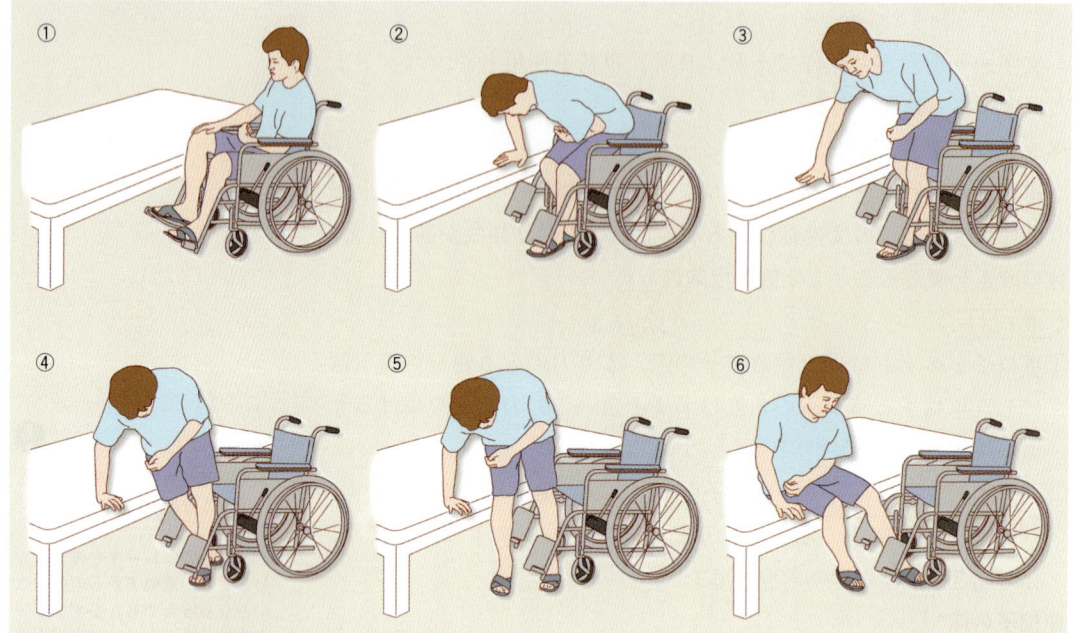

車椅子からベッド（左片麻痺患者の例）：②乗り移る台に手をつき，立ち上がる（椅子からの立ち上がりの要領）．④殿部を回転させながらゆっくりと腰かける．

床上での姿勢バランス

長座位バランス（図36a）

　　長座位でのバランス訓練は，特に対麻痺患者にとって重要である．この肢位はベッド上や床上で次の動作に移る準備姿勢となる．

ポイント
①長座位にて十分な体幹前傾のできる関節可動域が必要となる．
②両下肢を開き支持基底面を広げ安定性を増す．
③上肢の前方挙上，側方挙上などを行い，手放しで姿勢を安定させるよう訓練する．
④より動的なバランス獲得のために，ボール投げなどを行いバランスを向上させる★9．

四つ這いバランス（図36b）

　　四つ這いになることは，徐々に重心を高い位置にもっていくための準備，または床から立ち上がるときに必要な姿勢である．失調症などのバランス障害を呈する患者に対しては，上下肢をついての体幹の安定性向上，協調性獲得などに有効な訓練である．

ポイント
①四つ這い姿勢の保持，またはさまざまな方向からの抵抗に抗して姿勢を保持する．

★9
脊髄損傷による対麻痺患者に対しては，頭部でのバランスおよび残存筋の代償的作用によるバランス獲得が必要である．

②一側の上肢または下肢を上げ，体幹を反るようにしてバランス保持を行う．
③左手-右足，右手-左足などの組み合わせで挙上させ，バランスをとらせる訓練を行う．

膝立ちバランス，膝立ち歩き（図33a参照）

膝立ちは四つ這いよりもさらに高い位置に重心を上げた状態で，重力に抗した体幹骨盤帯・股関節の伸展を増強させる訓練である．膝立ち歩きは，より動的なバランス能力の向上と，歩行訓練の初期に体幹，股関節の動きを学習させることに役立つ．

ポイント
①体幹の前傾と股関節の屈曲が起こらないようにしっかりと伸展させる．
②姿勢がとれるようなら骨盤周囲の筋力増強およびバランス訓練のため，骨盤周囲にさまざまな方向から抵抗を加え，それに抗させる．
③膝立ち位で歩く場合，介助者は患者の後方に立ち，歩く際に体幹の前傾，股関節の屈曲，さらに大きな動揺を抑えるように介助し助言を与える．

片膝立ちバランス

膝立ちよりもさらに難易度の高い姿勢である．脳卒中患者においては麻痺側下肢，特に骨盤周囲の支持性向上，前後左右バランス能力の向上を目的とする姿勢である★10．

椅子座位バランス（図36c）

椅子座位での安定性は，座位で行われる日常生活動作（食事，トイレなど）にとって必要不可欠である．また，座位の安定性が得られることにより文化的活動の幅も広がる．

ポイント
①肘かけ，背もたれのない治療用ベッドやプラットホーム治療台に座り，静的な座位保持を獲得させる．
②自動的な上肢動作（両上肢の前方，側方挙上）を行い，動的な座位バランスを訓練する★11．
③上肢の左右への振りと体幹の回旋を加え，さらに動的な動作バランスの訓練を行う．

立位保持・立位バランス（図36d）

立位保持および立位バランスは，歩行の安定性に関与する．また，立位でのバランス獲得は座位よりも困難であるが，患者の回復意欲（モチベーション）を高めるため，できるだけ早期から行うことが望

★10
脳卒中片麻痺患者の場合，非麻痺側下肢を前方に出し，麻痺側股関節伸展保持能力を高める訓練を行う．また，失調症患者では，バランス能力向上のために行われる．

★11
バランス訓練では，他動的に動揺を加えるよりも自動的，自発的な動作によりバランスを訓練することが，患者の恐怖心なく行える．また，狭い範囲の動作から，より大きな広い範囲へと難易度を高める．

図36　バランス訓練

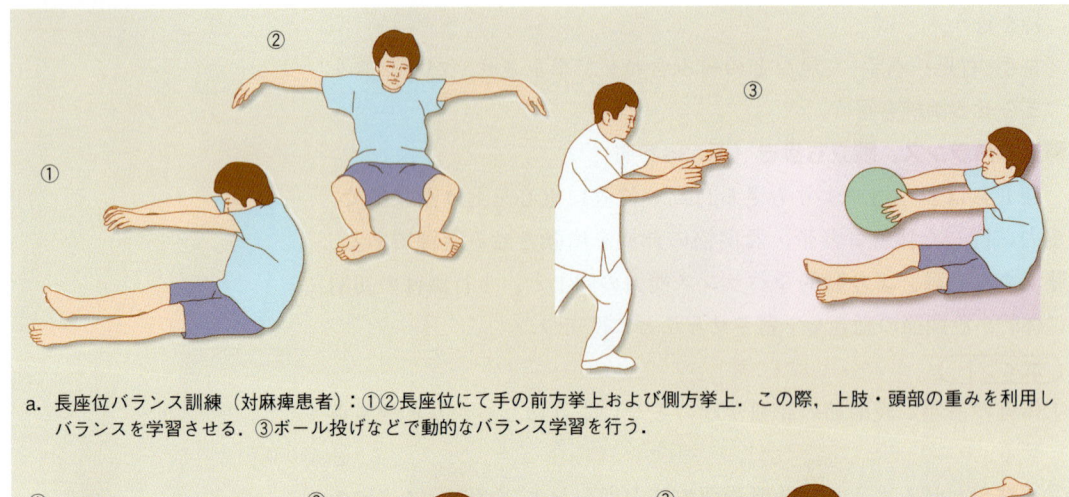

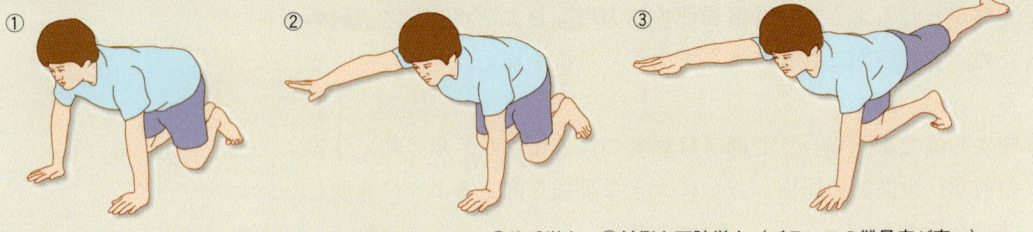

a. 長座位バランス訓練（対麻痺患者）：①②長座位にて手の前方挙上および側方挙上．この際，上肢・頭部の重みを利用しバランスを学習させる．③ボール投げなどで動的なバランス学習を行う．

b. 四つ這いバランス訓練：①四つ這いでの静的バランス，②片手挙上，③対側上下肢挙上（バランスの難易度が高い）．

ましい．

> **ポイント**
> ①平行棒内から始めると患者の安心感が得られやすい．
> ②静的な立位保持訓練から開始する．平行棒を把持する両上肢での支持から徐々に両下肢に荷重を加えていく．
> ③両手を組み，上肢の前方挙上（頭の上まで），肩の位置まで上肢を上げ，手を大きく左右に振り，体幹をそれにつれて回旋させる．
> ④熟練してくればボール投げなどにより難易度を増す．
> ⑤立位での動的な訓練としては，その場足踏みや下肢を振り出しもとに戻すなど，歩行につながるようなアプローチを行う．
> ⑥台に一側下肢を乗せ，前後への重心移動の訓練を行う．
> ⑦片麻痺患者では重心が非麻痺側方向に寄る[3]ことに注意する．できるだけ左右対称姿勢とする．

歩行訓練

運動障害をもつ患者にとって，歩行は日常生活の移動手段として最高レベルの機能である．また，リハを受ける患者のニーズが最も高い動作である．歩行訓練において考慮する点は，自立度の向上はもちろんのこと，安全性，スピード，耐久性の向上を図ることが重

図36 バランス訓練

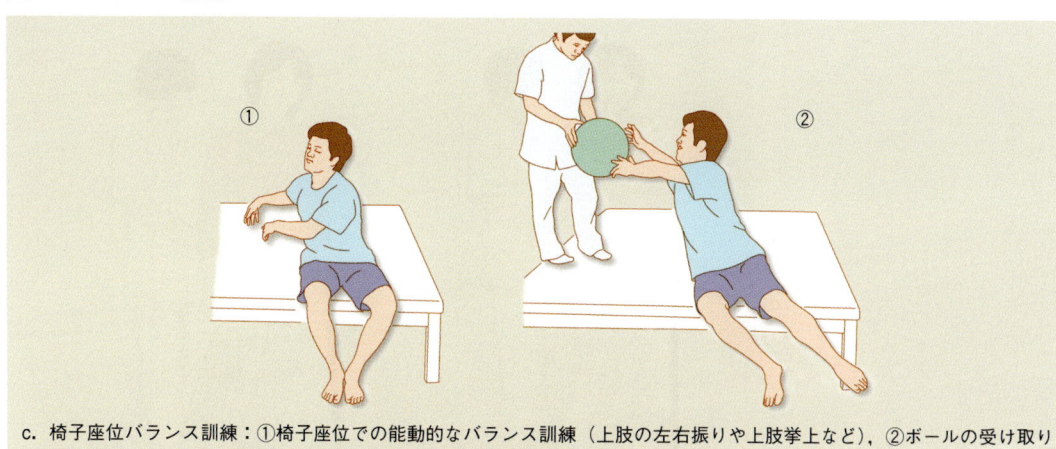

c. 椅子座位バランス訓練：①椅子座位での能動的なバランス訓練（上肢の左右振りや上肢挙上など），②ボールの受け取り（両上肢を使うとより効果的である），体幹を大きく動かすことがポイントとなる．

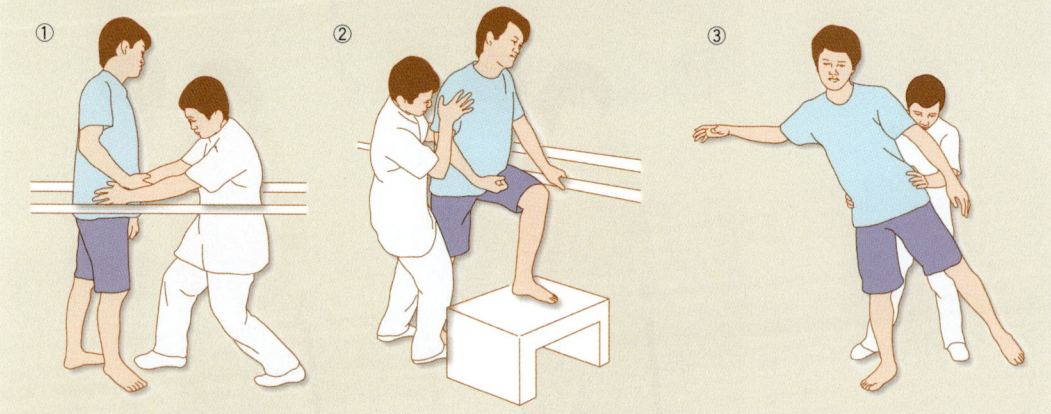

d. 立位バランス訓練：①平行棒内での静的バランス（治療者は骨盤を操作する），②一側下肢の台乗せ（乗せていない下肢の支持性強化），③動的なバランス訓練．

要である．また，患者のレベルに合わせた歩行補助具[★12]の選定も重要な点である．

歩行訓練はその疾患特性に基づきアプローチの方法が異なる．代表的疾患の歩行訓練の概略を以下に述べる．

片麻痺

片麻痺患者の麻痺の程度は，病態により多様性をきわめる．そのため，歩行補助具や訓練の方法もさまざまである．歩行訓練においては，確かな歩行能力の評価を行い，その問題点を明らかにしたうえで適切な指導が必要となる．

ここでは，片麻痺患者における筋緊張異常の2つのパターンに対するアプローチ法を示す．

緊張異常のパターンとアプローチ法

弛緩性麻痺（筋緊張低下）[★13]（図37a）：筋緊張低下を示す場合，立

★12
代表的なものとしては，杖，歩行器，シルバーカー，各種装具をいう．

★13
一般的に脳卒中の急性期には麻痺側の筋緊張低下を示す場合が多く，その後，徐々に筋緊張亢進状態に移行するパターンが多い．

図37a 片麻痺患者の歩行パターン

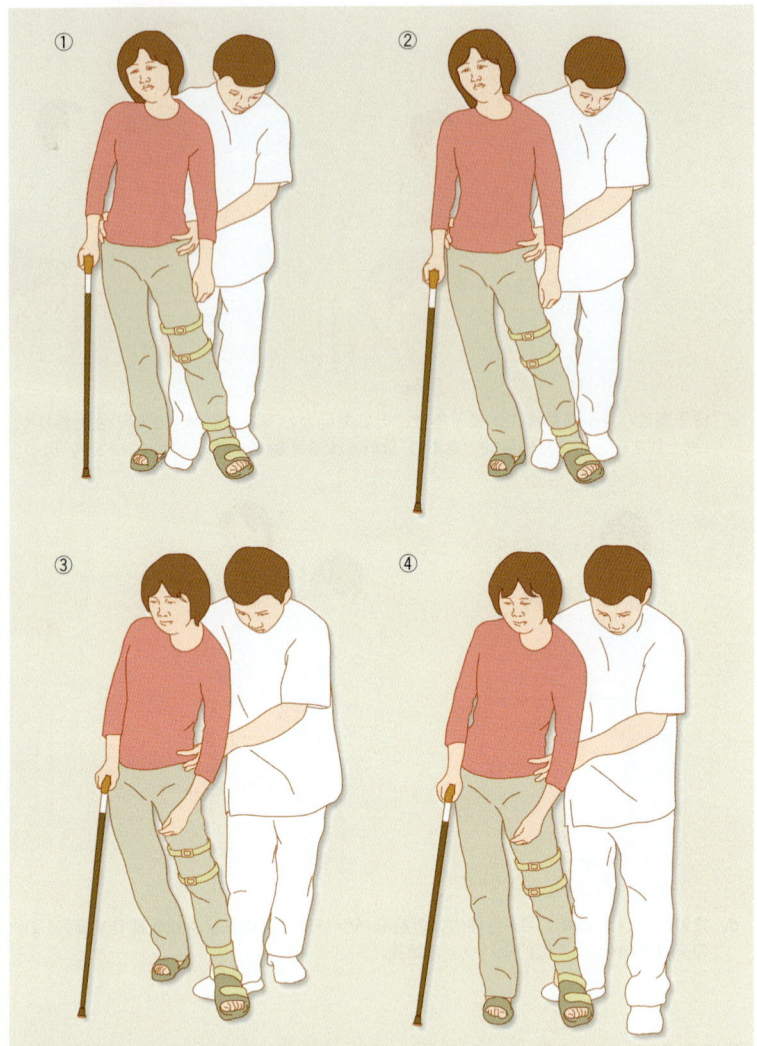

弛緩性（筋緊張低下）麻痺：非麻痺側下肢の支持性は低下しているため左下肢に体重が乗っていない．治療者は骨盤をサポートして，できるだけ麻痺側に体重が乗るようコントロールする．

位をとらせると麻痺側の下肢に体重が乗らない状況が観察される．また，体重を麻痺側に乗せることで膝屈曲（膝折れ）が生じる．したがってそのままの状態では，麻痺側下肢の支持は得られない．そのため立位歩行においては長下肢装具を必要とする．歩行訓練の初期では患者の安心感を増すために平行棒内で行う．可能であれば支持基底面の大きい四点杖などを使用し，平行棒外で訓練を行う．

> [!NOTE] ポイント
> ①麻痺側下肢での支持困難：介助者は麻痺側に立ち，できるだけ患者に密着する．倒れかかるようであれば状態をしっかりと支え，麻痺側下肢に体重が乗るように操作する．

図37b　片麻痺患者の歩行パターン

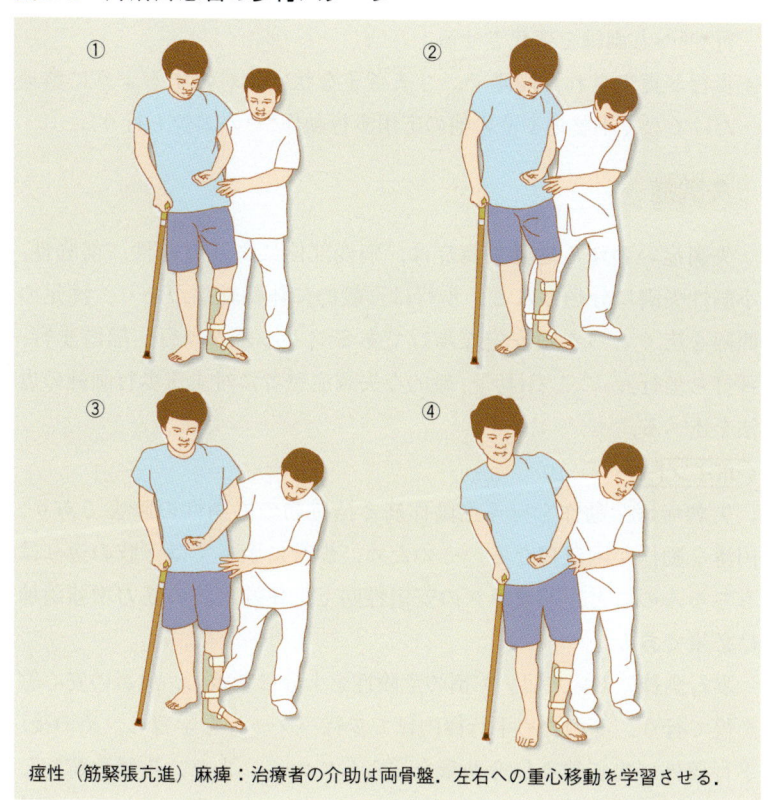

痙性（筋緊張亢進）麻痺：治療者の介助は両骨盤．左右への重心移動を学習させる．

②麻痺側下肢の振り出し：状況に応じて介助者の足を使って下肢を前方に出す．
③歩行パターン：非麻痺側手（杖）→麻痺側下肢→非麻痺側下肢の順．

痙性麻痺（筋緊張亢進）★14（図37b）：筋緊張が亢進している場合，麻痺側下肢の支持性は高い．しかし，極度に痙性が強まっているため，膝の過伸展，踵が浮く，下肢の振り出しが難しいなどの問題が生じる．短下肢装具などを使用し，膝，足関節のコントロールを行う場合がある．歩行に不慣れな場合には，平行棒内で行う．また，支持，振り出しが可能であれば平行棒外の歩行へと移行する．

> ポイント
> ①筋緊張低下と比べ，麻痺側下肢の支持性があることから，歩行における円滑な体重移動を指導する．
> ②歩行パターン：筋緊張低下と同様．

> その他全般にわたる指導のポイント
> ①歩行能力向上のため可能な限り最小限の介助を行う．
> ②体力レベル向上を目的にできる限り歩行回数を多くし，1回の歩行距離も可能な限り長く行う．

★14
筋緊張亢進状態は，麻痺側上下肢の痙性が著明となっている状態である．痙性は，精神的な緊張および過剰努力によって顕著に出現する．

★15
3動作歩行は杖→麻痺側下肢→非麻痺側下肢となる歩行．2動作歩行は杖と麻痺側下肢を同時→非麻痺側下肢となる歩行をいう．

★16
階段昇降，スロープ，段差越えなど多様な状況に対応できるよう訓練する．

★17 重錘負荷
臨床的に上肢や下肢の末梢部に重りを負荷することで失調性歩行の改善がみられる．これは，生理学的な根拠は明らかになっていないが，体性感覚や意識的運動を促進することにより効果がみられるとされている．

★18 弾性緊縛帯
臨床的に四肢近位部に弾性帯を緊縛することにより失調症状が改善する[4]．これは，緊縛帯の装着により筋紡錘からの求心性反射が増加し，固有感覚系に何らかの促通効果をもたらすものと考えられている（図38）．

図38 弾性緊縛帯

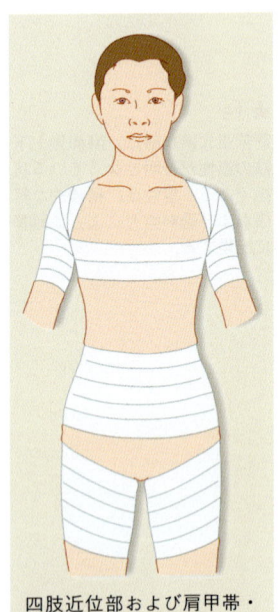

四肢近位部および肩甲帯・骨盤帯に弾性帯を巻くと効果的である．

③スピードの因子を考慮し，歩行パターンは3動作歩行から2動作歩行★15へと訓練を変化させる．
④歩行が獲得された段階で，さまざまな状況に対処するように整地だけでなく不整地やその他の応用歩行動作★16の訓練も行う．

失調症

失調症いわゆる運動失調症は，病変部位により脊髄性，前庭性，小脳性失調に分類される．歩行は一般的に体幹動揺があり，両足の間隔を広くとった不安定な歩行である（よろめき歩行，酩酊歩行，踵打ち歩行）．ここでは，一般的な失調症患者に対する歩行訓練の方法を述べる．

ポイント
失調症は，動作を行う主動作筋と拮抗筋の協調性の障害であり，円滑な動作が困難になる．そのため，歩行に至っては下肢の送りはもちろんのこと，バランスの安定性向上，体幹下肢の筋力増強訓練は必須である．

歩行訓練においては，転倒の危険性を十分に考慮し，患者の安心感を得て行う．そのため平行棒内にて歩行パターンを学習し，その後，平行棒外に出て徐々に介助量を減らしていく．また，重錘負荷★17，弾性緊縛帯★18を併用することで歩行時の動揺が改善されることが多い．

パーキンソニズム

パーキンソン病およびパーキンソン症候群の歩行障害は，前傾前屈姿勢，特に歩行開始のきっかけ（すくみ足），歩行中のリズム障害，立ち直り反射の消失，突進現象などが主体となっている．パーキンソニズムによる歩行障害は，その疾病の進行状況により異なるが，早期の段階から活動性向上を目的とした歩行訓練が効果的である．

ポイント
①歩行姿勢を矯正する．
②メトロノーム，号令など，音による聴覚刺激を利用する．または，床上に患者の歩幅に合わせた線を引いたり，一定間隔に障害物を置いたりする視覚刺激による歩行リズムの介助を行う．
③靴の踵に補高（2cm程度）をつけると，重心を前方に移し体を伸展させる効果がある．

対麻痺

現在では，脊髄損傷患者の移動手段は車椅子が主流である．しかし，損傷高位によっては歩行が可能な場合もある．歩行が実用的に

図39　大腿切断患者の義足歩行訓練の例

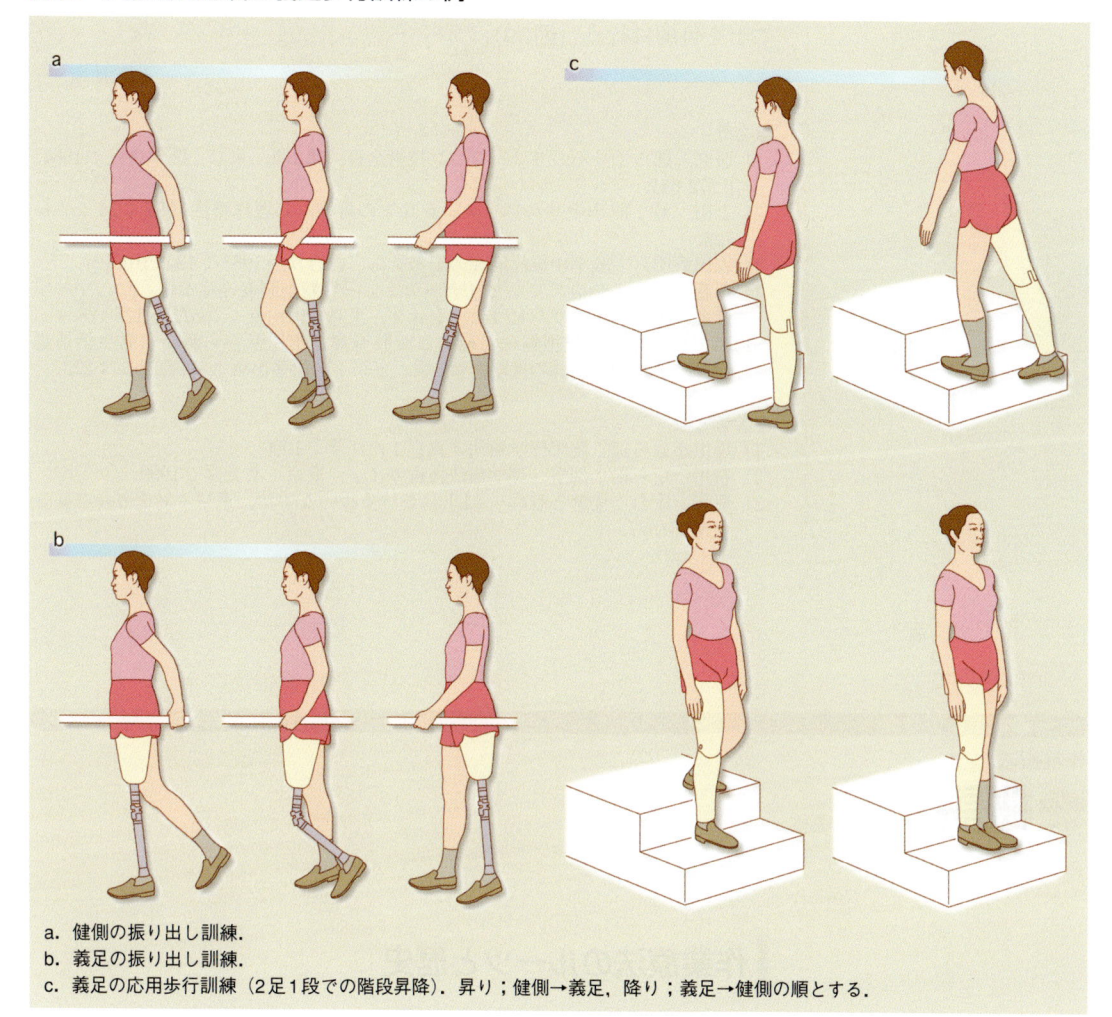

a. 健側の振り出し訓練.
b. 義足の振り出し訓練.
c. 義足の応用歩行訓練（2足1段での階段昇降）．昇り；健側→義足，降り；義足→健側の順とする．

なるか否かはその残存している筋の活動，年齢，本人のモチベーションなどの因子にかかわる．また，適切な補装具，杖などの歩行補助具の選定も重要である．一般的な目安としては損傷高位が第10胸髄節〜第2腰髄節レベルであれば長下肢装具と松葉杖で歩行は可能である．しかし，より実用的な歩行となると第3腰髄節レベル以下の損傷で，股屈曲筋群，膝伸筋群，股内転筋群が残存している必要がある．また，歩行補助具としては長下肢装具と両ロフストランド杖を使用することで実用的歩行がなされうる[5]．

下肢切断

　義足での歩行獲得に重要なポイントは，①断端の成熟，②義足のソケットとの適合（fitting），③義足アライメントの調整，④立位バランスの獲得，⑤歩行訓練，⑥応用歩行訓練である．断端の成熟とソケットが適合することにより立位歩行訓練へと進み，多様性のあ

る歩行および応用歩行訓練を行う．義足を自分の足として認識することを目的に行う（図39）．

(菅原憲一)

●文献
1) 服部一郎ら：リハビリテーション技術全書，第2版．東京：医学書院；1984. p.572-611.
2) 上田　敏：脳卒中リハビリテーションの再検討．理作療法1987；21：716-726.
3) 森田秀明ら：脳卒中後片麻痺の姿勢制御．総合リハ1985；13：101-107.
4) 斎藤　宏：失調症のリハビリテーション―脊髄小脳変性症を中心に．平井俊策編．神経疾患のリハビリテーション．東京：南山堂；1987. p.115-128.
5) 和才嘉昭ら：脊髄損傷―対麻痺と四肢麻痺．土屋弘吉ら編．日常生活活動（動作）―評価と訓練の実際，第3版．東京：医歯薬出版；1997. p.171-223.

●参考文献
1) 黒川幸雄ら編：臨床理学療法．東京：南江堂；1996.
2) 石川　斉ら編：図解　理学療法技術ガイド．東京：文光堂；1999.
3) 斎藤　宏ら：姿勢と動作―ADLにおける扱いと手順．東京：メヂカルフレンド社；1977.

作業療法

概説

作業療法のルーツと歴史

作業療法（occupational therapy）は，子ども・成人・高齢者が，障害や加齢などによって日常生活から意味のある作業をはぎとられてしまっているところから生まれた[1]．

作業療法が専門職として発足を始めたのは19世紀，ヨーロッパ（道徳療法として作業ワーカーによる作業的仕事）といわれているが，歴史的には，紀元前のエジプト，ギリシャの都市国家において，心身の機能に障害をもつ人に，ヒポクラテス（Hippocrates）などは音楽，演劇，乗馬などを勧め，健康維持にも狩猟やボールゲームなどを勧めたことが確認されている．ガレン（Galen；AD 201～103）は，土堀り，農園作業，魚釣り，木工作業などを治療の処方として"仕事をすることは，自然の最善の医師であり，人間の幸福に不可欠なものである"と提唱した．このように紀元前から，人は人間と作業が健康回復に深く関与する事実を経験的に知り，次の世代へと伝えてきた．18世紀には，ヨーロッパにおいて精神病者を病院の鎖から解放したフィリップ・ピネル（Philippe Pinel；1745～1826）などが，

そのような伝統的手法を"work therapy"と呼んで精神病者に用い，さまざまな身体運動と手作業を処方して精神病者の解放に道を開いた．こうして19世紀には，作業的仕事は，ヨーロッパの精神病院において定着し，やがてイギリスからアメリカに伝わり，アメリカにおいても主に精神病院で用いられてきた．第一次世界大戦後，帰還兵がもっていた作業に関する問題に対処するために，職業的な仕事を用いることから始まって作業療法という形になり，第二次世界大戦後は，作業を治療媒体として，身体障害，精神障害，発達障害，高齢者，地域へと急速に作業療法の対象を広げていった．そして，五大陸すべてに作業療法は普及していった．

一方，日本では，呉秀三医師（1865～1932）がヨーロッパの精神医学に学び，1901年，東京府巣鴨病院院長として赴任後，無拘束主義と作業的仕事を導入した．呉は日本における精神障害における作業療法の実質的な創始者といえる．戦後，欧米のリハビリテーション事情を視察した医師や厚生省の技官らの献身的な努力が実り，1965年に"理学療法・作業療法士法"が制定された．1966年，第1回国家試験が行われ，同年合格した20名により日本作業療法士協会[★1]が発足し，1972年には世界作業療法士連盟に加入，1981年法人認可となった[2]．

アメリカから講師を迎え1校からスタートした3年制専門学校は，現在約110校（専門学校，短大，大学，大学院修士・博士課程を含む）以上を数える．そして，年間2,500名を超える作業療法士（occupational therapist；OT；国家試験合格者）が誕生し，35年間の養成により17,227名（2001年7月1日現在）の資格をもつOTが全国で医療・保健・福祉といった分野に従事している．表6は，作業療法の対象となる疾患や障害であるが，時代の流れとともにOTに対するニーズ，職域は病院・施設から，福祉や地域・在宅へと拡大して21世紀を迎えている[5〜9]．

作業と作業療法の人間観

当初からアメリカの影響を大きく受けてきた日本の作業療法は，アメリカの状況変化に合わせながらも日本の文化に根ざして発展をしてきた．しかし，1990年代に入り，医学モデルに基づく機能反復訓練や模擬的ADL反復訓練から，その人の生活障害に直接対応するために作業そのものを用いることへと大きく変容しようとしている．それは作業への回帰を意味する．アメリカの作業療法理論をふまえながら以下，作業と作業療法について概説する[1,3,4]．

日本では作業というと，仕事と同義語のイメージが強い．しかしながら，作業療法で用いる作業は，奥行きが深く，"日々生活で行わ

★1 （社）日本作業療法士協会
日本作業療法士協会は作業療法士資格取得者から成る団体で，1966年に結成された．1972年には世界作業療法士連盟に加入し，1981年3月法人認可された．会員数は現在11,044名（2000年5月1日現在）おり，日本国内の作業療法士の約85％が当協会に加入している．

活動内容としては作業療法士の社会的地位の向上・学術技能の研鑽ならびに人格資質の陶冶に努め，医療・保健・福祉の向上を図り，国民保健の維持向上に寄与することを目的に，学会・研修会の主催をはじめ，機関誌およびニュースの発行，作業療法啓発を目的とした広報活動など国内外に向けてのエネルギッシュな活動を行っている．

表6 作業療法の対象となる疾患や障害

A. 身体機能障害	1. 筋・骨格関連障害 ・関節リウマチ ・小児の関節リウマチ ・変形性関節症 ・骨粗鬆症 ・重症筋無力症 2. 神経組織障害 ・筋萎縮性側索硬化症 ・循環器性脳障害 ・脳卒中片麻痺 ・ギラン-バレー症候群	・進行性筋萎縮症 ・パーキンソン病 ・てんかん 3. 傷　害 ・切断 ・腰痛 ・スポーツ障害 ・骨折 ・手指・手・障害 ・手根管症候群 ・手の腱移行	・各末梢神経障害 ・頸髄損傷 ・脊髄損傷 4. 感覚障害 ・視覚障害 ・聴覚障害 ・感覚鈍麻障害 5. 皮膚障害 ・熱傷 ・強皮症
B. 内部障害	・心疾患　・糖尿病 ・腎疾患　・癌 ・呼吸器疾患　・エイズ ・胃腸障害		
C. 認知，心理		・アルツハイマー型老年認知症 ・脳血管性認知症	・認知障害 ・失行障害
D. 発達障害	・先天性多発性関節拘縮 ・集中障害 ・脳性麻痺 ・学習障害児 ・未熟児	・二分脊椎 ・感覚統合障害 ・精神遅滞 ・ハイリスク新生児	
E. 精神障害		・自閉症 ・抑うつ神経症 ・拒食症 ・過食症 ・老人性認知症 ・情緒障害	・人格障害 ・多重人格障害 ・統合失調症 ・アルコール依存症 ・薬物依存症

表7 作業の主要な特性

作業は，
- 人間の基本的ニーズである
- 健康の決定要因である
- 意味の源泉である
- 目的の源泉である
- 選択（choice）と統制（control）の源泉である
- バランスと満足の源泉である
- 時間を構成する手段である
- 物と空間を構成する手段である
- 収入を得る手段である
- 記述子（descriptor）である
- 治療媒体である

(Enabling Occupation: An occupational therapy perspective. CAOT 1997)

れている一群の活動や課題で，個人の文化によりその価値と意味を形成され付与されたもの"をいう．すなわち，身の回りのことを自分で行うセルフケア（self care），社会的・経済的活動に貢献する仕事（productivity），生活を楽しむレジャー（leisure）など，人が行うすべての営みのことを指す[1,3,4]．作業のもつ主要な特性については，表7に示す．

ここで，作業療法の人間観について言及する必要がある．なぜならば，その職業団体がもつ人間観は即，クライアント★2の利益・不利益に直接影響してしまうからであり，その治療法が普遍的になりうるかどうかの鍵を握り，その後の発展の重要な要因になるからである．

紹介するカナダ作業遂行モデルは，作業療法の視点からみた人のあり方をとらえる新しい枠組みである（図40）[1]．人は環境のなかにあって作業を行っている．人は，魂（spirituality）★3を中核にもつ存在で，情緒的（affective），認知的（cognitive），身体的（physical）側面がある．環境には文化的（cultural），社会的（人間関係；social），

★2 クライアント
医学的状況，移行期の困難，または環境の障壁によって生じる作業上の問題をもつ個人，あるいは特定の集団（刑務所受刑者やデイケア施設）または特定住民の作業遂行に影響を与える組織（建築およびエンジニアリングの企業や市町村行政機関）．

★3 スピリチュアリティ
人は誰でもかけがえのない唯一無二の個人である．それぞれの個人をその本人たらしめているものがある．それをスピリチュアリティとする．人はスピリチュアリティをもった存在であって，自分の環境のなかで作業を認識し，選択し，従事することができる潜在能力をもつ主体的な存在である．

図40 カナダ作業遂行モデル

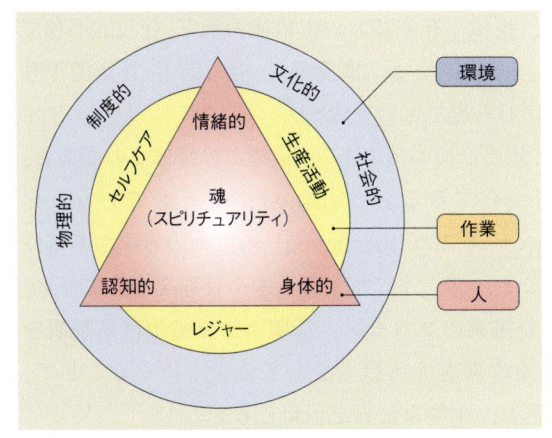

(Law M（吉川ひろみ訳）：COPMカナダ作業遂行測定.
岡山：大学教育出版；1998)

図41 作業遂行

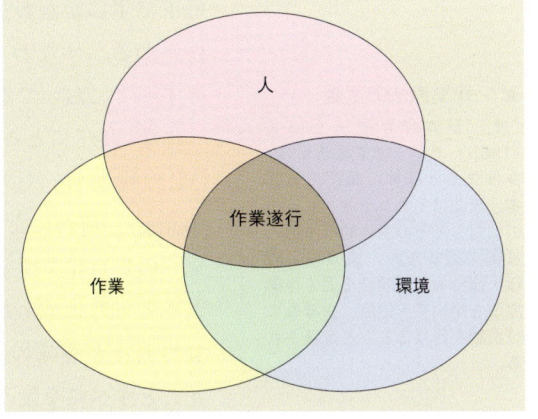

(カナダ作業療法士協会（吉川ひろみ監訳）：作業療法の視点—
作業ができるということ．岡山：大学教育出版；2000)

物理的（physical），制度的（institutional）といった側面がある．人がセルフケアや仕事やレジャーといった作業を行うことは，人の魂・情緒・認知・身体が，文化的・社会的，物理的・制度的環境と触れ合い，相互に影響し合うということである．人は生涯を通じて，年齢，時代，環境との兼ね合いでさまざまな作業をして生活を深め，変化させていく．手足を力いっぱい動かさないとできない作業もあれば（身体的），推理小説の謎解きやパズルなど頭で考える作業もある（認知的）．懐かしさがこみあげたり，どうしようもなく不安や心配が募る作業もある（情緒的）．自己の存在や自分らしさを感じられる作業もある（魂）．そして，人は常に環境のなかに存在している．人や作業は，国家や地域，民族や人種や性によって規定される規範（文化）に影響を受けることもあるし，家族や友人，隣人やサービス提供者（社会）によっても影響を受ける．建物や地形や気候など（物理）にも影響されるし，法律や規則など行政や組織が決めたルール（制度）にも影響されるのである[4]．

一方，クライアントは作業遂行★4によって本来あるその人の能動的活動が増し，その人らしい価値的な生活を再構築し，かかわる人や環境を変え，その波は万波となって社会や国や文化，そして巨視的にみれば地球や宇宙までを変えうることになる．相互に影響を与える事実とロマンを作業遂行は包含している[10]．

障害分類と作業療法，その役割と目的

ところで，世界保健機関（WHO）の障害分類は，機能障害-能力低下-社会的不利の3分類で行っており，リハ医療においては，主に機能障害-能力低下を扱い，能力低下-社会的不利は主に社会的リハ

★4 作業遂行
意味のある作業を，選択し，構成し，納得のいくように行う能力を指している．意味のある活動とは，自分の身の回りのことを自分でしたり，生活を楽しんだり，社会・経済活動に貢献するといったことであり，文化的かつ年齢的にその人相応と認められるものである（図41）．

において扱うとされる．作業療法は，病院においては機能障害-能力低下で主にかかわり，地域・在宅においては能力低下-社会的不利でかかわる．すなわち，作業療法は，機能障害-能力低下-社会的不利のすべてにおいてかかわる療法といえる★5．

作業はOTにとって重要な関心事であり，治療上の媒体なのである．OTの役割は，①何かをすること（doing），何者かであること（being），何かになっていくこと（becoming）のための意味のある作業への焦点化をすること，②人々に対して治療や管理をするよりも，人々とともに取り組む協業のプロセス，③障害や日常生活に制限をもつ人々が意味のある作業をする機会をもてるようにすることで，丸ごとすべてを包み込む，平等な世界を理想と考える[1]．

作業療法の基本的役割は"作業をするために必要なすべてを備え作業をできるようにすること，すなわち作業の可能化（enabling occupation）"であるといえる．作業の可能化とは"人が自分の環境のなかで有益で意味のあると思う作業を選択し，組織化して，遂行することができるということ"を意味する．作業の可能化は，促し，導き，指導し，教育し，鼓舞し，傾聴し，反響し，激励し，あるいは協業することであり，それによって人々が自らの問題解決にかかわる手段や機会をもつプロセスである．そのため，作業療法の目的は，クライアントが自分にとって意味のある作業ができるようにすること（作業の可能化）である．与えられた環境のなかでクライアントが有用で意味のあるとみなす作業をクライアント自身が能動的に選択し，生活に合わせて作業を構造化し，実際に行うということをクライアントとともに行うこと（協業）をいう[1,3,4]．意味のある作業は生活の魂（スピリチュアリティ）な側面に重要である．作業は日常生活を意味のあるものにすることを援助しつつ，自己表現や人との関係を可能にするからである．

作業療法はクライアント中心の実践

OTはクライアント中心の実践を最重要視する．クライアント中心の実践とは，個人，集団，機関，行政府，法人といったクライアントの作業の可能化を目指した協業的アプローチであるといえる．OTはクライアントを尊重し，意思決定においてクライアントに関与し，クライアントのニーズを満たすようにクライアントとともに，そして，クライアントのために擁護し，また一方でクライアントの経験と知識に理解を示す．クライアント中心の作業療法の特徴を**表8**に示す[1,3,4]．

★5 作業療法の定義
（社）日本作業療法士協会（1985）では"作業療法とは，身体または精神に障害のある者，またはそれが予測されるものに対してその主体的な生活の獲得を図るため，諸機能の回復・維持および開発を促す作業療法を用いて，治療，指導および援助を行うこと"と定義される．

表8　クライアント中心の作業療法の特徴

1. クライアントや家族を尊重し，彼らの選択を尊重する
2. 作業や作業療法サービスの最終決定を下すのはクライアントや家族である
3. 情報や身体的安楽や心理的サポートを提供する，コミュニケーションを大事にする
4. 作業療法サービスへのクライアントの参加を促進する
5. 柔軟で個別的な作業療法サービスを行う
6. 作業遂行の問題をクライアントが解決できるようにする
7. 人-環境-作業の関係に焦点をあてる

図42　作業遂行プロセスモデル

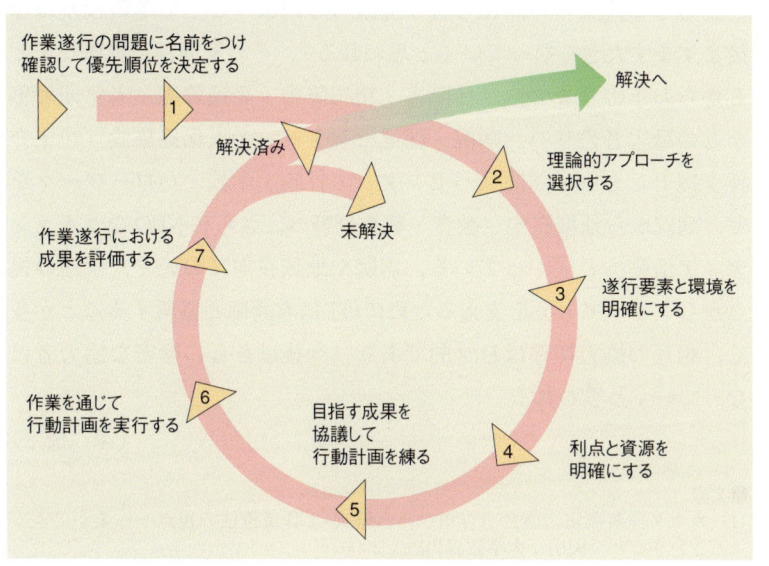

1. 作業遂行の問題に名前をつけ確認して優先順位を決定する
2. 理論的アプローチを選択する
3. 遂行要素と環境を明確にする
4. 利点と資源を明確にする
5. 目指す成果を協議して行動計画を練る
6. 作業を通じて行動計画を実行する
7. 作業遂行における成果を評価する

（解決済み／未解決／解決へ）

（カナダ作業療法士協会（吉川ひろみ監訳）：作業療法の視点—作業ができるということ．岡山：大学教育出版；2000）

7段階の作業遂行プロセスモデル

クライアント中心の作業療法は，7段階の作業遂行プロセスモデルで説明されている（図42）[1]．

第1段階：クライアントとともに作業に関する問題について目を向け，何が重要な問題かを探ることから始めることになる．すなわち，クライアントの作業遂行の問題に名前をつけ優先順位を決定する．

第2段階：理論的アプローチを選択する．作業療法理論のなかで，大きくは，回復アプローチと代償的アプローチに分類され，作業療法に調和する理論的アプローチは6つに区分される★6．

クライアントと協業する実践に導くためにこの6区分に含まれる理論的アプローチを選択する★7．

第3段階：遂行要素と環境を明確にする．

第4段階：もっている利点と資源を明確にする．

★6 理論的アプローチ6つの区分
①身体的リハの理論，②精神・情動の理論，③神経・統合の理論，④社会適応の理論，⑤人間発達の理論，⑥環境の理論から成る．

★7
理論的アプローチには，①生体力学的アプローチ，②集団アプローチ，③心理社会的アプローチ，④感覚統合アプローチ，⑤リハアプローチ（ADL訓練，家事訓練，義肢装具作製，自助具作製，福祉用具適合，家屋環境整備，職業前訓練など），⑥神経発達的アプローチ（神経・筋アプローチ），⑦認知発達的アプローチ（失認・失行など），⑧学習アプローチ（学習障害など），⑨地域保健アプローチ（訪問リハなど），⑩健康推進アプローチ（地域健康教育プログラムなど），⑪精神分析的アプローチなどが含まれる．

第5段階：目指す成果を協議して行動計画を練る．
第6段階：作業を通して行動計画を実行する．
第7段階：作業遂行における成果を評価する．作業遂行プロセスの有効性を検討する．この評価はクライアントが成果に満足できるか否かの判断をすることが大切である[1]．

作業療法の今日的展開と課題

2000年4月に介護保険が始まり，訪問リハが制度化された．病院から在宅への流れが加速されるに至った現在，OTは"クライアントと協力して作業の可能化を行う健康の専門家"としてその役割は今後ますます大きくなっていくと思われる[2]．その範囲は，健康な子どもからお年寄りまで，身体障害・精神障害・発達障害・老年期障害などの障害者のリハ，病院・保健センター・老人保健施設・在宅介護支援センター・訪問リハセンター・行政・学校・ハローワークなど，病院から地域在宅・教育・職業分野へ，さらにNPOなどボランティア活動へと広がっている．病院や地域在宅において，生活の視点からクライアントを支えるためにOTは看護師と協業することが多く，相互の協力関係は日常的であり，今後はさらに緊密な協力者になっていくと思われる．

（澤　俊二）

● 文献
1) カナダ作業療法士協会（吉川ひろみ監訳）：作業療法の視点—作業ができるということ．岡山：大学教育出版；2000．
2) 日本作業療法士協会編：第1巻作業療法概論，改訂第2版．東京：協同医書出版；1999．p.11-101．
3) Law M（吉川ひろみ訳）：COPMカナダ作業遂行測定．岡山：大学教育出版；1998．
4) 吉川ひろみ：日本の作業療法におけるCOPM（カナダ作業遂行測定）の有用性．1998・1999年度科学研究費補助金研究成果報告書．2000．
5) 日本作業療法士協会編：第4巻身体障害，改訂第2版．東京：協同医書出版；1999．p.67-97．
6) 日本作業療法士協会編：第5巻精神障害，改訂第2版．東京：協同医書出版；1999．p.25-29．
7) 日本作業療法士協会編：第7巻老年期作業治療学，改訂第2版．東京：協同医書出版；1999．p.49-51．
8) 日本作業療法士協会編：第8巻高次神経障害，改訂第2版．東京：協同医書出版；1999．p.41-69．
9) 日本作業療法士協会編：第11巻職業関連活動，改訂第2版．東京：協同医書出版；1999．p.49-71．
10) 澤　俊二：私の考える作業療法—OTの人間観．作業療法 1982；1：71-75．

作業療法
作業療法の実際

作業療法の流れ

医師の処方のもとに作業療法が開始される．対象者が作業療法に処方，依頼されてから，治療・訓練・指導が終了するまでの過程は，表9の9項目から成る．

作業療法の治療的特性

作業療法は生活の技能獲得を目的に，生活に関するさまざまな作業を治療媒体として用いる．その治療法には，生体力学的アプローチ，神経筋・感覚統合アプローチ，代償的アプローチがある．

生体力学的アプローチ

生体力学的アプローチは，末梢運動器（骨・関節・筋）から派生する運動機能の問題に対して行われる治療体系である．運動学（kinesiology）と運動力学（kinetics）の理論を背景に，身体機能障害を対象に実施される（理学療法の運動療法に準ずる）．

また，治療的に作業を用いる場合の分析方法として人間工学的理論[★1]が用いられ，作業姿勢・道具や用具の形態・作業域・運動様式（操作方法）などに関する治療条件を選定するために生体力学的理論[★2]が導入される．

主な対象は末梢運動器の機能要素である関節可動域・筋力・協調運動などの障害であり，具体的訓練内容を示すと，①関節可動域訓練，②筋力増強訓練，③上肢機能としての手指の機能回復訓練，④筋の持久力と全身耐久性改善訓練，である．

これらの基本的な機能訓練は，作業活動の導入に向けた準備的訓練として実施することが一般的である．また，作業療法としては課題となっている行為（日常生活動作；ADL）そのものを治療手段として用い，これに生体力学的理論を加味した効果的な治療条件を選定し，訓練を実施する[★3]．

作業療法の訓練には，単関節機能の回復より複合的に作用する機能の改善が，また運動機能より目的動作としての能力向上が求められている．このため，治療媒体として用いる作業の分析要素は多岐にわたり，この有効な分析理論の一つに生体力学的理論があるといえる．

★1 人間工学的理論
人間が取り扱う器具・道具あるいは環境などを，人間にとって使いやすくなるように設計・改良する考え方．

★2 生体力学的理論のベースとなる力学的原理
てこ・摩擦・運動の法則・慣性力・力学的エネルギーなどの作用を意味する．

★3
作業活動の実施体験は，成功感・達成感を患者にもたらし，自信や意欲の向上とともに，自ら日常生じる問題に取り組む姿勢が芽生える機会にもなる．

表9 作業療法の過程

1. 他部門からの情報収集[★1]・対象者との出会い（観察）から始まる
2. 評価：面接・観察・検査測定などを実施する
3. 問題点とその原因の把握：対象者の残存能力や優れた点も把握する
4. リハビリテーションゴールの設定：医師・看護師・作業療法士・言語聴覚士・医療ソーシャルワーカーなどによるカンファレンスで決定する[★2]
5. 作業療法計画の策定：作業療法の長期・短期目標の設定
   治療訓練手順の決定：治療訓練の優先順位を考慮した訓練期間中の時間的流れ
   治療訓練手段の決定：使用する作業の選択
6. 治療訓練の実施
7. 再評価：効果の判定のため実施し、必要があれば計画の修正・再訓練を実施する
8. 作業療法終了：退院時指導を実施する．また、必要に応じて転院、移動先の施設への紹介状を作成する
9. フォローアップ：電話や手紙、訪問などによる

[★1] カルテ・病棟スタッフから、教育歴・職歴・家族状況・医学的情報・病棟での生活状況などの情報を得る．
[★2] 各部門からの評価・問題点を持ち寄り、対象者のリハビリテーションゴール（移動手段・復帰状態・機能段階）を設定する．これに基づき各部門はそれぞれの役割を明確にする．
　移動手段：独立歩行・補装具使用歩行（独立・介助）・車椅子（自走・介助）・ベッド上．
　復帰状態：家庭復帰・職業復帰（復職・転職・復学）・施設入所・転院．
　機能段階：自立・補装具自立・口頭指示・部分介助・全面介助（ADLなど）．

神経筋アプローチ，感覚統合アプローチ

　1970年代から神経生理学・神経発達的知識を基礎とする神経筋アプローチが急速に発展してきた．この神経筋アプローチ（神経筋促通法）は、理学療法の運動療法の理論・手技として発展したものであり、成人・小児の身体機能障害を対象に実施される（理学療法の運動療法に準ずる）．

　作業療法では、生体力学的アプローチと同様に、作業活動の導入に向けた準備的訓練として実施することが一般的である．

　また感覚統合療法[★4]は、脳機能の基本感覚系（前庭系・触覚系・固有受容系）の統合と、視覚認知や聴覚認知との関係性が理論体系となっており、基本原理には神経生理学的知識が包含されている．主に学習障害（learning disorder）児を対象として研究が進められたが、その原理は小児期の自閉症や精神遅滞、成人・老人の中枢神経障害（統合失調症や認知症）も対象になり、作業療法のなかで発展してきた理論である．

代償的アプローチ

　代償的アプローチは、身体的制約の迂回や代償を患者が学習するのを援助することを目標とし、障害よりもむしろ残存能力に焦点を当て、アプローチする方法である．単に代替するものではなく、主

[★4] 感覚統合療法
エアーズ（Ayres）によって1970年代から80年代にかけて作業療法の理論として構築され、作業療法の科学的実践に影響を与えた．

に能力障害レベル・社会的不利レベルにおいて，対象者が新たに適応できるための能力の拡充法である．

代償的アプローチは，動作による代償，機器による代償，環境の調整による代償の3つに大きく分けられる．

動作による代償

障害を受け，以前と同じ方法で動作ができなくなった場合，動作の工夫や健常な部分での代償，さらに動作の繰り返しによる習熟などにより解決を目指す．ADLを単なる一つの動作とみるのではなく，一連の動作★5として評価・訓練することが特に求められている．また，対象者の在宅での動作や環境を入院中から想定して訓練を行うことが重要であり，施設や病院で実際に近い環境を設定することはもちろん，外泊訓練を行うことも不可欠である．

脳損傷に伴って生じる高次脳機能障害の場合も，認知行動面に配慮した繰り返しの訓練によって，脳における代償（新たな神経回路の形成）がなされ，慣れたADL場面での問題が軽減される場合も少なくない．

機器による代償

自助具・福祉機器・補装具・日常生活用具・リハビリテーション機器などの福祉用具★6を用いて，身体機能の補助や代償，残存機能の拡大を図る目的で使用される．欧米では，テクニカルエイド（technical aids；補助器具）と呼ばれ，福祉用具と同一の概念といえる．

補装具・義肢

装具は，使用・装着部位から，大きく分けて上肢装具・体幹装具・下肢装具に分類される．装具のなかでも上肢装具は，主に手の外科領域で作業療法と密接にかかわってきた．装具は作業療法にとって機能障害の改善だけでなく，ADLを主とした能力障害の改善効果が期待できる重要な手段である．

義肢・補装具の分類・適応については次項で述べる．このため，義手の装着訓練についてだけ以下に述べる．

義手装着前訓練

義手オリエンテーション：義手とは，外傷・疾病・奇形などにより上肢の全部または一部を切断，欠損した機能と形態を補うために装着する人工の手である．このため義手は万能なものではなく，ある動作を限られた場面で自助具として使用するという理解が重要である★7．このため，どのような目的で義手を使いたいのか，十分な検討とオリエンテーションが重要となる．

断端形成：切断後，断端の浮腫の予防と浮腫を除去し，過度の脂肪を除去し，円錐形の望ましい成熟断端を得るために弾性包帯を巻く★8．

★5 **一連の動作とは**
移動は単に移動自体を目的とするのではなく，移動先で目的動作を行うためのものであるし，入浴動作は移動・移乗・更衣・洗体といった複数の動作が複合して構成されている．

★6
"福祉用具とは，心身の機能が低下し日常生活を営むのに支障のある老人または心身障害者の日常生活上の便宜を図るための用具及びこれらの者の機能訓練のための用具ならびに補装具をいう"と規定されている．
「福祉用具の研究開発及び普及の促進に関する法律（平成5年5月6日法律第38号）第2条」

★7
切断者が抱いている義手に対してのイメージ，期待している機能を知ることは重要である．
マスコミの報道などにより，手とまったく変わらない機能を持っているかのような過剰な期待を抱いている場合も少なくない．現実のフックや義手を見るとショックを受ける切断者も多く，十分なオリエンテーションと心理的支持が重要である．

★8 **弾性包帯の巻き方**
①断端の長軸に沿って2～3回巻き，その後は8の字を描きながら末梢から中枢へ斜めに巻きつける．
②圧迫程度は断端の末梢部にいくほど循環障害を起こさぬように気をつけながら適度に締めつける．このときのコツは断端の先端を通過するときにだけ包帯が先端からずれないように固定してグッと引っ張り，次は転がす程度に巻いていく．
③包帯を巻き終えたら10分後に圧迫程度を必ずチェックする．
④1日数回巻き替える．
⑤弾性包帯は，前腕切断で7.5cm，上腕切断で10cmの幅が適当である．

断端機能訓練：義手を操作するための筋の廃用性萎縮の防止，関節の拘縮の予防・改善と疼痛や異常感覚を取り除く目的で行われる，関節可動域訓練・筋力増強訓練・温熱療法などである．

利き手交換訓練・ADL訓練：利き手側を切断した場合は，反対側の手指の巧緻性訓練・書字訓練・作業活動などを行い，利き手の交換を促す．両側切断の場合は，食事・トイレ・入浴・更衣動作を残存上肢・下肢・体幹・口・自助具を利用してADL訓練を行う．

全身状態の調整：体幹の筋力を強化することにより，側彎の予防・呼吸機能の維持・義手重量の保持能力増大が可能である．また，幻肢痛のオリエンテーション・痛みの軽減のための作業活動を行い，必要に応じて心理療法・外科的療法・物理療法が行われる場合がある．

義手装着訓練

義手のオリエンテーションと着脱訓練：部品の名称と機能・取り扱い方を教え，義手を使用してどのようなことができるのかを具体的に指導する．義手を日常的に使用できるよう，段階を踏んだ訓練を実施する．また，断端の衛生[★9]について指導する．

退院後の故障時の対処方法，補装具給付システムでの修理・再交付についての情報を提供する．

着脱方法（片側切断の場合）（図43）

脱ぎ方
- 健手を首の後面に回し，ハーネスクロス部を握り頭上を越す．
- 健手をループから外し，ソケットを脱ぐ．

基本動作訓練：前腕義手の場合，フック（手先具）開閉操作に必要な体の動きは，主に肩甲骨外転・断肩の屈曲である．肘屈曲位でのフック開閉操作を実施し，他の身体の動きと分離できるよう訓練する．上腕義手の場合，肩甲帯および上腕の動きで肘継手のコントロールと手先具の開閉を随意に行えるように訓練する．肘継手の固定・解除に必要な体の動きは，切断側の肩甲骨下制・肩の前方突出・伸展・外転である．目的位置で固定・解除ができるように練習し，特に解除した場合その位置で維持できるように訓練する（表10）．

（**自助具・福祉機器**）

対象者のADL自立度を高め，介助量を軽減する目的で用いる機器・道具である．機器適応の際には，対象者の利用目的を明確にするとともに機能・能力評価を行い，必要な機器の選定・作製をする．試用時に適合評価をするとともに，操作・使用訓練を行う場合もあり，管理・メンテナンスなどのフォローアップも重要である．

福祉機器については，家屋環境整備とともに考える必要があるため，次項で具体的に活用法を述べる．自助具の用途別品目と適応障

[★9] 発汗はソケット内部を湿潤させ，悪臭や汚れを引き起こし，断端に湿疹や傷・潰瘍などをつくる原因にもなる．断端やソケット内の衛生を保つため，内部を毎日丁寧に洗浄し，乾燥させるなどの衛生管理を指導することは重要である．また，断端袋の使用は有効である．

図43 義手装着訓練

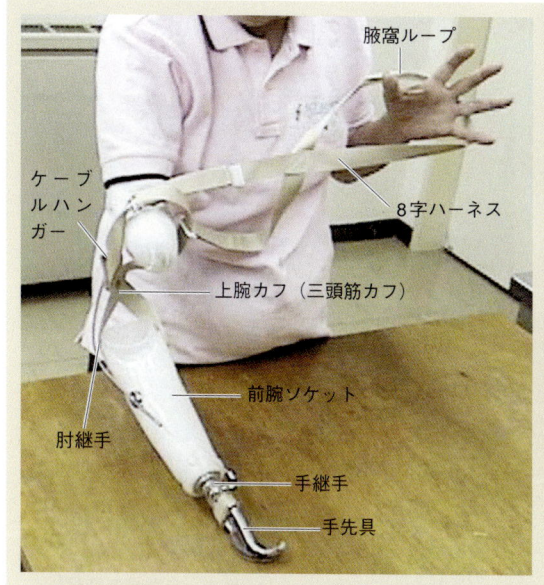

a. 義手をテーブルの上に置きハーネスのねじれを取る．断端を上腕カフに通す

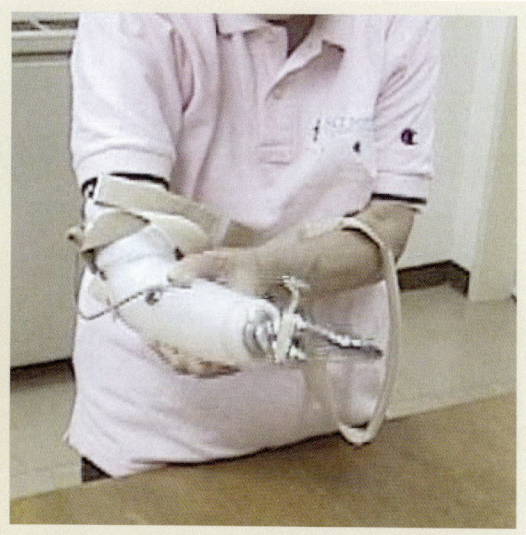

（ラベル：腋窩ループ、ケーブルハンガー、8字ハーネス、上腕カフ（三頭筋カフ）、前腕ソケット、肘継手、手継手、手先具）

b. 腋窩ループに健手を通し，義手のソケットに断端を入れる

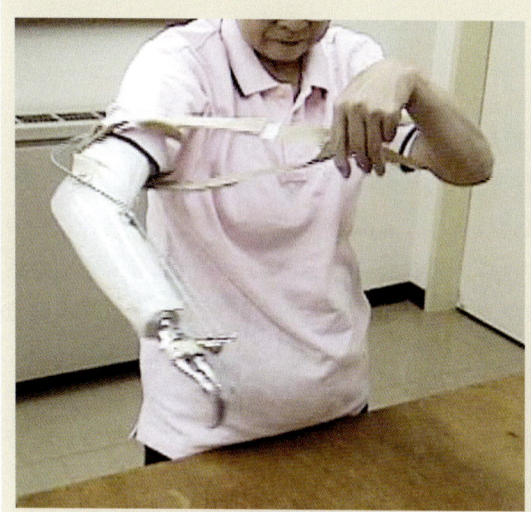

c. ハーネスを頭からかぶる

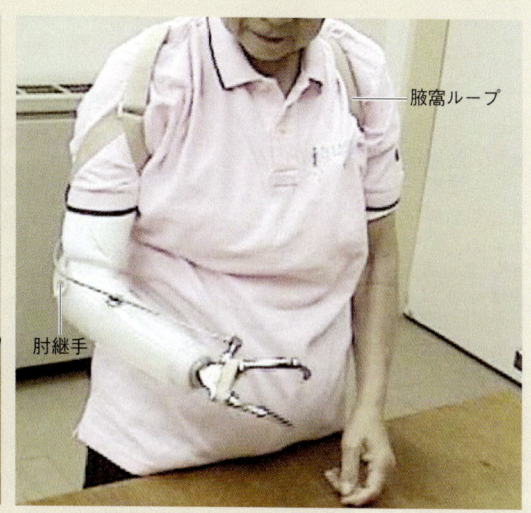

d. ハーネスの定着と手先具の動きの確認

（ラベル：腋窩ループ、肘継手）

害を表11に示す．

環境による代償

　環境面のアプローチでは物的環境・人的環境・社会的環境の3つについて考える．物的環境は，主に家屋環境整備（福祉機器の適応を含む家屋改造）が行われる．人的環境には介助者への指導や援助，社会的環境としては利用できる社会資源などが含まれる．

表10 義手の動作訓練

つまみ動作訓練（フック開閉と肘ロック操作訓練の組み合わせ）
大きさの違うもの・硬さの違うものの把持訓練，肘継手を操作していろいろな高さでの把持訓練，ブロックの積み重ね，紙コップ・スポンジをつぶさないように保持する訓練を行い，ハーネスの緊張による力の調節を身体で覚える．

両手操作訓練（a～d）
片手切断の場合は，義手の補助手としての操作法を訓練する．両側切断の場合は，主動作側の義手と補助手側の義手の役割による手先具の位置決めを練習し，時には足との共同動作を練習する．

応用動作訓練（a，b）
木工，手工芸，仕事に役立つ作業などを実施し，義手の巧緻性訓練・応用動作訓練を行う．

ADL 評価・訓練，家事動作（c，d）
ADL の実際場面における義手の使い方の訓練を行い，必要に応じ自助具を作製する．女性や単身者では，家事動作が重要な訓練である．

職業前評価・訓練，職業訓練
職場復帰が可能な切断者は，職務分析と必要な補助具を作製する．新たに就労活動を行う場合は，職業カウンセラーなどの専門家とチームを組んで職業訓練に入る．

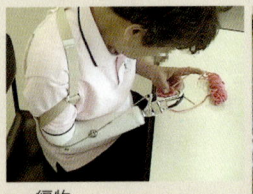

a. 編物
b. 作業プラモデル 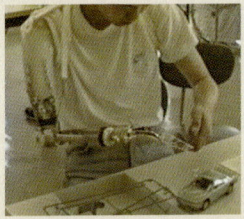
c. 家事動作（ジャガイモの皮むき） 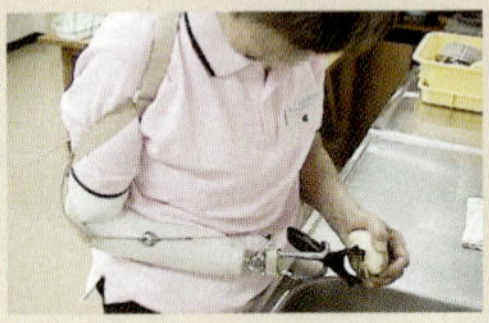
d. 更衣（自助具を使用したボタンかけ） 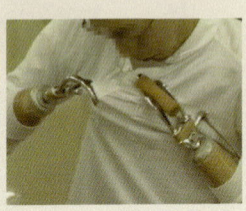

> **★10 家屋改造のときの注意**
> 家屋改造は"インタビューに始まり，インタビューに終わる"．思い込みを捨て，生活習慣（いつもの動作やクセ）のなかにある情報を丁寧に集める．医療従事者や建築士が使いやすいと思っていても，本人が使いにくいのでは何にもならない．知識が先走らないように，本人・家族が"何を求め，何が必要なのか"ひとつひとつ耳を傾けることが重要である．

> **★11 小児の場合のリフォーム**
> 福祉機器の導入の時機を逸しているケースが多い．これは親が抱いて行うのがあたりまえになっているため，子どもの成長に伴い徐々に介助困難になっても，機器導入やリフォームを思いつかないからである．自分ができるうちはこのまま頑張ろうと考えたり，介助できなくなれば施設入所を考える．この場合，住環境整備の是非からの話し合いが必要である．

家屋環境整備

家屋改造の基本的な考え方

"住み慣れた家に住み続けたい"これは誰しもが抱く願いである．しかし，加齢や病気の後遺症により身体能力が低下した場合，そのままの家で暮らすことは困難になる．そのような状況でも在宅生活継続を可能にする重要な手段のひとつとして，環境整備・家屋改造がある．

家屋改造★10 というと大掛りな工事を連想するが，手すりの設置や段差解消の工夫，福祉機器や自助具の活用，介助方法の工夫などで生活が楽になる場合が多い★11（表12）．

家屋改造相談を進めるうえでの考え方：まず家の見取り図，もしくは図面の準備を依頼し，自宅への訪問の可能性を検討する．訪問できない場合は，必要と思われる場所の写真かビデオの持参を依頼する．また，ケアマネジャー・リハ担当者★12・ケースワーカーとの情報交換を行い，情報に漏れや誤りがないことを確認する（図44）．

家屋改造の基礎知識

段差の解消：日本家屋は玄関の上がり框（かまち）★13 や敷居など，屋内に段差が多いため転倒の危険性が高く，車椅子移動が困難になり生活の幅を狭めている．このため，できる限り段差をなくすことが望ましい（表13）．

ドア（開き戸）・引き戸：段差の解消に伴い建具を交換する場合には，

表11 自助具・福祉機器の用途別品目と適応障害（1）

	用具名	特徴と使用方法	適応
食事	すくいやすい食器（a）	皿の縁が垂直に立っており，スプーンなどで食物がすくいやすい形状になっている．磁器・陶器・樹脂製などさまざまな市販品がある	H, Q R, M
	滑り止めマット（b）	食器などを固定できる．水洗いでも効果は変わらず使用でき，調理・作業時にも幅広く使用できる	H, Q R, M
	太柄の曲がるスプーン（c）	柄にスポンジなどを巻いて太くし，持ちやすくしたもの．対象者に合わせ形状が変えられる	H, Q R, M
	らくらく箸	箸の上部に板状のばねを取り付けてピンセット状にし，わずかな指の動きで，箸で食事ができる．利き手交換訓練時にも使用する	H, Q R, M
	ユニバーサルニューカフ（d）	握力の低下した手に，スプーン・ペン・歯ブラシなどを固定するために用いる	Q, R
	ボールベアリングフィーダー（e）	肩甲上肢帯の筋力低下がある場合の食事動作・机上動作を助ける	Q, M
整容	台付き爪切り（f）	吸盤で固定できる台座付きであり，軽く押すだけで爪を切ることができる．形状は対象者に合わせさまざまあり，市販品もある	H, R M
	長柄のくしブラシ	手が届かない場合に，くしの柄を長くする．自在に曲げられるタイプも市販されている	R, M
入浴	バスブラシ	2個の吸盤でブラシを壁に固定し，非麻痺側上肢・足部などを擦りつけるようにして洗う	H, R
	ボディブラシ	長柄がついた洗体用のブラシである	H, R
	ループ付きタオル	タオルの両端に紐・ゴムでループをつけ，手に掛けて背中を洗う	H, Q R, M
更衣	ソックスエイド（g）	靴下を広げて筒状の部分に挿入し，筒に足を入れて紐を引くことで靴下が履ける	H, R M
	ボタンエイド（h）	巧緻動作を助け，楽にボタン掛けができる	Q, R
	リーチャー（i）	棒の先端にフック・滑り止めがついている．離れた所にあるものを引き寄せたり，スイッチを押す場合に使用する	H, R M
	マジックテープシャツ・ブラウス	ボタンの代わりにマジックテープをつけ，ボタン穴をふさぎその上にボタンをつけたシャツ	H, Q R
家事	片手用まな板	まな板上にピンが出ており，そこに野菜などを刺して固定できる	H, Q
	なべ固定具	片手なべの取っ手を，吸盤で固定した支柱で動かないように固定できる	H, Q
	皮むき器	テーブルに固定できるピーラーである	H
排泄	トイレットペーパーエイド（j）	支柱を手に掛けて，白い部分にちり紙を乗せ拭き取る．クリップにちり紙を挟んで拭く	Q, R
	坐薬挿入器（k）	支柱を手に掛けて，白い部分に坐薬を入れ肛門に押し当てる．引き上げると坐薬のみ挿入できる	Q, R

H：片麻痺（hemiplegia），Q：四肢麻痺（quadriplegia），R：関節可動域制限（range of motion），M：筋力低下（muscle weakness）

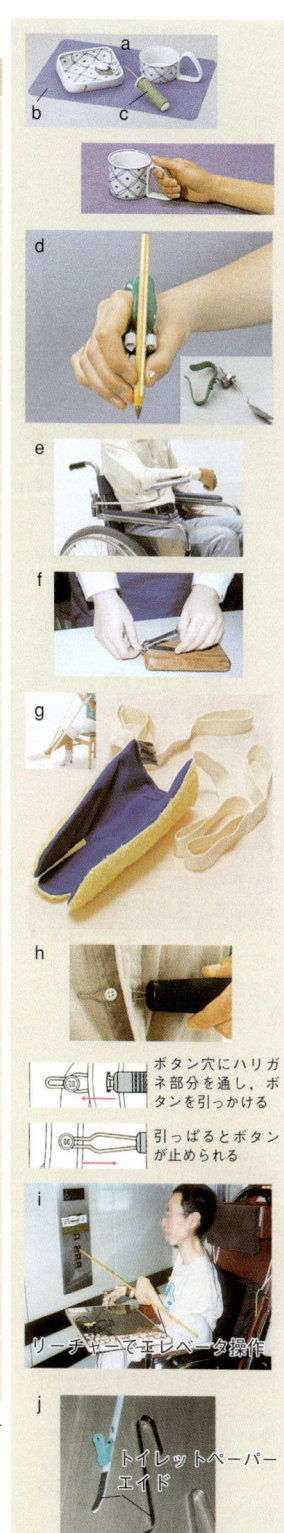

表11 自助具・福祉機器の用途別品目と適応障害（2）

分類	用具名	特徴と使用方法	適応
コミュニケーション	環境制御装置	ベッド・電話・照明・テレビなどの家電製品のコントロールを，1入力でオートスキャンできる	Q, M
	スイッチ（I）ナースコール	さまざまなスイッチが市販されている．対象者の機能に合わせて選択・工夫する	Q, M
	マウススティック	マウスピースに棒を取り付け，頭部の動きでキーボード操作・ページめくりができる	Q, M
趣味	らくらくはさみ (m)	取っ手がループ状につながっており，軽く押すだけで紙が切れる	H, Q R, M
	園芸	車椅子に乗車したまま作業できるよう，柄を長くしたシャベル・くわ・フォークなどがある	H, Q
	万能アーム付きカメラ	車椅子のフレームに万能アームを固定し，カメラにリモートスイッチを組み込む．片手・口の動きだけでの操作も可能である	H, Q R, M

l 電動車椅子ジョイスティック
コンピュータ操作用スペックスイッチ
m

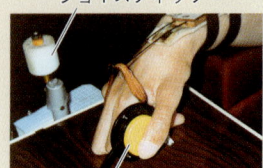

H：片麻痺（hemiplegia），Q：四肢麻痺（quadriplegia），R：関節可動域制限（range of motion），M：筋力低下（muscle weakness）

★12 リハ担当者（作業療法士〈OT〉・理学療法士〈PT〉・言語聴覚士〈ST〉）
身体機能面の情報は特に重要であるため，計画を練る際に十分な情報交換が必要である．

★13 上がり框
玄関から居室に上がる段差の部分である．建築基準法では，防湿処置を講じない場合，床面は地面から45cm以上高くすることを規定しているため，日本家屋では段差が生じる．

★14 手すりはどこに取り付けるのがよいか？
玄関脇の壁・出入り口の壁が，手あかなどで汚れていることがある．これは無意識に壁に手をついているから，壁の汚れを目安に手すりを付けるとよい場合が少なくない．使いやすい手すりの高さは，杖の高さと同じとは限らない．生活習慣に根ざした観察が重要である．

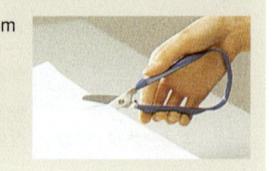

表12 家屋改造の必要性と効果

必要性	・平均寿命が延び，在宅生活時間が長期化している ・高齢化によって身体機能の低下が顕著である ・核家族化と女性の社会進出のため，家庭内に介護力が存在しない ・住宅構造に起因する老人の家庭内事故が増加している ・住宅内を移動できない，介護者不在のため寝かせたきり，が増加している
効果	・日常生活の自立は，精神的自立，意欲の拡大につながる ・介助量の軽減，または介護から解放される ・家族の負担の軽減と快適な住宅環境によって，家族関係が円滑になる

それぞれの特性を理解し適切な戸を選択する．移動手段が車椅子や介助歩行器である場合は，引き戸が望ましい（表14）．

手すり：手すりの取り付けは，単に事故を未然に防ぐだけではなく，不可能な動作や不安定な動作を的確に実施できるよう支持するなど，欠かせないものである．しかし，動作に適した位置・形状・取り付け方法などを検討しないままに取り付けると★14，効果が半減するか逆に邪魔になることもある（表15）．

スロープ：スロープは，道路から玄関までのアプローチなどに用いられる場合が多いが，建物周囲にスペースがないと設置できず，滑り落ちるなどのリスクの可能性が高いため，設置には注意が必要である．また歩行可能な場合，必ずしもスロープが適しているとは限らないため，身体状況に合わせたアプローチを検討する．道路からポーチまで高低差が著しい場合には，段差解消機（図46）の設置も同時に検討する（表16）．

トイレの改造
　排泄の介助を受けるということは非常に恥ずかしさを感じ，自尊心が傷つけられ精神的にも大きなダメージを受ける．このため，た

図44 家屋改造相談の実際

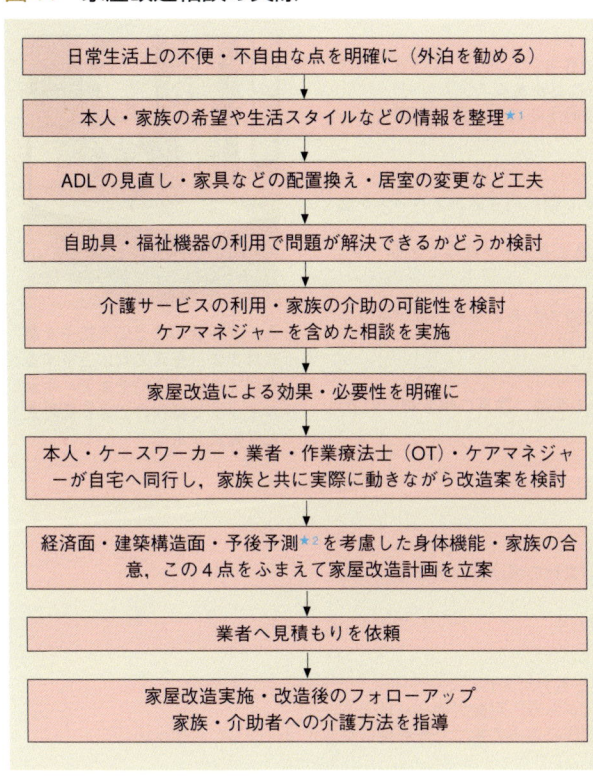

- 日常生活上の不便・不自由な点を明確に（外泊を勧める）
- 本人・家族の希望や生活スタイルなどの情報を整理[*1]
- ADLの見直し・家具などの配置換え・居室の変更など工夫
- 自助具・福祉機器の利用で問題が解決できるかどうか検討
- 介護サービスの利用・家族の介助の可能性を検討　ケアマネジャーを含めた相談を実施
- 家屋改造による効果・必要性を明確に
- 本人・ケースワーカー・業者・作業療法士（OT）・ケアマネジャーが自宅へ同行し、家族と共に実際に動きながら改造案を検討
- 経済面・建築構造面・予後予測[*2]を考慮した身体機能・家族の合意、この4点をふまえて家屋改造計画を立案
- 業者へ見積もりを依頼
- 家屋改造実施・改造後のフォローアップ　家族・介助者への介護方法を指導

[*1] 身体機能・経済力・家屋環境・本人家族の希望に加えて、以下の具体的項目について情報収集する。
- 本人が自立するための家屋改造か、介助者の負担を軽減するためのものか。
- 本人の自立への意欲と家族の期待はどの程度か。
- 本人・家族が、経済面を含めて家屋改造にどのような展望をもっているのか。
- 屋内・屋外の移動手段（歩行・車椅子〈自走式・介助型・電動〉）は何か。
- 本人だけが使用する場所か、家族も使用するのか。
- 外部の人が家に入ることへの抵抗はあるのか、問題ないのか。

[*2] 予後予測：疾患が進行性であったり、高齢者では比較的短期間のうちに移動能力が低下するなど、身体状況の変化は少なくない。住宅改造は身体状況に合わせ、たびたび工事をすることは難しい。現状の能力に合わせるか、機能低下を見込んで整備をするかを決めなくてはいけない。OTは、予測される本人の機能と、そこに至るまでの推定期間、改造や福祉用具について、本人あるいは家族に専門的な情報を提供することが必要である。

表13 段差解消の実際

1. ポーチと玄関の段差をグレーチング[*1]の設置で取り除く（図45）
2. 洋室（廊下）と和室の段差を取り除く
   - 和室の敷居の高さまで、洋室（廊下）の床面全体をかさ上げする
   - 和室の敷居の高さに合った、すり板[*2]を床に取り付ける
   - たたみ面を下げて床の高さに合わせる（工事費用は高額になる）
3. ドア（開き戸）などの建具の段差を取り除く
   - ドア（開き戸）の敷居はかんななどで削り段差を解消する。建具下の透き間は、補修するか建具を新たに作製する
   - 引き戸の場合は敷居をかんななどで削り取り、ハンガー引き戸[*3]に取り替える
   - 戸車式引き戸の場合は敷居を削り、V溝レール[*4]に取り替える

[*1] グレーチング：ステンレス製の角パイプなどでできており、側溝の上に敷き水の進入を防ぐものであり、横目のメッシュタイプが最適である。出入り口の段差解消をした場合、雨水が屋内に入らないようにする排水設備。

[*2] すり板（ミニスロープ）：段差2～3cmの敷居などを滑らかにするためのもの。木製・プラスチック製などさまざまな製品があるが、逆にすべったり、つまずきやすくなる場合があるため、固定する前に試用することが重要。

[*3] ハンガー引き戸（吊り戸）：建具上部のレールで引き戸をつるため、わずかな力で開閉が楽にでき、床面にレールなどの設置は不要。

[*4] V溝レール：引き戸を戸車式にした場合のレールで、床面からまったく突出しないレール。

図45 段差のない玄関

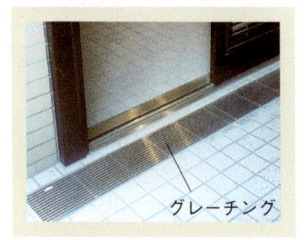

グレーチング

とえ介助が必要になった場合でも、"自分で排泄する""トイレで排泄する"という側面から対応を考えることが重要である。また、トイレは1日に数回使用する場所であるため、"無理なく安全に"そして"快適で使いやすい"空間を目指し計画立案する（表17）。

表14 ドア改造の問題点

1. ドア（開き戸）の特性
   - ドアは機密性に優れ，プライバシーを保つことができる．しかし，開けるためのスペースを必要とし，戸が介助者や車椅子に当たることがある
   - 尺貫法によるドアの開口部有効幅*は，車椅子で通過することが困難な場合が少なくない

2. 引き戸の特性
   - 開閉が楽であり，狭い場所でも利用しやすい．しかし壁に引き込みスペースが必要であり機密性が低い
   - 引き戸の有効幅は，2枚引き戸から3枚引き戸に変更することで拡張できる

3. アコーデオンドアの特性
   - 狭い場所でも利用しやすく施工が簡単であるが，たたみしろの分有効幅が減少するため，事前に検討が必要である
   - 機密性が低く，プライバシーは保てない

*有効幅：廊下やドアの入り口（開口部）の最も狭い部分の距離．建具の幅を測るのではなく，蝶番・ドアの厚さを差し引いた距離．

図46 段差解消機

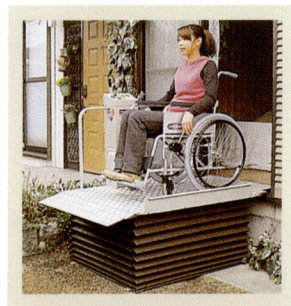

テーブル状の台上に車椅子を載せたまま，垂直方向に上下する機器である．車椅子上で，手元スイッチで操作のできる電動式と手動式がある．

表15 手すり取り付けの実際

1. 手すりの取り付け
   - 壁が石膏ボードやベニア板などのビス固定できない素材の場合は，補強板（コンパネ）を壁に貼り，手すりを取り付ける
   - 既存の壁を一部くり抜いて補強して手すりを取り付ける

2. 手すりの形状
   - 直径28〜35mmが握りやすい．細すぎても太すぎても力が入れにくい
   - 取り付け方によって，可動式手すり・固定式手すりがある．可動式手すりは上方へ折り上げるタイプと左右に動くタイプがあり，動作によって手すりが邪魔になる場合に有効である

表16 スロープの取り付けの実際

スロープの勾配
- スロープの勾配＝高低差÷距離　である．勾配1/12は12m行って1m上がる角度のことである
- 車椅子自走の場合，勾配は1/12〜1/15を目安とし，車椅子介助の場合は勾配1/5〜1/8程度に設定することが望ましい．また介助者の体力も合わせて検討し，必要に応じて勾配を変更する

表18に介護保険の支給対象となる改修工事を具体的に示す．工事種別が規定されているため，計画的に活用することが重要である[★15]．

浴室，洗面・脱衣室の改造[★16]

浴室は家族と共用する場合が多いため，本人の入浴方法の検討だけではなく，家族の使いやすさも考慮しなければならない．また浴室は床がぬれて滑りやすいことに加えて，裸であることから転倒すると，損傷も大きくなる場合があるため安全面の配慮は特に重要である．このため入浴動作を細かく分析し，本人・家族が不安のない環境にすることが重要である．

水周りの工事は高額になりやすいため，福祉機器（リフター・シャワーキャリーなど）利用の検討・入浴サービスの利用などを視野に入れながら，介助量の軽減と安全で快適な空間の再構築を目指す（表19）．

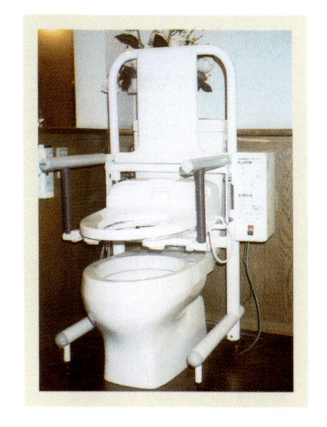

表17 排泄動作の一連の流れと留意点

1. 居室・寝室とトイレ間の移動
   居室・寝室とトイレはできる限り隣接した場所に配置する．動線上の段差は取り除き，必要があれば手すりを配置する．冬期の急激な温度変化は，脳血管障害の発症・再発の可能性が高まるため，廊下・トイレに暖房設備の配置が望ましい

2. トイレの出入りとトイレ内移動・移乗
   - 車椅子での移動・移乗は，戸とトイレの位置関係によって移動方法が大きく異なるため，間取りや戸の変更が可能な場合は，本人と実際に動きながらレイアウトを決定する必要がある．
   - トイレまでの移動や便器への移乗が困難であり，介護者の負担が大きい場合は，車輪付きのトイレチェア（シャワーキャリー），天井走行リフト*（図47）などの機器を利用するのも一手段である

3. ズボンの上げ下ろし
   排泄時のズボンの上げ下ろしは，体のバランスを崩しやすいため，手すりや壁に寄りかかるなどして安全を確保する

4. 便器からの立ち座り
   - 和式便器である場合は，洋式便器に変更する手段から検討する．和式便器にかぶせて使用する据置式便座は，立ち座りが楽になるが使用方向が反対になるので，扉とのクリアランスに注意が必要である
   - 洋式便器の便座の高さは普通40 cm，温水洗浄便座などは42 cmであり，高身長の人など立ち上がりが困難となる場合がある．このため，手すり・補高便座・昇降便座（図48）の利用を考える

*天井走行リフトは介護者の負担の軽減としては有効であるが，下着を脱いでリフトにつり上げられるなどの心理面や，建築構造の確認，購入価格・工事費など経済的負担を，事前に検討する必要がある．

表18 トイレに関する介護保険給付対象項目

1. 手すりの取り付け
2. 床段差の解消（三角材・小踏み台の設置，敷居の平滑化，交換等）
3. 滑りの防止および移動の円滑化等のための床材の変更
4. 引き戸などへの扉の取り替え（ドアノブの変更）
5. 洋式便器など*への便器の取り替え
6. その他（1〜5）の住宅改修に付帯して必要となる住宅改修（便器の取り替えに伴う給排水設備工事など）

*特定福祉用具購入品目（毎年10万円購入費が給付される）として
- 腰掛便座（和式便器の上に置き腰掛け式に変換するもの）
- 補高便座
- 昇降便座（図48）がある．

図47 天井走行リフト

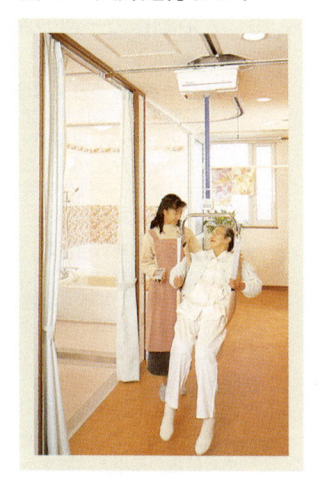

図48 昇降便座

表20に浴室に関する介護保険の支給対象となる改修工事と，保険給付の対象となる品目を具体的に示す．より有効な活用計画が望まれる．

玄関の改造

玄関・アプローチは，社会参加の促進と活動範囲の拡大のために重要な場所である．日中だけでなく，夜間や悪天候でも安全かつ快適に利用できるように計画し，外出の負担が軽減できるような設定を目指す．車椅子の場合，玄関からの出入りが困難なことも多い．庭や軒下など敷地全体と，道路との位置関係を考慮し，アプローチの方法やルートを検討する★17．

表21に玄関周囲に関する介護保険の支給対象となる改修工事と，保険給付の対象となる品目を具体的に示す．

表19　入浴動作の一連の流れと留意点

1. 脱衣室から浴室までの移動
   - 脱衣室で衣服を着脱する場合は，座位で行えるように椅子か台を準備し，手すりを設置すると楽に更衣でき安全である
   - 寝室などで脱衣し車椅子・シャワーキャリーで移動する方法もあるが，旧来の浴室には必ず段差があるため，対応策が必要である（段差解消の項参照）
   - 洗面台は車椅子座位で使用できるように，洗面台下の収納スペースを取り外すか，収納がない洗面台（図49）に変更するとよい

2. 室内の移動・浴槽の出入り
   - 移動の手段を決定し，そのうえで手すり・シャワーチェア・バスボードの必要性を検討する．手すりは高さ・位置・長さについて，それぞれ検討する．
   - 歩行が不安定な場合は，浴槽のふち，または入浴台に座り，足を出し入れする際に体を安定させるか，シャワーチェアや台を浴槽横に置き，座位で浴槽へアプローチする

3. 浴槽内の立ち座り
   - 歩行で浴槽に入り，立ち座りが困難な場合には，浴槽台・入浴用リフト・浴槽内昇降機の使用を検討する
   - 浴槽台は体幹の前屈を楽にし，立ちあがりやすくするが，座面が高くなると湯に肩までつかることは困難になる
   - 立ち上がり時に足元が滑りやすい場合は，浴槽内に滑り止めマットを敷く

4. 洗体動作
   - シャワーチェアを利用し座位で洗体動作を行う場合は，実際に動作を行いながら座位姿勢が安定する高さに設定する．また，座位保持能力をみて背もたれ付き・肘かけ付きなどの種類も検討する
   - 浴室床で洗体動作を行う場合は，滑り止めマットにクッション性を加えたシートを敷きつめる方法がある．この場合，床からの立ち座りの安全を確認する

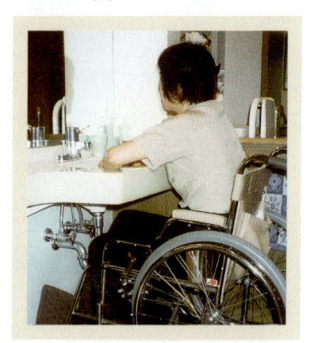

図49　薄形・平面の洗面台

★15　トイレの改造費用は？

改造は新築に比べ，手間も技術も必要であり，浴室同様に木工事・水道工事・電気工事・内装工事が必要となるため，工事自体はささやかであるが職人を確保することが難しい．このため，人件費も工事のわりに高くつく．

床面積を広げず，構造体をさわらない場合の工事費用例
① 和式水洗を洋式水洗に交換　30～40万
② 汲み取り式を洋式水洗（下水）　55～60万
③ 汲み取り式を洋式水洗（浄化槽）　60～70万
④ 旧型洋式を新型洋式に交換　20～25万

このほかに便器，接続用金具一式，手洗い器具，ドアハンドル，紙巻器，手すり，照明器具，タオルかけ，暖房機器などが必要である．

表20　浴室に関する介護保険給付対象項目

1. 手すりの取り付け
2. 床段差の解消（敷居の平滑化，交換，浴室床のかさあげなど）
3. 滑りの防止および移動の円滑化などのための床材の変更（浴室床のノンスリップ化）
4. 引き戸などへの扉の取り替え（ドアノブの変更）
5. その他（1～4）の改修に付帯して必要となる住宅改修（浴室の床のかさあげに伴う給排水設備工事など）

特定福祉用具購入品目として，入浴補助用具*，簡易浴槽などがあり，購入費が毎年10万円給付される

*入浴用椅子，浴槽用手すり，入浴台，浴室内すのこ

表21　玄関周囲に関する介護保険給付対象項目

1. 手すりの取り付け
2. 床段差の解消*（敷居の平滑化，スロープ設置工事など）
3. 滑りの防止および移動の円滑化などのための床材の変更
4. 引き戸などへの扉の取り替え
5. その他（1～4）の改修に付帯して必要となる住宅改修（床材の変更による下地の補修や根太の補強）

*リフト，段差解消機など動力により床段差を解消する機器を設置する工事および玄関の外から道路までの段差解消など屋外の工事は除かれる

歩行移動の場合：玄関には上がり框という段差があるため，手すりや踏み台の設置を検討する．また床面はぬれても滑らないように配慮する．図50は上がり框に台を設置した例である．これによって靴の着脱が容易になり，手すりで立ち座りがしやすくなる．

車椅子移動の場合：玄関の段差は簡易スロープを利用するか，高低

図50　上がり框の台

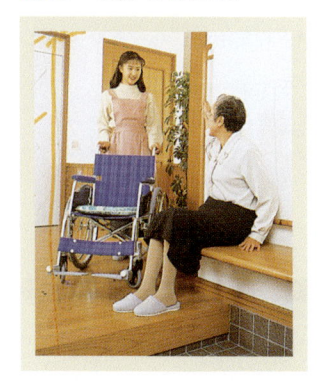

差が激しくスロープ設置が困難な場合は，段差解消機（図46）やリフトなどの利用を考える．直接風雨が当たる場所を避け，軒下や屋根のあるところに設置することが望ましい．

また，玄関にスロープ・段差解消機・リフトなどの機器の設置が困難な場合は，庭に面した掃きだし窓やテラスからの出入りを検討する．

家族・介護者への指導

人的な環境整備として家族・介助者への指導は重要である．対象者と家族との関係性および価値観・生活習慣などを考慮し，効果的な方法を指導する．家族への指導は，病院・施設内または在宅で行われるものなど必要に応じて実施されるが，無理のないプランにすることが重要である．また，対象者の身体状況の変化や加齢による生活状態の変化に対応できるよう，長期的なフォローアップが求められる．

社会資源の活用

福祉用具の利用に際し，給付制度・助成制度の利用は，経済面での負担の軽減に有効である．介護保険法・身体障害者福祉法，それぞれの福祉サービスについて熟知し，対象者に選択できる余地のある，十分な情報提供が求められている★18．

（猪狩もとみ）

★16 ユニットバスに手すりは取り付けできる？
システムバス専用・インテリアバー（後付け可能タイプ）がある．必要なところに5cmの穴をあけるだけで，簡単に手すりが取り付けられる．

★17 工務店との費用についての相談
工事費用は，安くさえあればいいものではない．工事内容を図面と見積書で確認する必要がある．口約束で工事を始めることは避け，図面がなければ工事内容を文書や図で記載し，それを契約の際に取り交わしておくことが重要である．工事中に問題が起きた場合，とても重要になるからである．

★18 家屋改造とケアサービス利用の比較
住宅改造は，介護保険居宅介護住宅改善費が要介護など状態区分にかかわらず，限度額20万円が支給（分割利用可能）されることになった（1割自己負担）．限度額以上の改造については自己負担となり，一時にまとまった金額が必要になるが，ケアサービスの利用などのほうが長期的には高額になる場合もある．このため，介護負担による共倒れの危険性や経済面の負担も考慮に入れ，多角的に対応策を考えることが重要である．

●参考文献
1) 矢谷令子編：作業療法学全書．第1巻，作業療法概論．東京：協同医書出版；1999．
2) 生田宗博ら：作業療法における代償的アプローチ．総合リハ1998；26：335-342．
3) テクノエイド協会編：福祉用具の適用技術．東京：三菱総合研究所；1997．
4) 古田恒輔：物づくりにおける作業療法士の視点．作業療法ジャーナル2000；34：285-291．
5) 日本作業療法協会監：作業療法全書．第9巻，作業療法技術論1，義肢・装具・リハビリテーション機器，住宅改造．東京：協同医書出版；1999．
6) 寺山久美子ら編：テクニカルエイド—選び方・使い方．東京：三輪書店；1999．

7）野村　歡：高齢者・障害者の住まいの改造とくふう．東京：保健同人社；1989.
8）吉田誠治ら：住まいのアダプテーションQ＆A．作業療法ジャーナル1996；30：1064-1083.
9）石川　齊ら：図解作業療法技術ガイド．東京：文光堂；1998.
10）橋本雅彦：介護保険と福祉用具．作業療法ジャーナル2000；34：270-274.

義肢と補装具

★1
1988年に義肢装具士法が施行され，義肢装具士（certified prosthetist/orthotist；CPO）が国家資格になるとともに，義肢装具に関する医師のガイドラインが生まれた．

★2 装飾用義肢
外観をよくすることを優先し，日常生活動作（ADL）における機能はない．したがって構造も簡単で軽量であるが，塩化ビニールでできているため汚れやすい．

★3 作業用義肢
機械工業，農業，運搬などの作業に適するように作られ，耐久性に優れているが外観はほとんど考慮されていない．

★4 能動義肢
ADLを行える義肢である．これには体内力源義肢（body-powered prosthesis；internally powered prosthesis）と体外力源義肢（externally powered prosthesis）がある．前者は患者自身の力で動かす義肢をいい，後者は外部の力（電気，油圧，空気圧）によって動かす義肢をいう．

★5 仮義肢
訓練用のソケットに支持部を付けて断端成熟，アライメント調整，訓練を行う目的の義肢である．

　義肢・補装具に関する指示も薬剤，理学療法や作業療法と同様に処方という．義肢装具士法★1では，義肢装具の処方からチェックアウト（適合判定）までをこれに沿って行うことが求められている．
　医師が処方，採型・採寸，適合までを患者に対して責任をもって行う．義肢装具士に対して義肢・補装具を処方する．処方に際し，理学療法士，作業療法士，看護師，家族（家屋の状況も含めて），ケースワーカーなどの意見も参考にする．最近はcomputer-aided designing/computer-aided manufacturing（CAD/CAM）といわれるコンピュータによる作製方法も実用化している．
　義肢（prosthesis）は，切断（先天性欠損を含む）によって失った四肢の機能や外観を補うために作製されるのに対し，補装具は障害された四肢・体幹の機能を補ったり疼痛の軽減を目的に作製される．補装具には杖や車椅子なども含まれるが，単に装具（orthosis）という場合は四肢・体幹に装着して用いるものを指すことが一般的である．

義肢[1]

分類

肢による分類：上肢切断に対するものを義手，下肢切断に対するものを義足という．

機能による分類：身体障害者福祉法では装飾用義肢（cosmetic prosthesis）★2，作業用義肢（work prosthesis）★3，能動義肢（functional prosthesis）★4の3つに分類される．

支給体系上の分類：仮義肢（temporary prosthesis）★5と本義肢（permanent prosthesis）★6がある．仮義肢には労災および健康保険が適用できる．しかし仮義肢は一つしか認められておらず，断端の成熟とともにソケットを作り替えた場合は適用されない．本義肢は身

体障害者福祉法，労災保険，厚生年金などが適用される．

義手

　義手の具備すべき機能は，断端収納，懸垂，力の伝達，把持である．このためにソケット，支持部，継手★7，コントロールケーブルシステム★8，ハーネス★9，手先具★10などが必要である．次に典型的な切断部位と処方について述べる．

フォークォーター切断（forequarter amputation）または肩甲胸郭間切断（interscapulothoracic amputation）：肩義手を処方する．肩甲骨，鎖骨を含めた上肢帯での切断である．肩関節以下すべて喪失しており，能動義手は実用上困難である．装飾用義手が用いられることが多い．

肩関節離断（shoulder disarticulation）：肩義手を処方する．解剖学的な肩甲上腕関節での離断と腋窩レベルまでの上腕骨切断を含む．能動義手は可能であるが操作は難しい．

上腕切断（trans-humeral amputation, above-elbow（A/E）amputation）（図51）：上腕義手を処方する．腋窩から上腕骨顆部までの切断をいう．

肘関節離断（elbow disarticulation）：肘義手を処方する．解剖学的な肘関節での離断と上腕骨顆部切断を含む．

前腕切断（trans-radial amputation, below-elbow（B/E）amputation）：前腕義手を処方する．

手関節離断（wrist disarticulation）：茎状突起で切断する．義手は手義手を処方する．

部分的手切断（partial hand amputation）：手根中手義手，手指義手を処方する．手根骨切断（transcarpal amputation），中手骨切断（transmetacarpal amputation），手指切断（finger amputation）などがある．すべて装飾用義手である．

義足

　義足の具備すべき機能は，断端収納，懸垂，体重支持，力の伝達，である．これらの機能を得るために，ソケット，支持部，継手，足部，懸垂装置などが必要となる．

ハインドクォーター切断（hindquarter amputation）または片側骨盤切除（trans-pelvic amputation, hemipelvectomy）：股義足が処方される．骨盤を横切る切断であり，仙腸関節から切断するものや寛骨で切断するものをいう．切断の原因は悪性腫瘍が多く，他に外傷，ガス壊疽などがある．特徴は，下肢関節すべてを喪失していること，ソケットの懸垂機能がきわめて悪いこと，体重支持が悪いこと，座

★6 本義肢
仮義肢にて訓練をした後，断端の変化がなくなったころに長期使用を前提として作製される義肢である．

★7 継手
人体の関節に相当する．

★8 コントロールケーブルシステム
肘を屈曲させたり，手先具を開閉させたりする．ケーブルは1本の場合と2本の場合がある．

★9 ハーネス
義手を懸垂するベルト装置で，たすきがけのようにして懸垂する．

★10 手先具
フック型またはハンド型がある．

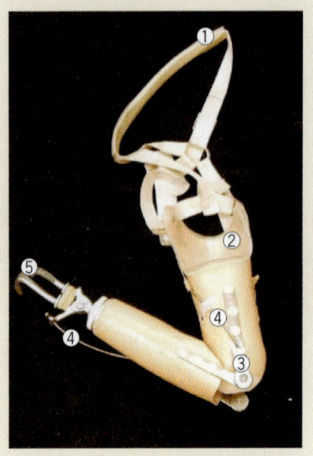

図51 上腕義手
①ハーネス，②オープンショルダーソケット，③肘ヒンジ継手，④コントロールケーブル，⑤能動フック手先具から構成されている．

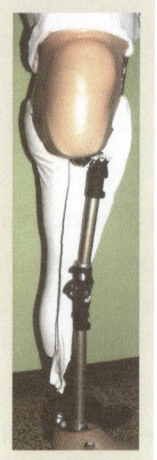

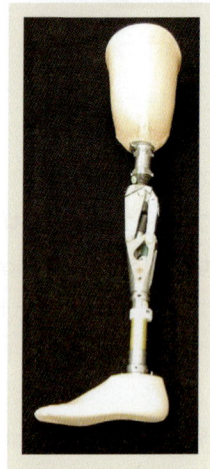

図52 骨格構造股義足
骨盤から断端まで覆うソケット，股継手が使用される．膝継手（伸展位でロックできる）以下は大腿義足と共通に使われる部品である．

図53 骨格構造大腿義足
吸着型大腿ソケット，多節リンク膝継手を用いた一般的な骨格構造大腿義足である．

位が不安定なことである．体重支持は患側肋骨弓であり，体幹の運動が制限される．

股関節離断（hip disarticulation）（図52）：股義足が処方される．解剖学的な股関節離断，大腿骨頸部切断・転子下切断を含んでいる．切断の原因はハインドクォーター切断と同様である．特徴は，下肢関節すべてを喪失していることである．ハインドクォーター切断との違いは腸骨稜による懸垂機能があること，体重支持がよいこと，座位が安定していることである．

大腿切断（trans-femoral amputation, above-knee（A/K） amputation）（図53）：大腿義足が処方される．特徴は股関節機能が温存されていることである．短断端では残存筋力の不均衡，大腿以下の軽さなどから股関節の屈曲・外転拘縮を起こしやすい．ソケットの懸垂機能が弱く，さらに義足歩行に際して梃子（てこ）である断端の長さが短いために股関節振り出しの力が弱い．中断端では歩行に必要な筋力が十分あること，懸垂機能が優れていること，選択できる膝継手が多いこと，ターンテーブル★11などの部品が組み込みやすいことがあげられ，最も好ましい大腿切断といえる．これより遠位の切断では杖なしで歩行できるようになることが多い．長断端では筋

★11 ターンテーブル
膝継手部分を回旋できる装置．"あぐら"や"横座り"姿勢をとったり，靴を履くときに足を組むことができる．

図54 下腿義足

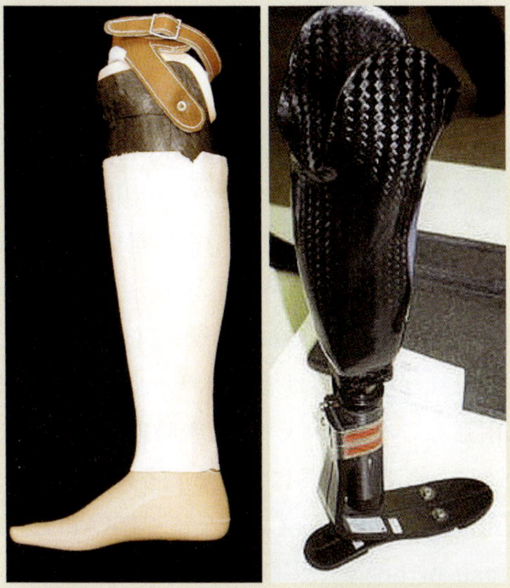

a. 最も一般的に作製されるPTB（膝蓋腱支持）式の懸垂構造をもつ下腿義足である．活動的な人やスポーツには向いていない．

b. 骨格構造下腿義足：ソケットはカーボンファイバー製，足部はエネルギー蓄積足部を用いたスポーツも可能な最近の骨格構造下腿義足である．

力，懸垂機能ともに優れているが，膝継手が制限されたり，ターンテーブルが付けられなかったりする．たとえ付けても座位をとると義足の膝継手が突出し，外観が悪くなる．

膝関節離断（knee disarticulation）：大腿義足が処方される．解剖学的な膝関節離断（through-knee）と大腿骨顆部切断を含んでいる．特徴は，断端荷重が可能な点である（end-bearing stump）．膝立ちで歩けるため和式生活には適する．筋力，懸垂機能ともに優れているが，大腿切断長断端と同様に膝継手が制限されたり，ターンテーブルが付けられなかったりする．顆部が突出しているとソケットを装着しづらいなどの欠点もある．

下腿切断（trans-tibial amputation, below-knee（B/K）amputation）（図54a，b）：下腿義足が処方される．特徴は，膝関節機能が温存されていることである．しかし残存筋力の不均衡，下腿以下の軽さなどから屈曲拘縮を起こしやすい．

足関節離断（ankle disarticulation）：足義足が処方される．特徴は，断端荷重が可能なことである．断端歩行ができる点で和式生活には便利である．

部分的足部切断（partial foot amputation）：足根中足義足，足趾義足が処方される．特徴は，断端荷重が可能なことである．

図55 長下肢装具

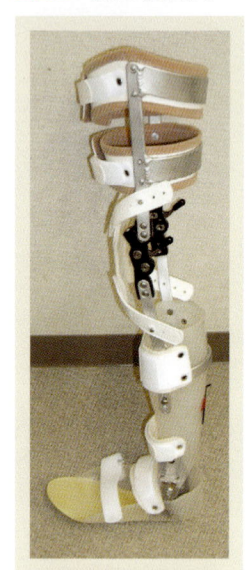

大腿部のカフ，ステップロック式膝継手（多段階角度調節機構），下腿部はポリプロピレン製，足継手はPDC®タイプの可動性のあるものを用いている．

★**12 クレンザック継手**
ダブルクレンザックとシングルクレンザック（図57b）がある．前者は底屈，背屈両方向の制限が可能である．後者は底屈制限だけである．背屈補助の目的でばねを継手の部分に入れることがある．

★**13 PDC®継手**
plantar-/dorsi-flexion controlの略．底屈，背屈両方向の制限が可能である．ダブルクレンザック継手と同じ目的で使われる．

装具

下肢装具

長下肢装具（knee-ankle-foot orthosis；KAFO, long leg brace；LLB）（図55）：脳血管障害などの中枢神経疾患や脊髄損傷などのために，膝伸展力が弱く歩行時に膝折れが生じる場合に用いる．膝が屈曲しないように膝伸展0°で固定できるようにしたり（リングロック式），屈曲角度を段階的に制御でき歩行時に膝折れしないようにしている（ステップロック式）．しかし歩容は悪くなり，長下肢装具装着のままでは実用歩行は困難なことが多い．脳血管障害では回復に応じて膝から上の部分を外し，短下肢装具にできるように作製する．骨盤帯付き長下肢装具（hip-knee-ankle-foot orthosis；HKAFO）の一種であるreciprocating gait orthosis（RGO）（図56a）やプライムウォーク®（図56b）は対麻痺患者の歩行用装具として処方される．

大腿骨骨折や膝関節痛などで免荷をするときは坐骨結節支持ソケットを取り付ける．小児の股関節炎の一種であるペルテス（Perthes）病では，股関節外転位に保持する長下肢装具を処方する．

膝装具（knee orthosis；KO, knee brace）：膝関節症，靱帯損傷，炎症，膝関節術後などに膝関節の支持および安定性を得るために用いる．関節角度を制御できるものもある．反張膝にはスウェーデン式膝装具が用いられる．

短下肢装具（ankle-foot orthosis；AFO, short leg brace；SLB）：脳血管障害などの中枢神経障害による痙性麻痺や腓骨神経麻痺などの末梢神経障害による弛緩性麻痺で足関節背屈が困難な場合に用いる．プラスチック製短下肢装具（図57a），両側支柱付き靴型短下肢装具（図57b），革製の足関節内反尖足矯正装具（RIE strap®など）などが用いられる．足継手は固定の場合とクレンザック継手（Klenzak ankle joint）★12，PDC®継手★13などによって可動性をもたせる場合がある．足関節の内反が強い場合は，矯正のためにT-strapあるいはY-strapをつけることもある．プラスチック製短下肢装具は，屋内用に使われたり入浴用に使われたりする．その上から大きめの靴を履けば，屋外用としても使用できる．最近は外観が普通の靴と変わらないオーバーシューズも多く作られている．下腿骨骨折後の免荷，足関節免荷の目的には膝蓋腱支持（patellar tendon bearing；PTB）装具を処方する．

足装具，趾装具，靴型装具：足関節捻挫や術後の関節保護には足関節装具，外反扁平足には内側アーチの足底板が処方される．趾装具は外反母趾や槌趾変形などに用いられる．靴の構造には図58に示す

図56 長下肢装具

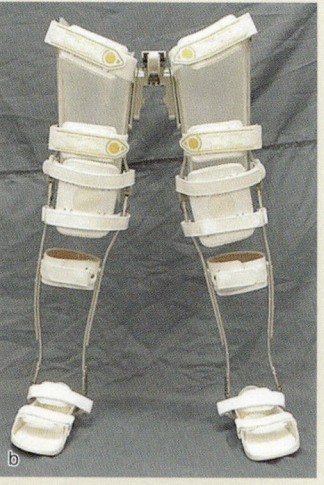

a. RGO：骨盤帯付き長下肢装具である．小児に処方されることが多く，骨盤帯後面のワイヤーの作用で下肢を屈曲（伸展）すると他方の下肢が伸展（屈曲）し，交互歩行が可能となる．
b. プライムウォーク®：主に対麻痺患者に対して用いる歩行用装具である．大腿部内側に内側股継手を装着し，交互歩行を可能にしている．膝継手はリングロック式である．

（写真提供：東名ブレース株式会社）

図57 短下肢装具

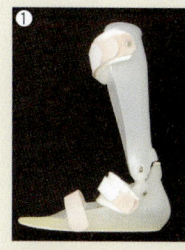

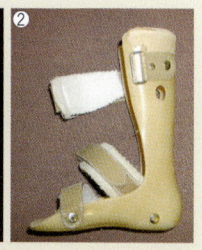

a. プラスチック製短下肢装具：①はポリプロピレン製の短下肢装具である．足継手にはウレタン製の足継手を用いて足関節の可動を可能にしている．②は，いわゆるシューホーン（shoe horn，靴べら型）と呼んでいるもので，最も処方する機会の多い短下肢装具である．

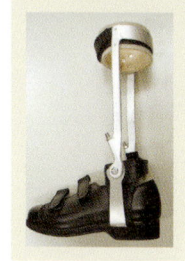

b. 靴型短下肢装具：両側支柱付きの靴型短下肢装具である．足継手にはシングルクレンザック継手を使用している．

ような名称がある．

変形性膝関節症などの膝関節痛を軽減する場合は，膝の内外反に応じて外側または内側ウェッジを処方する．補高は脚長差が問題となる場合や片麻痺で麻痺側下肢の振り出しが困難な場合に非麻痺側に補高をする．補高が高くなって不安定となるときは，靴底を外方に張り出す（フレアー）．リウマチ靴は，関節リウマチで関節変形や関節痛が著しい場合に処方され，軟らかくゆったりした前足部となっている．足底に中足骨パッドなどで免荷をする．

体幹装具 （図59）

脊椎周囲の軟部組織由来の痛み，椎間板ヘルニア，椎体骨折，脊椎手術後などには腰椎装具を用いる．軟性コルセット★14が最も多く処方される．布製で体の長軸方向に薄い金属プレートを縫い込み固定性を高めている．装着にはコルセット下部が上前腸骨棘にかかるようにすることが大切である．さらに固定性を必要とする場合はチェアーバック型腰椎装具やナイト型腰椎装具を用いる．側彎矯正のためのミルウォーキー（Milwaukee）型腰椎装具，脊椎圧迫骨折や脊椎手術後の体幹装具などが処方される．

★14
通常はダーメンコルセット〈Damenkorset〉と呼ばれる．

図58　靴の各部の名称

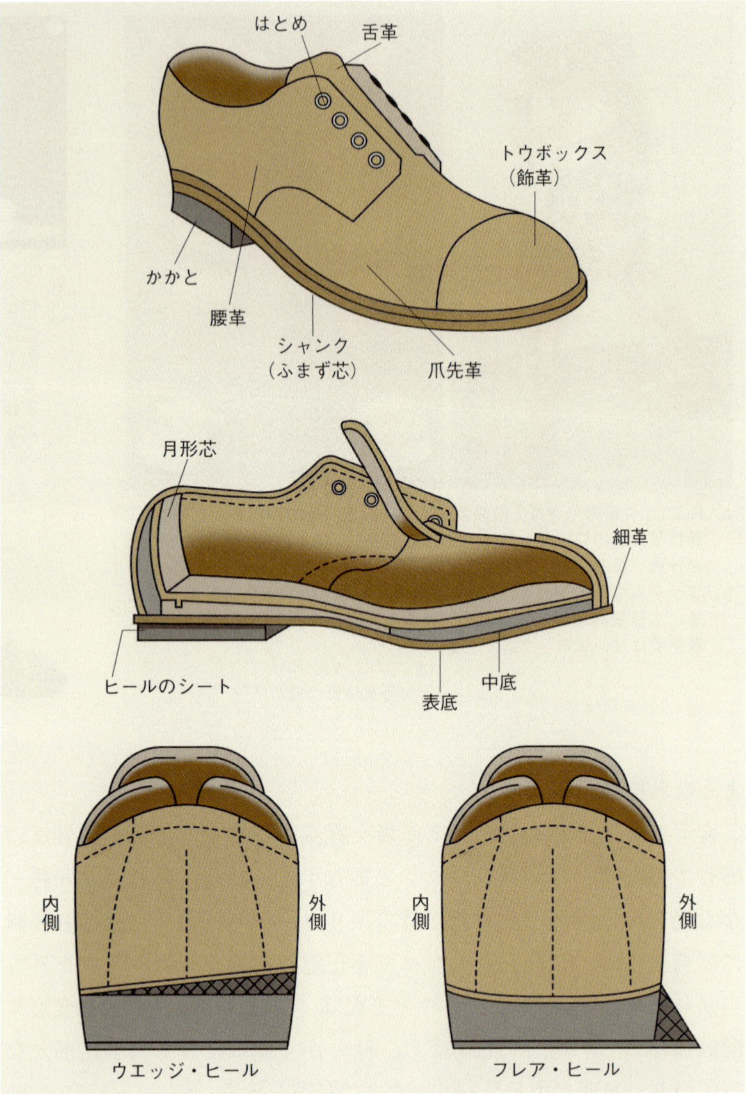

(長谷公隆：リハビリテーション機器．千野直一編．現代リハビリテーション医学．東京：金原出版；1999．p.316-329)

上肢装具

　肩装具では肩関節を屈曲・外転90°に保持するエアープレーン装具，肘装具は肘関節の外傷後に関節固定する装具が代表的である．手関節装具では母指と他指でつまみ動作を容易にする長対立装具（図60），短対立装具などが用いられる．関節リウマチなどの関節炎疾患には関節の安静を保つコックアップ装具，痙性麻痺による手指屈曲拘縮の予防にはパンケーキ型装具が用いられる．ボタン穴変形やスワンネック変形にはPIP装具（図61）が用いられる．
　機能装具としてはbalanced forearm orthosis（BFO）やスプリング

図59 体幹装具

a.
前面　　　後面

b.
前面　　　後面

c.

ダーメンコルセット（a），チェアーバック型腰椎装具（b），ミルウォーキー型腰椎装具（c）を示す．

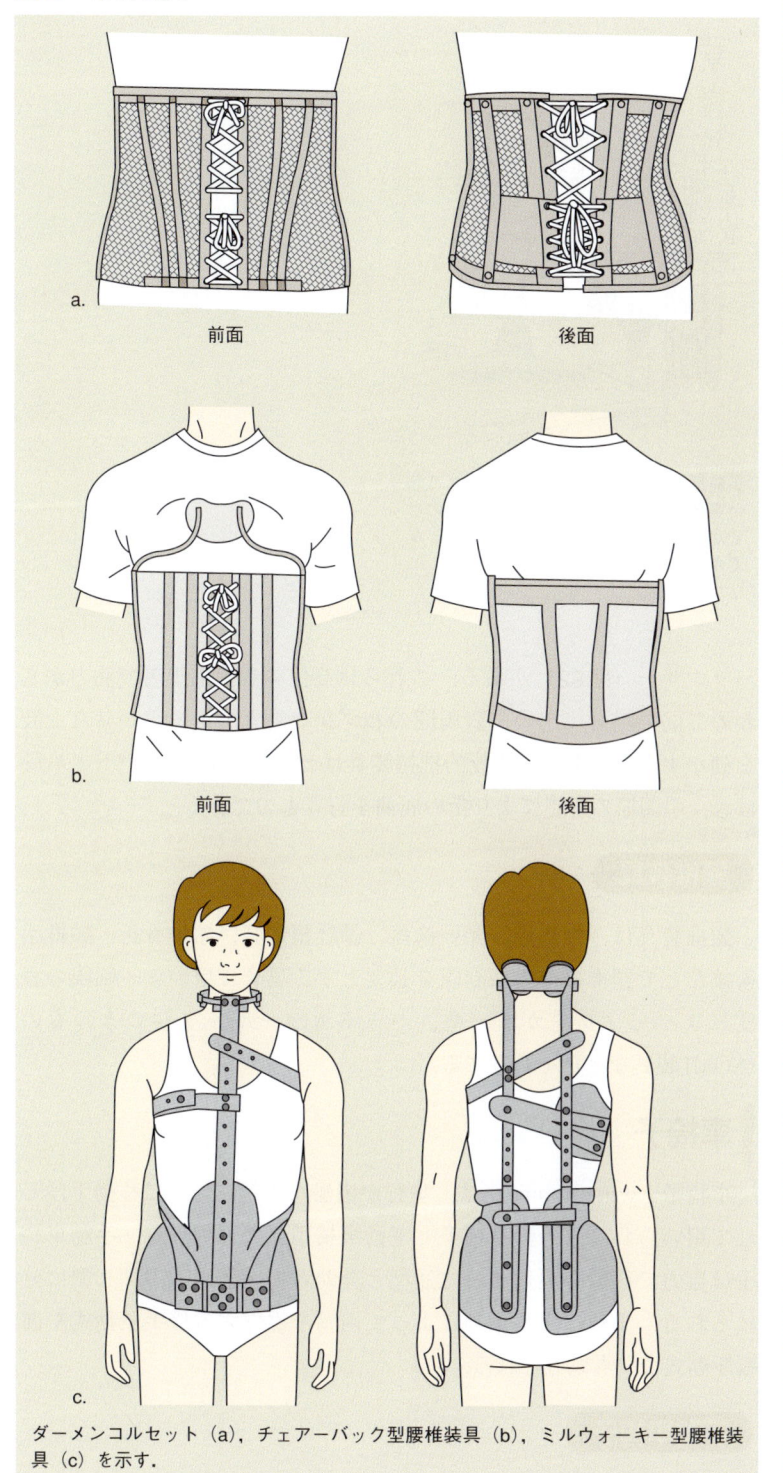

図60 長対立装具

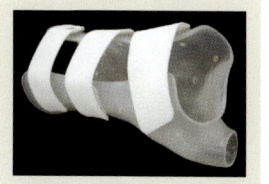

軟らかい素材を用いた長対立装具である．"対立"とは母指と他指が向かい合う位置関係にあることをいう．

図61 PIP装具

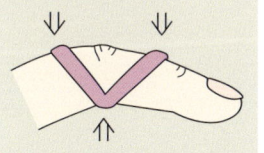

3点支持の法則で確実に関節を矯正・保持している．

リハビリテーション治療法

義肢と補装具

図62 スプリングバランサー

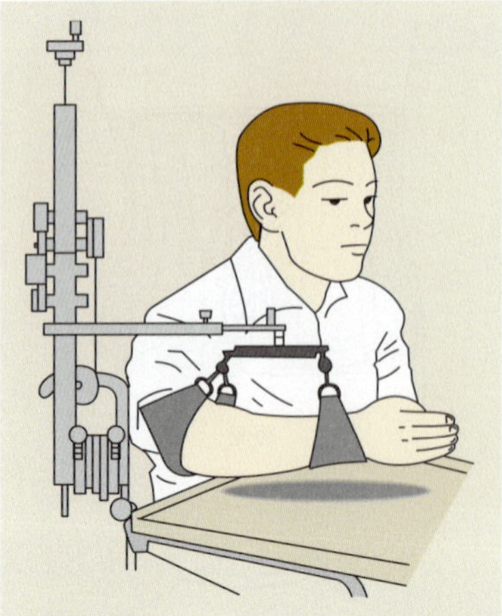

頸髄損傷後などの上肢筋力がきわめて弱い場合に用いられる．肩甲帯や体幹のわずかな動きで肩，肘関節を動かすことができる．

バランサー（図62）がある．これらは高位頸髄損傷患者で筋力がきわめて弱い場合に用い，肩周囲のわずかな動きで宙に浮かせた上肢を動かすものである．機能的把持装具はテノデーシス装具[★15]とも呼ばれ，手関節の背屈により指の屈曲を行うものである．

頸椎装具

頸椎装具は，頸部痛，頸椎捻挫，神経根症状，頸椎骨折，頸椎手術後などで頸椎の可動域制限を必要とする場合に用いる．制限の程度によってソフトカラー型，ハードカラー型，支柱つきのもの（SOMI装具など）を処方する．

車椅子

車椅子（wheel chair）は，歩行が困難な患者に対して移動手段として用いられる．手動車椅子と電動車椅子に大別される．手動車椅子は自力で後輪を駆動する普通型と介助者が操作する手押し型に分けられる．まれに片手駆動によって両輪を操作する片手駆動式や前輪駆動式なども処方される．

手動車椅子

手動車椅子の構成を図63に示す．以下，各コンポーネントについて簡単に説明を加える．

座面，背もたれ，フットレスト：採寸の基本は図64に示すとおりである[2]．座高は使用者の立ち上がり能力や駆動の方法によってはこの

★15 **テノデーシス**
tenodesisとは"腱固定"を意味し，手関節を背屈すると指屈筋長が変わらないため相対的に屈筋が収縮したのと同じ効果をもち，指が屈曲することをいう．

図63　車椅子の各部の名称

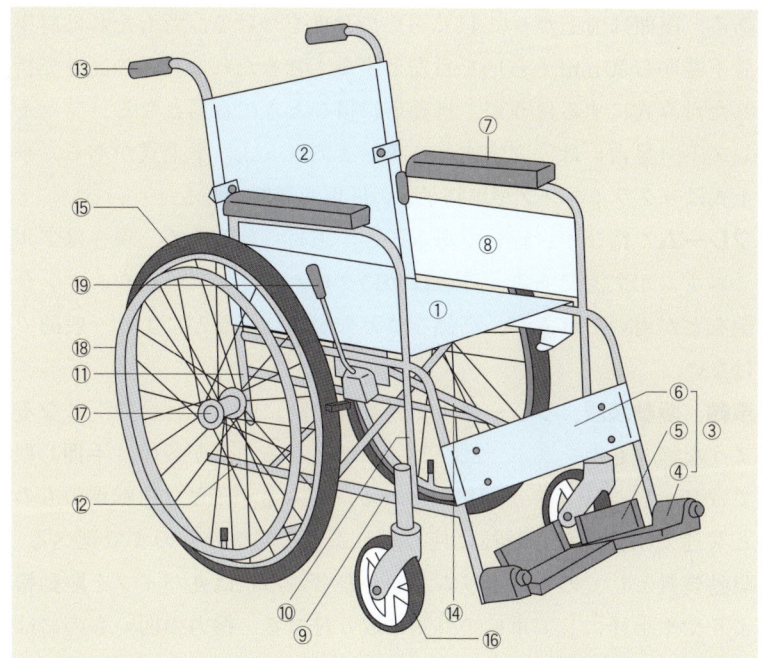

①座面　②背もたれ　③フットレスト　④フットプレート　⑤レッグループ　⑥レッグレスト　⑦肘当て　⑧スカートガード　⑨ベースパイプ　⑩フロントパイプ　⑪バックパイプ　⑫ティッピングレバー　⑬握り　⑭たすき　⑮駆動輪　⑯キャスター　⑰ハブ　⑱ハンドリム　⑲ブレーキ

図64　車椅子の基本的採寸

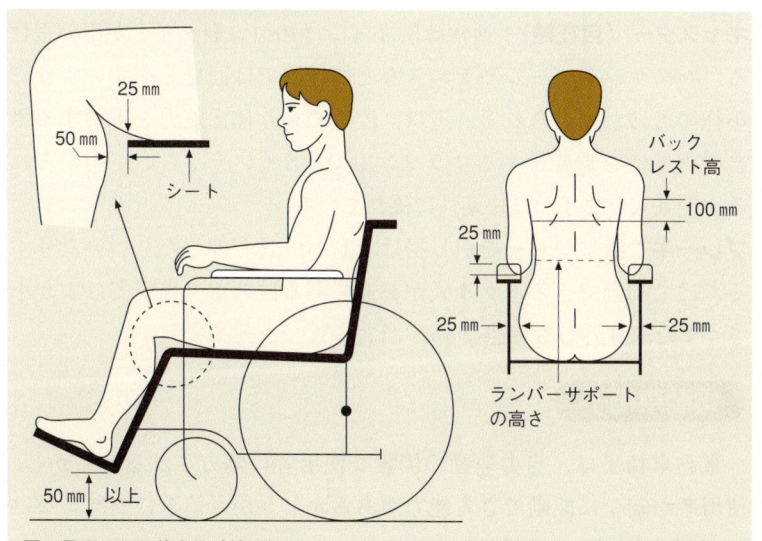

図に示すような基本的寸法がある．しかし，スポーツ型車椅子や，使用目的が特別な場合はこれを基本にして変更される．

(長谷公隆：リハビリテーション機器．千野直一編．現代リハビリテーション医学．東京：金原出版；1999．p.316-329)

リハビリテーション治療法

義肢と補装具

限りではない．このときクッションの厚さを考慮することが重要である．座面は前上がりに4°くらいの角度をつける．背もたれは肩甲骨下端から50 mmくらいを目安とする．背もたれは肘台の高さで折りたたみ式にするほうが，自動車に積むときに容易となる．フットレスト（足台）は，固定式とスイングアウト式，挙上式がある．挙上式はリクライニング型車椅子との併用が通例である．

フレーム：錆びずに軽量であることが求められるため，現在はアルミニウムが主流である．このほかにクロムモリブデン鋼やチタン合金などが用いられるが，高価なことや製作技術などにより一般的ではない．

車輪，駆動装置，ブレーキ：駆動輪は座高に応じて肘台の下になるような径のものを選ぶ．22，24インチとなることが多い．手押し型では12，14，16インチが用いられる．リムとタイヤは自転車のものと共通で幅広から，競技に使われるような幅狭のものまで選べる．駆動装置としてのハンドリム（つかむところ）は丸パイプを駆動輪よりやや小径にして車輪の外側に取り付ける．握力の弱いものにはパイプをコーティングして滑りにくくしたり，生ゴムを巻いたり，ノブのついたハンドリムとする．車軸はバックパイプの位置に取り付けられるが，後方に転倒しないようにするには車軸を後方に移動する必要がある．逆に，段差を越えるときに行う"キャスター上げ"を容易にするには車軸を前方に移行する．

キャスター（自在輪）：通常は5，6インチのゴム製タイヤが用いられる．バスケットボールやテニスなど競技用では回旋しやすいように小径のものが用いられる．逆に，段差の乗り越え能力を重視する場合や直進性を重要視するマラソン用では8インチくらいが用いられる．空気入りタイヤは快適性に優れている．

ブレーキ：溝にレバーを引っ掛けるレバー式と押したり引いたりするだけで制動できるトグル式が普通である．スポーツ用ではより小さくまた取り外しも可能なタイプにする．

電動車椅子

電動車椅子は，自力駆動の困難な使用者に処方される．しかし，使用者が安全に駆動できる能力があるかどうかも慎重に判断しなければならない．普通型と座席昇降機能やリクライニング機構のものもある．JIS規格に定められた電動車椅子の機能と強度を**表22**に示す．

屋外使用にはバックミラーと警報器の装着が義務化されている．最近は手動の普通型車椅子に電動推進ユニット（脱着可能）をつけて電動化するものもできている（YAMAHA JW-1®，JW-2®など）．

表22　電動車椅子の基準（JIS T9203-1987年）

項目		性能	
		屋内外兼用型	屋外用型
機能	最高速度	4.5 km/時以下	6.0 km/時以下
	登坂力	10°の斜面を直進で登れること	
	制動性能	平坦路で1m以内および10°の斜面を降坂走行中に3m以内で停止できること	平坦路で1.5m以内および10°の斜面を降坂走行中に3m以内で停止できること．停止時の基準線からの変位量は0.5m以内であること
	静止力	10°の斜面で静止できること	
	傾斜安定性	前方・後方各20°，側方15°の傾斜に対して安定であること	
	段差乗越	25mmの段差乗越ができること	40mmの段差乗越ができること
	溝踏破走行性	幅100mmの溝を踏破できること	
	坂道走行性	6°の傾斜面のS字走路を異常なく登降できること	
	斜面直進走行性	3°の傾斜面で等高線に平行な幅1.2mの走路を逸脱しないこと	
	回転性能	幅0.9mの直角路を曲がれること	幅1.2mの直角路を曲がれること
	強制停止	車体，駆動システム，電気回路などに異常がないこと	
	持続走行距離	10km以上	20km以上
強度	垂直静荷重	左右シートフレーム間の偏位20mm以下	
		左右シートフレーム間の永久ひずみ3mm以下	
		リム内面とアームパイプ外面との距離の偏位5mm以下	
		座シートのたわみ100mm以下	

杖

　杖には盲人が使う安全杖と肢体不自由者が使用する歩行補助杖がある．ここでは後者について述べる．杖と使用者の接点が1点のものを杖（cane）といい，2点以上で接するものをクラッチ（crutch）という．

　杖の目的は，患肢の免荷，立位・歩行時の安定性，推進・制動力獲得である．杖を健脚側に突くことが原則である．その理由は"てこ"の原理による説明で明らかである（図65）[3]．

杖の種類 （図66）[4]

杖

　一般的なT字型をした杖のほかに，3点や4点で支持する多脚杖が通常用いられる．いずれも握りが1か所であるために荷重をかけづらく，握力の弱い人には免荷機能が不十分となる．また多脚杖では，接地面積が広くなるので安定している反面，接地面が傾斜している

図65 杖の原理

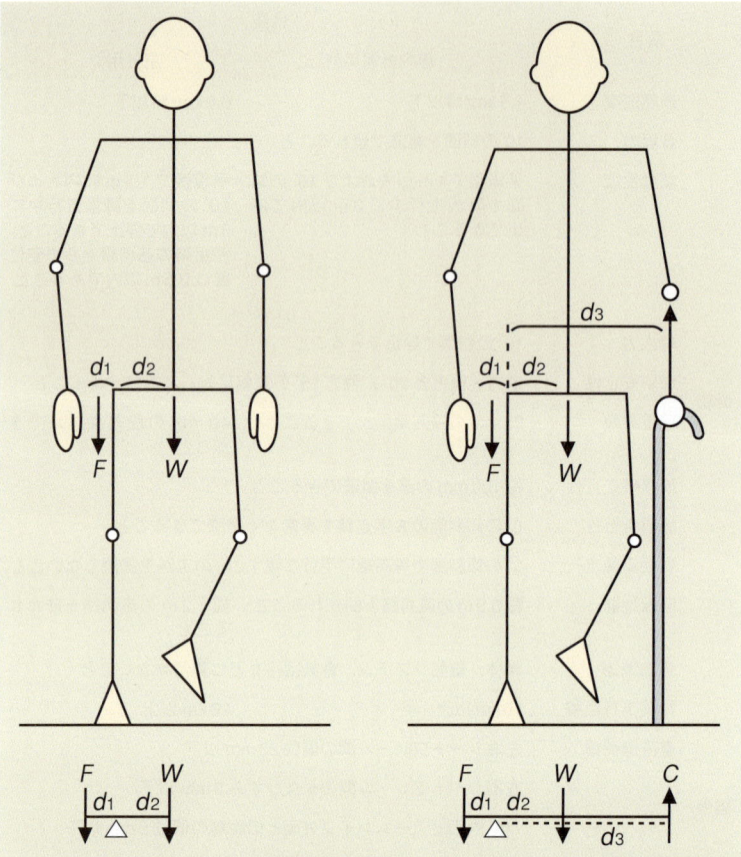

右下肢を患脚と仮定し,杖を健脚側の左側に突く.BWを全体重,Fを股関節外転筋の筋力,Wを右下肢を除いた体重（$0.85 \times BW$）,Cを杖にかかる荷重（$0.2 \times BW$）,右股関節にかかる荷重をFh（てこの図の白抜き三角形が回転中心である股関節を意味する）,d_1を股関節から外転筋までの距離,$d_2(=3 \times d_1)$を股関節から重心までの距離,$d_3(=10 \times d_1)$を股関節から杖までの距離とする.
杖を使わない場合は,$Fh=F+W$,$F \times d_1 = W \times d_2$の式に上の値を代入すると,$Fh=3.4 \times BW$となる.
杖を使用した場合は,$Fh=F+W-C$,$F \times d_1 + C \times d_3 = W \times d_2$の式に上の値を代入すると,$Fh=1.2 \times BW$となる.
理論的には杖を使用することにより,患脚の股関節に対して$2.2 \times BW$（$=3.4 \times BW - 1.2 \times BW$）の免荷が実現できる.

(Blount WP：Don't throw away the cane. J Bone Joint Surg 1956；38A：695-708. 長谷公隆：リハビリテーション機器. 千野直一編. 現代リハビリテーション医学. 東京：金原出版：1999. p.316-329を改変)

とかえって使いにくい.多脚杖は歩行能力の低い人に使われるので,室内での使用が一般的である.杖の長さは図67に示すように決める.

クラッチ

腋窩支持と前腕支持に分けられる.腋窩支持の代表的なものに松葉杖があり,腋窩と手の2点で支持するので免荷能力に優れている.前腕支持の代表はロフストランドクラッチである.前腕と手で支持する.免荷に優れるほか,握力が弱くても杖が揺れず安定している.また,手を離しても杖が前腕部で保持されるため,杖を離さずに手

図66 杖の種類

T字杖　　4点杖　　松葉杖　　ロフストランドクラッチ　　プラットフォームクラッチ

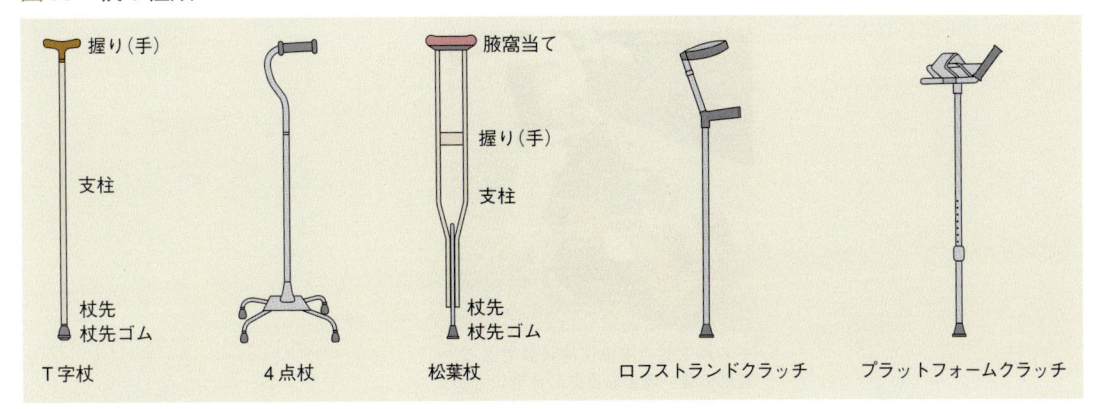

図67 杖の長さの決め方

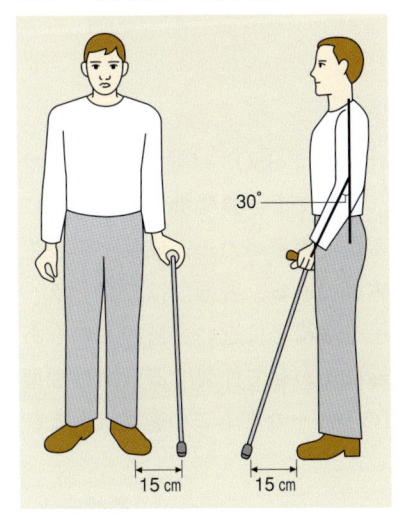

が使える．いずれも握りの位置は杖の場合と同様に決めるが，腋窩パッドは，腋窩での血管や神経の圧迫を避けるために腋窩よりやや低いところに設定する．

　プラットフォームクラッチは前腕支持の杖であるが，関節リウマチに主として用いられている．手関節や指関節に痛みや変形があり，負荷をかけられない場合に前腕全体で支持するものである．

歩行器

　歩行器（walker）は，両手が使用できることが条件となる．下肢の支持力が弱い場合に用いられる．4点支持部があり，フレーム自体を杖のように持ち上げて前に進むものと，小車輪が4つ（前がキャスター，後が固定輪）あり押して歩くものとがある．後者では，制動が困難な場合はブレーキを付けることもある．

図68 座位保持装置

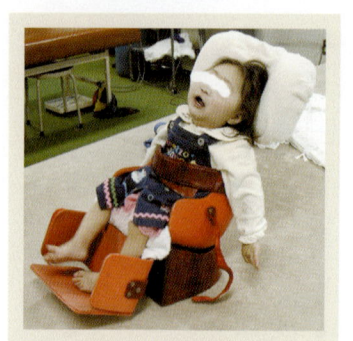

モールド型の座位保持装置である．変形の強い場合も患児の体形に合わせて型採りをして作製することができる．

座位保持装置

　座位保持装置（sitting support orthosis；SSO）は通常の椅子では座位姿勢を保持することが困難か，座れても不良姿勢になる場合に処方される．幼少期から必要となることが多いため，成長や学校生活，家庭での介護に対する配慮が重要である．普通型はモジュラー型ともいい，木で作製する工房椅子や車椅子に近い金属のものもある．モールド型は身体の変形や拘縮に合わせて作製する全面接触型である（図68）．ほかに屋外移動用のバギーなどもこの範疇に含まれる．

（髙橋守正）

●文献
1) 髙橋守正：義肢装具療法．千野直一編．現代リハビリテーション医学．東京：金原出版；1999．p.303-309．
2) 木村哲彦：車椅子，電気車椅子．日本整形外科学会・日本リハビリテーション医学会編．義肢装具のチェックポイント，第4版．東京：医学書院；1995．p.219-237．
3) Blount WP: Don't throw away the cane. J Bone Joint Surg 1956; 38A: 695-708.
4) 長谷公隆：リハビリテーション機器．千野直一編．現代リハビリテーション医学．東京：金原出版；1999．p.316-329．

●言語療法

　脳卒中後のリハビリテーションという考え方が普及するにつれて，言語障害＝失語症という誤った考えをもつ人が多くなった．

　話し言葉のコミュニケーション過程を考えてみよう．ある考えが話し手の頭のなかで構築されて表出され，聞き手に伝わって理解される一連の活動のどこかに問題が生じると言語障害が起きる．たとえば，耳を中心とする聴覚に問題がある場合には，言語情報を脳に伝える手立てが必要であるので，補聴器の選択や調整がいる．しかし，これから論を進める脳自体の障害によって言語障害を生じている場合には，言語機能そのものの訓練が要求されることが多い．

　失語症をはじめ，失語とよく合併して出現する発語失行（apraxia of speech, verbal apraxia）や運動障害性構音障害（dysarthria）といった言語障害に対するリハについて解説する．

失語症

定義

　脳梗塞，脳出血などの脳卒中や頭部外傷によって，大脳の言語中枢が損傷を受けると，いったん獲得した言語機能が障害され，話す，聞く，読む，書くことに問題が起きてくることを指す．多くは成人の障害を指すが，小児であっても交通事故などで失語症になる例もある．しかし，幼児期は言語獲得の途上にあるので成人例と障害の質が異なる．ここでは，主として成人例のリハについて解説する．

症状

　失語症になると，簡単な単語を聞いて理解できなくなったり，簡単な言葉（自分や家族の名前が出てこない）が言いにくくなったり，書けなくなったりするので，患者だけでなく家族や友人も驚いてしまう．書字では漢字よりも平仮名のほうが困難になることが多く，周囲の家族を混乱させる．患者自身も自分の言ったことに自信がないため，家族が笑うと，とまどったり逆に怒ったりする．失語症患者は，単に言葉の障害をもつという単純なものではない．昨日まで何不自由なく話していた言葉が思うように出てこなくなったり，簡単な平仮名や，漢字さえも書けなくなったりすると，人は自分の自尊心を傷つけられ，死んだも同然と思うものである．実際の失語症患者記録もいくつか出版されている[1~3]ので，ぜひ読んでもらいた

人は言葉を失うことで，夫婦関係や親子関係にまで影響を及ぼす．したがって，訓練に先立って，単に言葉の障害にとどまらず，全人的な障害であるという観点から，失語症のことを正しく理解をしておくことがとても重要になる．これは，本人はもちろん家族にとっても重要なことであるので，簡単なパンフレットを利用して説明したり，読んでもらったりするとよい．また，各地に失語症友の会[★1]があるので，日ごろから交流をもっていると，先輩患者の話を聞くチャンスもあるので，患者を勇気づけることができる．

予後

予後についても正しい知識を提供することが重要である．予後因子として，利き手，病巣の広がり，発症年齢などのほかに，言語訓練をどれくらい，またどのような内容の訓練を受けたか，職業上の立場，病前性格なども関与することが指摘されている．

佐野ら[4]はこれらの要因のなかで，発症時の年齢と病巣の広がりの予後への関与について報告している．

症例は，言語訓練を行い発症から2年以上の経過を追跡できた右利き失語症126例である．簡単にまとめると中大脳動脈の支配領域全般の損傷，すなわち，言語領域全般の損傷であっても40歳未満の若年発症では回復良好であるという．しかし，若年層であっても回復しにくいものは，複雑な文の理解や，仮名書字能力である．年齢によらず回復しやすい項目は，漢字単語の意味理解であるという．

立石[5]は55人の失語症患者の社会適応について検討している．標準失語症検査（Standard Language Test of Aphasia；SLTA）の総得点，すなわち失語の程度と適応の良否との間には，一定の関係を認めなかったという．適応良好な症例は，障害に対する本人の理解（障害の受容）があり，病前性格が循環気質である例で，家族が患者の状況をよく理解している症例であり，そして，脳損傷による器質的人格変化（抑うつなどの反応）を惹起していない例であるという．

発症まもない急性期には通過症候群[★2]としてさまざまな高次脳機能障害が出現してくるが，やがて消失する．しかし，症状が落ち着いてきた後にも，高次神経機能障害を伴うことはある．よく知られているものには，失行，失認，記憶障害，注意障害，半側（一側）空間無視，認知症，前頭葉症状などがある．これらの障害は単独に出現することもあれば，いくつかの障害が合併することもある．失語症のリハにおいても，失語だけでなくほかの高次神経機能障害の評価はその後の失語のリハの方針を左右するので重要である[6]．

★1 **全国失語症友の会連合会**
全国の失語症友の会132団体が加盟し，障害者団体相互の理解を深め福祉，医療の向上に寄与することを目的に活動している．

★2 **通過症候群**
意識障害が回復した後，数か月にわたりみられるぼんやりした状態で，質問に対する反応が遅い，周囲に対する無関心，無欲状態を示す．

治療の原則

　失語症のリハは，おおよそ3期に分けられる．発症初期の急性期，言語訓練期，機能維持訓練期である．また，行う内容によって，言語機能そのものの改善を目指す訓練期，言語機能そのものにこだわらずにコミュニケーション能力の向上をもたらすことに重点をおく訓練期，社会復帰を目指して社会的な不利を軽減することを目的とした訓練期に分けることもある．いずれにせよ，長期的な視野に立って各時期における訓練計画を組み立てていく必要がある．そのためには，正確な医学的情報だけでなく，患者をとりまく環境★3の情報を家族から得ることが重要である．発症早期にはできるだけ家族と話し合う機会を設け，失語症の理解の仕方や患者に対する接し方などを観察するとよい．

　失語症の言語訓練は幼児に言葉を教えるようなものではないので，特に患者の情報を訓練に先立って得ておくと患者との会話時に役に立つ．言葉がかなり失われている例であっても，仕事や趣味に関する言葉は比較的理解が容易であることが多い．また，難しい専門用語は漢字で書かれてあってもわかることが多いので，利用すると患者の意欲を高めることができることがある．一方，簡単だと思われがちな50音の仮名文字板で1文字ずつ指さして答えるなどの課題は困難になるので，意欲をそぐようなことになる．特に看護師は，患者が病室でくつろいでいるときにも接する機会が多いので，上記のような患者をとりまく情報を駆使して，漢字を利用しながらゆっくりと話しかけると効果が大きい．

急性期の訓練

　急性期には，意識障害がある，易疲労性が高い，日時による成績の変動が大きい，混乱が生じやすいなどの症状がしばしばみられるために，十分な意思疎通が図られないことが多い．大切なことは，コミュニケーション障害の種類とおおよその程度を見極めることである．そして，これらの情報をできる限り患者にかかわる医療スタッフが共有することである．そして，家族にもできるだけわかりやすくその状態を説明し，いたずらに不安をあおることがないように予防することが重要である．

　急性期では，ベッドサイドでの評価になることが多いが，上記に示した状況を考慮に入れつつ，短時間にできるだけ情報を得る努力が必要である．そのためには，患者の一挙一動に注意を払う訓練を日ごろからしておくとよい．また，家族が患者をどのように評価しているかなどにも耳を傾けるとよい★4．

　ベッドサイドでの観察や家族からの情報で，高次脳機能障害の性

★3
たとえば，①家族背景，②職業，職場での役割，③病前の性格，④趣味，⑤友人関係，⑥休日の過ごし方．

★4
たとえば，患者が日ごろ無口な人だったらしく，発症後うるさいくらいによく話すので，精神病ではないかと家族が訴えていたことがある．感覚失語例は流暢多弁な発話の特徴があり，失語症の一タイプであることを家族に説明する必要がある．また，左半側空間無視の患者などは，ベッドに座っているときに体を右側に向けていることが多いことから気づかれる．

図69　簡易型の聴力検査機器
（リオン株式会社）

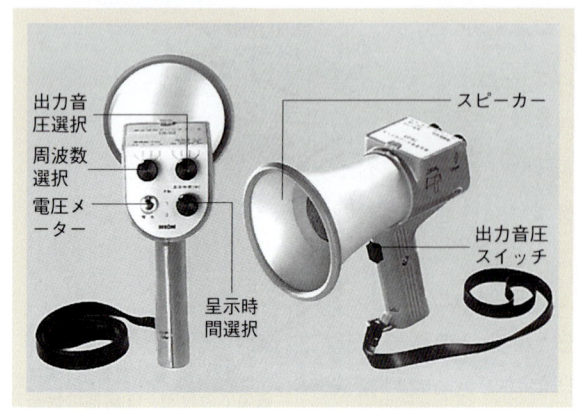

図70　介護用補聴器イヤーフレンド
（リオン株式会社）

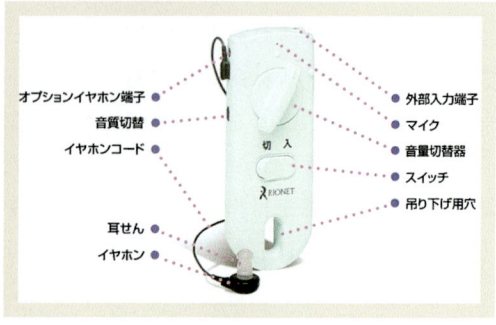

質が推測されることがあるので，これらの情報をおろそかにしてはいけない．急性期では患者自身の十分な検査ができないので，特に病室でこれらの観察や，おおよその高次脳機能障害の見当をつける習慣をつけておくのがよい．さらに，もっと重要なことは感覚器官そのものに問題がないかをチェックすることである．眼が見えているか，耳が聞こえているかの判断である．新聞やテレビをどれぐらいの距離から見て理解しているか，テレビのボリュームはどの程度か，家族や病棟スタッフの声の大きさをどの程度で理解しているかなどである．ハンドタイプの簡易聴力検査機器も出ているので，病棟などに1つあると便利である（図69）．また，実際に難聴症例には，介護用に開発された使いやすい補聴器も市販されているので（図70），精密な聴力検査が受けられるまで耳鼻咽喉科医と相談しながら，これらの補聴器を利用して，コミュニケーションがとだえることがないように配慮することも必要である．

言語訓練期

急性期を過ぎ症状も落ち着いてきたら，SLTAなどの失語症検査が言語聴覚士（speech therapist；ST）によってなされる（図71）．言語機能の"話す"，"聞く"，"読む"，"書く"のどの側面が特に障害されているか，一方でどの側面が比較的障害を免れているかという情報を得ることができる．これによって，患者本人に有効な話しかけ方がわかる．また，表出面についても発話か書字のいずれが有効であるかがわかる．これらの情報をSTからもらい，病棟内でも有効なコミュニケーションを確立すると，患者がしばしば陥る孤立感を防ぐことができる．

SLTAから得られる情報は有効なコミュニケーション方法の情報を得るだけではない．失語症患者は，話す，聞く，読む，書くの言語機能のどの領域についてもある程度の障害をもっているが，その程

図71　SLTAの例

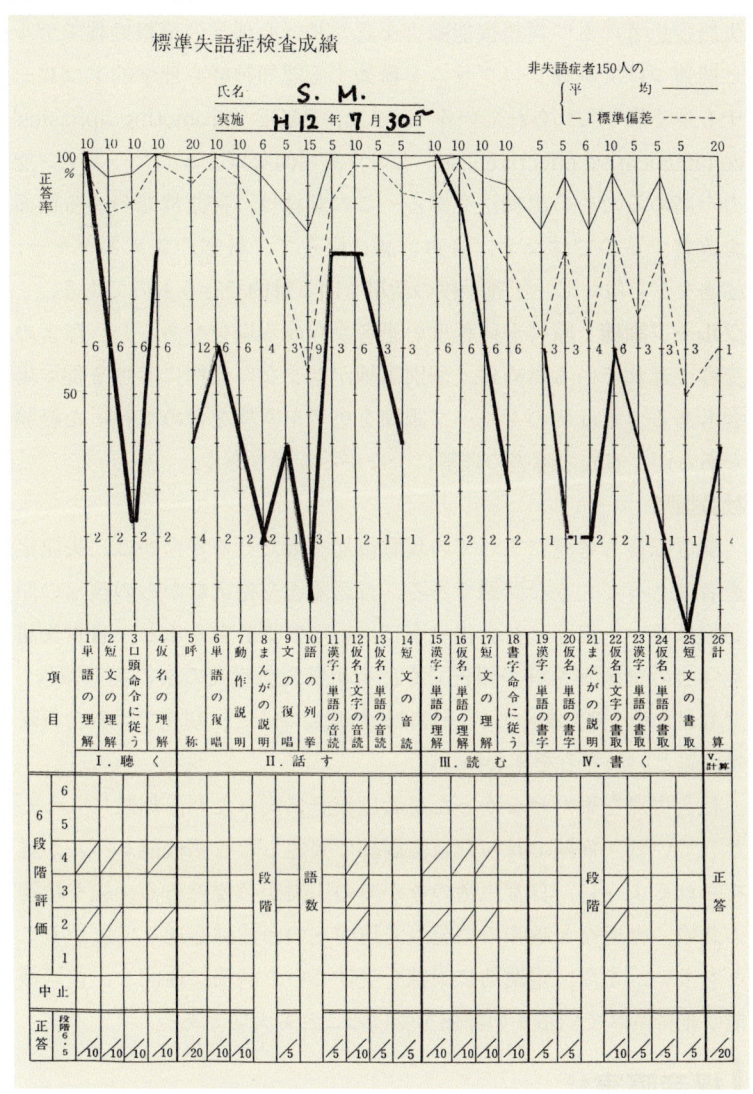

注："10. 語の列挙"は15語を100％とした．

度や障害の内容は各失語症患者によって異なっているのである．すなわち，個々の患者は異なった障害構造をもっているといっても過言ではない．したがって，個々の失語症患者が示す障害機序を整理し，仮説のうえに訓練計画を立てる必要がある．訓練計画は担当のSTが作成する．

　通常，訓練形態は，個別訓練，グループ訓練などがある．

個別訓練：STと患者が1対1で行うもので30分程度行う．個別訓練についてもどのような内容をしているのか，病棟スタッフは知っておくとよい．

　言語訓練方法には，言語刺激を強力かつ統制して与える刺激法をはじめとして，障害された機能のなかでも比較的保存されている機能

★5
たとえば，障害された仮名文字の書字を良好な漢字を用いて習得する方法など．

を利用して向上させる機能再編成法★5と呼ばれる方法などがある[7]．失語症患者のもつ言語機能障害を認知神経心理学の情報処理モデルと関連づけて訓練プログラムを構築する認知神経心理学的アプローチも多く取り入れられている[8]．また，PACE（promoting aphasics' communicative effectiveness）という実用的なコミュニケーション能力を高めるための訓練法もある．この訓練は，言語機能のある側面を改善するのではなく，音声言語に限らず，書字，ジェスチャー，描画などを用いて，伝達手段の活用を図る目的で行うものである．

グループ訓練：障害が同程度の患者から成る場合もあるし，障害の受容が遅れているために，個別訓練が進まない症例に参加を促す場合もある．重度例のグループ訓練を患者や家族を含めて行った経験があるが，家族の障害の理解につながることもある．

社会復帰

　配置転換も考慮に入れての現職復帰を果たせるか否かは，失語症患者にとって大きな問題である．言語障害を抱えながらの復帰の問題例は多い．実際に社会復帰率についての集計をみると，日本失語症学会の全国実態調査報告でも，石川県失語症友の会の実態報告[9]でもおよそ1割であった．一般に失語症になると，現在では社会復帰は困難といわざるをえない．

　社会復帰を果たせなかった患者は家庭に戻ったり，施設に入ったりしている．病院で行った言語訓練で到達した言語機能レベルが維持されるように，日常生活のなかでの工夫が必要である．絵や植物の栽培，書道など趣味の開発も先述の友の会活動を通して広がることも多い．また，定期的に訓練を受けていた病院に通院し，言語機能が維持されているかの評価を受けることも大切である．

構音障害★6

定義

★6 dysarthria
以前は麻痺性構音障害と訳されていたが，現在では運動障害性構音障害と呼ばれることが多い．使用する用語についてはまだ議論が残っている．

　発声・発語器官の麻痺，筋力低下，協調異常が原因となって，発声・構音機能に障害をきたした状態をいう．失語症と異なる点は，発話以外の言語機能に障害を生じないことである．損傷部位によって，弛緩性，痙性，混合性，失調性，運動低下性，運動過多性の構音障害に分類される．

弛緩性タイプ：進行性筋ジストロフィ，筋萎縮性側索硬化症に代表される疾患が相当する．発話は短くとぎれ，声量も低下する．声質は気息性が多く，開鼻声★7が出現し，母音，子音ともにゆがむ．

★7 開鼻声
鼻腔共鳴の過剰による音質の異常．母音の鼻音化と子音構音時の気流の鼻腔からの漏出が生じる．

痙性タイプ：仮性球麻痺が相当する．発話は短くとぎれ，声量も低下する．声質は粗糙性，努力性となる．母音，子音ともに障害され

る．

失調性タイプ：小脳型の障害で生じる．発語器官の動きのタイミングや方向，範囲が不正確となる．発話はしばしば爆発的となり，声の翻転もみられる．発話リズムの乱れが特徴．子音がゆがむ．

運動低下性タイプ：パーキンソニズム（parkinsonism）やウィルソン（Wilson）病にみられる．発話は短くとぎれ，声量も低下する．発話速度が加速傾向となるが，強さが次第に弱くなる．音素の繰り返しもみられる．子音がゆがむ．

運動過多性タイプ：アテトーシスや舞踏病にみられる．発話は遅いが不規則に爆発的となり，声量が一様ではない．異常な不随意運動を伴う．声質は努力性となる．

混合性タイプ：筋萎縮性側索硬化症にみられる．弛緩と痙性が入り混じっているが，どちらが前面にでるかは経過によって異なる．

訓練

dysarthriaの訓練は各タイプの特徴をまず評価し，会話明瞭度を最も低下させている項目を中心に訓練を行う．重度例の場合は，発声発語器官そのものの粗大運動やストレッチ★8を行い，構音訓練については，比較的保たれている構音から始め，発話意欲を高めることも大切である．中度，軽度の場合には構音類似運動★9や，最も障害を被っている構音を中心に音の産生訓練★10を行う．音節から始めて単語や文レベルへと進む．

発語失行

定義

発語失行は構音失行などとも呼ばれ，諸家の意見が一致していない点もあるが，一般には発声，発語に関する筋の麻痺，筋力低下，失調，不随意運動がないにもかかわらず，随意的に話そうとすると，構音動作にぎこちなさや誤りが出現する症状を指す．発話時のためらい，抑揚の異常，発話速度の低下など発話のプロソディ★11が障害され，全体に非流暢な発話となる．通常，ブローカ失語（Broca aphasia）の発話の特徴とされるが，ブローカ失語に伴わないこともあるし，純粋に単独で出現することもある．左中心前回を含む病巣で構音の誤りを生じることが多い．

訓練

発語失行の訓練は，意図的にできなくなった構音運動を，鏡や，口形の図，ダイナミックパラトグラム★12などの視覚的補助手段を取

★8 **粗大運動，ストレッチ**
患者の頸部は過緊張の状態であることが多いので，自動的にゆっくり頸部を回旋してもらったり，他動的に頸部をアイスマッサージをしたりする．フーと大きなため息を出させたり，口を軽くあけて唇のとがらし・引きの交互や，舌を左右へ動かすなどを行う．

★9 **構音類似運動**
両唇をすぼめて，息を出すことや両唇を閉じてティッシュペーパーを一気に吹きとばすことなどは，構音そのものの訓練では，正しい構音に近い構えとなる．

★10 **音の産生訓練**
患者に正しい構音動作を説明し，目的の音の産生（通常は患者にとって容易な音から始めるとよい）訓練を単音節レベルから始める．

★11 **プロソディ**
話し言葉における適切な音の特徴．強勢（stress），速度，高低（pitch）の三要素から成る．

★12 **ダイナミックパラトグラム**
電極を配置した人口蓋を装着し，構音時の舌と口蓋の接触パターンを表示パネル上に示して，正しい構音パターンを確認しながら，自己のパラトグラムとの違いを理解する．

り入れたり，聴覚的フィードバックを利用した比較的簡単に構音できる音節から復唱法で行ったりすることが多い．患者の症状や重症度にもよるが，運動感覚や触覚などのフィードバックを用いることもある．

伊藤[10]は軽度から中等度のブローカ失語と発語失行を合併した51歳の男性1例に，発症5か月から1年半にわたって復唱・音読訓練などを行い，単語明瞭度成績が初回60％から1年半後に90％に達し，有意に改善したと報告している．また，遠藤らは重症の発語失行と軽度ブローカ失語と軽度運動障害性構音障害を合併した1例に8年間訓練を継続し，初回の明瞭度0％から93％まで改善したと報告している[10]．

以上のように，いずれにしても構音のぎこちなさは残るが，構音訓練によってある程度改善が期待できること，さらに数年にわたり改善が続くことなどを患者に説明したい．大切なことは，発語失行が単独で現れている場合は，構音を中心とした訓練でよいが，失語症や運動障害性構音障害を合併している場合には構音の訓練に先立って，言語理解の改善が必要であったり，発声・発語器官そのものの筋力増強訓練や発語器官の運動範囲制限の改善が必要であったりすることもあるので，担当のSTから情報を得るとよい．

言語障害者の家族指導

急性期には患者だけでなく家族も同様に混乱状態に陥っていることが多い．しかし，患者に対して家族からの働きかけはとても重要であるので，家族の力を借りることは患者自身の回復にとって大きい．なんといっても聞き慣れた言葉での刺激はほかの何ものにも替え難い．しかし，病前から患者と家族が良好な関係でなかったりする場合もあり，その際には患者が自分の家族であっても拒否したりすることがある．一方，逆に家族側が患者に付き添うことを嫌がる場合もある．★13　いずれにしても，担当する医療スタッフは患者を守るために，先述のような点を注意深く観察し，患者の回復に望ましい環境づくりに心がけるべきである．

症例

40歳代前半，男性　脳出血後，右片麻痺

自験例を紹介する．ある日突然40歳前半の男性が脳出血で倒れ，右片麻痺と重度の運動障害性構音障害となった．発語はまったく聞き取れず，流涎（りゅうぜん）もひどい状態であった．患者がまだ入院中に妻が実家に帰ってしまい，その後離婚した．

この症例は1年あまりの言語訓練後，会話も可能となり仕事にも復帰することができたが，患者自身の言葉を借りて説明すると「おそ

★13
自験例では，夫が長年蒸発していたが，脳卒中で入院したことをきっかけに，妻に連絡があった．

らく妻は，発症当初のままで一生終わるのではないかと勘違いしたのでは」ということであった．このような事例もあるので，とにかく発症早期に言語障害の種類と重症度をある程度見極め，家族に適切なアドバイスを行うことは絶対に欠かせない（この例では，入院中に妻と言語訓練担当者が会えなかった）．いたずらに希望をもたせるのもよくないが，まったく治らないとか，言語訓練をやってもだめだなどの誤った情報も流してほしくない．

言語訓練期の注意点

言語訓練期において，順調に言語訓練を受けている患者は精一杯がんばっているのである．したがって，家族はいたずらに"がんばって！"という声援をやめてほしい．そういわなくても患者はがんばっているのである．"訓練を一生懸命やっているからうれしい"とか"子どもにもよい刺激になる"とか，患者にやる気を起こさせる言葉にしてほしい．毎回とはいわないが，時々家族も病院へいって，言語訓練の様子をみたり，担当者から訓練経過を聞いたりして，家族が皆で応援しているのだという姿を患者に示すと患者も心強い．訓練ノートを持っている場合には，そのなかに家族とSTとがそれぞれ近況報告をすると，訓練場面に家族がいなくても，患者との会話の内容が広がる．

職場・家庭復帰に際しての注意点

職場復帰を果たした患者に対しては，まず仕事が十分になされているか，職場の同僚，上司との間で問題が生じていないかを，患者自身や家族，職場の関係者から情報を得るとよい．職場環境のなかでどのようなコミュニケーション障害があるかを，病院での訓練場面だけから推察するのは困難である．できれば職場復帰する前に，言語聴覚士が会社に出向いて患者の置かれている環境をみるのがよい．

家庭復帰している場合には，家庭のなかでする仕事があるか，役割分担があるのか，その他，言語刺激のためにしたらよいことなどをアドバイスする．たとえば，混雑した市場やデパートなどは，空いている時間帯に回ると，言葉を思い出す訓練にはよい環境である．外出という機会も生まれるので勧めたい．

家族の誰かが失語症などの言語障害になり，夫婦間や親子関係の悪さが一気に露呈する場合もある．思春期を迎えた子どもがいる家庭には，失語症になった父親と子どもの交換日記を勧めたことがある．母親が失語症となり，3歳児が吃音症状を呈し，祖母から相談を受けたこともある．母親の言葉が不自由でも，時々母親と一緒にさ

せるようにアドバイスした結果，良好な経過をたどった．その他離婚に至ったケースも経験しており，失語症は本当に障害を被った患者自身にとっても，そのまわりの家族にとっても厳しい試練をもたらす．

（能登谷晶子）

●文献
1) 波多野和夫編：失語症のホームケア．東京：医歯薬出版；1999．
2) 佐野洋子ら：脳が言葉を取り戻すとき．NHKブックス．東京：日本放送協会；1998．
3) 笹沼澄子編：失語症の記録．東京：大修館書店；1985．
4) 佐野洋子：失語症のリハビリテーション．東京：全日本病院出版会；1999．
5) 立石雅子：社会適応に影響を及ぼす要因の検討．失語症研究1997；17：213-217．
6) 柏木敏宏監：新・失語症患者の看護，ブレインナーシング．吹田：メディカ出版；1996．
7) 日本言語療法士協会学術支援局専門委員会失語症系編：言語聴覚士のための失語症訓練ガイダンス．東京：医学書院；2000．
8) 波多野和夫ら編：失語症臨床ハンドブック．東京：金剛出版；1999．
9) 能登谷晶子ら：失語症患者の実態報告—石川県失語症友の会実態報告．失語症研究1999；19：107-113．
10) 伊藤元信：発語失行症の訓練．失語症研究1996；16：233-237．

摂食・嚥下訓練

リハビリテーションにおける障害のとらえ方とアプローチの仕方

4つの障害とアプローチ法

機能形態障害と治療的アプローチ

機能形態障害とは嚥下に関係する筋や神経系の障害のことである．嚥下反射が消失したり，嚥下に関係する筋群の筋力が低下したり，スムーズに働かなくなっていたりすることで，疾患から直接起こってくる障害のことである．いわゆる症状（症候）と重なり合う部分も多いが，次に述べる"能力障害"や"社会的不利"の原因となる障害（症状）のことを"機能形態障害"と呼んでいる．組織，器官レベルの障害といえる．

この障害に対しては筋力の強化や協調運動を訓練したり，嚥下反射の促通訓練などの治療的アプローチを行う★1．これは嚥下に関係する機能・形態障害を直接治そうとするものである．狭義のリハ訓

練である．これですべて回復してしまえば問題はないが，必ずしも元の嚥下機能を完全に再獲得できるわけではない．

能力障害と代償的アプローチ

能力障害とは機能形態障害があることによって日常生活で実際に食物が食べられなかったり，誤嚥してしまうことを指す．生物的なレベルでとらえた障害といえる．"摂食・嚥下障害"という言葉は，まさにこの摂食・嚥下の"能力障害"を指している．

この障害に対しては，機能形態障害が残ってしまっても，何とか食べる能力や栄養を摂取する能力を獲得しようとする代償的アプローチを行う．誤嚥がなく，嚥下しやすい体位や食物形態を工夫したり，経管栄養や静脈栄養法などの別の栄養摂取法を取り入れることなどである．

社会的不利と環境改善的アプローチ

社会的不利は機能形態障害や能力障害があることによって，実際の社会的生活が制限されてくることを指している．食べられないために家に帰れない，栄養摂取が十分にできないために体力がなくて会社に復職できない，鼻からチューブが入っているために外出できないなどである．社会的なレベルでとらえた障害である．

社会的不利の克服に対しては環境改善的アプローチを行う．これは家族や介護者，社会全体への指導・教育を行って嚥下障害の理解を深めてもらい，機器や設備を充実させ，環境を整えることで家庭生活や，社会生活ができるようにすることなどがある．

心理的障害と心理的アプローチ

心理的障害とは障害をもつことによって「食べられなくなってしまって，私は生きている価値がない」などと思うことで，障害の受容と関係してくるものである．患者が食べられないでいることをどのように感じているか心理的なレベルでとらえた障害を指している．

この障害に対しては心理的アプローチが行われる．口から食物を食べるという機能は歩くことやしゃべることよりも原始的で，人間の生来的な機能なので，この機能が失われたときの精神的打撃の大きさは計り知れない．

急性期に鼻から管を入れられてベッドに寝かされている患者，慢性期でなかなか経口摂取がうまくできない状態の患者などに対する心理的サポートはきわめて重要である．嚥下障害をもったということだけで意欲の低下が起こり，嚥下障害の克服，受容に真剣に取り組む前向きな姿勢をもてないでいる場合がある．治療が奏効する見込みがある場合とそうでない場合の対応も癌告知と同じレベルで難しい．

★1
訓練は治療的アプローチに相当し，基礎訓練と摂食訓練がある．基礎訓練は誤嚥の危険がなく安全に施行できるが，こればかり繰り返していても食べられるようにはならない．実際に食べることの反復（摂食訓練）によって嚥下は訓練される．摂食訓練は口から食べるためには必ず通らなければならない課程であるが，誤嚥や窒息という危険を伴う．摂食訓練は純粋なリハテクニックのほか，食物の調整，姿勢の工夫など代償的手技を駆使して誤嚥や咽頭残留を予防しながら進める．代償的アプローチを用いながら，治療的アプローチをするわけである．混乱する読者もいると思うが，摂食訓練はあくまで嚥下機能の改善を目指している治療的アプローチである．しかし，最終的に代償的方法を用いなければ摂食できないレベルにとどまる場合もある．このときは"代償的方法を用いた毎日の摂食"ということになり，訓練をしているわけではない．

表23 嚥下チームの主なメンバーと役割

医師	全身管理，リスク管理，検査，訓練指示，ゴール・治療方針の最終決定，病状・治療方針の説明と同意
言語聴覚士	口腔機能，基礎訓練，摂食訓練，構音訓練，高次脳機能評価と治療
理学療法士（PT）	頸部体幹訓練，体力アップ，一般運動療法，肺理学療法
作業療法士（OT）	失認・失行評価と治療，姿勢，上肢の訓練と使い方，食器の工夫，自助具
看護師	バイタルサイン，薬の投与，点滴，経管栄養，気管切開カニューレ，口腔ケア，摂食介助，摂食・嚥下訓練，精神的サポート，家族指導
看護助手	口腔ケア，摂食介助
介護者（家族）	口腔ケア，摂食介助，精神的サポート
栄養士，管理栄養士	嚥下食供給，カロリー・水分など栄養管理，嚥下食の作り方指導・紹介
薬剤師	調剤（院外処方），嚥下しやすい薬剤の調整，薬効の説明
歯科医師	齲歯，歯周病などの口腔の疾患，義歯の調整など
歯科衛生士	口腔ケア，口腔衛生管理
放射線技師	嚥下造影
ソーシャルワーカー	環境調整，関係調整，社会資源紹介

各アプローチの有機的なつながり

リハには4つの障害に対して，それぞれアプローチがあることを説明したが，これらは別々に存在しているのではなく，4つのどこに力点をおいて患者に接していくかを考えながら，同時に並行して進めていく[★2]．

チームアプローチとゴール方針の徹底

1日3回の食事を扱う嚥下障害の治療は，一人の力では成立せず，チームアプローチ[1,2]が不可欠である．初期には医師や言語聴覚士（ST）の1日1回の摂食・嚥下訓練で始まったとしても，次第に回数を増やすにあたり，看護スタッフの協力が必要であるし，摂食介助の段階ではヘルパー，ボランティア，家族へと輪を広げなければ食事は成立しなくなる．

嚥下障害には誤嚥や窒息という危険な問題がつきまとう．情熱があっても看護師やSTなどが摂食を強行するわけにはいかない．誤飲性肺炎は生命の危機に直結するので医師の管理下に厳密に治療を進めなければならない．

表23に嚥下チームの主な職種と役割を示し，図72に患者を中心としたチームの概念図を示した．各施設の実状に合わせたチーム作りをするにあたり，各職種の役割を考える場合の参考にしていただけ

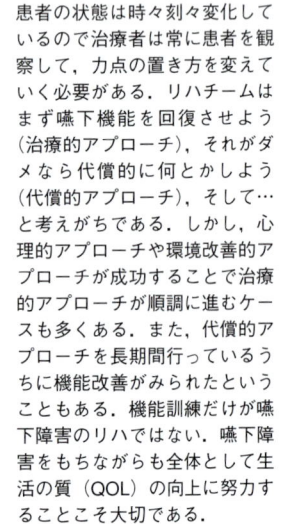

★2
患者の状態は時々刻々変化しているので治療者は常に患者を観察して，力点の置き方を変えていく必要がある．リハチームはまず嚥下機能を回復させよう（治療的アプローチ），それがダメなら代償的に何とかしよう（代償的アプローチ），そして…と考えがちである．しかし，心理的アプローチや環境改善的アプローチが成功することで治療的アプローチが順調に進むケースも多くある．また，代償的アプローチを長期間行っているうちに機能改善がみられたということもある．機能訓練だけが嚥下障害のリハではない．嚥下障害をもちながらも全体として生活の質（QOL）の向上に努めることこそ大切である．

図72 嚥下チームの概念図

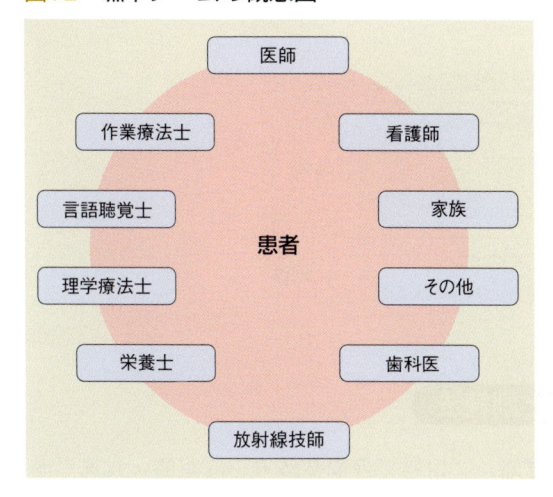

[図：中心に「患者」、周囲に医師、看護師、家族、その他、歯科医、放射線技師、栄養士、理学療法士、言語聴覚士、作業療法士が配置された概念図]

れば幸いである．ほかにも介護福祉士，ホームヘルパー，歯科技工士，保健師など多くの職種が症例に応じてさまざまな場面で関与する．

チームアプローチではゴールの設定がきわめて大切である★3．患者の訓練プログラムを立てていくうえで，短期的には何を目指し，最終的には何を目指すか，はっきりとしたゴールを念頭に治療方針を立ててアプローチしなければならない．リハはチームアプローチであり，チームでゴールを共有して訓練しないと混乱を招く．たとえば"嚥下食を3食摂取して，1日1回水分と栄養の不足分を補うレベル（グレード6，**表44**，p.164）"がぎりぎりのゴールである患者に，家族やスタッフが「早くよくなって豚カツを食べようね」などと励ましてしまうとたいへんなことになる．

リハビリテーション訓練法

基礎訓練と摂食訓練

訓練は食物を用いない基礎訓練（間接訓練とも呼ぶ）と食物を用いる摂食訓練（直接訓練）に分けられる．

基礎訓練は，①急性期，全身状態不良の時期，②重症嚥下障害で摂食訓練ができない時期，③摂食前の準備として，④毎日の日課として，などで施行する．

摂食訓練も，①急性期，全身状態不良の時期，②重症嚥下障害で摂食訓練ができない時期，③食べているがむせがある，④誤飲性肺炎を繰り返す，など症例に応じて進めかたが異なる．**図73**に脳卒中など急性発症時の訓練の組み立ての概念図を示した．

★3
嚥下という障害に限定して短期的に何をゴールにするかと考えるときゴールは能力レベル（disability level）でどのくらい食べられるようになるかを考えるとよい．もちろん機能レベル（impairement level）で，たとえば口唇が閉じられるようになるとか，舌の送り込み運動が可能になるという個々の組織や器官でそれぞれゴールを考えることもできるが，実際に食べられないのでは意味がない．リハの最終目標は社会的不利の克服である．嚥下に関していえば，病院や在宅の環境を整え，嚥下の知識・技術の普及に努めることで嚥下障害があっても可及的安全・快適に生活が送れるように努力することを目標とする．

図73 急性発症例の基礎訓練と摂食訓練の組み合わせ例

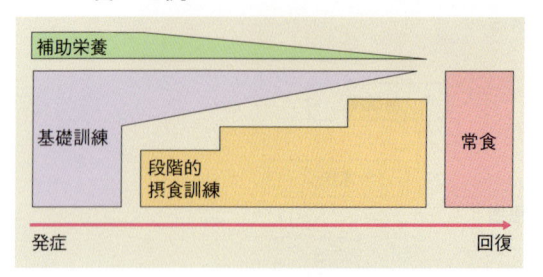

摂食・嚥下動作と訓練法

嚥下の過程は，①認知，②口唇での取り込み，③咀嚼・食塊形成（口腔準備期），④咽頭への送り込み（口腔期，口腔咽頭期），⑤咽頭通過（咽頭期），⑥食道通過（食道期）と分けてとらえるとよい[1]（第3章「摂食と嚥下」の項を参照）．表24に主な訓練法と代償的方法をまとめた．表の前半は主に基礎訓練，後半は摂食訓練，代償的方法であるが明確に分けられない部分もある．

正確な評価と病態，機能診断に基づいて訓練を考える必要があるが，軽い症状では当面の対処法を行うことも必要である．かなりたくさんの訓練法があり，意義と訓練手技に精通するには時間がかかるが，障害に対して適切な訓練を組み合わせて行えば摂食・嚥下障害に対するリハにはきわめて有効である★4．

口腔ケア

リハチーム全員に対して徹底すべき事項として口腔ケアがある[3]．特に脳血管障害患者では，上肢の麻痺や口腔の知覚異常を伴うために口腔衛生が不十分となり，特別な配慮が必要である．患者本人が行う場合もあるが，介護者や医療スタッフのチェックが必要である．口腔ケアとともに口腔内疾患への対応を表25にまとめた．口腔ケアは誤嚥性肺炎を予防するという報告も多い[4]．口腔ケアを行う際に口唇や舌のマッサージを嚥下の基礎訓練として行うのも効果的である．

治療

バルーン法

バルーンブジー法は消化器科領域において狭窄（良性，悪性），アカラジアや食道ウェッブ，術後の食道吻合部狭窄などの治療に広く用いられている．わが国では輪状咽頭部の通過障害のリハ訓練とし

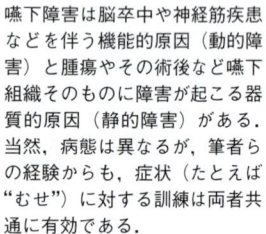

★4 機能的障害と器質的障害・術後で訓練法に違いはあるか？

嚥下障害は脳卒中や神経筋疾患などを伴う機能的原因（動的障害）と腫瘍やその術後など嚥下組織そのものに障害が起こる器質的原因（静的障害）がある．当然，病態は異なるが，筆者らの経験からも，症状（たとえば"むせ"）に対する訓練は両者共通に有効である．

手術後の場合は術式と傷の治癒状態などを考慮すれば，機能的原因による嚥下障害と器質的原因による嚥下障害で訓練法に異なる体系があるわけではない．症例に応じて訓練法の組み合わせを考える．

表24 主な訓練法と代償的方法のまとめ（1）

名称	作用機序, 意義	対象, 適応	方法
1. リラクセーション（relaxation）	嚥下に関する組織（特に筋）が嚥下時にスムーズに働くように準備する	ほぼ全例が対象となる. 特に仮性球麻痺患者で重要	環境整備（精神面のリラクセーション）, 嚥下筋のストレッチ
2. 口唇, 舌, 頬などの運動（oral motor exercise）	筋力強化, 痙性をとる. 可動域拡大	ほぼ全例が対象となる. 特に仮性球麻痺患者で重要	自動運動, 他動運動がある. 用手的に行ったり, 綿棒や舌圧子を用いたりする. 構音訓練も同じ効果あり
3. 口唇, 舌, 頬などのマッサージ, アイスマッサージ	痙性をとる, 可動域拡大	仮性球麻痺	用手的に行ったり, 凍った綿棒（口腔内）, 寒冷刺激器（頬, 口唇）などを使用してマッサージする
4. 咀嚼訓練	咬筋, 舌筋などの訓練	仮性球麻痺, 術後など	するめを噛む, ガーゼにくるんだ食品を咀嚼する. 誤って嚥下しないように下を向き, 手で持って訓練する
5. ブローイング（blowing）	口から呼気をする際に軟口蓋が挙上し, 鼻咽腔が閉鎖することを利用. 呼吸訓練にもなる	全例, 鼻咽腔閉鎖不全, 球麻痺	口をとがらせて吹く コップの水にストローを入れて吹く
6. 頸部の可動域訓練, マッサージ	嚥下時に頸部を前屈して, 前頸筋群が有効に働くようにする	頸部伸展位の患者（寝たきり, 各種神経疾患）, 仮性球麻痺	自動運動, 他動運動（PT） 頸椎症, 頸性めまいなどに十分注意する必要あり. 特に伸展運動は危険が多い
7. 頸部・体幹機能訓練	頸部・体幹の筋力強化, 安定性の確保が嚥下全体に有利に働く	各種疾患（特に寝たきり, 準寝たきり, ADL自立度の低い患者）	起居動作訓練, 座位・立位保持訓練などをPTに指示
8. 呼吸訓練, 排痰訓練（chest physical therapy）	非特異的に呼吸, 嚥下に好影響を与える. 誤嚥防止と気道の清浄化作用	ほぼ全例が対象となる. 特に誤嚥のある症例	口すぼめ呼吸, 腹式呼吸 体位ドレナージ, スクイージング[*1], 胸郭の可動域拡大訓練など
9. 嚥下体操, 食べる前の準備体操	1, 2, 4, 5などを組み合わせて嚥下の準備を整える, 痙性をとるなどの効果がある	全例	次の①〜⑩が1セット. ①口すぼめ深呼吸, ②首の回旋運動, ③肩の上下運動, ④両手を頭上で組んで体幹を左右側屈（胸郭の運動）, ⑤頬を膨らませたり引っ込めたりする, ⑥舌を前後に出し入れする, ⑦舌で左右の口角に触る, ⑧強く息を吸い込む（咽頭後壁に空気刺激を入れる）, ⑨パ, タ, カの発音訓練, ⑩口すぼめ深呼吸
10. 押し運動（pushing exercise）	力を入れることで声門が閉鎖する. 次に強い呼気を起こして, 声門の強化につなげる	声門閉鎖不全, 反回神経麻痺, 球麻痺	机や壁などを強く押して一瞬息を止めた後に"ア""エイ"などと声を出す. 大声を出すと声帯を傷めるので注意
11. 空嚥下（dry swallow）	嚥下パターンの獲得（口腔期から咽頭期, 食道期への連携）, 残留除去	全例	口腔ケアの後, 唾液を嚥下する. 食前, 食間, 食後に頻回に施行する.
12. 舌突出-嚥下訓練	舌を出すと, 舌根部が前方に移動する. その状態で嚥下すると咽頭後壁の運動が代償的に強化されるという考えによる 舌癌術後患者においては咽頭後壁の嚥下時突出（VF[*2]側面像）が増大しているという報告（Fujiu, 1995）あり	咽頭期に舌根と咽頭後壁の接触が弱い患者, 咽頭の蠕動不全, 球麻痺, 仮性球麻痺	舌を前に突き出して空嚥下をする（筆者も最近知った方法であり, 今のところこの訓練法が有効であったという経験はないが, たいへん興味深い訓練法である）
13. バイオフィードバック	嚥下を随意的に起こすトリガーを学習する	認知のよい症例で空嚥下が困難な症例. 仮性球麻痺, 球麻痺, 術後	表面筋電図を使用. 舌骨上筋群に電極をおき嚥下の指標とする. 波形や音で嚥下を確認しながら, 嚥下が起こりやすい方法を探し, 繰り返し練習する
14. 氷なめ	少量の水が嚥下を誘発しやすくする. 嚥下パターンの獲得	空嚥下が困難な症例, 認知症, 仮性球麻痺など	小さい氷片をなめさせて嚥下させる
15. 皮膚（唾液腺上）のアイスマッサージ	メカニズム不詳	よだれが多い症例	寒冷刺激器（アイスクリッカー®）で耳下腺, 顎下腺などの唾液腺上の皮膚を赤くなるまでマッサージする
16. のどアイスマッサージ（thermal stimulation）	嚥下反射を誘発させる. thermal, mechanical, chemicalの総合的な刺激効果	口腔期・咽頭期の障害, 球麻痺, 仮性球麻痺	舌後半部, 口蓋, 咽頭の嚥下反射誘発部位などを冷水を浸した綿棒で刺激した後, 空嚥下をさせる
17. 嚥下反射促通手技（facilitating technique for swallowing）	嚥下筋群への知覚入力が嚥下反射を誘発する	認知症, 仮性球麻痺, 球麻痺	甲状軟骨から下顎下面へ指で皮膚を下から上へ4, 5回摩擦した後嚥下を促す. 摂食場面でもしばしば用いる

表24　主な訓練法と代償的方法のまとめ（2）

名称	作用機序，意義	対象，適応	方法
18. K point[*3]刺激法	知覚入力で，①開口し，②舌の送り込み運動に続き，咽頭の嚥下反射が起こる	仮性球麻痺，認知症，開口障害	湿らせた綿棒または舌圧子でK point（臼歯後三角最後部やや内側）に軽く触れる．開口障害では触れ続ければ，その間，開口させることができる
19. バルーン法（balloon method）	開大不全部を機械的に拡張する．咽頭の知覚刺激．嚥下パターン訓練	輪状咽頭嚥下障害，食道狭窄	球状バルーン，筒状バルーンを組み合わせて，輪状咽頭筋部をストレッチしたり，嚥下に合わせて引き抜くなど．①間欠的拡張法，②嚥下同期引き抜き法，③バルーン嚥下法，④持続拡張法がある
20. 頭部挙上訓練（head raising exercise）	舌骨上筋群，喉頭挙上筋群の筋力強化を行い，喉頭の前上方運動を改善して輪状咽頭筋を（受動的に）開きやすくする	輪状咽頭嚥下障害，球麻痺	仰臥位で肩を床につけたまま，頭だけを足の指が見えるまで挙上する．1分間持続，1分間休憩＝3回繰り返す→30回繰り返す，1日3回6週間
21. チューブの嚥下訓練	チューブの嚥下が咽頭の知覚刺激となる．嚥下パターン訓練	各種疾患	経管チューブ，ネラトンチューブを経口ないし経鼻的に嚥下する．間欠的経管栄養法，バルーン法でも同じ効果あり
22. メンデルゾーン手技（Mendelson maneuver）	喉頭と舌骨を挙上位に保ち，咽頭の圧を上昇させることで上部食道括約筋を開かせる	輪状咽頭筋弛緩不全，球麻痺	下顎を固定して，舌を硬口蓋の後方へ押しつけるようにして甲状軟骨（喉仏）を上昇した位置に保つ．手で外部から支持してもよい
23. 頸部突出法（neck protrusion）	頸部を突出すると機械的に梨状窩および上部食道括約筋が開き，咽頭残留除去が可能なことがある	輪状咽頭筋切断術後，棚橋法術後，球麻痺，輪状咽頭嚥下障害	顎をやや引き気味にして前に突き出す．同時に嚥下をするとよい．鵜飲みに似ており鵜飲み法と呼んでいる
24. 用手的口唇閉鎖	用手的に下顎を固定して口唇閉鎖することで，口腔内圧を高め舌運動による食塊の咽頭への移送を促す	仮性球麻痺（嚥下時の口唇閉鎖不良例，下顎固定不良例）	嚥下時に下顎と口唇を把持して，口を閉じるようにする．患者の側方ないし後方から介助するとよい
25. 用手的頬圧迫	口腔内（特に外側口腔前庭部）の残留食塊を用手的に舌背に戻し，嚥下につなげる	半側の口腔運動・知覚不良例（仮性球麻痺，球麻痺，術後など）	①自分で麻痺側の頬を押さえて嚥下 ②時々残留した物を用手的に圧迫して嚥下する．自分でできない場合は介助
26. 口腔ケア（oral care）	嚥下障害では口腔分泌物を誤嚥（不顕性誤嚥）していて誤嚥性肺炎の原因となる．口腔内を清潔に保つことが必要	全例	口腔清拭だけでなく，ブラッシングや洗浄などを行う．歯科衛生士の専門技術は優れている
27. 補綴物（口腔内装具）	口腔内構造の欠損（歯，切除組織）を補綴物で補う．運動機能を補助する．	歯欠損，口腔内術後，舌・軟口蓋運動機能不全	義歯，各種補綴物の作製．軟口蓋挙上不全には軟口蓋挙上装具（嚥下に対する効果は疑問である）
28. 食事環境整備	嚥下に集中できる静かな環境を整えることが，有利に働く	認知症，各種疾患	個室，大部屋の場合はカーテンで仕切る．BGMなど
29. 摂食のペース（pacing）	摂食のペースを調節することで疲労，誤嚥の危険などを回避する	認知障害，認知症，高齢者全般	摂食時間が短すぎる症例などでは休憩を入れたり，よく咀嚼するように声がけする
30. 少量頻回の食事	摂食における疲労の影響を除く，栄養摂取量を増加する	一度に十分な摂食量がとれない患者	一食に45分以上かかる場合は一度中断し，休憩してから改めて食事を始める
31. 十分な咀嚼（mastication）	咀嚼は脳の賦活化，食塊形成に好影響を与える	全例	一口につき15〜30回咀嚼するように指導する
32. 嚥下の意識化（think swallow）	通常無意識に行われる"嚥下"を意識化することで，嚥下運動を強固にし，誤嚥を防ぐ	認知症，仮性球麻痺，高齢者全般	食事，嚥下に集中するように声がけをしたり，静かな環境を整える
33. 声門越え嚥下（息こらえ嚥下）（supraglottic swallow）	息をこらえることで声門が閉鎖し，声門下圧が上昇して気道に食塊が入りにくくなる．その後の呼気で食塊を気道から排泄する	仮性球麻痺，球麻痺など誤嚥がみられる症例，術後症例．認知のよい患者ではたいへん有効	大きく息を吸って，しっかり息を止めて，食物を飲み込み，勢いよく息を吐く．摂食時以外に嚥下パターン訓練として行う
34. 随意的な咳（voluntary cough）	咳を意識的にすることで気道に入りかかった食塊を喀出する	誤嚥のある症例	本人に指導して随時咳をさせる．また，認知不良の患者には随時声がけする
35. 複数回嚥下（multiswallow）	口腔，咽頭残留の除去．健常者でも食物に応じて自然に行っている	口腔，咽頭残留	一口について何度も嚥下するように指導する
36. 交互嚥下（cyclic ingestion）	異なる形態の食物が交互に入ることが咽頭残留の除去に物理的に有利に働く	ほぼ全例が対象となる	①固形物の後に流動物，②ピューレの後にゼラチンゼリーなど異なる物性の食物を交互に嚥下させる．①で汁ものがむせる症例では汁ものをごく少量とするのがコツ
37. 一口量調整	一口量が多いと嚥下刺激量は多いが誤嚥も多くなる．少ないと誤嚥も少ないが有効な嚥下刺激となりにくい	誤嚥，残留のある症例	食品によって最適一口量は異なる．ゼラチンゼリーなら2，3gが安全に嚥下しやすい（健常者では5〜10g）．水は健常者では15〜20mLが最適一口量だが，嚥下障害者では2〜3mLから練習する

表24 主な訓練法と代償的方法のまとめ（3）

名称	作用機序，意義	対象，適応	方法
38. 丸のみ法	嚥下しやすい食塊を外で作り，そのまま丸飲みしてもらうことで誤嚥や残留を予防できる	仮性球麻痺，球麻痺，舌切除，その他術後	2，3gのゼラチンゼリーを使用する．山型に盛り上がったゼリーより，薄くスライス型にしたゼリーは崩れにくく咽頭，上部食道括約筋をよりスムーズに通過する．
39. 奥舌に食物を入れる	仮性球麻痺など食塊を送り込めない場合には，直接奥舌に食物を入れるとその後の嚥下がスムーズに起こる	仮性球麻痺，舌切除後，奥舌への送り込みが不良の場合にたいへん有効	リクライニング位をとること，丸のみになるので，丸のみしても安全な食品を選ぶ必要がある．丸のみ法と併用
40. うなずき嚥下	①口腔から咽頭への移送不良を上を向き，重力を利用することで補う ②リクライニング位で頸部を伸展すると喉頭蓋谷の残留食塊が重力で梨状窩に落ちることを利用 ③嚥下の瞬間に頸部前屈をかけることで咽頭への送り込みと嚥下反射のタイミングを合わせる．前屈で嚥下筋が有効に働く	①口腔機能不良で咽頭機能のよい症例，舌切除後など ②咽頭（喉頭蓋谷）残留のある症例，仮性球麻痺，球麻痺 ③嚥下反射遅延（仮性球麻痺），嚥下筋力低下（神経筋疾患）など	①頸部を伸展して（上を向いて）口腔内の食塊を咽頭に送った後，素早く下を向いて（うなずいて頸部を前屈）嚥下する．タイミングがずれると誤嚥する．dump and swallow という． ②リクライニング位で頸部を軽く伸展させた後，うなずくように頸部を前屈させて嚥下する．介助で施行する ③歯をしっかり噛みしめて嚥下する瞬間に前屈するように指示する．後頭部に手をおいて介助してもよい．高齢者などで無意識に施行している例あり
41. 頸部前屈（neck flexion, chin down, chin tuck）	頸部を前屈すると気道が保護され誤嚥が防止される．嚥下反射が誘発されやすい	誤嚥予防．ほぼ全例が対象．術後症例	リクライニング位では枕をあてがい頸を突出させながら前屈位する．単なる顎引きはかえって嚥下を不利にする
42. 横向き嚥下（head rotation）	①回旋と反対側の食塊誘導 ②伸展された咽頭壁の蠕動が強力になる ③上部食道括約筋が開きやすくなるなどの理由で咽頭通過がよくなり，残留の除去ができる	仮性球麻痺，球麻痺，輪状咽頭嚥下障害など．咽頭残留が多い症例．咽頭通過が不良な症例．術後症例	右下，左下45°に頸部を回旋して嚥下するように指示する．①嚥下前に回旋，②嚥下後に回旋して空嚥下追加
43. 体幹角度の調節（posture）	解剖学的位置関係から体位は嚥下に大きく影響する．リクライニング位は疲労を軽減する	症例に応じて調節する．送り込みが不良な仮性球麻痺はリクライニング位が適応	座位，リクライニング位，半側臥位など調節する．頸部が伸展しないように十分注意する
44. 一側嚥下	咽頭（口腔）の運動，食塊通過に左右差が著明なとき，重力を利用して健側に食塊を集め，有効に嚥下する	球麻痺，輪状咽頭嚥下障害，術後	健側下の側臥位（体幹は30°から60°ギャッジアップ）をとり，頸部を患側に回旋させた姿勢で摂食する．頸部と体幹角度調節の組み合わせ
45. 鼻つまみ嚥下	鼻咽腔閉鎖不全で嚥下時に咽頭の圧が上昇しない場合，鼻を用手的に閉鎖して，圧が鼻腔へ逃げることを予防する	鼻咽頭（腔）閉鎖不全	嚥下時に鼻をつまむ
46. 食物の調節（diet modification）	食物の性状によって，嚥下の知覚入力が変化する．物性自体に嚥下に有利な特性をもたせることが可能	病態に応じて全症例が対象となる	ミキサーで粉砕し均一化する，ゼラチン寄せとする，汁ものは増粘剤を使用するなど．味と香り，外観に注意．製品もある
47. 食後の座位保持	食後の臥位を禁止して，座位を保つことで胃食道逆流を予防する．重症例では24時間臥位を禁止する．胃食道逆流は肺炎の原因として重要	胃食道逆流，食道裂孔ヘルニア，食道蠕動不全	座位をとるときに腹部を圧迫しないように十分配慮する．ギャッジ座位ではずり落ちて，腹部を圧迫する姿勢となり，かえって危険なことあり
48. 食器の選定	麻痺や認知障害のある患者では，嚥下に意識を集中させ，摂食量を確保するために重要	脳卒中，神経筋疾患，高齢者など	すくいやすいお皿，スプーンなどの選定．看護師やOT，STが詳しい
49. 上肢の機能訓練	麻痺や失調のある患者に対し，嚥下に意識を集中させ，摂食量を確保するために重要	脳卒中，神経筋疾患	利き手麻痺では利き手交換訓練．失調に対しては重錘の使用などが有効．OTに訓練を指示

*[1] スクイージング：呼気に合わせてドレナージしたい肺区を強制（用手）的に動かすこと．
*[2] VF：嚥下造影（video fluoroscopic examination of swallowing）
*[3] K point：発見したST小島千枝子のイニシャルから命名した．

て膀胱留置バルーンカテーテルを代用した方法（バルーン法）が角谷ら，藤島により報告されている[5]．症例を選べばバルーン法はたいへん有効な訓練法[2,6]である．

筆者らは5種類のバルーン法を病態に応じて施行している．単に開大不全部を拡張するだけではないことに注意する．当院での経験で

表25　口腔ケアと口腔内疾患への対応

チェック項目	指導のポイント
歯垢	歯ブラシで歯の付け根にたまりやすい歯垢を除去
舌苔	ブラシで除去
口腔内全体の汚れ	うがい剤で洗浄，特に麻痺側の口腔前庭・義歯の裏側に注意
歯石，齲歯，歯周病	歯科で治療
義歯	取り外して洗浄，不適合義歯の治療
潰瘍など	医師に相談

はバルーン法による事故やトラブルはなく，安全な方法であると考えられるが，迷走神経反射や狭窄部の穿孔などの危険がないとは限らない．十分慎重な医学管理下に施行すべきである．

間欠的経管栄養法

嚥下障害では呼吸器合併症とともに栄養障害が問題となる．適切な栄養管理を行うことは，全身状態を改善し，呼吸器合併症や嚥下障害そのものにも好影響を与えるが，栄養法に関してはあまり注意が払われてきたとはいえない．

間欠的口腔-食道経管栄養法（intermittent oro-esophageal tube feeding；OE）は最近注目されている方法である[7〜10]．従来の経鼻的経管栄養法（nasogastric tube feeding；NG）は手軽なために汎用されているが，嚥下障害者では口腔や咽頭の分泌物が増加して，分泌物の誤嚥が増加するという欠点がある．また，長期間留置するとチューブ周囲の汚染や鼻腔，咽頭，食道，胃などチューブの当たる部位の粘膜に潰瘍ができることもある．嚥下訓練をする場合には，鼻咽腔の異物として非常に不快な物であるし，嚥下運動の妨げにもなって好ましくない．

OE法は口から12〜14 Fr（フレンチ）のチューブ（経鼻栄養に用いるもの）を食道まで（口から30〜40 cm）入れて，注入する方法である．1日3回食事の時間に合わせて自分で行うことも可能である．はじめに食道のチューブの位置（口角からの距離を決めておく）と食道の蠕動，食塊の流れをX線透視で確認する．その後は，

①胃まで挿入して聴診器で空気の入る音を確認後に食道の位置まで引き抜く．

②チューブを挿入後に声を出してみる．

などの方法でチューブの先端の位置を確認する．一度胃に入れてから引き抜く方法は看護師のほうが慣れているために好まれる★5．

咽頭や気管内にチューブがあれば発音ができないか，声が乱れる．

OE法の適応は，

★5 チューブ挿入のコツ

チューブが入らない原因は，①口腔内でとぐろを巻いてしまう，②喉頭蓋谷に入ってしまう，の2つがほとんどである．

①に関しては認知症などで協力が得られなかったり，口腔ジスキネジアなどで舌がじゃまをしてチューブが口腔を通過しない．オーと発声させると口がすぼまり口峡が開くのでチューブが咽頭に入りやすい．また，バイトブロックを使用するとよいこともある．

②に関してはチューブを左右いずれかの咽頭壁を滑らせるようにして入れるか，頸部を突出気味にして軽くチューブ挿入と反対側に回旋させるとよい．なお，イーと発声すると舌根が前に移動し咽頭腔が広がり，かつ披裂が内転して梨状窩が広がるとともに声門が閉鎖するのでチューブが気管に入りにくい．口唇から6，7 cmはオーと発声させながら，その後6〜8 cmはイーと発声を変えさせてチューブを進めるとよい．ちょうどOE法のOとEなので記憶しやすい．なお経鼻で管を入れるときも頸部を回旋し，イーの発声とともに梨状窩まで（鼻の入り口から14〜16 cm）チューブを入れると喉頭蓋谷に入らずスムーズに咽頭を通過する．なお，OE法ではキシロカイン®ゼリー（リドカイン）は使用しない．嚥下障害患者では局所麻酔が嚥下を阻害して誤嚥の危険が増大する可能性があるからである．

①咽頭反射（gag reflex）がない患者（あっても非常に弱い患者）．
②意識がはっきりしていて経鼻的にチューブを入れておくことを嫌う患者．
③嚥下訓練中で短期間（1，2か月）の使用が予想される．

などである．長期間の経管栄養を要する場合は胃瘻の選択もあるが，症例を選んで使用するときわめて効果的である．当院では入院ばかりでなく，在宅でも施行している．慣れないとなかなかたいへんであるが，徐々に普及している．毎回チューブを口から食道へ挿入することが刺激になって嚥下機能の改善にも効果がある．また鼻からではなくて，口から食べ物が入っていくことが心理的にもよい影響を与える．マンパワーさえ許せば，現にNG法や中心静脈栄養法を処方されている患者のなかにも適応となる患者は非常に多い．

OE法は，食道に注入することでより生理的な食塊の流れに近づく．これにより下痢の減少，胃食道逆流の減少が期待できる．Campbell-Taylor[8]らは50 mL/分の注入速度でよいと述べており，筆者もほぼ同様の速度かやや遅めに注入していて問題はない[2,9]．注入時間は500 mLで，10〜15分ですみ，患者負担が少なく喜ばれている．学会などで報告も散見されるようになり，今後広く活用されてくる方法であると思う．非常に優れた代償的方法で嚥下障害治療の選択肢としては欠かせない．

塚本ら（1996）[10]はOE法が消化管運動に与える影響を報告している．当院ではNG法で下痢が止まらないとき，NE（nasoesophageal tube feeding）法や，OE法に切り替えて下痢がコントロールできた症例を多く経験している．

胃瘻

嚥下障害が高度で恒久的に経管栄養が必要な人に胃瘻造設術（gastrostomy）が行われている．

最近は，内視鏡を利用してベッドサイドでも簡単にできるようになった（percutaneous endoscopic gastrostomy；PEG；経皮経内視鏡的胃瘻造設術）ため急速に普及している．管理も比較的楽であり，長期管理にはたいへん適している．経鼻的な方法と違い上気道の分泌物が増加しないので嚥下障害で誤嚥のある患者には有利である．楽しみとしての食事をとる場合にも鼻からのチューブではないのでよい．欧米では相当普及しているが，日本人の場合"身体に穴をあける"のは患者や家族の心理的な抵抗が相当強く，十分インフォームドコンセントをとる必要がある．若年者には成功する率が高いが，高齢者に胃瘻を作った場合は，やはり下痢に悩まされることがある．

食品

食べやすさ "ゼラチンゼリー" の勧め

"食べやすい" とは，いったいどういうことであろうか．嚥下障害という観点からみると "口腔と咽頭，食道をスムーズに通過していき，誤嚥しにくい" ことということができ，その意味で "ゼラチンゼリー" は最も食べやすい食物形態である[2]．その特徴と，反対に誤嚥しやすい食物（食べにくい）を表26に示す★6．

ゼラチンと寒天の違い

よく誤解される "ゼラチン" と "寒天" を例に食べやすさの違いを説明しよう★7．

ゼラチン：濃度にもよるが一般的にゼラチンで固めた物はとても食べやすい．肉，魚，野菜，果物など何でもミキサーで細かく粉砕して味つけしてゼラチンで固める．噛まないでもいいし，軽く舌で押しつぶすこともできて，つるりと咽頭を通過する．健常者が食べてもおいしく食べやすい形態である．

寒天：寒天で固めた物はどうだろうか．寒天の濃度が濃いとすぐ硬く凝固してしまい，変形しにくく，口の中で噛まないと飲み込みにくいし，噛めば細かい粒々になってしまう．舌での押しつぶしもしにくいし，そのまま飲み込むと変形しにくいために咽頭での通過が困難である．嚥下力の弱い患者が，噛まずに飲み込んだ場合は咽頭を通過できずにきわめて危険である．

増粘剤

水や汁ものは誤嚥しやすいが，トロミをつけるとむせにくくなる．増粘剤は粘度（時間とともに変化する）を上げすぎるとかえって粘膜に付着しやすく嚥下しにくくなるので注意したい．くず湯やドロッとしたスープは誤嚥しにくい．簡便にトロミをつけるトロメリン®，トロミアップ®など市販の増粘剤を使用することも可能である．

危険な固形物

固形物で危険な物は，硬いもの，パサパサしているもの，咀嚼しにくいもの，粘膜にくっつきやすいもので，ナッツ類，揚げ物（てんぷら，フライ），トウモロコシ，生野菜，こんにゃく，のり，わかめなどである．

食べ物の温度

次に注目するのは食べ物の温度である．咽頭粘膜に触れたときに嚥下反射を誘発しやすいのは少し冷たい物とされている．あまり冷たすぎるのはよくないが，10〜15℃くらいが口当たりもよく食べやすい温度である．また，逆に少し温かい物もよいが，体温と同じ "人肌" の温度の食べ物は味もよくないし，刺激が少なすぎて適当と

★6 例外として口腔期の障害が強く，咽頭期の障害がほとんどないときには，咽頭に流動物を直接流し込むようにして食べるほうが食べやすいという場合もある．また，重症な球麻痺や仮性球麻痺に強い（廃用性）筋力低下を伴った場合などは，ごく少量の液体（ある程度粘性があるもの）しか咽頭を通過できないこともある．

★7 ゼラチンと寒天の違いに気づいて意識している人は少ないので注意が必要である．初期の段階で寒天食品を出すときは細心の注意を払うことが望まれる．
ゼラチンは長く口に含んでいると溶け出す，作ってから24時間おかないと品質が安定しないなど欠点もある．また，上手な使い方をすれば寒天も必ずしも適さないというわけではない．

表26 誤嚥しにくい食物と誤嚥しやすい食物の形態

誤嚥しにくい食物"ゼラチンゼリー"	誤嚥しやすい食物
1. 密度が均一	1. 密度が一定していない（粒々がある）
2. 適当な粘度があってバラバラになりにくい	2. 硬くて噛み砕けない
3. 口腔，咽頭を通過するときに変形しやすい	3. さらさらしすぎる
4. べたついていない（粘膜にくっつきにくい）	4. 変形しにくく，べたつくもの

表27 嚥下障害食の基本

嚥下開始食	ゼリー or プリン or 卵豆腐：水分多めで軟らかく調理する
嚥下食I	600 kcal，水分 1,200 mL/3食 "ゼラチンタイプ" ・丸のみしても安全な食品だけ ・食物をミキサーにかけて十分砕きゼラチンで固める ・卵白を利用して水分を多めにした卵豆腐，茶碗蒸し ・魚は刺身のすり身
嚥下食II	1,000 kcal，水分 1,500 mL/3食 "ゼラチンタイプ" ・基本的には嚥下食Iの量が増えただけとするが，やや固めに調理した物も供する
嚥下食III	1,400 kcal，水分 2,000 mL/3食 ・"ゼラチンタイプ"に加え粥，ピューレ（重湯，くず湯，ポタージュスープなど）を供する ・ゼラチンで固める食品の中に押しつぶし咀嚼ができる物を加える
移行食	・ミキサー食または粥，軟菜，きざみ食 ・汁ものには適宜トロミをつける

はいえない．熱すぎるものは脳卒中患者の場合，知覚障害があるので熱傷を起こすことがあるため適当ではない．

調理してからの時間

調理してから食べるまでの間の食物の時間変化についても注意しなければならない．変化の少ない物もあるが，"おじみき"（おじやをミキサーにかけて粉砕した物）は調理したばかりのときは適度な水分と粘度をもっていて食べやすくても，10分もすると冷えて水分が減って糊のようになり，嚥下困難な食物に変化してしまう．なおゼラチンゼリーは調理してから最低5時間以上（24時間が望ましい）おかないと品質が安定しない．ゼリーも冷えているときは形があっても室温まで温かくなった状態では水様物になっている場合がある．患者が食べる直前の食物の状態，食べているときの食物の状態についてよく観察し，給食係と連絡を取り合って工夫する必要がある．

味がよいものは食べやすい

患者の好みの味の食物は嚥下しやすいといわれている．味の好みは千差万別で，常識的に判断して"患者さんの好みに合わせる"以外に手はない．もちろんあまり濃すぎるのも薄すぎるのもよくない．摂食の基本はまず食べたいという患者の欲求から始まるので，患者

の味の好み，食品の好みについては十分に調べて調理すべきであると思っている．しかし，実際に病院では不可能に近い．時には家族の協力を仰いで作って持参してもらう必要もある．

嚥下障害食

　嚥下障害のある患者に出す食べやすい食事を一般に"嚥下障害食"または"嚥下訓練食""嚥下食"と呼んでいる[11]．当院で出している食事の基本を**表27**に示す．

（藤島一郎）

● 文献
1) 藤島一郎：脳卒中の摂食・嚥下障害，第2版．東京：医歯薬出版；1998.
2) 藤島一郎：嚥下障害のチームアプローチとその実際．臨床栄養2000；96（3）：238-243.
3) 藤森まり子ら：急性期からのリハビリテーション看護―口腔ケア．BRAIN NURSING 1999；春期増刊：116-134.
4) 米山武義：口腔ケアと誤嚥性肺炎．Geriatric Medicine 1997；35（2）：167-171.
5) 角谷直彦ら：第Ⅱ相嚥下障害のリハビリテーション．総合リハ1992；20：513-516.
6) 北條京子ら：輪状咽頭嚥下障害に対するバルーンカテーテル訓練法―4種類のバルーン法と臨床成績．摂食・嚥下リハ学会雑誌1997；1：45-56.
7) 大熊るりら：間欠的口腔食道経管栄養法（OE法）の利点と問題点．聖隷三方原病院雑誌1997；1（1）：54-60.
8) Campbell-Taylor I, et al：Oro-esophageal tube feeding：An Alternative to nasogastric or gastrostomy tubes. Dysphagia 1988；2：220-221.
9) 藤島一郎監：嚥下障害ビデオシリーズ4．嚥下障害における経管栄養法．東京：医歯薬出版；1998.
10) 塚本芳久ら：間欠的口腔食道経管栄養実施時における消化管運動のX線透視画像―経鼻経管栄養との比較．臨床リハ1996；5（5）：511-514.
11) 藤島一郎監：嚥下障害ビデオシリーズ6．嚥下食．東京：医歯薬出版；1998.

リハビリテーション工学的アプローチ

　本項では，まず最初にリハ治療技術の一つとしての，個別の仕様の検討から始まるリハ工学アプローチの概要と，基本的枠組みについて簡単に述べる．次に利用者と機器・システムのインターフェースに関する視点から利用者の能力を測る工学的表現方法への試みについて紹介する．最後に運動機能障害を有する利用者のための具体的な電子機器，情報機器の活用技術について説明する．

リハビリテーション工学の歩みとその役割

　リハ工学は比較的新しい領域に属する応用工学である．日本では

加藤ら[1]の報告書（1973）に"リハビリテーション工学"という言葉が使われている．障害者の神経筋系を含む四肢の運動特性を明らかにすることによって補装具に関連する技術開発と，その実用化を課題としてあげている．これらは欧米において第一次，第二次世界大戦後リハが展開され，障害者の機能的特性をふまえた義肢・装具の技術開発が実用化されていった世界的な状況と合致するものである．その後，義肢・装具だけでなく車椅子を含めた移動や，さまざまな電気・電子機器の操作手段が改善され，周囲の物理的，社会的な状況を含めた生活環境全体への取り組みが積極的に行われるようになってきた．

アメリカのリハビリテーション法の改正★1（1986年）によって，リハ工学の役割は人の機能障害，および社会的不利に対して工学的技術支援を行うものであることが明確に示された．その後さらに社会的ニーズに対応するために1988年にテクノロジー関連支援法によって，競争原理の導入のもとアメリカ連邦政府による工学的支援技術への資金的援助が行われるようになった．日本では1993年に入り福祉用具法が施行されている★2（表28）．高齢者・障害者を対象とし，その目的は①福祉用具の研究開発および普及の促進，②高齢者や心身障害者の自立と社会参加への支援，③介護者の負担軽減である．

リハ工学とは，機能的に障害を有する人の日常生活や，社会活動参加を支援する用具の研究開発とともに，特に個別の利用者への適応を検討し，機器の改良を含む総合的な工学的技術支援を行うものであるといえる．

生活・社会活動を支援する福祉用具の改良・開発や，そのサービスを行うときには，どのような機能障害がある人が，どのような状況で，どのような活動をしたいのかをできるだけ正確に知り，必要な支援技術の内容を組み立てていく必要がある．したがって人−活動−状況という3要素から成るシステムが，リハ工学支援技術によってどのように能力の改善を図ることができるかが基本的枠組みとなる．3要素のみから成るモデルは人間工学（human performance engineering）[2]★3分野において活用されてきたものである．ここでは4要素から成る図74に示すような基本的枠組みを考える[3]．すなわち"人"は，感覚器からの入力信号を，今までの記憶内容と照合しつつ有意な情報を取り出す．次に課題への対策とその解決が図られて，運動制御プログラムが組み立てられて効果器へと情報が送られる．"リハ工学支援技術"において，個別の障害者への機能的支援機構は代償的な役割を担うものであり，工学的支援技術のあり方を特徴づけるものである．さらにCookら[4]が述べているように，人/支援技術インターフェースは，障害者の残存する情報と，機器操作などに

★1 アメリカ公法にみるリハ工学の基本的枠組み
リハビリテーション工学は障害者・高齢者の家庭，学校，仕事場における日常のさまざまな活動の妨げになっている状況を改善し，その生活の質を向上させることを補助，支援することを目的とする．したがって，あらゆる科学的原理，工学技術を応用して，具体的な個別の問題に対する改善策を探るとともに，社会における共生を図るべく，その技術の統合化を模索するものである．

★2 福祉用具の定義
福祉用具とは，心身の機能が低下し日常生活を営むのに支障のある老人または心身障害者の日常生活上の便宜を図るための用具，およびこれらの者の機能訓練のための用具ならびに補装具をいうと定義されている．福祉用具の分野は広範囲にわたり，生命，生活，社会活動支援技術に分類されている．

表28 リハビリテーション工学領域の福祉用具の特質

用具の特質
1. 治療・訓練，教育，および生活・社会活動支援技術
2. 機器の最小化と，機能の最大化技術：従来の補装具に典型的なようにできるだけ小さく，高機能化なものへ
3. 特別および標準仕様の技術：多様な障害への特別な対応と，標準仕様に基づく機器・システム
4. 個別仕様と，共用化の技術：個別の障害者・高齢者のためのニーズに対応した仕様の重要性と，その共用化を目指した活用技術の集約化と，その統合化の推進

★3 人間工学

人間工学は働く人とその環境に関する改善を目的とした運動・生理学的,心理学的な問題について検討する.また,家庭の家電製品から航空機などの複雑な装置を操作するときの効率,使いやすさ,安全などに関する事柄も研究の対象となる.

図74 リハビリテーション工学の基本的枠組みと,その構成要素

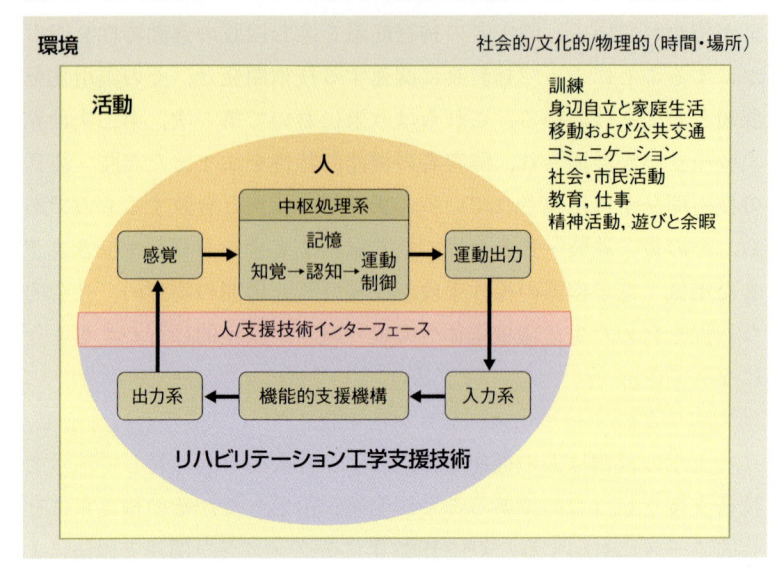

環境　　　　　　　　　　　　社会的/文化的/物理的(時間・場所)

活動

訓練
身辺自立と家庭生活
移動および公共交通
コミュニケーション
社会・市民活動
教育,仕事
精神活動,遊びと余暇

人

中枢処理系
記憶
知覚→認知　運動制御
感覚　　　　　　　　　運動出力

人/支援技術インターフェース

出力系　機能的支援機構　入力系

リハビリテーション工学支援技術

必要な情報ができるだけ合致するような活用技術を検討していく必要がある.

　現在,福祉用具に関するサービスを担っているのは,主に医師,作業療法士,理学療法士,保健師,看護師,福祉関連スタッフ,リハ工学エンジニアなどであろう.リハ工学的アプローチは,医師の処方に基づいた全体のプログラムのなかで,治療効果が望める場合を含め代償的なアプローチの一つとして位置づけられる.利用者の残存機能が福祉用具の操作などの必要な情報と合致するかどうかを工学的に評価する必要がある.リハ工学エンジニアは個別の利用者に関する情報を他のスタッフから得ると同時に,協力して評価していく必要がある.福祉用具の導入には,利用者の機能障害の状態,活動に参加する際の障壁などを一番よく知り,その活動目的を十分に理解できるスタッフが,機器の選択の中心的役割を担うのがよいと考えられる.また上記の専門スタッフの1人が福祉用具にかかわることになった場合には,チームの協力を得て,比較的長期にわたり利用するときには定期的に利用状況を把握し,必要に応じて機器の調整や改良を行うことが必要である.途中で利用する機器を変更する必要が生じることがあるので,利用できる資金を明確にしたうえで実施計画を立案することも肝要である.

機能障害の工学的表現方法と治療訓練への支援

　日常生活や社会参加を支援するためのさまざまな活動があるが,ここでは特にコミュニケーションに関連する活動に焦点を当て,電気・電子機器の操作に関連する問題を中心に説明する.

表29 障害者の電子機器操作特性の実用的工学的表現方法

1. 姿勢・体型	・操作時の姿勢の安定性
2. 操作スイッチとその特性	・操作スイッチの種類と数 ・操作方法：コード化，スキャンなど ・上肢障害の運動学的性質 ・情報からみた時空間特性：情報密度（bits/sec），情報伝達量（bits） ・誤差分析
3. 知覚プロセス	・視覚，聴覚および触覚の処理速度，フィードバック特性 ・情報伝達特性
4. 認知プロセス	・内容理解と，問題解決のための思考：照合，判断および選択反応処理時間，記憶（短期と長期），学習効果
5. 動機づけなど	・主観的評価尺度
6. 周辺機器の配置などの作業環境の整備	・屋内環境，作業机など（配置と高さ）

表30 コミュニケーション支援機器に利用される操作スイッチなど

1. キーボード
2. ジョイスティック
3. マウス/トラックボール
4. 接点スイッチ（押しボタン）
5. 接触スイッチ
6. 近接スイッチ（非接触）
7. 圧（力）スイッチ
8. 呼気スイッチ
9. 関節角度（肩，肘，手関節および手指）
10. 音声
11. その他

　最近，比較的重度な障害者に対する操作スイッチなどの個別の"巧みな工夫"事例報告などに出会うことがある．こうしたノウハウは非常に重要で問題解決のヒントを与えてくれることが多く，できるだけこうした経験に基づく事例を集約化していくことが重要であろう．

　表29に障害者の電子機器操作特性の実用的工学的表現方法を示した．主に表30のような機器のスイッチを利用する場合に用いられてきた評価方法を項目ごとにまとめたものである．

　機器操作の入出力インターフェースに必要な機器の情報量と，利用者の残存機能の情報量とを適合させることが重要なことの一つである．さて情報量の基本的な測度として，①情報密度（bits/sec），②情報伝達量（分解能，bits）を定義する．第1の点は情報という観点から運動を記述するために情報理論を最初に利用したFitts★4によって紹介された5)．運動系の"情報容量（information capacity）"をいくつかの可能な運動のなかから選択し，1つの運動を生成する能力であると考えた．運動の応答は力，方向，大きさといった連続量によって表せるので，その情報量を統計的な，連続的な応答の変動成分によって表現したものである．一方，第2の点に関して，Sakkitsは関節運動などの連続的な運動ごとの情報量の伝達特性を調べ，情報伝達量（分解能）を定義した6)．一方，人間工学的視点から，表29に示すように，視覚/聴覚などの感覚機能，操作時の姿勢やその作業台の高さなどの周辺屋内環境などについて考える必要がある．

移動時間とポインティング誤差

　どれだけ速く正確にスイッチを反復押下できるかを表す情報密度について検討を加える．被験者は頸髄損傷者4名，脳性麻痺児（アテトーゼ型の四肢麻痺）4名，健常者6名である．連続繰り返しポイン

★4 移動時間とポインティング誤差に関するよく知られた法則（Fittsの法則）

1954年にFittsは図75のような適当な間隔のある2つのターゲットを交互にできるだけ速く正確に尖筆で叩かせる実験を行った．移動時間MT，移動距離L，ターゲットの幅Wとして，次のような実験式（Fittsの法則）を提案している．

$$MT = a + b\log_2 \frac{2L}{W}$$

ただし，a, bは定数．式は移動時間はターゲットの幅と，移動距離に関連していることを示している．この関係式は比較的多くの運動条件下で成立することが指摘されており，障害者がどのようなスイッチを利用するか，あるいは残存機能を選択するときなどにも役立つ．

図75 情報密度と，情報伝達率の実験用表示器と，その評価結果

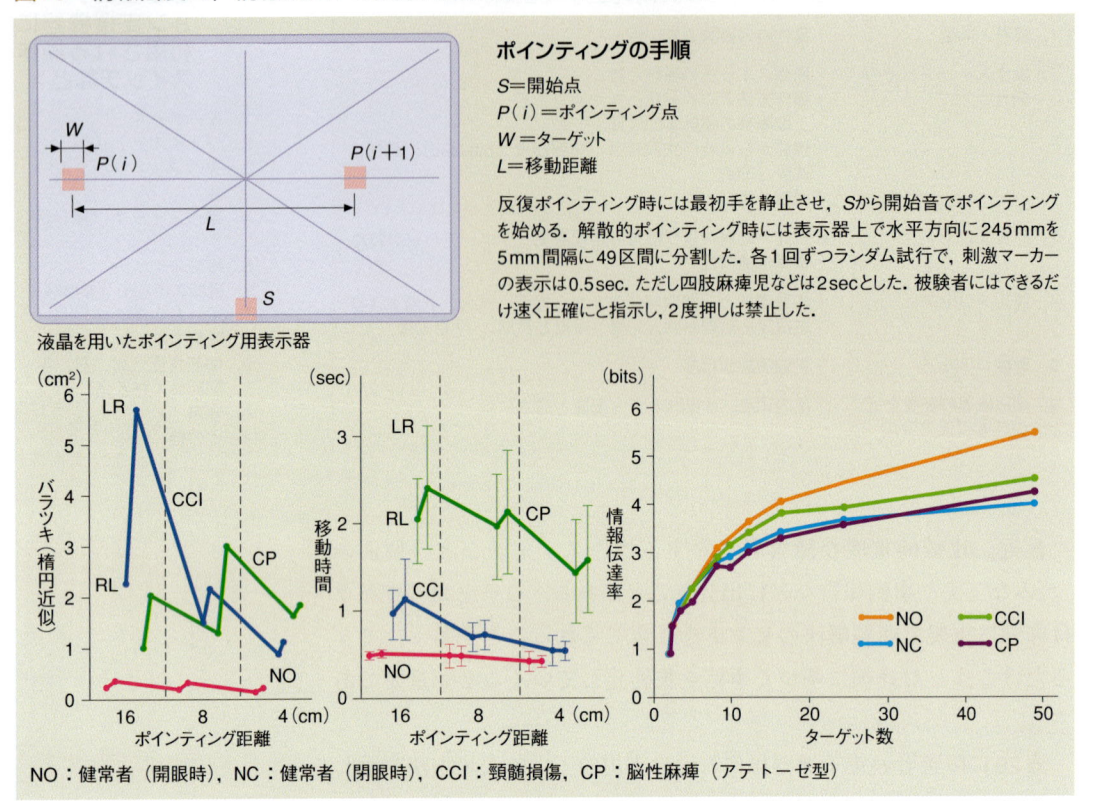

ポインティングの手順

S＝開始点
$P(i)$＝ポインティング点
W＝ターゲット
L＝移動距離

反復ポインティング時には最初手を静止させ，Sから開始音でポインティングを始める．解散的ポインティング時には表示器上で水平方向に245mmを5mm間隔に49区間に分割した．各1回ずつランダム試行で，刺激マーカーの表示は0.5sec．ただし四肢麻痺児などは2secとした．被験者にはできるだけ速く正確にと指示し，2度押しは禁止した．

液晶を用いたポインティング用表示器

NO：健常者（開眼時），NC：健常者（閉眼時），CCI：頸髄損傷，CP：脳性麻痺（アテトーゼ型）

ティング時のポイント点のばらつきの面積DAは二次元正規分布仮説（95％ c.i.）に従って近似楕円で表す．図75に移動距離LとDA，および移動時間MTの関係が示されている．健常者では，DAは1cm^{2}以下であり，MTは移動距離との相関が認められない．脳性麻痺児の例ではMTはLに比例しており，相対的に分散が大であった．DAはLと相関がみられず，右から左への移動（RL）と，左から右への移動（LR）では違った特性をもっている．これらは運動制御が困難であり，また体幹の安定性が悪いことによるものであろう．一方，頸髄損傷者では関節の可動域制限により，実用的にポインティング可能な領域が制限され，DAはRLとLRでは大きく違っており，Lが小さいとMTは比例して小さくなっている．以上のようなMTとDAの特性は上肢の終端点，すなわち手部の運動制御の特性を表現するのに有効である．

情報伝達率に関する実験

ポインティング時の平面の分解能（情報容量）について調べることは，キーボードの適切なキートップの面積などの情報を得ることに役立つ．実験結果を図75に示す．健常者の結果は十分試行を重ねたものである．健常者では閉眼時に3bits，開眼時に4bits近くの情

図76 屋内環境制御システムの基本的枠組みと，その要素別機能構成図

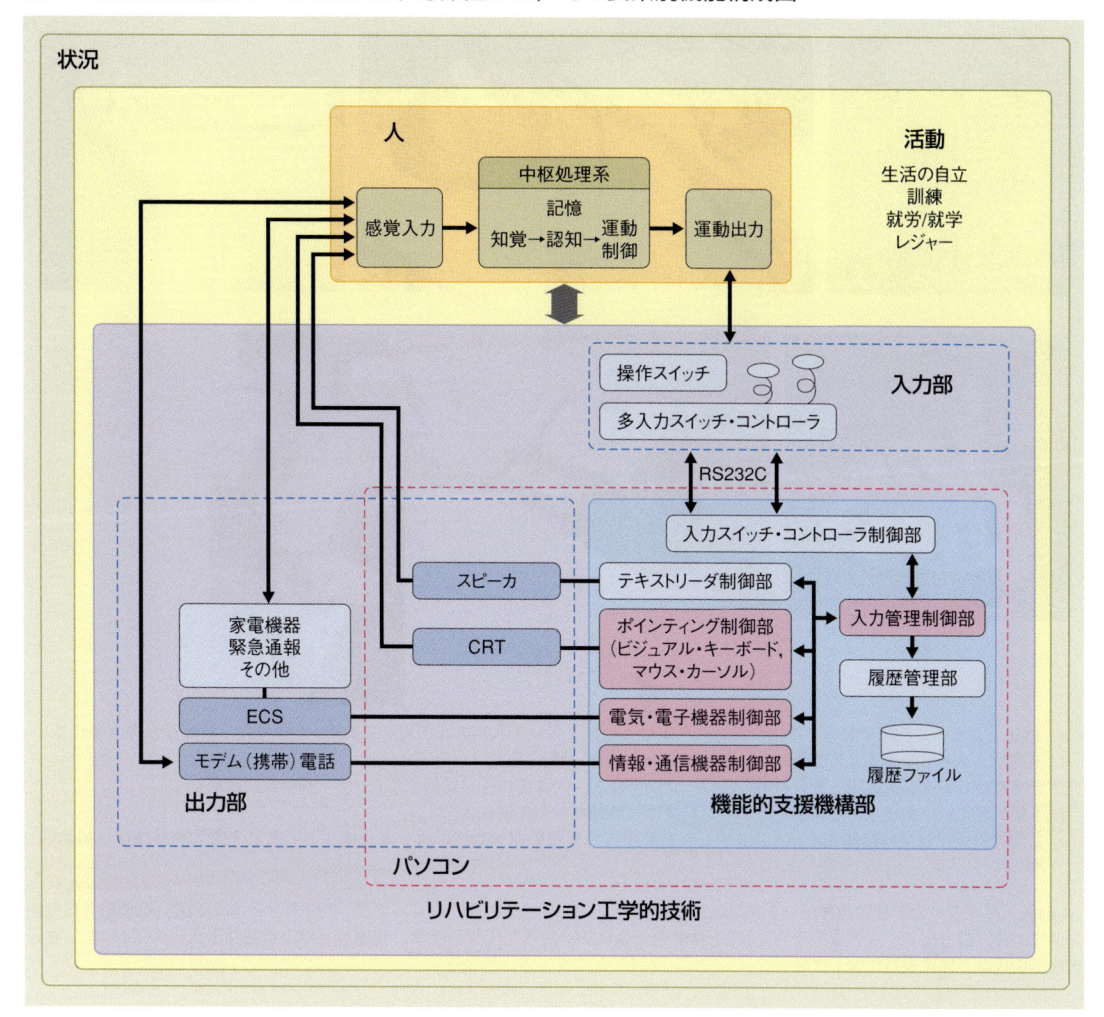

報伝達量が示された．頸髄損傷者では健常者とほぼ同じ結果が得られた．脳性麻痺児（痙性＋アテトーゼ型14歳）ではいくぶん低下した傾向がみられた．ただし移動時間は，前述の実験で示したのと同様に，健常者と障害者の間では明らかに違いがあることを付記しておく．こうしたポインティング時の特性については通常のキーボードなどによる健常人のデータは非常に多いが，高齢者・障害者のデータは非常に少なく今後の課題である．

コミュニケーション支援機器・システムとその適応

具体的な事例として，比較的重度な運動障害者を対象とする屋内環境制御システム（environmental control system；ECS）を中心に説明する．コミュニケーション支援機器の多くは，ナースコールや緊急通報装置などの操作スイッチを必要とすることが多く，基本的

図77　比較的重度な上下肢障害者の操作スイッチの事例

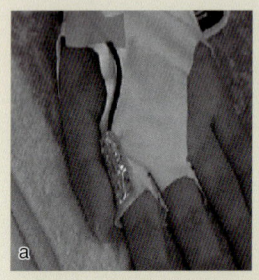

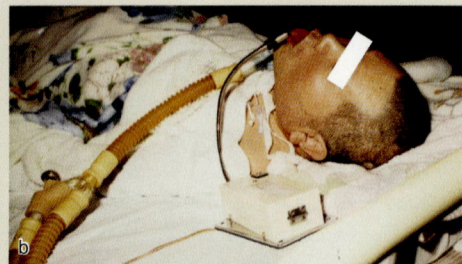

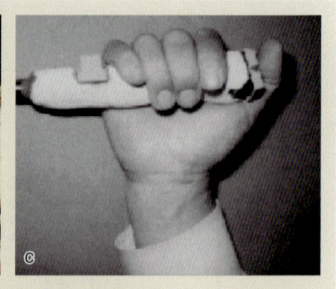

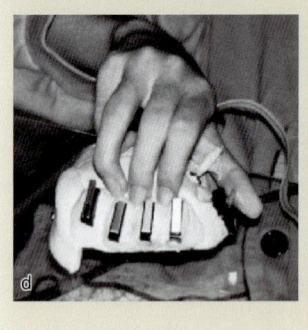

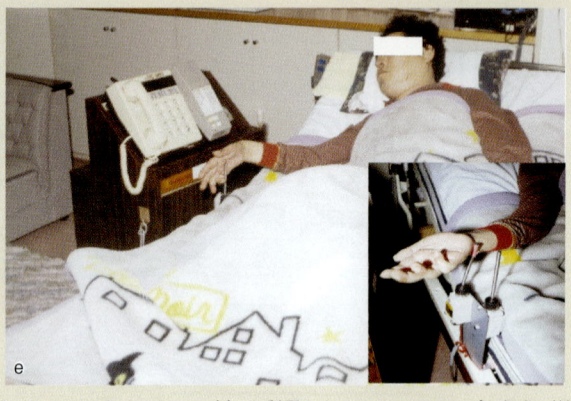

a. 感圧センサー（銀紙で包んで手指になじみやすいように工夫）を利用した1スイッチワープロ操作（筋萎縮性側索硬化症）
b. 接触式1スイッチを利用した舌によるナースコール操作（頸髄損傷）
c. 2個の押しボタン式スイッチを利用したワープロ操作と，中間位の呼び鈴用1スイッチ（脳幹部脳腫瘍）
d. 5個のリミットスイッチを利用したワープロ操作（筋萎縮性側索硬化症）
e. 2個のフレキシブル接触スイッチ2スイッチを利用した前腕の屈伸動作による電話機などの電気・通信機器操作（頸髄損傷）

（高齢者・障害者の為の機器操作インターフェース研究会（代表：山本敏泰）による平成7年度テクノエイド協会福祉用具研究開発助成事業（調査研究）報告資料から：bとeは総合脊損センター医用工学研究室，現徳島大学工学部井手氏提供，dは都立神経病院田中氏など構成委員による提供）

な点は他の電子機器・システムにも応用することが可能である．主な利用者は，筋萎縮性側索硬化症や進行性筋ジストロフィ症などの障害者，脳性麻痺，高位頸髄損傷による四肢麻痺者などである．

屋内環境制御システムの全体の枠組みと構成内容を図76に示す．入力部には，一般には表30に示されるようなキーボードやマウス，あるいは1〜数個の限られた操作スイッチが用いられる．図74に示したのと同様の機能的支援機構部は，入力デバイスの情報を受けて，システム全体の情報処理および制御を行う．リハ工学支援技術の中枢部であり，障害者の機能を拡大，あるいは代替する役割を担うところにあたる．操作画面の作成機能，（ビジュアル）キーボード上でのポインティング制御，テキストリーダ，ECS，電話などへの通信インターフェースなどから構成される．出力部は音声出力や表示機器，および通信機器から成る．

操作スイッチの入力方法（図77）

　一般的なスイッチ制御方法は大きく直接法と間接法に分けられる．直接法ではキーボードのように割り当てられた機能とスイッチが1対1に対応しており，間接法では，自動走査，手動走査，およびコード化法などがあり，複数の機能が1つのスイッチに割り当てられている．主に文字入力に利用される自動走査は，走査開始から文字選択し，確定するまでの機能を特定の自動シーケンスに従って処理し，たいてい1種類のコマンドで制御されることが多い．手動走査は基本的にこの自動シーケンスがないものをいう．またコード化法は，モールス信号と同様に長短信号時間が基本になり，長短信号を組み合わせて1つのスイッチに複数個のコマンドを割り当てる★5．

　操作スイッチはワープロなどの軽作業のほかに，いわゆる家庭電気・電子機器の制御，電話やインターネットなどの通信機器の制御にも用いられる．実際の技術サービスにおいて，操作スイッチの具体的な適用を考えるとともに，ECSによる機器の制御を行うときには，全体の状況を考慮した迅速な対応が大切である．ナースコールなどを併用している場合などには，電話などを利用した緊急通報システムの利用時と同様に，パソコンなどを介さない直接アクセス機能を付加したものであることが望ましい★6．

　屋内の住環境にかかわる当該システムでは，一人の利用者にとっても変化していく状況に対応できる柔軟な調整機能が考慮される必要があろう．状況は利用者の年齢，身体の状態によっても大きく変化する側面もある．基本的には，どんなに優れた機械であっても継続的なフィードバックが肝要であり，一方，福祉サービスなどの支援も考慮に入れておく必要がある．

（山本敏泰）

★5
一般に利用できる操作スイッチの数が多くなれば操作に必要な時間は短縮できる．比較的重度な障害者によく利用される1スイッチのみの入力には想像以上に時間がかかり，現在でも利用者に心理的にも多大な負担を強いる結果となっている．また発声機能が十分でない場合には，1スイッチによる直接的な会話は非現実的であり，あらかじめ入力しておいた文章を読み上げたり，送信するほうが実用的である．

★6
主な市販品としては，WIVIK II（Hugh MacMillan Rehabilitation Centre），伝の心（日立），オペレートナビ（NEC），HAマウスなど数種類のものがある[7~9]．

● 文献
1) 科学技術庁計画局監修：リハビリテーションと技術開発．加藤一郎編．東京：医歯薬出版；1973．
2) Bailey RW, editor：Human performance engineering. 3rd edition. Prentice Hall PTR；1996．
3) 山本敏泰ら：重度運動障害者のための屋内環境制御システムの開発―操作スイッチ制御インタフェースの統合化を目指して．ヒューマンインタフェース学会論文誌 2000；2（1）：69-82．
4) Cook AM, et al：Assistive technology：Principles and practice. St. Louis：Mosby；1995．
5) Fitts PM：The information capacity of the human motor system in controlling the amplitude of movement. J Exp Psychol 1954；47：381-391．
6) Sakkits B, et al：The information transmitted at final position in visually triggered forearm movements. Biol Cybern 1983；46：111-119．
7) 「こころWeb」こころリソースブック編集会．（社）日本電子工業振興協会．
8) 意志伝達装置「伝の心」，日立ケーイーシステムズ．http://www.hke.co.jp/products/dennosin/denindex.htm
9) WiViK, products come from research and development at Bloorview MacMillan Centre and the Ontario Rehabilitation Technology Consortium. Toronto, Canada. http://www.prentrom.com/access/wivik.html

ケースマネジメント

ノーマライゼーションとケースマネジメント

ケースマネジメントは，1970年代のアメリカで精神障害者のコミュニティケアが進められた際の一つの重要な援助の方法として理論化され，実践されてきた．その後，ケースマネジメントは精神障害者だけではなく，長期ケアを必要とする者や身体障害者，知的障害者が地域社会で生活することを支援する方法として活用されている．

日本では，1980年代からケースマネジメントに関する議論が活発になった[★1]．そして，介護保険のシステムのなかにケースマネジメントによる援助の方法が導入されたことによって，まず高齢者領域で関心が高まった．

ケースマネジメントは，地域自立生活を可能にし，その生活の質を高めるための新しい概念であり，方法である．ケースマネジメントを理解するには，なぜ新たな援助の方法が必要となったのか，その社会的背景を理解する必要があるが，特にノーマライゼーション（normalization）の理念[★2]との関連を理解することが大切である．

ノーマライゼーションとは障害や病気がどんなに重い人も高齢者も子どもも，人間は地域社会の一員として"普通の生活"を送る権利があり，社会はそれを支える責任があるという思想である．

わが国の福祉サービスは従来，入所型施設において提供されてきた．同じような病気や障害程度の人が集団で施設入所しているので，サービス提供の方法は画一的で集団的になりがちであった．しかしながら，ノーマライゼーションの理念に基づいて地域自立生活の支援を考えるとなると，従来のサービスの提供方法とは異なったものになる．

住み慣れた自宅や地域で，家族や友人と交流をしつつ，自立して生活するために必要な援助を求めてくる場合を考えると，その人がどのような生活環境，社会環境の下で生活していて，本人や家族の生活上の希望や生き方がどのようなものであるかによって，必要としているサービス内容も利用の度合いも異なる．サービスを提供する方法も，個々のサービス利用者の必要と求めに適切に対応したものに変わらざるをえなくなる．そのうえ，サービスを必要とする一人一人は地域のなかに散在しているので，問題の事例ごとに必要なサービスの担い手がチームを組み，総合的に対応する必要に迫られる．そのサービスは個別に提供されるのではなく，医療，保健，福

[★1] 1984年に東京都社会福祉審議会が"東京都におけるこれからの社会福祉の総合的な展開について（中間報告）"でケースマネジメントの必要性を指摘したのが最初だとされる．

1994年に厚生省（現 厚生労働省）の高齢者介護・自立支援システム研究会が"新たな高齢者介護システムの構築を目指して"の報告書のなかで，ケースマネジメントの概念を用いて以来，用語として定着してきている．

[★2] 1950年代末にデンマークのバンク・ミケルセン（Bank-Mikkelsen NE）が提唱し，1960年代にスウェーデンのニィリエ（Nirje B）が普通の生活をはかる物差しとして"8つの原理"をまとめたことから各国に広がった．

8つの原理とは，①1日のノーマルなリズム，②1週間のノーマルなリズム，③1年間のノーマルなリズム，④ライフサイクルにおけるノーマルな発達的経験，⑤ノーマルな個人の尊厳と自己決定権，⑥その文化におけるノーマルな性的関係，⑦その社会におけるノーマルな経済水準とそれを得る権利，⑧その地域におけるノーマルな環境形態と水準をいう．

わが国では1981年の国際障害者年を契機として一般化した．

祉の多様なサービスを有機的に活用して，過不足がないように提供する必要に迫られる．これを可能にするのがケースマネジメントという援助の方法である．

ケースマネジメントの概念と構成要素

ケースマネジメントはノーマライゼーションの理念に基づいて，自立生活★3が困難な個人や家族が地域において生活できるように必要なサービスを総合的に提供して，継続的に援助する方法の総体である．

ケースマネジメントの構成要素には，最低限以下の3つがある．

①**ケースマネジメントを必要としている個人や家族**：第1の構成要素は，複合的なニーズをもっていて，一つ以上の社会資源を適切に活用しなければ地域自立生活を継続することができない個人や家族であって，必要な社会資源を自分や家族の力だけでは適切に利用できない人（クライアント）である．

リハビリテーションサービスの利用者は保健，医療，福祉，住宅などに対するニーズが重複する可能性が高いので，ケースマネジメントによる援助が特に適している．

②**社会資源**：社会資源はケースマネジメントを構成する第2の要素である．社会資源とは，自立生活を達成するうえで必要な諸ニーズを充足するために動員されるあらゆる人的・物的資源のことである．各種の制度・施設，資金や物資，さらに機関・団体および人々の知識や技術を総称している．

社会資源は，誰がそれを提供するかの供給主体別にみて分類ができる．家族や親戚，友人・同僚，近隣住民，ボランティアによるサポートは，インフォーマルな社会資源と呼ばれる．これに対して，行政や法人（たとえば，社会福祉協議会や社会福祉施設，病院など），地域の団体や組織（たとえば，当事者や関係者や住民主体による自発的，任意的サービス供給組織や協同組合によるサービス供給組織など），企業（営利企業による市場型のサービス供給組織など）が提供するサービスは，フォーマルな社会資源と呼ばれる．

それぞれ長所と短所がある．インフォーマルなサポートは柔軟性と即応性があるが，安定性や継続性，専門性に難がある．フォーマルなサービスはその逆の特徴をもっている．行政や法人は画一的なサービスになる傾向があるが，比較的安価に最低限のサービスが保障される．企業の場合は，ニーズに即応してくれるがサービスが高価である．地域の団体や組織については，インフォーマルなサポートに類似した柔軟な対応に特徴がある．

ケースマネジメントは，インフォーマルなサポートとフォーマル

★3
日々の生活では全面的な介護に頼っていても，自らの判断と決定により主体的に生きることをいう．自立生活の考え方の中核にあるものは，自己選択と自己決定である．

なサービスを効果的に組み合わせる援助の方法であるが，どの社会資源を活用してニーズを充足するか決定するのは，クライアント自身である．

③**ケースマネジャー**：第3の構成要素は，ケースマネジャーである．ケースマネジメントによる援助の特徴の一つは，異なる多くの機関の他職種がチームによって援助することである．以下の事例はこの特徴をよく示している．

> 重度障害の症例

　重度の障害をもつAは，退院に際してリハビリテーションチームのケースマネジャーと相談して，ケースマネジメント援助を利用した．Aは，住民参加型サービス機関からホームヘルパーを週に2回派遣してもらい，介護と家事の援助を受けている．また，社会福祉協議会から週に1回，通院と通所リハビリテーションのために運転ボランティアを派遣してもらっている．訪問看護ステーションからは，健康な生活を維持するために訪問看護者を月1回派遣してもらっている．そしてAは月に1度，家族や友人のサポートを得て趣味の集まりに出かけている．

　それぞれの社会資源は確かに具体的なサービスやサポートを直接Aに提供している．しかし，社会資源それ自体は，Aの立場に立って，ほかの社会資源と自ら提供しているサービスやサポートを調整する機能を本来的にはもちあわせていない．Aの地域自立生活上でのニーズを充足させるためには適切な社会資源と結びつけて（linkage），サービスを調整（coordinate）することになるが，それを実施するのがケースマネジャーである．

　クライアント自身がケースマネジャーの役割を果たすこともできる．しかしながら，社会資源が多元的に供給されるようになった現在では，ソーシャルワーカーや保健師，看護職など，職種は必ずしも限定されていないが，専門職がケースマネジャーとなることが多い．

　"生活"は本来，地域のなかで継続しているものである．退院時点では生活本来の場である地域のケースマネジメント機関と連携が図られなければならない．高齢者領域で，住民に身近なケースマネジメント機関は在宅介護支援センターである．障害者領域では，地域において総合的な相談・生活支援・情報提供機能をもつ総合相談窓口の整備が進められている．これらの機関はケースマネジメントによる援助の入り口として位置づけられており，ケースマネジャーが配置されている．

ケースマネジメントのプロセス

ケースマネジメントには，6段階のプロセスがある．

①ケースの発見とスクリーニング：ケースの発見とは，複合的なニーズがあり，ケースマネジメントの援助を必要としている個人や家族の存在を知ることである．しかし，誰が，どこで，どのような状況にあり，何を必要としているかという情報は必ずしも顕在化しているとは限らないし，福祉や保健のサービス情報はそれを最も必要としている人に届きにくい傾向がある．地域にある機関や団体のネットワークが必要不可欠である．サービスを必要とする人を発見し，ケースマネジメント援助に結びつけるうえで，医療機関のケースマネジャーが果たす役割は，特に大きい．

スクリーニングはケースマネジメントによる援助の要不要を振り分けることである．多くの場合は相談を受けつけたときに提供される情報で十分判断できる．

ケースマネジメントによる援助が必要な人に対してはインテーク面接★4を行う．インテーク面接を経て，クライアントとケースマネジャーはパートナーシップを形成し，次のプロセスに進むのである．

②ニーズの総合的なアセスメント：アセスメントはクライアントが抱える問題や状況の全体像を把握してニーズを明確化することである．クライアントの身体的・精神的な健康状態や日常生活動作能力だけでなく，居住環境や地域環境，家族状況や家族関係，近隣関係，経済状況など生活全体をとらえる観点から情報を収集する．問題によっては，医師，看護職，理学療法士，作業療法士など，特定分野の専門家による詳細な情報を収集する．さらに，クライアントが生活する地域に必要な社会資源があるのかどうか，現在どの程度の援助が得られているのかについても情報を把握する．

アセスメントは，問題の因果律を究明することだけでなく，クライアントがもっている可能性や強さなどプラスの諸側面（内的資源と呼ばれる）にも注目し，問題解決や緩和につなげ，活用していくところに特色がある．

アセスメントの段階で収集した資料や情報を基礎にして，クライアントが目指す目標を設定する．目標は，クライアントが何に価値をおいて生活しているのか，何が人生の目標なのかにより大きく左右されるので，アセスメントはクライアントの参加と自己決定を最大限に尊重することが必要である．

アセスメントは，ケースマネジャーがクライアントに相談面接し，家庭訪問をして行うが，具体的な方法ではアセスメント・シート★5が使用される．

★4 **インテーク面接**
インテーク面接ではクライアントが直面している問題やニーズの概略を聞き，ケースマネジメントにより提供できる援助の内容を，クライアントが直面している問題にかかわらせてわかりやすく説明する．そのうえで，クライアントに果たしてもらいたい役割をできるだけ具体的に提示する．そして最も大切なことは，ケースマネジメントによる援助を受ける意思があるか否かを確認する．

★5
高齢者のアセスメント・シートとしては以下のような様式が開発されている．
①MDS-HC（minimum data set-home care）*
②包括的自立支援プログラム（三団体ケアプラン研究会方式）
③ケアマネジメント実践記録様式（日本社会福祉士会方式）
④生活7領域から考える自立支援アセスメント・ケアプラン（日本介護福祉士会方式）
⑤日本版成人・高齢者用アセスメント・ケアプラン（日本訪問看護振興財団方式）
障害者を対象とするケースマネジメントの様式は，"身体障害者介護等支援サービス指針"に目安が示されている．

*国際的な非営利組織interRAIによって開発された在宅高齢者用のアセスメント手法の日本版

アセスメントは援助目標の決定，援助計画の作成と実施，そして援助効果の事後評価という一連の流れの基礎となる過程である．したがって，アセスメントを固定的に考えてはならない．クライアントの状況が変化すれば，そこでまた新たにアセスメントをやり直し，新しい援助計画を立て直すというように柔軟な姿勢を保つことが大切である．

③**援助計画の作成**：援助計画は，アセスメントで明らかになったクライアントのニーズに関する情報と社会資源に関する情報をつき合わせて，設定した援助目標と関連させながら作成する．援助計画の作成にはクライアントの参加が不可欠であり，実行可能な計画にすることが大切である．

　ケースマネジメントによる援助では，関係する機関や専門職が多岐にわたり，それらが同時並行的にかかわるので，サービス供給の断片化が発生しやすい．その結果，サービスに過不足や重複が起こりがちになる．

　これを防ぐには，ケースカンファレンスが大切である．サービス提供者どうしがクライアントの情報を共有し，相互理解を促進し，役割分担と連携体制を確立する．この過程でケースカンファレンスの参加者から新たな情報が提供され，援助計画はより精密なものになる．

④**援助計画の実施**：作成された援助計画にクライアントの承諾が得られると，ケースマネジャーはクライアントがサービスを利用できるように，サービスやサポートの供給主体と連絡を保ちながら援助計画を実施する．

⑤**モニタリング**：ケースマネジャーは，援助計画のもとで各種のサービスやサポートが円滑に実施されて，援助目標は達成されているかどうか定期的にモニターする．また，クライアントに新しいニーズが生じていないかをフォローアップする．3か月ないし6か月に1度実施するのが一般的である．

⑥**事後評価**：クライアントが利用しているサービスが，クライアントの自立生活継続に役立っているかどうか，ニーズがどの程度充足されたかを評価する．評価の結果としてニーズにサービスが合致していない場合には，再度ニーズの総合的なアセスメントを実施する．こうして援助目標の再設定，援助計画の再作成に戻っていき，ケースマネジメントのプロセスの循環を繰り返すことになる．

　援助計画が今後も順調に実施・継続されて，クライアントが自立生活を維持できると判断される場合は終結となる．

(村上　信)

● 参考文献
1) 白澤政和：ケースマネージメントの理論と実際—生活を支える援助システム．東京：中央法規出版；1992．
2) ステファン・ローズ編（白澤政和ら監訳）：ケースマネージメントと社会福祉．東京：ミネルヴァ書房；1997．
3) 竹内孝仁：TAKEUCHI実践ケア学—ケアマネジメント．東京：医歯薬出版；1996．
4) デイビッド・P・マクスリー（野中 猛ら監訳）：ケースマネジメント入門．東京：中央法規出版；1994．
5) ベンクト・ニィリエ（河東田博ら訳編）：ノーマライゼーションの原理—普遍化と社会変革を求めて．東京：現代書館；1998．

●在宅リハビリテーション

　在宅リハビリテーション（在宅リハ）について蜂須賀は"在宅リハビリテーションとは，自宅で生活している障害者のために本人，家族，医師，療法士，看護婦（師），ヘルパーなどが行う医療・保健・福祉に関する活動であり，障害に応じて最も適切な生活が送れるようにすることである"と述べている．

　一般に，在宅リハは地域リハビリテーション（地域リハ）の近縁の用語とし理解されることが多く，在宅リハについて明確に定義されたものをみることは少ない．一方，地域リハについては諸家や機関によっていろいろ定義されており，日本リハビリテーション地域リハ検討委員会（1991）によれば，"地域リハビリテーションとは，障害をもつ人々や老人が住み慣れたところで，そこに住む人々とともに一生安全にいきいきとした生活が送れるよう，医療や保健，福祉および生活にかかわるあらゆる人々が行う活動のすべてをいう"としている．

　両者を比較すると活動目的や内容に関しておおむね違いはなく，在宅リハと地域リハは，ほぼ同義のものであると理解できるが，あえていえば共生，社会参加といったノーマライゼーション（normalization）の理念★1を色濃く反映し，障害者の生活基盤を在宅リハよりも広くとらえた地域リハは，在宅リハを包含した概念であるといえる．この項では，地域リハを含め在宅リハの概要について訪問看護活動を中心としながら述べることにする．

目的

　在宅リハの目的は，障害者が在宅生活を基盤として障害に応じた，

★1 ノーマライゼーション
デンマークにおいて精神遅滞児・者の親の会の運動から発展した思想．障害者の人権，価値，尊厳性は他の市民と同じであり，障害をもつ者ももたない者も平等に生活できる社会こそノーマルな社会であるという考え方．

★2 自立と自律
広辞苑によれば，自立（independence）とは，他の援助や支配を受けず自分の力で身を立てること．一方，自律（autonomy）とは，自分で自分の行為を規制すること．外部からの制御から脱して，自分の立てた規範に従って行動することとなっている．

★3
利用者のニーズによって民生委員やボランティア，近所の人などが加わることもあり，在宅リハチームの構成は在宅障害者の抱える問題によって多種多様である．

最適でより豊かな生活ができるように保障することにある．障害により万が一，介護が必要な状態になっても，住み慣れ親しんだ自宅で，最後まで自立[★2]した生活を行いたいと希望するのは誰しも共通する人間本来の生き方であろう．しかし実際には，障害をもち介護を必要とする人が在宅で暮らすことは容易ではなく，障害がもたらす身体的・精神的側面への影響に加え，経済的・社会的側面を含めた在宅生活全体に問題を生じることが少なくない．当然これらの問題は，介護を必要とする本人だけでなく，家族の生活全体に対して何らかの影響を与えることになる．

在宅で暮らす障害者の在宅生活の最適性と継続性を保障するには，本人だけでなく，家族も含めて，健康状態の適切な管理や人的・物的・経済的条件の整備など，生活環境の調整は欠かすことはできない．在宅リハにかかわる各専門職者は，それぞれの専門的立場から在宅障害者やその家族の抱える問題とニーズを的確にアセスメントし，チームメンバーと協働しながら適切なサービスを提供していくことが，在宅リハを成功させるうえで最も重要なことである．

対象

在宅リハの対象は，疾病や事故などにより日常生活動作（ADL）に何らかの障害をもち，在宅で暮らすすべての障害者とその家族である．在宅リハの対象のなかで，特に移動障害などにより生活範囲が自宅に限定される障害者にとって，健康状態の維持管理，ADLの機能維持などを目的とした在宅リハに対するニーズは高い．疾患別では脳血管障害，筋骨格系疾患，心疾患などが対象として多い．

チームの構成

在宅リハは，チームアプローチによって行われる．在宅で暮らすADL障害をもつ人とその家族の生活上の多岐にわたる問題について問題解決を図るには，医療・保健・福祉の専門職がチームを組んで有機的に連携してかかわることが重要である．在宅リハチームは，一般に医師，歯科医，理学療法士（PT），作業療法士（OT），言語聴覚士（ST），看護師，保健師，介護福祉士，歯科衛生士，ケースワーカー，ヘルパーなど，多数の専門職者によって構成されることが多い[★3]．

アプローチ方法

在宅リハの対象の多くは，一般病院やリハ専門病院においてリハ治療を受け機能回復がほぼ固定し，自宅に退院した維持期の在宅高齢障害者やその家族である．このような人々に対する，在宅リハに

図78 在宅ケアにおける直接援助活動の種類

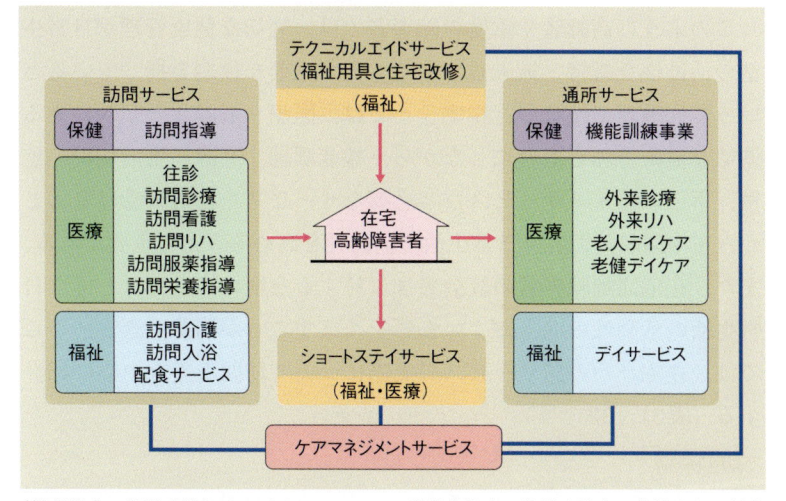

(伊藤隆夫：訪問看護とリハビリテーション―理学療法士・作業療法士の立場から．総合リハ1999；27（3）：223-227より一部改変)

おけるアプローチの基本は，在宅で障害に応じた最適条件で過ごせるような生活再建への支援である．しかしながら，在宅高齢障害者の場合，基礎疾患以外に合併症として複数の疾患に罹患していることも珍しくなく，生活再建にとって健康状態の適切な管理が最も重要である．

保健・医療サービスによる適切なアプローチによって基礎疾患の悪化やADLの機能低下を防ぎながら，障害者のニーズに沿って家事，介護，入浴，給食サービス，経済保障などの福祉サービスを複合的に提供することが，在宅高齢障害者の生活を再建・継続するうえで重要な鍵となる．

在宅高齢障害者の生活再建に向けた在宅リハ支援サービスは，保健・医療・福祉の各分野から，訪問サービス（訪問看護，訪問診療，訪問リハ，ホームヘルプサービスなど），通所サービス（デイケア，デイサービス，機能訓練事業など），入所サービス（ショートステイ），テクニカルエイドサービスなどとして提供されている（図78）．

サービスの実際

在宅リハでは，障害の原因となった疾病の治療・管理を在宅で継続して行いながら，日常生活の活動性を高め，廃用性の機能低下や合併症の発生を予防することがきわめて大切である．

現疾患の悪化や再発は生命予後・機能予後に大きく影響し，生活条件を容易に低下させる．高齢者や重度の障害者では，風邪や下痢などの一時的な体調不良による短期臥床でも機能低下を起こしやすく，寝たきりの原因となりやすい．在宅高齢障害者の機能維持を図

るためには，日々の健康管理に対して特に注意を払う必要がある．

このように高齢者や重度の障害者では，適切な健康管理が日常生活の活動性を維持・拡大していくうえで重要な役割を握っているといっても過言ではない．在宅リハでは，医療・看護サービスによる適切な健康管理を土台にしながら，機能訓練，介護，生活環境の整備，ホームヘルプサービスなど必要なサービスを適切に受けることが，在宅高齢障害者の日常生活の活動性を高めるうえで重要である．また，在宅高齢障害者の社会参加に対する意欲の向上に対して，日常生活の活動性の向上がよい影響を及ぼすことが期待できる．ここでは，在宅リハの諸サービスの実際について訪問看護を中心に紹介する（表31, 32）．

訪問看護

訪問看護[★4]は，何らかの疾病や障害をもちながら在宅で療養している人々に対して，医師の指示により看護の有資格者が在宅を訪問して行う看護活動である．現行の在宅リハにおける主要な活動の一つである．

1992年4月に老人訪問看護制度の創設により開始され，現在，病院，診療所，訪問看護ステーションの3か所から訪問看護が行われている．在宅で療養している人々や家族の訪問看護に対する期待は高く，訪問看護の利用者は年々増加し，1999年には前年比30％の増加をみている．

訪問看護の内容

訪問看護が扱う内容は，直接的なケアの提供や指導，看護相談以外にも療養生活に伴う生活上の問題など，多岐にわたっている．1998年訪問看護統計調査の概況（厚生省大臣官房統計情報部）による訪問看護の主な内容を表33に示す．

在宅リハにおける訪問看護の役割

訪問看護師には，在宅障害者の生命力と家族の介護力を消耗させないように生活過程を整える役割がある．訪問看護の質により在宅障害者の生活の質（QOL）が決まるといってもよい．訪問看護の役割には以下のようなものがある．

基礎疾患の管理：在宅リハにおける訪問看護の役割は，症状の観察など健康状態の管理が第一義的であり，基礎疾患の管理が求められる．バイタルサインのチェック，症状観察，服薬管理，褥瘡・創傷部の処置，浣腸・摘便などの医療処置，必要があれば血糖測定，酸素飽和度測定など簡単な検査も行う．レスピレーター，在宅酸素など医療機器を使用していれば，機器の点検や使用方法などの指導・確認も訪問看護師の重要な役割となる．先述したように，基礎疾患の悪化や合併症の発生は，機能低下を招きやすいことから，意識，

★4 訪問看護の概況
平成11年度訪問看護統計調査（厚生省大臣官房統計情報部）によれば，事業所開設者の57.2％は医療法人であり，65歳以上人口10万対事業所数は17.2事業所である．1事業所あたりの常勤換算従事者数は4.6人，65歳以上人口10万対常勤換算従事者数は78.1人である．

表31 在宅訪問事業

	寝たきり老人 訪問診療	寝たきり老人 訪問看護 (老人医療)	寝たきり老人 訪問リハ指導	寝たきり老人など 訪問指導	ホームヘルプサービス 介護中心型	ホームヘルプサービス 家事援助中心型
		老人保健法		老人保健法	老人福祉法	
目的	計画的な医学的管理下にて訪問し診療を行う	診察に基づき保健師または看護師が訪問し、看護または療養の指導を行う	診療および計画的な管理下にてPT, OTにより基本的, 応用的の動作能力, 社会的適応能力の訓練を行う	保健師などの訪問により心身機能の低下防止と健康の増進を図る	日常生活の世話を行うことにより老人の健全で安らかな生活を援助する	
対象	常時寝たきりまたはこれに準ずる者で通院困難な者	在宅の現に寝たきりまたはそれに準ずる状態にある者		40歳以上の寝たきりなどの者およびその健康管理上訪問の必要のある者	老衰、心身の障害および傷病などにより臥床しているなど、日常生活に支障があるおおむね65歳以上で、老人またはその家族が老人の介護サービスを必要とする場合	
指導内容	患者の病状により診察、週2回を限度	医師の指示に基づき、看護計画に沿って、患者の病状や状態に即した援助、週2回を限度	患者の病状、家屋、介護力を考慮し、体位変換、起立、食事、排泄などの訓練、週に2回、1回20分以上	家庭における療養、看護、機能訓練の方法の指導および家族への支援、諸制度の活用方法の指導	食事、排泄、衣類着脱、入浴の介護、清拭、洗濯その他必要な身体の介護 *生活などの相談・助言	調理、衣類の洗濯・補修、掃除、整理整頓、買物、関係機関との連絡、その他必要な家事 *相談・助言
実施主体	保険医療機関			市町村(保健師または看護師、必要に応じPT・OTの協力)	市町村ただし事業の一部を社協、社法人および民間事業所	特養ホームなどの社会福祉
費用負担	診療に要した交通費および老人医療の自己負担分	看護または指導に要した交通費および老人医療の自己負担分	診療に要した交通費の自己負担分	無料	A階層 生活保護世帯 0円 B 前年度所得税非課税世帯 0円 C 前年度所得税年額 9,600円以下 200円 D 9,601円以上〜32,400円以下 350円 E 32,401円以上〜42,000円以下 500円 F 42,001円以上 650円	
備考	訪問診療料1日 (I) 670点 (II) 700点 在宅総合診療料 2,200点	訪問看護・指導料 保健師・看護師 1日 470点 准看護師 1日 420点	訪問リハ指導管理料 1日 470点	実施にあたって主治医との連携および関係する者との連携と調整 地区医師会、関係医療機関、福祉関係機関と組織的な連携を図ること	派遣回数、サービス時間数・内容、費用負担区分は当該老人の身体状況、世帯の状況を十分に検討のうえ決定のこと。その際必要に応じ高齢者サービス調整チームの活用	

(浜村明徳：地域リハにおける諸活動の実際. 澤村誠志監編. 地域リハビリテーション白書2. 東京：三輪書店；1998. p.52-74)

表32 通所サービス

	デイケア	デイサービス	機能訓練事業
実施財源	老人診療報酬	老人福祉法	老人保健法
実施母体	医療機関，老人保健施設	市町村，社会福祉法人	市町村
事業目的	・精神・運動障害患者の心身の機能回復または維持を行う家族を支援する	・虚弱老人の生活の助長，孤立感の解消，心身の機能維持向上を図る家族の介護負担を軽減する	・医療終了後も継続して心身の維持を図るため，社会的機能訓練をする
特徴	・治療的サービスを実施しやすく，医療との連携が密である ・リハ専門家（リハ医，PT，OT，看護師など）の指導が受けられる	・介護が中心であり，送迎，給食，入浴サービスがある ・専任スタッフがいる	・保健・生活指導ができる ・リハ専門家（PT，OT），保健師の指導が受けられる ・費用負担がない
問題点	・訓練的要素が多くなりがちである ・社会的な活動が少ないことがある ・送迎がないことがある	・医学的管理や専門的リハ訓練が乏しくなりやすい ・個別的・専門的対応は難しい	・軽症患者しか対応できない ・回数が少なく週1回程度である ・専任スタッフがいない ・送迎・給食・入浴サービスがない

（蜂須賀研二：在宅リハビリテーション．千野直一編．現代リハビリテーション医学．東京：金原出版；1999. p.543より一部改変）

表33 訪問看護の利用内容（複数回答）（1998年6月）

1.	症状観察	99.5%
2.	身体の清潔	66
3.	本人の療養指導	60.8
4.	家族の介護指導	59.8
5.	リハビリテーション	59
6.	生活リズム・仕方の把握	50
7.	日常生活動作の指導	48.9
8.	服薬管理	43.4
9.	体位変換	29.5
10.	環境整備	24.6
11.	社会資源の紹介と相談	20.9
12.	浣腸・摘便	14.7
13.	緊急時の対応や指示	14
14.	褥瘡の処置	13.2
15.	口腔ケア	13
利用者総数		124,310名

（厚生省大臣官房統計情報部：平成10年訪問看護統計調査の概況）

食欲，排泄，睡眠状態，服薬管理などについて，家族からの情報を得ながら全身状態のきめ細かな観察を行い，かかりつけ医師への緊急連絡の必要性や入院治療の緊急性の判断，必要であれば入院施設の手配と連絡など，健康管理全般に対する訪問看護師の果たす役割は大きい．

ADLの評価と援助：訪問看護の内容のなかでも，身体の清潔の援助やADLの介助などに対するニーズは高く，日常生活援助は訪問看護師の重要な役割である．同時に，在宅高齢障害者が入院中に獲得したADL能力が在宅生活のなかで生かされ，維持されているか否かを評価することも訪問看護師の重要な役割である．

介護者の疾病や障害に対する認識不足に伴うADL介助の過不足か

ら在宅高齢障害者の自発的行動や自立を損なうことがあり，介護者の能力によって機能低下を招くことがある．同様に，潜在的に可能なADLが，不適切な家屋構造によって阻害され機能低下をきたすこともある．また，高齢者の場合，家族間の心理的軋轢（あつれき）が生活意欲の低下の原因となり，ADL低下をきたすことがあるので家族関係についても関心を払う必要がある．その他，進行性疾患の場合，症状の進行によっては当然ADL能力も低下していくので注意が必要である．

このように，在宅高齢障害者はさまざまな要因からADL低下をきたすことがあるので，本人の1日の生活パターンについて詳細に情報を確認しながら，ADL低下の原因を本人の身体的・心理的側面だけからではなく，介護者の能力，介護者との関係，家屋環境を含めて，その原因を明らかにすることが大切である．その意味において，在宅高齢障害者が日常的に実践しているADLを正確に把握しておくことは，的確に全身機能の変化を知る指標にもなり，訪問看護にとって重要な意義をもっている★5．

機能訓練の実施：在宅高齢障害者の機能維持を図るうえで，四肢の関節可動域訓練や筋力トレーニング，歩行訓練などは重要な援助である．本来であれば，PT，OTによる訪問リハがその役割を果たすべきであるが，現行では訪問リハサービスの量的整備が不十分なため，訪問看護師がPT，OTの肩代わりをして在宅高齢障害者の機能訓練に対するニーズに対応しているのが現状である．訪問看護師は，在宅高齢障害者のリハのニーズを発掘するだけでなくPT，OTなどほかの専門職が行う在宅高齢障害者の特性に適応した訓練方法についても，ある程度実践できる能力を身につける必要がある．

本人への療養指導と家族への看護指導：療養上の必要な指導について，本人に指導内容を理解できる知的能力があれば，直接本人に療養指導をすることによって自尊感情を高めることができ，セルフケア能力の向上を期待することができる．しかしながら，在宅障害者の多くは高齢者であり，脳血管障害などにより高次脳機能障害や認知症を随伴していることも少なくない．このため実際には家族への療養指導が重要になる．在宅高齢障害者の基礎疾患の悪化やその他の異常症状の早期発見には家族の日常的な観察が重要である．家族のなかでケアの中心的役割を果たしている介護者に対して，症状観察のポイントやケアの方法を具体的に指導することが大切である．

家族にケアを指導する場合に重要なことは，在宅において継続して実行可能な方法を選択して指導を行うことである．指導に際しては必ず，最初にケアの意図をわかりやすく説明し，看護者がデモンストレーションを行い，次に介護者と一緒にケアを実践し，その後

★5 **FIMによるADLの評価**
在宅障害者の実践しているADLや介護量の変化を的確にとらえることができる最も有用なADL評価法としては，機能的自立度評価法（Functional Independence Measure；FIM）が代表的である．在宅リハにおいて，訪問看護師は，ほかの専門職者より在宅訪問の頻度が多いことから，ADL評価・援助に果たす責任には大きなものがある．

介護者に独立してケアを行わせて評価する．手技に問題がなければ最終的に介護者に自立して行わせるといった一連の指導プロセスを踏むことが大事である．日常のケアの担い手である介護者が，安全で確実なケア技術を習得し，実践できるようにすることが大切である．その他，介護者の介護負担の程度について把握することも，在宅療養を継続するうえで重要である．介護者の身体的・精神的介護負担が大きく，負担軽減が必要と判断すれば，ほかの専門職者と協働しながら在宅リハチームで負担軽減を目指したデイサービスやショートステイ，ホームヘルプサービスなど福祉サービスを紹介し支援していくことも重要である．

社会的交流への援助：移動困難な在宅高齢障害者の場合，在宅に閉じこもる傾向がある．このような在宅高齢障害者に対して心身の機能維持と，社会的交流を図るためにデイケア，デイサービスなどの通所サービスを利用できるよう援助し，意義ある社会生活を過ごせるよう支援していくことも訪問看護師の役割である．そのためには，利用者や家族に適したサービスを提供できるよう地域の各種サービスについて常に新しい情報を把握していることが必要となる★6．訪問看護師は，在宅高齢障害者がデイケア，デイサービスの利用を始めた後も利用状況を適宜見守り，地域社会との交流が継続してできるように支援していくことも在宅高齢障害者の心身の活動性を維持・向上させ，社会性を確保していくうえで重要である．

訪問診療

訪問診療は，障害が重度のために通院が困難な人に対して，医師が定期的・計画的に在宅を訪問して行う診療である．訪問診療では，聴診，視診のほかに，必要があれば在宅で検尿，採血，心電図，X線撮影など検査業務も行う．その他，筋力，関節可動域，ADL，1日の生活パターンなどの情報を把握し，廃用症候群の予防について本人，家族を指導する．在宅リハにおいて医師は，看護職者やPT，OTなどほかの専門職者や関係機関と連携しながら，在宅リハチームの目標に対して医療的側面からかかわり，必要に応じてチームの調整的役割を果たすことが求められている．

訪問リハ

訪問リハとは，寝たきり老人などに対して，PTまたはOTが訪問し，廃用性の機能低下の防止や身体面・精神面の活動性の向上を目的として，機能評価や訓練を行い，生活機能の維持・改善を図ることを目的としている．基本的動作訓練やADL訓練などの能力障害に対する訓練が主体になるが，生活環境や介護力なども評価して，必要に応じた環境整備，福祉機器の導入，介助方法の指導なども訪問リハの重要な役割である．在宅高齢障害者の増加に伴い，訪問リハ

★6
たとえば利用者の送迎が困難な家族の場合，送迎サービスがついているデイケア，デイサービスを紹介する．

サービスに対する社会的ニーズは高いが，訪問リハに従事するPTやOTの人的資源は現状では不十分である．今後，早急に訪問リハ体制を整備することが求められている．

ホームヘルプサービス

ホームヘルプサービスとは，身体障害者が自立した生活や社会参加ができるよう，日常生活を営むのに必要な援助を適宜提供するものである．具体的にいえば，高齢者や障害児（者）が居宅において日常生活を営むことができるよう，居宅にホームヘルパーを派遣して，入浴，排泄の介護などの身体介護，調理，衣類の洗濯，補修，住居の掃除などの家事援助，生活，身上，介護に関する相談助言，外出時における移動の介護といったサービスを提供することである．心身の障害および傷病などのために日常生活に支障がある，おおむね65歳以上の者がいる家庭をホームヘルパーが訪問してサービスを提供する．ホームヘルプサービスは，高齢者や障害者の増加に伴い，在宅障害者の生活を支援するサービスとして最も期待されている★7．

訪問方法には，昼夜の介護を行う滞在型と，深夜の家族の介護負担を軽減するために必要な時間帯にヘルパーが訪問する巡回型がある．

デイケア

デイケアは，通常，病院・診療所，老人保健施設において医学的管理下に行われる在宅高齢障害者の心身機能の回復，または維持を目的とした通所サービスである★8．通常，機能訓練，入浴，給食，送迎などのサービスがある．デイケアへの参加は，在宅に閉じこもりがちな高齢障害者にとって地域社会と交流できる最適な場となり，心身機能の向上と生活の活性化だけでなく，家族の介護負担の軽減が期待できる．

デイサービス

デイサービスは，おおむね65歳以上の者および身体障害者であって，身体が衰弱または寝たきりなどのために日常生活を営むうえで支障のある者を対象としている★9．

デイサービスの種類は，利用人員，利用者の条件，事業内容の違いによってA型（重介護型），B型（基本型），C型（軽度介護型），D型（小規模型），E型（痴呆性老人通所型）の5つに分けられている．

送迎，入浴，給食，生活指導，ADL訓練などのサービスを提供することにより，在宅高齢障害者の生活の支援，社会的孤立感の解消，心身機能の維持向上を図るとともに，家族の介護負担の軽減を図ることを目的としている．

機能訓練事業

機能訓練事業は，疾病や負傷により心身の機能が低下し，機能訓

★7
ホームヘルプサービス事業の実施主体は，市町村であるが，市町村社会福祉協議会委託方式，社会福祉法人や福祉公社，医療法人，民間介護事業者，農業協同組合などへの委託など供給体は多様化してきている．

★8
デイケアには供給体の違いにより，老人デイケアと老人保健施設デイケアの2つがあるが，目的，内容にほとんど違いはない．

★9
実施主体は市町村（委託も可），社会福祉法人であり，特別養護老人ホーム，養護老人ホームおよび老人福祉センターに併設されたデイサービスセンターにおいて実施される．

練が必要な40歳以上の人々を対象として，地方自治体保健師を中心に保健センターや公民館などで実施されている．事業内容は，歩行，上肢機能訓練などの基本動作訓練，食事，衣服の着脱などのADL訓練，手工芸，レクリエーションおよびスポーツ活動など，心身の機能維持・回復を図り日常生活の自立を援助することを目的としている．事業が地方自治体保健師を中心に行われることから地域の全対象者を把握することが可能であり，地域の機能訓練を必要とする在宅高齢障害者に広範囲に参加を呼びかけることができ，地域リハに果たす役割は大きい．しかし，送迎サービスや給食，入浴サービスがないことから，現状では，日常生活の自立した軽度の障害者や，家族の送迎が可能な人，デイケア，デイサービスに参加を希望しない人々を中心に行われている．

在宅介護支援センター事業

在宅介護支援センター事業は，寝たきり老人や要介護老人を介護している家族が，必要な介護に関する各種の保健福祉サービスを総合的に受けられるように支援する目的で，1990年からスタートした事業である．在宅の寝たきり老人や要介護老人を介護している家族が抱えるさまざまな問題に対して，サービスの実際に熟知した専門家が昼夜の別なく，身近なところで気軽にいろいろな相談に応じている．必要があれば，本人や家族に代わって専門家が市町村の関係行政機関，サービス実施機関などと連絡調整をとることによってサービスを受けられるように支援する．この支援センターは，夜間の緊急の相談にも対応する必要があることから，24時間機能している特別養護老人ホーム，老人保健施設および病院などに併設して行うことを原則としている．

事業内容としては，①在宅介護に関する相談・助言，②必要な公的サービスが受けられるよう市町村との連絡・調整，③介護機器の展示および使用方法の指導，④地域住民に対する公的サービスの広報活動を行う．

ショートステイ事業

ショートステイ事業は，介護者が病気や冠婚葬祭，介護疲れ，旅行などのため一時的に介護ができない場合，老人保健施設，特別養護老人ホームまたは養護老人ホームに短期的に入所して，介護を受けることによって，介護者の負担の軽減と高齢者の心身機能の維持・向上を図ることを目的としている．

事業の実施主体は市町村である．利用期間は，原則として7日以内になっているが，必要な場合は延長できるようになっており，最大1か月程度もしくは3か月程度は認められることもある．

その他

　その他の在宅リハ関連サービスとして，ホームヘルプサービス，デイサービス，ショートステイといった在宅福祉政策を補完する目的で創設された在宅高齢者日常生活支援事業がある．事業内容は配食サービス，訪問入浴サービス，寝具乾燥消毒サービス，移送サービスの4つから成る．また，福祉用具サービスから住宅改修サービスまでを含むテクニカルエイドサービス，保健師や看護師，PT，OT，栄養士などが訪問し，本人や家族に対して健康指導をする訪問指導事業，在宅歯科訪問診療，寝たきり老人訪問薬剤管理指導，寝たきり老人訪問栄養食事管理指導など在宅高齢障害者が，地域・在宅において最適な生活を支援するための事業などがある．

（金城利雄）

● 参考文献
1) 蜂須賀研二：在宅リハビリテーション．千野直一編．現代リハビリテーション医学．東京：金原出版；1999．p.531-548．
2) 澤村誠志：地域リハとは何か．澤村誠志監編．地域リハビリテーション白書2．東京：三輪書店；1998．
3) 佐藤美穂子：訪問看護の歴史的変遷と現況．総合リハ1999；27（3）：203-209．
4) 太田哲生：訪問看護とリハビリテーション―医師の立場から．総合リハ1999；27（3）：217-221．
5) 伊藤隆夫：訪問看護とリハビリテーション―理学療法士・作業療法士の立場から．総合リハ1999；27（3）：223-227．
6) 高砂裕子：訪問看護とリハビリテーション―訪問看護婦（士）の立場から．総合リハ1999；27（3）：229-237．
7) 厚生省大臣官房統計情報部：平成10年訪問看護統計調査の概況．
8) 浜村明徳：地域リハにおける諸活動の実際．澤村誠志監編．地域リハビリテーション白書2．東京：三輪書店；1998．p.52-74．
9) 伊藤利之ら：地域リハビリテーションマニュアル．東京：三輪書店；1995．
10) 千野直一（監訳）：医学的リハビリテーションのための統一データーセット利用の手引き．東京：医学書センター，慶應大学医学部リハビリテーション科；1990．

第6章
主な疾患のリハビリテーション

脳血管障害（脳卒中）

リハビリテーションのための基礎知識

疾患概念

脳卒中という用語は，突然昏倒する病態に用いられた"卒中"に由来する．現在では脳血管障害と同義であり，頭蓋内で脳を灌流する血管が障害された状態を意味する．

図1に脳卒中の経過を示す．危険因子に一定期間以上さらされた結果，脳血管に病理変化が生じ，あるとき虚血あるいは出血に至る．病巣部では神経細胞の機能障害・壊死・病巣周辺部の浮腫・血栓の溶解と閉塞血管の再開通などが生じる．

その結果，病巣部が担っていた機能に対応する神経症状がみられる★1．また病巣部と神経線維でつながれた遠隔の健常部に機能低下が生じることもあり，これを遠隔機能障害（diaschisis）という．

脳卒中のような急性発症疾患のリハビリテーションは急性期，回復期，維持期に分けられる．急性期は発症から離床まで，回復期は離床から回復の終了までを指し，それ以降を維持期と呼ぶ．

脳卒中医療の役割は，一次予防，急性期の管理，回復期の機能改善，社会復帰への援助，再発予防（二次予防）などである．このなかでリハ医療が関与するのは，急性期における褥瘡・関節拘縮といった合併症の予防と回復期以降の課題である．麻痺の訓練はリハに含まれるがすべてではない．

脳卒中患者の1年までの累積死亡率は22％，2年以降は年に7〜9％が死亡し，7年までの累積死亡率は52％に達することから[1]，生命予後不良の疾患と認識する必要がある．

分類

脳卒中：①血管病変の明らかな脳梗塞，②頭蓋内出血，③症状やCT・MRIなどの画像診断では血管病変を証明できない一過性脳虚血発作・慢性脳循環不全症・高血圧性脳症に分けられる．

脳梗塞：血管閉塞の機転から脳血栓症と脳塞栓症に分類されるが，治療法の選択や予後を考えるうえで，原因となる病理所見から，①アテローム動脈硬化による梗塞（atherothrombotic infarction），②細動脈硬化による穿通枝梗塞（ラクナ梗塞），③心原性塞栓の3病型に分類するほうが実際的である．

★1
脳虚血が一過性であったり，残存病巣が症状を顕在化させない部位である場合には症状は消失する．一方，はじめから症状を示さない無症候性脳梗塞もある．

図1 脳卒中の自然経過

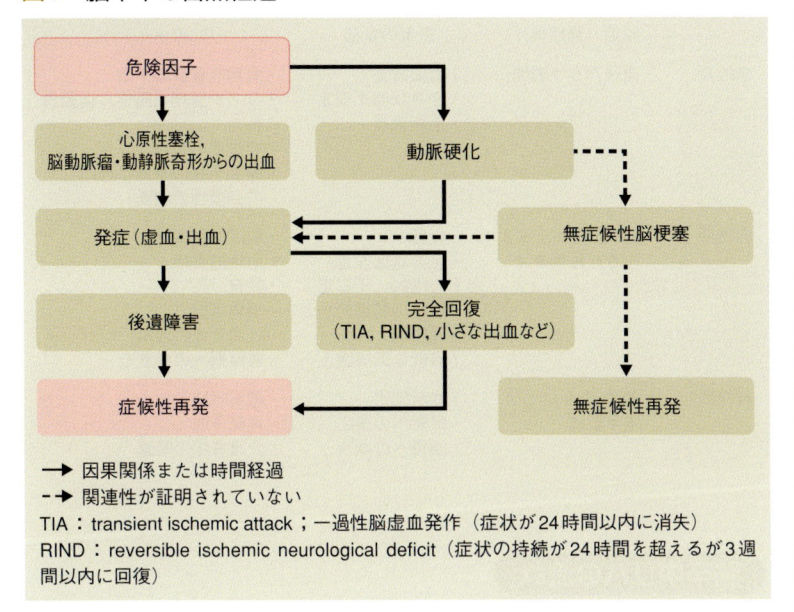

```
危険因子
 ↓              ↓
心原性塞栓,      動脈硬化
脳動脈瘤・動静脈奇形からの出血    ↓ ┈┈┈┐
 ↓              ↓           ↓
発症(虚血・出血) ←┈┈┈┈┈ 無症候性脳梗塞
 ↓              ↓
後遺障害         完全回復
 ↓           (TIA, RIND, 小さな出血など)
 ↓              ↓             ↓
症候性再発 ←                無症候性再発
```

→ 因果関係または時間経過
┈▶ 関連性が証明されていない
TIA：transient ischemic attack；一過性脳虚血発作（症状が24時間以内に消失）
RIND：reversible ischemic neurological deficit（症状の持続が24時間を超えるが3週間以内に回復）

　脳梗塞は，閉塞血管の灌流域に生じる場合と，主幹動脈の狭窄と灌流圧の低下によって2つの血管の灌流境界域に生じる場合がある．

頭蓋内出血：脳（内）出血とクモ膜下出血とに分類される．

再発[1]

再発までの期間と頻度

①脳梗塞後の脳卒中再発頻度は，入院・外来患者の集団では3年以内に20〜30％，一般住民では5年以内に20〜40％である．
②脳塞栓後の再発は，1年以内に多い．
③脳出血後の再発頻度は，年間5.3％と他の病型よりも低い．

再発病型

①脳血栓からは脳血栓，脳塞栓からは脳塞栓が再発する可能性が高い．
②脳出血からの再発の半数は脳出血で，残りの大部分は脳血栓である．

再発部位

①テント（天幕）上脳出血後の脳出血の再発部位は対側大脳半球が多い．
②脳出血後脳梗塞，脳梗塞後脳出血の再発では穿通枝梗塞と視床・被殻出血の組み合わせが多い．
③テント上脳血栓の繰り返しは，対側と同側にほぼ同数再発する．

表1 脳卒中リハの3相

	時期（発症後）	患者の状態	リハのポイント
急性期	・直後から1週間	・意識障害 ・全身状態不安定 ・手術直後	・廃用症候群の予防 ・リスク管理（座位，運動負荷） ・合併症の管理 ・機能予後の予測と専門リハの必要性の判断
回復期	・2～3週目から3～6か月後まで	・覚醒 ・全身状態安定 ・心理的に不安定 ・病変に特異的な障害像 ・機能は回復途上	・機能回復訓練 ・心理的支援 ・教育 ・環境調整 ・社会資源の活用 ・維持期への橋渡し
維持期	・約半年ないし1年半以降	・症状固定 ・障害への適応 ・回復への期待	・機能維持 ・再発予防 ・介護負担の軽減

脳卒中リハの流れ

急性期から維持期までの各時期の患者の状態とリハのポイントを表1にまとめた．

急性期リハのポイントは座位開始の判断と運動負荷のリスク管理，嚥下障害や排尿障害などの合併症の管理，そして早期に専門的なリハの必要性を判断することである．

多くは発症後1週間以内に離床可能であり，そこから回復期リハが始まる．リハ専門病院（病棟）では機能障害，日常生活動作（ADL），社会参加のすべてにわたる包括的リハが，バランスよく提供される．患者は心理的に不安定であり，疾病と障害について患者がもっているイメージやストーリーを傾聴することが大切である[★2]．

維持期は医学的管理を必要としない時期ではない．機能維持と合併症の管理が専門医によって継続されなければならない．また刻々と変化する保険・福祉制度の状況にも注意して，介護負担の軽減に努める．

急性期病院（病棟）でのリハ

急性期病院の入院期間は1か月である．発症直後からの積極的なリハと早期の転出先決定のためにリハ科専門医が果たす役割は大きい（図2）．

リハ専門病院（病棟）でのリハ

入院期間は発症後1か月後から3か月後までの約2か月間と短く，やるべきことはめじろ押しである．ここで回復期が完了することは，むしろ少ない．回復期病棟ならば発症後3か月以内に入院して6か月

[★2] 個々の障害体験に配慮せず，機能評価尺度やQOL尺度の点数だけをみることは，患者を"リハ工場"の生産物と考えるに等しい．

図2 急性期病院（病棟）でのリハビリテーション

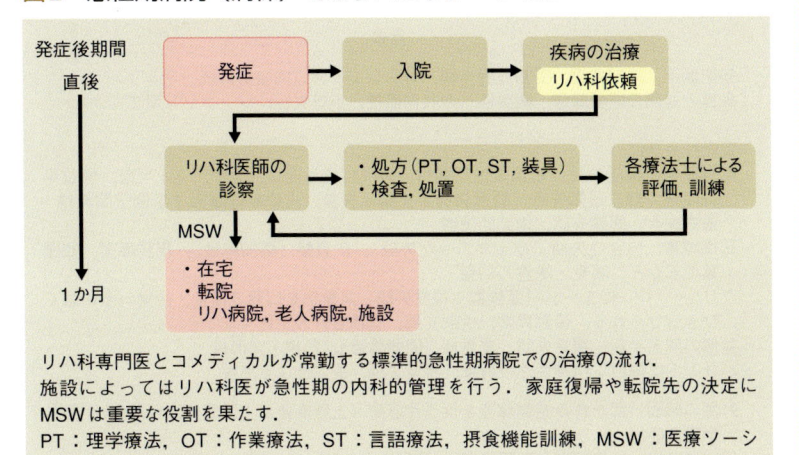

リハ科専門医とコメディカルが常勤する標準的急性期病院での治療の流れ．施設によってはリハ科医が急性期の内科的管理を行う．家庭復帰や転院先の決定にMSWは重要な役割を果たす．
PT：理学療法，OT：作業療法，ST：言語療法，摂食機能訓練，MSW：医療ソーシャルワーカー．

図3 脳リハ専門病院（病棟）での治療

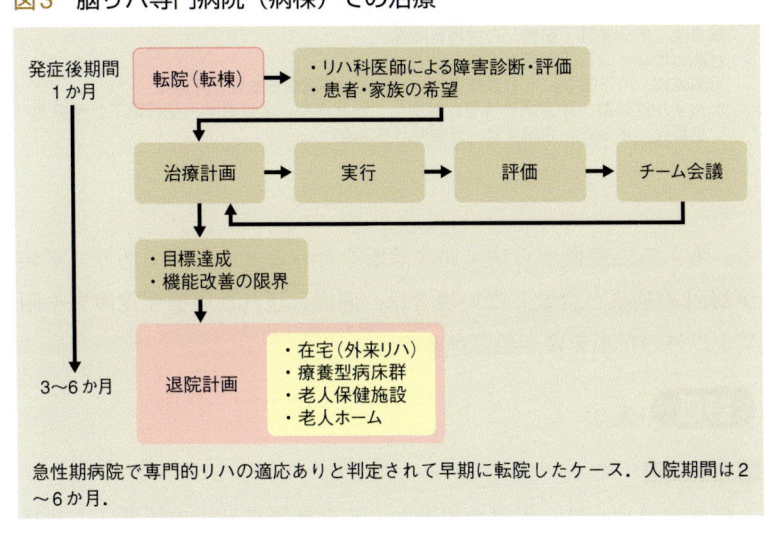

急性期病院で専門的リハの適応ありと判定されて早期に転院したケース．入院期間は2〜6か月．

間の入院が可能だが，回復期病棟を採用しているリハ専門病院はわずかである．在宅復帰が困難な場合には，老人保健施設や療養型病床をもつ病院，あるいは老人ホームへ移行する．在宅復帰の場合も含めて退院後の機能訓練にも配慮した退院計画が行われなければならない（図3）．

症候

障害部位と症候[2]を表2に示す．ただし急性期には障害部位に対応する症候以外の症状を呈することがある．また同一の症候の状態も回復とは別の意味で変化する★3．

現在はほとんどの施設でCT・MRI検査が可能と思われるので，画像所見から亜急性期以降の症候を予測して対応するのが実際的であ

★3
たとえば片麻痺は，はじめは弛緩性であっても時間経過とともに痙縮が出現する．急性期にはみられない症候もあり，視床痛や視床手は発症後数か月以降に出現する．

表2 障害部位と症候

障害部位または症候群		症候
大脳皮質	前頭前野（9, 10野）	知能低下，強制把握，受動運動持続，カタレプシー（同姿勢持続）
	運動野，運動前野（4, 6, 8野）	病巣と対側の運動麻痺，病巣側への共同偏視，歩行失行，ジャクソン型てんかん
	ブローカ領域	運動性失語症
	頭頂葉	感覚障害，構成失行，頭頂葉性筋萎縮，焦点性感覚発作，対側下1/4半盲，優位半球障害で観念運動失行・観念失行・失読・失書，劣位半球障害で半側空間無視・着衣失行，病態失認，地誌的障害
	側頭葉	記憶障害，感覚性失語（ウェルニッケ失語），皮質聾（両側障害），視野障害，側頭葉てんかん，嗅覚・味覚の幻覚
	両側側頭葉と嗅脳	クリューバー–ビューシー症候群：視覚失認，対象物を口唇で検査，視覚刺激に強くひきつけられる，情動異常，性欲亢進，食物嗜好の変化
	後頭葉	対側の同名半盲，視覚失認，皮質盲（両側障害），幻視・変形視
	両側の頭頂後頭葉	バリント症候群：精神性注視麻痺，視覚失調，視覚性注意障害
内包	一側障害	対側の顔面・舌を含み感覚障害を伴う片麻痺（上肢麻痺が下肢麻痺より重度），同名半盲，痙縮
	両側障害	仮性球麻痺（構音障害，嚥下障害），強制泣き・笑い，小刻み歩行
放線冠		感覚障害を伴わない対側の片麻痺
視床	後外腹側核	対側の片麻痺，感覚障害，視床痛，失調症，血管運動神経障害，視床手
	外側核後半部	対側の振戦・舞踏病・アテトーゼなどの不随意運動
	両側の内側核	無症状，気分変調・妄想，自律神経障害
	後外腹側核と後内腹側核	対側の手掌と口周囲の感覚障害
	視床出血急性期	意識障害，内下方をにらむ眼球偏位，対側の全感覚障害を伴う片麻痺
	視床下部	ホルネル症候群，体温調節障害，尿崩症，睡眠障害，食欲異常，渇感低下，性格の粗暴化，ホルモン分泌異常，対側のバリスム

★4 大脳病変における利き手の影響

言語機能が局在する半球を優位半球と呼び，左半球：右半球の割合は，右利き者では95％：5％，左利き者では60〜70％：15〜20％と報告されている．左利き者の15〜20％は両半球に言語機能がある．優位半球症状には失語症，肢節運動失行，観念運動失行，観念失行などがあり，劣位半球症状には半側無視，動作維持困難，着衣失行などがある．右利き者の右半球損傷による失語を交叉性失語と呼び，左半側空間無視を合併することがある．

★5

たとえば前交通動脈の動脈瘤破裂では視床下部や大脳辺縁系の障害や，血管攣縮による前大脳動脈領域の梗塞が生じて，慢性の意欲低下や前頭葉症状をきたすことがある．

る．もちろん症候から病巣局在診断を行うことも大切であり，症候がMRIの病巣と合致しない場合は，画像に現れない脳血流障害や脳卒中以外の疾患を疑う必要がある．

評価 （表3）[3]

脳血管障害

脳卒中のリハは，出血か梗塞か，また梗塞ならその病型により対応が異なる．また病変部位を知ることは症候の理解を助ける．解剖学的な位置と灌流動脈の両方から病巣を把握しておくことが重要である．

脳を灌流する動脈血管は主幹動脈・皮質枝系と，主幹動脈からほぼ直角に分岐し穿通枝と呼ばれる細動脈とに分類される（図4）．梗塞が皮質枝領域か穿通枝領域か，あるいは両者の分水域か，さらに2つの主幹動脈の分水域かなどを脳画像所見から評価する．図5[4]に梗塞部位のシェーマを示す．

大脳病変では障害側と利き手の左右の別が症候に大きく影響する★4．破裂脳動脈瘤も部位が症候に影響する★5．

併存疾患

併存疾患（comorbidity）は，脳卒中に起因する合併症（complication）とは別に，脳卒中危険因子あるいはリハ阻害因子として罹患し

障害部位または症候群		症候	
		病巣側	対側
脳幹部			
中脳	ウェーバー症候群（中脳腹側）	動眼神経麻痺	顔面を含む片麻痺
	ベネディクト症候群（中脳背側）	動眼神経麻痺	片麻痺と不随意運動
	クロード症候群（中脳背側）	動眼神経麻痺	失調症
中脳-橋の高度障害		除脳硬直：昏睡，上肢伸展内転内旋，下肢伸展内旋，体幹反張，緊張性頸反射陽性	
脳幹網様体		無動性無言：自発言語なし，眼球運動以外の随意運動なし，四肢・脳神経麻痺なし，意思疎通不可能	
橋	橋上2/3の両側腹側	閉じ込め症候群：自発言語なし，垂直性眼球運動および開閉眼以外の随意運動なし，意識清明で意思疎通可能	
	ミルズ症候群（橋上部外側，上小脳動脈閉塞）	小脳失調，ホルネル症候群，前庭機能障害	顔面を含む温痛覚障害，難聴
	橋上部腹側症候群	顔面を含む片麻痺	
	レイモン-セスタン症候群（橋上部被蓋）	小脳失調，核間性眼筋麻痺，口蓋ミオクローヌス	顔面を含む温痛覚・触覚・深部覚障害
	核間性眼筋麻痺（内側縦束症候群）	対側注視時の眼球の内転障害．輻輳運動は正常	対側注視で眼球外転時の水平性眼振
	橋中部外側症候群	顔面温痛覚脱失と触覚鈍麻，咬筋麻痺，小脳失調	
	橋中部腹側症候群	顔面を含む片麻痺	
	橋中部被蓋症候群	顔面の温痛覚脱失と触覚鈍麻，咬筋麻痺，小脳失調	体幹上下肢の温痛覚脱失
	橋下部外側症候群	顔面の温痛覚脱失と触覚鈍麻，末梢性顔面神経麻痺，難聴，ホルネル症候群，小脳失調，前庭機能障害	体幹上下肢の温痛覚脱失
	ミラード-グブラー症候群（橋下部腹側）	外転神経麻痺，末梢性顔面神経麻痺	片麻痺
延髄	ワレンベルグ症候群（延髄外側，後下小脳動脈閉塞）	顔面温痛覚障害，小脳失調，ホルネル症候群，嚥下障害，前庭機能障害	体幹上下肢の温痛覚障害
	延髄正中症候群	舌の萎縮と偏位（舌下神経麻痺）	顔面を除く片麻痺，顔面を除く触覚と深部覚の障害
小脳	原始小脳症候群	体幹失調，眼振	
	旧小脳症候群	下肢の失調と運動障害，筋緊張低下，小脳性カタレプシー，陽性支持反応亢進	
	新小脳症候群	病巣側上下肢の失調症，筋緊張低下，構音障害，眼振，企図振戦，重量覚障害	

（後藤文男ら：障害部位と症候．後藤文男編．脳血管の臨床．東京：中外医学社；1983．p.123-169）

ている疾患である．たとえば高血圧，心疾患，不整脈，呼吸器疾患，糖尿病，アルコール依存，精神発達遅滞，精神疾患，腎機能障害，肝機能障害，肥満，変形性関節症，閉塞性動脈硬化症，切断，神経筋疾患，悪性腫瘍，歯科疾患などである．

機能障害

認知・言語機能：認知・言語機能の評価にあたっては，病前の教育歴を聴取しておく必要がある．失語症の評価では，まず失語症かどうか，また他の高次脳機能障害の合併の有無の判定が大切である．発語失行の有無・錯語の有無と特徴，復唱の良不良から失語症型を診断する．ブローカ失語でも理解障害はあり，ウェルニッケ失語の発話には誤りが出現する．伝導失語は理解が保たれているわりに復

表3　脳卒中の評価

1. 診断・病型	・脳出血：被殻出血，視床出血，皮質下出血 ・脳梗塞：穿通枝梗塞，皮質枝血栓症，artery to artery 塞栓症，心原性塞栓症 ・クモ膜下出血：脳動脈瘤，脳動静脈奇形	
2. 病変部位	・大脳：皮質（前頭葉，頭頂葉，側頭葉，後頭葉），深部白質，基底核 ・間脳：視床下部，視床 ・内包 ・脳幹：中脳，橋，延髄 ・小脳 ■脳動脈瘤の部位（前交通動脈，内頸動脈−後交通動脈，中大脳動脈） ■二次的脳障害：正中線偏位，脳ヘルニア，出血の脳室穿破	
3. 障害血管	・内頸動脈 ・前大脳動脈 ・中大脳動脈：大きく前方・後方・下方の分枝に分けると症状との関係が理解しやすい ・後大脳動脈 ・椎骨脳底動脈系：上小脳動脈，前下小脳動脈，後下小脳動脈，中脳動脈	
4. 急性期治療	・梗塞：抗凝固療法あるいは血栓溶解療法の有無 ・出血：開頭血腫除去術，定位血腫吸引術，脳室シャント術，脳槽ドレナージ	
5. 併存疾患	・神経・筋 ・呼吸・循環 ・骨・関節 ・内分泌・代謝・腎 ・泌尿・生殖器 ・消化器 ・血液 ・精神	
6. 危険因子	加齢，脳卒中の家族歴，一過性虚血発作，無症候性頸動脈雑音，高血圧，糖尿病，心疾患，高脂血症，肥満，高ヘマトクリット値，鎌状赤血球症，喫煙，飲酒，経口避妊薬，身体不活動など	
7. 一次的機能障害	・認知：意識障害，失行・失認，遂行機能障害，注意障害，記憶障害，全般的知能低下，情緒障害（病前の教育歴を聴取しておくこと） ・言語：会話明瞭度（構音障害評価），標準失語症検査，WAB 失語症検査（Western Aphasia Battery; WAB） ・運動：片麻痺評価（ブルンストロームテスト），失調症評価，パーキンソニズム評価 ・非片麻痺側筋力：徒手筋力検査，握力（非麻痺側は健側ではない） ・痙縮：modified Ashworth scale ・感覚：生活活動上は2点識別覚と位置覚が重要 ・疼痛：視覚アナログ尺度（VAS） ・拘縮：関節可動域（体幹にも注意を払う） ・心理的問題 　①患者要因：社会職業歴，現実対処能力，希死念慮 　②医療者患者関係：障害の説明と治療目標に関する同意，医療者内チームワーク ■包括的評価尺度：脳卒中機能評価法（SIAS），Fugl-Meyer 評価法	
8. 一次的合併症	・嚥下障害：脳神経（三叉・顔面・舌咽・迷走・舌下），湿性嗄声，喉頭挙上の遅れ/振幅低下，反復唾液嚥下テスト（30秒間に3回未満は異常），水飲みテスト ・排尿障害：国際禁制学会（International Continence Society）の分類．蓄尿期と排尿期に分けて評価する ・排便障害：便秘，失禁 ・自律神経：起立性低血圧，発汗異常，眼乾燥症 ・呼吸障害：中枢性無呼吸，呼吸筋筋力低下，肥満，胸郭可動域制限 ・肩と上肢の疼痛：肩関節包の癒着，腕神経叢損傷，肩手症候群，視床痛，痙縮などによる．亜脱臼が疼痛の原因となることはほとんどない ・性機能：性欲・勃起・射精・妊孕性などを評価する ・痙攣発作：発作型を診断し，頻度，時刻を聴取する．脳波，抗痙攣薬血中濃度を測定する．抗痙攣薬が認知機能に及ぼす影響に注意する	

9. 二次的合併症	消化性潰瘍，褥瘡，深部静脈血栓症，尿路感染症，沈下性あるいは誤飲（嚥）性肺炎，肩関節亜脱臼，廃用性筋萎縮，心肺機能低下，骨密度低下，転倒による骨折，尿路結石（急性期から慢性期にかけて生じやすい時間順に記したが，急性期の合併症は慢性期にも起こりうる）
10. 補助検査	・脳画像：CT，MRI，血管造影，SPECT，PET，脳磁図 ・電気生理 　①中枢神経：経頭蓋磁気刺激，脳波，体性感覚誘発電位，痛覚関連電位，事象関連電位，H反射，T反射 　②末梢神経・筋：神経伝導，針筋電図，筋線維伝導，運動単位数評価，ホルター筋電図 ・姿勢・動作・歩行：重心動揺計，床反力計，ゴニオメーター，三次元動作解析，筋電図などを組み合わせる ・筋 　①体積・断面積：CT，MRI 　②トルク：CYBEX™，KINCOM™ 　③代謝：磁気共鳴スペクトルスコピー ・骨：単純X線，骨塩定量 ・呼吸：酸素飽和度，スパイロメトリー ・循環：ドプラー脳血流測定，頸動脈エコー，心エコー，Ankle Pressure Index，インピーダンスプレチスモグラフィ，静脈ドプラー検査 ・体力：呼気ガス分析（最大酸素摂取量・嫌気性代謝閾値・酸素心拍係数） ・嚥下：ビデオ嚥下造影（VF），内視鏡，electroglottography ・下部尿路：シスメトリー，膀胱/尿道造影 ・自律神経：心電図R-R間隔，交感神経皮膚反応，点眼テスト，涙液量測定
11. 日常生活活動	機能的自立度評価法（FIM），バーテル指数（BI）
12. 社会参加	・社会資源：健康保険の種類，身体障害者手帳の有無，介護保険の認定介護度 ・職業：通勤手段，仕事内容 ・介護家族：身体的・心理的・経済的介護力 ・家屋：間取り，段差，動線，周囲の環境・気候 ・文化・宗教：障害体験を構成する枠組み ・QOL：生活の範囲（買い物・娯楽・趣味・交友・教育・職業・自動車運転），身体機能への満足度，生活への満足度

図4　前・中大脳動脈の穿通枝

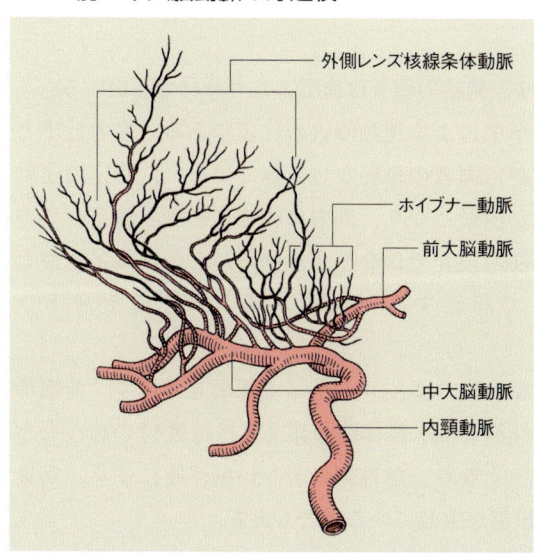

（千野直一編：脳卒中マニュアル．東京：照林社；1998）

図5 梗塞部位のシェーマ

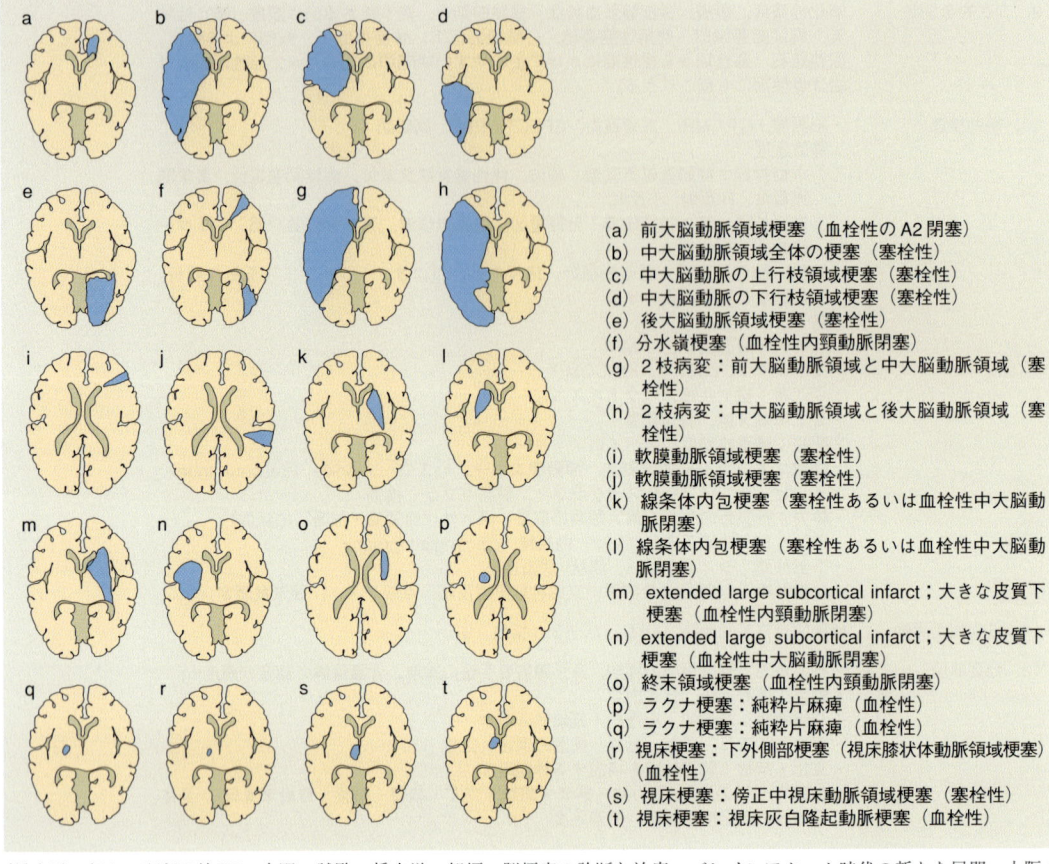

(a) 前大脳動脈領域梗塞（血栓性のA2閉塞）
(b) 中大脳動脈領域全体の梗塞（塞栓性）
(c) 中大脳動脈の上行枝領域梗塞（塞栓性）
(d) 中大脳動脈の下行枝領域梗塞（塞栓性）
(e) 後大脳動脈領域梗塞（塞栓性）
(f) 分水嶺梗塞（血栓性内頸動脈閉塞）
(g) 2枝病変：前大脳動脈領域と中大脳動脈領域（塞栓性）
(h) 2枝病変：中大脳動脈領域と後大脳動脈領域（塞栓性）
(i) 軟膜動脈領域梗塞（塞栓性）
(j) 軟膜動脈領域梗塞（塞栓性）
(k) 線条体内包梗塞（塞栓性あるいは血栓性中大脳動脈閉塞）
(l) 線条体内包梗塞（塞栓性あるいは血栓性中大脳動脈閉塞）
(m) extended large subcortical infarct；大きな皮質下梗塞（血栓性内頸動脈閉塞）
(n) extended large subcortical infarct；大きな皮質下梗塞（血栓性中大脳動脈閉塞）
(o) 終末領域梗塞（血栓性内頸動脈閉塞）
(p) ラクナ梗塞：純粋片麻痺（血栓性）
(q) ラクナ梗塞：純粋片麻痺（血栓性）
(r) 視床梗塞：下外側部梗塞（視床膝状体動脈領域梗塞）（血栓性）
(s) 視床梗塞：傍正中視床動脈領域梗塞（塞栓性）
(t) 視床梗塞：視床灰白隆起動脈梗塞（血栓性）

（橋本洋一郎ら：頭部X線CT．内野　誠監，橋本洋一郎編．脳梗塞の診断と治療．ブレインアタック時代の新たな展開．大阪：診療新社；1999．p.211-222）

★6 錐体路の非交叉性線維

延髄錐体を走行する神経線維群（約100万本）を錐体路と呼ぶ．皮質脊髄路線維は一次運動野のベッツ細胞に由来する下行路で，錐体路の3%を占めるにすぎない．皮質脊髄路線維の90%は錐体交叉し，8%は同側脊髄を下行してから対側前角細胞へシナプスをつくる．2%は同側脊髄を下行して同側前角細胞へシナプスをつくる．この同側支配から，非損傷半球による片麻痺の回復や，損傷半球が関与する非麻痺側の障害が議論されている．

唱の不良な失語であり，発話の誤りは復唱よりも呼称で頻出する．

片麻痺：片麻痺は脳卒中による運動障害の代表である．筋力低下と筋緊張亢進をきたすが，両者の単純な足し算ではない．特定の運動パターン以外の動作が困難となり，筋力は肢位に影響される．このため関節ごとの徒手筋力検査ではなく，運動のパターンの多様性とスムーズさによって評価する（ブルンストロームテスト；Brunnstrom test）．

非麻痺側筋力：非麻痺側筋力はADLに大きな影響を及ぼす．非麻痺側は認知障害・廃用性筋萎縮・錐体路の非交叉性線維★6の存在などの理由から健側とはいえない．急性期の著しい脳浮腫により，病巣の対側半球や脳幹に損傷が生じている場合もある．

痙縮：痙縮とは他動的関節運動における，速度依存性の筋緊張亢進である．過度の筋緊張亢進は動作に不利であるが，軽度の亢進は弛緩状態よりも粗大な動作に利用することができる点で有利である．

脳卒中機能評価法（Stroke Impairment Assessment Set；SIAS）：

片麻痺患者の機能障害全体をバランスよく評価する包括的評価尺度で，信頼性と妥当性の検討がすでになされている．繰り返し簡便に評価可能で，自然経過の記載や治療効果の判定，機能的帰結の予測などに用いることができる．

排尿障害：主に神経因性膀胱★7によるが，男性では前立腺肥大による排尿困難が病前から出現していることもある．

排便障害：排便障害のうち便失禁の原因・増悪因子としては，意識障害，認知症，言語・動作障害，宿便性下痢などがある．便秘の機序としては，第1に咀嚼力低下・嚥下障害による摂食量（食物線維質）の減少から便体積と軟性の低下がある．これに身体活動量の低下が加わって腸管運動が低下すること，第2に，直腸伸展の不感知があげられる．

自律神経障害：脳卒中による一側大脳半球病変では，一次的には両側の副交感神経機能障害が生じ，発症後3か月までは侵襲による交感神経活動亢進が観察される．反射性交感神経性ジストロフィの一種である肩手（かたて）症候群★8は，肩関節痛と手の腫脹が発症後1～3か月後に生じるもので，短期のステロイド治療が有効である．

大腿骨頸部骨折：転倒により患側に受傷することが多く，ADLへの影響が大きい．感覚障害が重度の患者では，疼痛が軽度であったり疼痛部位と受傷部位が一致しなかったりするために，X線で転位がみられない場合に診断が遅れることがある．骨接合術や人工骨頭置換術を行っても歩行レベルは受傷前より低下する．

歩行障害

歩行障害は，歩容・補装具の使用・歩行様式・バランス・速さ・持久性などを評価する★9．

歩行速度は17～49m/分（健常者70m/分）で，単位距離あたりのエネルギー消費量は健常者の安楽歩行より77～224％も多い[6]．

機能予後

脳卒中の一次的機能障害は，一定の回復過程をたどってプラトー（plateau，変化しない状態）に達する．ADLは機能障害がプラトーに達した後も改善する余地を大きく残している．リハはこれらの回復過程を促進するが，プラトーに達した後に治療を継続しても，原則として障害を軽減することはない★10．

回復の終了時期は障害の種類，麻痺の部位や程度によって異なり，たとえば失語症の改善は，麻痺よりも長期間にわたって起こる．また軽～中等症の上肢麻痺は比較的長期にわたって改善しうる．慢性期であっても回復徴候に注意をはらい，安易にプラトーの判定をしてはならない．また機能障害の改善がADLの改善にどう結びつくか

★7 急性期・慢性期の神経因性膀胱

神経因性膀胱は，急性期でも蓄尿期過活動型膀胱が多い．急性期の排尿期低活動型または正常膀胱は，排尿期低活動から正常へ，そして蓄尿期過活動の向きに変化する傾向がある[5]．

慢性期の神経因性膀胱は，橋病変では排尿期低活動型膀胱が多く，中大脳動脈領域の病変では蓄尿期過活動型膀胱が多い．

★8 肩手症候群

麻痺側の肩関節自発痛と運動痛（特に上腕挙上と外旋による）および手の腫脹・疼痛から成る．原因は弛緩性麻痺を呈する急性期の肩関節オーバーストレッチ，脳損傷による自律神経障害など．予防は急性期の良肢位保持と愛護的関節可動域訓練．治療は温熱療法，水治療，関節可動域運動，あるいはステロイドなどの薬物療法，星状神経節ブロックなどを行う．

★9
第3章「運動障害と歩行」を参照．

★10
現場では，発症後2週間以内にリハ専門病院（病棟）の適応の有無を判断する．次に発症後1か月以内に，発症後3か月時の歩行能力を予測し，復職の準備や介護環境の整備などに遅れが生じないようにする．

麻痺の回復はほとんどが3か月以内に起こり，6か月以降の回復はきわめて少ない．不必要な機能訓練を漫然と継続することは，患者や家族にとっても有益とはいえない．プラトーは"終わり"ではなく新たな生活の出発と考えたい．

図6 急性期リハ病院における脳卒中患者の最終自立度予測基準

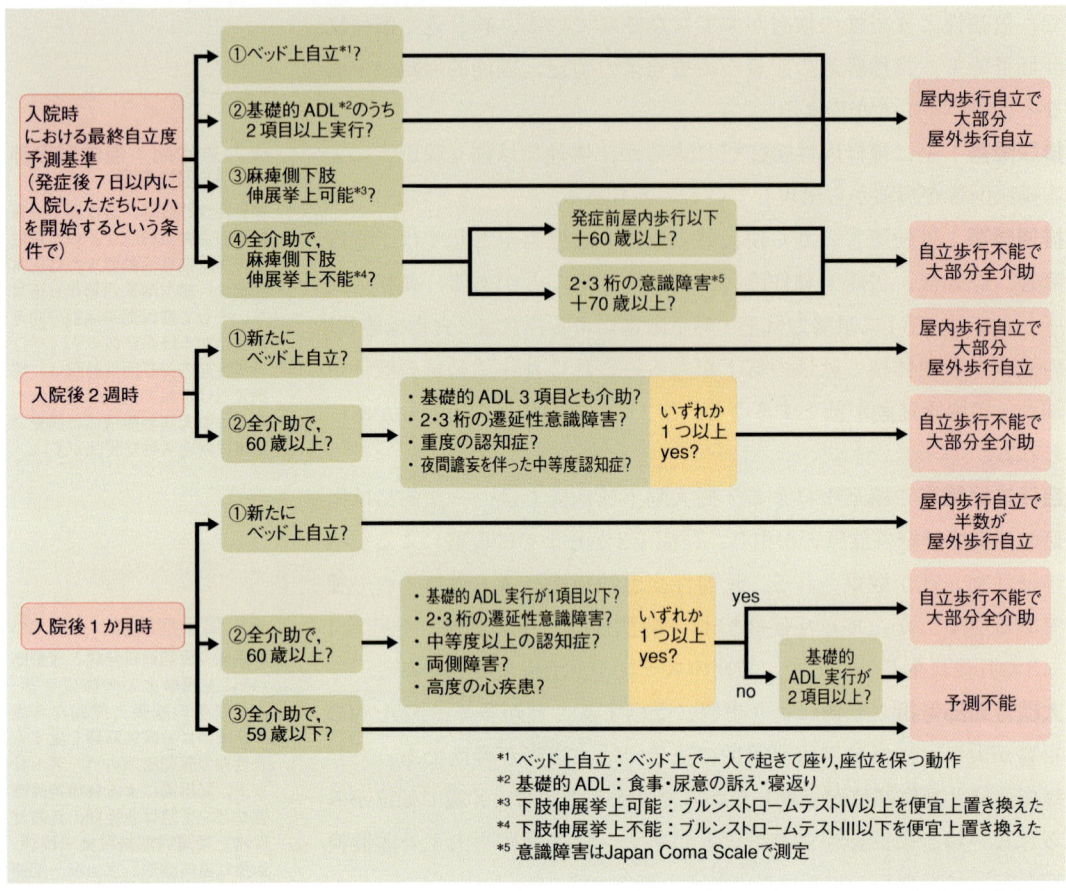

(千野直一編：脳卒中マニュアル．東京：照林社；1998；二木 立ら：脳卒中の早期リハビリテーション．東京：医学書院；1987より一部改変)

を常に考える．図6[1,7]に自立度予測の基準を示す．

急性期リハビリテーション

脳卒中急性期リハ

　脳卒中早期のリハは，ADL能力の回復に主眼をおく．訓練だけではなく，高次脳機能障害や心理的問題への対応，嚥下障害・排尿障害の管理を含む包括的介入が急性期から行われる★11．

　ここでは発症48時間以内に入院した場合で，入院から離床までをリハ上の急性期と定義する．また急性期から始まって回復期までのリハを早期リハと呼ぶことにする．なお離床とは歩行，あるいは歩行不能であれば車椅子に乗ることとする．

リハの評価と治療の流れ

評価：発症前の精神・身体機能，現症，病型診断と血管の状態，訓練上のリスクや阻害因子となりうる合併症や併存疾患などを評価する．

機能訓練の適応の判断と処方：理学療法だけではなく，必要なら作

★11 早期リハの効果
①深部静脈血栓症，褥瘡，関節拘縮，便秘，肺炎などの長期臥床で起こる合併症を予防することができる．
②運動機能とADL自立度の改善，および社会復帰を促進し，施設入所率と死亡率を低下させる[8,9]．
③数値に現れにくい効果として，発症後早期からリハを始めることで患者や家族が心理的に安定し，社会復帰への動機づけが得られることも考えられる．

図7　廃用防止のためのベッドサイド訓練とその開始時期

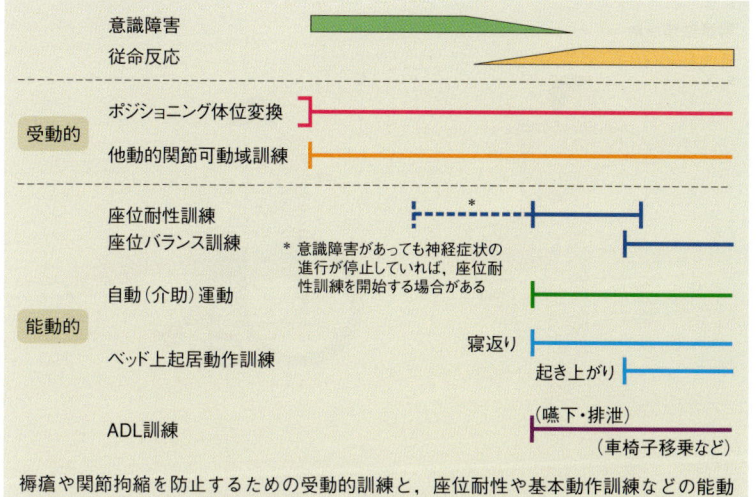

褥瘡や関節拘縮を防止するための受動的訓練と、座位耐性や基本動作訓練などの能動的訓練に分けられる。受動的訓練は、発症直後で意識障害があっても開始される。従命反応が得られれば、病型や症状の推移に応じて能動的訓練が開始される。

（千野直一編：脳卒中マニュアル．東京：照林社；1998）

業療法や言語療法（摂食・嚥下障害へのアプローチを含む）も処方する。

ベッドサイド訓練とその開始時期：発症直後でも、背もたれ角15°程度の頭部挙上は可能である（図7)[1]。

離床後：高次脳機能障害、麻痺の重症度、基本動作能力などに基づき、約1か月先の機能障害と能力低下を予測する。予測に基づいて訓練処方を追加・修正するとともに、自宅退院、あるいはリハ専門施設や療養型病床群への転院など、適切な転帰先を計画する。実質的なADL評価は離床以後となる。

情報収集：家族・職業・家屋などの社会的不利に関連する情報を集める。これらは転院先などを決めるうえで必要である。

ゴールの明確化：各職種の初期評価の後、治療目標を明確にするために、リハチーム会議を適宜開催する。

病態とリハ

脳卒中の病型により離床訓練の進め方は異なる。

進行・再発に関する留意事項：①心原性塞栓は急性期再発★12と出血性梗塞★13が多い。
②アテローム血栓性梗塞では進行例がある★14。
③穿通枝梗塞で1割程度の進行例がある[12]。

クモ膜下出血：血管攣縮★15、動脈瘤の再破裂★16、および水頭症の発症を考慮する[1]。血管攣縮はわずかな脱水や低血圧でも進行する。

心疾患のリスク管理：脳卒中患者の多くに心疾患が合併する。寝返り・起き上がりなどの基本動作訓練の施行にあたっては、注意しな

★12
2週間以内に10〜20％[10]。

★13
第2〜4病日に生じる。

★14
内頸動脈系の梗塞の1/4で発症後48時間から7日までの期間内に進行がみられる[11]。

★15
脳梗塞発生率は約20％でほとんど2週間以内に生じる。

★16
24時間以内が4.1％、24時間〜2週間は約1.5％/日、2週間の累積発生率は19％。

図8　脳損傷患者が影響を受けやすい姿勢反射

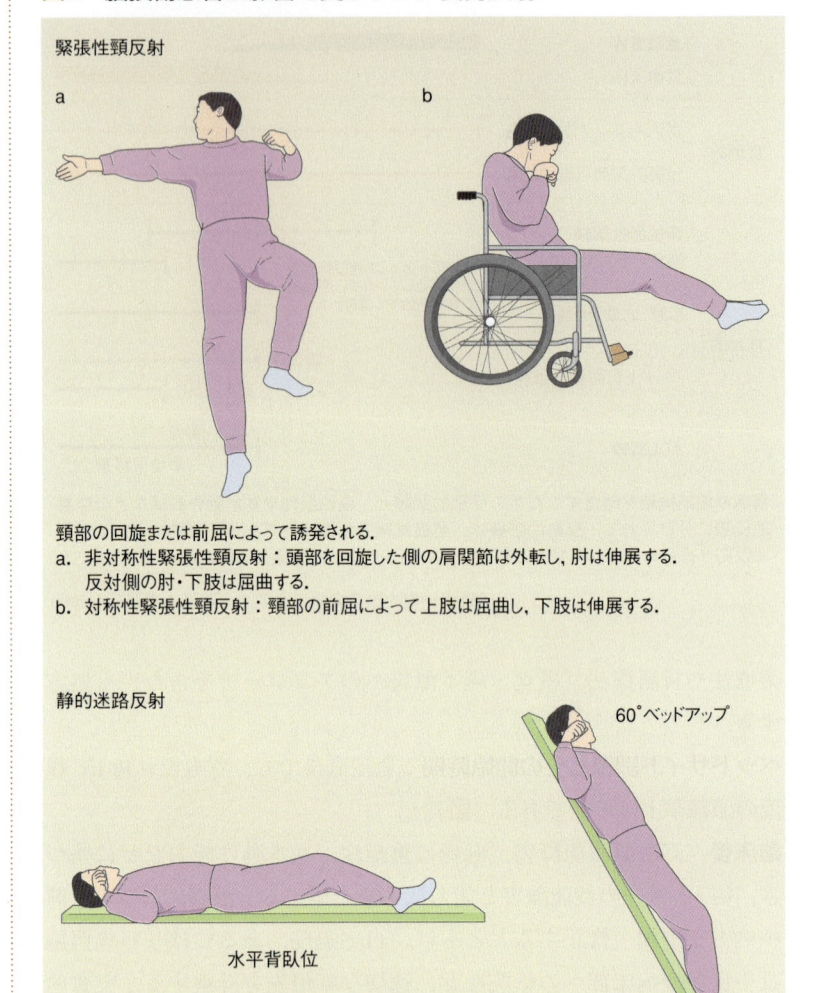

緊張性頸反射

頸部の回旋または前屈によって誘発される．
a．非対称性緊張性頸反射：頭部を回旋した側の肩関節は外転し，肘は伸展する．反対側の肘・下肢は屈曲する．
b．対称性緊張性頸反射：頸部の前屈によって上肢は屈曲し，下肢は伸展する．

静的迷路反射

水平背臥位／60°ベッドアップ

空間での頭の傾斜角度が変化することによって引き出される．
背臥位では，肩関節は90°に外転して外旋し，肩甲骨は後退，肘・手指は屈曲，背中は伸びて下肢は伸展する（60°の傾斜角度で最も強くなる）．

（千野直一編：脳卒中マニュアル．東京：照林社；1998）

ければならない．

体位変換

　褥瘡予防のために2時間ごとの体位変換を行う．

　体位変換時に胸郭のタッピングと痰の吸引を行う．胸郭圧迫は脳圧を上昇させるので行わない．

ポジショニング

目的と理論的背景：①ポジショニングの目的は，不良肢位での拘縮を防ぎ，かつ異常な姿勢反射を抑制することである．
②脳損傷患者では，緊張性頸反射・静的迷路反射（図8[1]）の影響を

図9　ポジショニング

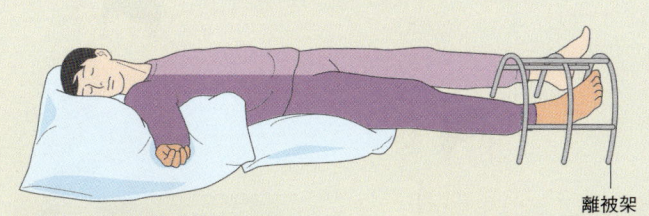

a．背臥位でのポジショニング

離被架

①背臥位では頭部は低い枕で支え，顔を麻痺側に向ける．
②麻痺側肩甲骨を前方へ引き出すように肩の下に枕を入れて，その上に肘を伸展，手関節を軽度背屈，手指を伸展させて，上肢全体を挙上させる．
③麻痺側下肢は股関節を外旋させないように，大転子ロールなどで支持する．膝の下に枕を入れない．
④布団による足関節底屈防止に，離被架を用いるとよい．
⑤ハンドロールや足板は，筋緊張が高い場合には，手指屈曲や尖足を助長するため，筋緊張が低くて臥床期間が長期間に及ぶような場合に適用する．

b．ベッド上での避けなければならない背臥位の姿勢

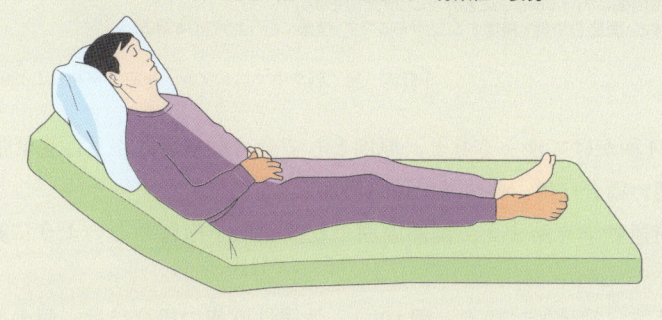

背臥位でギャッチベッドの頭側を挙上した姿勢は，異常な姿勢反射の影響を受けやすい．離床までの一時的な訓練としてだけ行う．

（千野直一編：脳卒中マニュアル．東京：照林社；1998）

受けて，筋緊張の異常不均衡を生じる．その状態が長く続くと，関節拘縮や疼痛の原因になるとともに，歩行などにおける異常な運動パターンを増幅する．
③背臥位は緊張性頸反射や静的迷路反射の影響を最も強く受けやすいので，筋緊張の異常に注意を要する．
④頸部の前屈は対称性緊張性頸反射や静的迷路反射の影響によって，肩甲骨を後退させ，上肢屈筋群と下肢伸筋群の緊張を強める．
⑤頸部の非麻痺側への回旋は，非対称性緊張性頸反射の影響によって，麻痺側上下肢の屈筋群の緊張を増大させる．

方法：ポジショニングの方法を図9a[1]に示す．

他動的関節可動域訓練（または関節可動域運動）

目的：関節拘縮の防止．
方法：①第2病日より開始する．第1病日に行っていけないことはないが，実際には他の処置や評価に時間のほとんどが使われる．

図10 肩関節の関節可動域運動

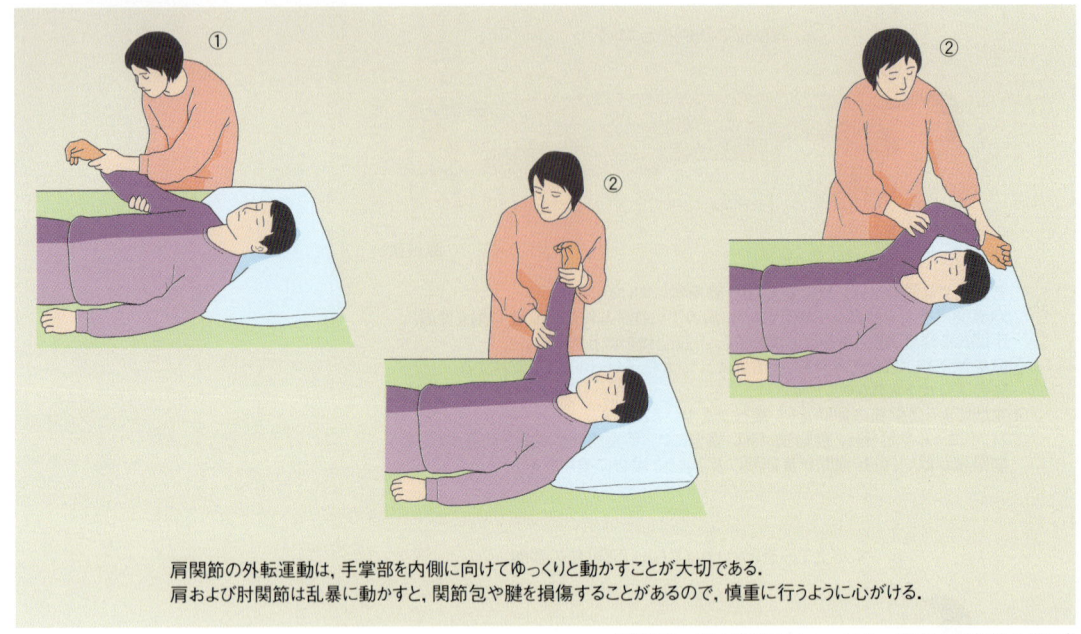

肩関節の外転運動は、手掌部を内側に向けてゆっくりと動かすことが大切である。
肩および肘関節は乱暴に動かすと、関節包や腱を損傷することがあるので、慎重に行うように心がける。

(千野直一編:脳卒中マニュアル．東京:照林社;1998)

②3〜4秒かけてゆっくりと，原則として全可動域で動かし，筋緊張が高い場合には，終末域で伸張を加える．

③関節運動学を踏まえ，関節周囲の軟部組織を損傷しないように動かす．

④肩は特に愛護的に扱う（図10[1)]）．弛緩性麻痺の場合には，肩の屈曲・外転は全可動域の2/3にとどめる．

⑤2関節筋の短縮が生じないようにする★17．

⑥深部静脈血栓症が生じたら，当該肢は安静とし，抗凝固療法が開始されて4日目から運動を再開する[13)]．なお深部静脈血栓症のハイリスク患者★18には予防的に弾性ストッキングをはかせる．

⑦麻痺肢への点滴は腫脹の原因となり，また訓練の邪魔にもなるので行わない．

座位耐性訓練（ベッド背もたれの挙上から端座位へ）

座位を開始する目標時期：①穿通枝梗塞は第2〜3病日，アテローム血栓性梗塞と心原性塞栓は第3〜4病日での開始を目指す．

②脳出血は，血腫による圧排のピークの後で第3〜6病日．

③症状の推移，診断や血管の状態の評価に要する時間により調整する．

④症状による座位開始の目安は，48時間増悪がなく，意識障害がないか，3-3-9度方式（Japan Coma Scale；JCS）で1桁の場合である．JCS2桁でも覚醒を促しながら慎重に行えば座位耐久性訓練は可能である．

★17
たとえば，大腿後面の筋群を伸張するには膝伸展位で股関節を屈曲させる，大腿直筋を伸長するには膝屈曲位で股関節を伸展させる，腓腹筋を伸長するには膝伸展位で足関節を背屈させる，などである．

★18
肥満，うっ血性心不全，赤血球増加症，下肢の外傷や術後，関節リウマチ，抗リン脂質抗体陽性など．

表4 座位耐性訓練の基準

開始基準	1. 障害（意識障害，運動障害，ADLの障害）の進行が止まっていること 2. JCSで意識レベルが1桁であること 3. 全身状態が安定していること
施行基準	1. 開始前，直後，5分後，15分後，30分後に血圧と脈拍を測定する 2. 30°，45°，60°，最高位（80°）の4段階とし，いずれも30分以上可能となったら次の段階に進む 3. まず1日2回，朝食・昼食時に施行し，安定したら食事ごと，とする 4. 最高位で30分以上可能となったら車椅子座位訓練を開始する
中止の基準	1. 血圧の低下が10mmHg以上のときは5分後の回復や自覚症状で判断，30mmHg以上なら中止 2. 脈拍の増加が開始前の30％以上，あるいは120/分以上 3. 起立性低血圧症状（気分不良など）がみられた場合

（二木　立ら：脳卒中の早期リハビリテーション．東京：医学書院；1987）

⑤クモ膜下出血は，意識障害が軽症であっても，血管攣縮期を避けて第15病日を予定する．

急性期再発・進行と座位耐性訓練のリスクとの関係：①アテローム血栓性梗塞では主幹動脈の狭窄の有無，脳血流の評価に基づいて，慎重に対応する．特に皮質枝血栓症では発症機序として血流不全が想定されるので，血圧が下がらないように注意する．

②心原性塞栓では，左房内血栓が証明されなくても，急激な姿勢の変化による血行動態の変化を避ける．

③穿通枝梗塞であることが確認されれば，座位のリスクはほとんどない．

座位耐性訓練を遅らせる場合：①穿通枝梗塞かどうかが不明で，アテローム血栓性梗塞や心原性塞栓を否定できないとき．

②症状が進行しているとき，再発，あるいは出血性梗塞の場合．

③深部静脈血栓症や肺炎などの合併症は，離床を遅らせる理由となるが，座位を禁止する根拠は乏しい．

座位耐性訓練の実際：①起立性低血圧に気をつけながら，ベッドの背もたれ角度を段階的に大きくし，時間を長くしていくもので，車椅子乗車が可能となることを目標に行われる（**表4**[7]）．

②離床へ導くための一時的な訓練であり，ベッド上での長座位姿勢を良肢位と誤解してはならない（**図9b**[1]）．

③体が前方へ滑らないように，膝の下に枕を入れるなどして膝関節を軽度屈曲させる．

離床時期：①穿通枝梗塞は第3〜4病日，アテローム血栓性梗塞と心原性梗塞は第6病日を離床の目標時期とする．

②脳出血は第4〜7病日を目標とする．

③クモ膜下出血は，座位耐性訓練開始の翌日（第16病日）を目標と

図11　非麻痺側への寝返りから起き上がりまでの介助方法

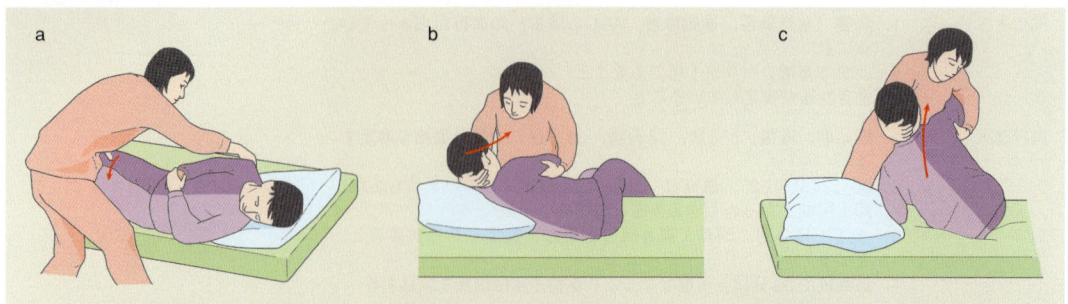

a. 患者の非麻痺側に立って，両手を組ませた後，両側の膝を立て，麻痺側の肩と膝を持って頭部の回旋を促しながら寝返りを助ける．
b. ベッドの下に両下肢を降ろしてから，介助者の脇の下と手で麻痺側の上肢を支え，もう一方の手で下から頭部を支持する．寝返り時に頭部が反ってしまうような場合には，介助者の腕を後ろから回して後頭部を肘で支えながら麻痺側の肩を支持する．
c. 肩が後ろへ引かれないように誘導しながら，もう一方の手で頭部を支持して体幹の側屈を促す．患者には非麻痺側上肢で身体を押し上げるように指導する．

(千野直一編：脳卒中マニュアル．東京：照林社；1998)

する．

床上動作訓練
意義：①臥位から車椅子移乗までの動作を自立させるための準備として位置づけられる．
②寝返りや臥位での水平移動は，頭部挙上がリスクとなる病態でも可能であり，筋力の維持にもなる．
開始時期：①48時間以上症状の増悪がなく，簡単な身体命令に従うことが可能となれば，寝返りから開始する．
②座位訓練での耐久性に合わせて，床上移動や起き上がり動作を加えていく．
リスク管理：①片麻痺患者が床上動作を反復した場合の心肺系への運動負荷量は，大きいほうから"起き上がり""骨盤挙上""寝返り"の順である．それぞれの動作において麻痺が軽いほど負担が小さい傾向があるが，麻痺の重症度による差や健常者との差は少ない．
②非麻痺側は，かならずしも健常ではないことを念頭におき，転落・転倒事故を防止する．
寝返りから起き上がりまで（片麻痺）：自力で行う場合を図30b (p.272)，図34a (p.276)に，介助を必要とする場合を図11[1]に示す．

ベッドから車椅子への移乗（片麻痺）
移乗動作：自力での移乗を図35（p.278，車椅子からベッドへの移乗）に，介助での移乗を図12に示す．
車椅子上の姿勢：①シートに深く腰かける．
②麻痺側前腕をアームレストにのせる．
③上肢の弛緩性麻痺があれば，亜脱臼防止用のスリング（図13）を装着させる．

図12　片麻痺患者のベッドから車椅子への移乗介助

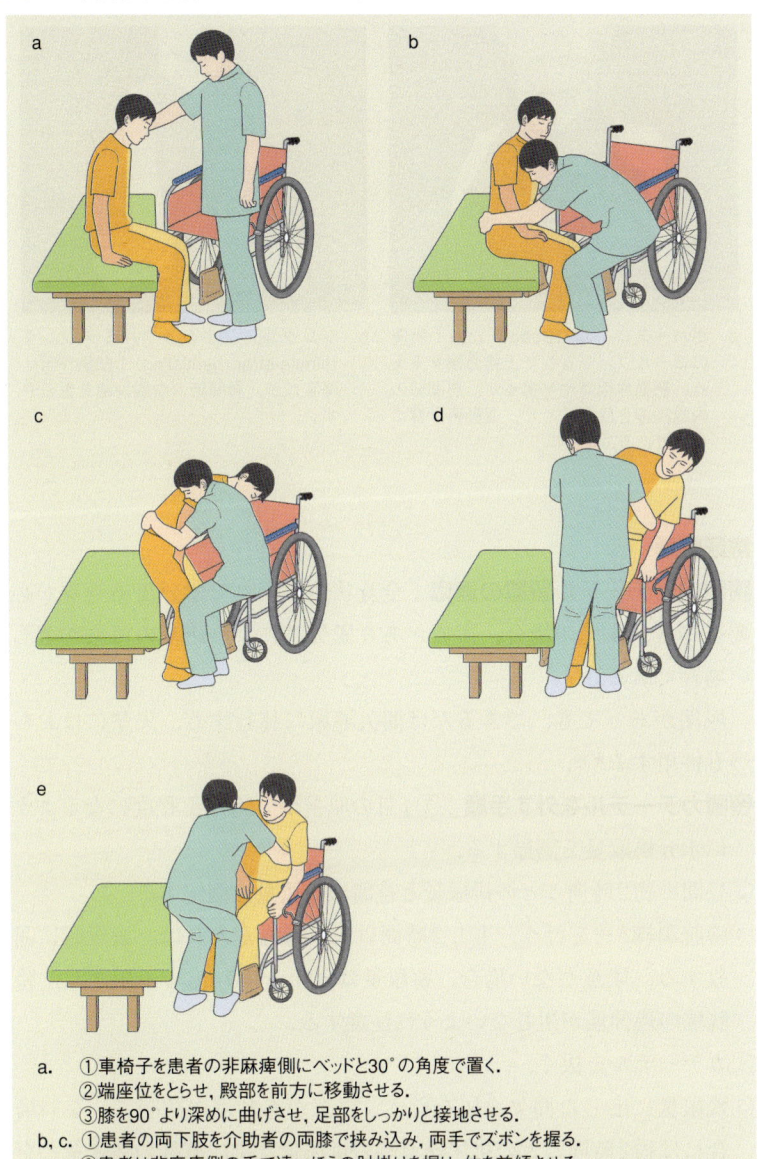

a.　①車椅子を患者の非麻痺側にベッドと30°の角度で置く．
　　②端座位をとらせ，殿部を前方に移動させる．
　　③膝を90°より深めに曲げさせ，足部をしっかりと接地させる．
b, c.　①患者の両下肢を介助者の両膝で挟み込み，両手でズボンを握る．
　　②患者は非麻痺側の手で遠いほうの肘掛けを握り，体を前傾させる．
　　　頸部は臍をのぞくように屈曲させる．
　　③介助者は膝をてこの支点にして体重を後方に傾け，患者のズボンを引き上げながら声
　　　をかけて患者を立ち上がらせる．
　　④このとき麻痺側膝蓋腱に介助者の膝をあてるようにすると膝折れを防ぐことができ，圧
　　　迫の痛みも少ない．
d, e.　介助者は自分の腰を回転させ，患者の殿部を車椅子に近づけ，ゆっくりと座らせる．
＊車椅子からベッドに移乗させるときは，非麻痺側がベッドに近くなるように車椅子をベッドに
　斜めに近づけ，上と逆の手順で行う．

起立動作訓練：①離床可能と判断されれば，椅子座位からの反復起立動作訓練を開始する．
②斜面台は起立性低血圧を引き起こしやすいため，離床直後の起立訓練には原則として用いない．

図13　アームスリング

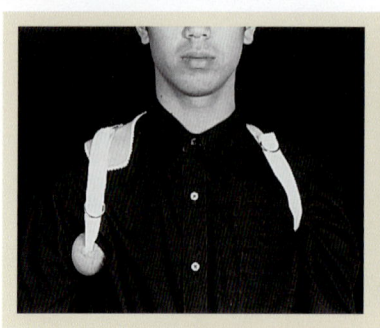

a. ボバースロール（Bobath roll）：腋窩のロールクッションで上腕骨頭を支える．懸垂作用はやや劣るが，肩関節の内旋拘縮を生じにくく，運動再学習に有利である．

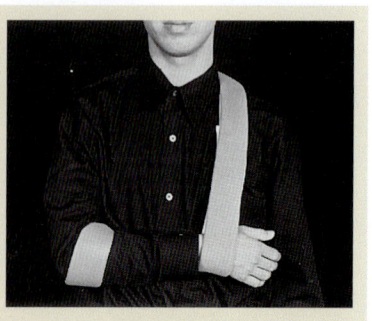

b. シングル・ストラップヘミスリング（single-strap hemisling）：懸垂作用は確実だが，肩関節の内旋拘縮を生じやすい．

排尿管理

膀胱内カテーテル留置の適応：全身状態が不良で水分出納管理が必要な場合，尿閉の場合，褥瘡があり尿失禁による患部の汚染が著しい場合である．

　尿閉があっても，できるだけ間欠導尿に移行する．失禁にはおむつも併用する★19．

留置カテーテルを外す手順：①1日の尿量が1,500 mL程度になるように水分摂取量を調節する．
②昼間の約2時間ごとの排尿量と夜間の排尿量を測定する．
③膀胱訓練★20を行う．もし2時間以内に尿意があれば，尿意時に開放する．尿意がない場合，蓄尿量は300～400 mLを上限とし，膀胱壁の過伸展が生じないように注意する．
④カテーテルを抜く．
⑤残尿量に応じた間欠導尿を行う．尿意があれば尿意時に，ない場合には約2時間ごとの排尿誘導時の排尿量と排尿直後の残尿量とを測定し，この排尿プロフィールに基づいて残尿量に応じた回数の間欠導尿を行う★21．
⑥尿意があっても失禁がみられる場合には，排尿誘導をする．

離床後の排尿管理：離床後は尿流動態検査で下部尿路機能を評価し，病態に応じた治療をする．

嚥下障害

①大脳一側病変でも，急性期には30～40％で嚥下障害がみられるが，その多くは一過性である．
②嚥下障害が疑われた場合のカロリー補給は，原則として中心静脈栄養を選択し，経鼻胃管留置は避ける．意識障害がほとんどなく症状の進行が止まっていれば，段階的な摂食訓練を行う．

★19
膀胱内カテーテル留置を続けると，離床の妨げとなるだけでなく尿路合併症を生じる．

★20　膀胱訓練
膀胱訓練とは，カテーテルをクランプして約2時間ごとに開放し，開放時に患者も腹圧をかけ，排尿感を感じるように促す訓練である．

★21
導尿回数は，たとえば1日尿量を1,500 mL，蓄尿量の上限を300 mLとして，尿閉の場合に1,500/300=5回，残尿量が50 mLの場合には1回とし，中間の150 mLなら3回を目安とする．膀胱容量が小さい，1日尿量が多い，あるいは尿路感染がある，などの条件が加われば導尿回数を多くする．

③不顕性誤嚥（むせのない誤嚥；silent aspiration）に注意する．反復唾液嚥下テストで3回/30秒未満ならば誤嚥を生じている可能性が高い．
④離床期以後に嚥下障害が残存する場合は，ビデオ嚥下造影検査（videofluorography；VF）を行う．

口腔衛生
①急性期にすでに（発症前から）不良であることが多い[14]．脳卒中はそれを増悪させると考えられる．
②沈下性肺炎の予防や，摂食や構音に最適な口腔環境を保つために，急性期の口腔衛生管理は大切である．
③口腔診査は，現存歯数，現存歯の咬合支持，歯牙喪失部放置の有無，口腔清掃状態，歯周疾患などをみる．

高次脳機能障害と心理的問題
脳卒中による高次脳機能障害：①急性期には，治療者側が顕在（あるいは潜在）する高次脳機能障害を把握し，離床訓練がスムーズに行えるように対応することが肝要である．詳細なテストバッテリーは離床後に行う．
②急性期の症状は変化し，発症後早期に消失することも多い．
失語症：①聴理解の不良な患者に話しかけるときは，ゆっくり，繰り返し，目を見て話す．表情などの非言語的コミュニケーションも十分に使う．
②発話が困難な患者に対しては，おうむ返しで確認する．尋ねるときは，患者がyes/noで答えられる質問をする．
意識障害などによる見当識：①患者がいる場所，日付，治療者の氏名などを繰り返し伝える（見当識訓練）．
②オリエンテーションがつき，安心しやすいように病室の環境を整備する．
半側（一側）空間無視：①指示をするときは無視のない側から話しかける．
②無視側からの刺激も多く入るように，病室環境を整備する．
心理的問題：①患者やその家族は，突然の発症と麻痺などの症状にショックと不安を感じる．また集中治療室のような隔離された環境では抑うつや退行を生じやすい．脳損傷による情動障害もある．
②万全の治療が行われ，リハもすでに行われていることを患者や家族に伝えるとともに，ストレスを感じることの少ない環境を整備する．
③抑うつ症状は，脳卒中の30～60％に出現すると報告されており，回復期のADL帰結に影響する．抗うつ薬は，抗コリン作用による副作用に注意して用いる．発症早期において，塩酸メチルフェニ

デート（リタリン®）が抑うつ症状とADLの回復に有効であったと報告されている[15]．

回復期リハビリテーション

回復期リハで行われることの目的と内容の一覧を表5に示す．また排尿障害治療のフローチャートを図14[16]に，嚥下についてはVFの所見と対応方法の一覧を表6に示す．本項では片麻痺のマネジメントについて述べる．

神経筋再教育

関節ごとの筋力増強ではなく運動パターンを誘導する．たとえば体幹・下肢は，寝返り・起き上がり・立ち上がり・立位バランス・歩行などの動作のなかで運動を学習させ，早期に患肢荷重による筋収縮を促すことが大切である．歩行には股関節伸展位での膝関節屈曲と膝伸展位での足関節背屈を促す必要がある[17]．痙性麻痺でも体幹の麻痺側の筋緊張は低下しているので，座位バランス訓練や立ち上がり訓練などにより麻痺側体幹筋の収縮を促す．

上肢は，仰臥位で天井に向かって手をいっぱいに伸ばす肢位（肩はベッドから少し浮き，肘は伸展で，肘窩が顔の方を向く）を保つことから始めて，椅子座位さらに立位で手を前方に伸ばす動作に移行する[17]．手の機能回復には，前腕の回内外のコントロール，握り動作時の手関節の背屈，母指の掌側外転を促すようにし，把持動作へ進む．

痙縮と拘縮（筋を含む軟部組織の硬さ）は随意運動を阻害するので温熱や寒冷を併用した持続伸張などで治療する．たとえば下腿三頭筋の持続伸張は，膝関節伸展位で足関節を背屈させる（斜面台起立位で足部を傾斜させる（図15）．

歩行訓練

①座位が完全にとれなくても立位バランス訓練や歩行の訓練を開始する．

②椅子座位からの立ち上がり訓練は，膝を100°くらいに屈曲して体幹を前方に倒し，左右の対称性を保ちながら立ち上がる．立位をとってから逆の動作で座る．この運動を反復する．

③平行棒内歩行訓練は，麻痺肢支持で非麻痺肢を前に踏み出す訓練から始める（図16）．これにより患肢への荷重を学習し，患側股関節を伸展することができる．逆に立位から患肢を振り出すと，股関節屈筋の大きな力を要するため，分回しなどの不適切な代償運動を強化するおそれがある．患肢遊脚相の訓練は，足趾離床時の膝屈曲に重点を置く[17]．

④下肢装具は，患肢荷重を促すため，また病棟生活での歩行自立を

表5 脳卒中回復期リハ

治療的アプローチ	目的	内容	コメディカル[*2]
脳卒中教室	患者と家族が疾病と障害を理解すること	講義（再発予防・訓練・介助方法・介護福祉制度など）	すべて
片麻痺の神経筋再教育	麻痺の回復を促進すること	運動学習（セラピストによって誘導される目標動作の反復）	PT, OT
非麻痺側の筋力増強	廃用性筋萎縮の回復とそれを越えての増強	抵抗運動	PT, OT
利き手交換	非利き手を利き手に変える	巧緻性訓練（書字・箸など）	OT
関節可動域訓練	関節可動域の維持・増大と痙縮増悪の予防	訓練主体：徒手・訓練ロボット・患者自身 運動の種類：他動・自動・自動介助	PT, OT
痙縮の治療	筋緊張の緩和と関節可動域の増大	持続伸張，神経ブロック	ブロックは医師
感覚再教育訓練	異常感覚の抑制と識別触覚の回復	手指へのコントロールされた感覚入力に注意を集中する	OT
排尿管理	尿閉・尿路感染・失禁の管理	尿流動態検査に基づく薬物療法など	RN
摂食訓練	経口摂取と誤嚥防止	VFなどに基づく摂食体位や食物形態の選択，バルーン咽頭拡張法，間欠的口腔-食道経管栄養法（OE法）	ST, RN
失語症の訓練	コミュニケーション能力の改善 家族とのコミュニケーションの確立	復唱訓練・呼称・模写・書き取り・作文，音読，PACE[*1] 家族への対応方法の指導，絵文字	ST
失認・失行の訓練	行為障害の改善	行動療法，純粋失読に対するなぞり読み，半側空間無視に対する健側からの視覚的・聴覚的感覚抑制など	OT, ST
注意機能訓練	注意機能の改善	注意の4つの側面（持続性・選択性・多方向性・転導性）の訓練	OT, ST
ADL訓練と生活関連動作（手段的ADL）訓練	自立度の向上と社会参加の促進	非麻痺側主体の動作訓練，自助具・装具・介護福祉機器の活用，麻痺肢の自己管理，歩行困難者のフィットネス訓練	OT, PT
歩行訓練	歩容の改善と歩行耐久性の増大	平行棒内歩行，歩行補助具と下肢装具による歩行など 室内平地歩行から段差・階段・斜面などの応用歩行へ進める	PT
装具療法　上肢	良肢位の保持	肩亜脱臼防止用アームスリング，把持訓練用母指対立装具	OT
下肢	麻痺肢の機能代償	長下肢装具，短下肢装具	PO, PT
家屋改造	屋内生活活動と屋外へのアクセスの促進	居室・トイレ・浴室・台所・玄関などのバリアフリー化	OT
社会資源の活用	自立度の向上と社会参加の促進	身体障害者診断書作成，補装具・福祉機器・介護サービスの導入	MSW, OT
退院時指導	退院後の機能維持・拡大	自己訓練・日常生活動作，介助範囲と方法，起こりうる合併症	RN, OT, PT

[*1] PACE（promoting aphasic's communication effectiveness）：卓上に伏せた絵カードを治療者と患者が交互に引いて，その内容を相手に伝える．伝達手段にジェスチャー・表情・描画などの非言語的手段も積極的に活用する．
[*2] 中心的役割を果たす職種．すべての治療は医師の処方・指示に基づくが，排尿と摂食では医学的管理の比重が特に重くなる．
PT：理学療法士，OT：作業療法士，RN：リハ看護師，ST：言語聴覚士，PO：義肢装具士，MSW：医療ソーシャルワーカー

助けて1日の歩行量を増大させるために，平行棒内立位訓練の段階から積極的に使用する．患肢に膝折れがあり，短下肢装具の足関節背屈制限では制御できない場合には長下肢装具を使用する．支

図14 排尿障害治療のフローチャート

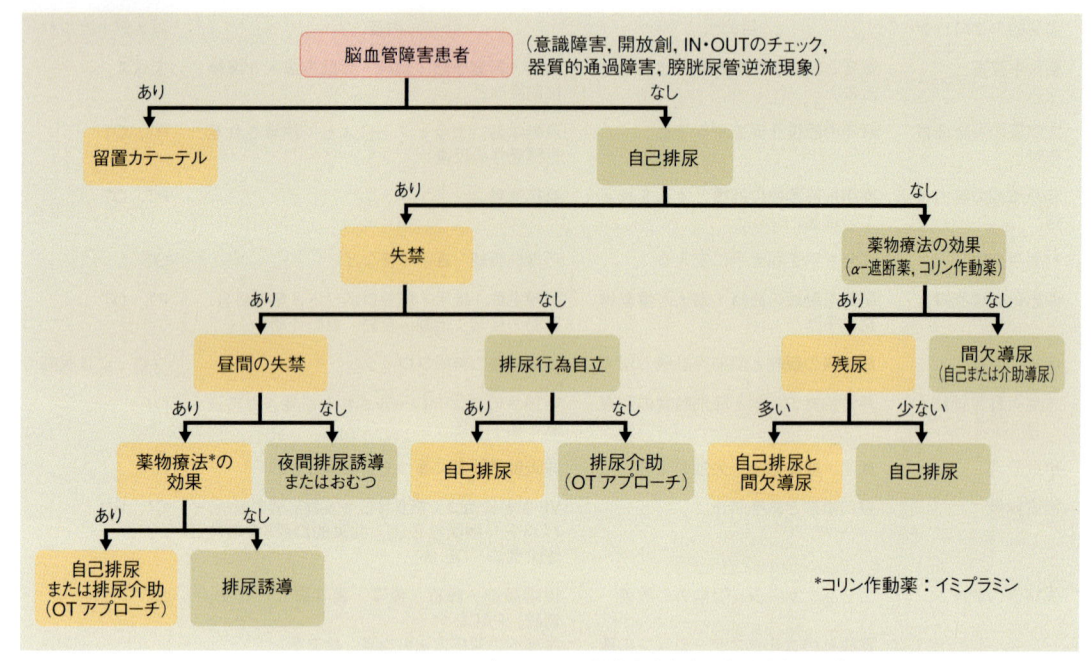

(意識障害，開放創，IN・OUTのチェック，器質的通過障害，膀胱尿管逆流現象)

```
脳血管障害患者
├─あり→ 留置カテーテル
└─なし→ 自己排尿
         ├─あり→ 失禁
         │       ├─あり→ 昼間の失禁
         │       │       ├─あり→ 薬物療法*の効果
         │       │       │       ├─あり→ 自己排尿または排尿介助（OTアプローチ）
         │       │       │       └─なし→ 排尿誘導
         │       │       └─なし→ 夜間排尿誘導またはおむつ
         │       └─なし→ 排尿行為自立
         │               ├─あり→ 自己排尿
         │               └─なし→ 排尿介助（OTアプローチ）
         └─なし→ 薬物療法の効果（α-遮断薬，コリン作動薬）
                 ├─あり→ 残尿
                 │       ├─多い→ 自己排尿と間欠導尿
                 │       └─少ない→ 自己排尿
                 └─なし→ 間欠導尿（自己または介助導尿）
```

*コリン作動薬：イミプラミン

(石田　暉：脳卒中片麻痺の排尿障害. 総合リハ1991；12：1139-1143)

持性があり，内反尖足や下垂足がみられれば，短下肢装具を使用する．踵がきちんと入っているか，ストラップの締め忘れはないかなど，正しく装着されていることを必ず確認する．

⑤杖を使用する場合，難易度の低い歩行様式から高い歩行様式へと進める★22．

⑥片麻痺患者の歩行における杖の役割は，患脚の支持性の低下を補い，側方安定性を確保することにある[18]．安定して速く歩行できる場合には一本杖を使用するが，支持性や安定性が足りなければ多点杖を使用する．

⑦神経生理学的な訓練手技：慢性期の片麻痺患者でも，ある程度の随意性や随意運動を行おうとする意志（遂行機能）が保たれていれば，歩行を改善させられる場合がある．筋力やバランスなどの要素的訓練として，麻痺側下肢の抗重力筋の促通，動的立位バランス（随意的重心移動能力）の訓練，筋電計や電気角度計を使ったバイオフィードバック療法，機能的電気刺激（機能的神経筋電気刺激）療法などがある．また適正な歩行パターンを反復することの重要性も指摘されており，転倒防止のために天井から吊るしたハーネスを患者につけて，トレッドミル上を歩行させる訓練方法もある．

⑧糖尿病をもつ患者で，歩行耐久性が低い場合には，温水プールで歩行させると，糖尿病のコントロールに必要な運動量を消費でき

★22
①3動作そろい型：杖→患足→非麻痺足の順に出し，非麻痺足は患足にそろえる．左半側無視のある場合には"杖，左，そろえて"と号令をかけることなどにより患足への体重移動を促す．
②2動作そろい型：杖と患足を同時に出し，非麻痺足は患足にそろえる．
③2動作前型：杖と患足を同時に出し，非麻痺足を患足よりも前方に接地する．

表6　VFの所見と対応する摂食機能療法

VF所見（原因）	代償法		訓練法	
	適した姿勢	避けるべき食物	嚥下法	その他
舌による食塊の後方への送り込みが弱い（口腔の送り込み障害）	頸部後屈（下顎を上げる）	粘度（付着性）の高い食物		舌・口腔周囲筋の可動域・筋力増強・筋再教育訓練
食塊が下顎枝を通過しても咽頭期が開始しない（咽頭期の開始の遅れ）	頸部前屈（下顎を引く）	サラサラした液体	息こらえ嚥下（声門閉鎖嚥下法）	アイスマッサージ（前口蓋弓冷圧刺激法）
喉頭蓋谷に残留（舌根部の後方運動の低下）	頸部前屈（下顎を引く）	粘度（付着性）の高い食物	努力嚥下（舌根押し上げ嚥下法）	複数回嚥下・交互嚥下 舌・口腔周囲筋の可動域・筋力増強・筋再教育訓練
嚥下中の誤嚥（一側性の喉頭機能障害）（喉頭閉鎖障害）	頸部回旋（麻痺側へ回旋） 頸部前屈（下顎を引く） 頸部回旋 頸部前屈（下顎を引く）	サラサラした液体	強い息こらえ嚥下（喉頭閉鎖嚥下法）	喉頭の可動域訓練（声帯内転訓練，プッシング訓練）（ファルセット訓練）
咽頭の咽頭内残留（咽頭収縮の低下）	側臥位	粘度（付着性）の高い食物		複数回嚥下・交互嚥下
片側の咽頭内の残留（一側性咽頭麻痺）	頸部回旋（麻痺側へ回旋）	粘度（付着性）の高い食物		複数回嚥下・交互嚥下
片側（同側）の口腔と咽頭内の残留（一側性の口腔・咽頭運動の減弱）	頸部側屈（非麻痺側へ傾斜）	粘度（付着性）の高い食物		複数回嚥下・交互嚥下
梨状陥凹に残留（食道入口部開大不全）	頸部回旋	粘度（付着性）の高い食物	メンデルソン手技	複数回嚥下・交互嚥下 バルーン拡張法 頸部突出法 喉頭の可動域訓練（ファルセット訓練） シェーカー訓練（背臥位で頭部挙上訓練）

図15　斜面台による下腿三頭筋の持続伸張

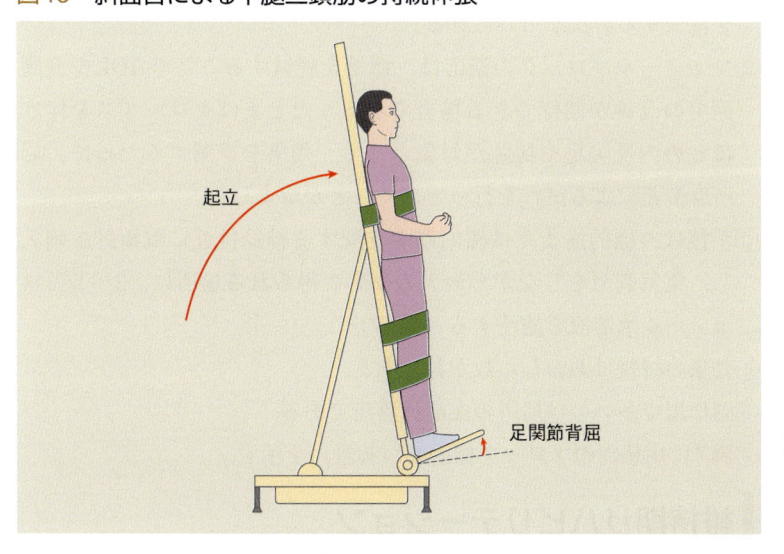

図16　平行棒内で麻痺肢を支持脚として非麻痺肢を前後に踏み出す

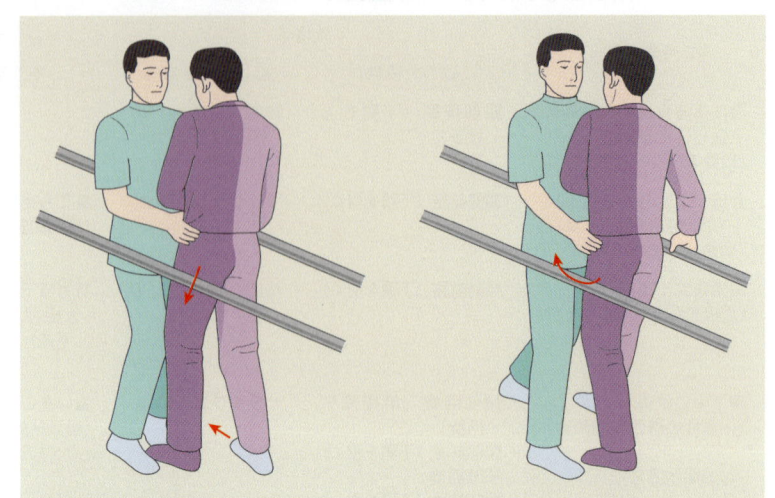

麻痺肢の膝を伸展位に保てるように，セラピストは患者の膝を自分の膝で前方から押す．小さく前方に踏み出した非麻痺肢に十分体重を乗せた状態で，麻痺側骨盤を前下方に回旋して股関節を伸展させるように誘導する．

る．

⑨心肺疾患がある場合は，心電図モニターや酸素飽和度モニターを併用するなどして運動耐容能の範囲で訓練を行う．

⑩歩行の実用性は安楽に歩き続けられる速さに依存するが，最大歩行速度も指標の一つとして有用である★23．

神経ブロック（フェノールブロック）

①神経ブロックとは，痙縮やジストニアなどの過剰な筋収縮の抑制や鎮痛を目的として，薬剤により末梢神経の伝導遮断を行う治療法である．脳卒中による痙縮には，神経破壊薬であるフェノールを注入する方法が用いられる．

②フェノールブロックの適応は，痙縮を軽減することでADLや介護面での改善が期待できる場合である．たとえばクローヌスを伴うほどの内反尖足や槌趾が対象となる．効果を予測するために，局所麻酔薬による試行を行っておくことが望ましい．

③手技は，標的筋または標的筋を支配する神経付近に電極針を刺入し，電気刺激をしながら最大の反応の得られる場所に，3〜5％フェノール水溶液を施注する（図17）[20]．

④効果の持続はおおむね数か月である．

⑤副作用で多いのは局所の炎症性疼痛である．

⑥表7に病態別のブロック標的筋（神経）を示す．

維持期リハビリテーション

予後不良の疾患であることに留意して，医学的管理を継続するこ

★23
退院後1年以上経過した在宅脳卒中片麻痺患者の10m最大歩行速度（歩行時間）と社会生活の関係を調査した研究[19]によれば，20m/分以上（30秒以下）で掃除・買い物・趣味・旅行，40m/分以上（15秒以下）で政治文化講演会への参加，80m/分以上（7.5秒以下）で老人の世話まで行っていたという．屋外歩行訓練では，横断歩道を渡るのに要する時間を計っておく．

図17 神経ブロックによる痙縮の治療

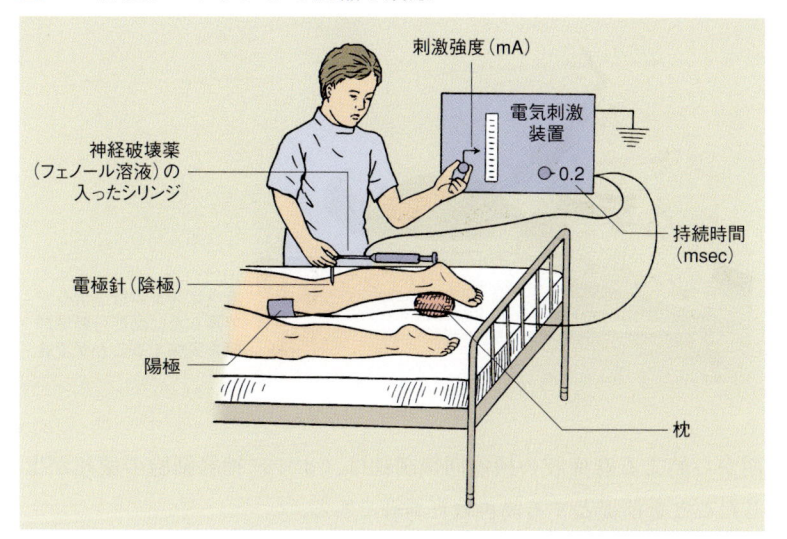

(出江紳一：神経ブロック．千野直一編．現代リハビリテーション医学．東京：金原出版；1999．p.256-261)

表7 神経ブロックによる変形・拘縮の治療

変形・拘縮	ブロックの標的
槌趾	足の長母趾屈筋と長趾屈筋への筋枝
内反尖足	腓腹筋，ヒラメ筋，後脛骨筋への筋枝
股関節内転拘縮	閉鎖神経
股関節屈曲拘縮	腸腰筋への筋枝
肩関節内転内旋拘縮	肩甲下神経
手関節・手指屈曲拘縮	前腕屈筋群への筋枝

とが大切である．

　訓練については，適応と禁忌を明確にし，できるだけ生活や趣味と一体化したものを具体的に提案する．介護環境の整備については，介護保険によるサービスと身体障害者福祉法による措置とを適切に選択する．たとえば補装具はレンタル（介護保険）でよいのか，オーダーメイド（身障法）が必要かなど．回復期リハと重なる部分が多いが，回復期リハがすでにわかっている病態や問題点に対して段階的重層的に治療を行っていくのに対して，維持期リハでは，何が起こるかわからないなかで観察された問題点に手遅れとならないうちに対処する，というようにアプローチの視点が違う．

今後の脳卒中リハビリテーション

急性期リハ

　これまでの急性期リハの目標は，進行・再発を誘発せずに，二次的合併症を予防しつつ，早期の離床を達成することであった．回復

図18 訓練ロボット

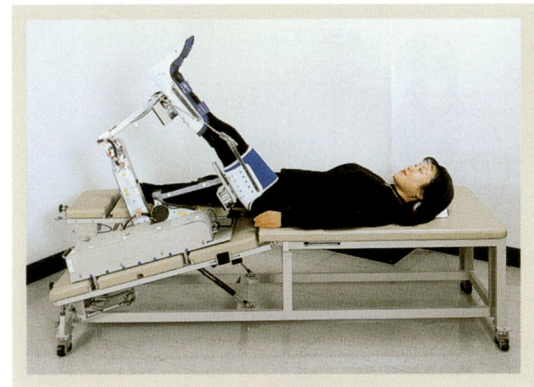

セラピストの行う滑らかで柔らかい関節可動域訓練を実施することができる．

期から始まる麻痺肢の機能回復訓練は，すでに神経細胞の壊死が生じたことを前提とする筋再教育訓練である．

また近年，脳梗塞急性期の内科的・外科的治療は大きく進展した．すなわち発症後3時間以内の脳梗塞に対する組織プラスミノーゲンアクチベーター（t-PA）の静注や，脳主幹動脈閉塞に対する局所線溶療法，脳主幹動脈狭窄に対する経皮的血管拡張術，あるいはまだ一般的ではないが低体温療法，などの導入である．そしてこれらを支える急性期画像診断★24の進歩も注目される．

さらに急性期リハプログラムも再検討が必要である．たとえばischemic penumbra★25を救うための積極的な安静という考え方もある．低体温療法では，復温時の肺理学療法が導入されるべきであろう．速さと量に加えて，きめ細かな質の追求が，急性期リハに求められている．

回復期以降のリハ

現在の保険診療制度の範囲内で行われる訓練は，理学療法と作業療法が各1日1回，1回40分である（複雑なもの）．日曜日はほとんどの施設が休みである．回復期に専門的リハを行う患者の多くは，1日80分の訓練が過負荷になるとは思われない．むしろ自己訓練などを加えない限り廃用症候群を進行させる可能性がある．今後はより高頻度の訓練が制度上認められ，かつ訓練室の訓練だけでなく生活全体が回復を促すような環境を整える必要がある．さらに訓練の量だけではなく，質的にも麻痺や失語症に対する新たな治療法の開発が望まれる．

新たな動きとしてリハ工学の進歩も目覚ましく，すでに一部で導入されている訓練ロボット[21]（図18）の性能がさらに向上すること，また介護ロボットや情報技術により障害者の社会参加がさらに促進されることなどが期待される．

2000年現在，リハ医学会会員は9,000名を超えるが，そのなかで専

★24
MRIの拡散強調画像による発症後数時間の脳虚血領域の検出や，^{18}F-fluoromisonidazole PETによるischemic penumbraの描出など．

★25 ischemic penumbra
虚血ペナンブラとも訳される．梗塞巣周囲の虚血部で，放置すると梗塞に陥る危険がある．

門医は700名あまりにすぎない．標榜科名を掲げているだけではなく，真にリハ医学を専門とする医師が地域に充足され，維持期リハのコーディネーターとして活躍することが望まれる．

(出江紳一，小山祐司)

●文献
1) 千野直一編：脳卒中マニュアル．東京：照林社；1998．
2) 後藤文男ら：障害部位と症候．後藤文男編．脳血管の臨床．東京：中外医学社；1983．p.123-169．
3) 出江紳一：脳卒中の評価．米本恭三ら編．臨床リハ，別冊/リハビリテーションにおける評価．東京：医歯薬出版；1996．p.134-152．
4) 橋本洋一郎ら：頭部X線CT．内野　誠監，橋本洋一郎編．脳梗塞の診断と治療．ブレインアタック時代の新たな展開．大阪：診療新社；1999．p.211-222．
5) 丸　彰夫：脳血管障害（脳卒中）の膀胱内圧曲線及び尿道内圧曲線（urethral pressure profile）．日本泌尿器科学会雑誌 1980；71：171-183．
6) Gonzalez EG, et al：Energy expenditure during ambulation. In：Downey JA, et al, editors. The physiological basis of rehabilitation medicine. 2nd ed. Boston：Butterworth-Heinemann；1994. p.413-446.
7) 二木　立ら：脳卒中の早期リハビリテーション．東京：医学書院；1987．
8) Garraway WM, et al：Management of acute stroke in the elderly：Preliminary results of a controlled trial. Br Med J 1980；280：1040-1043.
9) Langhorne P, et al：Do stroke units save lives? Lancet 1993；342：395-398.
10) Cerebral Embolism Task Force：Cardiogenic brain embolism. Arch Neurol 1986；43：70-84.
11) Jones HR, et al：Temporal profile (clinical course) of acute carotid system cerebral infarction. Stroke 1976；7：64-71.
12) 橋本洋一郎ら：脳梗塞急性期の再発と梗塞巣の拡大．臨床リハ 1996；5：338-344．
13) Kiser T, et al：Pulmonary embolism in rehabilitation patients：Relation to time before return to physical therapy after diagnosis of deep vein thrombosis. Arch Phys Med Rehabil 1997；78：942-945.
14) 小山祐司ら：急性期脳卒中患者の口腔衛生—言語療法開始時における検討．臨床リハ 1999；8：666-670．
15) Grade C, et al：Methylphenidate in early poststroke recovery：A double-blind, placebo-controlled study. Arch Phys Med Rehabil 1998；79：1047-1050.
16) 石田　暉：脳卒中片麻痺の排尿障害．総合リハ 1991；12：1139-1143．
17) 横山　巌監訳：脳卒中の運動訓練プログラム，第1版．東京：医学書院；1991．
18) 永田雅章：片麻痺患者の杖歩行の分析．リハ医 1991；28：27-37．
19) 佐直信彦ら：在宅脳卒中患者の生活活動と歩行機能の関連．リハ医 1991；28：541-547．
20) 出江紳一：神経ブロック．千野直一編．現代リハビリテーション医学．東京：金原出版；1999．p.256-261．
21) 岡島康友ら：関節可動域訓練装置—柔らかさを与える機構の検討．総合リハ 1998；26：363-369．

頭部外傷

障害による分類

　頭部外傷は，直接または間接的に何らかの外力が頭部に加わった結果，発生するあらゆる損傷をいう．脳は頭蓋骨に囲まれ，強固に保護されているが，許容範囲を超える外力を受けると脳損傷をきたす．一般に，打撲部の頭蓋骨の"たわみ"による受傷直下損傷（coup injury；直撃損傷），打撲部とは反対側のコントルクー（contrecoup injury；対側〈脳〉損傷），頭蓋内での脳の回転に伴う剪断損傷（shear strain），頭蓋骨への衝撃や空洞現象による陰圧で生じる損傷（cavitation）などが知られている．直撃あるいは対側損傷では脳挫傷，頭蓋内血腫などの局所性損傷をきたすが，剪断損傷では脳にびまん性の広範な障害を与える．

頻度

　頭部外傷の発生頻度や原因は，時代背景や社会環境によって変遷する．
　アメリカでは急性期の外傷による死亡原因の約40％が頭部外傷である[1～3]．年間約20万人の頭部外傷患者が入院を必要とし，174万人が外来受診している．日本での頭部外傷の実態は十分把握されていないが，厚生省の人口動態統計から頭部外傷が主たる要因であろう"不慮の事故および有害作用"は，死亡原因の第5位を占めている．また，交通事故による頭部外傷の死亡率は約5％であった．頭部外傷の受傷者は若い世代に多く，社会的損失は大きい．

分類

一次性損傷と二次性損傷

　頭部外傷は病態生理学的に一次性損傷と二次性損傷に分けられる．
　一次性損傷は外傷によって生じる脳組織内の物理的外力によって生じる．遅発性神経細胞の壊死や軸索損傷なども一次性損傷に含まれる．一次性損傷のために脳浮腫や脳循環障害が引き起こされ，頭蓋内圧亢進，低酸素血症，高炭酸ガス血症，血圧低下などに由来するものが二次的損傷である．

荒木の分類

　頭部外傷の臨床分類として，日本では荒木分類（1967）がしばしば用いられるが，CTが普及する以前の分類であり，病名分類ではな

---

[1] 頭部外傷による入院は人口10万人あたり200～300人で（Miller, 1993），このなかの5％が重症頭部外傷である．

[2] アメリカにおける頭部外傷は年間約200万人に上り，このうち50万人は入院が必要とされる（Mayer, 1992）．

[3] 年間に7万～9万人が障害を残し，5,000人がてんかん発作，2,000人が植物状態．イギリスでは年間10万人あたり150人が，重度の障害を残す（Cockburn, 1988）．交通事故による多発外傷の70％は脳外傷を伴う（渡邊, 1994）．

表8 Gennarelliの頭部外傷の分類

頭蓋骨の損傷	局所性損傷	びまん性損傷
円蓋部骨折 線状骨折 陥没骨折 頭蓋底骨折	硬膜外血腫 硬膜下血腫 脳挫傷 脳内血腫	軽度脳振盪[*1] 古典的脳振盪[*2] びまん性軸索損傷(遷延性昏睡)[*3] ┌軽度びまん性軸索損傷 │中等度びまん性軸索損傷 └重度びまん性軸索損傷

[*1] 軽度脳振盪では記憶の障害などの神経機能障害はあるが意識消失のないもの(荒木分類の第I型に近いもの).
[*2] 古典的脳振盪は一過性で可逆性の神経症状があるもので6時間以内の意識消失を伴う(荒木分類の第II型に近いもの).
[*3] びまん性軸索損傷は6時間以上の意識消失があるもの(荒木分類の第III型に近い)で,しかも占拠性病変のないもの.
　軽度びまん性軸索損傷:昏睡は6〜24時間で長期にわたる神経障害または認知障害のないもの.
　中等度びまん性軸索損傷:昏睡は24時間以上で,脳幹損傷の所見はほとんどないか,まったくないもの.死亡率は20%くらい.
　重度びまん性軸索損傷:昏睡は24時間以上で,脳幹損傷の症状があるもの.死亡率は57%くらいで,広範囲の軸索の障害が認められる.

(Gennarelli TA:Emergency department management of head injuries. Emerg Med Clin North Amer 1984;2:749-760)

い.

第I型(単純型):意識障害がなく,脳の器質的損傷を思わせる症状のないもの.

第II型(脳振盪型):意識障害を一過性に認めるが,6時間以内に回復し,脳の器質的損傷を思わせる症状のないもの.

第III型(脳挫傷型):意識障害が6時間以上続き,受傷直後から脳の器質的損傷を思わせる症状を呈するもの.

第IV型(頭蓋内出血型):受傷直後の意識障害または局所症状が欠如あるいはあっても軽度であるが,進行性に意識障害あるいは局所症状があるものである.

ジェンナレリー(Gennarelli)の分類

　頭部外傷では受傷機転によって障害される部位が若干異なる.Gennarelli(1984)は一次性損傷を頭蓋骨損傷,局所性損傷とびまん性損傷に分けている(表8).

局所性損傷:直線加速度による直達外力によって,受傷直下損傷あるいは対側損傷が前頭葉や側頭葉に生じやすい.

びまん性軸索損傷:冠状方向への角加速度による剪断力(shearing force)によって生じるため,脳深部とりわけ脳梁や中脳背側,基底核などの白質に損傷を認める.局所性損傷では損傷部位に一致した神経脱落症状や神経心理学的症状を示すことが多いが,びまん性軸索損傷では損傷部位を画像上でとらえることが難しいため,臨床症

状との比較は困難である．また，局所性損傷のようであっても広範に障害を受けることも少なくなく，実際に局所性損傷と診断されていても，剖検すると数十％にびまん性損傷を伴っていたとの報告もある．

種々の頭部外傷

局所性損傷

急性硬膜外血腫

受傷から意識障害をきたすまでに意識清明期のあることが特徴である．受傷直下損傷による頭蓋骨骨折により中硬膜動脈損傷をきたして発現する場合が多い．

CTでは両凸レンズ型の高吸収域をみる（図19）．脳実質の障害は少なく，早期に開頭血腫除去術を行えば，予後は良好である．

急性硬膜下血腫

対側損傷や剪断損傷によることが多く，脳実質にも損傷を伴う．受傷直後から意識障害を伴うことが多い．橋静脈や脳表の動静脈が出血源となり，硬膜下腔に血腫が形成される場合と，脳実質の出血性挫傷によって形成される場合がある．

CTでは三日月状の高吸収域をみるが，脳腫脹・浮腫が強いのが特徴である（図20）．予後は不良で死亡率も少なくない．外科的には血腫除去に加えて，外減圧術を行うことが多い．

脳内血腫

脳挫傷による血腫は前頭葉や側頭葉に多い．受傷直後から発生するが，数時間以上経ってから明らかになることもある．受傷直後から大きな血腫を形成するものは，剪断損傷によって脳実質内の小血管が破綻したために生じる．受傷後から数時間かけて徐々に血腫が増大するものは，脳挫傷を伴う小さな出血が融合したもので，頭蓋内圧亢進症状が強く，意識障害や不穏状態を示すことが多い．救命のため開頭血腫除去術を行う．

脳挫傷

脳の挫滅によって脳実質内に壊死，出血，浮腫などが入り交じった状態（図21）．受傷直下損傷や対側損傷で生じる．挫滅による局所の損傷と随伴する脳内血腫や脳浮腫による頭蓋内圧亢進症状がみられる．外科的には減圧術を行う．

びまん性損傷

脳振盪

軽度脳振盪は，外傷時の意識障害がなく外傷後に健忘を呈する．

図19 急性硬膜外血腫（CT像）　図20 急性硬膜下血腫（CT像）

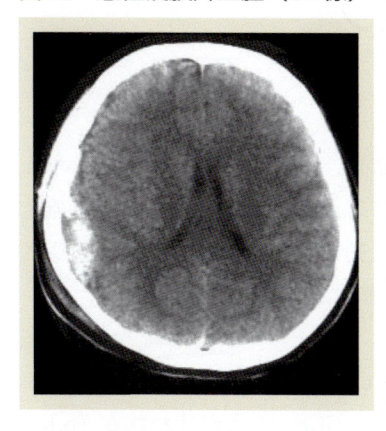

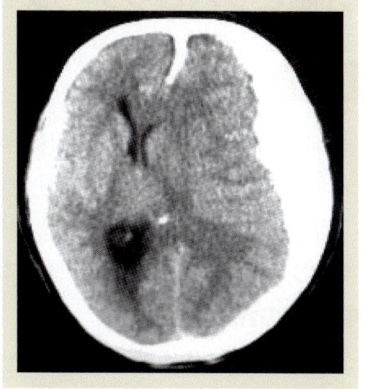

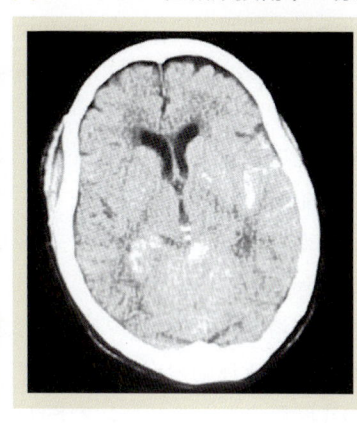

図21 脳挫傷（CT像）　図22 びまん性軸索損傷（CT像）

古典的脳振盪は受傷後一過性の意識消失をきたすが，脳には何ら器質的変化をみない．どちらも，びまん性軸索損傷の軽症型と考えられている．脳深部に剪断力（回転加速度）が加わって，神経線維が伸展され一過性の伝達不能となるため，軸索の可逆的障害と考えられている．

びまん性軸索損傷

びまん性の剪断力が脳に加わり，大脳白質を中心に広範かつびまん性に損傷をきたす．脳の中心深部（脳梁，脳幹背外側，脳室近傍の白質，大脳基底核部など）に小出血巣を認める．頭蓋内に占拠性病変を伴わないが，受傷直後から重篤な意識障害が持続し，除脳硬直などを伴うことが多い★4～7．

CTではびまん性脳腫脹，クモ膜下出血，脳深部の小出血を認める（図22）．予後は不良で死亡するものや植物状態に移行するものが少なくない．

★4
びまん性軸索損傷は，脳梁の出血，迂回槽や中脳背側部の小出血，基底核部の小出血，少量のクモ膜下出血などを認めるが，占拠性病変や大きな挫傷性病変は認めない．

★5
びまん性軸索損傷では大脳性と思われる失調がみられる（山口，1993）．

★6
益澤（1994）は，局所性脳損傷を認めた症例（17例）において，片麻痺の出現とは関連なしとしている．
痙性片麻痺や四肢麻痺が多く合併する．→前頭葉後部の傍矢状部白質の剪断損傷あるいは脳幹出血による．

★7
びまん性軸索損傷に伴う片麻痺は，軸索損傷によって一時的にもたらされた障害である．focal injuryである脳表の挫傷は片麻痺の出現と関連しない（益澤，1994）．

評価とリハビリテーション

評価

頭部外傷のために生じる臨床症状は，片麻痺や失調症をはじめとする種々の運動障害に加え，注意障害，失語症，健忘症などの神経心理学的症状や性格の変化，異常行動など多彩であり，リハビリテーションを施行するためには詳細な検討が必要である．

神経症状の評価

急性期には3-3-9度方式（Japan Coma Scale；JCS）や，グラスゴー昏睡尺度（Glasgow Coma Scale；GCS）などが使われる（p.131 表23，24参照）．

GCSは，開眼（E；eye opening），最良言語反応（V；best verbal response），最良運動反応（M；best motor response）の3項目から成る．

RTS（Revised Trauma Score）は生理学的重症度を示す指標で，GCSと収縮期血圧，呼吸数をスコア化して，算出する（表9）．このスコアが4未満（最重症が0，最軽症は7.8648）であるときの救命率は，50％以下である．

意識が清明となれば，ベッド上で左右の上下肢の筋力低下や協調運動，不随意運動の有無を調べる．端座位が可能になれば，脳卒中後の片麻痺のようにブルンストロームステージ（Brunnstrom stage）を用いて評価することが容易となるが，失調や振戦などの観察も行う．また，見当識や記憶障害の有無を調べる必要がある．

DRS（Disability Rating Scale；外傷性脳損傷についての能力障害評価）はGCSの3項目（配点は異なる）に食事・排泄・整容動作に関する認知能力や一般的機能状態，就労の可能性を追加し，0〜29点満点（30点は死亡）で評価する方法である（表10）．急性期から慢性期まで頭部外傷患者の障害変化を鋭敏に評価できる．

FIM（Functional Independence Measure；機能的自立度評価法）はあらゆる疾患のADL評価に用いられるが，頭部外傷に用いるために拡張したFAM（Functional Assessment Measure；FIMの項目を増やした障害評価法）も使われる．

神経放射線学的検査や電気生理学的検査は必須である．頭部MRIはCT★8では描出困難であった白質損傷や脳幹，脳梁病変の診断を容易に可能にした．SPECT（single photon emission CT）を用いて局所脳血流を検討すると，MRIでは困難であった機能的病変の診断ができる．脳波検査は症候性痙攣を合併する可能性の高い頭部外傷では必須検査である．聴性脳幹反応（auditory brainstem response；

★8
病型診断や経時的変化を検討するために，急性期から頭部CTが行われるが，急性期には占拠性病変や脳浮腫などのため閉塞性水頭症をみることがある．外傷性クモ膜下出血や脳室内出血を伴う場合には，数％の頻度で受傷後数週から数か月に水頭症をみることがある．この場合，認知症や失調，神経症状の改善がないことなどで気づかれる．

表9 RTSの算出法

点数	GCS	収縮期血圧（mmHg）	呼吸数（/分）
4	13〜15	＞89	10〜29
3	9〜12	76〜89	＞29
2	6〜8	50〜75	6〜9
1	4〜5	1〜49	1〜5
0	3	0	0

RTS＝0.9368（GCS点数）＋0.7326（収縮期血圧点数）＋0.2908（呼吸数点数）

表10 DRS

開眼反応		言語反応		運動反応		total DR score	（level of disability）
自発的に開眼	0	見当識あり	0	指示に従う	0	0	障害なし
声かけで開眼	1	やや混乱した話	1	刺激を払いのける	1	1	障害軽度
痛みで開眼	2	意味の通じない言葉	2	逃避的屈曲	2	2, 3	障害あるが部分的
なし	3	意味のない発声	3	異常屈曲反応	3	4〜6	障害目立つ
		なし	4	異常伸展反応	4	7〜11	障害やや重い
				なし	5	12〜16	障害はかなり重い
食事，排泄，整容動作に関する認知能力*		一般的機能状態		就労の可能性		17〜21	障害はきわめて重い
						22〜24	植物状態
完全	0	完全に自立	0	制限なし	0	25〜29	重度の植物状態
部分的	1	特別の環境内では自立	1	選ばれた職場	1	30	死亡
少ない	2	少し依存的	2	保護職場	2		
なし	3	かなり依存的	3	就労不能	3		
		きわめて依存的	4				
		まったく依存的	5				

*食事，排泄，整容動作それぞれについて評価する．

ABR）や体性感覚誘発電位（somatosensory evoked potential；SEP），視覚誘発電位（visual evoked potential；VEP）は予後を推察するうえでも重要な検査である．

脳血管疾患との対比

　頭部外傷は発症機転も損傷の状況も，脳卒中とは大きく異なるため，リハにおいても特別な配慮が必要である（表11）．
　脳卒中では片麻痺を中心とした身体機能障害が主な問題であるのに対し，頭部外傷では運動機能障害に加え，認知障害，行動異常，性格変化などが問題となることが多い．また，若年男性に多く，復学や復職をゴールとしなければならない．したがって，従来の身体機能障害に対するアプローチだけでなく，認知・行動障害に対するアプローチが必要となる．

リハビリテーション

　頭部外傷では，症例によって呈する神経症状や合併症が異なるため画一的な訓練は困難である．患者のもつ障害像を正確にとらえたうえで，個々の症例に適した訓練プログラムを考慮する．

表11 脳卒中と頭部外傷の問題点の比較*

	脳卒中	頭部外傷		脳卒中	頭部外傷
年齢	高齢者	若年男性	運動障害	痙性麻痺	失調症，振戦，運動緩慢
メカニズム	虚血＋浮腫（支配血管領域）	直撃＋対側＋剪断力 虚血＋浮腫（灰白色と白質との境界）	移動能力	悪い	よい
			人格の変化	あまりない	大きい
			治療プログラム	ADLの改善	認知障害・行動異常の改善
病変	単一 限局 片側性	多発 びまん 両側性-非対称的	後遺症	運動障害	記憶，認知，行動の障害
症状	運動・感覚障害 失認・失行症 失語症	昏睡，失調症 認知・行動障害 非失語性言語障害	治療アプローチ	代償的 能力低下	学習的 機能障害
			障害の受容	心理的 主観的内容	神経精神的 客観的内容
意識障害	（＋－）	（＋＋）	機能ゴールの設定	家庭復帰 明確	復学・復職 困難
記憶障害	（＋－）	（＋＋＋）			
行動異常	認知症，抑うつ状態 不安（再発） 抑制的	情緒不安定，人格変化 攻撃的，易激怒性，易興奮性 抑うつ・自閉 脱抑制的	社会参加	多い	少ない
			家族の負担 　負担内容 　介護者	小さい 身体的 配偶者	大きい 心理的 家族・両親
年齢依存的問題	高齢者の特徴	未熟・問題行動	後遺症認定	身体障害	認知・行動障害
合併症	全身血管系動脈硬化	多臓器的	身障者手帳等級	（＋）	（－）

*障害の内容や程度は2つの疾患で相対的である．

（栢森良二ら：頭部外傷の機能予後と治療アプローチ．岩倉博光ら編．臨床リハビリテーション．頭部外傷症候群—後遺症のマネージメント．東京：医歯薬出版；1991. p.47-77）

急性期

意識障害だけでなく多発性外傷などさまざまな合併症を伴うことが多いため，関節可動域の維持，褥瘡の予防，筋力維持など二次的合併症（廃用症候群）の予防や，不良肢位による誤用症候群の予防に努める．

患者の頭位については30°の挙上が頭蓋内圧を有意に低下させるためによいとされている．

神経症状の悪化がなく，全身状態が安定し，他の合併症がなければ，早急に理学療法を開始する．意識障害がなければ，自動運動を促し，座位訓練を行う．

患者がICU管理下に置かれている場合は，種々のモニタリングや急変時の対応が可能であるため，積極的な訓練が可能である．

回復期から維持期

急性期が過ぎて病状が安定したら，訓練室での評価ならびに訓練を開始する．また，認知障害，記憶障害をはじめとする神経心理症状に対する評価を行い，一貫した訓練計画を立案する．片麻痺は比較的軽度のものが多く，問題となることはそれほど多くはないが，

失調や振戦などの不随意運動や運動緩慢などのパーキンソニズムなどが問題となることも少なくない．そのため，病棟や訓練場面で転倒の危険を察知し，症例に応じて対処する．

脳損傷によって認知機能が損なわれた場合，何らかの代償機能を獲得させなければならない★9．

認知リハは，脳損傷者が日常生活場面における対処能力を改善するために必要な，問題解決能力の障害を改善させることを目的とする★10．対象となる認知障害は，注意・集中力の低下，遂行機能やプログラミングの障害，知覚や判断の障害，学習や記憶の障害，情報処理速度の障害，コミュニケーションの障害と幅広い．これらに加え，脳損傷後に生じたパーソナリティの障害も対象となる．頭部外傷患者は，処理できる情報量が低下し，情報処理のために関心を向ける方法がうまく行えなくなっていることから，処理する情報を多すぎないようにし，情報処理を自動的に行えるよう繰り返し訓練させる．

また，患者に障害を認識させ，患者自身の判断が正しいかどうかについて治療者側からのフィードバックを行うことが必要である．

認知リハを行う際には，医師，看護師はもとより理学療法士，作業療法士，言語聴覚士，臨床心理士，ソーシャルワーカーなど多職種から成るチームアプローチが必要となる．

認知機能障害をもつ頭部外傷患者では，家族による援助は長い期間に及ぶ★11,12．家族にとっては，患者の身体的な障害よりも，人格変化や知的障害が大きな負担となるため，家族への教育を十分に行う必要がある．また，若年者が多く，就労を含めた問題もあり，学校や職場関係者への働きかけは重要である．

機能予後

頭部外傷の経過は死亡や植物状態にとどまる重症患者から，麻痺を伴わない軽症のものまで多岐にわたる．

頭部外傷患者の機能予後は，受傷時の年齢や教育歴，職歴，受傷前の性格，社会環境因子などが大きく影響する．

脳損傷のために生じた機能障害だけでなく，他の部位の外傷による障害，たとえば四肢の骨折や血気胸，出血性ショックなどを忘れてはならない．意識障害の程度や受傷後の健忘の長さから，おおまかな予後が推定される★13．すなわち，6時間以上続く昏睡は重症で，長引くほど予後は不良である．また，受傷後の健忘が14日以上続くものは予後不良である．

Janeら（1982）は，頭部外傷者の死亡率と最も相関が高かったのは，GCSのなかの運動による反応であったと報告している．

★9
認知機能とは，注意・集中力，目的指向的活動の始動と計画，知覚・判断，学習・記憶，情報処理速度，コミュニケーションなど脳が行う情報の処理・解析能力をいう．

認知障害の機能局在や重症度の判定は困難．障害像を明らかにし，重症度を判定する．

人格変化や記憶障害は家族にとって大きな問題→家族への働きかけも重要

若年者が多く，就労を含めた長期的援助が必要→学校や職場関係者への理解

★10
認知障害や行動異常に対して，認知リハが行われる．全般的刺激（声かけ，触覚刺激・見当識訓練），機能回復訓練（注意や記憶），適応訓練（一連の動作を繰り返し学習させる），代償的方略（予定表など）（本田）．

★11
認知機能訓練を行えば，訓練した部分の改善はみられるが，全般的知能の改善には結びつかない（Sondebach, 1974）．

記憶に対する認知訓練と，社会適応を促す行動療法を比較し，社会的適応を促すためには行動療法がよいとしている（Godfrey, 1988）．

★12
介助量の減少や労働時間の増加などの改善がみられた（Christensen, 1992）．

★13
一次性損傷が重度であれば急性期に機能予後が規定され，軽症であれば回復期に阻害因子として機能予後に影響を与える．運動障害が軽度であっても，認知障害や行動異常，性格変化などのため社会復帰が困難な症例も少なくない．

Braakmanら（1980）は，308例の重症頭部外傷者の6か月後の予後に影響する因子として，意識障害の程度と持続期間，年齢，対光反射の消失，眼球運動異常などが重要であることを指摘している．

　Cowenら（1995）は，外傷脳損傷者のFIMを検討し，初回GCSが3～7点の重症群は，13～15点の軽症群に比べて，入退院時のFIMのmotor scoreが有意に低かったと報告している．また，入院期間と費用を予測しうる因子は，入院時FIM motor scoreとCT所見，年齢であった．

　Zafonte（1996）らは，初期のGCSおよび24時間の最低のGCSが，FIMのmotorやFIM cognitive，DRSと相関するが，機能予後を予測する指標としては限界があると述べている．

（前島伸一郎）

● 参考文献
1) 荒木千里：頭部外傷の分類．日本医事新報1967；2274：105-106．
2) Champion HR, et al：A revision of trauma score. J Trauma 1989；29：623-629.
3) Gennarelli TA：Emergency department management of head injuries. Emerg Med Clin North Am 1984；2：749-760.
4) 栢森良二ら：頭部外傷の機能予後と治療アプローチ．岩倉博光ら編．臨床リハビリテーション．頭部外傷症候群―後遺症のマネージメント．東京：医歯薬出版；1991. p.47-77.
5) 中村紀夫：頭部外傷最近の動向と問題点．脳脊髄の外傷．東京：現代医療社；1995. p.3-16.
6) 小川武希：頭部外傷の分類とデータバンク―本邦の現状と米国との比較．p.1-7.
7) Rappaport M, et al：Disability Rating Scale for severe head trauma：Coma to community. Arch Phys Med Rehabil 1982；63：118-123.
8) Teasdale G, et al：Assessment of coma and impaired consciousness. A practical scale. Lancet 1974；2：81-84.
9) 渡邊　修ら：脳外傷のリハビリテーション．PTジャーナル1994；28：805-810.

● 脊髄損傷

　外傷などによる脊髄の障害は，全身の麻痺（四肢麻痺）や下肢の麻痺（対麻痺）をもたらすとともに，多くの合併症を伴う．かつては脊髄損傷（脊損）には，不適切な尿路管理から起こる腎不全や，褥瘡などの感染による敗血症などが起こりやすく，脊髄損傷者（脊損者）の医療は合併症の対策でもあった．現在では，合併症の予防と治療が適切に行われれば，生命予後は健常人と大差ないまでに改善してきている．しかし脊髄損傷に対していつでもどこでも適切な治療が行われているわけではない．不適切な治療によって入院期間

図23 脊髄の横断面

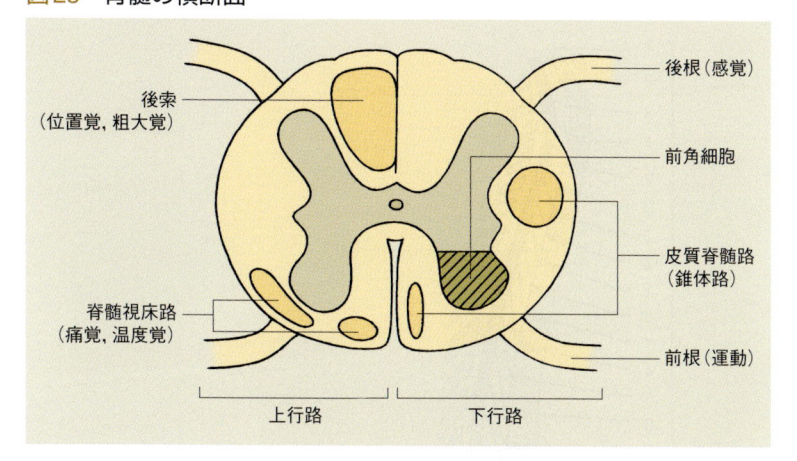

（図中ラベル：後根（感覚），後索（位置覚，粗大覚），前角細胞，皮質脊髄路（錐体路），脊髄視床路（痛覚，温度覚），前根（運動），上行路，下行路）

が遷延したり，その後の生活に問題が残ったりする場合はまだ多い．

また，救命救急医療の改善などにより従来では救命されなかった高位の頸髄損傷（頸損）が増え，高齢者人口の増加に伴い交通事故や転倒による高齢者の四肢麻痺の増加が問題になっている．したがって，現在の脊髄損傷に対するリハビリテーション（リハ）は対麻痺から四肢麻痺へと重点が移ってきており，生命の維持や身体機能の向上だけではなく，どのように充実した生活を送り社会参加を実現するかが課題となってきている．

脊髄の解剖

脊髄は脊椎管の中にあり，中枢から末梢，末梢から中枢への神経線維は，脊髄の中の特定の伝導路を構成している．外傷や腫瘍，血管障害などにより脊髄が障害を受けると損傷部以下の神経症状が生ずる．脊髄の横断面（図23）でみると神経線維には局在があり，損傷がどの部分に及ぶかによって，完全な麻痺から不完全な麻痺までさまざまな麻痺の形が起こりうる．したがって脊髄損傷の診断には，損傷部位の高さの診断と，横断的な広がりの診断が必要となる．脊髄と脊椎は成長の度合いが異なるため，小児期は脊椎の損傷部位と脊髄の損傷髄節とはほぼ一致するが，成人になるにつれ一致しなくなる．脊髄そのものは通常は第12胸椎から第1腰椎のレベルで終わり，以下は馬尾[★1]と呼ばれる神経根の束となる（図24）．

原因

脊髄の外傷や病変は，その原因のいかんを問わず損傷部位に応じた症状を示す．脊髄損傷は一般的には外傷性脊髄損傷を示すことが多いが，その他の原因によるものであってもリハの原則に大きな違いはない．

★1 馬尾神経損傷
脊椎の成長に伴って脊髄は相対的に短くなり，成人では第12胸椎から第1腰椎の間で脊髄円錐となって終わる．脊髄から神経根が出るレベル（髄節）と脊椎から出るレベルの差が大きくなり，脊髄円錐以下では脊髄は存在せず，神経根の集合となっている（馬尾）．したがって胸腰椎移行部以下の脊髄損傷では脊髄損傷（中枢神経損傷）と神経根損傷が混在することになる．脊髄損傷は一次ニューロン障害のため痙性麻痺となるが，馬尾神経損傷は二次ニューロン障害のため筋および膀胱は弛緩性麻痺となる．

図24 脊髄の縦断面

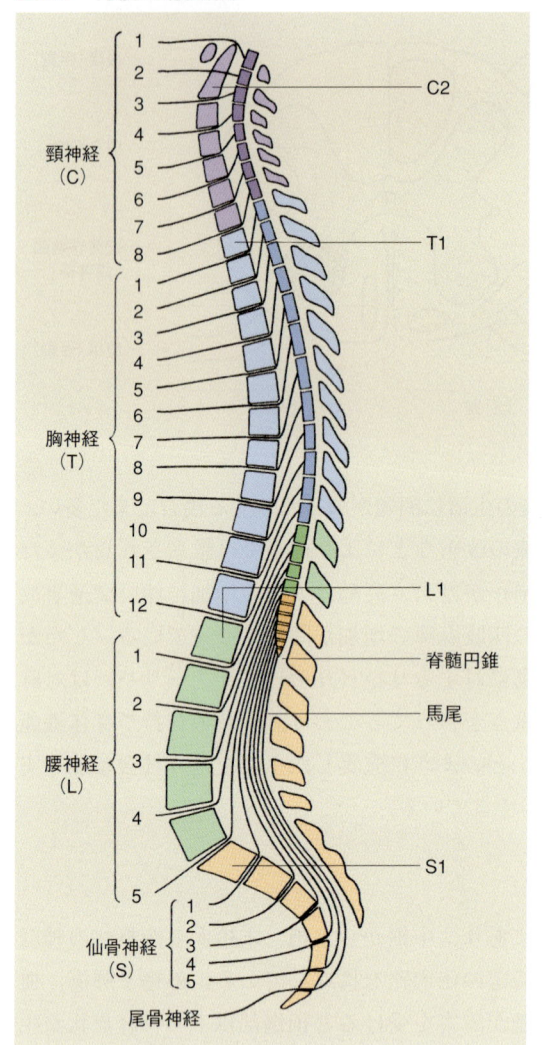

外傷性脊髄損傷は，脊椎に過大な屈曲または伸展の外力が加わった結果，脊髄の断裂や血行障害が起こり，神経細胞の損傷をきたしたものである★2．

非外傷性の脊髄損傷には，血管原性として動静脈奇形や大動脈手術後の脊髄の梗塞などもある．その他，各種脊髄炎，転移性または原発性の腫瘍などもまれではない．

外傷性脊髄損傷の疫学

日本における外傷性脊髄損傷の発生数は100万人につき年間約40人と推計されている．頸髄損傷と胸腰髄損傷の比率は3：1，男女比は4：1，受傷時の年齢では20歳代と50歳代にピークがあり，頸髄損傷では高年齢層の受傷者が多い★3．受傷の原因では，交通事故が43.7％を占めるが，高年齢層では転落，転倒が多い．麻痺の重症度

★2 脊髄損傷と脊椎損傷

脊髄損傷は脊椎損傷と同義ではなく，脊椎骨折の結果脊髄損傷が生ずる場合も，脊椎に明らかな骨折や脱臼がなくとも脊髄損傷が生ずる場合もある．脊椎損傷は骨関節の問題，脊髄損傷は神経系の障害である．

★3 海外の脊髄損傷

国際的には，脊髄損傷の発生数と原因にはかなりの違いがみられる．アメリカでは発生数は100万人あたり約40人で日本とほぼ同様，受傷年齢は多くの国で若年者が多い一峰性の分布を示すが，日本とポルトガルは高齢者も多い二峰性の分布になっている．受傷の原因としては，交通事故と転落事故が多いが，アメリカでは銃撃など他者による傷害が多く特徴的である．ただ国によって脊髄損傷の統計の取り方が異なり，ヨーロッパでは非外傷性の脊髄損傷も含めて検討されることが多く，比較には注意が必要である．

はしびれ感のみのもの約30％，完全麻痺約20％，残りは種々の程度の不全麻痺で約50％となっている．また全脊髄損傷のうち70〜75％は頸髄損傷であり，そのうち65〜70％は不全損傷，したがって全脊髄損傷の約半数は不全頸髄損傷であると推測される．

主な症状

脊髄損傷の症状は多岐にわたるが，損傷そのものによるものと，本来は脊髄損傷の症状ではないが不適切な処置などによって起こる合併症に分けられる．場合によってはこれに受傷前から存在する障害，疾病（内科的，精神科的，他）が加わり複雑多彩な症状を示す．

運動障害

損傷部位以下の随意運動の障害が主体である．脊髄の断裂や完全な圧排などの場合には，損傷部以下の筋力は消失し，健常部と損傷部の境界も明瞭である．しかし，損傷が不完全な場合には，その程度はほぼ完全麻痺から軽度の不全麻痺まで種々様々となる．上位ニューロンの損傷の結果，麻痺筋には筋緊張異常（いわゆる痙性）が残ることが多く，不随意的な筋収縮が起こり動作の妨げになる．受傷から72時間経ってもまだ完全麻痺の場合には以後も回復は望みがたい．不全麻痺の場合にはかなり長期（1年以上）にわたってゆるやかに筋力の回復がみられる．

感覚障害

運動機能と同様に損傷部位以下の感覚障害が生ずる．運動障害と同様に感覚の完全脱失から鈍麻までさまざまな段階の麻痺が起こりうる．さらに感覚は触覚，痛覚，温度覚などに分かれており，損傷される部位によって解離性の感覚障害が起こりうる．たとえば脊髄の前半部が障害される形（前脊髄動脈症候群★4 など）では温冷覚，痛覚は障害されるが，粗大な触覚や深部感覚は正常に残る．

膀胱直腸障害

受傷直後の脊髄ショックの状態では，膀胱の機能は停止し尿閉となる．膀胱は脊髄神経だけでなく内臓神経の影響を受けるため，その後徐々に膀胱や尿道の括約筋の運動がみられるようになるが，多くは膀胱と尿道の括約筋協調運動不全を残し排尿の工夫が必要となる．排便も初期には腸管運動の麻痺が起こりイレウスとなるが，腸管運動の回復は比較的良好であり，規則的な排便の努力によってコントロールが可能となる．

呼吸障害

呼吸に関与する筋は横隔膜，肋間筋であり，その他に呼吸補助筋として頸部，肩甲帯の筋も働く．横隔膜の支配髄節である第3，4頸髄節（C3, 4）以上の完全損傷では人工呼吸が必要となる．呼吸筋が

★4 前脊髄動脈症候群
脊髄は前後に位置する前・後脊髄動脈から栄養を受ける．前脊髄動脈は大動脈から分岐した動脈によって形成されるが，大動脈からの血流は頸椎部および腰椎部が中心で，その間の胸椎部では血流は乏しく，血行障害が起きやすい．したがって，大動脈解離，大動脈置換術などの後に血行障害による脊髄麻痺が起きやすい．この場合，脊髄の前半部の虚血のため損傷部位以下の運動麻痺，痛覚と温度覚の麻痺が起こるが，脊髄後半部にある後索の粗大な感覚，深部感覚は障害されない．

障害されると，ガス交換はもちろん，痰の喀出が難しくなり無気肺や肺炎が起こりやすくなる．

自律神経障害

血管収縮機構の麻痺により，急激な体位変換では循環血液量の減少により低血圧が起こる．逆に膀胱の過充満など麻痺域の異常刺激では高血圧（自律神経過反射）が起こる．これは第5～6胸髄節以上の麻痺で内臓神経が機能を失う場合に起こりやすい．また麻痺域の皮膚からの発汗障害のため頸髄損傷では体温調節が難しく，特に夏季にはうつ熱★5となりやすい．

性機能障害

女性の性機能はホルモン依存のため大きな影響は受けず，生理も戻る．しかし男性の場合は勃起障害，造精子機能障害が起こり，生殖能力は大きく低下する．

評価

麻痺レベルの表現方法

脊椎外傷の部位は，第5頸椎圧迫骨折とか第1腰椎脱臼骨折のように損傷椎体で表される．しかし，損傷椎体と脊髄髄節は必ずしも一致しないため，脊髄損傷のリハにおいては麻痺のレベルは残存する最下位機能髄節で表現する．たとえばC6といえば第6頸髄節まで残存しており，第7頸髄節以下の麻痺であることを示す．

胸髄や腰髄の場合も同様に，それぞれT8，L3などと表現する．この方法は簡単に完全麻痺のレベルを表現するには適しているが，不全麻痺などをこの方法で表現するには不十分であり，大ざっぱすぎる．実際に脊髄損傷で使われる評価方法としては，旧来のフランケル（Frankel）分類（表12），ザンコリー（Zancolli）の分類（表13）を改変したものがあり，最近ではASIAの方式（図25）が標準になっている．

機能障害の評価

ASIA：アメリカ脊髄損傷協会（American Spinal Injury Association；ASIA）から発表されたものであり，アメリカ国内のデータベース，治療効果の判定に使われている．症状の変化を数値的にとらえることができ，標準的な評価方法として推奨されている．

フランケルの分類：30年以上前に発表されたものであるが，簡便さから改変を受けつつまだ広く使われている．大ざっぱな分類で症状の変化を詳細にとらえることは無理であるが，臨床的には理解しやすい．臨床症状のとらえ方は上述のASIAにも反映されている．

ザンコリーの分類：頸髄損傷の機能再建手術のために，詳細な筋力評価を行い，同じ髄節内でもサブグループに細分している．頸髄損

★5 うつ熱
脊髄損傷者では，損傷部位以下の発汗機能は低下または消失している．ヒトの体温調節には発汗とその蒸発による気化熱が必要なため，発汗部位が少ないと夏季の体温上昇防止が難しい．したがって頸髄損傷者などでは時に38℃以上の体温を示すことがあるため，夏季にはエアコンが必須である．うつ熱状態となったならば通常の発熱と同様に氷での冷却，アルコール清拭などを行う．

表12 フランケルの分類

A	(complete)	損傷レベルより下位の運動・知覚の完全麻痺
B	(sensory only)	損傷レベルより下位の運動の完全麻痺．知覚はいくらか残存
C	(motor useless)	損傷レベルより下位の運動機能はわずかに残存しているが，実用性なし
D	(motor useful)	損傷レベルより下位の実用的な運動機能が残存している
E	(recovery)	運動・知覚麻痺，膀胱直腸障害などの神経学的症状を認めないもの．深部反射は亢進していてよい

表13 ザンコリーの上肢機能の分類

群	可能な動作	最下位機能髄節	残存運動機能	亜群		
I	肘屈曲	C5	上腕二頭筋 上腕筋	A	腕橈骨筋（−）	
				B	腕橈骨筋（＋）	
II	手関節伸展	C6	長・短橈側手根伸筋	A	手関節伸展可能	
				B	強い手関節伸展	1. 円回内筋，橈側手根屈筋，上腕三頭筋（−） 2. 円回内筋（＋），橈側手根屈筋，上腕三頭筋（−） 3. 3筋（＋）
III	指の外来伸筋	C7	総指伸筋 小指伸筋 尺側手根伸展	A	尺側指の完全伸展と橈側指と母指の麻痺	
				B	全指の完全伸展と弱い母指伸展	
IV	指の外来筋による屈曲と母指伸筋	C8	深指屈筋 固有示指伸筋 長母指伸筋 尺側手指屈曲	A	尺側指の完全屈曲と橈側指と母指の屈曲不全，母指伸展可能	
				B	全手指の完全屈曲 内在筋麻痺	1. 浅指屈筋（−） 2. 浅指屈筋（＋）

傷はわずかなレベルの違いにより可能な動作が大きく異なるため，頸髄損傷による完全四肢麻痺の評価には有用である．しかし，当然ながら手術対象外の高位の頸髄損傷，肩甲骨周囲の評価はできない．

能力障害の評価

脊髄損傷に限らず，バーテル指数やFIM（Functional Independence Measure）などが使われてきたが，最近はデータベースに用いやすいことからFIMの利用が多い．脊髄損傷に特化した評価方法もたくさん発表されているが，まだ発表者や特定の施設での利用にとどまっており，一般的にはなっていない．

治療

いったん損傷された脊髄の再生は現状では困難である．したがって脊髄損傷の治療は損傷の拡大を防ぐことにある．脊髄損傷の治療は保存的治療と観血的治療（手術）に分けられる．保存的治療としては，ステロイドなどの薬物治療，脊椎の整復と安静（牽引）を行う．観血的治療としては脊椎の安定化のために脊椎の固定術を行ったり，脊髄の除圧を行ったりする．観血的治療の適応と効果については多くの意見があり，統一された見解はない★6．

★6 手術の是非
手術によってリハの導入が早くなると述べている者もあるが，手術の効果は看護やリハを含めた全体で判断されるべきである．手術によって脊髄にさらなる障害が発生することがあり，また保存的治療と比較してもその後の予後が改善する証拠はなく，不十分な術前術後の管理によってかえって合併症を増加させることもまれではない．

図25 ASIAの評価

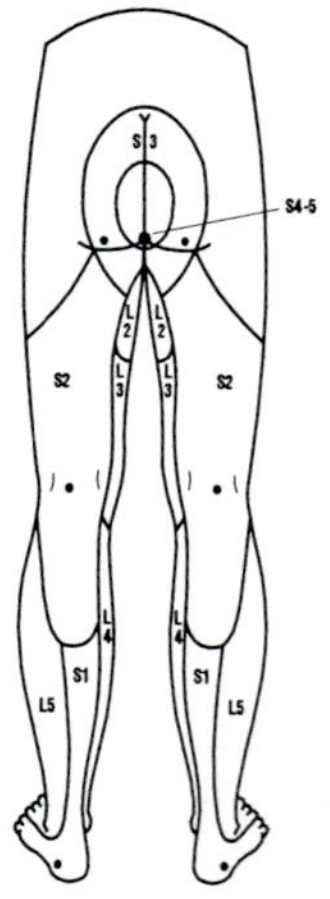

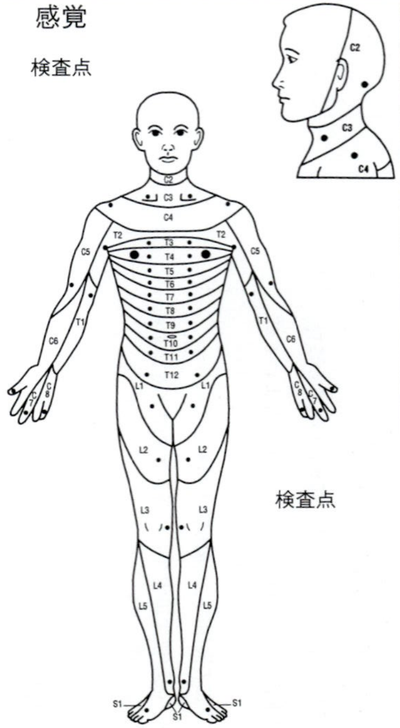

図26　褥瘡

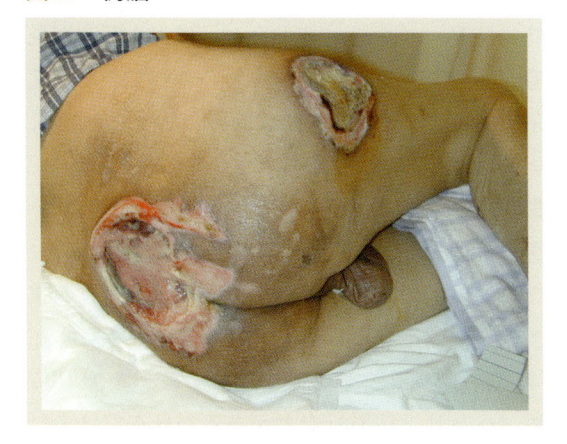

合併症

褥瘡

　血流のうっ滞，低酸素による組織の壊死である．脊髄損傷は感覚が鈍麻・脱失しているため異常に気づきにくく，早期に発見し治療しないと深く大きなものとなり難治性である（図26）．進行した場合には骨関節まで及び，骨髄炎や敗血症を起こす．MRSA感染も多くみられる．

　褥瘡は特殊なベッドやマットの使用でかなり予防できるが，最も確実で重要なことは定期的な体位変換，危険部位の除圧である．褥瘡の多くは予防できるものであり，病院内での褥瘡形成は医療過誤といってもよいくらいであるが，現実にはまだまだ多くの褥瘡がみられ，医療関係者の意識も低い．治療としては徹底的な除圧を行い，場合によっては観血的治療を行う．褥瘡の好発部位は骨の突出部であり，臥位の場合は仙骨部，座位の場合は坐骨部に特に注意が必要である．

異所性骨化

　微細な軟部組織の損傷と出血によって起こるといわれているが，詳細は不明である．頭部外傷を合併した場合に起こりやすい★7．股関節や膝関節周囲の急性の炎症症状で発症し，経過とともにX線写真上で異所性の骨化が現れ，血中のアルカリホスファターゼなどの値が上昇する．カルシウム沈着を抑制する薬物（ダイドロネル®）もあるが，効果は不十分である．炎症が激しい間は維持的な関節可動域訓練を行う．炎症が治まった後に，関節拘縮が残り日常生活に問題となる場合には観血的に仮骨切除を行うこともある．

関節拘縮

　麻痺域の関節は容易に可動域制限（拘縮）を起こす．拘縮の原因には種々のものがあるが，脊髄損傷では筋力の不均衡による筋や軟

★7
脊髄損傷による感覚脱失状態や，頭部外傷による昏睡状態では，床上での不良肢位や介助，移動，さらには不用意な関節可動域訓練などで小外傷を起こしやすく，それが原因の一つになるといわれている．

部組織の短縮，不動による軟部組織の硬化，異所性骨化による制限などが主体である．特に装具（ハローベストなど）による固定が長期間に及ぶ場合は注意が必要である．伝統的に用いられてきた足底板のような良肢位の保持装置は拘縮の予防にはほとんど役に立たず，むしろ褥瘡をつくりやすく危険である．

深部静脈血栓（血栓性静脈炎）

欧米の書籍には頻度の高い重大な合併症として記載されているが，日本人には比較的少ない．静脈の走行の解剖関係から，左下肢の腫脹から始まることが多いが，確定診断は難しい．肺塞栓をきたすと致命的になることがある．予防としては間欠的圧縮ポンプの使用，抗凝固薬の予防的使用（ヘパリン注射）などがあるが日本ではまだ一般的でない．いったん起こってしまった場合には，塞栓の予防のため抗凝固薬などを用いて血液循環を保ち，静脈フィルターの設置を検討する★8．

痛み

合併症かどうか判然としない痛みも多いが，激しい痛みのため日常生活に支障をきたすことがある．感覚障害の始まるレベルの痛み（境界痛）はよくみられる．感覚脱失部の痛みは四肢切断後の幻肢痛と同様に考えられ，難治性である．抗炎症薬の有効性は限られ，向精神薬や筋弛緩薬，精神療法を併用することもある．内服薬でコントロールできない場合は脊髄に対する電気刺激，外科的治療や薬物注入も試みられる．

障害の告知

脊髄損傷のリハだけでなく，どんな障害のリハにも共通なことであるが，障害に対する治療スタッフと障害者の共通の認識がなければ有効な治療は行えない．特に脊髄損傷の場合には，永続する障害に対しての理解が得られなければ治療の目標も立てられず，リハも開始できない．したがって，脊髄損傷のリハにおいては最初に障害を告知し，共通の認識に立ってプログラムを立てていく．急性期の医療機関においてははっきりとした告知を行っていない場合があり，また本人がショックを受けるからという理由で告知を先延ばしすることがあるが，これは障害の受容を遅らせ社会復帰の妨げになる．もちろん，ただ告知するだけでは問題は解決しないため，その後を十分にケアし新しい生活への道筋を示すべきことはいうまでもない．

急性期リハのポイント

急性期のリハの目標は合併症の予防に尽きる．そのためにはできるだけ早期に病棟でのリハを開始することが望ましい．

★8 下大静脈フィルター
下肢の静脈内に発生した血栓が剥離すると，それは下大静脈から心臓の右心房，右心室を経て肺動脈に入り，肺梗塞を起こす．この予防のためにはまず抗凝固療法を行うが，抗凝固療法が行えない場合や療法を行っても再発が防げない場合には，経皮的に血管内カテーテルを用いて下大静脈内に静脈フィルター（IVC filter）を留置する．

呼吸訓練

　頸髄損傷のように呼吸筋が麻痺する場合には，呼吸訓練，排痰訓練が必要である．排痰が難しい場合には気管切開を行うが，気管切開には多くの合併症を伴う★9．強力な呼吸訓練により気管切開を避けられればできるだけ避けることが望ましい．いずれにしても，呼吸器感染症の予防のため呼吸訓練は頻回に行われるべきで，理学療法士だけでなく看護師や家族の参加が望ましい．

関節可動域の維持

　関節の拘縮が起こると，以後のリハ，日常生活動作の獲得に大きな障害となる．特に問題となるのは頸髄損傷においては指の伸展拘縮，肘関節の屈曲拘縮である．それぞれ手関節背屈による物の把持，プッシュアップ（殿部の持ち上げ）が難しくなる．股関節の拘縮の場合には長座位が難しくなり，靴下やズボンの脱着が困難となり，車椅子操作の障害となる．また下肢の関節の他動運動を行うことは血液の循環を促し，深部静脈血栓の発生も予防できると考えられる．

残存筋力の維持増強

　臥床の時期でも，できるだけ残存筋力の維持増強を図る．固定されている部位では，等尺運動による筋力トレーニング★10が有効である．特に頸部の筋，体幹の筋の筋力低下は，座位での安定性に大きな影響を及ぼす．起床，座位に備えて臥床中から積極的に筋力強化を行う必要がある．

回復期リハのポイント

　脊髄損傷のリハにおける回復期とは，点滴類がはずれベッド上であっても座位がとれる状態以降と考えられる．この時期のリハの目標は，移動能力の獲得と日常生活動作の自立であり，自己管理能力を確立することにある．本人の自立が難しければ，人的物的な環境整備が重要になる．

移動能力の獲得

　多くの脊髄損傷者にとって，車椅子は足がわりであり，その操作には十分に習熟する必要がある．屋外で車椅子を実用的に使うには，移乗動作，段差乗り越え，坂道昇降，床からの車椅子乗車などが必要である．退院後の生活環境に合わせ，体格や身体機能にあった車椅子を製作する．不全麻痺では，さまざまな形で歩行が可能になることが多く，下肢装具の製作と訓練が必要である．

　屋外移動の訓練としては公共交通機関の利用練習，自動車の運転練習が重要である．建物へのエレベーター設置はもちろん，バスや電車の車椅子利用環境も徐々に整ってきている．しかし，現状ではまだ実用的な移動手段としては自家用車の利用が最も便利であり，運転

★9 気管切開の合併症

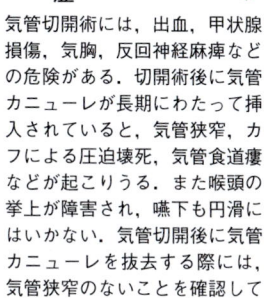

気管切開術には，出血，甲状腺損傷，気胸，反回神経麻痺などの危険がある．切開術後に気管カニューレが長期にわたって挿入されていると，気管狭窄，カフによる圧迫壊死，気管食道瘻などが起こりうる．また喉頭の挙上が障害され，嚥下も円滑にはいかない．気管切開後に気管カニューレを抜去する際には，気管狭窄のないことを確認してから行う．

★10 等尺運動による筋力トレーニング

筋の収縮には，等尺性収縮，等張性収縮，等運動性収縮がある．このうち関節運動を伴わない等尺性収縮を用いた筋力増強訓練は，安静固定が必要な場合でも実行でき効果も高い．脊髄損傷においては，特にハローベストを装着しているときの頸部の筋力維持増強，安静臥床時の上肢の筋力増強に効果的である．具体的には，頸部については頭部の前屈や側屈運動に対して徒手的に抵抗を加え，頭部が動かない状態で頸部の筋の最大収縮をさせる．

免許の取得（適性検査），自動車改造，乗降の訓練などが必要である．

日常生活動作

まず食事動作の練習から始め，徐々にできることを増やしていく．必要に応じ装具や自助具も使用する．基本的日常生活動作（ADL）には，食事，排泄，整容，更衣が含まれる．日常生活動作の訓練は，訓練室だけではなく病棟でも積極的に応用していくことが必要である．

日常生活関連動作

実際の社会生活にあたっては，電話（携帯電話）の使用や調理，掃除，買物などの日常生活関連動作（APDL）が必要である．日常生活動作がほぼ可能になったら，この実際的な訓練を行う．またコンピュータの操作は退院後の生活を考えると特に四肢麻痺者では必須であり，操作方法や自助具を工夫して経験しておくとよい．

介助方法の習得

日常生活動作の自立が難しい場合には，介助者が介護の方法を習得する必要がある．また日常生活動作が自立していても，体調の変化により自分でできないときもあり，介助者が一通りの介助方法を習得しておいたほうがよい．特に移動の介助方法，排泄の介助方法は重要である．また高位の頸髄損傷の場合には排痰訓練などの呼吸訓練，気管内吸引の手技の習熟が必須である．

環境整備

日本家屋そのままでは車椅子の脊髄損傷者が住むには問題が多い．障害の程度に応じて住環境を整備する．特に検討が必要な部分は，屋内の段差，トイレ，浴室，屋外への移動経路である．居室についても，ベッドの配置，移動介助機器（リフター類）について検討し，障害レベルと介助者に応じた適切な介護方法を検討する．機器の導入や改造にあたっては，公的援助を得られるかどうか事前に検討し，合わせて人的援助（ホームヘルパー，訪問看護など）についても調整しておく．

機能障害別の目標

四肢麻痺（完全麻痺）

C1～C3：横隔膜が麻痺するため，自発呼吸は難しく常時あるいは随時人工呼吸器が必要である．通常は気管切開のためコミュニケーションの工夫が必要になる．人工呼吸器使用中でもカニューレの工夫により発声は可能である．ナースコール，テレビ，コンピュータなどの操作は，舌スイッチを用いて可能である．いずれにしても食事を含めてすべて介助が必要で，家庭復帰にあたっては24時間の介護者の確保と家屋環境の整備，呼吸器を管理（レンタル）できる医療機関の確保が必要である．

C4：横隔膜の動きがみられ，肺活量は少ない（500〜1,000 mL）ながら自発呼吸が可能となる．頸部，肩の運動を使ってマウススティックの使用や，チンコントロール（あごで操作）で電動車椅子が使用できる．しかし肘関節以下は動きがなく，日常生活には介助が必要である．

C5：肘の屈曲が可能になるため，装具を使って食事，書字，キーボード操作などが可能になる．移動は電動車椅子が主体であるが，手動の車椅子でも平地ならば一部駆動できる．

C6：手関節の背屈が可能になるため，可能な動作が大きく広がる．車椅子駆動は可能，日常生活も介助が少なくなる．自動車の運転，移乗も可能になってくる．

C7以下：手指の細かい動きが難しく箸の使用などに制限があるほかは，おおむね対麻痺と同じ日常生活能力を獲得できる．

四肢麻痺（不全麻痺）

麻痺の程度や形はまちまちであり，予後も千差万別である．軽度の不全麻痺は歩行も日常生活も可能であるが，重度の不全麻痺はほとんど完全麻痺と同じで，むしろ感覚が残っているため異常知覚や筋の痙縮に悩まされることが多い．不全麻痺は，特に中高年の軽微な外傷によることが多く★11，後縦靱帯骨化症（ossification of posterior longitudinal ligament；OPLL）★12の存在や脊髄の解剖学的特性から特殊な麻痺型をとることがあり，歩行は自立しても日常生活に介助が必要な場合も珍しくない．

対麻痺

完全麻痺のうち，胸髄のレベルでは体幹の筋が十分機能していないため座位のバランスが問題となる．特に上部胸髄の障害では，上肢の運動は可能なものの頸椎と同様な座位保持の障害がみられる．腰髄以下では体幹は安定し，座位は問題ない．また，第5胸髄節以上では，自律神経の中枢が障害され自律神経症状（起立性低血圧）がみられてくる．麻痺レベルが下位になるほど下肢の随意運動が良好になり，一般に第4腰髄節以下のレベルでは下肢装具を使用して実用的な歩行が可能となるため，車椅子は不要となる★13．上肢には障害はないため日常生活は自立し，就労など社会生活も十分可能である．

不全麻痺は四肢麻痺と同様にさまざまな程度の障害がみられる．上肢には問題がないため杖の使用が可能で，装具と杖などを用いて歩行できることが多い．室内の移動は歩行で，屋外の実用的移動は車椅子を用いることも多い．

膀胱直腸障害

排尿排便の障害，特に排尿障害は脊髄損傷の生涯にわたって適切

★11 中心性頸髄損傷
中高齢者に多く，軽微な外傷によって脊髄が虚血になり脊髄の中心部が損傷を受けると，脊髄内の伝導路の配列により下肢よりも上肢の機能障害が重度となる．したがって歩行が可能であっても日常生活が難しいことが起こりうる．歩行が不安定でも杖を使うことが難しく，実質的に全介助の生活となる．膀胱直腸障害は比較的軽く，自力排尿が可能なことが多い．

★12 後縦靱帯骨化症
後縦靱帯は脊椎椎体の後面を上下に走り，脊柱を強化している．この靱帯に骨化，肥厚が起こると脊柱管が狭くなり，脊髄を圧迫し感覚障害や麻痺などの神経症状をきたす．健常時にはまったく症状がない場合でも，転倒など軽い外傷で脊髄が損傷され重度の麻痺となることがある．東洋人の，中年以上の男性に多いといわれており，わが国では特定疾患（難病）に指定され医療費の公費補助制度がある．

★13 対麻痺者の歩行
脊髄損傷の完全麻痺では，L4以下で膝関節の伸展筋力が十分でなければ歩行は実用的にはならない．リハでも歩くことに執着するあまり，車椅子での自立が遅れ治療期間が長くなることは望ましくない．しかし実用的な歩行が可能でなくても，立位をとることで骨の萎縮を予防し腸管の運動が改善するといわれている．時間的，経済的余裕と本人の理解があれば，訓練として装具を用いた歩行訓練を行う．

に管理されなければならない．尿路管理の原則は腎機能荒廃の防止，感染防止，できるだけ自然の尿路を利用することである．

急性期の尿路管理

脊髄損傷急性期における適切な排尿管理が，予後に大きな影響を与える．特に男性の場合には性機能にも大きな影響をもたらす．受傷直後は多くは脊髄ショックにより尿閉となるため，間欠的あるいは持続的導尿が必要である．無菌的間欠導尿が望ましいが，医療看護体制の問題で難しいときはせめて無菌的持続留置カテーテルとする．一般に行われている非無菌的カテーテル留置は，まだまだ多くの合併症を招くため避けなければならない．

回復期の尿路管理

カテーテルが留置されている場合にはカテーテルを抜去し，膀胱内圧測定などを行って排尿障害の型を見極め，排尿訓練を行っていく．急性期から理想的な尿路管理が行われれば，残尿は50mL以下のバランスのとれた膀胱となることが多い．

慢性期の尿路管理

慢性期になっても残尿が多く安定しない場合には，間欠的自己導尿★14を行ったり，膀胱頸部切除術，外尿道筋切開術などを行い残尿の減少を図る．高位の頸髄損傷で自力での排尿が難しく，介助者の確保も難しい場合には，膀胱瘻★15の適応を検討する．

社会参加

外傷性の脊髄損傷者には，事故原因から理解できるように就労年齢にある男性が多い．したがってその後の生活設計が大きな問題となる．対麻痺者については，歩行のかわりに車椅子を使用するというだけであり，環境が整備されるにつれ本人に特別な問題がない限り就労が可能になっている．しかし四肢麻痺者については就労はまだ難しい場合が多く，就労以外の社会参加や生き甲斐を探ることも重要である．

四肢麻痺者の就労

四肢麻痺者の就労はかなり難しく，職種も限定される．当院での調査によれば，頸髄損傷者の就業率は30〜40％，情報処理が多く，C6以下のレベルがほとんどであった．就労の経過をみると職能開発校の利用が多い．したがって病院だけの対応では限界があり，職業リハ機関などを有効に利用することが必要である．医療関係者としては，就労の可能性を否定的にみることなく，すでに就労している脊髄損傷者なども紹介し，積極的な情報を提供することが大切である．

就学

受傷時に学生であった場合には，復学または進学し知識と教養を

★14 間欠的自己導尿

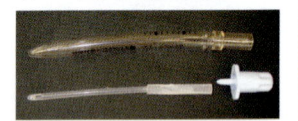

排尿が難しい脊髄損傷者で，手の機能が保たれていれば（C6以下）自分で導尿を行うことができる．膀胱内の残尿をなくすことが目的で，もし少々の細菌があっても残尿がなくなることで膀胱の感染防御機構に期待する考えから，厳密な消毒は行っていない．携帯用の"セルフカテーテルセット"が市販されている．

★15 膀胱瘻

経皮的膀胱瘻の適応は，自力で排尿が難しい高位頸髄損傷者，尿道に問題があり尿道から導尿ができないときなどである．膀胱皮膚瘻をつくりカテーテルを留置する．尿道にカテーテルを留置した場合に比べ尿道の損傷が起こらず，感染も比較的少ないが，定期的な膀胱洗浄，カテーテル交換などの管理が必要である．慢性期に永久的に膀胱瘻とする場合と，急性期の尿路管理のため一時的に膀胱瘻とする場合がある．

身につけることがその後の就労などに有効であることが明らかになっており，また就学という当面の目標を設定し努力することがその後の自信と前向きな生活に役立つ．就学にあたっては，学校の理解と協力や通学手段の確保など解決しなければならない多くの問題があるが，障害者の復学が増えるにつれ学校の施設も改善されてきており，関係者の理解も得られてきている．現在では対麻痺者はもちろん，四肢麻痺者も特別な個人的理由がない限り復学は可能になってきている．

QOL，趣味的活動

脊髄損傷者の社会復帰では，就労や就学が難しい場合でもいわゆる生きがい（QOL）の向上が必要である．自力で移動が困難な四肢麻痺者でも自宅にこもらずできるだけ外部との接触を保つことが重要である．インターネットなどによるコミュニケーション★16，各種障害者スポーツへの参加が奨められる．

スポーツ

各種スポーツに参加することで身体機能の維持とともに心理的な効果も期待できる．従来，脊髄損傷者のスポーツとしては対麻痺者の車椅子アーチェリーやバスケット，マラソン（図27），テニス（図28）などが一般的であったが，頸髄損傷者でも車椅子スキー（チェアスキー）（図29）や車椅子バスケット（ツインバスケット），電動車椅子によるラグビーなどが行われるようになっている．障害者という特別な枠でなく，普通のスポーツの一分野としてとらえられるようになりつつある．

リハの今後

脊髄損傷に関する治療は現在でも精力的に研究が続けられている．治療の方向は，機能障害そのものを改善しようとするものと，能力障害を改善しようとする試みに分けられる．

機能障害の改善

脊髄そのものの回復を目指して，細胞の移植を行い，脊髄を再生させようとする実験が行われている．動物実験の段階では脊髄の再生がみられているが，まだヒトに応用するまでには多くの問題が残っている．麻痺領域の筋をコンピュータ制御によって動かし，機能を再建しようとする試み（機能的電気刺激）も始まっており，機能的電気刺激と組み合わせた下肢装具も開発されてきている．

能力障害の改善

移動能力の改善について，使用目的に合わせた各種の車椅子が開発されている．スポーツ用の車椅子，立位可能な車椅子などはすでに市販されて使われている．最近は起立して2輪走行や階段昇降が可

★16 インターネット

脊髄損傷者に限らず，障害者にとって最近のコンピュータ利用の広がり，特に通信手段の多様化は社会参加の機会を広げた．上肢機能に制限があってもマウススティックなどを用いてコンピュータ操作は十分可能であり，文書の作成や通信が可能である．ネット上では障害者であることを意識する必要はなく，入力時間の制限もなく，理想的なコミュニケーション手段の一つと思われる．脊髄損傷者自身が製作しているホームページもたくさんみられるようになっている．

図27　車椅子マラソン

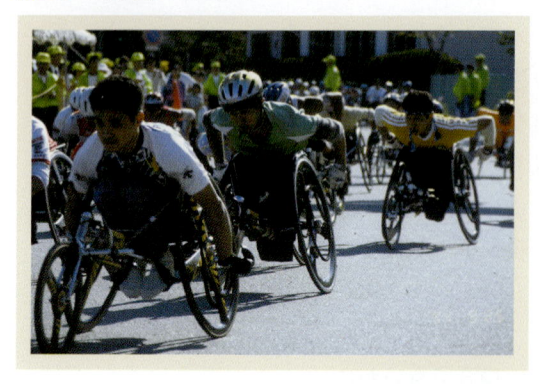

図28　車椅子テニス

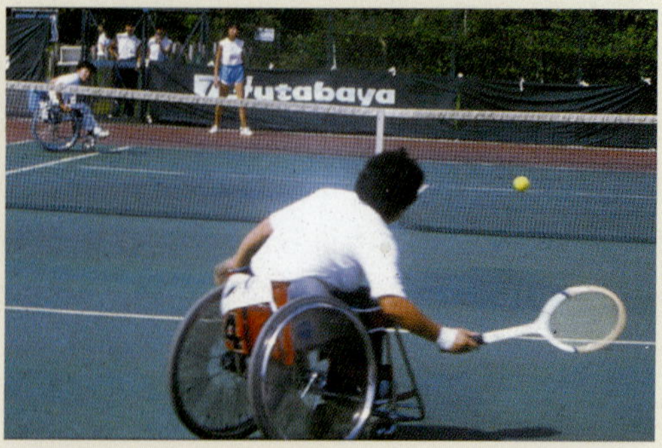

図29　車椅子スキー（チェアスキー）

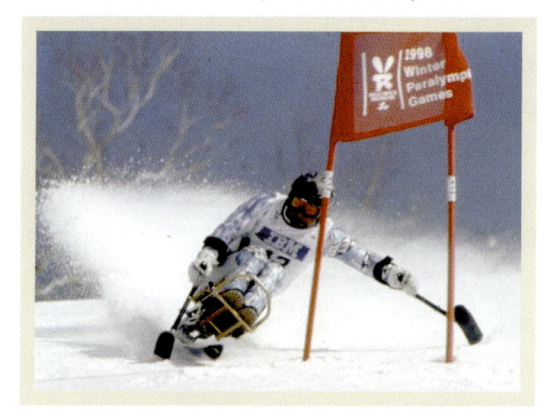

能な車椅子も出現し，すでに車椅子というより新たな移動機械と考えられる．

　脊髄損傷のリハは，医療的にはすでにほぼ一定の形はでき上がっている．しかし現実には昔ながらの合併症に悩む人もまだ多く，治療後の社会復帰にも問題が残っている．いつでもどこでも一定の水準の治療が受けられるような医療環境の整備と担当者の努力，脊髄損傷者の社会参加が容易になるような社会環境が望まれる．

（伊藤良介）

●参考文献
1) 神奈川リハビリテーション病院脊髄損傷マニュアル編集委員会：脊髄損傷マニュアル（リハビリテーション・マネージメント）．東京：医学書院；1996．
2) 伊藤良介：不全頸髄損傷とリハビリテーション（原因，発症数，予後）．総合リハ2000；28：317-321．
3) 伊藤良介ら：頸髄損傷―急性期から自宅復帰まで．総合リハ1997；25：953-978．
4) 伊藤良介：四肢麻痺者の社会復帰．骨・関節・靱帯1997；10：1443-1449．
5) 伊藤良介ら：高位頸髄損傷者のリハビリテーション．日本パラプレジア医学会雑誌2001；14：24-25．

二分脊椎

　二分脊椎は，外傷性脊髄損傷と異なり，脊髄の髄節に対応した運動・知覚障害，膀胱直腸障害に加えて，発達に伴って進行する足部の変形，股関節脱臼，側彎症，水頭症，知的障害，性機能障害がある．したがって各ライフステージに応じたリハビリテーションアプローチが重要である．一方，障害児を抱えた家族に対する指導・教育も大きな課題として重要である．

疫学

　従来，二分脊椎は囊胞性と潜在性に分類されてきたが，近年では，脊髄披裂，脊髄膜瘤，脊髄囊瘤，脊髄髄膜瘤，脊髄髄膜囊瘤に分類されている．

　発生頻度は出生1,000人に対して，0.24～0.46とされており，多因子遺伝説[★1]が指摘されている．

> ★1 多因子遺伝
> 遺伝現象の一つで，複数の遺伝子座が特定の遺伝形質の表出に関与するものを示す．

病態，分類

　神経学的，神経画像学的，手術術中所見から総合的に判断して，5つの分類がなされている（図30）．

　また股関節の合併症に着目したSharradの分類がよく用いられる（図31）．

診断

出生前診断：羊水穿刺や超音波で行われているが，原則は満期まで妊娠を継続することである．

出生後診断：視診，神経学的診断（図32）で，頭蓋内圧亢進の状態を的確に評価して，運動観察や変形，知覚異常，肛門反射の有無，泌尿器の外観などが必須であるが，最も早期診断に重要なことは水頭症の程度であり，それに対応したシャント手術などを早期に行うことで知能予後に関与する．

合併症

　水頭症が最も多く，排泄障害，足部や脊柱の変形が次いで多い．合併症の関係を図33に示す．

治療

　脳神経外科的手術が原則であり，両親の同意を得て24時間以内に

図30 癒合不全の発生病態およびニューロン成熟段階に基づく分類

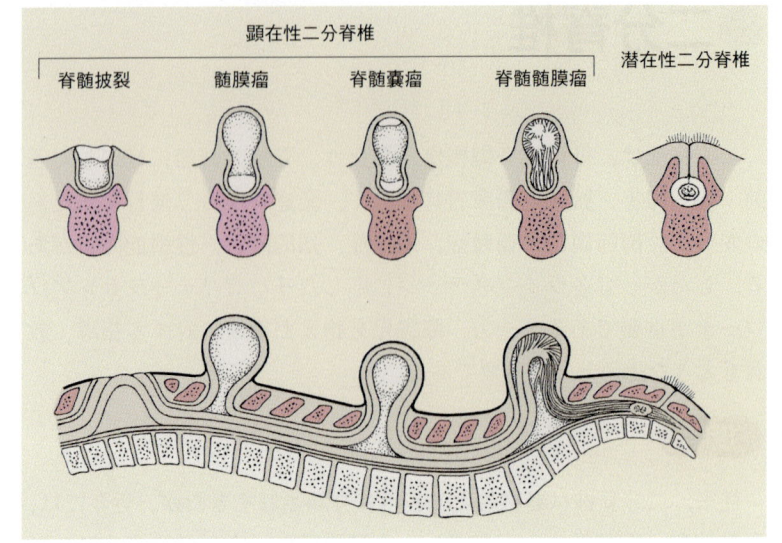

顕在性二分脊椎／潜在性二分脊椎
脊髄披裂　髄膜瘤　脊髄嚢瘤　脊髄髄膜瘤

(大井静男：特集　二分脊椎―神経外科的治療の適応と成績．排尿障害プラクティス1998；6：18-24)

★2
未熟な神経組織が露出した状態（披裂）にあるときには，神経系の感染症を生ずるため閉鎖手術を行う．

行う★2．このとき形成外科医も関与して皮膚欠損部の一次的閉鎖をして，その後のリハ治療を円滑に行えるようにすることが肝腎である．包括的治療のあり方を図33に示す．

手術時期と内容

　脳外科，小児外科や形成外科的措置は，24時間以内に対応される必要がある．出生前診断がついている場合を除いて，両親にインフォームドコンセントがなされるが，出産直後という状況下で，どのような内容とまた胎児の母親にどの時期に，障害を的確に告知するかは大きな問題である．正確な予後とそれへの具体的な対応策をわかりやすく理解されるように説明しなければならない．

整形外科の治療

　整形外科的には，歩行能力が残存機能から予測される場合には，できるだけ早期に保存的加療を開始し，Sharradの5分類に沿って股関節への対応がなされるのが標準的である（表14）．足部変形対応もできるだけ早期から保存的に行い，治療の効果を確認して，神経損傷の髄節レベルから予測される歩行能力を見極めることで手術の種類は決定される．

補装具：側彎症に対する装具療法は体幹矯正装具や座位保持装具・下肢装具が頻用されるが，先天的な変形に対しては装具療法の効果は少ない．胸郭部の強い変形に対しては，歩行能力よりも心肺機能の維持を目的に手術がなされることもある．矯正力が強い場合には神経学的増悪や術後管理の不備により褥瘡などを形成するので特に看護面での注意が必要である．

図31 麻痺レベルの分類および下肢筋の神経支配

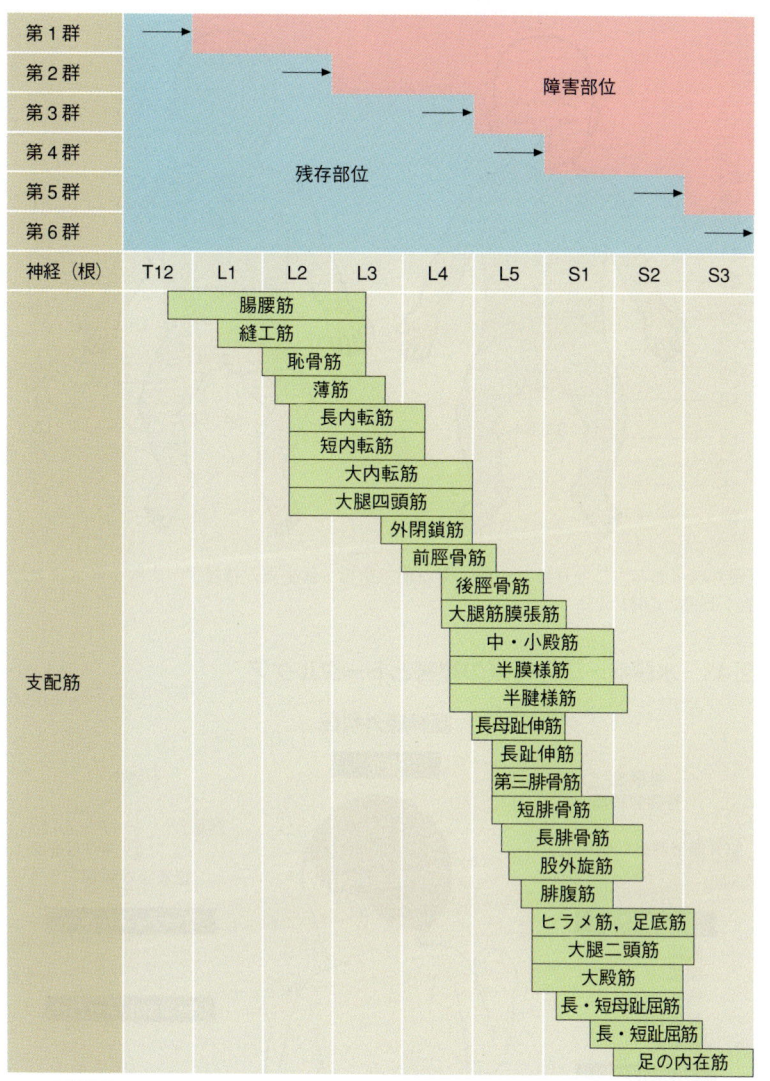

第1群									
第2群								障害部位	
第3群				残存部位					
第4群									
第5群									
第6群									
神経（根）	T12	L1	L2	L3	L4	L5	S1	S2	S3
支配筋		腸腰筋 縫工筋 恥骨筋 薄筋 長内転筋 短内転筋 大内転筋 大腿四頭筋 外閉鎖筋 前脛骨筋 後脛骨筋 大腿筋膜張筋 中・小殿筋 半膜様筋 半腱様筋 長母趾伸筋 長趾伸筋 第三腓骨筋 短腓骨筋 長腓骨筋 股外旋筋 腓腹筋 ヒラメ筋，足底筋 大腿二頭筋 大殿筋 長・短母趾屈筋 長・短趾屈筋 足の内在筋								

→は残存部位の下限を示す．

(Sharrard WJW : Posterior iliopsoas transplantation in the treatment of paralytic dislocation of the hip. J Bone Joint Surg 1964 ; 46-B : 426-444)

　近年歩行能力を改善する目的で，高位髄節での障害例に対して，交互的な下肢の運動を可能にするRGO®，ARGO®，Walkabout®などの股継手に工夫をこらした歩行用装具が開発されているが，なお実用的な歩行を獲得するには至っていない．

栄養指導と運動療法：学童期から問題になることに，低活動による肥満があげられる．二次的な歩行障害を防止するため，栄養指導とスポーツ活動などを積極的に取り入れていくことが重要である．

泌尿器科の治療

　泌尿器科の山本らは，手圧または腹圧排尿を指導した症例で10年以上経過観察した尿路の形態的変化についての考察では，上部尿路

図32 乳児の知覚神経支配

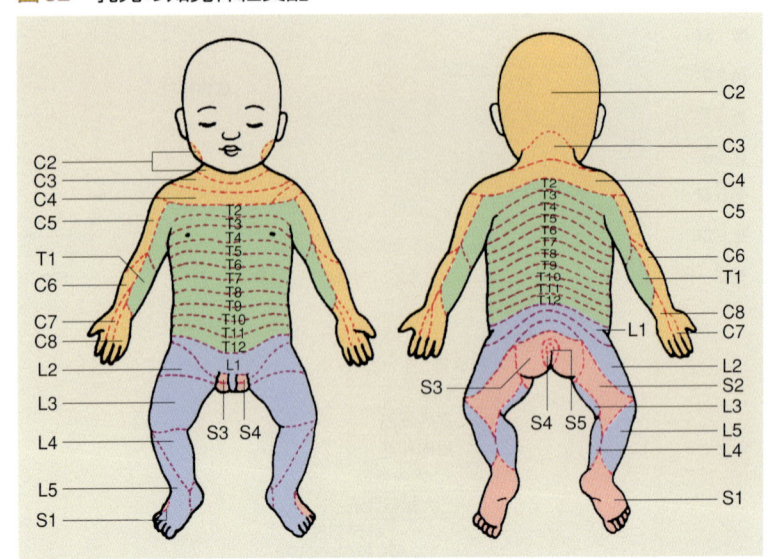

(潤井誠司郎ら：二分脊椎．佐藤　潔ら編．胎児・新生児の神経学．大阪：メディカ出版；1993．p.681-693)

図33 水頭症・二分脊椎の障害とトータルケア

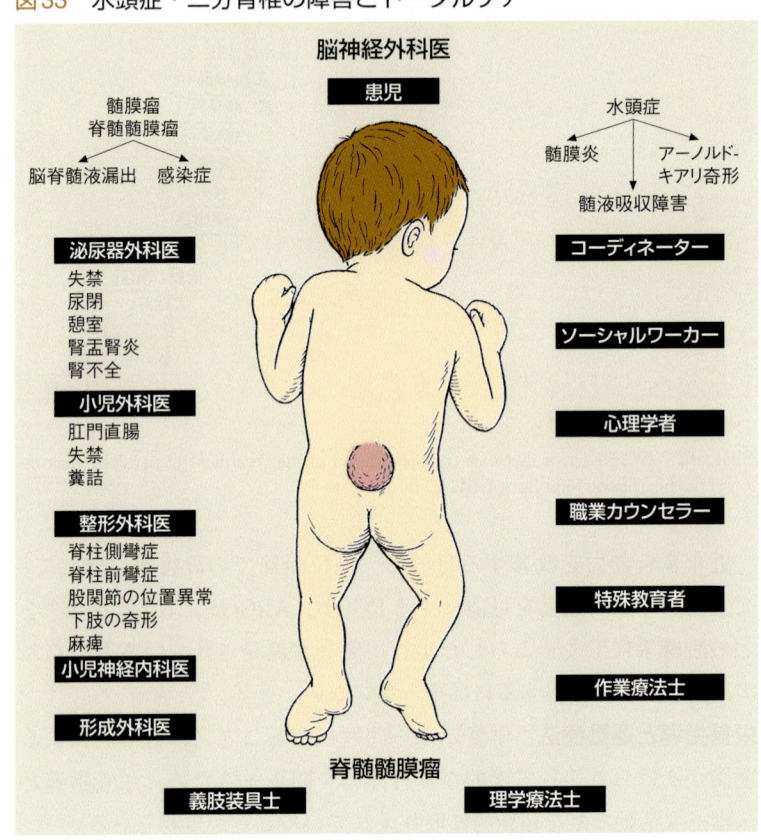

表14　麻痺レベルと股関節変形

第1群	股関節周囲筋はすべて麻痺し、大腿骨頸部の外反変形が起こるだけで、通常脱臼は起こらない。
第2群	股関節は中等度以上の屈曲力と中等度以下の内転力をもつが、伸展および外転力は0である。生下時、股関節は屈曲位をとり、その後、進行性の屈曲内転変形を示し、亜脱臼、脱臼へ進むことが多い。
第3群	股関節の屈曲および内転は強力であるが、外転・伸展力としては大腿筋膜張筋がわずかに作用しているだけである。生下時、股関節は過度の屈曲位をとり、脱臼を伴っていることがある。生後、屈曲・内転・外旋変形が進展し、早期に亜脱臼、脱臼へ進むことが多い。
第4群	股関節の屈曲および内転は強力であるが、外転・伸展力は中等度以下である。生後、徐々に屈曲・内転変形が進展し、亜脱臼、脱臼へ進むことがある。
第5群	股関節は伸展力が弱いことを除いて、正常であり、股関節変形はほとんど問題とならない。

では不変，膀胱尿管逆流（vesicoureteral reflux；VUR）に関しては改善を得たが，膀胱変形はむしろ悪化する傾向がみられたと報告している．

二分脊椎では常に一定の傾向を示すわけではないが，間欠的自己導尿が奏効してきているので今後の研究が待たれる．泌尿器科的検査と二分脊椎に多くみられる治療を表15，16に示す．

予後

脊髄の機能分類に従って，その機能的予後は推測される．早期診断と早期手術の実施に伴い急性期感染症などが回避される場合には，生命的予後は良好である．

機能的予後はほとんどが小児脊髄損傷と同様で，代表的な合併症をうまく管理できれば障害の高位によって決定される．

ライフステージに応じた課題

二分脊椎の障害の程度はさまざまであるが，歩行を中心とした移動能力と，水頭症が多く関与する知的発達の遅れ，あるいは特有の障害，それに排泄（排尿・排便）指導には療育に携わる多くのスタッフの協力が欠かせない．いちばんの基本軸は母親の育児指導・障害への受け入れである．

治療法についてはおおむね確立した状況で，多くの障害児が障害者として社会に進出している．しかしながら，就労状況については，授産所や，療護施設，一般就労と多岐にわたり軽症者を除いてまだ困難な状況である．SOHO（small office home office）などの自宅就労などの機会の増大が今後期待される．

結婚や性機能に関しても研究が進められており，水頭症や重篤な排泄機能障害をもっていない場合には上手に乗り越えられてきてい

表15　膀胱機能の検査

a. 泌尿器科的検査

1. 一般的理学的検査と排尿状態の観察
   各種神経学的検査，検尿，排尿記録，残尿測定
   乳児期から2〜3か月ごとに，経過をみて年3回程度行う
2. 尿路放射線学的検査，RI，超音波診断
   乳児期は最低年に2回，以降は毎年，学童期以後は2〜3年ごと
3. 尿流動態検査（ウロダイナミックス）
4. そのほか，腎機能検査

b. ウロダイナミックス検査

得られる情報	問題点
・蓄尿時の膀胱尿道内の圧力変化→過活動か低活動か ・排尿時の膀胱に加わる圧→高圧排尿があるか否か ・膀胱容量とコンプライアンス→尿貯留能力と膀胱壁器質的変化の程度 ・尿道括約筋機能→協調性の有無	・乳児期や神経外科的治療後に変動する可能性がある ・繰り返し検査する必要あり ・小児例では検査と評価が困難 ・臨床的な脊髄麻痺との関連性は一定していない．

表16　膀胱機能障害の治療

a. 神経因性膀胱の治療

1. 蓄尿を助長させる治療	2. 排尿を助長させる治療
1) 膀胱収縮の抑制，膀胱容量増大 ・薬物療法：抗コリン薬など，三環系抗うつ薬など ・時間排尿（timed bladder emptying） ・バイオフィードバック膀胱訓練 ・電気刺激（反射抑制） ・神経ブロック ・膀胱拡大手術 2) 尿道抵抗の増大 ・薬物療法 ・電気刺激 ・膀胱頸部尿道の手術：吊り上げ術，形成術，テフロンなどの注入，人工括約筋 ・機械的圧迫 ・骨盤底筋訓練	1) 膀胱収縮増大，膀胱内圧上昇 ・手圧，腹圧 ・排尿反射の惹起 ・薬物療法 ・電気刺激 ・膀胱縫縮術 （これらの治療はVURがあると禁忌） 2) 尿道抵抗の減弱 ・通過障害部の治療 ・膀胱頸部，平滑筋部の治療：切開，形成術，薬物療法 ・横紋括約筋部の治療：切開拡張術，陰部神経ブロック，薬物療法，バイオフィードバック療法

3. その他：間欠導尿，カテーテル留置，集尿器，尿路変更（膀胱皮膚瘻など）

二分脊椎では間欠導尿と上記1の組み合わせが一般的となる．

b. 二分脊椎症尿路管理の基礎

1. 排尿状態の把握
2. 感染の予防
3. 通過障害の確認と対策
4. 尿失禁対策
5. 早期から定期管理可能となるシステム作り

★3　日本二分脊椎症協会
二分脊椎症のための障害者（家族）団体．本部は東京にあり，北海道から鹿児島まで全国36の支部をもつ．会報の発行をはじめ，行政交渉，会員交流会，医療講演会や一般公開講座など幅広い活動を行っている．

★4　ピアカウンセリング
peerとは仲間という意味で，障害者が障害を新しくもつことになった患者や障害者に対して，細かいところまで具体的に対応できるアプローチで，非常に有用である．

る．

家族指導，母親指導―母子分離，社会統合

障害に対する正しい認識と具体的な対処の仕方については，他の多くの発達障害児と同様であるが，母親の役割が大きな位置を占めていることは周知のところであろう．とりわけ周産期の障害告知の正確な導入が果たせないと，多くの母親は相談すべき相手を適切に選択することができず，さまざまな治療法にとらわれたり，逃避していくことになる．患者友の会[★3]などを通じたピアカウンセリング（peer counseling）[★4]も効果的である．今後の就労などを含めた社会的な統合の進展が望まれる．

（住田幹男）

●参考文献
1) 大井静男：特集　二分脊椎―神経外科的治療の適応と成績．排尿障害プラク

ティス 1998；6：18-24.
2) Tachdjian MO：Myelomeningocele. In：Pediatric Orthopedics, 2nd ed. Philadelphia；WB Saunders：1990. p.1773-1854.
3) Sharrard WJW：Posterior iliopsoas transplantation in the treatment of paralytic dislocation of the hip. J Bone Joint Surg 1964；46-B：426-444.
4) 田中克幸ら：二分脊椎のtotal care—二分脊椎の長期予後. 小児外科 1996；28：102-106.
5) 山田博是：二分脊椎の臨床. 東京：医学書院；1985.
6) 斉藤昌宏：二分脊椎. 小児看護 1998；21：1133-1138.
7) 山本雅司ら：10年以上経過観察が可能であった二分脊椎228症例における尿路の形態的変化についての考察. 日本泌尿器科学会誌 1997：88；820-825.

脳性麻痺

定義

新生児期までに生じた非進行性の脳病変による永続的な運動機能障害と定義される．その症状は満2歳までには発現する．変性疾患や脳腫瘍などの進行性疾患によるものは除外され，また感染症などによる一時的な運動障害も含まれない．

疫学

現在出生1,000人に1人強の発生頻度であり，周産期医療の進歩とともに一時は減少傾向にあった．しかし，未熟児育成の技術向上とともに，近年かえって，また増加傾向にある．

原因

これまで三大原因として仮死，核黄疸，未熟性があげられてきた．このうち，核黄疸は光線療法，交換輸血の普及とともに激減した．また，低出生体重児からの仮死，核黄疸も近年は，各地域に設置された周産期センターに収容される流れができて，出生前・直後からの管理が行き届くようになったため減少した[★1]．かわりに，クローズアップされてきたのが成熟体重児の仮死産の問題である．成熟体重だから心配ないとされた状況から，一転して仮死産になった場合は周囲も慌て，残念ながら低酸素性脳症の後遺症として脳性麻痺に進展することがある．

出生前の原因による脳発達形成異常は，未熟児に限らず成熟体重児産でも当然起こりうる．この場合，多発奇形や哺乳困難をすでに

★1 未熟児脳性麻痺
周産期センターに収容され手厚い対応を受けていても，脳性麻痺に発展する場合もある．これが側脳室周囲白質軟化病巣に基づく"未熟児脳性麻痺"の問題である．大脳動脈の灌流が希薄な部分をもつ未熟脳に対して，反復する低酸素や低血圧などの後天的侵襲が加わって発生する．しかし，明らかな侵襲が加わっていなくても発生することも少なくない．脳発達過程での形成異常が示唆されている．

発症していることが多い．

病型

乳幼児期にはしばしばフロッピーインファント[★2]を呈しやすく，病型の分類が難しいことが少なくない．一般には，痙直型，アテトーゼ型，失調型，これらの混合型に分類される．

痙直型

最も多いのが痙直型（あるいはこれに固縮も加わった痙直強剛型）である．この群のうち，未熟児脳性麻痺に最も多い型が"痙直性両麻痺"である．これは両下肢の麻痺のほうが両上肢の麻痺よりはるかに強度で，両上肢手指は麻痺というより不器用程度であるのが特徴である．既述した側脳室周囲白質軟化病巣が下肢を支配する運動神経の通り道にあたるため，このような麻痺分布が生じるといわれている．

これに対して，標準体重産児から発生する脳性麻痺では，四肢麻痺の型をとる．これは，低酸素に弱い視床・基底核や大脳皮質が障害されることからくる．このため四肢麻痺だけでなく知能発達障害や痙攣発作も起こしてくることが多い（ともに30〜40％に発生）．

痙直型では，いわゆる"共同運動"と呼ばれる常同的ワンパターンの各関節の集団的屈伸運動しかできず，個々の関節の随意性をもった分離運動ができないという動作不自由がみられる．

アテトーゼ型

アテトーゼ型は，動作をしようとするとき目的以外の筋にまで緊張が拡散したり，姿勢を保持する四肢体幹筋の筋緊張が容易に変動してしまい姿勢保持がくずれてしまう，といった不随意運動を特徴とする．核黄疸だけでなく低酸素が原因で起こることもある．

失調型

失調型は，四肢・体幹の運動失調を特徴とするきわめてまれな型である．

麻痺の分布

麻痺の分布については，四肢麻痺や両麻痺が高頻度で，成人脳卒中と異なり片麻痺タイプを示すものは10％未満と低頻度である．

診断

早期診断の目的は，リハビリテーション開始の遅れによる障害の重度化の防止にある．

運動障害が誰の眼にも明らかな重症な脳性麻痺の早期診断は難しいものではない（図34）．しかし，中度〜軽度の脳性麻痺の診断は容易でないため，脳性麻痺の前段階での診断を目指す．これがボイタ

★2 フロッピーインファント
体のやわらかい，ぐにゃぐにゃな乳児，あるいは動きの乏しい乳児を一括した呼称であり，通常，筋緊張低下（hypotonia）の著しい乳児の総称である．病因を示唆する診断名ではなく，あくまで症候診断名である．

図34 脳性麻痺児における特有な姿勢

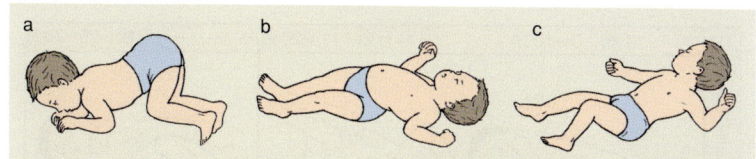

重症な脳性麻痺においては，腹臥位で肩・肘が後退し，尻上がりしてしまう（a），仰臥位では身体が床にへばりついたかのように身体の正中部へ四肢を引き寄せられない（b），頸の向いた方向の上下肢が伸展し，後頭側の上下肢が屈曲するフェンシング様の姿勢に支配されている（c），といったことから診断は容易である（a, bは緊張性迷路反射，cは非対称性頸反射と呼ばれる原始反射の影響）．

（Vojta）の提唱する"中枢性協調障害"という概念である．このグループから脳性麻痺に発展する確率が高く，診断対象をしぼりこめる長所がある反面，この診断法が姿勢反応といういわば被検児にとって非生理的な場面（図35）を強制し，異常反応を検出しようとするため偽陽性（false positive）が出やすいという欠点がある．すなわち，未熟な技能のもとで実施されると過剰診断と，それに伴う過剰治療がどうしても避けられない．

そのような反省から今日では，自然な姿勢と自発運動とをじっくり観察することで早期診断を行うようになってきている．

要点は原始反射★3の執拗な残存，筋緊張の異常，抗重力肢位確立の遅れ，自発運動が多様な動きにならず，決まりきった定型パターンに常に支配されていること，月齢相応の反射・反応が出ないなどである．

しかしながら，専門家による早期診断の場（二次スクリーニング）へ児を持ち込むためには，一次スクリーニングでのしぼりこみが必要となる．ここで重視されるのがリスク因子と運動発達のマイルストーン★4である．

新生児期の哺乳障害，人工換気，低出生体重，光線療法，仮死産，痙攣などのエピソードが重要である．運動発達の遅れは重視するが，マイルストーンが正常だからといって安心はできない．脳性麻痺の場合はその内容が問題で，たとえば寝返りが正常範囲の月齢でできるといっても，実際はそりかえって異常運動パターンで行うこともあるからである．這えるといっても片側優位パターンが続く，立てるといっても常につま先立ちとなるなどである．

軽度から中度の脳性麻痺の早期診断は容易ではなく，一定期間のフォローが必要な場合が少なくない．その場合に，ただ確定徴候が出るのを待つだけでなく，確定診断に至るまでの期間の扱い方の指導（ハンドリング，図36）が大切である．脳性麻痺と紛らわしい発達のバリエーションは少なくない．ハンドリングを励行することで

★3 原始反射
出生時〜乳児期にみられ，発達とともに消失する反射群．脳障害では消失すべき時期を過ぎても残存していることが多い．

★4 マイルストーン
庭の"置き石"のように，発達が順を追って不連続に進んでいくときの"置き石"にあたる重要な発達項目．

図35 ボイタによる運動学的診断法の一部を示したもの

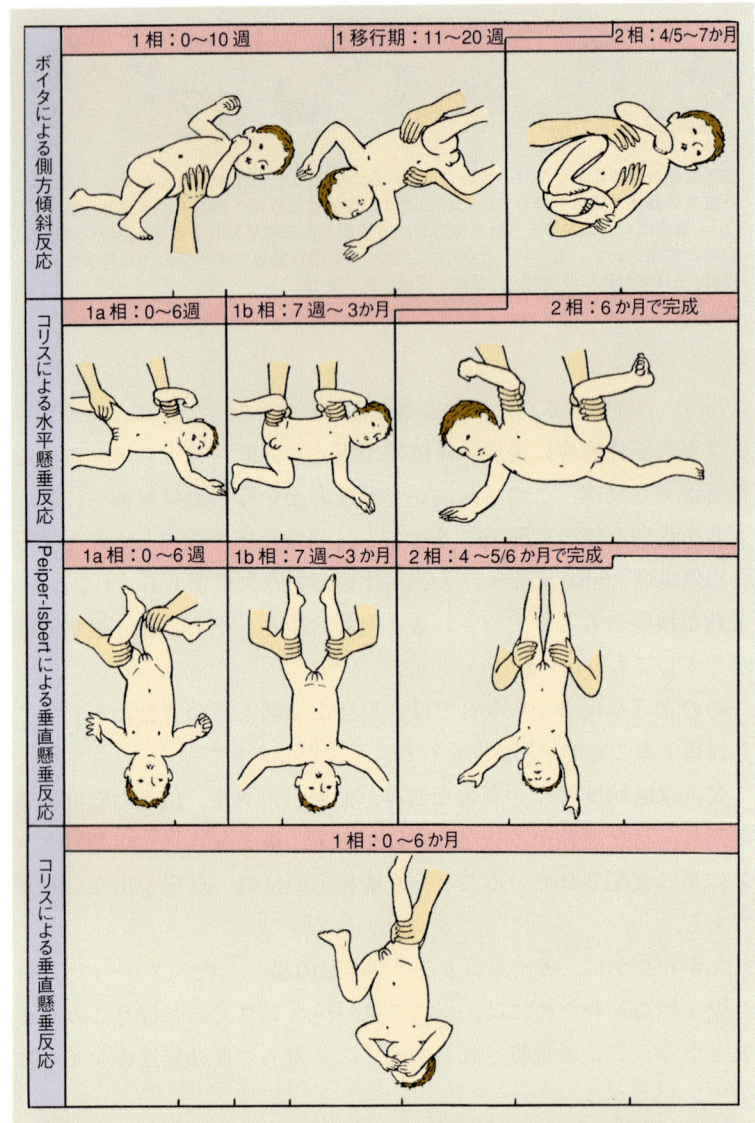

ボイタによる側方傾斜反応	1相：0〜10週	1移行期：11〜20週	2相：4/5〜7か月
コリスによる水平懸垂反応	1a相：0〜6週	1b相：7週〜3か月	2相：6か月で完成
Peiper-Isbertによる垂直懸垂反応	1a相：0〜6週	1b相：7週〜3か月	2相：4〜5/6か月で完成
コリスによる垂直懸垂反応	1相：0〜6か月		

急に懸垂したり傾斜させたりして、その際の被検児の姿勢反応の様子を瞬時にみてとらなくてはならないので、専門的技術がいる．脳性麻痺の診断法ではなく、脳性麻痺に発展するリスクの高い中枢性協調障害児を見つけだしていくための診断法である．

(Vojta V（富雅男ら訳）：乳児の脳性運動障害．東京：医歯薬出版；1983. p.7-29より改変)

★5 運動発達のバリエーション児
正常発達の範囲内ではあるが、通常とは異なる運動発達経過を呈する群で、"いざり児"がその具体例．未熟児も下肢が伸展傾向を呈する傾向があり、脳性麻痺の尖足と鑑別が難しいことがある．

育児不安の軽減になる．運動発達のバリエーション児★5がハンドリングにより標準的な運動発達に促進され、余分なフォロー対象を早期に除外できるという利点もある．

治療

運動療法

抗重力姿勢と分離運動の可能な限りの獲得を通して日常生活動作（ADL）向上に寄与することが訓練の主な目標となる．

図36 ハンドリングの具体例

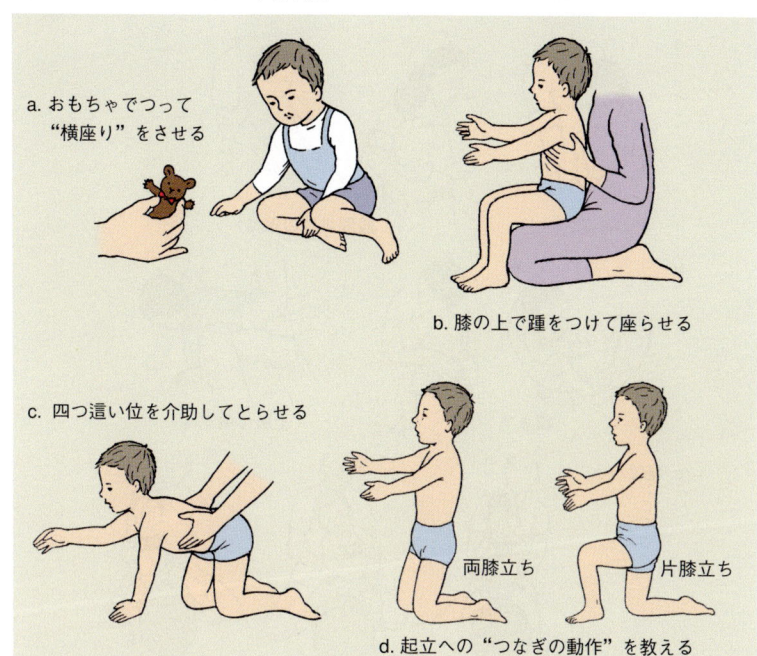

a. おもちゃでつって"横座り"をさせる
b. 膝の上で踵をつけて座らせる
c. 四つ這い位を介助してとらせる
d. 起立への"つなぎの動作"を教える
両膝立ち　片膝立ち

単なる運動発達遅滞（バリエーションも含め）であれば，図のような操作（ハンドリング）を介助者により容易に加えることができる．しかし，脳性麻痺児では容易に姿勢をつくれないので，それも鑑別点となる．脳性麻痺とわかればハンドリングから訓練の段階へ移行していく．

　日本においては神経発達的アプローチ（いわゆるボバース法；Bobath method）が最も高頻度に行われている．本法においては，脳性麻痺児の運動発達を阻害していると考えられる原始的姿勢反射優位の姿勢・運動パターンに注目する．
　このような異常な筋緊張・姿勢・運動パターンに対して，四肢体幹の各要所をキーポイント・コントロールして，異常反射抑制姿勢（reflex inhibiting posture；RIP）をつくりだし，さらには異常反射抑制パターン（reflex inhibiting pattern；RIP）を取り込んだ自発的動きを促通し，脳性麻痺児に学習させていく．
　姿勢・運動学習のきっかけは，最初はセラピストが訓練場面でつくる．しかしその後は，児が生活動作のなかで徐々にRIPを取り込んでいけるよう家族も援助する．施設にあっては保育職員とともに看護職員がその役割を担う（図37）．
　これに対してボイタ法は，1日4回（1回15分程度）集中して訓練を行う．四つ這いまたは寝返りの誘発帯刺激を繰り返し行うことにより治療する．手技は最初はセラピストが行い，徐々に家族に伝達していく．手技を一定にマスターした家族は，家庭でこれを継続し，定期的に通所してセラピストに手技のチェックをしてもらい，児の発達状況に応じて手技の修正を受けていく．

図37 脳性麻痺児に対するハンドリング法

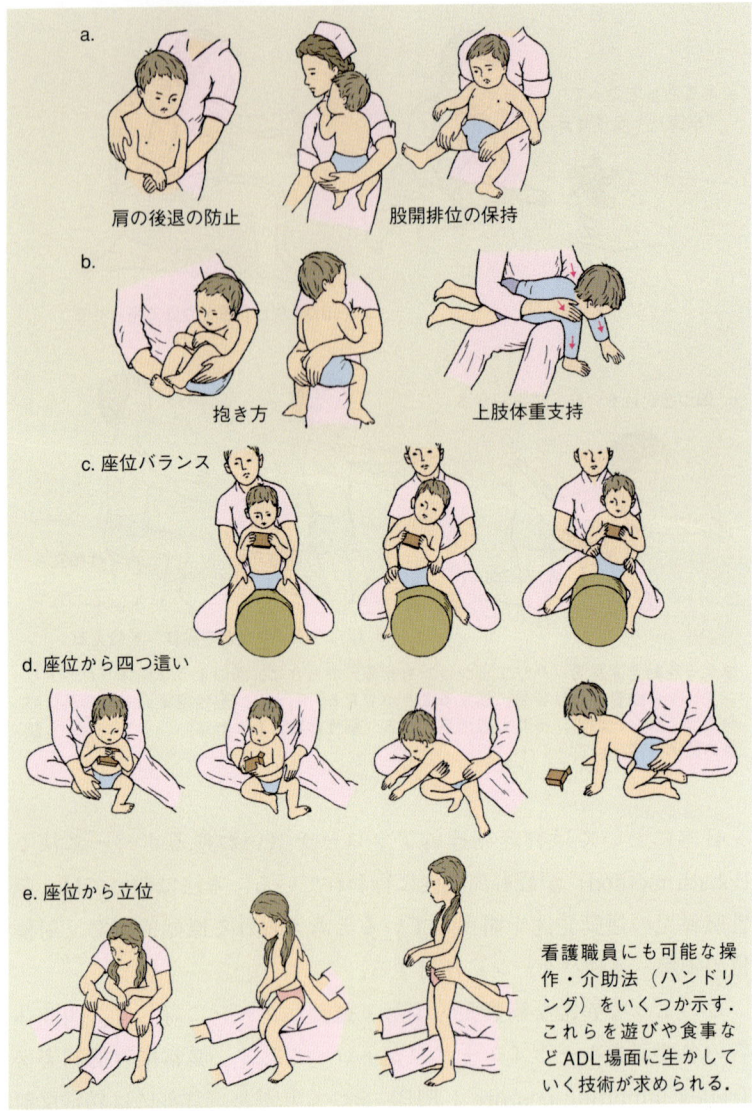

a.
肩の後退の防止　　股開排位の保持

b.
抱き方　　上肢体重支持

c. 座位バランス

d. 座位から四つ這い

e. 座位から立位

看護職員にも可能な操作・介助法（ハンドリング）をいくつか示す．これらを遊びや食事などADL場面に生かしていく技術が求められる．

（山形恵子：脳性麻痺障害児の在宅指導．津山直一編．脳性麻痺の研究．東京：同文書院；1985．p.422-423より改変）

　その他，訓練法には，フェイ（Fay），ルード（Rood）など多くの先達が工夫を重ね，日本では上田法が近年になって紹介されている．障害児教育界では心理リハがよく用いられている．

感覚統合アプローチ
　脳性麻痺児は，健常児のように自在に姿勢を保持し，自ら運動を企画して飛んだり跳ねたりする感覚運動経験が阻害されるため，感覚統合能力の発達が阻害されやすい．臨床的には身体像の形成障害，視知覚発達の障害（特に図と背景の認識障害），麻痺はないのに不器用，読字・書字障害，情緒・社会性の遅れなど学習障害の様相を呈してくる．

これらの軽減のため感覚統合アプローチも重要となる．元来，学習障害児の治療方法として確立されてきたものであるが，近年，脳性麻痺児の障害の治療にも応用されるようになっている．

言語や摂食・嚥下への対応

脳性麻痺児の重症型である四肢麻痺ではほとんどに合併する．構音・摂食嚥下・呼吸は同一の通り道を使用するため，広範で重度な障害となる．

最重度の知的障害を伴う痙直強剛型四肢麻痺児（いわゆる"重症心身障害児"）では，生下時から哺乳不能〜困難の状況のため，持続的経鼻経管栄養になっていることが多い．嚥下できない唾液や喀出できない喀痰が咽頭を塞ぎ，呼吸も閉塞気味となりがちである．胸郭変形が呼吸障害をさらに重度化させる．絶えず誤嚥の危険にもさらされるため，唾液や喀痰の吸引が必要となる．口腔からの頻回な吸引は口唇過敏性を生じ，摂食介助時に強く閉口するなど困難を増す．

治療は摂食・嚥下障害能力の向上から取り組まれる．食物の捕食困難★6・食物の咀嚼・咽頭への送出運動障害に対して，口唇・口腔の過敏性除去の脱感作訓練から始めて，さまざまの運動促通手技が取り組まれる．次に唇をすぼめてのブローイング（呼気動作）が重要となる．そして口唇・下顎を保持し，舌尖・舌根を口腔内で随意に動かすことを教え，構音を分化させていく．

★6 捕食
口唇で捕える能力のこと．

補装具による対応

補装具の使用目的と留意点を表17にあげ，そのために用いられる主な補装具を表18にまとめた．このうち，最近のトピックスとして以下の2点について紹介する．

痙縮抑制下肢装具：脳性麻痺における痙縮は，内反尖足やはさみ足歩行（両下肢内転交差）など好ましくない姿勢・運動異常を固着させる大きな要因の一つである．

痙縮の進行防止や改善目的で，抑制下肢装具が近年考案されてきている．これは足関節が0°を超える背屈位，アキレス腱部に持続的圧迫がかかるように製作される点などが特徴の装具で，痙縮を抑制する刺激を中枢に送り込むことを治療目的とした下肢装具である．

姿勢保持具：座位・起立・歩行など姿勢保持を要する場面で，抗重力筋活動の賦活を促す目的などで使われる（図38）．プローンボードのような腹臥位から立位の発達を促す器具，座位保持装置をはじめとする姿勢保持具が，状況に応じて処方される．

特に，座位をとることの効用は児の発達に計り知れない．両上肢がフリーになり手を使って遊ぶ能力が向上する．また構音訓練や摂食動作などADL訓練にも座位の確立は欠かせない．

表17 補装具の使用目的と留意点

使用目的
①変形・拘縮の予防と矯正
②訓練に際して使用する補助用具の役割
③不随意運動の抑制
④体重支持
⑤機能障害に対する代償的役割

留意点
①医師の処方目的を理解すること
②使用場面をよく観察し，適合状況を使用者が医師に遠慮なく報告できるように支援すること
③ひとたび適合と判断された補装具を粘り強く使用できるよう支援していくこと
④破損や成長で改変が必要になったときの橋渡しをすること

表18 脳性麻痺における補装具療法の概要

名称	定義，別称，種類など	目的	適応など
足底および靴型装具	・足底および足部周囲に装着する下肢装具	・足底の補正 ・足関節制御	・扁平足，内反足，尖足など軽度尖足に対して半長靴（靴底に補高，楔などをつけて対応することもある）
短下肢装具 short leg brace (SLB), ankle foot orthosis (AFO)	・下腿から足底に及ぶ下肢装具	・足関節制御 ・膝関節制御	・尖足，内反足，外反足など ・反張膝など （内・外反矯正用のストラップをつけることもある）
長下肢装具 knee ankle foot orthosis (KAFO), long leg brace (LLB)	・大腿から足底に及ぶ下肢装具	・足関節制御 ・膝関節制御	・尖足，内反足，外反足など ・反張膝，膝関節屈曲拘縮 ・一般に訓練用にだけ用いる（膝関節を固定すると，生理的な膝屈伸を制限するため）
股関節装具 hip action brace	・ツイスター	・股関節制御	・股関節内旋歩行 ・股関節内転（はさみ足）
上肢装具	・手関節背屈・母指対立装具 ・（重りを着けた）緊縛帯	・変形予防・矯正 ・不随意運動制御	・夜間副子として使用 ・アテトーゼ型，失調型
立位保持具	・スタビライザー ・プローンボード	・下肢の拘縮予防 ・抗重力筋筋強化	・立位感覚の獲得 ・傾斜角を可変，机，車輪付き
座位保持装置	・普通型，可変調節型など	・座位保持能強化	・安楽も目的となる
歩行器・杖	・松葉杖，ロフストランド杖	・歩行能力補助	・関節への負担を減らす
車椅子	・介助型，自動駆動型，電動	・歩行能力代償	・姿勢保持，操縦法などが重要

図38 起立保持具の一例

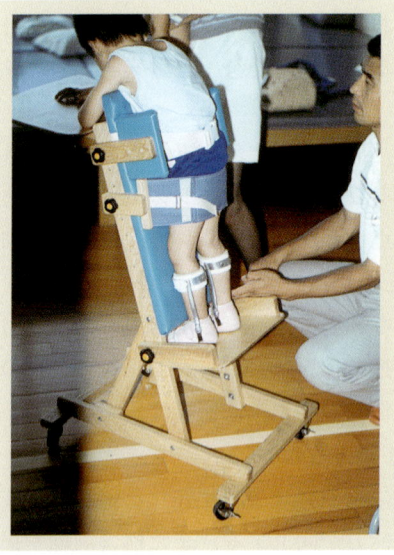

両短下肢装具で尖足を予防しながら，両下肢の支持性を強化し，円背になりがちな体幹の伸展を強化している．

図39　クラウチング姿勢

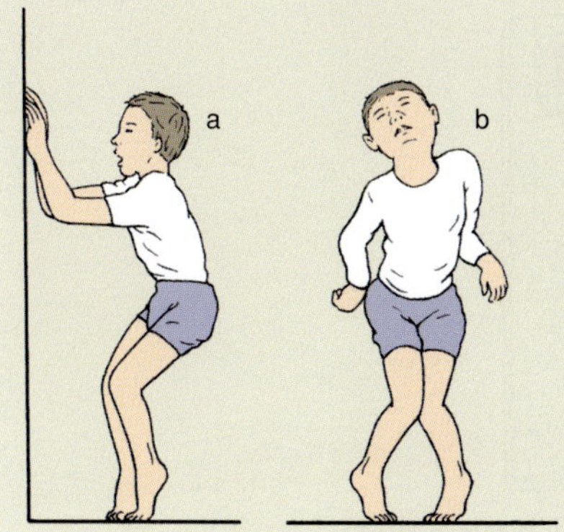

脳性麻痺の痙直型をはじめとする両麻痺・四肢麻痺の幼児期以降にみられやすい姿勢で，両下肢の足関節底屈筋，ハムストリング筋，腸腰筋などの痙縮・短縮により，立位・歩行に際して両尖足，両膝屈曲，両股関節内転内旋屈曲を伴う特有の"尻引き・前かがみ・爪先立ち"姿勢をとる（a）．上半身に緊張が加わると姿勢異常がさらに顕著となる（b）．

　一方，訓練目的ではなくてリラクセーションを促すために安楽椅子が処方されることもある．障害をもつ児の1日を訓練だけで塗り固めず，弛緩する時間も必要とするノーマライゼーションの思想の影響がある．

ブロック，ギプス，薬物療法

　痙縮を軽減させる目的で，フェノールブロック（phenol block）[7]を併用することもある．本法は1回の治療で数か月から1～2年の長きにわたって効果を維持できる長所がある．さらに効果を持続させるため当該神経の縮小術を行うこともある．

　また，ギプスの巻き直し療法（ヒールゲイトキャスト法[8]），レーザー照射によって同様の効果をねらうこともある．

　筋緊張亢進の緩和のために筋弛緩薬や抗痙縮薬を使う場合はまれであり，補助手段にすぎない．

手術療法

　これまで述べてきた療法によっても，抑制，制御できない痙縮や四肢・体幹の関節拘縮・変形がある場合は，手術療法を検討する．

　脳性麻痺児においては，立位・歩行が遅れ股関節内転位になりがちなため，股関節の臼蓋形成不全，亜脱臼を生じやすい．尖足変形，股屈曲，膝屈曲変形，脊柱側彎など多彩な変形連鎖が問題となっていくが，これらが"クラウチング姿勢"（図39）や"風吹き変形；wind blow deformity"（図40）と呼ばれるようなさまざまの複合変形となって現れる．

　これらに対して，神経縮小術，アキレス腱延長術，軟部組織の解離術などさまざまな手術対応が適応となる場合が出てくる．

　手術療法は一般に5～6歳，ないしそれ以降が対象になる．忍耐を要する術後訓練を支援すること，その間の学業をどう継続するかが看護上の問題となる．一般には，手術経験の豊富な肢体不自由児施

★7 **フェノールブロック**
皮膚・神経・筋肉の特定部位に薬物を注射して過剰な力や感覚が伝わらないよう伝導を遮断する手技をブロックと呼ぶ．このうち，フェノールを神経・筋の特定部位を電気で探りながら注射して痙縮を軽減させるブロック手技の一つである．

★8 **ヒールゲイトキャスト法**
痙直型脳性麻痺の足関節伸筋群の痙縮を抑制する目的で，ギプスを薄く巻き足関節背屈位に矯正固定し，立位バランスや痙性尖足歩行の改善訓練を行う方法．

図40 風吹き変形

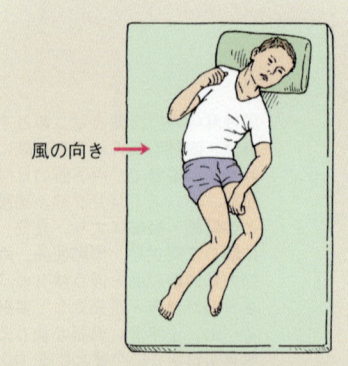

風の向き →

最重度の脳性麻痺において，強風で身体が流されるかのような体幹・下肢の変形が臥床時に生じる現象をいう．下肢内転筋の痙縮・短縮の強い側の股関節内転・亜脱臼傾向，それと反対側へ曲がる脊柱側彎が生じる．仮に右から左への場合，この図のようになる．

設に併設された養護学校に通うことになる．

合併症の治療

脳性麻痺児の約40％に合併するといわれるてんかんのコントロールがまず大切である．難治てんかんもまれではなく，粘り強く抗てんかん薬を調整していく．重度・最重度脳性麻痺児における口腔ケア，消化器障害の管理も重要である．その他，屈折異常，斜視，難聴など視聴覚への対応も忘れてはならない．

機能予後

脳性麻痺においてはそれ自体を治癒にもたらすことは困難であり，障害の軽減と二次障害の予防が目標となる．

運動機能の予後は，型によって異なるが，座位をとれる時期や寝返りができてから四つ這いができる期間で歩行予後を予測したり，能力予測については多変量解析などにより予測確率を上げる努力もなされている．

一般的な予後は，病巣と初期運動発達から，脳性麻痺を軽度，中度，重度～最重度の3群に分けて論じるとわかりやすい．

独立歩行（杖，装具歩行も含め）の獲得が，軽度群では幼児期前半までに，中度群では幼児期後半～学童期に，重度群では生涯不可能である．さらに重度～最重度群では二次障害が加わって退行していく経過すらとる．

中度群でもどうにか歩行していたものが，誤用・過用で関節痛や変形が進み歩けなくなってしまうこともある．アテトーゼ型では頸椎症が進行し歩行不能となることが少なくない．また，てんかん重積症や誤嚥性肺炎などの疾病治療中に廃用症候群を起こし運動機能

が退行することもよくある．

（木佐俊郎）

● 参考文献
1) 山形恵子：脳性麻痺障害児の在宅指導．津山直一編．脳性麻痺の研究．東京；同文書院：1985．p.422-423．
2) Vojta V（富 雅男ら訳）：乳児の脳性運動障害．東京：医歯薬出版；1983．p.7-29．
3) Bobath K：The neurophysiology of cerebral palsy and its importance in treatment and diagnosis. Cerebral Palsy Bul Letin 1959；1：13-33．
4) Brereton B, et al（木村信子ら訳）：脳性麻痺児の学習基礎能力―就学準備の治療訓練プラン．東京：協同医書出版；1981．p.19-152．
5) 平田 淳：脳性麻痺児における歩行能力の予測に関する研究．リハ医学 1997；34：205-211．
6) 横関 仁ら：脳性麻痺の長期予後予測．リハ医学 1997；34：337-341．

神経筋変性疾患

パーキンソン病

疾患の概要

　パーキンソニズム（parkinsonism）は振戦，筋強剛，寡動，姿勢反射障害を主徴とする症候群で，そのうち原因不明の神経変性疾患である特発性パーキンソニズムをパーキンソン（Parkinson）病という．症状は進行性であり，最終的には無動に近い状態となり，肺炎などの合併症で死亡することが多い[★1]．L-ドパを中心とする薬物療法によりこれらの症状を改善し，進行を大幅に遅らせることは可能であるが，長期的には進行を止めることはできず，また，長期投与によって起こる問題もいくつか指摘されている．

障害の特徴

　パーキンソン病の機能障害は，錐体外路性の姿勢・運動障害，自律神経障害，精神症状などのほか，いわゆる廃用症候群や反応性の精神症状などから成る．

無動

　無動には，①運動開始の遅延，②運動プログラムの組み立て，feed-forwardに運動を制御することの障害（motor planning障害），③同時に2つの動作を遂行することの障害，④動作の切り替え・停止をリズミカルにスムーズに行うことの障害，⑤自動的運動における

★1
パーキンソン病の初発症状は，振戦が最も多く，次いで歩行障害，筋強剛，動作緩慢と続くが，筋痛や筋痙攣，抑うつ傾向などで発症する場合もある．進行のスピードは症例により異なるが，薬物療法がなかった時代における罹病期間の平均はHoehnとYahrのステージIが3年，IIが6年，IIIが7年，IVが9年とされていた．

表19 パーキンソン病の運動療法

1. 関節可動域訓練，姿勢矯正訓練
棒を利用した体幹の伸展・側屈・回旋，肩関節の伸展・内外旋，股関節・膝関節の伸展を行う．リラクセーションを取り入れる．
2. 立ち直り反射，保護反応，平衡反応の訓練
四つ這い位，三点支持，二点支持におけるバランス訓練，膝立ち位・片膝立ち位におけるバランス訓練，身体を他動的に傾ける訓練，寝返りの訓練をする．
3. リズム形成障害に対して
歩行や反復動作を行わせる際，メトロノームや拍手などで一定のリズムを与える．
4. 交互動作障害に対して
肘這い，四つ這い，自転車こぎ，四肢の交互運動を行う．
5. すくみ足歩行に対して
歩行開始時に号令をかける，歩く前に足踏みを行う，床に線をひく，L字型杖をまたぐ，など．

協調動作の減少，⑥反復動作の易疲労性，などがある．

姿勢調節障害

体幹の前傾姿勢などが特徴的である．

歩行障害

まず，初期には歩行時の腕の振りの減少，歩行速度の低下やふらつきが気づかれる．さらに進行すると，前傾屈曲姿勢，すり足・小刻み歩行，加速歩行，突進現象がみられる．また，歩行開始時の一歩めが出ないことや，すくみ足歩行が特徴である．これらは，姿勢調節機構やリズム形成機構の障害に起因すると考えられる．

リハビリテーション[1]

パーキンソン病は進行性疾患であり，その進行度に応じての対処が必要である．そのリハアプローチは，まず運動機能の改善，廃用症候群の予防に向けられる．さらに，膀胱直腸障害，嚥下障害，呼吸障害などについても個別の対応が必要である．

運動療法

廃用性筋力低下，心肺機能低下の予防のために運動を習慣づけることがまず第一であり，全身的運動を基本としてそのなかで個々の症候に合わせたプログラムを組み入れていく（表19）．

作業療法

ADL訓練，上肢巧緻性訓練，レクリエーション，身体を動かすゲームを行う．

長期罹患患者への対応

長期罹患患者に対しては，転倒による骨折に注意する，寝たきりの予防のため車椅子を用いたりして腰かけ座位をとらせるようにす

表20 Swinyardによる分類

1. 動揺性歩行と著明な前彎を呈するが階段や坂を介助なしに昇れる
2. 動揺性歩行と著明な前彎を呈し、階段や坂を昇るのに支えが必要である
3. 動揺性歩行と著明な前彎を呈し、階段や坂は昇れないが、普通の高さの椅子から立ち上がることができる
4. 動揺性歩行と著明な前彎を呈し、普通の高さの椅子から立ち上がれない
5. 車椅子自立．座位姿勢がよく、車椅子でADLが自立している
6. 車椅子介助．車椅子駆動はできるがベッドや車椅子上で介助が必要
7. 車椅子介助．車椅子駆動は短距離だけ可能で、姿勢保持に背もたれが必要
8. 寝たきり．どのADLにも最大介助が必要

表21 筋ジストロフィ機能障害度の厚生省分類

stage I	階段昇降可能 a：手の介助なし b：手の膝おさえ
stage II	階段昇降可能 a：片手手すり b：片手手すり膝手 c：両手手すり
stage III	椅子から起立可能
stage IV	歩行可能 a：独歩で5m以上 b：一人では歩けないが物につかまれば歩ける 　i) 歩行器　ii) 手すり　iii) 手びき
stage V	起立歩行は不可能であるが四つ這いは可能
stage VI	四つ這いも不可能であるがいざり這行は可能
stage VII	いざり這行も不可能であるが座位の保持は可能
stage VIII	座位の状態も不能であり、常時臥床状態

る．脊柱変形や頸部・体幹の筋力低下のため座位保持の工夫が必要となる場合がある．また、長期になればドパミン製剤の薬効が不安定となり、いわゆるwearing off[★2]、on-and-off[★3]と呼ばれる現象がみられることがある．特にoff時はまったく動けなくなるため、状況により無線コールなどの緊急連絡システムを考慮する．

筋ジストロフィ

疾患の概要

進行性筋ジストロフィは、ミオパシーのうち遺伝性で進行性筋力低下をきたす疾患とされる[★4]．

病型により発症時期、症状、進行速度が異なるが、最も発症率が高いとされるデュシェンヌ（Duchenne）型においては処女歩行はやや遅れるものの、1歳6か月ごろまでに獲得される．下腿筋の仮性肥大、登攀性起立、動揺性歩行などの徴候が出現し、平均9歳で歩行不能となる．平均15歳で座位保持困難となり、自然経過では平均20歳で呼吸不全や心不全で死亡する．近年、人工呼吸器管理の普及や心不全の治療成績の向上により長く生存するようになってきている．

ステージ分類

筋ジストロフィ、特にデュシェンヌ型では侵される筋の順序がほぼ一定であるため、障害のステージ分類が行われてきた（表20, 21）[2][★5]．

★2 wearing off
L-ドパの長期投与に伴い、その効果持続時間が短くなり、次の服用時まで症状が悪化する現象．

★3 on-and-off
L-ドパの服用時間にまったく関係なく症状が急激に悪化したり回復したりする現象．

★4
筋ジストロフィは従来多くの疾患の総称であり、その遺伝形式と臨床症状から分類されてきたが、遺伝子の解析により変化しつつある．

★5
上肢機能についても、いくつかの分類が提案されてきたが、どれも筋力や動作能力を基準としている．

障害の特徴とリハビリテーション[3]

拘縮・変形

　進行とともに四肢の拘縮・変形が著明となる．下肢筋の短縮は，ハムストリングス→大腿筋膜張筋→腓腹筋→腸腰筋→足内反筋の順にみられるとされる．これらの部位の拘縮は，初期から起こり移動能力に大きな影響を与え，最終的に著明な変形をきたすことがしばしばである．

　下肢については，大腿筋膜張筋，ハムストリングス，下腿三頭筋の伸張訓練を主に行う．在宅の患者に対しては，早期からホームプログラムとして家族に指導する．

　上肢の拘縮は，下肢よりも遅くみられるようになり，肩の屈曲制限，内転拘縮，肘屈曲拘縮，前腕回内拘縮，手指のスワンネック変形が多い．上肢については，手関節の掌屈制限，背屈制限，尺側偏位が起こりやすいため，体重を利用しての伸張や四つ這いなどの動作訓練を行う．

脊柱変形

　筋ジストロフィでは，体幹筋はより早期に筋力低下をきたし，多関節から成る脊柱を支えることができなくなる．それに伴い，脊柱の変形は徐々に進行する★6．脊柱変形に対しては筋力低下のない特発性側弯症と同様のアプローチは無効である★7．

筋力低下

　過用により筋障害が加速されるとされる．理学療法では，積極的に筋力増強を図るのではなく，軽負荷で廃用の防止にとどめるべきであろう．

歩行障害

　近位筋の筋力低下により動揺性歩行（swaying gait, waddling gait；アヒル歩行）と呼ばれる独特の歩行姿勢を示す．腰椎を前弯させ筋力低下がかなり進行するまで歩行可能であるが，歩行不能となる前に長下肢装具を導入する．長下肢装具は下肢各関節の拘縮を考慮して作製するが，尖足位で膝関節屈曲位となることがほとんどである．アキレス腱延長術が行われる場合もある．このころでも，四つ這いやずり這いが可能で，屋内の実用的な移動手段となっている場合もある．実用的な歩行が困難になれば，普通型車椅子を作製する．車椅子駆動が困難になれば電動車椅子を作製する．

呼吸障害

　筋ジストロフィでは，呼吸筋力の低下に伴い，呼吸不全をきたす★8．進行すれば人工呼吸器の使用に至る．したがって，器械を利用するのに困らない肺を保つことがまず重要であり，次いでさまざまな器

★6
脊柱変形のパターンは大きく分けて2種類あり，前弯を呈するものでは比較的側弯が進行せず，後弯を呈するものでは側弯の進行が著しい．

★7
装具療法や座位保持のためのさまざまな工夫では脊柱変形の進行防止は困難であり，その根本的なアプローチとして手術療法が行われてきているが，日本ではまだ普及していない．

★8
その初発症状としては，呼吸困難よりむしろ易疲労感，不眠，食欲不振などの非特異的症状が多いとされる．

械の使用に慣れ，いろいろな場面に対処できるようにすることが患者の自立度を増す大きな要素である．肺のコンプライアンスの維持のためには，強制的に肺に空気を送り込ためる（air stacking）訓練を行う★9．気道の清浄化には，補助咳嗽や強制吸気およびその組み合わせが有効である★10．

換気の正常化は，人工呼吸器によって行われるが，体外式と呼ばれる陰圧式のものに代わって，現在では陽圧式のものが主流である．また，気管切開を行わない非侵襲的陽圧呼吸が普及してきている[4]．

ADL

食事動作は，筋力低下がかなり進行するまで可能であるが，近位筋の筋力が先に低下するため，食卓の高さ調節，食器の工夫などが必要となる．

その他

在宅生活を継続するにあたっては，特に人工呼吸器を使用する場合などにその危機管理やモニタリング・システムを考慮しなければならない場合がある．

★9
強制吸気の方法としては，舌咽呼吸，従量式人工呼吸器による複数回の吸気，アンビューバッグ，カフマシーンなどがある．

★10
患者と介助者がタイミングを合わせる必要があるので，日ごろからピークフローメータを用いてどの方法が有効か習熟しておく．補助咳嗽や強制吸気で十分な去痰が得られない場合や痰の量が非常に多い場合はカフマシーンを用いて mechanical insufflation-exsufflation を行う．

多発性硬化症

疾患の概要

多発性硬化症（multiple sclerosis；MS）は中枢神経系の脱髄疾患の一つである．脱髄斑が中枢神経系のあちこちに多発し，再発・寛解を繰り返す特徴がある．発病年齢は若年成人に最も高頻度であり，そのピークは20〜30歳代にある．発病様式は急性で，初期には再発・寛解を繰り返すが，徐々に進行性の経過に転じることが多い．しかし，まれに最初から徐々に発病し進行性の経過をとるものもある（図41）．わが国での有病率は人口10万対5.0（1993年）であるのに対して，欧米では人口10万対30〜80である[5,6]．

障害の特徴

臨床症状は多彩であり，視神経に脱髄が起こると球後視神経炎の症状を示す．脳幹の脱髄では眼球運動障害や顔面の感覚障害，小脳の脱髄では失調，脊髄の障害では対麻痺，四肢麻痺，膀胱直腸障害などが起こる．また，体動や感覚刺激に誘発されて強直性の痙攣をきたす有痛性強直性痙攣がみられることがある．

リハビリテーション

急性増悪期

疲労をできるだけ少なくすることが重要で，安静が必要となる．

図41 多発性硬化症（MS）の臨床症状進行パターン

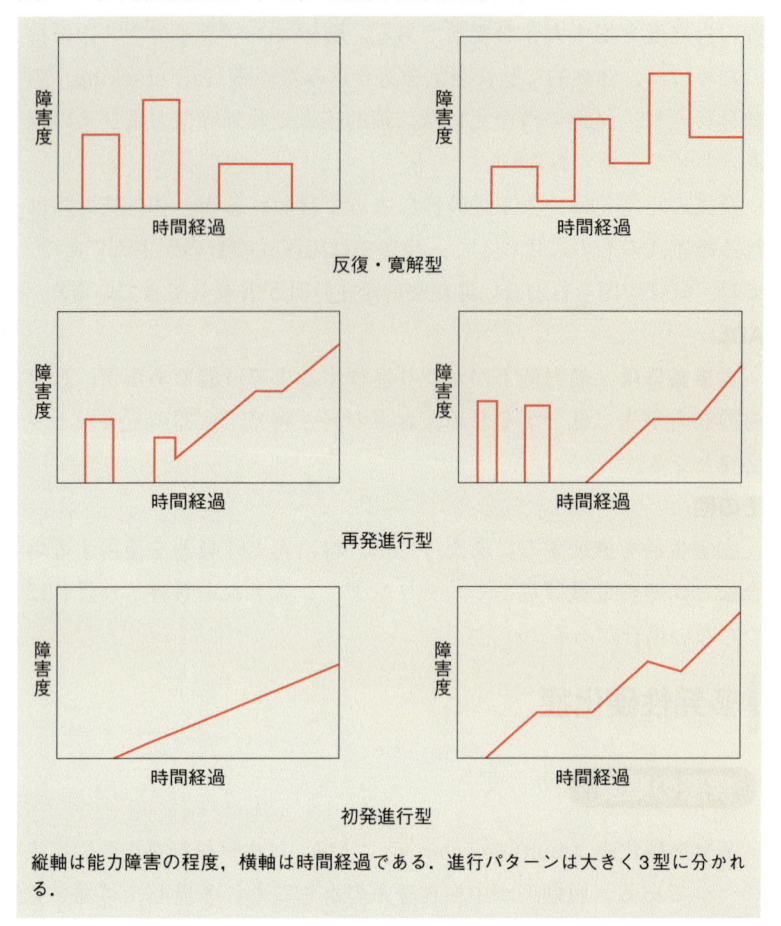

反復・寛解型

再発進行型

初発進行型

縦軸は能力障害の程度，横軸は時間経過である．進行パターンは大きく3型に分かれる．

運動麻痺が高度であれば，良肢位の保持，体位変換，関節可動域訓練を可及的に行う．

慢性期

まず再発防止が重要である．薬剤投与のほか，感染・発熱・外傷・温熱・精神的ストレスなどの誘因を避けるようにする．

片麻痺，対麻痺，四肢麻痺など麻痺のタイプに応じてのアプローチを行う．運動失調がみられる場合は，重錘，弾性包帯，視覚による代償などを用いて訓練を行う．視力障害のため，環境整備を要する場合がある．神経因性膀胱に対しては，その病態に応じて薬剤の投与や間欠的導尿を導入する．MSでは感情・情緒障害，記憶障害，認知症などの精神心理障害をきたすことがあるので，そのアプローチが必要となる場合がある．また，易疲労性があるので過用に注意するとともに，入浴・温熱で症状が悪化する場合があるので注意する．

運動ニューロン疾患

疾患の概略

運動ニューロン疾患（motor neuron disease）は，運動ニューロンが選択的に侵される神経変性疾患を総称する病名である．筋萎縮性側索硬化症（amyotrophic lateral sclerosis；ALS）はその中核を成す疾患で，上下位ニューロンともに侵される．ALSは通常孤発し，その有病率は人口10万あたり2〜7である．ごくまれに遺伝性と考えられる家族内発症がある．

障害の特徴

発病は緩徐で進行性に経過する．四肢体幹の麻痺と球麻痺が進行し，末期にはほとんどの骨格筋の運動が不能となる．初期には感覚障害，膀胱直腸障害，褥瘡，認知症その他の精神症状は認められないが，末期では現れることがある．

全症例の約80％は5年以内に重篤な状態となるが，まれに20年以上の長期生存を示すこともある．

リハビリテーション

初期は社会生活を無理なく過ごし，過用と廃用の両方を避けなければならないが，適切な運動量は試行錯誤によりわかるのが現実である．進行すれば，その麻痺の状況に応じて，装具，車椅子を処方する．特に車椅子の場合は，病状の進行速度を考慮に入れて完成段階で不適当とならないよう配慮する．

嚥下障害も徐々に進行し，肺炎や低栄養の原因となるので，病態に応じ食物形態の工夫などで対処するが，不十分な場合は経管栄養を併用する．

意思伝達は重要な問題である．最後まで可能であることの多い瞬目や眼球運動を利用したコミュニケーションが行われるが，パーソナルコンピュータを用いた意思伝達装置も発達してきている．

呼吸筋の麻痺により呼吸不全を呈する．人工呼吸器を使用して延命する症例は徐々に増えているが，希望しない症例も多い★11．

脊髄小脳変性症

疾患の概要

脊髄小脳変性症とは運動失調症状を主とする神経変性疾患の一群を指す包括的な用語である．多くは小脳性運動失調を主とするが後

★11
呼吸不全は突然に起こる可能性が十分高いため，早い時期から人工呼吸器を装着した場合の得失を本人・家族に十分知らしめ，意思を確認しておくことが重要である．

索性運動失調★12のこともある．さらに錐体路症候，錐体外路症候，自律神経症候などを伴うこともある．多くの病型があるが，脳画像診断と遺伝子診断が病型を決めるうえで役立つことが多い．

わが国での有病率は人口10万対4.2と推計されている．病型別では孤発型オリーブ橋小脳萎縮症（olivopontocerebellar atrophy；OPCA）が最も多い（全体の34.3％）．

障害の特徴とリハビリテーション

運動失調

運動失調には大きく分けて，小脳性運動失調と後索性運動失調とがあるが，その基本的アプローチについては特に区別されていない．PNF★13，重錘負荷，弾性包帯固定，等速性収縮運動，フレンケル（Frenkel）体操★14などが古典的なアプローチであるが，装具などにより運動の要素を減らして目的の運動を繰り返させる方法も有効とされている．どの場合にも視覚や体性感覚などのうち残存している感覚を利用して運動パターンの再学習を行うことが重要である．また，軽症例では筋力増強訓練による歩行の安定性の改善も見込める[7]．

障害が進行すれば，転倒の可能性が強く，上肢巧緻性も低下し，構音障害，嚥下障害，呼吸障害などが出現する．この段階に至れば，介助量の軽減を意図した運動機能維持，二次的合併症の予防を主な目的として訓練を行う．また，ヘッドギア，ヘルメットの作製，歩行器などの使用，自宅の環境整備が必要となることもある．

その他の障害

嚥下障害については，まず嚥下障害が存在するのか，するとすればどの程度なのかを把握することが重要である．障害に応じて，食物形態や体位の工夫などが考慮されるが，経口摂取が困難で低栄養や脱水をきたす場合には経管栄養が必要となる．

自律神経障害としては，起立性低血圧と神経因性膀胱とが主なものである．前者に対しては，下肢の弾性包帯や腹帯が用いられることもあるが，重度の場合には功を奏さない場合もある．後者に対しては，利尿筋と括約筋のタイプに応じて薬剤が用いられるが，残尿が多い場合ないし尿閉の場合には間欠的導尿が必要となることもある．

（花山耕三）

★12 後索性運動失調
脊髄性運動失調，感覚障害性運動失調ともいう．随意運動に対し感覚フィードバックが欠如しているために運動の調節に困難をきたす．脊髄後索を深部感覚の求心路が通るため，同部位の障害で運動失調をきたす．

★13 PNF
proprioceptive neuromuscular facilitationの略．いわゆるファシリテーションテクニック（神経生理学的アプローチ）の一つ．歴史的には，主に脳性麻痺，脳卒中片麻痺などの運動機能の改善，発達の促進のために用いられてきた．

★14 フレンケル体操
深部感覚性および小脳性の運動失調症に有効とされる．基本的には感覚系の残存部分，特に視覚，聴覚，触覚の利用により運動をコントロールしようとするもので，注意の集中と反復学習，そしてやさしい動作からの系統的な訓練を特徴とする．上肢に対する訓練，臥位時・座位時・立位時・歩行時それぞれの訓練，重量負荷による歩行訓練につき多くの種類の運動が体系づけられている．

● 文献
1) 花山耕三：神経・筋疾患．千野直一編．現代リハビリテーション医学．東京：金原出版；1999．p.378-391．
2) Swinyard CA, et al：Gradients of functional ability of importance in rehabilitaion of patients with progressive muscular and neuromuscular diseases. Arch Phys Med Rehabil 1957；38：574-579．
3) 野島元雄：筋ジストロフィー（DMD）に対するリハビリテーション．リハ医

学からみた障害学．臨床リハ1994；3：933-942．
4) Bach JRら：神経筋疾患の呼吸管理；小児期からのM/NIPPVマニュアル．東京：日本小児医事出版；1996．p.1-113．
5) 大野良之ら編：難病の最新情報；疫学から臨床・ケアまで．東京：南江堂；2000．p.151-155, 191-194．
6) Sliwa JA, et al：Multiple sclerosis. In：DeLisa JA, et al, editors. Rehabilitation medicine：Principles and practice, 3rd ed. Philadelphia：Lippincott-Raven；1998. p.1241-1257.
7) 服部一郎ら編：リハビリテーション技術全書，第2版．東京：医学書院；1984．p.558-571．

●末梢神経障害

末梢神経障害（neuropathy；ニューロパシー）は，原因が外傷，圧迫性神経障害，感染，炎症，腫瘍，血管障害，栄養障害，代謝障害，内分泌異常，アレルギー，膠原病，中毒，遺伝，変性など多岐にわたる．神経根，神経叢，末梢神経など障害部位により神経症状も異なる．単神経障害（脳神経は除く），神経叢障害，多発神経炎の神経症候およびリハビリテーションについて解説する．

機能訓練としての末梢神経障害のリハビリテーション

末梢神経障害の治療では，薬物療法や手術はもとより機能訓練，装具療法などリハを含む一貫した機能障害に対する対応が必要となる★1．

機能訓練には，①関節可動域訓練，②筋再教育★2，③感覚訓練★3，④筋力増強訓練がある．

関節可動域訓練

末梢神経障害のリハでは，まず第一に関節拘縮の予防があげられる．関節拘縮が生じた場合，持続的な伸展運動を行うが，温熱療法の併用が効果的である．この場合，感覚が鈍麻している症例には熱傷に注意する．

筋力増強訓練

筋の随意収縮が認められるときに適応となる．まず，自動介助または自動運動から始める．初期には訓練過剰に注意する．患者の疲労感，筋力の微妙な変化に注意し，筋力低下傾向が認められた場合には，訓練の中止または運動量を減少する．

術後の固定時期や関節痛のため十分な可動域が得られない場合は，

★1 末梢神経障害の評価
リハは，末梢神経障害の評価に基づき，機能訓練，物理療法，装具療法が処方される．
障害部位の同定，病態の把握，筋力低下の程度，感覚障害の程度，関節拘縮の有無，ADL障害などについて評価する．

★2 筋再教育
急性灰白髄炎（ポリオ）の治療経験に基づき開発されたプログラムがある．以下の3段階から成る．
①関節の受動運動で，関節拘縮を防ぐとともに，筋・腱・関節の深部感覚終末を刺激して，筋収縮を促す．
②患者に麻痺した筋の働きについて説明し，①の運動を目で確認させる．
③患者に筋収縮を行わせる．筋力が回復するに従い介助量を減らす．

★3 感覚訓練
末梢神経障害では異常感覚，痛覚過敏がみられ，①異常感覚への適応訓練，②感覚再教育が行われる．
①異常感覚への適応訓練は，異常感覚部位にさまざまな刺激を与えること，訓練時間を延長することで異常感覚に適応させていく．
②触覚の情報を視覚で確認する，神経線維の特性に合わせて刺激することなどにより感覚の教育を行う．

等尺運動が適応となる．筋力が回復すると抵抗を負荷しての運動が行われる．

筋力増強が目的の場合は，大負荷で少回数の運動を行わせる．筋持久力の回復には軽い負荷を多数回運動させるのが原則である．

機能訓練の目的は上肢では巧緻性や感覚の回復が，下肢では歩行のための筋力回復と持久力の向上が重視される．

単神経障害

単神経障害の原因はさまざまであるが，単神経麻痺，圧迫性神経障害について神経症候を中心に述べる．

正中神経麻痺

正中神経：手の機能のうち，特に母指の対立運動に関与している．また，尺骨神経とともに手指の屈曲，手関節の屈曲に関与している．神経損傷が手関節の部位で生じた場合は，母指を対立位に保持できなくなる★4．

装具療法：母指を対立位（把持肢位）に保持し，手の把持機能を補助するために装具が用いられる．この場合，母指は掌側外転にやや橈側外転が加わった肢位が運動学的対立位であるが，この肢位に母指を固定すると母指の掌側方向への運動ができず，把持機能は不能になるので，作製時は母指の肢位に注意する．損傷部位が高位の場合は，手関節の支持機能のある長対立装具（図42）が処方される．

尺骨神経麻痺

尺骨神経：MP関節★5の運動（IP関節★6の伸展時におけるMP関節の屈曲）と母指の内転機能に関与している．

低位麻痺：手関節の損傷では手掌尺側の感覚障害と，第一・二虫様筋を除き手内筋のほとんど（母指内転筋・骨間筋・小指球筋）の筋力が低下する．したがって，手指の伸展運動（手指の開閉）においてMP関節が過伸展し，手指は完全伸展が不能で屈曲位となる．これを鷲手〈わして〉，鉤爪指〈かぎつめゆび〉という．

高位麻痺：肘関節部位の損傷では，これに環・小指の深指屈筋麻痺が加わり，DIP関節★7の屈曲が不能になる．

装具療法：MP関節の過伸展を防止し，運動をコントロールするためナックルベンダー型スプリント（コイル式スプリント）（図43）が処方される．

橈骨神経麻痺

橈骨神経：母指から中指の背側，手背橈側，前腕・上腕遠位の背橈

★4
母指球の隆起がなくなり，サルのような手になるため猿手（さるて）と呼ばれる．また，前腕より高位（近位）では手指の屈曲運動が低下し，手関節の固定も低下する．

★5
中手指節関節（metacarpophalangeal joint）

★6
指節間関節（interphalangeal joint）

★7
遠位指（趾）節間関節（distal interphalangeal joint）

図42　長対立装具

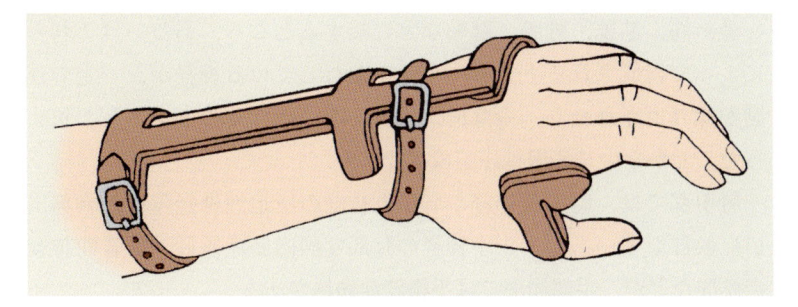

図43　ナックルベンダー型スプリント

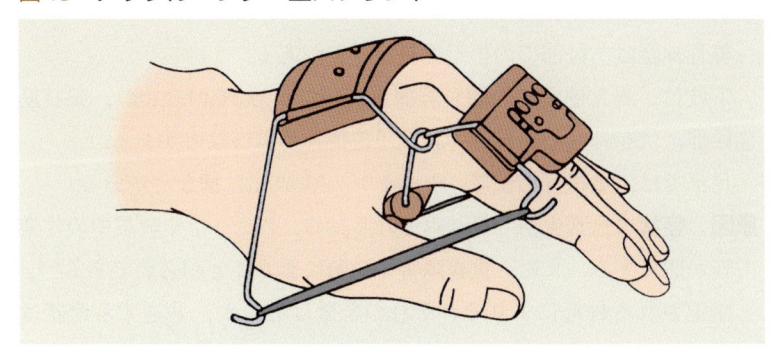

図44　コックアップスプリント

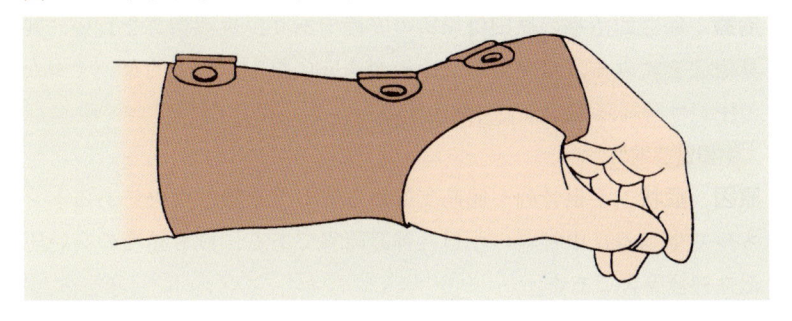

側の感覚と，肘関節の伸展，前腕の回外，手関節の伸展（背屈），母指の伸展，指のMP関節の伸展運動に関与している．

橈骨神経障害：肘関節より中枢あるいは末梢の場合で症状が異なる．高位の神経損傷ではいわゆる下垂手が生じる．低位麻痺の場合，浅枝と深枝[★8]が同時あるいは個別に損傷される場合がある．

装具療法：下垂手に対しては指のMP関節と手関節を支持し，母指関節の機能を補助するため，基本的にはコックアップ（cock-up）スプリント（図44）が処方される．

圧迫性神経障害

定義：Kopellとトンプソン（Thompson, 1963）は，末梢神経が隣接する組織の機械的刺激によって限局性の障害および炎症を引き起こ

★8
深枝の損傷，特に回外筋入口部での損傷では手指の伸展と手関節の背屈を命じると，手関節の背屈は可能だが母指および手指の伸展は不可能で，下垂指変形と呼ばれる特有な現象を生じる．これは，手関節の背屈に関与する長橈側手根伸筋への枝が肘関節より近位で分枝しているためである．

したものを圧迫性神経障害（entrapment neuropathy）と定義した．

　骨，筋，筋膜，腱膜，腱鞘などに接するところ，あるいはこれらによって構成されるトンネルの中を走行している神経が，一定の運動が繰り返されたり，全身的，局所的な原因でそのトンネルが狭まったことから生じる慢性圧迫障害である．

　肩甲部では，肩甲背神経や肩甲上神経の圧迫性神経障害，胸郭出口症候群などがある．正中神経の肘部で回内筋症候群，前骨間神経症候群などが，手関節部では手根管症候群がある．

　尺骨神経は肘部管症候群，手関節部で尺骨神経管（ギヨン管；Guyon canal）症候群がある．

　橈骨神経は，肘部での圧迫性神経障害がある．

　下肢は，異常感覚性大腿神経痛（meralgia paresthetica），梨状筋症候群，伏在神経や総腓骨神経の圧迫性神経障害などがある．

　足部では，足根管症候群，モルトン（Morton）病などがある．

原因，症状：日常生活で繰り返される動作，スポーツや就業中の作業内容が関与する．また，重複障害を念頭におくことが必要である★9．

　圧迫される神経によりそれぞれの特徴はあるが，共通する症状はしびれ感，痛み，感覚鈍麻，運動障害である．急性圧迫障害とは異なり，治療をしなければ症状は進行し，予後不良となる．

治療：保存的治療の原則は局所の安静であり，生活指導を行い，装具療法を試みる．重症例では手術が適応になる．代表的ないくつかの圧迫性神経障害について解説する

手根管症候群

原因，症状：手根骨列と屈筋支帯から成る手掌近位中央にあるトンネルで生じる正中神経の圧迫性神経障害である．最も頻度の高い圧迫性神経障害である．

　中年の女性に多く，原因は特発性，外傷，リウマチ性屈筋腱腱鞘炎，長期透析，糖尿病，妊娠，職業性などがある．

　自覚症状は，手掌橈側から母・示・中・環指のしびれ感，ビリビリ・ムズムズ感，痛みである．手のしびれ感・痛みは，夜間に増強するのが特徴である．

　正中神経の感覚固有野である示・中指末節掌側の感覚障害と，母指球筋の萎縮がみられる．母指球筋が萎縮すると母指対立運動が障害され，つまみ動作が困難となる．チネル（Tinel）徴候★10を認めることが多い．

　誘発テストにファレン（Phalen）テスト★11がある．

　運動・感覚神経の伝導速度の測定，X線，CT，MRI検査による手関節，手根管撮影などの補助検査が有用である．

治療：第一選択は保存的治療である．日常生活のなかで手関節の掌

★9
たとえば，頸椎症などで近位部に圧迫性神経障害があると神経易損性が増大するため，遠位の圧迫点において圧迫性神経障害が発生しやすくなる．
　糖尿病，腎不全などの合併では，内因性神経易損性のため両側性に圧迫性神経障害が発症する．

★10　チネル徴候
正中神経の走行に沿って指先で叩いてゆくと，蟻走感（虫がはうような感じ，ムズムズする感じ）を生じる．このような蟻走感は十分に髄鞘が修復されていない軸索が叩打されるときに生じると考えられている．したがって，常に陽性とは限らないが，認められれば特異的な所見である．

★11　ファレンテスト
肘関節を屈曲して手関節を自然に下垂したとき，30秒から1分で平素の愁訴が再現してくる場合を陽性とする．

背屈を頻繁に繰り返さないように注意する．スポーツを一時中止させ，様子をみることも必要である．手関節中間位でのスプリント固定で愁訴が軽快することが多い．ビタミン剤の投与，手根管内へのステロイド注入も有効である．筋萎縮や感覚障害が著しい場合は手術★12の適応となる．

肘部における正中神経の圧迫性神経障害

症状：手根管症候群のほかに正中神経は，肘部において上腕二頭筋腱膜，円回内筋（回内筋トンネル入口），浅指屈筋起始部★13（浅指屈筋アーチ）で圧迫性神経障害が生じる．円回内筋で生じるものを回内筋症候群という．手根管症候群との鑑別が重要である．回内筋症候群は徐々に始まる前腕近位部の鈍痛，倦怠感とともに橈側手指のしびれであるが，夜間に増悪することはない．

前骨間神経症候群は多くは何の誘因もなく前腕近位屈側の灼熱痛があり，数日で治まるとともに母指，示指の脱力が急性，亜急性に起こる．長母指屈筋と示指深指屈筋の麻痺のため母指と示指で正しく丸をつくることができない，感覚障害がないなどの特徴がある．

経過，治療：自然治癒することがあり，12～24週は経過を観察する．手術的に圧迫を除去し解放するが，手術によっても麻痺が1年以上回復しない場合は，腱移行術が必要なこともある．

後骨間神経症候群（橈骨神経浅枝の圧迫性神経障害）

回外筋近位端で生じる橈骨神経浅枝（後骨間神経）の圧迫性神経障害である．腕を激しく使った後，肘，前腕の痛みに続いて手の伸筋群の麻痺が起こる．全手指はMP関節で伸展が不能となり，母指は外転も不能となる．

肘部管症候群

症状：肘部内側の上腕骨内側上顆尺骨神経溝から上尺側手根屈筋の起始部である腕・尺骨両頭間に張る筋膜（肘部管）で尺骨神経が圧迫される．手根管症候群に次いで頻度が高い．外反肘変形に伴う尺骨神経麻痺（遅発性尺骨神経麻痺）は少なく，変形性肘関節症や肘関節屈伸運動の繰り返しが原因であることが多い．尺骨神経支配領域の環・小指のしびれ感，感覚鈍麻で始まることが多い．運動障害が初発のこともある．多いのは握力の低下である．筋萎縮性側索硬化症は一側性の手内筋萎縮で気づかれることがあり鑑別を要する．

治療：自覚症状だけで知覚脱失や筋萎縮がない場合，肘を90°以上屈曲しないよう生活指導し，夜間は肘30°屈曲でスプリント固定するなどの保存治療が行われる．尺骨神経麻痺特有の鷲手，鉤爪指変形がみられ，骨間筋の筋萎縮が明らかな場合は，手術が必要となる．

尺骨神経管（ギヨン管）症候群

解剖，症状：尺骨神経管（ギヨン管）は，手関節尺側の掌側にある

★12
手術は屈筋支帯切離術であるが，解放切離術と内視鏡下の手術がある．

★13
浅指屈筋起始部で生じる圧迫性神経障害を前骨間神経症候群という．これは他の圧迫性神経障害とは異なり，筋や線維索による圧迫は半数に認めるだけで，神経痛性筋萎縮症，単発性神経炎などで生じる場合や，関節リウマチ，テニス肘，五十肩などの基礎疾患を合併している場合がある．壮年期に多く，利き手が罹患しやすい．

掌側手根靱帯遠位端ないし横手根靱帯近位端から小指球筋・腱性アーチまでのトンネルである．尺骨神経は，手関節部で尺骨動・静脈とともにこのトンネルに入る．

小指球部から小・環指の掌側にしびれ感，痛みを訴え，尺骨神経支配の筋力低下，筋萎縮を認める．尺骨神経手背枝は尺骨管より近位で分枝するので，手背尺側のしびれ，感覚低下があれば，尺骨管より近位で障害されていることになる．

自覚症状は夜間に増強することが多い．チネル徴候，フローマン徴候★14が陽性である．補助検査として神経伝導検査が有用である．

原因：占拠性病変が多く，ガングリオン★15，筋の変異，尺骨動脈瘤などがある．リウマチ，滑膜炎が原因のこともある．また，工作道具で作業する労働者，うどん職人，サイクリストにみられる．

治療：原因と考えられる作業，運動を休ませ，スプリント固定による保存的治療を行う．保存的治療が無効で，筋萎縮がある場合は手術を行う．

総腓骨神経の圧迫性神経障害

総腓骨神経は，膝窩部から腓骨頭の後ろ外方を回り，腓骨・筋間中隔，長腓骨筋から成る腓骨神経トンネルを通る．

腓骨頭では骨に直接接しており，かつ表面はすぐ皮膚であるためギプスなどの固定による圧迫，また，意識障害時に尖足予防で膝を過伸展させると容易に総腓骨神経麻痺を起こす．

ガングリオン，血腫などの局所占拠性病変も原因になる．

症状，治療：症状は下肢のしびれ，痛みである．下垂足がしばしばみられ，短下肢装具を装着させ，経過をみる．症状の回復がない場合，局所の開放が試みられる．

モルトン病

固有足底神経は中足骨骨頭で長・短趾屈筋腱と深・浅横中足靱帯から成るトンネルを通る．

歩行中に中足趾節関節が背屈位をとると，この部位で圧迫性神経障害を生じる．そのために，ハイヒールを履く女性に多い．

症状：前足部，足指の付け根の痛みである．第3，4趾の指間に痛みが生じることが多い．歩行時に増強し，靴を脱いでマッサージをすると軽快する．

治療：靴の工夫（ハイヒールや先の細い靴をやめる），アーチサポートを装着するなど保存的に行う．無効な場合には，偽神経腫の切除★16，あるいは神経剥離術が行われる．

神経叢障害

脊髄神経は数本ずつが互いに吻合して神経叢を形成する．そこか

★14 **フローマン徴候**
両手を使って母指と示指の間に紙を挟み，左右に強く引かせると，患側の母指の末節骨が屈曲する症状．患側は母指の先端で押さえることになる．

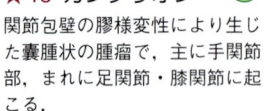

★15 **ガングリオン**
関節包壁の膠様変性により生じた嚢腫状の腫瘤で，主に手関節部，まれに足関節・膝関節に起こる．

★16
術後不快な感覚脱失が生じることがあり，最近では行われない．

ら末梢神経が一定の筋，皮膚に分布する．さまざまな原因で頸神経叢，腕神経叢，腰仙骨神経叢で運動・感覚神経線維が障害されるが，腫瘍，外傷，血腫・膿瘍などの圧迫，胸郭出口症候群，神経痛性筋萎縮症などがあげられる．

神経叢障害の診断には，運動障害，感覚障害が末梢神経支配や脊髄神経根の障害に一致しないことが前提になるが，解剖学的な裏づけが第一に要求される．頸神経叢，腕神経叢，腰仙骨神経叢ごとに主要な神経症候を中心に述べる．

頸神経叢

第1頸椎から第4頸椎の脊髄神経前枝から成る．

感覚枝は，小後頭神経，大耳介神経，頸皮神経，鎖骨上神経に分かれ，耳の後部から側頭部，下顎下面，鎖骨，肩先を支配する．

運動枝は，深部の頸筋や副神経と吻合するものもあるため，胸鎖乳突筋，僧帽筋に分布する．また，臨床上重要な横隔神経が分枝する．

横隔神経は第4頸椎から形成されるが，第3または第5頸椎からも枝を受けることがある．

運動障害は横隔膜の運動麻痺である．一側性のときはさほど大きな問題にならないが，両側性麻痺では呼吸困難が生じる．また，この神経は運動・感覚の混合神経であり，胸膜，心膜，腹膜の感覚に一部関与している．

感覚枝の刺激症状として，肩，頸部の疼痛がある．原因は，急性灰白髄炎（ポリオ），多発神経炎，神経の走行における機械的障害，たとえば頸椎骨折，引抜き損傷，頸部・縦隔部の腫瘍，手術中の損傷などがあげられる．

腕神経叢

第5頸椎から第8頸椎と第1胸椎の前枝が吻合して形成される神経叢である．吻合には種々な型があり，左右で異なることがある．基本的には，第5・6頸椎の前枝が吻合して上神経幹を，第7頸椎前枝は単独で中神経幹を，第8頸椎と第1胸椎は下神経幹をつくる．第一次吻合の後，それぞれ前神経枝と後神経枝★17 に分かれる．

腕神経叢は前述の構成のほかに，広がりが頸椎側面から腋窩付近まで及んでいること，斜角筋，第1肋骨，鎖骨，鎖骨下動脈・静脈と密接な関係があること，さらに肺尖部の近くを通ることなどを念頭において診断する．

★17
後神経枝は3本が吻合して後神経束を，上神経幹と中神経幹の前神経枝が吻合して外側神経束を，下神経幹は内側神経束をつくる．そして，外側神経束からは筋皮神経，正中神経が，内側神経束からは尺骨神経，正中神経の一部および上・前腕の皮膚に達する神経が，後神経束からは橈骨神経，腋窩神経が形成される．

> ★18 ホルネル症候群
> 交感神経の障害で起こる一側の眼瞼下垂，縮瞳および眼球陥没をいう．そのほかに，障害側に無汗症がみられる．交感神経の遠心路において，脳幹・頸髄，頸部交感神経節，頸部交感神経節より末梢の各部位で生じる．

腕神経叢障害の神経症候

全麻痺

　上肢は完全な弛緩麻痺となる．肩から上腕，前腕，手の筋は萎縮し，表在・深部覚はともに障害される．腱反射は消失し，ホルネル（Horner）症候群★18が認められる．

上位型神経叢麻痺（デュシェンヌ-エルプ〈Duchenne-Erb〉麻痺）

　上神経幹の障害である．上腕の外転，前腕の屈曲が不能となり，前腕を回外する力が低下する．感覚障害は肩先から上腕の外側にみられる．

　第8頸椎の障害が強いときは，前腕の橈骨側と母指にも感覚障害がみられる．上腕二頭筋反射，腕橈骨反射が消失する．

中位型神経叢麻痺

　中神経幹の障害であるが，単独でみられることはほとんどなく，上神経幹あるいは下神経幹の障害に付随する．橈骨神経支配の障害がみられる．指の伸展と前腕の伸展が障害され，感覚障害は前腕，手背の橈骨側にみられる．上腕三頭筋反射が減弱ないし消失する．

下位型神経叢麻痺（クルンプケ〈Klumpke〉麻痺）

　下神経幹の障害による．正中神経と尺骨神経の麻痺が組み合わさった症状を呈する．手内筋，前腕屈筋の筋萎縮と麻痺がみられ，上腕，前腕，手の尺骨側に感覚障害がみられる．ホルネル症候群がしばしば認められる．

外側・内側・後神経束の障害

　外側神経束の障害では筋皮神経，そして一部正中神経が障害される．前腕の屈曲・回内，母指の屈曲が不自由となるが，手内筋は侵されない．前腕の橈骨側に軽い感覚障害がみられる．

　内側神経束の場合は，尺骨神経と正中神経が障害される．手内筋の麻痺と前腕と手の尺骨側に感覚障害がみられる．

　後束では腋窩神経と橈骨神経が障害され，三角筋の脱力と手関節の背屈および手の伸展が不自由になる．

　感覚障害は，上腕の上外側にみられ，手背に軽度みられることがある．

原因別の腕神経叢麻痺

神経痛性筋萎縮症

症状：発症年齢は幅広いが，10～20歳代と40～50歳代にピークをもつ二峰性の分布を示す．通常，障害側は一側であるが，1/3の症例に両側性障害がみられる．初発症状は突然一側の肩を中心に上肢帯の疼痛が始まる．神経痛様で激しい痛みのことが多い．範囲は肩甲帯であるが，上腕，前腕，肘に達し，時に手関節に及ぶことがある．数時間後に上肢帯部の筋力低下に気づく．頸部の動きでは痛み

は増強せず，上肢の運動により増強し，屈曲内転徴候といわれる特徴的な肢位を呈する．数日から数週で疼痛が減少してきたころ，肩甲帯の筋萎縮が現れる．主に三角筋，棘上筋・棘下筋，二頭筋，三頭筋，前鋸筋である．前腕や手，まれに横隔膜が侵されることもある．

感覚障害は上腕の外側，前腕の橈骨側にみられるが，感覚障害のないこともある．

原因：腕神経叢の炎症が原因とされるが，その機序の詳細は不明である．誘因として先行感染，免疫学的因子が注目されている．

治療，予後：治療は副腎皮質ステロイドが投与されるが，有用性は確立していない．

予後は良好で1～2年以内に完全寛解を示すことが多い．しかし，3か月以内に回復のきざしがみえない例では，後遺症を残しやすい．

診断：鑑別診断として帯状疱疹，頸椎症，急性灰白髄炎，脊髄腫瘍，肩甲周囲炎，リウマチ様多発筋痛症などがあげられる．疼痛のない例では筋萎縮性側索硬化症，肢帯型筋ジストロフィとの鑑別が問題となる．

頸椎症のなかでもKeegan typeと呼ばれる解離性運動麻痺がある．これは，感覚障害のほとんどない上肢の運動麻痺を呈するまれな頸椎症である．Keegan typeの発症は40歳代から70歳代で50歳代をピークにした年齢分布を示す．男性に多い．約半数が肩関節周囲や上肢の疼痛やしびれ感を伴いながら，比較的急速に上肢の筋力低下や筋萎縮が一側性あるいは両側性にみられる．

腫瘍による腕神経叢麻痺

腕神経叢内に神経線維腫などの腫瘍が発生することはまれである．しかし，肺癌，乳癌の転移がよく知られている．肺癌はパンコースト（Pancoast）症候群として有名である．肺尖部に生じた肺癌が，第1肋骨，第2肋骨に浸潤して連続的に腕神経叢に浸潤していく．

肩，肩甲骨，上腕の内面にかけて持続性のかなり強い疼痛が現れる．上肢の運動が不自由になり，手内筋，特に小指球の筋萎縮が著明である．患側にホルネル症候群と発汗異常がみられる．乳癌でははじめに上腕の鈍痛，感覚麻痺が生じ，ついで筋力低下が現れ，腕神経叢の全麻痺に陥る．

外傷性腕神経叢損傷

開放性外傷では，同時に血管系や肺にも損傷が加わるため予後は不良である．

非開放性外傷には重量物を背負った場合，たとえばリュックサックを背負ったとき，あるいは長時間不自然な体位をとった場合[★19]がある．この場合，予後は良好である．大部分の例で，3か月以内にほ

★19
手術中に上肢を過度に外転させたときに生じる圧迫麻痺．

とんど症状が回復する．少なくとも三角筋と上腕二頭筋の機能が回復するまで（約1年半）待機する．その後に回復がみられなければ機能再建術を行う．

引抜き損傷は障害が重度で予後が不良である．関節固定術，神経移行術，腱移行術，また，重症の全麻痺型には上腕切断，肩関節固定，義手装着が行われる例もある．

分娩時の腕神経叢牽引によって上肢の麻痺が起こる．これを分娩麻痺というが，発生機転と症状は成人の外傷による腕神経叢麻痺と同じである．上位型の多くは自然に回復するが，下位型の予後は一般に不良である．

腰仙骨神経叢

腰神経叢は第1腰椎から第4腰椎，仙骨神経叢は第5腰椎から第4仙椎の神経根から成る．腰神経叢からは大腿伸展側と内側の筋と皮膚を支配する大腿神経，閉鎖神経，外側大腿神経などが出る．仙骨神経叢からは上殿神経，下殿神経，坐骨神経が出る．しかし，腕神経叢と異なり神経症候から病変が神経根か，馬尾か，神経叢か，あるいは末梢神経なのか決定することはきわめて困難である．

原因として外傷，腫瘍，炎症，血管障害，代謝障害などがあげられる．外傷は骨盤損傷，腰椎骨折の損傷が二次的に神経叢に波及してくることにより生じる．血管障害は大きな血管の閉塞よりも神経叢を栄養している細い血管の循環不全が問題になる．糖尿病の有無に注意する．糖尿病の症例で大腿四頭筋の萎縮，下肢の疼痛，感覚障害，腱反射の消失をみることがある．

多発神経炎

多発神経炎のなかでもリハが不可欠なギラン-バレー症候群（Guillain-Barré syndrome；GBS）と，その鑑別診断として慢性炎症性脱髄性多発根神経炎（chronic inflammatory demyelinating polyradicuropathy；CIDP）に言及する．そして，遺伝性疾患であるシャルコー-マリー-ツース病（Charcot-Marie-Tooth disease；CMTD）について解説する．

ギラン-バレー症候群

定義：ギラン-バレー症候群（GBS）とは，脳神経，脊髄神経（根）の障害が急性の免疫異常によって引き起こされる，運動障害優位の急性多発神経炎であり，多くの場合，感冒様症状が先行する．

ギラン，バレーらが脳脊髄液に蛋白細胞解離を認め，予後良好な2例の根神経炎を報告して以来，予後良好な多発神経炎といわれている

が，回復が車椅子生活のレベルにとどまる予後不良な場合がある[★20]．

症状：頭痛，悪感（戦慄），発熱，咽頭症状，消化器症状など感冒様症状がみられることがある．これらの前駆症状が治まってから神経症状を呈し，急速に進行して3日ないし2～3週間でピークに達する．しかし，4週を超えて亜急性に進行することはなく，臨床経過は急性単相性である．

症候の主体は脱力である．両下肢遠位から始まり，やがて両上肢も遠位から侵される．ほぼ対称的に障害される．腕の挙上困難や階段が昇りにくいなどの近位部筋から始まることもある．腱反射の減弱・消失は主要な所見である．体幹，肋間，頸部の筋が侵され，放置すれば呼吸筋麻痺により死に至る．顔面筋の麻痺，外眼筋麻痺，構音障害，嚥下障害が起こる．股関節痛，大腿・背部の筋の不愉快な痛みを訴える．しびれなどの感覚異常のないことはまれである．感覚異常のない場合は，運動麻痺の回復が遅く，麻痺が残ることが多い．一過性の尿閉や失禁・排便障害，洞性頻脈・徐脈，起立性低血圧，抗利尿ホルモン分泌異常症候群（syndrome of inappropriate secretion of antidiuretic hormone；SIADH）がみられることがある．

検査所見：脳脊髄液は，蛋白細胞解離[★21]を認める．電気生理学的検査は末梢神経伝導速度・F波・H波の測定，針筋電図が行われる．その所見から電気生理学的に脱髄型，軸索型，混合型に分類される．

脱髄の所見には，伝導速度の低下，伝導ブロック，時間的分散，末梢潜時の延長，F波・H波の潜時の延長あるいは消失がある．一方，軸索変性の場合，伝導速度は比較的保たれているが，複合筋活動電位（compound muscle action potential；CMAP）の振幅の著明な低下あるいは消失を認める．発病から2週間では，節性伝導ブロックCMAPの低振幅が電気生理学的検査の最も一般的な所見である．

治療：血漿交換療法による治療法は，欧米の対照研究によりその有効性が確立されている．日本ではトリプトファンカラムによる二重膜濾過血漿交換が行われている．大量免疫グロブリン治療法も有用である．副腎皮質ステロイド治療は経口あるいは大量投与いずれも無効である．

リハは，急性期の関節可動域訓練と回復期の筋力増強訓練に大きく分けられる．

初期には，疼痛あるいは不良肢位による関節可動域制限が生じないように，理学療法を適切に行う．急性期から理学療法を行ったにもかかわらず，関節拘縮をきたす場合がある．原因として，痛み（GBSの急性期にみられる）による不十分な関節可動域訓練，筋や軟部組織に生じた組織病理上の変化，不適切な訓練による関節包の損傷，静脈やリンパ液のうっ滞による栄養障害と組織液の貯留などが

★20
初期の重症度，あるいは初期の電気生理学的検査の結果からでは予後予測は困難であり，機能回復の評価には神経学的診察と電気生理学的検査を繰り返し行う必要がある．現在では発生機序として，先行感染の病原体が神経構成成分と共通の抗原（交差抗原）をもち，病原体の交差抗原に対する抗体が自己抗体として神経に障害を与えるという交差抗原説が有力視されている．

★21 蛋白細胞解離
細胞数は蛋白の増加に比べて増加しない．

あげられている．

回復期には筋力増強訓練が主体となるが，この場合，運動負荷量が問題となる．過剰な筋力増強訓練は脱力を悪化させ，血清CK（クレアチンキナーゼ）値が上昇する．除神経筋では筋漿内から酵素が濾出し，筋形質膜の透過性が変化しており，CKの血中への濾出が引き起こされると推定されている．訓練期間中のCK値測定が訓練強度のチェックに有用である．

回復が不良な症例の場合，症状が固定した時期でも，適切な運動療法は心肺機能を改善させADLの活動度を向上させるといわれる．

慢性炎症性脱髄性多発根神経炎

定義：慢性炎症性脱髄性多発根神経炎（CIDP）は，GBSの慢性型とか再発型とか呼ばれていたが，Dyckら（1975）が独立疾患単位として記載し，その後CIDPと命名された疾患である．GBSと異なり先行感染がなく，緩徐に発症して2か月以上にわたり進行性の臨床経過をとることが特徴である．

病態，症状：CIDPの基本病態は末梢神経の脱髄である．末梢における多発性硬化症ともいわれる．典型的な症状は四肢の運動・感覚障害である．しかし，単神経障害で発症することがある．運動麻痺は弛緩性で，腱反射は消失する．運動麻痺が感覚障害よりも強いことが多い．病状が完成すると左右対称の症候を呈する．自律神経障害はまれである．時に中枢神経の脱髄を合併する．脳脊髄液は蛋白細胞解離を認める．GBSと中間的な病態も報告されている．GBSの回復過程において症状悪化がみられるが，過度な運動訓練によるものか鑑別に苦慮することがある．しかし，CIDPはステロイド治療が有効なので，GBSとの鑑別は重要である．

リハとしては拘縮予防矯正，筋力増強・維持が主となるが，上肢のスプリントや下肢装具など代償的手段も必要な例が多い．

シャルコー-マリー-ツース病

定義：シャルコー-マリー-ツース病（CMTD）は，慢性進行性の遺伝性末梢神経障害である．発症は10歳から20歳のことが多く，初期には下肢の筋力低下と変形から歩行障害を生じ，数年遅れて上肢にも及ぶ．近年の分子遺伝学の発達により原因遺伝子の同定が進んでおり，臨床症候と併せて病型分類がなされている．

症状：両腓骨神経領域の筋群の脱力と萎縮を認める．下垂足を生じ，鶏状歩行（けいじょうほこう）となるのが特徴である．また，大腿四頭筋の遠位1/3以下が萎縮するのでinverted champagne bottleと呼ばれる．下腿（腓腹筋）に筋肥大を認める例もある．足の変形（凹

足）が約半数でみられる．上肢の運動障害は下肢に遅れて出現することが多く，手内筋の萎縮を認める．腱反射の消失，特に早期からアキレス腱反射の消失を認める．感覚は，運動障害が優位で感覚障害は軽度である．下肢の浮腫，足のチアノーゼ，皮膚潰瘍，縮瞳，瞳孔不同など，自律神経節後線維の変性により自律神経症状が生じる．

治療：筋力低下，関節可動域制限，足の変形による歩行障害に対してリハを行う．このとき本症が，慢性進行性の疾患であることなど病態を本人ならびに家族に認識してもらえるよう指導する．過度な運動により筋力低下をきたす可能性があり，ADLの活動を指導する．下腿三頭筋の短縮による足関節の尖足位拘縮に対して関節可動域訓練，下垂足による歩行障害には短下肢装具の処方など理学療法を行う．手内筋の萎縮，短縮に対しては，手指の関節可動域訓練や自助具を用いたADL訓練など作業療法を行う．

（鴨下　博）

●参考文献
1) 伊藤鉄夫：末梢神経の外科．東京：医学書院；1977.
2) 上田まりら：Charcot-Marie-Tooth病．総合リハ1998；26：129-132.
3) 矢崎　潔：手のスプリントのすべて，第2版．東京：三輪書店；1998.
4) 鴨下　博：Guillain-Barré症候群．リハ医1997；34：706-711.
5) 特集ニューロパシー．日本内科学会雑誌1992；81：157-232.
6) 廣谷速人：しびれと痛み．末梢神経絞扼障害．東京：金原出版；1997.
7) 本田哲三ら：末梢神経損傷と機能訓練．総合リハ1984；12：947-951.
8) 内西兼一郎：末梢神経損傷診療マニュアル．東京：金原出版；1997.

●四肢切断

　高齢化社会のなかで，切断者の圧倒的多数は閉塞性動脈硬化症（ASO）と糖尿病（DM），さらに腎不全によって占められ，かつての労災事故や交通事故による切断は減少している．したがって従来の切断手技や術後管理の仕方も大きく変わってきている．救命措置に第一義をおいた切断例も多く，義足をつけることなく車椅子生活で終了してしまうことも多い．このような近年の疾病構造の変化を念頭において切断患者の看護の原則を述べる．

疫学

　切断の原因と切断部位・予後は，沢村らの更生相談所における調

図45 上肢切断者の原因別分類（1969〜1992年，24年間3,175例）

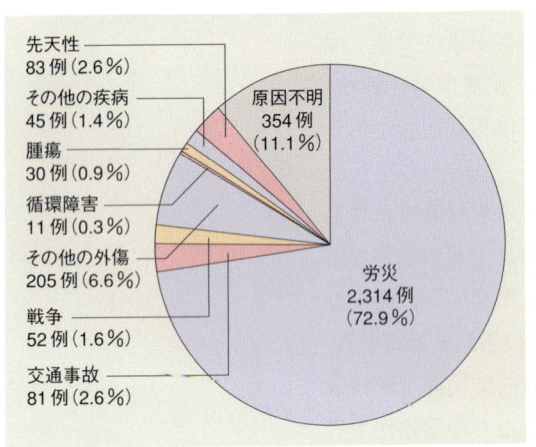

- 先天性 83例（2.6%）
- その他の疾病 45例（1.4%）
- 腫瘍 30例（0.9%）
- 循環障害 11例（0.3%）
- その他の外傷 205例（6.6%）
- 戦争 52例（1.6%）
- 交通事故 81例（2.6%）
- 原因不明 354例（11.1%）
- 労災 2,314例（72.9%）

図46 下肢切断者の原因別分類（1969〜1992年，24年間1,106例）

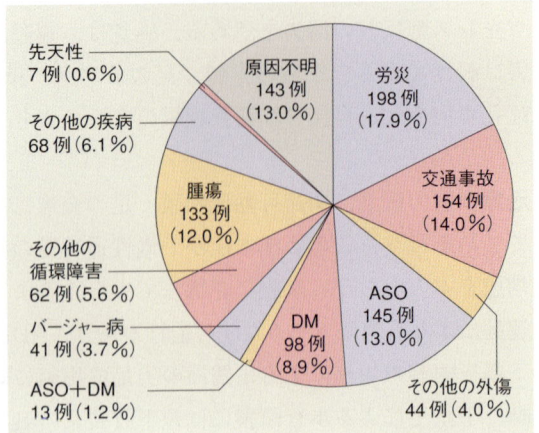

- 先天性 7例（0.6%）
- その他の疾病 68例（6.1%）
- 腫瘍 133例（12.0%）
- その他の循環障害 62例（5.6%）
- バージャー病 41例（3.7%）
- ASO＋DM 13例（1.2%）
- 原因不明 143例（13.0%）
- 労災 198例（17.9%）
- 交通事故 154例（14.0%）
- ASO 145例（13.0%）
- DM 98例（8.9%）
- その他の外傷 44例（4.0%）

査によれば，1992年の時点で血管原性の切断が労災や交通事故を抜いて第1位となっている．

切断部位では下腿切断が多く，次いで大腿切断で上肢の切断は日常診療では少ない[★1]．

切断後の死亡率は30%で，反対側下肢に血行障害[★2]のため切断を要するもの30%，切断者の50%しか義足を装着していないと報告されている（図45，46）．

切断部位の決定

切断レベルの基準

切断部位を決めるときには，外傷性の血行のよい断端であればできる限り長断端であることと，考慮すべき義足の適応を念頭において決定する．しかし，血管原性のように軟部組織の血行が側副血行路でかろうじて維持されている場合には，できる限り侵襲の少ない切断肢が望ましい．

検査法としては血管造影（アンギオグラフィ），MRA，サーモグラフィなどや超音波，RI，経皮的酸素分圧測定が用いられる．患者の体力や生命予後から再手術の危険も避ける必要がある．

切断前の処置と患者・家族指導における看護師の役割

ASOなどでは，重篤な併存症（DM，動脈硬化症，高血圧，高脂血症，慢性腎不全）があり，術前に全身管理をしっかりと行う必要がある．重症度に応じて手術者だけでなく他科の医師の応援も必要である．さらに手術前のインフォームドコンセントへのかかわりも重要であり，看護師もリハビリテーションスタッフと協同して参加し，クリニカルパス（表22，23）なども提示して患者や家族との理解を

★1 切断部位別名称と義肢

下肢
- 下腿切断 transtibial；TT；下腿義足
  below-knee amputation；BK amputation
- 大腿切断 transfemoral；TF；大腿義足
  above-knee amputation；AK amputation

上肢
- 前腕切断 transradial；TR；上腕義手
  below-elbow amputation；BE amputation
- 上腕切断 transhumeral；TH；上腕義手
  above-elbow amputation；AE amputation

関節離断 disarticulation

各名称は国際義肢装具連盟で統一されている．

（黄色）従来の名称．

★2 反対側下肢の血行障害

ASOでは切断足だけでなく全身に病変が及んでおり，反対側にも血行障害が起こることが多いので注意が必要である．予後は不良．

表22 外傷性下肢切断のクリニカルパス

	第1日	第2日	第3日	第4〜6日
担当医	・救命処置 ・下肢切断術 ・リハ依頼	・術後検査 ・創傷処置 ・疼痛管理 ・全身管理	・創傷処置 ・全身管理	・創傷処置 ・全身管理
リハ医		・診察 ・リハ処方 ・MSW依頼	・ソフトドレッシング	
看護師（NS）	・術後ケア	・適切肢位の保持 ・禁止動作指導	・適切肢位の保持 ・ADL援助	・適切肢位の保持 ・ADL援助
理学療法士（PT）			・機能評価 ・ROM訓練 ・ベッド上移動訓練 ・移乗動作訓練 ・健側筋力増強訓練	・ROM訓練 ・禁止動作指導 ・ソフトドレッシング指導 ・車椅子移動訓練 ・松葉杖歩行訓練
作業療法士（OT）			・機能評価 ・病棟ADL援助	・ADL訓練
医療ソーシャルワーカー（MSW）			・初回面接・情報収集	
着肢装具士（PO）				

適応：若年の外傷性下肢切断，断端管理はソフトドレッシング法．
除外：重篤な合併症，多発外傷，内部臓器損傷．

深める．さらに多くはないが術前リハ訓練として隣接関節の拘縮予防，ADL訓練を行う．しかし血行障害に加えて感染症を起こせば手術は困難となるので，壊死部や周囲組織には細心の注意を払わねばならない．

切断術の内容

麻酔は術後の血行改善や疼痛管理のためには持続硬膜外麻酔が優れている．通常3〜4日間持続する．手術ではTTでは長後方皮膚弁（図47），TF（義足適応がある場合）では筋膜縫合術（図48）が用いられるが，軟部組織の血行を第一義として選択される．

切断直後のリハ看護師の役割

外傷による切断とASOやDMとの術後リハの違いを明確にして対応する必要がある．

外傷の断端成熟

外傷による切断では術直後義肢装着法（IPPF）★3 が優れている．しかし弾性ギプス包帯を使用するので技術的な修練が必要で，日ごろから扱い慣れている専任の義肢装具士のもとでギプスソケット用の義肢セットが必要である．この方法は切断端の成熟を速め，早期義肢装着訓練が可能なため，在院日数を短縮することができる．さらに義肢に要求される禁忌肢位も防止できるので，看護を推進して

★3 IPPF
immediate postoperative prosthetic fitting の略．切断直後からギプスソケットと仮義肢をつけて，翌日からリハ訓練を開始するアプローチであるが，切断者の高齢化に伴い，最近ではrigid dressingとして断端にギプスソケットを作り，創の治癒状況を考慮しながら訓練することが多い．

表23　老人の血管原性下腿切断のクリニカルパス

	第1日	第2日	第3日	第4〜6日
担当医	・術前検査 ・リハ依頼	・切断レベル決定 ・内科依頼 ・麻酔科依頼 ・手術の説明と同意	・下肢切断術	・術後検査 ・創傷処置 ・全身管理 ・疼痛管理
リハ医	・診察 ・切断レベル決定 ・リハ処方 ・MSW依頼			・断端管理 ・ソフトドレッシング ・リハ処方
NS	・入院オリエンテーション	・病棟ADL援助	・術後ケア	・術後ケア ・適正肢位の保持 ・禁止動作指導
PT		・機能評価 ・ROM訓練 ・ベッド上移動訓練 ・移乗動作訓練 ・健側筋力増強訓練		・ROM訓練 ・禁止動作指導 ・立位訓練 ・車椅子移動訓練 ・筋力増強訓練
OT		・機能評価 ・病棟ADL援助		・ADL訓練
MSW		・初回面接・情報収集		
PO				

適応：老人のASOによる下腿切断，断端管理は弾性包帯法．
除外：重篤な合併症，術後肺合併症，健側の著しい筋力低下，認知症．

いく面でも有利である（図49）．

血行障害の断端成熟

一方，ASO，DMなどの血行障害例ではギプスソケットを使用すると断端の状況が把握できない欠点があり，従来からのソフトドレッシングが多用される．空気圧を利用した断端管理装置もあるが，高額装置で一般には普及していない．ハドマー®やフロートロン®は，術後創治癒してから断端の浮腫の改善や成熟促進の目的に使用される★4．

術後の禁忌肢位

術後の禁忌肢位の回避（図50）は，歩行や上肢のADLを推進していくうえで問題となるので厳格に術後管理において義肢装着まで守るように指導する．車椅子移動でも膝関節を伸展させるために板などを使用する工夫が必要である．

ソフトドレッシングの指導

ソフトドレッシングは看護手技の基本であり，患者や家族にも指導できないといけない（図51）．

断端袋もいろいろな種類が開発されているので患者のADL能力をふまえて病棟生活でも用いる．術後の病棟生活での看護からの指導

★4　ハドマー®，フロートロン®
上肢や下肢の浮腫に対して，空気圧を利用して末梢から中枢に向けて行う物理療法の一つ．

第7日	第11～13日	第14日	第15～28日	第29日以降
・全身管理 ・創傷処置	・全身管理	・全身管理	・全身管理	・退院
・リハ・カンファレンス ・リハ処方	・仮義足処方	・リハ・カンファレンス ・リハ処方	・退院指導 ・身体障害診断 ・リハ病院紹介 ・歩行補助具処方	・外来リハ継続 ・リハ病院転院 ・リハ病棟転科 ・義足歩行訓練継続
・リハ・カンファレンス ・機能評価	・断端ケア ・ADL 援助	・リハ・カンファレンス ・機能評価	・断端ケア ・断端自己管理指導 ・生活指導	
・リハ・カンファレンス ・機能評価	・断端訓練 ・ROM 訓練 ・筋力増強訓練 ・立位歩行訓練 ・車椅子駆動訓練	・リハ・カンファレンス ・機能評価	・義足装着訓練 ・筋力増強訓練 ・断端訓練 ・立位歩行訓練 ・車椅子駆動訓練	
・リハ・カンファレンス ・機能評価	・ADL 訓練 ・筋力増強訓練	・リハ・カンファレンス ・機能評価	・ADL 訓練 ・IADL（APDL）訓練 ・生活指導	
・リハ・カンファレンス		・リハ・カンファレンス	・福祉制度利用の指導	
	・仮義足採型		・仮義足仮合わせ ・歩行補助具作製 ・車椅子貸し出し	

図47 下腿切断における皮膚弁

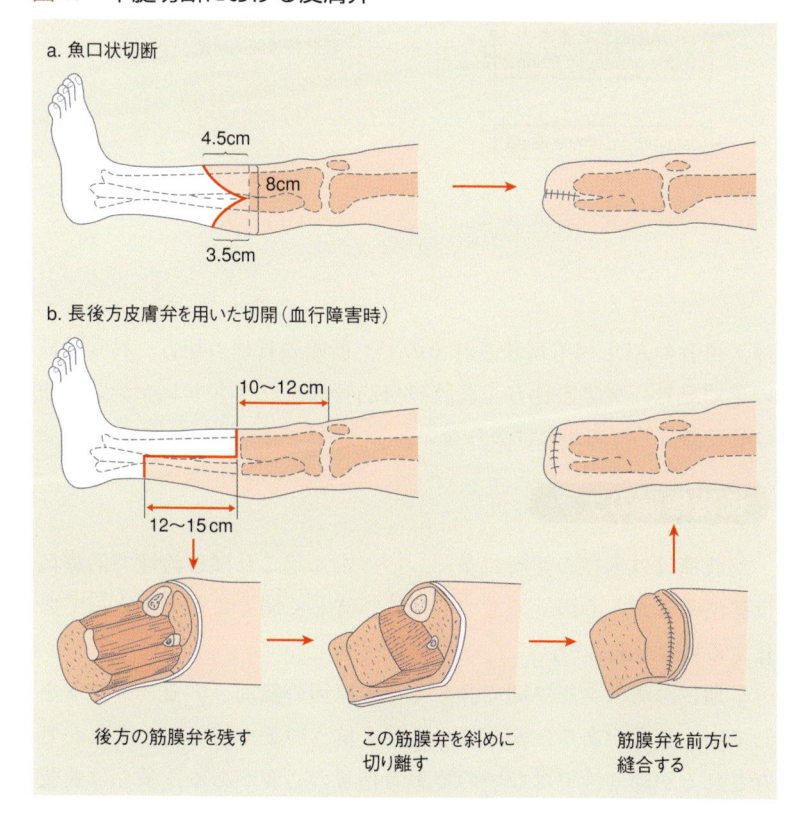

a. 魚口状切断

4.5cm
8cm
3.5cm

b. 長後方皮膚弁を用いた切開（血行障害時）

10～12 cm
12～15 cm

後方の筋膜弁を残す　　この筋膜弁を斜めに切り離す　　筋膜弁を前方に縫合する

図48　筋膜縫合術

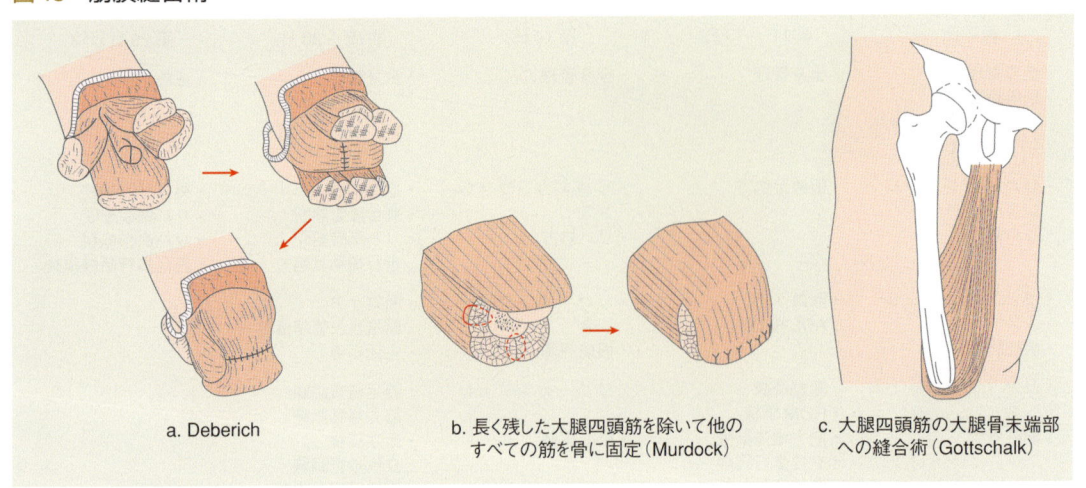

a. Deberich

b. 長く残した大腿四頭筋を除いて他の
すべての筋を骨に固定（Murdock）

c. 大腿四頭筋の大腿骨末端部
への縫合術（Gottschalk）

図49　切断直後のケアと義肢装着法の傾向

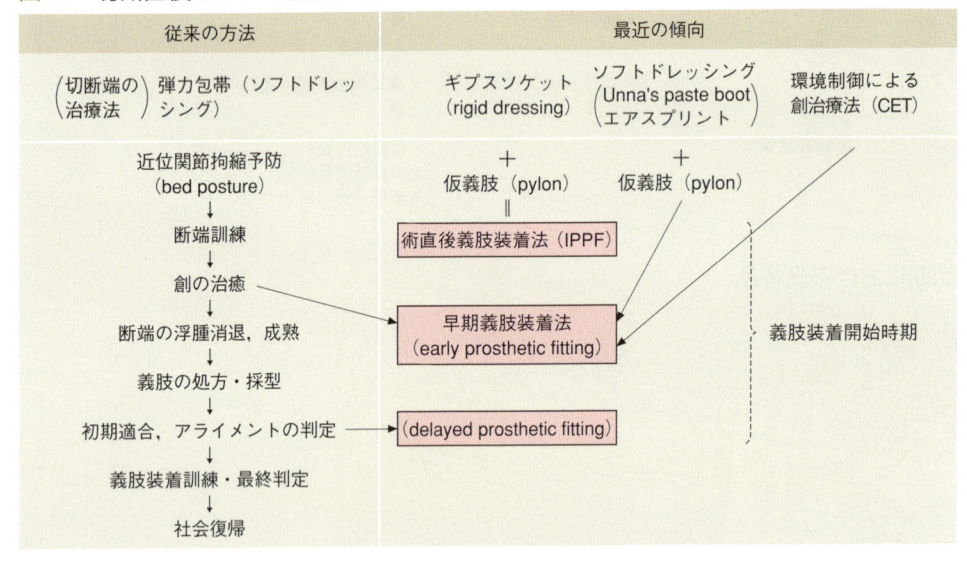

従来の方法	最近の傾向		
（切断端の治療法）弾力包帯（ソフトドレッシング）	ギプスソケット（rigid dressing）	ソフトドレッシング Unna's paste boot エアスプリント	環境制御による創治療法（CET）
近位関節拘縮予防（bed posture）↓ 断端訓練 ↓ 創の治癒 ↓ 断端の浮腫消退，成熟 ↓ 義肢の処方・採型 ↓ 初期適合，アライメントの判定 ↓ 義肢装着訓練・最終判定 ↓ 社会復帰	＋仮義肢（pylon）＝ 術直後義肢装着法（IPPF） → 早期義肢装着法（early prosthetic fitting） → (delayed prosthetic fitting)	＋仮義肢（pylon）	義肢装着開始時期

は，患者のADLにも反映されるので，断端の管理の仕方，異常徴候の早期発見，ケアの仕方，義肢の自己管理，ソフトドレッシング法はぜひ修得しておかねばならない．

術後疼痛のケア

　幻肢痛は外傷性の切断に多く，いったん起これば難治性で治療には難渋するが，心因性のものも多く，詳しく聞くことでかえって悪化する場合もある[★5]．
　早期に医療スタッフ間で詳しくその原因の鑑別・アセスメントをしていく必要がある．薬剤についても抗うつ薬や抗てんかん薬が処方されるが即効性ではないので患者指導の必要がある．多くは義肢

★5 幻肢痛のメカニズム
phantom painと同義で，四肢が切断されたあとでも幻肢と幻肢痛が残っている現象である．早期に義肢装置を施行した切断者では少ないことから，脳における身体図式が残存しており，末梢からの刺激に対して支配領域だった知覚神経末が強く反応するとするものが多い．

図 50 切断術後とってはいけない肢位

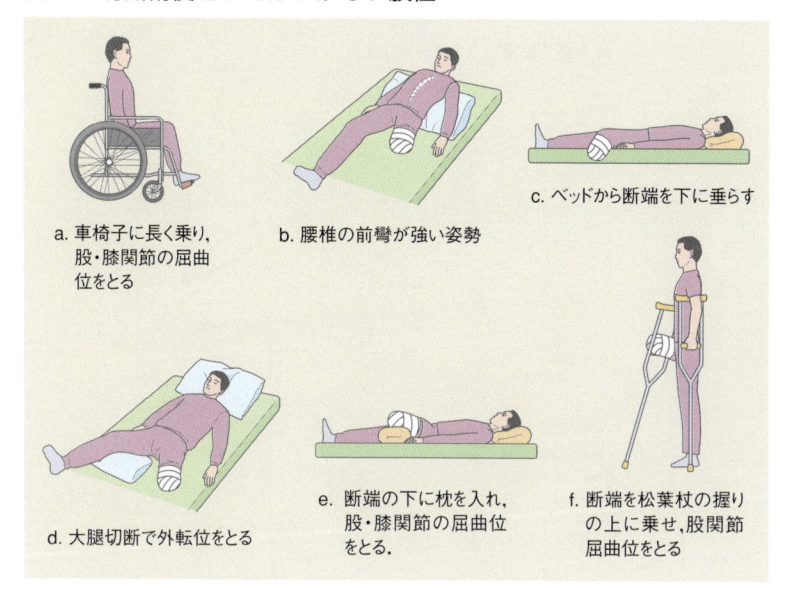

a. 車椅子に長く乗り、股・膝関節の屈曲位をとる
b. 腰椎の前彎が強い姿勢
c. ベッドから断端を下に垂らす
d. 大腿切断で外転位をとる
e. 断端の下に枕を入れ、股・膝関節の屈曲位をとる.
f. 断端を松葉杖の握りの上に乗せ、股関節屈曲位をとる

の適合がうまく進行し，ADLが改善すれば解消されることが多い．

切断後の早期リハ

義足の理学療法と看護師の役割

術前から早期の関節可動域（ROM）訓練と疼痛を避けた筋力回復訓練を時間が許せば処方する．しかし多くの例では，ASOなどを除けば受傷直後に家族または本人へのインフォームドコンセントを得たうえで行われることが多く，術後管理から看護師がかかわることになる．

術後管理の要点は全身管理と感染対策，術後不良肢位の防止，早期離床，ベッドから車椅子への移乗，車椅子からトイレへの移乗などのリハ看護である．

下肢切断では，歩行に向けた断端のROM維持が重要である．

保険制度上では治療用として仮義足が処方される．断端の成熟をいかに早期に仕上げることができるかと早期歩行能力を獲得するためにも重要である．

術直後義肢装着訓練での状況を図52，53に示す．ギプスソケットと仮義足セット（図54）が必要で，頻回にギプスソケットは交換される必要がある．健足も血行状態からは筋力の低下が自明なので，しっかりと訓練されるべきである．しかし運動負荷の程度は運動時の経皮的酸素分圧などでモニターしながら至適負荷量を決める必要がある．また術後訓練が本格的に開始されれば，断端の保清（図55）や弾力包帯の巻き方にも看護の立場から，患者が自己管理できるよ

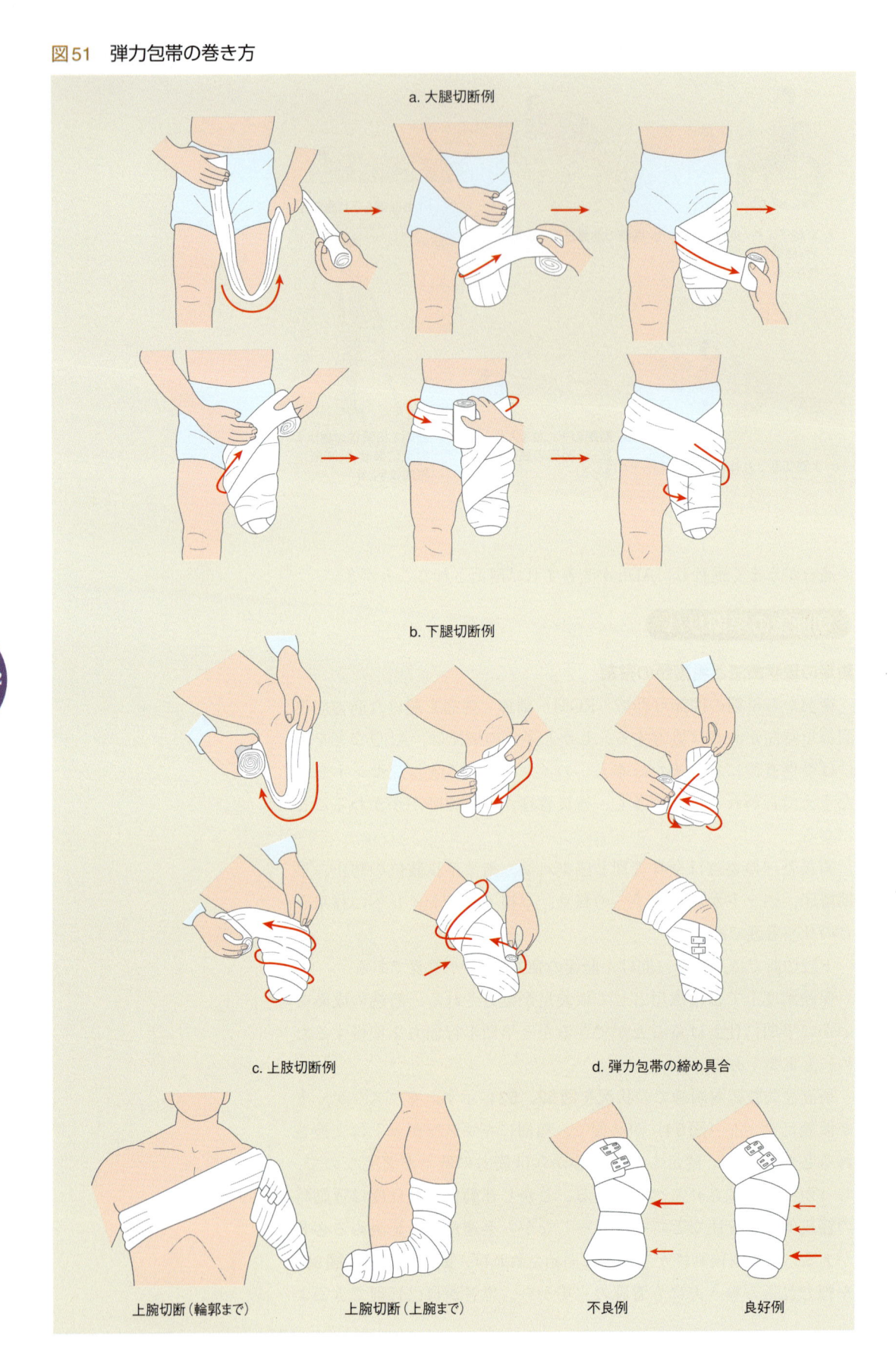

図51　弾力包帯の巻き方

a. 大腿切断例

b. 下腿切断例

c. 上肢切断例

d. 弾力包帯の締め具合

上腕切断（輪郭まで）　　上腕切断（上腕まで）　　不良例　　良好例

図52 外傷性下腿切断の術直後義肢装着訓練

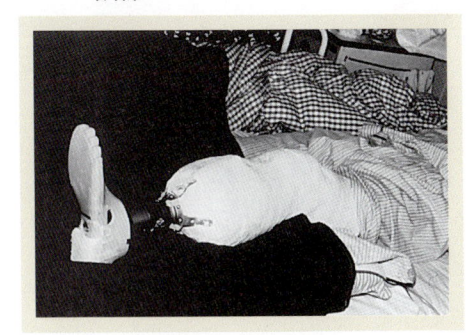

図53 外傷性下腿切断の術直後義肢装着訓練

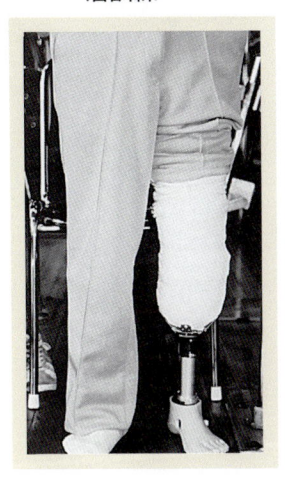

図54 仮義足側面

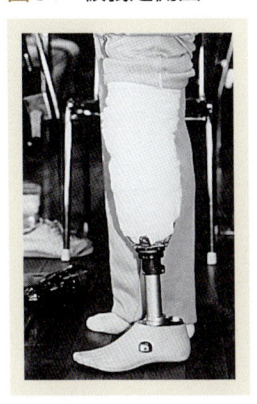

図55 断端のケア

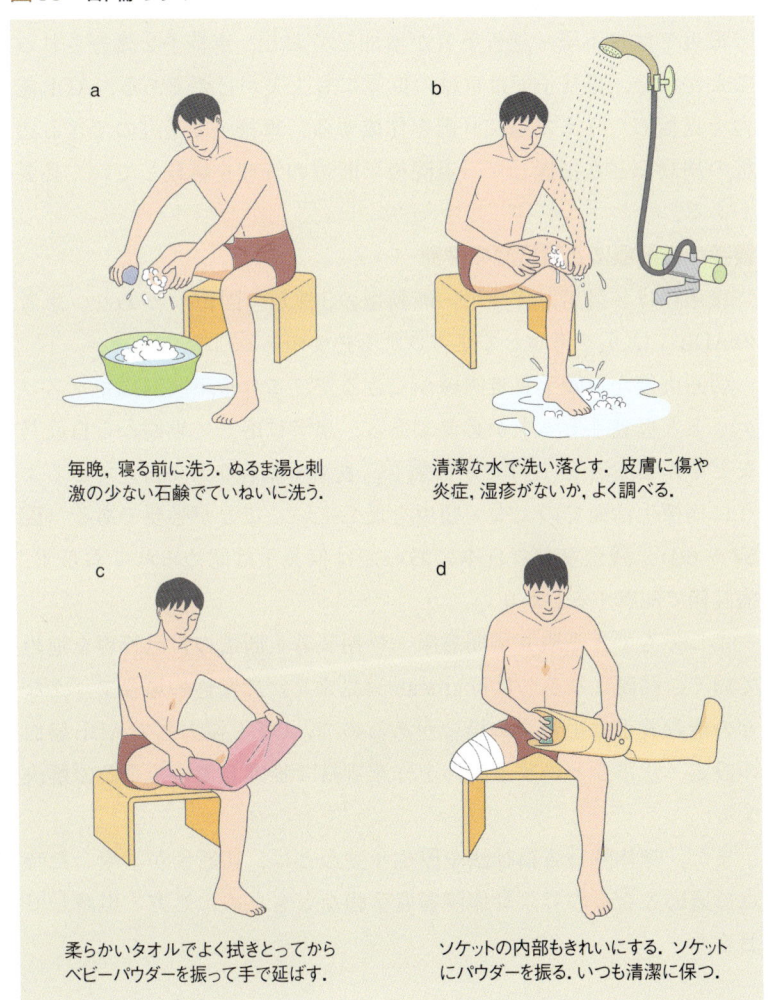

a 毎晩，寝る前に洗う．ぬるま湯と刺激の少ない石鹸でていねいに洗う．

b 清潔な水で洗い落とす．皮膚に傷や炎症，湿疹がないか，よく調べる．

c 柔らかいタオルでよく拭きとってからベビーパウダーを振って手で延ばす．

d ソケットの内部もきれいにする．ソケットにパウダーを振る．いつも清潔に保つ．

主な疾患のリハビリテーション

463

四肢切断

図56 義手の種類

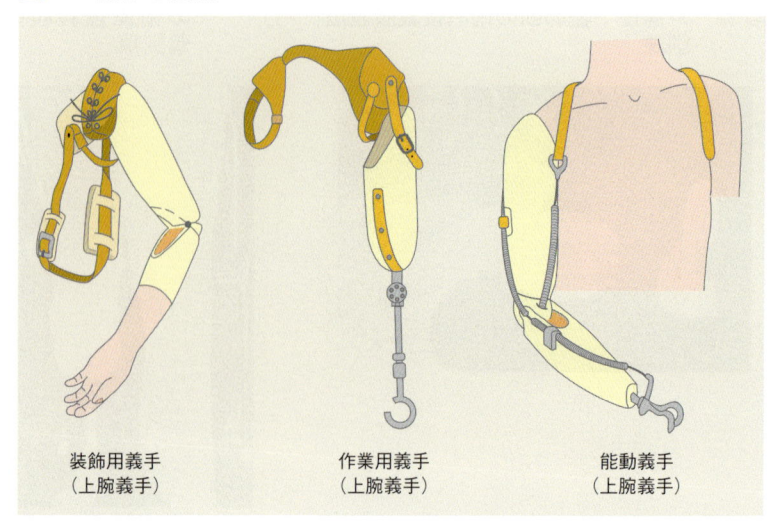

装飾用義手
（上腕義手）

作業用義手
（上腕義手）

能動義手
（上腕義手）

うに指導しなければならない．

　最近では腎不全・透析患者が増加しており，車椅子を処方されることが多い．車椅子では車軸の位置にも工夫が必要である．ADL能力を見極めたうえで退院計画を作成する．車椅子で送迎のできる透析の施設なども把握して，退院後の断端の管理を継続していく必要がある．

義手の作業療法と看護師の役割

　義手には装飾用・作業用・能動型の3種類（図56）があり，患者のADL・QOLを考慮して処方される必要がある．

　切断直後から義手装着訓練ができるが，これも下肢同様ギプスソケットと仮義手セットが必要である．患者に応じて早期から自助具などを作業療法士（OT）が作製し，食事や整容などが自立できるように病棟生活面での工夫・頻用を促していくことが必要である（図57〜60）．残念ながら日本においては仮義手は認められておらず，病院側で配慮するしかない．

　ここでもできる限り早期離床・早期装着・断端の自己管理を進めていく．問題となるのはcosmesis（見栄え）で女性の場合フックなどの能動義手は拒否する場合があるので，OTと協力してADL場面の設定，炊事などの家事動作を作業訓練で推進していくことで解決する．

　また，身体障害者福祉法や厚生年金などは，切断創が治癒した時点で適応となるので，身体障害者手帳なども早めに処方・申請しておく．

図57 電撃傷による両上肢切断者の食事訓練

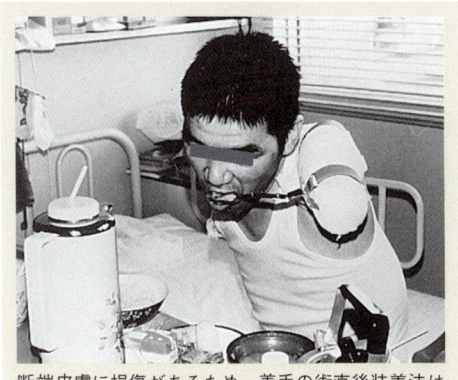

断端皮膚に損傷があるため，義手の術直後装着法は施行しなかった．

図58 前腕切断の早期義手装着訓練

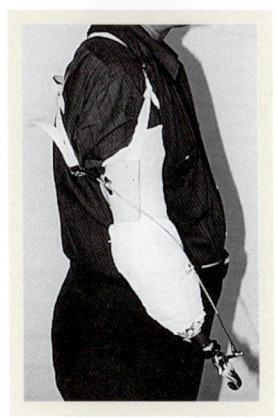

図59 両上肢切断者の自動車ドアキー操作

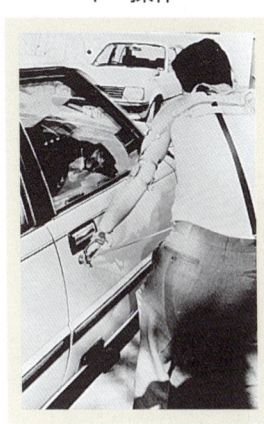

図60 電撃傷による両上肢切断者の足での自家用車運転

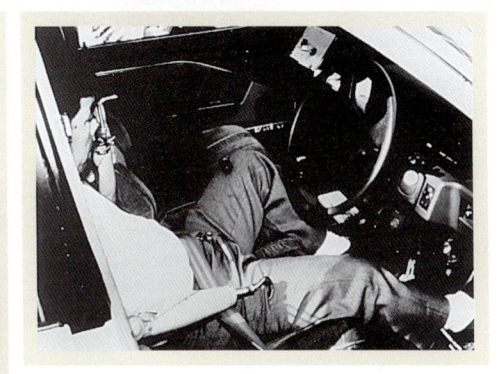

義肢の支給体系

　厚生年金保険，労働者災害補償保険，共済組合，船員保険などのさまざまな基金や身障手帳による措置とがあるので，それを活用することで早期退院，早期社会復帰を図っていくことが重要である．それぞれの基金の活用，巡回相談などを利用するため医療ソーシャルワーカー（MSW）と連携していくことを忘れてはならない．各種診断書類なども早めにしないと決裁まで待機期間があるので，諸サービスの活用に精通して患者，家族を指導する．労災保険での給付の仕組みを**表24**に示す．

今後の義肢開発の動向

　基本はQOL対応，和式生活への対応（靴の履き替え，正座，和式

表24 義肢の申請から支給を受けるまでの手続き

申請者がすること	関係者がすること
1. 所轄の監督署に行って義肢等支給・修理申請書（様式6号）をもらい，必要事項を記入して提出．処方を受けたい病院や製作してほしい業者を指定することができる．わからないことがあれば係官に聞く	2. （監督署）障害の部位や申請したい義肢等の内容，業者や病院についての希望を確認し，書類を労働基準局に送付
	3. （基準局）申請の内容を審査し，支給する必要があると決定したら申請者に承認書を郵送．同時に，指定の病院へ採型（かたどり）指導の依頼書を発送
4. 指定した業者から連絡があったら，義肢等支給・修理承認書を持って指定の採型指導病院へ行き，処方と採型を受ける．そのとき，義肢の部品や機能について希望したいことがあれば，遠慮せず具体的に要望を示す（注文服で仮縫いをするのと同様，義肢の場合にも仮合わせをしたほうが間違いなく仕上がる．そのため製作の中間で病院や製作所へ出向く必要がある）	承認
	5. （処方医）製作する義肢装具の材料や部品など細かく指示をした処方箋を製作業者に渡す
	6. （指定業者）処方箋に基づいて採型をし，製作費用の見積書を基準局に提出
	7. （基準局）見積書の内容をチェックしてから注文書を業者に送付
	8. （指定業者）処方箋で指示された材料や部品を使って義肢を製作する．複雑な義肢では仮合わせをする
	義肢ができ上がると，病院と適合判定を受ける日を打ち合わせて申請者に連絡
9. 義肢ができあがると適合判定のために指定病院へ行く．適合判定医が診察をして，義肢が指示したとおりに作られているか，よく合っているかをチェックする	10. （判定医）合格すると適合証明書を書いて業者にわたす
12. 業者から義肢を受け取る	11. （指定業者）でき上がった義肢に適合証明書を添えて基準局に行き，係官の検収を受ける．申請者に義肢をわたし，最後に製作費用を基準局へ請求する
13. 病院まで行ったときの旅費は"義肢の採型旅費支給申請書"を監督署経由で基準局に提出すると指定した口座に振り込まれる	

トイレ，季節格差への対応），cosmesis（いかに見栄えを実物に近づけるか），スポーツ用義肢（水泳，トラック競技，その他のレクリエーション・趣味用），断端とのfitting改善，装着感の改善，電動義手，インテリジェント継ぎ手，耐用年数の改善，生体親和性の高い材質・材料の開発・軽量化，義肢作製の短縮化，その場で再交付・装着・完成，などがあげられる．

（住田幹男）

● 参考文献
1) 日本整形外科学会・日本リハビリテーション医学会監：義肢装具のチェックポイント，第5版．東京：医学書院；1998.
2) 澤村誠志：リハビリテーション医学全書．切断と義肢，第3版．東京：医歯薬出版；1997.
3) 財団法人労災年金福祉協会編：義肢と装具．1994.
4) Levy SW, et al：Skin problems of the amputee．USA：Warren H. Green；1983.

関節リウマチと膠原病

関節リウマチ

病態

関節リウマチ（rheumatoid arthritis；RA）は原因不明の慢性進行性の多発性関節炎である．疾患の本態は自己免疫性の関節炎および全身症状であり，膠原病（びまん性結合組織疾患）に分類される．有病率は0.3～1.5％で，日本では約70万人が罹患していると推定される．男女比は1：3～5で女性に多く，30～50歳代の発病が多い．発症は左右対称性の関節炎，朝の手指のこわばりが数週間で徐々に進展することが多いが，急激な多関節炎で発症することもある．発病初期の診断は容易ではなく，アメリカリウマチ学会の分類基準（表25）に示すように，臨床症状，検査所見，X線検査所見から総合的に診断される．

関節所見は初期には熱感，腫脹，疼痛が著しく，関節軟骨の破壊，骨破壊の進行に伴い，関節の摩擦音，関節拘縮・変形，腱断裂，関節強直をきたす[★1]．

関節外症状として，非特異的壊死性肉芽腫であるリウマトイド結節が前腕伸側，アキレス腱，坐骨部，中足趾節関節，手指屈筋表面などに生じる．また，血管炎が皮膚，神経，内臓にみられることがある[★2]．他にシェーグレン（Sjögren）症候群に伴う乾燥性角結膜炎，間質性肺炎，心膜炎，頸椎病変に伴う脊髄症状，手根管症候群を代表とする絞扼性末梢神経障害など，多彩な全身症状がみられる．

血液検査所見は，赤血球沈降速度の亢進，C反応性蛋白（CRP）の陽性が炎症の程度と相関する．変性したγ-グロブリンに対する抗体であるリウマチ因子（rheumatoid factor；RF）は患者の70～80％で陽性となり，異常高値は予後不良を示唆する[★3]．X線検査では関節軟骨の破壊に伴う関節裂隙の狭小化，骨皮質のびらんを認める（表26）．

治療

現時点で根治的治療はなく，薬物療法，外科的治療，リハビリテーション，基礎療法を治療の4本柱として，症状の進行を抑えることにとどまっている．

内科的治療：非ステロイド性抗炎症薬（non-steroidal anti-inflamma-

[★1] 関節病変は，滑膜の微小血管の損傷に始まり，炎症性細胞浸潤，滑膜の増殖，炎症性肉芽形成（パンヌス，pannus）という増殖性変化が生じ，この肉芽組織は滑膜，関節軟骨，靭帯，腱，骨を侵襲し破壊する．

[★2] 血管炎の症状が強いものをわが国では悪性関節リウマチという．

[★3] その他の検査所見
他に，正球性正色素性貧血，高γ-グロブリン血症，低補体血症，血小板増多，好酸球増多などがみられる．滑液検査では半透明で粘性が低下し，無菌性の多形核白血球主体の細胞数増多が特徴的である．

表25 RAの分類基準

基準	定義
1. 朝のこわばり	関節とその周囲の朝のこわばりが最大限改善するまでに少なくとも1時間続くこと
2. 3か所以上の関節炎	少なくとも3か所の関節で同時に軟部組織の腫脹または関節液貯留（骨の過成長だけであってはならない）が医師により確認されること．発症可能部位は14か所，すなわち左右のPIP（近位指節間），MCP（中手指節間），手関節，肘，膝，足，MTP（中足趾節間）の関節とする
3. 手関節炎	手関節，MCP，またはPIPの関節の少なくとも1か所に腫脹（定義は上記に同じ）が確認されること
4. 対称性関節炎	身体の左右の同じ関節部位が同時に罹患していること（定義は上記2に同じ） （ただし，PIP，MCP，MTPの両側性罹患については対称性が完全でなくてもよい）
5. リウマトイド結節	骨突起部，伸展筋表面，または傍関節部位に皮下結節が医師により確認されること
6. 血清リウマチ因子	血清リウマチ因子が異常高値を示すこと．測定法は問わないが，正常対照での陽性率は5%未満であること
7. X線異常所見	手指または手関節の前後撮影によるX線写真上でRAの典型的な所見が認められること．こうした所見には，罹患関節に局在した，あるいはその関節周辺に最も顕著な，関節のびらんや明瞭な骨の脱石灰化が含まれていること（変形性関節症の所見だけではこれに該当しない）

これらの7項目のうち少なくとも4項目が該当している場合，RAとみなす．基準1〜4は少なくとも6週間継続していなければならない．2つの臨床診断がなされた患者であっても除外しない．"定型的な（classic）"あるいは"確実な（definite）"また"疑い（probable）"といった表現は使わない．

(日本リウマチ学会編：リウマチ入門，第11版，日本語版．東京：萬有製薬；1999)

表26 RAの病期分類

stage I 初期	*1. X線写真上の骨破壊像はない 2. X線写真上の所見として骨粗鬆症はあってもよい
stage II 中期	*1. X線学的に軽度の軟骨下骨の破壊を伴う，あるいは伴わない骨粗鬆症がある．軽度の軟骨破壊はあってもよい *2. 関節運動は制限されていてもよいが，関節変形はない 3. 関節周囲の筋萎縮がある 4. 結節および腱鞘炎のような関節外軟部組織の病変はあってもよい
stage III 高度進行期	*1. 骨粗鬆症に加え，X線写真上の所見として軟骨および骨の破壊がある *2. 亜脱臼，尺側変位，あるいは過伸展のような関節変形がある．線維性または骨性強直を伴わない 3. 強度の筋萎縮がある 4. 結節および腱鞘炎のような関節外軟部組織の病変はあってもよい
stage IV 末期	*1. 線維性あるいは骨性強直がある 2. それ以外はstage IIIの基準を満たす

*特にその病期，あるいは進行度に患者を分類するために必ずなければならない項目．

(日本リウマチ学会編：リウマチ入門，第11版，日本語版．東京：萬有製薬；1999)

★4 NSAID
NSAIDはプロスタグランジンの合成を阻害することにより炎症と疼痛を抑制するが，疾患本態を治療するものではない．

★5 DMARD
DMARDには金製剤，メトトレキサート，ペニシラミン，アザチオプリン，スルファサラジンなどがあり，炎症を軽減し骨びらんを抑制すると考えられている．

tory drug；NSAID)★4，疾患修飾性抗リウマチ薬（disease modifying anti-rheumatic drug；DMARD)★5，副腎皮質ステロイド★6を患者の病態により選択し，組み合わせて用いられる．

外科的治療：滑膜切除術，関節固定術，断裂腱の再建術，関節形成術（人工関節置換術）などがある．人工関節は股関節，膝関節，肩関節などで多く用いられ，関節痛の消失，関節拘縮の改善による日常生活の改善に大きく寄与している．

基礎療法：適度の休息と安静をとる生活リズムの獲得，栄養管理，日常生活のストレスの除去などの患者教育．

障害像

RAの障害像の特徴は，難治性，進行性であり，疼痛を主症状とする疾患であるため，①身体的苦痛とともに精神的苦痛が大きいこと，②関節拘縮，関節変形をきたすため日常生活での障害が大きいこと，③女性に多い疾患であるため，家事動作，整容動作など女性特有の問題を考慮しなければならないことの3点である．

身体機能障害

特徴的な障害は関節拘縮と関節変形である．変形は手指，足趾などの小関節に多く，特徴的な変形をきたす（表27）．関節拘縮はあらゆる関節に生じるが，肩関節の屈曲制限，肘関節の屈曲制限，前腕の回外制限，膝関節屈曲・伸展制限などが日常生活に大きく影響する．関節拘縮，関節炎に伴い筋力低下も必発であり，筋力低下によりさまざまな動作が制限される．頸椎病変を合併すると頸部の関節拘縮，神経症状が出現する．

日常生活の制限

手指の変形により，つかむ，つまむ，握るなどの手の巧緻動作が障害されるため，箸を使う，瓶のふたを開ける，ドアのノブを回すといった動作が障害される．肩関節，肘関節の関節拘縮により，リーチ制限★7をきたす．

下肢の関節拘縮，筋力低下で最も問題となるのは，歩行障害である．また，股関節，膝関節の拘縮により，深く腰掛けたり，しゃがむことができないため，立ち上がる，座るといった基本動作が障害される．足の外反母趾，扁平足，開張足などの足部変形と足底胼胝（べんち）は足部痛を生じ，歩行時の疼痛により，歩行が著しく困難となる．家事，買い物，育児など，女性が主に従事しなければならない活動は大幅に制限される．

社会参加の制約

上肢機能の障害により，手を多く使う仕事や巧緻動作を要する仕事は困難となり，下肢機能障害により長距離の通勤も困難となるため，職業への影響は大きい．また，慢性の関節痛は患者心理に大きく影響し，抑うつ的となり，外出の機会が減り，精神的にも孤立しがちになる．手指の変形，足部の変形，下肢関節の拘縮など外見的障害も女性の心理的障害を大きくする．

リハの原則

RAは進行性，難治性の疾患であるため，リハを行うには常にその病態把握が重要である．急性炎症の時期であるのか，急性炎症期から回復する時期にあるのか，整形外科的な手術後で回復する時期に

★6 副腎皮質ステロイド薬

副腎皮質ステロイドは炎症を軽減し骨びらんを抑制するが，長期使用による副作用が二次的身体機能障害を生じるため，低用量の長期投与，中等量の短期投与，大量パルス療法などの方法が選択される．

表27　RAによる四肢の変形

MP関節	尺側偏位
PIP，DIP関節	スワンネック変形 ボタン穴変形 ムチランス変形
母指	Z変形 逆Z変形
母趾	外反母趾
足趾	槌指変形
足部	外反扁平足

★7 リーチ制限

目的とする所に手が届かないことをリーチ制限という．髪をとかす，髪を洗う，背中に手を回す（背部でボタンを留める，背中を洗う），靴下をはくといったセルフケアに支障をきたす．

表28 病期によるリハの内容

急性炎症期	回復期（関節手術後を含む）	慢性期・安定期
局所の安静，疼痛の除去 寒冷療法 固定用装具	物理療法：温熱療法，水治療法 運動療法：自動介助関節可動域訓練，等尺性筋力増強訓練，基本的動作訓練 装具療法：関節の保護，機能補助 歩行補助具，自助具の選択 作業療法：ADL訓練，自助具の導入	関節拘縮・変形の予防 装具療法（矯正用装具） 関節保護法指導 機能維持・体力維持 全身運動，プール療法 作業療法：家事動作訓練・指導

あるのか，慢性期で安定した時期にあるのかによってリハの内容は異なる．原則として，急性炎症期は安静，疼痛の除去が最優先され，回復期は積極的なリハを行い，慢性期には障害予防に重点をおき，患者教育，日常生活指導を行う（表28）．

評価とリハ計画

RAの活動性の評価

問診，理学的所見，血液検査にて，急性炎症期であるか否かを確認し，関節X線検査で関節破壊の状態を確認することは適切で効果的なリハを行ううえできわめて重要である．

身体機能の評価

疼痛，関節変形，関節可動域（関節可動域検査），筋力（徒手筋力検査），易疲労性を評価する．

日常生活活動（ADL）の評価

一般的なADLの評価（バーテル指数〈Barthel index；BI〉，機能的自立度評価表〈Functional Independence Measure；FIM〉など）に加え，リハ治療につながるADLの質の評価も重要である．すなわち，自立，介助といった二者択一的な評価ではなく，食事動作，整容動作などで，どの部分ができないのか，どうすればできるのかといったことを含めて評価すべきである．

リハ計画

患者の活動性を把握したうえで，機能の改善，維持，環境調整などの目標を設定し，最も適切なリハ種目を選択する．リハは入院で短期集中的に，また，外来で長期的に行われる．

リハの実際

患者教育

急性炎症期は安静の重要性を強調する．RAの病態の理解，検査所見の意味，薬物療法の作用機序と副作用の理解も重要である．日常生活では関節保護法として，小関節を使わずに大関節を使う，過度の関節負荷を避けるなどを教育する．

リハ看護

　入院中は上記の患者教育や，保清，栄養管理，服薬指導などを集中的に行うよい機会である．また，患者の1日の生活を把握することで，より現実的な指導が可能である★8．補装具や自助具を試用するにもよい機会である．

　外来では生活指導をする時間的余裕はないので，連絡帳などを使って情報交換をするとよい．

物理療法

　急性炎症期の関節炎には温熱療法は禁忌である．炎症症状が落ち着き，運動時の関節痛，下肢の荷重痛が主体の安定期には関節痛軽減のためさまざまな温熱療法★9が適応となる．人工関節置換術後などには運動療法の前に皮膚の伸長性を得るため，渦流浴を使用する．歩行浴は下肢関節への荷重を軽減し，歩行訓練を行うために有効である．

運動療法

　関節可動域訓練は疼痛を生じないように自動介助運動を原則とする．人工股関節置換術後の関節可動域訓練は脱臼を生じやすい肢位に注意する．拘縮のある関節は温熱療法で前処置をした後にストレッチを行いながら関節を他動的に動かす．筋力増強訓練は関節運動を生じない等尺性訓練を原則とする．基本動作訓練は機能障害の強い関節に負担がかからないように，安全な方法を選択し，指導する．歩行訓練は，適切な装具や歩行補助具を選択し，下肢関節への免荷を工夫する．肥満や下肢荷重痛が著しい場合，両側の関節置換術を行った場合などは歩行浴が有効である．

作業療法

　日常生活での関節保護法の指導（表29）は作業療法士の重要な役割である．また，環境整備によりできるだけ無駄な労力をかけずに日常生活が送れるよう指導する．たとえば高い所の戸棚は使わず，キャスター付きの移動引き出しなどに整理する．手指の関節保護および変形予防のため，手指の装具を作製する．自助具★10は市販のものを紹介したり本人の使用目的，身体機能にあった自助具を作製する．上肢関節の温熱療法や関節可動域訓練，等尺性筋力増強訓練も作業療法に含まれる．

装具療法

　関節痛の軽減，関節の固定・支持，弱化した筋力の補助のため装具を使用する．手指のスプリントとして尺側偏位防止スプリント，ボタン穴変形矯正スプリント，スワンネック変形矯正スプリントなどが多く用いられる．日常生活で簡便に使用するため伸縮性のテーピングも有効である．足部変形，足底胼胝のため既製の靴では歩行

★8
育児や性生活などプライベートな生活上の問題に対する助言も入院中に十分な時間をとって行うとよい．

★9 温熱療法
ホットパックは最も簡便な表面温熱である．湿熱であるため皮膚の湿潤性も高まり，心理的にもリラクセーションが得られ，運動療法の前処置として有効である．マイクロウェーブ・超音波は関節内部に作用する深部温熱である．パラフィン浴は手指・手関節の小関節の温熱に有効である．

★10
リウマチ患者に便利な自助具には，リーチャー，ソックスエイド，ボタンエイド，坐薬挿入器，ループ付きタオル，長柄のヘアブラシ，太柄のスプーン・フォーク，滑り止めマット，瓶のふた開けなどがある．

表29　関節保護法

関節名	Swezey	Melvin
肩関節	・両手を使う（一側上肢に負担をかけない） ・戸棚など最小限の動きで届くように配置する ・リーチャー，踏み台などの利用 ・ショッピングカートの利用	・痛みが増す動作は行わない ・痛みのある側から袖を通し，痛みの少ない側から脱ぐ ・ROM制限のあるときは自助具を使用
肘関節	・両手を使う	・痛みを伴う動作は避ける ・自助具の利用
手関節	・両手を使う ・大きい関節への荷重（ハンドバッグをショルダーバッグに変える） ・荷物を軽く，小さくする ・道具の利用（よく切れるナイフ，電気鉛筆削りなど）	・掌屈，回旋を伴う動作を避ける ・重いものを持つ，引っぱることを避ける ・橈屈を伴う動作を避ける ・安静時に尺屈を避ける ・手関節を中間位で使用する ・物を持つときは前腕，体幹を使う
中手指節間関節	・同上	・両手で物を持つ ・指の代わりに掌を使う ・ループストラップの利用
指節間関節	・同上	・手内筋プラスの肢位を避ける（本を持つ，手の甲で頬づえをつく） ・指の屈曲を避ける
股関節	・歩幅の調節 ・物を拾うためのリーチャーの使用 ・杖の使用 ・ヒールの補高（脚長差の補正）	・減量 ・しゃがみ動作を避ける ・椅子の高さの調節
膝関節	・杖の使用 ・リーチャーの使用 ・椅子の高さの調節 ・手すりの使用	・不整地の歩行を避ける ・階段の昇りは健側から，降りは痛む側から ・膝伸筋の強化 ・サポーターの使用
足関節，足	・履き物，中敷きの工夫	・適切な靴，中敷き
頸椎	・顎を引いた姿勢 ・自助具の利用（長いストロー，特殊なコップ，プリズムグラス） ・日常使用する物を目の高さに配置 ・リーチャー，踏み台の利用	・頸を中間位に保つ（頸と背部を一直線に） ・カラーの装着 ・机の高さは杖を支える高さに ・傾斜したテーブルの使用 ・目の高さに本を置く ・うつぶせで寝ない ・硬いマットレスの使用 ・かぶりシャツは避ける
胸腰椎	・腰部支持のしっかりした椅子を使用 ・床の物を持ち上げるときはしゃがんだりひざまずいたりした姿勢で行う ・手押し車の利用 ・座席の調整 ・自助具の使用（リーチャー，長柄の靴べら）	・腰背部をまっすぐに保つ ・腰背部のストレスを少なくする ・背筋のリラクセーション ・背もたれがまっすぐの椅子 ・長時間の座位を避ける ・膝の位置を高くした座位姿勢 ・腰背部の回旋を避け，体全体を回転させる ・しゃがんで物を持つ ・横向きに寝る ・膝の下に枕を入れて寝る

(Swezey RL：Essential therapies for joint, soft tissue, and disc disorders. Philadelphia：Hanley & Belfus；1988；Melvin JL：Rheumatic disease in the adult and child：Occupational therapy and rehabilitation, 3rd ed. Philadelphia：FA Davis；1989より改変)

ができない場合は靴型装具を処方する．下肢の関節障害に対しては，股装具，膝装具，歩行補助具（杖，歩行器）の選択も重要である．長距離歩行ができない例では，社会参加を維持するため早期に電動車椅子[★11]の使用を検討する．

環境整備

家庭・職場のバリアフリー化，家具の適切な配置，台所の流しの高さ調整，便座・ベッドの高さ調整，段差解消機，階段昇降機などにより自立度は高まる．

その他の膠原病

若年性関節リウマチ

小児の慢性関節炎を若年性関節リウマチ（juvenile RA；JRA）という★12．通常，全般的予後は成人のRAより良好だが，多関節型では成人RAと同様重度の身体障害をきたす．運動の活発な学齢期での運動制限と関節保護，学校生活での問題，友人関係の心理的問題など，小児期特有の問題に適切な対応，支援が必要である．

全身性エリテマトーデス

全身性エリテマトーデス（systemic lupus erythematosus；SLE）は，主として若い女性に発症し，細胞核成分に対する抗体産生と皮膚，関節，腎，血管，漿液性膜などの病変による多様な臨床症状を特徴とする自己免疫疾患である．多発関節炎，関節痛は患者の80〜90％に起こるが，RAと異なり骨や軟骨のびらんや破壊をみることはない．筋炎および治療の副作用として筋痛，筋力低下をみることがある．また，関節痛，中枢神経・末梢神経症状として，運動感覚麻痺をきたすことがある．

関節拘縮，筋力低下，運動感覚麻痺により，身体機能障害をきたした例にリハが適応となる．運動負荷を行う際には腎機能低下やステロイド薬の影響による肥満，骨粗鬆症に注意が必要である．

全身性硬化症

皮膚，関節，内臓の血管異常を特徴とする原因不明の慢性結合組織疾患で，皮膚に限定された限局性強皮症と内臓病変のあるびまん性強皮症に分類される．自己免疫性の広範な小血管病変と結合組織の線維化が病理学的特徴である．手足末梢のレイノー（Raynaud）現象★13，皮膚硬化に伴う関節拘縮，関節痛，筋力低下，筋萎縮により身体機能障害をきたす．拘束性換気障害による運動耐性の低下もADLを制限する．

身体機能障害をきたした例がリハの適応となる．レイノー症状に対しては温熱療法は禁忌であるが，関節周囲軟部組織の線維化に伴う関節拘縮に対しては渦流浴，ホットパックなどの温熱療法を適用する．関節可動域訓練，筋力増強訓練，歩行訓練，ADL訓練などで

★11
リウマチ患者に対する車椅子処方は，座面を高くし，肘あてを着脱式にし，トランスファーが容易にできるよう配慮する．上肢による車椅子駆動で上肢の関節障害を増悪させることがあるので注意が必要．平地駆動は足こぎを利用することが多い．

★12
全身型（スチル〈Still〉病），少関節型，多関節型に分けられる．

★13 レイノー現象
血管攣縮による皮膚の蒼白化とチアノーゼ．

生活能力の維持を図る．

多発性筋炎・皮膚筋炎

　筋肉，皮膚の炎症性退行性変化を特徴とする自己免疫性全身性結合組織疾患で，四肢近位筋の筋力低下により，身体機能障害を呈する．多発関節痛を伴うこともある．

　急性期は他動的関節可動域訓練により関節拘縮を予防し，副腎皮質ステロイド投与により，筋の炎症が改善した時点で自動運動，基本動作訓練，ADL訓練を開始する．この時期には過負荷による二次性の筋力低下に注意が必要である．筋力増強訓練は寛解期に行われる．

強直性脊椎炎

　20～40歳に発症し，男性に多く，脊椎，骨盤，四肢大関節の炎症を特徴とする結合組織疾患である．HLA-B27組織抗原をもつ白色人種，HLA-B7組織抗原をもつ黒色人種の有病率が高い．

　背部痛，腰背部のこわばり，脊柱の拘縮，下肢大関節の疼痛により身体機能障害を呈する．寛解，再燃を繰り返すが，適切な治療により，ADLは制限されないことが多い．脊椎の関節拘縮予防，円背予防のため脊椎の関節可動域訓練，腹筋背筋の筋力強化などが行われる．

混合性結合組織疾患

　混合性結合組織疾患（mixed connective tissue disease；MCTD）は，SLE，強皮症，多発性筋炎または皮膚筋炎，RAの臨床像が重複した結合組織疾患である．多発関節痛，RAと同様の骨，軟骨びらん，関節変形，近位筋の筋力低下により身体機能障害を呈する．症状に応じて，それぞれの疾患に適用されるリハを行う．

（水落和也）

●参考文献
1) 日本リウマチ学会編：リウマチ入門，第11版，日本語版．東京：萬有製薬；1999.
2) メルクマニュアル，第17版，日本語版．東京：日経BP社；1999.
3) 原まさ子：慢性関節リウマチ，膠原病他．米本恭三ら編．臨床リハ別冊　リハビリテーションにおける評価ver2．東京：医歯薬出版；2000. p.298-312.
4) 水落和也ら：慢性関節リウマチのリハビリテーション—生活管理，患者教育のポイント．総合リハ1997；25：609-614.
5) 明石　謙：慢性関節リウマチのリハビリテーション．上田敏ら編．標準リハビリテーション医学，第2版．東京：医学書院；2000. p.456-465.
6) 小野敏子：慢性関節リウマチ．伊藤利之ら編．ADLとその周辺—評価・指導・介護の実際．東京：医学書院；1994. p.114-131.
7) Swezey RL：Essential therapies for joint, soft tissue, and disc disorders. Philadelphia：Hanley & Belfus；1988.
8) Melvin JL：Rheumatic disease in the adult and child：Occupational therapy and rehabilitation, 3rd ed. Philadelphia：FA Davis；1989.

整形外科的疾患

　整形外科的疾患は主に骨・関節や筋・靱帯・腱であり，さらに血管・神経系など，身体の運動機能に直接的にかかわるものが多い．患者はこの疾患により一時的あるいは生涯にわたり能力障害，社会的不利に直面する．この障害を可能な限り早期に克服し，受傷前の家庭生活，社会生活に復帰させることは重要である．整形外科的疾患は数限りなくあるが，本項では，臨床場面で接することの多い骨折，脊柱・肩・下肢の変性疾患に関する運動療法について説明する．

骨折

　骨折治療の流れは，観血的・保存的整復，固定による骨癒合，リハビリテーションである．したがって，運動療法の目的は骨折治療に伴う固定や安静による廃用症候群を予防し，全身の機能低下を防止することにある．運動は骨折部位に与えないように，早期から関節可動域訓練と筋力訓練を実施し機能障害を最小限に抑える．

筋萎縮，筋力低下の予防

　治療部位の安静を保ちつつ筋力の維持，向上を目的に，等尺性収縮[★1]を用いた訓練から開始し，骨接合の固定力，癒合状態により自動介助運動，自動運動を取り入れる．また，低周波を利用し筋萎縮を予防する方法もある．一方，治療部位以外の健常部位と全身の機能低下を予防する訓練も当然行われる．

筋力増強訓練の種類，留意点

等尺性運動（関節運動を伴わないで筋肉を収縮させる運動）：関節の固定中や疼痛が強く関節運動が困難な場合に用いられる．1回の収縮時間は5～6秒，運動回数は10～20回，収縮時間と休息の比率は1対1あるいは1対2とする．1日に2～3セット行う[★2]．

等張性運動（関節運動を伴った筋肉を収縮させる運動）：遠心性収縮と求心性収縮とがあり，目的部位に抵抗や負荷をかけることにより筋力を維持・強化することができる．

　骨折部の安定性や疼痛を考慮し，等張性運動開始時は無負荷あるいは軽い負荷にして回数を増し，筋の疲労感を目安に行う．負荷の目安は，最大筋力の50％以上の負荷で筋力は増強され，50％以下で多くの回数を運動することにより筋の持久力が増大する[★3]．

★1
等尺性運動は，末梢血管抵抗を増大させ最小血圧値に影響を及ぼし，かつ胸腔内圧を高めることにより心臓への静脈血還流を阻害しやすい．高い負荷を持続的に与える運動は心疾患を有する患者には不適である．

★2 大腿四頭筋の等尺性運動例
①膝窩部に看護者または患者本人が手を差し入れ，手に圧迫が加わるように押さえつける．②看護者または患者本人が膝蓋骨を下方に押し下げ，膝蓋骨が上方へ引き上がるように筋収縮させる．③足関節を最大に背屈させ，膝を伸展させるように力を入れさせる．十分な収縮が得られないときは，両側同時に行い，内・外側広筋の収縮を触診にて確認する必要がある．

★3
高齢者の場合，持久力増大を目標にしながら，筋肉をすばやく使ったりする方法が日常生活に直結しやすい．

★4
CPM (continuous passive motion) により段階的に可動域訓練を行うと疼痛なく運動が可能である.

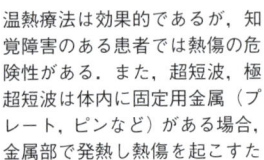

★5
温熱療法は効果的であるが,知覚障害のある患者では熱傷の危険性がある.また,超短波,極超短波は体内に固定用金属(プレート,ピンなど)がある場合,金属部で発熱し熱傷を起こすため禁忌となる.

★6 Gurltによる平均骨癒合期間
鎖骨:4週,上腕骨:6週,前腕骨:5週,下腿骨:8〜10週,大腿骨,脊椎:12週とされている.

★7
日本人の場合,股関節では先天性股関節脱臼,臼蓋形成不全などによる二次性が90％を占め,膝関節はほんどが一次性である.

関節拘縮の予防

治療部位の安静に伴い関節は拘縮をきたす.安静・固定期は,固定部位以外の関節の可動域を自動運動により維持する必要がある.これは,固定関節以外の拘縮を予防するだけでなく,周囲筋の運動により固定部位の血流が増大し,浮腫を予防・軽減するとともに,骨癒合を促進する.

関節可動域訓練時の留意点

安静・固定期後は,関節可動域訓練は自動運動あるいは自動介助運動から開始する.徒手による場合,疼痛を起こさない程度の弱い力で,ゆっくりと運動する★4.拘縮に移行する時期や拘縮した関節の訓練は,ホットパック,渦流浴などの温熱療法★5を使用し,疼痛を軽減させながら訓練する.急激な関節可動域訓練は,関節の腫脹,発赤,熱感,疼痛,再骨折を生じさせるため,注意深く行わなければならない.

免荷期間中の訓練

骨癒合期間は,年齢,骨折の型・部位・程度,全身状態,合併症の有無などにより左右される★6.安静・固定期は,治療部位の機能低下を最小限にとどめ,健康な部分と全身の機能低下を予防する必要がある.

全身状態が安定したら患肢の免荷歩行が開始される.高齢者の場合,起立板などで早期に健側荷重訓練を行う.歩行訓練は平行棒内で健側(患側免荷)のみで行うことから開始される.部分荷重が許可されれば平行棒内で体重計を用いて,その量と両手での荷重感覚を習得する.荷重量は体重の1/4から開始され徐々に増加する.松葉杖歩行は,患側免荷で歩行可能であるが,部分荷重歩行のほうがバランスはとりやすく転倒の危険は減る.一方,免荷装具により早期から歩行訓練が行われる場合もある(図61).

変形性関節症

非炎症性で,進行性に可動関節,特に荷重関節にみられる疾患である.進行の度合いは個人差があるが,一般に緩徐である.関節軟骨の退行変性と荷重による摩擦により関節は変形・破壊され,機能は障害される.本疾患は加齢とともに発生する原因不明の一次性と,原疾患のある二次性に分類される★7.

図61 PTB式免荷装具（踵骨折例）

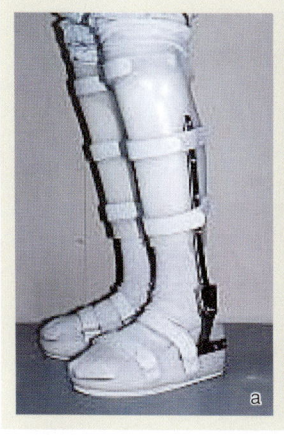

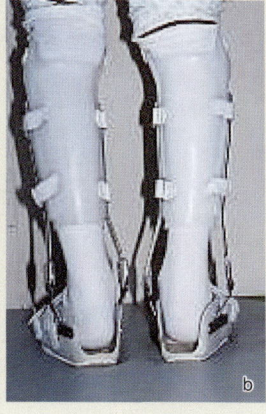

a. 側方：体重の大部分を膝蓋腱で支持し踵部への体重負荷を免荷する．
b. 後方：踵部が免荷されるように，足底を加工している．

変形性股関節症

症状

初期には軽い股関節痛や大腿前面への放散痛がある．関節破壊が進行すると股関節痛は強くなり，股関節外転・内旋・屈曲運動が制限される．また，跛行もみられ，階段昇降，和式トイレの利用が困難となる．

運動療法

保存的治療

二次的な症状である疼痛，関節拘縮，股関節周囲筋群の低下などに対して，物理療法（主に温熱療法）で疼痛を軽減させながら，関節可動域訓練，筋力増強訓練を行う．

筋力増強訓練：筋力低下は殿筋，特に中殿筋（外転），大殿筋（伸展）が著明で，大腿四頭筋の筋萎縮にも注意し筋力訓練を行う．病期が初期であれば，重錘バンド，ゴムベルトによる等張性運動が可能であるが，進行期で疼痛，関節変形が進んでいる場合は，等尺性運動により殿筋群を強化する．

ストレッチング：病初期では，股関節の安定性を得るために内転筋，屈曲筋が過剰に反応し，疼痛の原因となる場合がある．進行期では，疼痛は持続的な自発痛となり内転，屈曲は優位になり拘縮となる．これら内転筋，屈曲筋に対してストレッチングを行う必要がある．ストレッチング前に，温熱療法を併用するとよい．また，疼痛の代償として脊柱の変形やアライメント異常による他の下肢関節の疼痛も考慮する必要がある．

物理療法：温熱療法としてはホットパック，水治療法としては運動浴[★8]が用いられる．いずれも，除痛，軟部組織の伸張性の獲得，筋のリラクセーションを目的としている．

★8
特に運動浴は温熱による除痛効果，浮力により関節荷重の軽減が図られ，歩行訓練することにより全身調整能力を高める．

表30a 人工股関節全置換術後のプロトコール

	ROM訓練	筋力訓練	荷重状況	移動
術前	拘縮の除去	等尺・等張運動	free	free
術後	足趾・足関節自動運動		NWB	
術後2日目	膝CPM 0〜60°より	膝・等尺SLR訓練	同上	
術後1週目 (訓練室へ)		自動介助運動 自動運動	同上	車椅子* (患肢free)
術後4週目	**	同上	1/3〜1/2 PWB	松葉杖・T字杖 (平地)
術後6週目	同上	同上	FWB	T字杖 段階昇降
術後8〜9週目	同上	同上	同上	T字杖/独歩

*SLR可なら端座位
**自力で体位交換可
NWB：non-weight bearing（非荷重）
PWB：partial weight bearing（部分荷重）
FWB：full weight bearing（全荷重）
SLR：straight leg raising（下肢伸展挙上）
CPM：continuous passive motion

表30b 人工膝関節置換術後のプロトコール

	ROM訓練	筋力訓練	荷重状況	移動
術前	拘縮の除去	等尺・等張運動	free	free
術後	足趾・足関節自動運動		NWB	
術後2日目 (訓練室へ)	膝CPM 0〜60°より	膝・等尺SLR訓練	同上	車椅子 (患肢挙上位)
術後1週目	CPM・自動運動 0〜90°目標	自動介助運動 自動運動	同上	車椅子 (患肢free)
術後2週目	0〜120°目標 CPM・自動運動	抵抗運動	1/3〜1/2 PWB	車椅子・松葉杖
術後3週目	CPM終了 自動・他動運動	同上	FWB	松葉杖・T字杖 (平地)
術後4週目	同上	同上		T字杖
術後5〜6週目	同上	同上	同上	T字杖/独歩

図62 装具療法

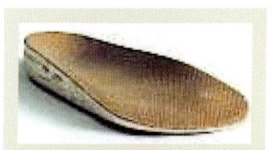

a. 外側楔状足底板

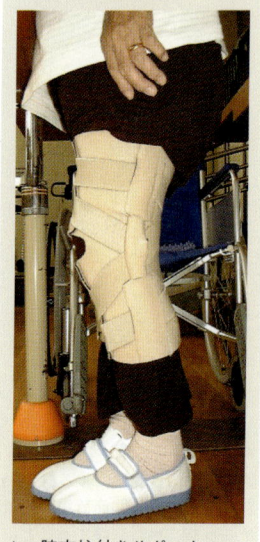

b. 膝支柱付きサポーター

装具療法（図62）

関節変形や拘縮による下肢の短縮には靴の補高を行う．下肢のアライメント矯正に足底板が，支持性の向上にT字杖が処方される．

観血的療法（人工股関節全置換術）

術後の疼痛，股関節周囲筋の一過性筋力低下も加わるため，早期に筋力訓練と関節可動域訓練を実施する必要がある．また，術前には臥床期の訓練，車椅子・松葉杖操作訓練，各種移乗方法，適切な肢位での生活指導を行い，術後の訓練準備を行う．表30aに人工股関節全置換術後のプログラムを示す．術後のリハビリテーションでは，特に人工関節の脱臼に注意する必要がある[★9]．

変形性膝関節症

症状

疼痛，運動制限，筋萎縮，跛行が主症状である．疼痛部位は，膝関節裂隙あるいは裂隙直下で，内側に多い．運動制限は屈曲拘縮による伸展制限が多いが，屈曲制限もみられる．筋萎縮は大腿四頭筋（特に内側広筋）にみられる場合が多い．歩行では，立脚期に膝関節の動揺現象[★10]が観察され，体幹の側方動揺を伴う場合もある．膝関節の変形は内反変形が多く，足部の外反母趾，扁平足を伴う場合もあ

図63 膝伸展不全に対する大腿四頭筋訓練

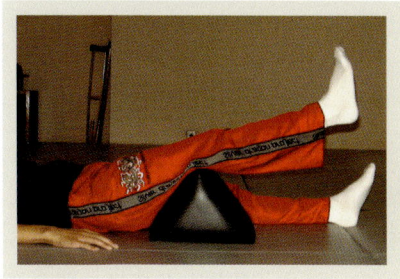

内・外側広筋の筋力強化を目的とするが、過負荷にならず疼痛が生じないような負荷を設定すること。根気よく徐々に訓練を進めること。

る．

運動療法

保存的治療

二次的な症状である疼痛，屈曲拘縮，膝関節周囲筋群の低下などに対して，物理療法（主に温熱療法）で疼痛を軽減させながら，関節可動域訓練，筋力増強訓練を行う．

筋力増強訓練（図63）：大腿四頭筋（特に内側広筋）の強化を行う．運動痛を有する場合，膝伸展位での等尺性収縮とする．運動痛がなければ，膝下に枕などを入れ膝屈曲30°くらいとし，その肢位から最大伸展まで等張性運動をさせ膝伸展不全の改善を図る．脊椎の後彎変形は膝屈曲をもたらすので，円背★11を有する例には背筋訓練も行う．

関節可動域訓練：伸展制限は訓練開始時に多くみられるが，温熱療法により疼痛を軽減させながら可動域訓練を行うことにより改善される．温熱療法後に，愛護的な徒手的他動運動やストレッチを行う．また股関節の屈曲拘縮★12や円背のある患者もおり，合わせてストレッチする．各ストレッチは10〜15秒とし，はずみに注意し，呼吸を止めないようにする．

物理療法：主に温熱療法が用いられ，なかでもホットパック★13，極超短波が一般に用いられている．いずれも，除痛，軟部組織の伸張性の獲得，筋のリラクセーションを目的としている．

装具療法（図62）

軽度の内反膝には外側楔状足底板，中等度変形膝には支柱付きサポーター・T字杖，動揺膝には硬性装具・T字杖が処方される．

観血的療法

術後の疼痛，膝関節周囲筋の一過性筋力低下も加わるため，早期に筋力訓練と関節可動域訓練を実施する必要がある．また，術前には臥床期の訓練，車椅子・松葉杖操作訓練，各種移乗方法，適切な肢位での生活指導を行い，術後の訓練準備を行う．観血的療法の一つに人工膝関節全置換術がある．表30bに術後プログラムを示す．

★9 人工股関節の禁忌肢位

脱臼を起こしやすい肢位を避けるようにしなければならないが，その肢位は手術時のアプローチの方法によっても異なるので，術者との密接な連携が必要である．一般的な後側方展開では，股関節の内旋・屈曲は禁忌である．

★10 動揺現象

変形性膝関節症の膝の変形は内反膝が多い．内反膝の歩行の特徴として，立脚期に脛骨の外側動揺が観察される．この現象は，脛骨の内反・外旋・内側移動（内側への滑り）であり，下肢骨の形態的変化によるものである．

★11 円背

脊椎の変形で加齢とともに最も多くみられるものに後彎変形がある．立位姿勢の特徴として胸椎後彎増強型や腰椎後彎型があり，骨盤は後傾し，下肢関節は屈曲している．円背は脊柱の描くカーブを基準にした形態的特徴である．

★12

屈曲制限に対しては，正座，しゃがみ込みなどの暴力的な運動は避け，洋式生活に必要な120°を目標とする．

★13

ホットパックは湿性熱で，残温感があり高齢者には好まれる．運動前に施行すると効果的である．

人工膝関節は人工股関節と違い，脱臼することはきわめてまれであるので，注意すべき特別な肢位はない．

変形性脊椎症

加齢により椎間板が退行変性すると，椎間板の狭小化や脊椎間の異常可動性が起こってくる．構築学的に安定性が減少した脊椎には，椎骨の骨棘形成などの形態的変化や椎間関節の関節症変化が認められる．この病的変化を変形性脊椎症という．症状としては，腰背部痛が一般的である．馬尾や神経根が障害されると，下肢痛やしびれ，間欠性跛行などの下肢症状を呈してくる．

運動療法の目的は，局所の安静（装具療法，牽引療法）により炎症を鎮静させ，疼痛を寛解させることにある．また循環促進や筋力増強★14や姿勢の改善により脊柱の構築学的不安定★15，安静による廃用症候群を防ぐ．

物理療法

温熱療法

局所循環の増加や末梢血管の拡張，局所の除痛，筋緊張の軽減，代謝の亢進，心理的快感などの効果がある．

ホットパック：腰部に15～20分おき加温する．

レーザー：疼痛部およびその周囲に照射する．疼痛部位への固定照射の場合，1秒照射，4秒休息で5～10分間行う．

泡沫浴（バイブラーバス）：温水や泡沫刺激により加温効果に加え，皮膚神経および筋肉のマッサージ効果がある．

牽引療法

この療法は従来から椎間板軟骨に牽引力が働き，椎間板の変位を是正し，神経圧迫を減少させ，椎間板への栄養供給を増大させて修復を促すとされてきた．持続牽引は局所の安静を保持し，炎症の鎮静化に役立つ．持続牽引は腰部のマッサージ効果により血流改善効果がある．しかし，近年の研究では，その効果を疑問視する声もある．

腰椎間欠牽引療法：肢位は牽引台に背臥位とし，股・膝関節は屈曲させ腰椎前彎を減少させる．牽引力は体重の1/4から開始し上限は体重の1/3～1/2とする．牽引時間は15～20分間とする．

腰椎持続牽引療法：牽引力は一般に4～10kgとされている．

装具療法

腰椎軟性コルセットが多く用いられる．脊柱の円背により"腰曲がり"を呈する例には，リュックサック型体幹装具が効果的である（図64）．装具装着による体幹筋筋力低下を予防するため，疼痛が安

★14 筋力増強訓練
一般的に腹筋群，背筋群の強化が中心となるが，骨盤の安定に関与する殿筋，大腿筋群などの下肢筋の強化も行う．

★15 伸張訓練
脊椎の構築学的不安定により脊椎後彎変形や下肢の屈曲変形を伴う場合，伸張訓練により筋肉の伸張性や関節の柔軟性を改善させる．この伸張により筋緊張が緩和し，筋肉・関節の柔軟性が向上し腰痛の軽減効果がある．伸張する筋は，殿筋，股関節屈筋，膝関節屈筋，腹筋，背筋であり，胸部の伸張（胸を張る）も有効である．

図64 リュックサック型体幹装具

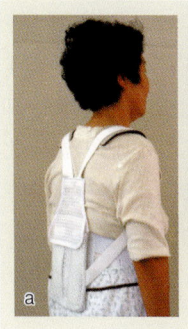

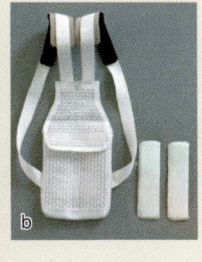

a. 本装具はリュックサック部と体幹軟性コルセットから成る．
b. リュックサック部には0.8～1kgの重りを調整し負荷する．

定した時期に体幹筋の等尺性収縮から開始し，腰痛体操へ移行させる．

変性腰部脊柱管狭窄症

脊柱管が腫瘍，炎症以外の原因により狭小化し，神経組織が圧迫されることによって発生する．先天性のみならず後天的にも加齢に基づく変性により生じ，脊柱管周囲の骨（主に椎間関節）および軟部組織（主に黄色靱帯）の肥厚による狭小化のため馬尾神経の圧迫症状を呈するものを総称し，一つの症候群として理解すべきものである．

症状

馬尾神経の圧迫による間欠性跛行がみられ，神経根刺激による下肢痛・しびれ感がある．間欠性跛行[★16]は，歩行時に殿部から下肢，または下肢から殿部に疼痛（sensory march），しびれ，脱力感が生じる．筋力低下は常に存在している場合と間欠性跛行により顕性化してくる場合がある．馬尾障害の高度な例では，膀胱直腸障害を合併する場合もある．

運動療法

変形性脊椎症を参照されたい．腰痛体操（体幹筋強化，ストレッチなど），姿勢の指導（「慢性腰痛」p.495を参照），温熱療法，牽引療法，装具療法などを行う．

肩関節周囲炎

肩関節の疼痛と運動制限をきたす疾患の総称である．五十肩や凍結肩などともいわれ，関節周囲組織の退行変性が原因とされている．主な炎症部位により肩峰下滑液包炎，腱板炎，有痛性肩関節制動炎，烏口突起炎，沈着性腱板炎，結合組織炎，上腕二頭筋腱炎に分類される．

★16
血管閉塞による跛行とは異なり，腰部の前屈やしゃがみ込みによる休息で軽快し，再び歩行が可能となるのが特徴である．

図65　コッドマン体操

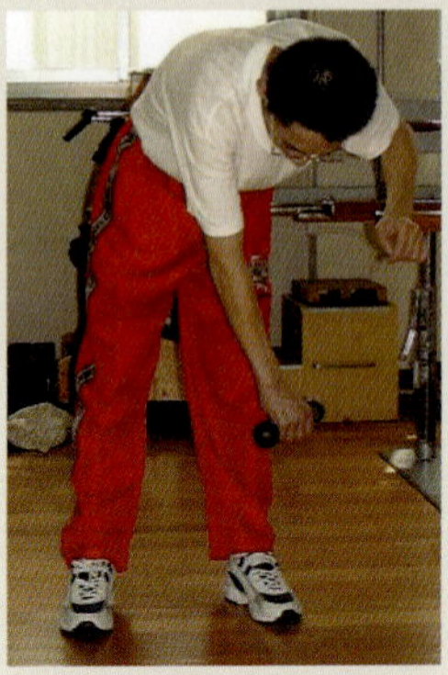

上肢自体や重錘などの重みで肩関節周囲組織を牽引し，関節包を伸張させ可動域の拡大を図る．上肢の動きは体幹を揺らし，その反動を上肢に伝達させ運動する．自力で上肢を動かさないことが重要である．

★17　滑車体操の訓練方法
座位もしくは立位で行う．患者と滑車の位置関係により運動方向を決定する．
①前方挙上：患者は滑車に対して30～50 cm後方に位置する．患肢の肘は伸展もしくは屈曲させて紐を把持させ，患肢肩が前方屈曲・外旋するように健肢で紐を引く．
②側方挙上：患者は滑車の真下より50 cm健肢側に位置する．患肢の肘は伸展させたまま紐を把持させ，健肢で紐を引き，肩が外転するようにする．
③後方挙上：患者は滑車の真下に位置する．患肢は手背を殿部または腰部に接するように紐を把持させ，健肢で紐を引き，患肢手背が脊柱に接するように肩の伸展・内旋運動をさせる．

症状

40～50歳に好発する．主に腱板（rotator cuff）の退行変性に始まり，運動による機械的刺激や血行障害が加わり疼痛を生じさせ，加えて炎症反応や痛みにより反射性の筋痙攣を起こし，局所の線維化により拘縮をきたす．肩関節の外転・回旋運動の制限に痛みが伴うと，整髪，結帯動作などが困難となる．

運動療法

急性期（疼痛の強い時期）は，寒冷療法（アイスマッサージ，アイスパック），生活指導（疼痛を増悪させる動作を控える）などを行う．

慢性期は温熱療法（湿性のホットパック），寒冷療法，器具を用いた運動療法（コッドマン体操，棒体操，滑車体操など），徒手を用いた運動療法（ストレッチ，モビライゼーションなど）が行われる．疼痛により筋力低下をきたしている場合もあり，肩の可動性に合わせ筋力訓練を行い協調性のある動作を獲得させる．

コッドマン体操

いわゆる振り子体操，アイロン体操と呼ばれているもの．健側の手を机の上に置き，腰をかがめて患側の手を下に垂らす（図65）．運動方向は，体の反動を利用して上下（屈曲-伸展）より開始し，左右，内外方向への回旋をさせ，上肢自体や重錘などの重さで肩関節周囲組織へ牽引を加え，関節包を伸張する．1回に10分程度とし，1日2～3回施行させる．訓練開始時は何も持たず，2日目からは砂嚢，重錘バンドを用いる．留意点として患者に肩の力を抜かせること．

滑車体操

この訓練は，患者自身が手軽に行え，痛みを自分でコントロールすることができる．コッドマン体操にて十分な関節周囲組織の動きが得られた後に行うとよい．訓練方法は，健側上肢の力を利用して前方，側方，後方へ挙上させる★17．腰部の代償による腰痛に注意が必要である．

（白土　修，川瀬真史）

●参考文献
1) 磯崎弘司：頸肩腕症候群（五十肩を含む）．細田多穂ら編．理学療法ハンドブック（改訂第3版）第3巻，疾患別・理学療法プログラム．東京：協同医書出版社；2000．p.266-276．
2) 玉置哲也：腰部脊柱管狭窄症．寺山和雄ら編．整形外科・痛みへのアプローチ　腰背部の痛み．東京：南江堂；1999．p.224-236．
3) 白土　修：脊椎疾患．リハビリテーション医学テキスト．三上真弘ら編．東京：南江堂；2000．p.259-260．
4) 白土　修：骨粗鬆症性脊椎骨折患者のリハビリテーション．CLINICAL CALCIUM 2000；10（7）：59-65．

5）杉岡洋一監：変形性股関節症の運動・生活ガイド．運動療法と日常生活動作の手引き．東京：日本医事新報社；1999.
6）箭野育子：骨・関節・脊椎に疾患をもつ人への看護．東京：中央法規出版，2000．p.76-85.
7）山本博司：理学療法．寺山和雄ら編．整形外科・痛みへのアプローチ 腰背部の痛み．東京：南江堂；1999．p.141-150.

●スポーツ障害・外傷

　スポーツ外傷は1回の大きな外力により生じる骨折，脱臼，筋挫傷，腱断裂，神経血管損傷など広い範囲に及ぶ．一方，スポーツ障害はほとんどが軟部組織の障害であり，多くは運動痛を主訴とする有痛性の"使いすぎ症候群"である．

　障害の発生頻度は，年齢，性別，種目などにより差がある[★1]．種目別の特有なものとして，野球肘，テニス肘，ランナー膝，アキレス腱炎などがあげられる．

　軟部組織の外傷は，骨折以外では捻挫，打撲挫傷，腱断裂，靱帯損傷，肉ばなれなどである．骨折のうち脊椎の骨折は重篤な障害を引き起こし，日本外傷性脊髄損傷登録調査によれば，スポーツによる受傷は5.6％であった．このスポーツによる受傷例の84％は頸髄損傷で，重度の神経症状を呈していた[★2]．

スポーツ障害

膝周辺の障害

　膝関節周辺の腱炎の代表的なものとして外側では腸脛靱帯炎，内側では鵞足炎があげられる．

腸脛靱帯炎

症状：ランニング中あるいはランニング後に膝関節外側の大腿上顆に一致して圧痛，運動痛がある．通常，歩行では痛みがないが，階段の下り，あるいはランニング以外に膝を反復して屈伸する動作で痛みが出現する．腸脛靱帯の緊張が強くO脚に多いのが特徴である．
治療：疼痛が強いときは，ランニングは休止させ安静とする．炎症症状があればアイシングを行う．疼痛が軽減したのち腸脛靱帯の緊張，拘縮があれば温熱療法とストレッチを行う（図66）．O脚，脚長差のあるときには，外側ウエッジの足底板や補高などの装具をし，下肢のアライメントを矯正し再発予防を行う．

★1
年齢別では10代後半が最も多い．原因として，男性は接触性スポーツに多いとされ，若い男性では野球，サッカー，ラグビーが，中高年ではジョギング，ゴルフ，テニスである．一方，女性は非接触性スポーツに多いとされ，若い女性ではバスケットボール，バレーボール，体操が，中高年ではテニス，スキー，ジョギングである．特に膝関節に関する障害が多く，次いで腰痛，足関節捻挫が多い．

★2 頸髄損傷とスポーツ
種目別では，水泳の飛び込み，スキー，ラグビー，グライダーの順であった．近年，スノーボードによる発生例も増加している．

図66　腸脛靱帯のストレッチ

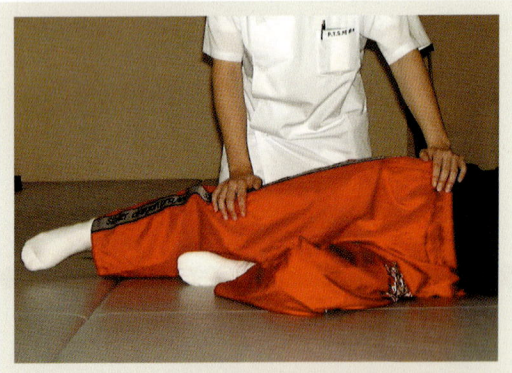

ストレッチの際は，骨盤を固定し体幹の側屈運動を抑制し，外転筋とともに伸張する．

図67　鵞足のストレッチ

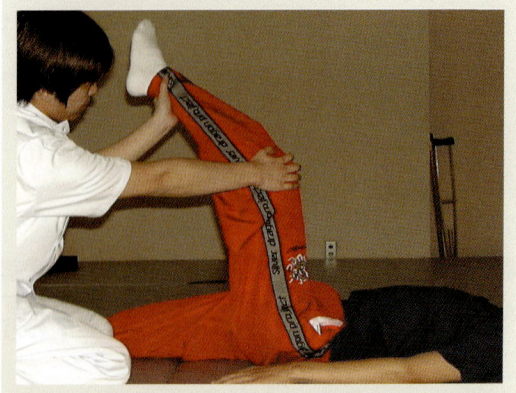

伸張する股関節，膝関節を屈曲90°を開始肢位とし，膝関節を伸展させる．伸張の際に代償として同側殿部挙上に注意する．

★3　鵞足
膝関節の内側ハムストリングのうち，腸骨に起始部をもつ縫工筋腱，恥骨に起始部をもつ薄筋腱，坐骨に起始部をもつ半腱様筋腱の3つの腱が脛骨近位内側部に扇状に付着する部分で，付着部の形態が鵞鳥の足に似ていることから鵞足と命名された．

鵞足炎

症状：膝関節内側や遠位の鵞足部★3 に運動痛と圧痛を訴える．腱の弾発に触れることもある（腱性弾発膝）．その他，患部の腫脹・軋轢音がみられることもある．

治療：炎症症状が強い場合，局所の安静とアイシングを行う．ハムストリングスのストレッチは軽めにとどめる．炎症症状が軽減すれば，ハムストリングスのストレッチと筋力強化訓練，ジョギングなどにより徐々にスポーツ復帰させる（図67）．

膝蓋伸展機構における障害

ジャンパー膝（膝蓋靱帯炎）

症状：バレーボール，バスケットボールのようにジャンプ動作やランニング動作により膝蓋伸展機構である大腿四頭筋腱の下端，膝蓋靱帯の上端，膝蓋靱帯の遠位など膝蓋骨を中心とした疼痛性疾患である．疼痛部位は膝蓋靱帯下端部が最も多く，膝蓋靱帯，膝蓋靱帯上端や脛骨粗面に圧痛と運動痛がみられる．

治療：炎症症状の強い時期はアイスマッサージを行い，疼痛が強くスポーツ活動に支障をきたしているものはスポーツを中止する．炎症症状が軽減すれば，疼痛に対して物理療法を行い，大腿四頭筋のストレッチを行う（図68）．筋力強化は疼痛の出現しない膝角度で等尺性収縮より開始する．ウォーミングアップはランニング以外の動作で開始し，大腿四頭筋のストレッチを十分に行う．練習後はアイスマッサージ，ストレッチを行う．

図68　大腿四頭筋のストレッチ

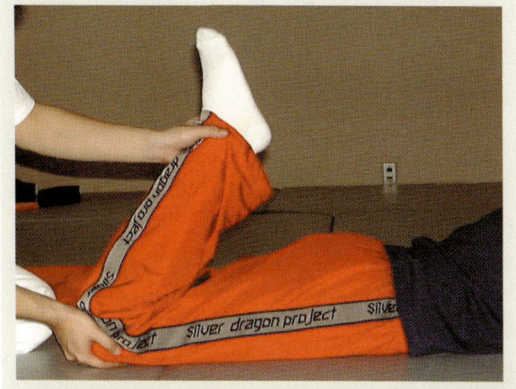

腹臥位にて膝を屈曲させて伸張する．柔軟性が低下している例では尻上がり現象がみられる．この場合，骨盤を十分に固定し愛護的に伸張する．

図69　前腕のストレッチ

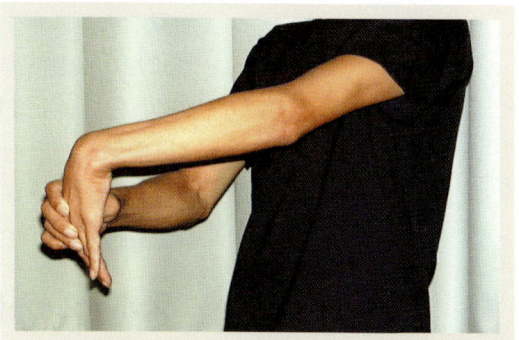

肘を完全伸展させ，反対側の手で手関節を掌屈させる．肘の外側につっぱり感と軽い痛みが感じる角度にて10～20秒間保持する．

足関節周囲の障害

アキレス腱炎

症状：発生要因としてランニングなどの動作で異常な動きの繰り返し（足部の過回内外など）によりアキレス腱部に過度なストレスが加わり炎症をきたす．腱周囲の炎症の場合，アキレス腱付着部から2～7cmに及ぶ圧痛や腫脹が特徴的である．疼痛は他動的な足関節背屈，抵抗を加えた自動底屈時に誘発され，足関節の背屈制限が軽度みられる．アキレス腱線維の微小な断裂がある場合，腱により限局した圧痛と足関節の運動に伴う圧痛点の移動がある．また，微小な断裂に伴い，アキレス腱は軽度肥大し，時には腱仮骨となり腱の局所的突出をみる場合もある．踵骨滑液包がある場合，踵部の疼痛，アキレス腱の前側の圧痛があり，足関節の背屈により症状の増悪をみる★4．

治療：炎症症状が強ければ，アイスマッサージ，免荷を行う．炎症症状が軽減すれば，温熱療法を併用しストレッチでアキレス腱の柔軟性を高める．ジョギング程度から運動を再開し，その際は腱圧迫とテーピングを併用したり，足底板にて踵部の挙上と縦アーチの調整を行う．また，靴のヒールカウンター部分を改良し適合を高める．

上腕骨外側上顆炎（テニス肘）

症状：テニスプレーヤーに多い肘の障害で，テニス肘と呼ばれることもある★5．テニスのバックハンドや日常生活での手の反復動作によって手首や手指を伸展する前腕の伸筋群（長・短橈側手根伸筋）に繰り返し力が加わり，筋肉の付着している上腕骨外側上顆部に炎

★4
踵骨滑液包炎は，適合しない靴や踵部の異常な動きが原因となっている．

★5
テニス，バドミントン，卓球，ゴルフのプレーヤーに多くみられるが，スポーツとは関係のない大工や電気工など手作業を行う人にも起こる．

症と変性をきたす．症状は肘関節外側の痛みや圧痛である．

治療：テニスを中止し，局所の安静によって炎症を抑える．疼痛が軽減したら温熱療法を併用し，ストレッチにより前腕筋の柔軟性を高め，筋力強化を図る（図69）．復帰は壁打ちなどの軽いストロークより開始し，2か月程度で復帰させる．練習時のテーピング，装具やアイスマッサージ，ストレッチにより再発を予防したり，必要に応じて負担のない打ち方を指導する．

スポーツ外傷

膝前十字靱帯損傷

概略

前十字靱帯損傷（ACL損傷）の発生機序は，回旋損傷★6，重心後方移動による損傷に分けて考えられる．

治療

頻繁な膝くずれがADLに支障となる場合や半月板損傷などの二次的損傷の防止，スポーツ動作の再獲得などで手術的治療が選択される．近年，ACLの生体工学的研究が進み，術後のリハビリテーションは早期から行われるようになり，種々のacceleration programが存在する．その目的は，膝の不安定性を助長することなく関節可動域を確保し，筋力を回復させることにある．

ACL再建術後のリハプログラム（図70）

(1) 術直後〜2週

術直後の可動域は0〜90°とし，1日に2〜3回装具をはずして，自動介助にて愛護的に行う．静止スケーティングとは膝屈曲60°以上，体幹前屈30°を維持しつつ体重を交互に移動させる訓練である（図70a）．

(2) 術後2〜6週

この期間は移植した再建靱帯の強度が低下し最も危険な時期といわれている．サイベックスやキンコムなどの等速性運動器具を用いた訓練である膝関節等速性収縮を行う（図70b）．

(3) 術後6〜8週

膝関節の可動域を0〜140°以上を目標とする．階段もしくは20cmの台に患側から昇り健側から降りる訓練（step up）である階段一段昇降を行う．

(4) 術後8〜12週

膝関節可動域を完全に獲得することを目標にするが，正座は禁忌である．膝関節等速性収縮訓練の可動域が30〜90°となる．

★6 回旋損傷
回旋損傷とは，踏み切り，着地など足底が接地した状況で膝に内旋・内反ストレスや外旋・外反ストレスを受けて起こる損傷である．スポーツ活動に最も支障をきたす膝関節の外傷である．突然発生する膝くずれ（giving way）を主訴とし，痛み，腫脹，筋力低下を呈する．直線走行は可能だが，フェイント，ジャンプ，ターンなどの膝の複合動作で問題となる．

図70 ACL再建術後のリハビリテーション

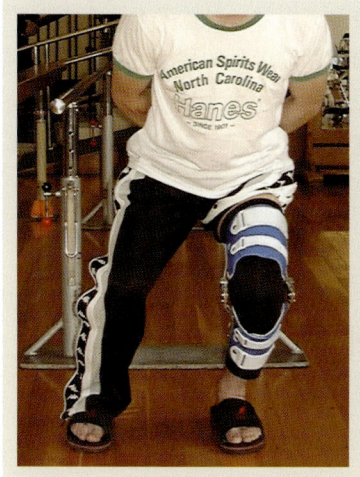

a．静止スケーティング
膝屈曲60°以上，体幹前屈30°を維持しつつ体重を交互に移動させる訓練である．

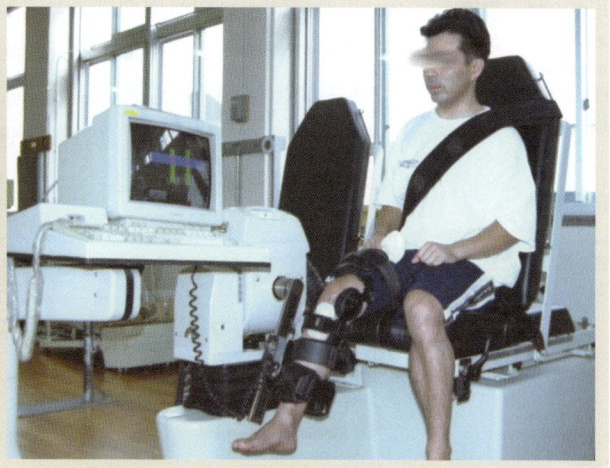

b．等速性収縮訓練
等速性運動器具キンコム500Hにて行う大腿四頭筋単独等速性収縮訓練．

(5) 術後12週～9か月

スポーツ的筋力訓練が開始される時期である．ダイナミックな訓練として，ハーフスクワットを30～90°の範囲で積極的に行う．術後16週からジョギング，水泳が追加される．術後7か月からランニングが追加され，スポーツ復帰に備える．

(6) 術後9か月以降

競技スポーツレベルの活動を許可する．筋力訓練はそのスポーツの特殊性により適当なものが選択される．

足関節捻挫

足関節の靱帯は内側に三角靱帯，外側に前距腓靱帯，踵腓靱帯，後距腓靱帯が存在し，特に外側は解剖学的に脆弱で靱帯損傷の70～80％を占めている（前距腓靱帯，踵腓靱帯に多い）．損傷程度はⅠ～Ⅲ度に分類される[★7]．

治療

Ⅰ，Ⅱ度は保存的治療，Ⅲ度は観血的治療を行う．

(1) 急性期（RICE処置）

安静（rest），寒冷療法（ice），圧迫（compression），挙上（elevation）を行い炎症症状を抑制する．

(2) 固定期間（2～4週）

筋力訓練～足趾の自動ならびに抵抗運動．歩行訓練～ヒール付きギプスであれば可及的に全荷重歩行．

★7 足関節捻挫の損傷程度
Ⅰ度：足関節に不安定性がなく局所の圧痛のみみられるもの．
Ⅱ度：軽度の不安定性があるもの．
Ⅲ度：明らかに不安定性のあるもの（靱帯の完全断裂）．
慢性捻挫に移行しないように急性期からの管理が必要である．

(3) 回復期

　筋力訓練～足関節周囲筋のゴムバンド訓練，足趾のタオルギャザー訓練★8，つま先立ち訓練，足関節周囲筋の動的訓練（不安定板訓練★9）．ROM訓練～温熱（渦流浴など）療法を併用．足関節の自動運動から開始し，自動介助，他動運動へと移行する．歩行訓練～装具装着し可及的に全荷重歩行へ．

(4) スポーツ復帰（テーピング使用）

　Ⅰ度で3週，Ⅱ度で8週，Ⅲ度で12週程度を目標に十分訓練を行う．

スポーツ外傷・障害の予防と対処

テーピング

概念：テーピングの効果は，関節の不必要な動きを制限し，損傷した，あるいは運動中に損傷を受ける可能性のある靱帯への牽引張力を減じるとともに，該当する関節の安定性を高めることである．

目的：予防，再発予防，応急処置に大きく3つに分けられる（表31）．

有効性：テーピングした関節の可動域，筋力は制限されるが，バランス能力には影響が少ないとされている★10．テーピングの持続性は，20分程度で効果が低下し，巻き直しによりその効果を持続させる．臨床的効果は，捻挫などの外傷の発生率を低下させる．

スポーツPNF

定義：PNF（固有受容性神経筋促通法；techniques of proprioceptive neuromuscular facilitation）とは，筋および腱の固有受容器を刺激することにより神経-筋機構の反応を高め，筋力の強化やバランス反応を促通する徒手的な治療法である★11．

スポーツPNF：無理なフォームによる傷害の予防や障害の症状改善，パフォーマンスの向上などを目的に行われる．手技的には，PNF運動促通パターン，筋伸張，運動抵抗，関節牽引・圧迫などの操作を徒手的に加える．図71は，肩関節のインピンジメント症候群★12に対する肩関節伸展-内転-内旋パターンを利用した肩周囲筋の訓練である．

アイシング

　運動後の筋緊張の緩和，疼痛の軽減，炎症の抑制などのコンディション調整や外傷後の疼痛，炎症，腫脹の抑制に用いられる．

方法：氷塊による患部の直接冷却法がアイスマッサージとして一般的である．氷塊で患部に円を描くようにしてマッサージする．15分

★8 タオルギャザー訓練
足の下にタオルを敷き，足趾を使ってタオルをたぐり寄せる訓練．足部の腫脹を軽減させ，足趾および足底部の筋力増強を図る．

★9 不安定板訓練
不安定板上にてバランスを保持し，他の関節や筋肉との協調性を向上させる．

表31　テーピングの目的

予防	スポーツ活動中に起こりやすい外傷を防止する．足関節，膝関節，手関節，手指関節，肘関節に多く用いられる．
再発予防	最も多く用いられているテーピング．捻挫など一度損傷を起こした後や術後のスポーツ活動再開時に外傷の再発を防止する．
応急処置	外傷の急性期に用いられ，患部を安静保持する．外傷後の腫脹を逃がす部分のあるテーピング．

★10 関節の動きと靱帯，筋の走行など正しい解剖学的知識が必要．巻くときに，筋・腱を緊張させ，末梢循環障害や圧迫による神経障害に注意する．腫脹があれば腫脹の逃げ場をつくる．テーピングは競技開始30分前に行い，終了後30分以内に除去する．

★11 理論的背景
人の動作・動きを分析した結果，ある目的動作を遂行するときは，必ずいくつもの関節の動きが複合されて動いている．その特徴はねじれを伴った，対角・回旋パターンである．また，1つの筋肉が動いて目的動作を達成することはなく，必ずいくつかの筋肉の動きを組み合わせて運動が行われる．

図71　上肢の伸展-内転-内旋パターン

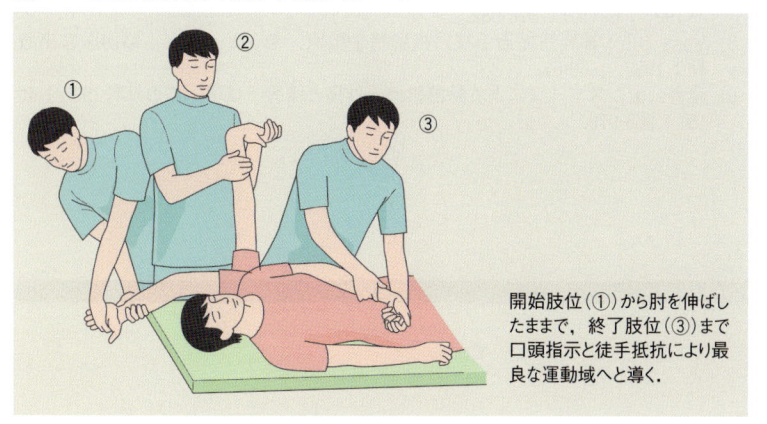

開始肢位(①)から肘を伸ばしたままで，終了肢位(③)まで口頭指示と徒手抵抗により最良の運動域へと導く．

★12 肩関節インピンジメント症候群

肩挙上時に烏口肩峰靱帯に結節部，骨頭が当たり腱板滑液包，上腕二頭筋長頭腱炎，腱板付着部炎（特に棘上筋腱）を引き起こし発症する疾患で，治療の多くは保存的に行われるため，症候論的な病名である．

程度で感覚鈍麻となり，局所を刺激して痛みがなければ終了する．患部の観察が可能で簡便・安価な方法である．しかし，治療時間が長いという欠点もある．

スポーツマッサージ

　スポーツマッサージとは，スポーツ選手を対象に，擦る，揉む，圧迫する，叩くなどの徒手的な刺激を加え，運動準備能力の向上，コンディションの調整，疲労の軽減，筋緊張の緩和，疼痛の軽減，心身のリラクセーションなどを図ることを目的とする．特にスポーツマッサージは，スポーツ障害・外傷の予防・治療を主な目的とした局所的なものでなく，スポーツ復帰に向けて全身的なコンディショニングの中心的な役割を担うアプローチである．用いられる手技は，一般的なマッサージと基本的には同様であるが，物理療法およびストレッチ，モビライゼーションを組み合わせ，対象となる選手の訴えの部位・内容，症状発現からの経過期間，競技種目，競技レベルなどの要素を十分に考慮して対応する．

　図72は足底部の筋肉を弛緩させる揉捏（じゅうねつ）法である．

(白土　修，川瀬真史)

図72　足底部のスポーツマッサージ

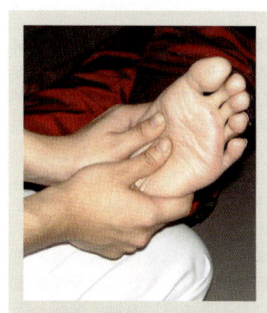

足底筋の揉捏法．患部から代謝老廃物を押し出すとともに，筋肉への局所的血液供給の増加や筋の緊張緩和などの作用がある．

●参考文献
1) 福岡重雄：スポーツ障害のリハビリテーション―肘関節-野球肘，テニス肘．臨床リハ1993；2(8)：621-622.
2) 岩谷　力：スポーツ障害のリハビリテーション―スポーツ障害の一般知識．臨床リハ1993；2(8)：611-613.
3) 川島敏生：スポーツ傷害（外傷・傷害）．細田多穂ら編．理学療法ハンドブック（改訂第3版）第3巻，疾患別・理学療法プログラム．東京：協同医書出版社；2000．p.381-394.
4) 鹿倉二郎：テーピングの歴史と概念．中嶋寛之編．テーピングハンドブック．東京：全日本病院出版会；1997．p.1-10.
5) 鈴木重行：IDストレッチング．東京：三輪書店；2000．p.122-177.
6) 鳥居　俊：スポーツ障害のリハビリテーション―足関節-靱帯損傷．臨床リハ1993；2(8)：630-634.

7) 宇川康二：スポーツ障害のリハビリテーション—膝のスポーツ外傷．臨床リハ1997；6 (10)：978-982．
8) Voss DE：神経筋促通手技．福屋靖子監訳．第3版．東京：協同医書出版社；1989．p.60-61．
9) 渡會公治：スポーツによる軟部組織の外傷と障害—疫学．整形外科1995；46 (8)：965-970．

慢性疼痛

痛みは急性疾病や外傷に起因する"急性疼痛"，慢性疾患（リウマチ性疾患や一部の悪性腫瘍）に伴う"慢性（の経過をたどる）疼痛"および"心因性疼痛"の3種に分類されるのが一般的であった．しかし近年，器質的所見に乏しい頑固な痛みの訴えを一括して，慢性疼痛としてとらえる傾向にある．最近の研究では，痛みは本来，器質因性と心因性に二分できるものではなく，多かれ少なかれ両者を併せもっていると考えられる．

Loeserは，痛みを次の4相から説明する多相的モデル[★1]を提示した（図73）．

慢性疼痛は，通常，器質的病理が治癒しているはずの時期（受傷あるいは発症から3～6か月後）に至っても疼痛を訴え，疼痛部位は広範囲で解剖学的所見と一致せず，消炎鎮痛薬は奏効しない．また，睡眠障害，食欲不振，運動不足，慢性の疲労感などが加わり，社会的・職業的活動も著しく制限される（表32）．

治療の原理と概要

慢性疼痛の治療で大切なことは，この疼痛の成立を阻止することである．痛みの原因を除去，あるいは治療が肝要である．しかし，実際の臨床場面では慢性疼痛患者は存在する．

慢性疼痛の成立機序を図74に示す．末梢侵害受容器に慢性的に炎症などの有害刺激が存在したり，神経幹に外傷などの障害がある場合，さまざまな要素が重なり合い慢性疼痛を成立させる．

その治療法の代表的なものに，薬物療法，神経ブロック，心理療法（認知・行動療法）などがある．また，慢性疼痛の代表的な疾患であるRSD，カウザルギー，幻肢痛，慢性腰痛などがある．

薬物療法

慢性疼痛の患者の多くは副交感神経緊張状態で自律神経系はアン

★1
末梢での組織破壊的な"侵害刺激"，その刺激の神経系による知覚—"疼痛感覚"，そしてその中枢における陰性の情緒反応である"苦悩"，さらに顔をしかめたり，職場を休むといった疼痛を表現する行為を総称する"疼痛行動"である．このモデルから急性疼痛は侵害刺激と疼痛感覚の優位な状態，慢性疼痛はむしろ中枢における苦悩と疼痛行動が中心と考えられる．

図73 疼痛の多相的モデル

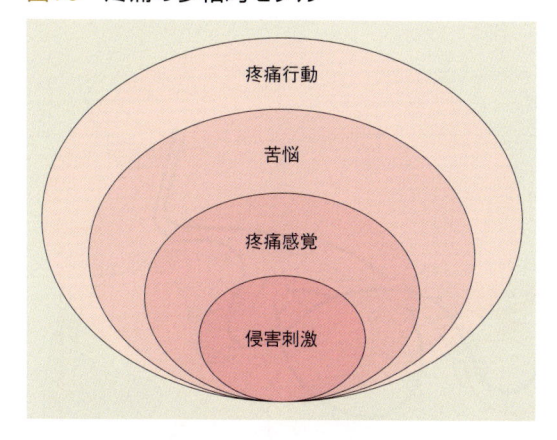

- 疼痛行動
- 苦悩
- 疼痛感覚
- 侵害刺激

表32 急性疼痛と慢性疼痛の比較

急性疼痛	慢性疼痛
発病来3か月くらいまで 生体異常の警報装置の役割 痛みの強さと障害の大きさが比例 交感神経の緊張 ・脈拍増加，血圧上昇 ・血管収縮 ・呼吸促進 ・筋緊張 ・活動的体勢 不安	約3～6か月以上 警報装置の意義消失 痛みの強さは障害の大きさに関係なし 自律神経変調 ・不眠 ・食欲不振 ・疲労 ・インポテンツ ・活動性低下 抑うつ

疼痛を表在性と深部痛，あるいは持続痛と発作痛とに分類することができる．しかし臨床上大切な分類は，その疼痛が急性疼痛か慢性疼痛かを区別することである．

バランスとなり，気分は抑うつ的となる．消炎鎮痛薬の意義は少なく，長期服用は逆に有害となる．薬剤としては，精神安定薬（ベンゾジアゼピン系，チエノジアゼピン系など），抗うつ薬（三環系，四環系など），抗痙攣薬（中枢性，末梢性）を選択処方されるが，副作用には留意しなければならない★2．

最近は漢方薬も注目されている．漢方薬は生体調整系全体に緩やかに作用し，乱れてしまった生体のホメオスタシスを回復させる．適応としては，西洋薬で副作用を生じたもの，効果がなかったもの，効果を期待されにくいさまざまな訴えをもつものとされている．

神経ブロック

神経ブロックとは神経伝達を末梢性に遮断することをいう．末梢神経，神経叢，神経節，交感神経節などの走行部あるいは存在部に，体表面から到達しやすい部位から注射針を穿刺し，局所麻酔薬あるいは神経破壊薬を注射して，的確な止痛を図る．外科手術のための伝達麻酔，止痛を目的とするペインクリニック，診断を目的とした

★2 薬物療法の副作用

精神安定薬では脱力感，眠気，めまい，食欲不振，頭痛，発疹などが認められるが，その程度は軽い．一方，抗うつ薬の副作用の頻度は増加し，かつ抗コリン作用による尿閉など重篤な副作用もある．抗痙攣薬は胃腸障害，肝機能障害，腎機能障害のほかに，特有の眠気，倦怠感があり，服用後の車の運転，緊張を要する業務への就労を控えさせるようにする．

図74 慢性疼痛の成立機序

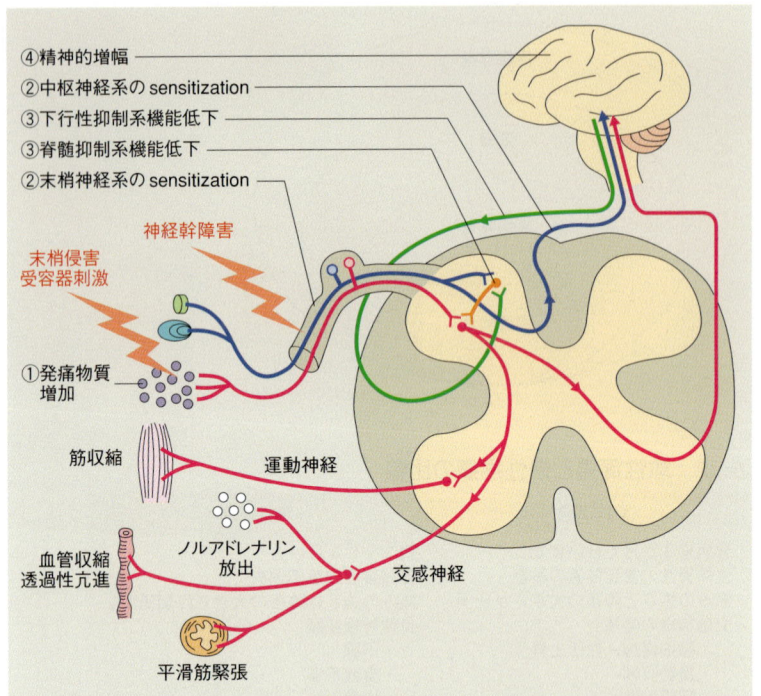

④精神的増幅
②中枢神経系のsensitization
③下行性抑制系機能低下
③脊髄抑制系機能低下
②末梢神経系のsensitization

神経幹障害
末梢侵害受容器刺激
①発痛物質増加
筋収縮
運動神経
ノルアドレナリン放出
血管収縮透過性亢進
交感神経
平滑筋緊張

①脊髄からの反射による運動・交感神経遠心路を介する筋緊張，血管収縮，カテコールアミンの放出などによる発痛物質の蓄積が生ずる．②侵害求心系経路の過敏性の亢進（sensitization）が起こり，痛みを伝えるAδ・C線維の閾値が低下し，痛みを伝える上行経路も過敏になる．③内因性疼痛抑制系の機能が低下する．すなわち，脊髄後角における，痛みの入力の抑制系が低下したり，痛みの下行性抑制系の機能も低下する．中脳から下行して脊髄後角に至る痛みの中枢抑制系も十分作動しなくなる．④精神的な痛みの増幅が起こる．不安，抑うつ，痛みに対する注意の集中などにより，痛みの感受閾値が低下し，痛みにより過敏になり，かつ痛みを強く自覚するようになる．普通は，①～④の過程で生体の自然治癒能が強力に働き，痛みの悪循環は断たれ慢性疼痛には移行しない．しかし，すべての過程が悪い方向に進行すれば痛みはそのまま固定し，"慢性疼痛状態"が完成されてくる．

表33 代表的な神経ブロック

脳脊髄神経ブロック
三叉神経節（半月神経節），上喉頭神経，顔面神経，後頭神経，腕神経，肩甲上神経，肋間神経，坐骨神経，傍脊椎神経，硬膜外，クモ膜下など
交感神経ブロック
星状神経節，傍脊椎交感神経節，腹腔神経節

★3
認知・行動療法における認知という用語は，①認知表象：個人の頭に浮かぶ言語や視覚的イメージ，②認知過程：個人が環境からあるいは自分自身の記憶からの情報を処理する過程，③認知構造：過去の経験により体制化された個人特有のものの見方や考え方，を意味する．つまり，認知・行動療法は「自己観察によって認知的活動とその行動に及ぼす影響を認識し，認知の変容によって望ましい行動の変容を試みる治療法」である．

もの，交感神経機能の抑制などに用いられる．

局所麻酔薬を使用して疼痛伝導路の遮断，あるいは疼痛が原因として生じる悪循環の遮断，および交感神経を含めブロックされることによる末梢血行の改善などが主な目的である．皮下，筋，筋膜部などで，知覚過敏や自発痛，圧痛，有痛性硬結が認められる場合，局所の神経自由終末をブロックする（局所浸潤ブロック）．

神経ブロックの代表的なものを表33にあげる．一般的注意は，穿刺針による合併症が高頻度であることである．皮膚消毒と無菌操作は厳重に行う．また，血圧低下，局所麻酔薬中毒による呼吸停止に対し，蘇生用人工呼吸器具，蘇生用薬剤の準備が必要である．

認知・行動療法

認知・行動療法★3は，主要なものだけで20種類以上の理論や技法が提唱されている．うつ病，不安障害，心身症，ストレス・マネジ

メントなどに適用され，その有効性に対する評価も高まっている．

一般に，慢性疼痛患者は「痛みはすべて疾病のサインである」との偏った理解（認知）から「私は痛みが取れない→私は重病だ→安静を保つ→ますます身体活動時の痛みが増加する」といった悪循環に陥りがちである．これに対して医療スタッフは，患者の痛みの訴えには過剰に反応しないように心がけながら，リハビリテーションチームで徐々に身体活動性を増加させていく行動変容的アプローチと，腰痛教室などの教育を中心とする認知的アプローチを行っていく★4．

RSDとカウザルギー

反射性交感神経性ジストロフィ（reflex sympathetic dystrophy；RSD）は，末梢神経傷害の有無にかかわらず，四肢の外傷に引き続きみられる四肢の交感神経の機能異常と組織の萎縮を伴った疾患である．一方，カウザルギーは末梢神経の部分損傷により，交感神経の機能異常を引き起こすとともに，灼熱痛と組織の栄養障害を呈する疾患であるといえる．この主な違いは，カウザルギーが肉眼的または電気診断学的に神経損傷を有していることである．

RSDとカウザルギーの発生原因，病態などについては，多くの研究者が論じているが，結論は出ていない★5．

臨床症状

疼痛：耐えがたい灼熱性疼痛．皮膚に触れたり，患肢の自動・他動運動で増強する．損傷神経領域以上の範囲に疼痛と異常知覚を示す場合もある．

腫脹：局所から患手，患肢に広がる柔らかい浮腫．進行すると硬くなる．

硬直：進行すると疼痛と浮腫により軟部組織の線維化と腱の癒着により，関節拘縮をきたす．

皮膚の変色：二次的所見として，発汗の促進，皮膚温の変化，皮膚栄養障害，骨萎縮が認められる．

治療

物理療法を併用した運動療法が効果的である．

物理療法

温熱療法★6：ホットパック，パラフィン浴などの伝導熱を利用したものが効果的である．方法としては，直接患部に温熱を照射する方法と患部以外に温熱を照射する方法がとられる．特に患部に耐えがたい疼痛がある場合は，患部以外に温熱を照射する間接的な治療が必要になる．神経損傷のある例では，知覚鈍麻，脱失による熱傷に

★4
具体的には，①痛みが必ずしも疾病のサインではないこと，②安静よりもむしろ適切な身体活動が望ましいことを強調，③環境の調整や自分に適した疼痛管理法を身につけるように指導していく．このような経過を通じて，患者は深くチームに理解され，多くのスタッフが再生を温かく見守っていることを実感しつつ，痛みに支配されていた従来の生き方から離れていく．

★5
現在のところ発現機序として，接触伝導（エファプシス），ノルアドレナリンや広作動域ニューロンの関与などが有力な仮説とされている．

★6 温熱療法の注意
温熱療法には，疼痛閾値の上昇による鎮痛作用，筋緊張の減少，結合組織の伸張性増加作用，細動脈血管の緊張緩和による局所循環の改善などの効果があり，痛みの悪循環を断ち切る作用がある．一方，温熱療法後の血液循環増加により浮腫が生じやすく，この浮腫はRSDを悪化させるため防止する必要がある．

温熱療法はそれ自体が目的となる場合は少なく，運動療法のスムーズな導入の準備となる．しかし，患者に痛みを増加させる治療または治療法は，反射性に交感神経活動を亢進させて症状を悪化させるため，注意が必要である．

注意する必要がある．

水治療法：渦流浴，交代浴が効果的である．温熱効果以外に，筋緊張の減少，結合組織の伸張性の増加作用があり，その後に行う運動療法の効果を高める．

レーザー治療：低出力レーザー（100mW以下）を患側の星状神経節へ照射する．四肢の血管拡張が起こり，除痛が得られる．患者によっては治療後にめまいやだるさを訴える場合があり，照射後は20分程度安静を保つ．

低周波療法（経皮的電気刺激療法）：刺激部位は一般的に疼痛部位であり，場合によっては疼痛部位と対側同部位，疼痛部位と同脊髄レベル，疼痛部位と同側の他部位とする．通電条件は，疼痛が最も軽減する周波数，振幅，刺激の強さを選択する．作用機序として，通電刺激により末梢レベルでの侵害情報の伝達の遮断による痛覚伝導系のブロック作用と脳脊髄レベルでの痛覚抑制系の活動亢進作用が考えられる．

運動療法

関節可動域訓練：温熱療法後に患部の挙上位での自動運動を行い，浮腫の防止に努める．水治療法では，浴中にて自動運動と休息をとりながら訓練を行い，浴後は患部挙上位で手指などの自動運動を行い，浮腫の防止に努める．疼痛が生じる運動域を無視した他動運動は禁忌である．あくまでも疼痛を生じさせない運動範囲内での愛護的な他動運動が必要である．機器を用いた訓練として，間欠的圧迫により浮腫を軽減しつつ，他動運動を行う機器もある★7．

作業療法：上肢のRSDの場合，日常的な訓練として，書字や箸などの使用により訓練意欲を高めることも重要である．また，除痛を目的にスプリントなどによる機能の援助と代用，変形の予防も有効である．

幻肢痛

四肢が切断された後も，まだあるかのように感じることを幻肢感といい，その四肢を幻肢という★8．また，脊髄損傷や片麻痺などで四肢の欠損がなくても出現する場合がある．幻肢は身体の運動に伴って，運動を感じたり，時には幻肢の一部位に疼痛を感じたりする．この幻肢痛の性質は，引きつけるような，焼けるような，突き刺すような痛みと多彩である．誘発・増悪因子として，天候，季節，疲労，不安などがあげられる．

切断の場合，術前のオリエンテーション，適切な手術，術後早期の義肢装着練習などにより予防することが重要である．

理学療法

物理療法として超音波療法，温熱療法，加温冷却，水治療法，経

★7
ロムーバーでは空気圧の調整により，可動範囲，強弱を設定できる．

★8 幻肢痛の発生機序
発生機序として，大脳皮質（身体図式）や脊髄（脊髄後角）を原因とする中枢説，断端神経腫の刺激によるとする末梢説，心理的要因による精神説などがある．

図75 基本的ボディメカニクス

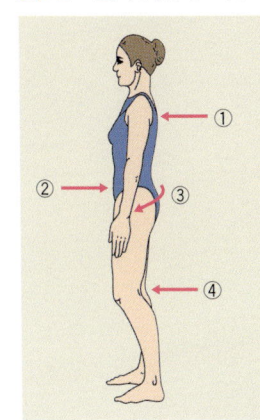

すべての日常生活動作の基本となる姿勢である.
①背部を常にまっすぐにする：腰椎の生理的前彎の保持は，まず背部を直立位にすることから始まる.
②腹筋を収縮させる：動作時には，常に腹筋を収縮させる．腰椎を保護するために重要である.
③殿部を常に収縮させる：大殿筋を収縮させることにより，骨盤後傾位が得られる．これにより，腰椎前彎の増強が防止され，生理的腰椎前彎が保持される.
④膝を屈曲させる：膝の屈曲により，腸腰筋およびハムストリングスの緊張がとれ，腰椎の負担が軽減する．また，膝の屈曲はさまざまな動作中に，緩衝作用として働く.

皮的電気刺激療法などを用い疼痛を軽減させ，関節可動域訓練，筋力訓練や歩行訓練などの際に併用すると有効である．また，断端のマッサージやフィードバックトレーニングも有効である．一方，弾力包帯を巻き均等な圧迫を断端に加えたり，早期に義肢を装着させ新しい末梢からの感覚を与えることにより疼痛は軽減する．

慢性腰痛

　腰痛症には，不自然な姿勢による姿勢性腰痛や，中腰姿勢により椎間板内圧が亢進し起こる椎間板性腰痛，腰椎前彎増強により椎間関節内圧が亢進し起こる椎間関節性腰痛，腰椎捻挫などの既往により起こる筋筋膜性腰痛，心因性腰痛などがある．慢性腰痛は日常生活にひどく支障をきたすことはないが，日ごろのさまざまな生活動作が原因となり引き起こされる腰痛である．またこの痛みの強さは強弱があり，心理状態に影響されることもある．慢性腰痛に対して手術療法が適応となることは少なく，適切なリハが重要である．特に，姿勢の指導と運動療法が二本の柱となる．

姿勢・日常生活動作指導

　腰痛は適切な指導を受けなければ，なかなか治らず慢性化し，また一度腰痛が出現すると一時的に改善するが再発することが多い．腰痛の予防，再発の防止のためにも日常生活動作指導は必要である．日常生活動作でとるべき最も基本的な姿勢は"腰椎の生理的前彎を保持すること"である．特に，前彎の増強は腰痛の発生・悪化をきたし，危険な姿勢である．具体的には，骨盤後傾位を維持することでこの肢位は達成される．骨盤後傾位を維持し，腰椎を保護する基本的ボディメカニクスは，図75に示す4点に注意することによって得られる．

　しかし，実際の日常生活動作を常に直立位のみで行うことは不可

図76 持ち上げ動作

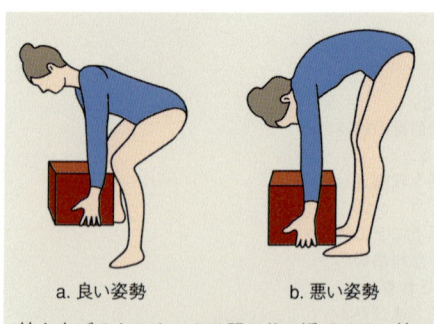

a. 良い姿勢　　　　b. 悪い姿勢

持ち上げるものをできる限り体に近づける．持ち上げる際には，上体を起こして持ち上げるのではなく（b），下肢の伸展と連動させ，ゆっくりと持ち上げる（a）．この持ち上げ動作時の椎間板内圧は，動作が速いほど内圧上昇は大きくなり，可能な限りゆっくりと行ったほうが安全である．

図77 腰痛体操

a. 等尺性腹筋増強訓練

b. 等尺性背筋増強訓練

c. ハムストリングスのストレッチ

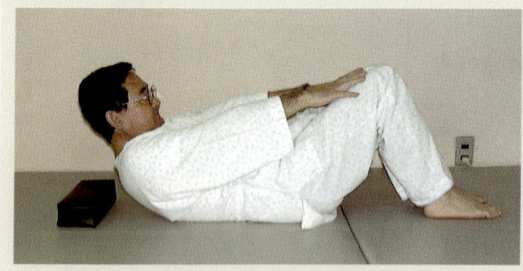

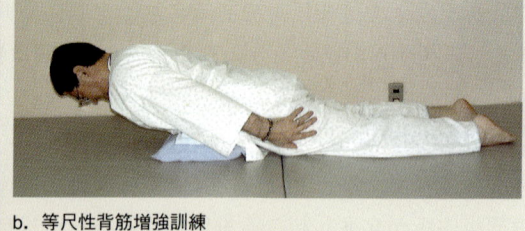

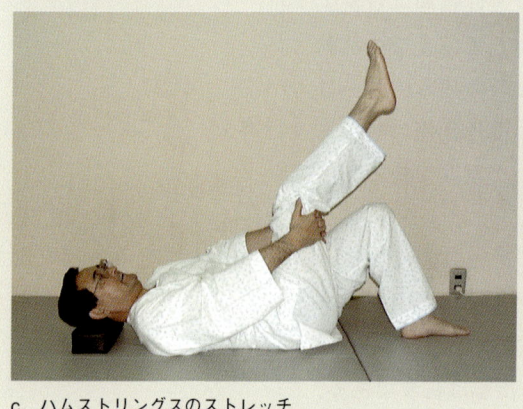

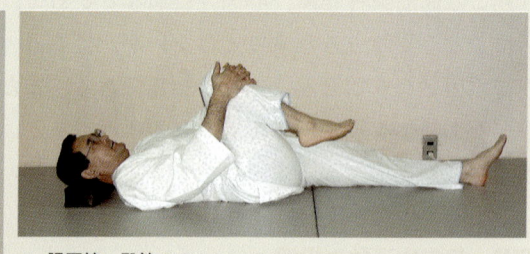

d. 腸腰筋・殿筋のストレッチ

能である．床の物を持ち上げるときなどは，上記の姿勢を応用し，生理的腰椎前彎を保持したまま行動することが肝要である（図76）．

腰痛体操

　原則として，腰痛発症早期（3〜7日）の急性期は禁忌である．急性期を過ぎてから，体動や歩行が可能になった時点から，痛みのな

い可能な体操種目より開始する．日常生活動作がほぼ可能になった慢性期では，積極的な体操が望まれる．腰痛が治癒した症例においても予防的見地から適応となる．

主な目的としては，体幹・下肢筋の廃用性の筋力低下および椎間関節や靱帯，筋肉などの軟部組織の柔軟性低下を改善することである．筋力訓練としては体幹・下肢筋の強化を行い，柔軟性向上として腰椎や骨盤に付着する筋，靱帯，関節包のストレッチを行う．

腰痛体操（図77）には，数多くの方法があるが，患者が継続的に実施できることが大切である．この体操により，腹筋と背筋の訓練によりバランスのとれた脊柱と，協調性ある腰椎−骨盤リズムの獲得が可能となる．実施上の注意点としては，腰椎前彎を取り除いた肢位で体操を行い，呼吸を止めて力まないことである．

運動開始前の物理療法の併用は，疼痛を軽減し，精神的にリラックスさせ活動性を向上させるのに有効である．

（白土　修，川瀬真史）

●参考文献
1) 福山秀直ら：中枢痛．医学のあゆみ1986；138：628-631.
2) 本田哲三：慢性疼痛患者の認知―行動療法．水島繁美ら編．精神心理学的アプローチによるリハビリテーション医学．東京：医歯薬出版；1992. p.143.
3) 兵藤正義：痛みのマネージメント．慢性疼痛症候群．岩倉博光ら編．東京：医歯薬出版；1990. p.19-26.
4) 水間正澄：幻肢痛．臨床リハ　1997；6（4）：356-359.
5) 中西亮二ら：RSDのリハビリテーション―発現機序．臨床リハ1993；2(11)：881-885.
6) 関　直樹：疼痛性疾患の漢方治療．医学のあゆみ1986；138：692-695.
7) 白土　修ら：腰部疾患と運動療法．臨整外1999；34（6）：693-700.
8) 白土　修ら：日常生活動作指導．骨・関節・靱帯1994；7（5）：563-568.
9) 鈴木重行：痛み．細田多穂ら編．理学療法ハンドブック（改訂版第3版）第1巻，理学療法の基礎と評価．東京：協同医書出版社；2000. p.454-455.
10) 山本博司：理学療法．寺山和雄ら編．整形外科・痛みへのアプローチ　腰背部の痛み．東京：南江堂；1999. p.141-150.

虚血性心疾患

虚血性心疾患に対するリハビリテーションは，診断・治療技術の進歩により，発症早期から安全に行うことが可能になってきた．ここでいうリハとは，初期治療に引き続き行われる段階的な運動耐容能の評価と，それに基づいて行われる運動療法および患者教育，カウンセリング，生活指導が含まれる．リハにあたっては，医師や看護師だけでなく，理学療法士，作業療法士，栄養士など，多くの専

表34　虚血性心疾患の分類（ISFC/WHO, 1979）

1. 一次性心停止（primary cardiac arrest）
2. 狭心症（angina pectoris）
1）労作狭心症（angina of effort）
・新鮮労作狭心症（*de novo* effort angina）
・安定労作狭心症（stable effort angina）
・増悪労作狭心症（worsening effort angina）
2）安静（自発性）狭心症（spontaneous angina）
3. 心筋梗塞（myocardial infarction）
1）急性心筋梗塞（acute myocardial infarction）
・確実な心筋梗塞（definite myocardial infarction）
・可能性のある心筋梗塞（possible myocardial infarction）
2）陳旧性心筋梗塞（old myocardial infarction）
4. 虚血性心疾患による心不全（heart failure in ischemic heart disease）
5. 不整脈（arrhythmia）

表35　主な即効性硝酸薬

成分名	商品名	製剤	投与量	効果発現時間	効果持続時間
ニトログリセリン	ニトロペン®錠	舌下錠：0.3mg/錠	1錠/回	1～2分	10～30分
	ミオコール®スプレー	スプレー	1噴霧/回	1～2分	
硝酸イソソルビド	ニトロール®錠	錠：5mg/錠	1～2錠/回	5～10分	2～3時間
	ニトロール®スプレー	スプレー	1～2噴霧/回	1～2分	

★1 心筋虚血をきたす病態

冠血流による酸素供給★1＜心筋の酸素需要★2⇒心筋虚血
★1 酸素供給は，①冠血管抵抗増加，または，②大動脈圧低下により冠血流量が減少すると低下する．
★2 酸素需要は，①血圧，②心拍数でほとんど決まる．
したがって心筋虚血に対する治療は，冠血流量が増加するように冠血管を拡張させ，酸素消費を低下させるように血圧と心拍数を適度にコントロールすることにより行う．

★2 胸痛をきたす主な疾患

・心疾患：虚血性心疾患（狭心症，心筋梗塞），心膜炎，大動脈弁膜症，肥大型心筋症
・心疾患以外の胸部疾患：肺塞栓，気胸，胸膜炎，高安動脈炎，解離性大動脈瘤
・消化器疾患：食道炎，食道裂孔ヘルニア，胃潰瘍，胃炎
・その他：心臓神経症

門職種によるチーム医療を包括的に進めることが望まれる．

　心筋虚血は，心筋の酸素需要に冠血流からの酸素供給が応じられなくなった結果生じ★1，それは主に動脈硬化による冠動脈狭窄病変に基づいているが，それ以外にも冠動脈攣縮，冠動脈塞栓，貧血，大動脈弁疾患など心筋への酸素供給が低下する状態も原因となる．

　現在用いられている虚血性心疾患の分類は，1979年に国際心臓連盟（ISFC）と世界保健機構（WHO）が合同で作成したものである（表34）．

狭心症

　狭心症（angina pectoris）は，一過性に生じた心筋虚血により，前胸部に痛み★2や絞扼感が生じる状態で，労作狭心症と安静狭心症に分類される．

労作狭心症

　労作狭心症は，労作により増加した心筋酸素需要に見合う冠血流を供給できなくなった状態で，その多くは発作の持続が短く（1～5分くらい），安静により消失し，硝酸薬（表35）によく反応するのが特徴である．さらに労作狭心症は，最近1か月以内に初めて生じた新鮮労作狭心症，一定の労作により生じる発作が1か月以上続いている安定労作狭心症★3，発作の頻度と痛みの程度が増加している増悪労

作狭心症に分けられる．

安静狭心症

　安静狭心症は，冠動脈硬化をもとに冠血管攣縮が生じることが直接の原因とされ，夜間から早朝にかけての安静時に多い．労作により誘発されないことが特徴で，発作の持続時間はさまざま（15分以上続くことあり）であり，硝酸薬が効きにくいことが多い．

診断

　問診による症状の発現経過に加えて，発作中の心筋虚血を確認する．最も有用なのは発作中の心電図で，ST下降あるいは上昇と，T波平坦化あるいは陰転化が認められる★4．

　非発作時の心電図は正常で，安定狭心症ならば，運動負荷時の心電図や心エコー，心筋シンチグラフィにて心筋虚血を証明する．また，ホルター（Holter）心電図も有用で，発作中の心電図を記録し虚血を証明する．

治療

　治療には薬物療法と観血的治療がある．

薬物療法：主に用いられる薬は，硝酸薬，β-遮断薬，カルシウム（Ca）拮抗薬である．

①硝酸薬には冠動脈を拡張させる作用があり，狭心症発作時の症状改善から発作予防まで広く用いられる．

②β-遮断薬は心筋収縮力を低下させるとともに，心拍数を減少させる作用があり，心筋の酸素需要を減少させる．

③Ca拮抗薬には冠血管攣縮を抑える作用に加えて血圧低下作用や心拍低下作用があり，特に安静狭心症の予防や発作が遷延化するときに用いられる．

観血的治療：経皮経管冠動脈拡張術（PTCA）★5や冠動脈バイパス移植術（CABG）★6が行われる．

リハビリテーション

　従来，心臓リハというと主に心筋梗塞後の運動療法と考えられてきたが，狭心症やPTCA後あるいはCABG後においても重要で，運動療法の禁忌（表36）を明確にしたうえで，適度な運動を行うことが勧められる．運動療法により，運動中の心筋酸素消費が減少し，また冠動脈側副血行路の発達が促される可能性が報告されている．

心筋梗塞

　心筋梗塞（myocardial infarction）は，冠動脈硬化による狭窄部に

★3 安定狭心症と不安定狭心症

安定労作狭心症は安定狭心症とも呼ばれ，それ以外は安静狭心症を含め心筋梗塞や突然死に至る可能性が高い重症の狭心症のため，不安定狭心症とも呼ばれる．

★4 狭心症発作時の心電図

変化はⅡ，aV_F，V_{4-6}に現れやすい．
①ST下降（異型狭心症＊では上昇）
②T波平坦化または陰転化

＊異型狭心症：安静時，特に夜間から明け方に生じる狭心症で，発作時にST上昇を伴うことが特徴．
　本態は発作時の冠血管攣縮でCa拮抗薬や硝酸薬が著効する．

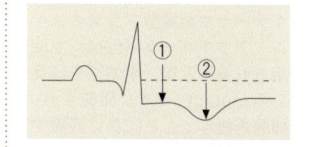

★5 経皮経管冠動脈拡張術（PTCA）

percutaneous transluminal coronary angioplastyの略．冠動脈狭窄部に拡張時の径が1.5〜4.0mmのバルーンカテーテルを挿入して，内腔側からバルーンを膨らませて狭窄部位を拡張させる手技．患者への侵襲は冠動脈バイパス移植術に比べ少ないが，30〜40％に再狭窄が生じる欠点もある．近年，再狭窄の予防に対して，内腔を拡張した後に金属の筒やコイル（ステント）を留置することにより，再狭窄率の低下が図られている．

★6 冠動脈バイパス移植術（CABG）

coronary artery bypass graftの略．冠動脈狭窄部の末梢部と大動脈との間に血管のバイパスを作る手術．一般的には左冠動脈主幹部病変と3枝病変にはCABGが選択され，さらに1枝あるいは2枝病変のうちPTCAが困難なものにも行われる．

表36 運動療法の禁忌

- 不安定狭心症や切迫心筋梗塞
- コントロールできない心不全
- 重症冠動脈病変（左冠動脈主幹部病変，重症3枝病変）
- 重症不整脈（心室頻拍，上室性頻拍，高度房室ブロックなど）
- 未治療重症高血圧
- 中等度以上の大動脈弁狭窄の合併

血栓が形成され，急激に血流が遮断された結果，心筋壊死が生じた状態である．

診断

突然の激しい左前胸痛が30分以上続き，冷汗を伴って死の恐怖を感じることが多い．痛みは心窩部から左肩や背部に放散し，硝酸薬は無効で，重症例では心原性ショックを起こす．これら特徴的な臨床症状と特異的な心電図変化（図78，表37），血中生化学マーカー（図79），心エコー図などから診断する．

治療

発症直後に重症不整脈で死亡する確率が高く，電気的除細動などの処置が可能な冠動脈疾患集中治療部（coronary care unit；CCU）にできるだけ早く収容し，心電図持続監視をしながら，心臓ポンプ失調や不整脈の治療を行うことが死亡率を低下させるために必要である．また，激しい胸痛や不安感は，心筋の酸素需要を増大させるため，硝酸薬や麻薬性鎮痛薬，鎮静薬の投与により胸痛を軽減させ，鎮静を図るとともに，酸素を投与する．発症3〜6時間以内であれば血栓溶解療法★7を行い，冠動脈の再灌流を試みる．

合併症

頻度として多いものは，不整脈と急性期ポンプ失調である．

不整脈：あらゆる種類の不整脈が出現しうるが，特に注意が必要なのは心室性不整脈★8で，時間の経過とともに出現頻度は減少する．

急性期ポンプ失調：心不全と心原性ショックがある．心不全は心筋梗塞により心収縮力が低下することにより直接生じ，また心原性ショックは，胸痛とともに迷走神経過緊張状態が生じ，血圧低下，尿量低下などのショック状態に陥りポンプ失調となる．

リハの開始にあたっては，重篤な不整脈が十分にコントロールされ，ポンプ失調の徴候が消失していることを確認する．その他，急性期リハを行ううえで注意が必要な合併症は，心破裂や心室瘤で，発生時期は心筋梗塞発症後1〜2週間以内が多い．

★7 **血栓溶解療法**
血栓溶解薬を直接冠動脈に投与する方法（冠動脈内血栓溶解療法；percutaneous transluminal coronary recanalization；PTCR）と静脈内に投与する方法がある．溶解薬としてはウロキナーゼや組織型プラスミノゲン・アクチベータ（t-PA）が使用される．近年，半減期を延長したmutant t-PAが開発され，静脈内投与でもPTCRに匹敵する高い溶解率が得られるようになり，欧米では静脈内投与が主流になっている．

★8 **心室性不整脈**
心室性期外収縮（ventricular premature beat；VPB）のうち，心停止に直結する心室頻拍（ventricular tachycardia；VT）や心室細動（ventricular fibrillation；VF）に移行しやすい危険な不整脈＊として以下のものがあげられるが，急性心筋梗塞の場合，単発のVPBであってもVTやVFに移行することがあり注意が必要である．リドカインによりVPBの発生をコントロールするとともに，VTやVFに移行した場合は，電気的除細動や心マッサージが必要になる．

＊危険な心室性不整脈
① 多発性：5回/分以上．
② 多源性：2つ以上の異なった場所からのVPB．
③ R on T：前の心拍のT波上に次のR波が重なるもの．
④ short run：VPBが3つ以上連続するもの．

図78 急性心筋梗塞の経時的心電図変化

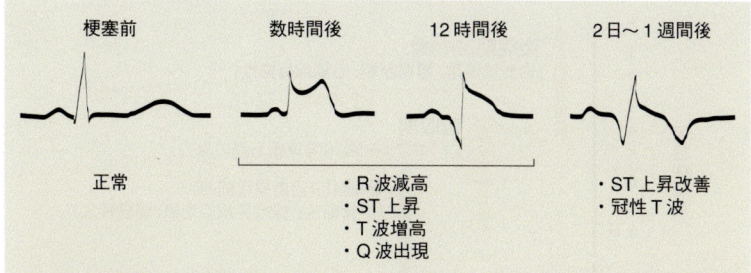

梗塞前	数時間後	12時間後	2日〜1週間後
正常	・R波減高 ・ST上昇 ・T波増高 ・Q波出現		・ST上昇改善 ・冠性T波

ST上昇，異常Q波，冠性T波が急性貫通性心筋梗塞の特徴的所見であるが，経時的変化が重要である．また梗塞部位の診断は，ST上昇や異常Q波が出現した誘導（表37）から判別される．

表37 心筋梗塞の部位診断

梗塞部位	I	II	III	aV_R	aV_L	aV_F	V_1	V_2	V_3	V_4	V_5	V_6
前壁中隔							○	○	○	○		
前壁中隔側壁	○				○		○	○	○	○		
側壁	○				○						○	○
高位側壁	○				○							
下壁側壁		○	○			○					○	○
下壁		○	○			○						
高位後壁							○	○				

○：異常Q波，ST上昇を示す誘導．

図79 血中生化学マーカーの経時的変化

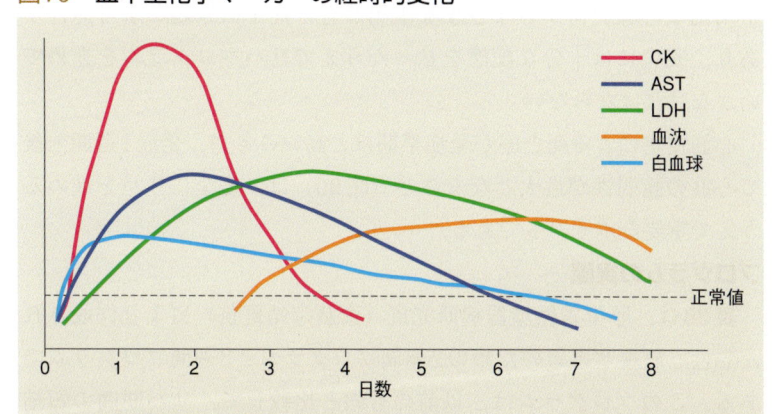

心筋が壊死に陥り，心筋細胞中の酵素が血中に流出してくる．一般に，最も早く現れるのがミオグロビンで，次いでCK（MB型）→AST→LDHの順に血中ピークに達する．白血球のピークはCKよりやや早く，また血沈はLDHよりさらに遅れてピークに達する．

リハビリテーション

　心筋梗塞のリハの目的は，できる限り早く安全に，患者を元の生活に近い状態に復帰させ，それを維持できるように支援することで

図80　心筋梗塞の修復過程

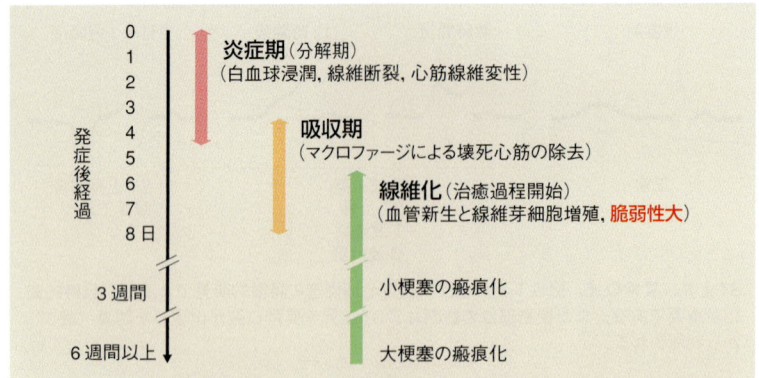

発症後経過		
0〜8日	炎症期（分解期）	（白血球浸潤，線維断裂，心筋線維変性）
	吸収期	（マクロファージによる壊死心筋の除去）
	線維化（治癒過程開始）	（血管新生と線維芽細胞増殖，脆弱性大）
3週間	小梗塞の瘢痕化	
6週間以上	大梗塞の瘢痕化	

梗塞巣は図に示す修復過程をたどる．壊死部の分解，吸収の後，発症後1週間前後から心筋の治癒過程は始まるが，この時期の梗塞部はもろく，心臓への過負荷により心室瘤の形成や心臓破裂につながる危険性が高い．

あり，発症から退院までの急性期と，退院後から社会復帰に至るまでの回復期に分けて考える．

急性期リハ

　心筋梗塞を発症し，CCUに入院した時点から退院までのリハを指す．この期間のリハは，患者の病態を把握したうえで，初期に生じた安静による廃用症候の改善を図り，心機能の評価をしながら，運動負荷試験を行って，安全な運動量を決定し，家庭復帰を目指して患者教育ならびに生活指導をする．CCU入室直後から開始するが，不用意な心臓負荷がさまざまな重篤な合併症を引き起こす可能性があり，安全には十分な配慮を払ったうえでリハプログラムを進めていかなければならない．

　心筋梗塞による死亡率が発症早期ほど高いことや，発症1週間前後で心筋の脆弱性が最大となること（図80）は，安全にリハを進めるうえで重要なポイントである．

プログラムの実際

　表38は，厚生省循環器病研究班（斎藤宗靖班長）により作成された急性心筋梗塞患者のための2週間プログラムと3週間プログラムである．このプログラムは，以前のものと比較して，リハ期間の短縮が図られている．その背景には，①血栓溶解療法やPTCAによる再灌流療法が普及し，心筋梗塞急性期の死亡率や合併症が減少したこと，②心臓カテーテル検査の技術進歩により，左室機能や冠動脈病変の検査が容易になり，安全に早期リハを開始することが可能になったこと，があげられる．しかし，ここに示したものは"合併症のない急性心筋梗塞"のプログラムであり，さらに2週間プログラムの場合には，安全に行うために適応が細かく定められ，また条件として，プログラムを終了した後に，回復期リハを十分に行うことが付

表38 合併症のない急性心筋梗塞患者のためのリハプログラム

ステージ	病日*1 2週間コース	病日*1 3週間コース	リハの場所	負荷試験*2・検査など	リハ動作 病室内・病棟内動作	リハ動作 運動療法	看護・ケア・食事 看護・ケア	看護・ケア・食事 食事	その他
I	1, 2	1〜2, 3〜4	CCU	受動座位	臥床・安静 受動座位・自分で食事		全身清拭	水分だけ 普通食 (半分)	テレビ・ラジオ可
II	3	5〜6	CCU	自動座位・足踏み試験	自動座位 歯磨き・セルフケア			普通食	新聞・雑誌可
III	4	7〜8		立位・室内歩行試験	室内自由 室内便器使用可		立位体重測定 介助洗髪		
IV	5〜6, 7〜8	9〜11, 12〜14	一般病棟	200m歩行試験 500m歩行試験	トイレ歩行可 病棟内自由	200m×3/日 500m×3/日	検査は車椅子 検査は介助歩行		
V	9	15		低負荷運動負荷試験 (マスターシングルまたは70%心拍数負荷試験)	シャワー可	500m×3/日 (速歩)			ロビーで談話
VI	10〜13	16〜20	リハ施設	慢性期病態検査 (トレッドミル負荷試験, 負荷心筋シンチ, 心肺運動負荷試験, 冠動脈造影など)	入浴可	階段×3/日 (1→3階) 監視型運動療法			
VII	14	21				運動の指導	退院指導 (食事, 運動, 服薬, 生活, 復職など)		

*1 2週間プログラム・3週間プログラムの選択は下記に示す基準に従う.
　通常は3週間プログラムを用いるが, 2週間プログラムは以下の場合に使用可能.
　・急性期に再灌流療法施行.
　・必要時に冠動脈造影やPTCAによる血行再建術が可能な施設であること.
　・ポンプ失調の合併なし (キリップ分類I型まで).
　・発症3日以内に狭心症発作ないし著明なST変化なし.
　・心室細動や心房粗細動のエピソードなし.
　・梗塞が大きくない. (CK最高値＜3,000 mIU/mL以下, 広範前壁梗塞でない, 左室駆出率≧40%, 心室瘤の形成なし)
　・退院指導を十分に行い, 回復期リハに移行できる.
*2 負荷試験では, 前, 直後, 3分後にも心電図記録, 血圧測定を行う.

（斎藤宗靖班長：厚生省循環器病研究—循環器疾患のリハビリテーションに関する研究. 平成5年度報告書. 1994. p.520）

記されている点に注意が必要である.

　また, 特に急性期においては, 姿勢や身の回り動作が心臓に及ぼす影響について, 心拍出量や代謝の面から理解していることは有用である.

　表39に示したものは, 姿勢が心拍出量や代謝に及ぼす影響についてまとめたもので, これによると, 仰臥位よりむしろ十分な支持のもとでの安楽座位のほうが, 心拍出量は85%と少なく, 心負荷が少

★9 MET
metabolic equivalent（基礎代謝エネルギー消費量）の略．運動強度の目安で，健康な70 kg，40歳白人男性の安静座位時酸素消費量（3.5 mL/分/kg）を1 METとして，種々の活動がその何倍にあたるか示したもの．したがって，健康状態，体重，年齢，人種，性別が変われば変動する値であることを承知のうえで使う必要がある．

表39　姿勢による心拍出量と代謝量の変化

姿　勢	心拍出量[*1]	(METs[★9])
安楽座位（十分に全身を支持した状態での安楽椅子）[*2]	0.85	1.00
立位（リラックスした状態で）	0.90	1.20
座位（直立な背もたれのある椅子）	0.95	1.10
座位（ベッドの端で両足を床に着けた状態で）	0.95	1.10
仰臥位（基本姿勢）	1.00	1.00
側臥位（肘立て枕をして）	1.00	1.10
仰臥位（45°ベッドアップ，膝も上げた状態で）	1.10	1.00
座位（両足は床に着けず，両手は机に置いた状態で）	―	1.25

[*1]心拍出量：安静仰臥位での心拍出量を基準に，その何倍であるかで示してある．
[*2]頭部まで支持できる背もたれと肘掛けがあり，足部がしっかりと床に着く高さの安楽椅子に深くゆったりと座った状態．

(Kottke FJ：Common cardiovascular problems in rehabilitation. In：Kottke FJ, et al, editors. Krusen's handbook of physical medicine and rehabilitation, 3rd ed. Philadelphia：WB Saunders；1982. p. 787-808)

表40　運動負荷試験および主な日常動作の運動強度

METs	運動負荷試験	日常動作	レクリエーションなど
1.0～1.5		安静座位，安静立位，食事	会話，机上での手先だけ動かす作業（皮細工など）
1.5～2.5		ベッドの寝起き，手洗い・洗面，歩行（1～2 km/時）	テレビ，ラジオ，新聞，書字，タイプ，トランプ，裁縫，編物，彫刻
2.5～3.5	マスター1/2	排便（ポータブル），更衣，シャワー，歩行（2～4 km/時），車の運転，炊事，洗濯	ピアノ，木工，ラジオ体操
3.5～5.0		排便（ベッド上），入浴，歩行（4～6 km/時），階段降り，性交	園芸，柔軟体操，ゴルフ，キャッチボール
5.0～7.0	マスターシングル マスターダブル	階段昇り，雪かき，薪割り	テニス

ないことがわかる．実際，心不全状態では，仰臥位より安楽座位のほうが楽なことはよく経験される．また代謝面では，患者が自ら動かないようにして，他動的に臥位あるいは座位をとらせていれば代謝量は低い値である．したがって，最初にベッド上からリハを開始するときには，受動座位から始めて，その後，自動座位，室内歩行，病棟内歩行へと段階的に運動負荷を上げていく．

　一方，表40には運動負荷試験および主な日常動作の運動強度が示してあり，プログラムの進行に合わせて許可する動作を増やしていく．プログラムの早期から，気晴らしのために簡単な机上作業を行わせること（作業療法）が可能で，精神的緊張緩和のために有用である．排便動作については，ベッド上でするよりもポータブル便器

表41　プログラム進行基準

以下の所見が出現したときは新しいステージへ進まない
1. 自覚症状：胸痛，呼吸困難，動悸，めまいなど
2. 心拍数：120/分以上（or 安静時より40/分以上）に増加
3. 不整脈：危険な不整脈が出現
4. 心電図：1mm以上のST下降または2mm以上のST上昇
5. 血圧：収縮期血圧30mmHg以上の上昇，または20mmHg以上の低下

に座ってするほうが心負荷は少ないが，いずれにしても高い代謝量であり，むしろ排便時の"いきみ"を少なくすることに配慮する．

プログラム進行基準

実際のプログラムの進行は，進行基準（表41）に従って，自覚症状，心拍数，血圧，心電図変化をチェックしながら次のステージへ進める．異常を認めたときには，新しいステージへ進まず，一両日そのステージのリハを続け，必要ならば薬物を変更する．したがって，表38に示される病日は，問題のない場合の最短コースの目安にすぎず，実際は心電図や血圧モニターで監視しながら，ステージを1つずつ上げていき，最終的には通常の日常生活で必要な5～6METs（マスター・シングルテスト★10）程度の運動負荷に耐えられるかどうかをチェックする．それぞれの運動耐容能に合わせて回復期リハの運動量を処方して，退院後の生活指導を行ったうえで退院を許可する．

退院時生活指導

退院前の運動負荷試験から運動耐容能力を評価し，その最高レベルより1段階あるいは2段階下げたレベルの動作を許可する．また，入浴は少しぬるめ（40℃くらい）の温度で，洗髪や下肢洗浄時のかがみこみ姿勢を避け，特に冬場には，脱衣場や浴室内をあらかじめ暖かくしておくよう指導する．

排便については，"いきみ"が問題となるため，便秘に気をつけ，洋式便器を使用する．

車の運転は，運動量としては軽いものの，精神的ストレスで心拍数や血圧が上昇することがあり，渋滞や高速道路の運転は避ける．

また，危険因子に対する指導も重要で，高脂血症，高血圧，糖尿病，肥満などに対して，栄養士から食事指導を行い，カロリー，塩分，コレステロールの摂取の仕方やアルコール，コーヒーなどの影響について理解させる．禁煙については徹底して指導する．

回復期リハ

退院してから復職を含めた元の生活に復帰するまでのリハを指すが，その中心は運動療法で，反復して運動を継続することにより

★10 **マスター（Master）2階段試験**

1段の高さが約23cm（9インチ）の2段の階段を昇り降りして運動負荷をかける方法．性別，年齢，身長，体重により昇降回数が規定されており，マスター・シングルテストではこれを1分30秒で，ダブルテストはその倍の回数を3分で行い，その前後の心電図変化で評価する．

表42 各運動療法の効果

期待される運動療法の効果には以下のものがある

- 運動耐容能の増加：最大酸素摂取量増大，最大運動時筋血流量増加，筋力増強，嫌気性代謝閾値上昇
- 心肺機能向上：心収縮力増強，動静脈酸素較差増大，安静時心拍数および血圧低下
- 合併症の改善：耐糖能異常，肥満，高脂血症，高血圧などの危険因子の改善

表43 各種仕事の作業強度

仕事	METs	仕事	METs
一般事務職	1.5〜2.0	家事　アイロンかけ	1.5〜2.0
旋盤作業	1.5〜2.0	料理，皿洗い	2.5〜3.0
医師（家庭医）	1.5〜2.5	掃除（掃除機）	2.5〜3.0
理容師	1.75〜2.0	洗濯物干し	2.5〜3.0
教師	2.0	窓拭き	4.0
自動車修理	3.5〜4.5	床みがき	4.5
大工	4.0〜5.0	車運転（市街地）	2.5
ペンキ塗り	4.5	平地歩行（3 km/時）	2.4〜2.9
農業	5.0	シャワー	3.4
郵便配達	7.0〜10.0		

（木全心一編：狭心症・心筋梗塞のリハビリテーション，第3版．東京：南江堂；1999）

種々の効果（**表42**）が得られる．しかし，高度の左室機能障害を残したままの対象患者には，運動療法が禁忌（**表36**，p.500）のこともあり，対象者を厳しく選別する必要がある．

運動の種類：速歩・軽いジョギング・サイクリング・水泳など全身の比較的大きな筋肉を反復して律動的に動かす有酸素運動が勧められる．"いきみ"を伴うような，強い等尺性運動は避ける．

運動強度：最大酸素摂取量の50〜70％，最大心拍数の60〜80％に相当する運動が安全で，これは通常，嫌気性代謝が始まる前の運動量に相当するが，もし嫌気性代謝閾値（AT）[★11]が測定可能ならば，そのときの心拍数を目安に運動強度を決める．

運動時間：1回の運動時間は20〜40分程度として，その前後に5〜10分間の準備運動と整理運動を加える．

運動の頻度：少なくとも週3回程度の運動が必要で，5回できれば十分と考えられる．

社会復帰

心筋梗塞発症前の社会的状態に戻ることを意味するが，特に職場への復帰が重要である．これにより，社会的，経済的な回復が実現する．

★11 **嫌気性代謝閾値**
anaerobic threshold（AT）．運動強度が増加するにつれて，あるレベルから酸素の供給が相対的に不足し，嫌気的解糖による乳酸産生が開始される運動強度レベルをいう．したがって，ATを超えない程度の運動では乳酸の蓄積は認められず，疲労感を感じることなく長時間の運動が可能で，その値の大きさは，身体活動能力のフィットネスを表す指標となる．また，ATは最大運動能力と相関しており，心疾患患者においては，最大運動負荷を行わずに亜最大運動負荷によりATを求めることによって，その運動能力を評価できる利点がある．

復職の時期としては発症後3か月程度が目安になるが，各個人ごとに病状，年齢，家庭環境や経済状態を考えたうえで決定し，段階的に復帰することが望ましい．

復職率は60歳以下で80〜90％とされ，その約半分が元の仕事と同じ仕事に復帰している．

表43に主な仕事の作業強度を示すが，復職にあたっては，運動負荷試験で評価した作業強度の80％程度までを許可する．普通のサラリーマン（事務職）の場合で，6〜8 METs（マスター・ダブルテスト★10）が問題なければ復職は可能である．

(小林一成)

● 参考文献
1) 木全心一編：狭心症・心筋梗塞のリハビリテーション，第3版．東京：南江堂；1999.
2) 堀江俊伸：狭心症・心筋梗塞ビジュアルテキスト．東京：医学書院；2000.
3) 鄭　忠和ら：循環器疾患（狭心症・心筋梗塞・心不全）．米本恭三監．最新リハビリテーション医学．東京：医歯薬出版；1999. p.275-284.
4) 正門由久：循環器疾患．千野直一編．現代リハビリテーション医学．東京：金原出版；1999. p.432-441.
5) Kottke FJ: Common cardiovascular problems in rehabilitation. In: Kottke FJ, et al, editors. Krusen's handbook of physical medicine and rehabilitation, 3rd ed. Philadelphia: WB Saunders; 1982. p.787-808.

呼吸器疾患

呼吸リハビリテーションの定義と目的

呼吸リハビリテーションは，"肺疾患患者とその家族に向けられた最高レベルの自立と社会機能の達成・維持を目標とする専門家の学際的チームによる多元的サービスの連続"と定義される．

その具体的目標は，①効率のよい呼吸，②気道分泌物の排出，③日常生活動作（ADL）・運動能力の向上，④quality of life（QOL）の向上，⑤予後の改善，にある．

対象疾患には，慢性閉塞性肺疾患，気管支喘息，気管支拡張症，肺結核後遺症，間質性肺疾患，肺炎，慢性呼吸不全の急性増悪，開胸・上腹部手術前後，神経筋疾患・側彎症に伴う呼吸不全，睡眠時呼吸障害，肺移植前後，などがある．

図81 呼吸困難を評価するためのボルグスケールとVAS

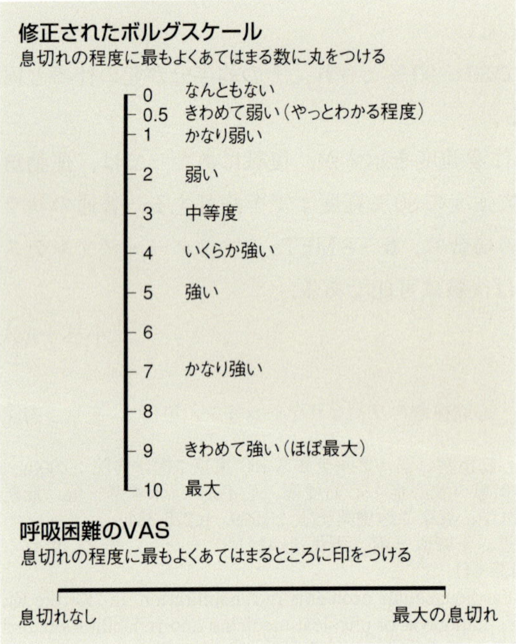

修正されたボルグスケール
息切れの程度に最もよくあてはまる数に丸をつける

- 0 なんともない
- 0.5 きわめて弱い（やっとわかる程度）
- 1 かなり弱い
- 2 弱い
- 3 中等度
- 4 いくらか強い
- 5 強い
- 6
- 7 かなり強い
- 8
- 9 きわめて強い（ほぼ最大）
- 10 最大

呼吸困難のVAS
息切れの程度に最もよくあてはまるところに印をつける

息切れなし ─────────────── 最大の息切れ

（石田　暉ら編：呼吸リハビリテーション．臨床リハビリテーション別冊．東京：医歯薬出版；1999）

★1 **ヒュー-ジョーンズ分類**
日常生活のなかでの呼吸困難度分類．
I：同年齢の健康者と同様の労作ができ，歩行，階段昇降も健康者なみ
II：同年齢の健康者と同様に歩行できるが，坂，階段昇降は困難
III：平地歩行，自分のペースでなら1.6km以上可能
IV：休みながらでなければ50m以上歩行困難
V：会話，着脱にも息切れ，息切れのため外出不能

★2 **Baseline Dyspnea Index（BDI）**
面接者が記入し，呼吸困難の影響を受ける3つの要素（ADL障害の程度，労作の程度，呼吸困難）を引き起こす作業の程度を測定．Transitional Dyspnea Index（TDI）は，面接者が呼吸困難の変化をベースラインの患者報告と比較するもので，呼吸リハによる呼吸困難度の改善を評価可能．

評価

呼吸リハを行ううえでは，以下の評価が必要となる．

原疾患・併存疾患：病歴（呼吸器疾患の既往・治療歴，咳嗽，喀痰，呼吸困難，喘鳴，発熱，体重減少，浮腫，睡眠障害，ADLの制約など），身体所見（バイタルサイン，身長，体重，栄養状態，呼吸様式，胸部理学所見，心不全徴候，ばち状指など），各種検査（動脈血ガス分析，肺機能など）から原疾患の診断と病態評価を行う．さらに心疾患，骨関節疾患，糖尿病など，リハを行ううえで問題となる併存疾患を評価する．

ADL・運動耐容能：呼吸不全に伴う制約は，酸素消費の多い動作から徐々にADL全般に拡大する．労作時に呼吸困難があると，活動性低下→廃用増悪→呼吸困難増強という悪循環が形成される．呼吸困難の程度は，ヒュー-ジョーンズ（Hugh-Jones）分類★1，ボルグ（Borg）スケール，視覚アナログ尺度（visual analog scale；VAS）（図81），Baseline Dyspnea Index★2などで表す．

ハンディキャップ：呼吸不全により生じる家庭生活，社会生活上の制約を評価する．経済状況，家族状況，住環境，職場環境，制度の利用状況（身体障害者手帳，ヘルパー，訪問看護など）を把握する．

図82 呼吸リハビリテーションプログラムの流れと構成要素

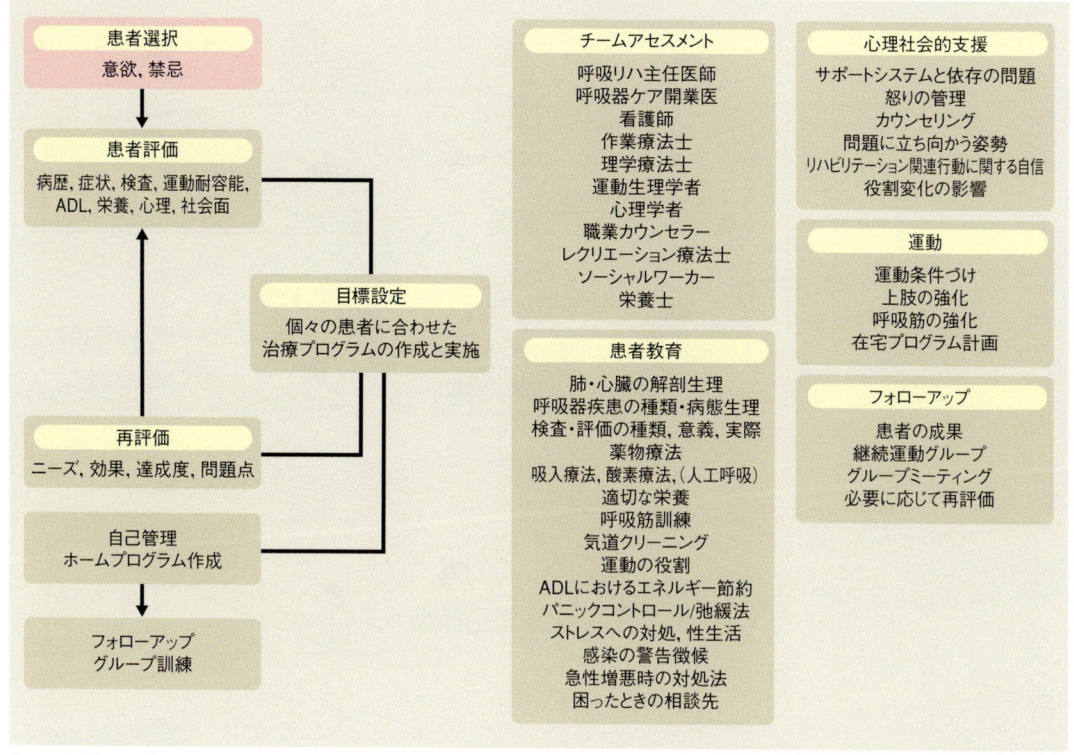

患者選択
意欲，禁忌

患者評価
病歴，症状，検査，運動耐容能，ADL，栄養，心理，社会面

目標設定
個々の患者に合わせた治療プログラムの作成と実施

再評価
ニーズ，効果，達成度，問題点

自己管理
ホームプログラム作成

フォローアップ
グループ訓練

チームアセスメント
呼吸リハ主任医師
呼吸器ケア開業医
看護師
作業療法士
理学療法士
運動生理学者
心理学者
職業カウンセラー
レクリエーション療法士
ソーシャルワーカー
栄養士

患者教育
肺・心臓の解剖生理
呼吸器疾患の種類・病態生理
検査・評価の種類，意義，実際
薬物療法
吸入療法，酸素療法，(人工呼吸)
適切な栄養
呼吸筋訓練
気道クリーニング
運動の役割
ADLにおけるエネルギー節約
パニックコントロール/弛緩法
ストレスへの対処，性生活
感染の警告徴候
急性増悪時の対処法
困ったときの相談先

心理社会的支援
サポートシステムと依存の問題
怒りの管理
カウンセリング
問題に立ち向かう姿勢
リハビリテーション関連行動に関する自信
役割変化の影響

運動
運動条件づけ
上肢の強化
呼吸筋の強化
在宅プログラム計画

フォローアップ
患者の成果
継続運動グループ
グループミーティング
必要に応じて再評価

(日本呼吸管理学会監訳：呼吸リハビリテーション・プログラムのガイドライン，第2版．東京：ライフサイエンス出版；1999を改変)

心理面：生活の制約，障害の進行や死への恐怖に伴う不安，抑うつ，怒り，心身症状，性の問題や低酸素血症に伴う認知障害などの心理的問題を面接や心理検査を通じて把握する．標準化された尺度によるQOLの評価[*3]は，呼吸リハの効果を検証するうえで重要である．

構成要素

プログラムの流れ：まず適応となる患者を選択する[*4]．次に評価をもとに患者のニーズを明らかにし，ゴール設定と個別プログラムを作成する．途中で目標達成度，問題点などを再評価し，必要に応じてプログラムを修正する．終了時には患者自身で継続できるプログラムを指導し，その後のフォローアップにつなげる（図82）．

教育・心理社会的支援：リハを円滑に進めるために図82の内容を教育する．さらに自尊心の回復，適応的な対処法の学習，症状コントロールなどを目的にカウンセリング，家族療法，グループ療法などが行われる．

栄養管理：低酸素血症による食欲低下と呼吸仕事量の増大に伴うエネルギー消費の増大により低栄養が起こりやすく，抵抗力の低下に伴い易感染性となり，また呼吸筋が弱化する．体重や食事内容をチ

★3 QOLの尺度
Chronic Respiratory Disease Questionnaire（20項目，呼吸困難，疲労，情緒機能，疾患のコントロールの各領域），St. George's Respiratory Questionnaire（76項目，症状，活動性，疾患の影響の各領域）などの呼吸器疾患を対象としたQOLの尺度がある．

★4 呼吸リハの適応
意欲のある肺疾患患者が候補となるが，重度認知症，器質脳症候群，うっ血性心不全，急性肺性心，薬物乱用，重度肝機能障害，転移性癌，脳卒中後遺症の併存は禁忌とされる．

図83 体位排痰

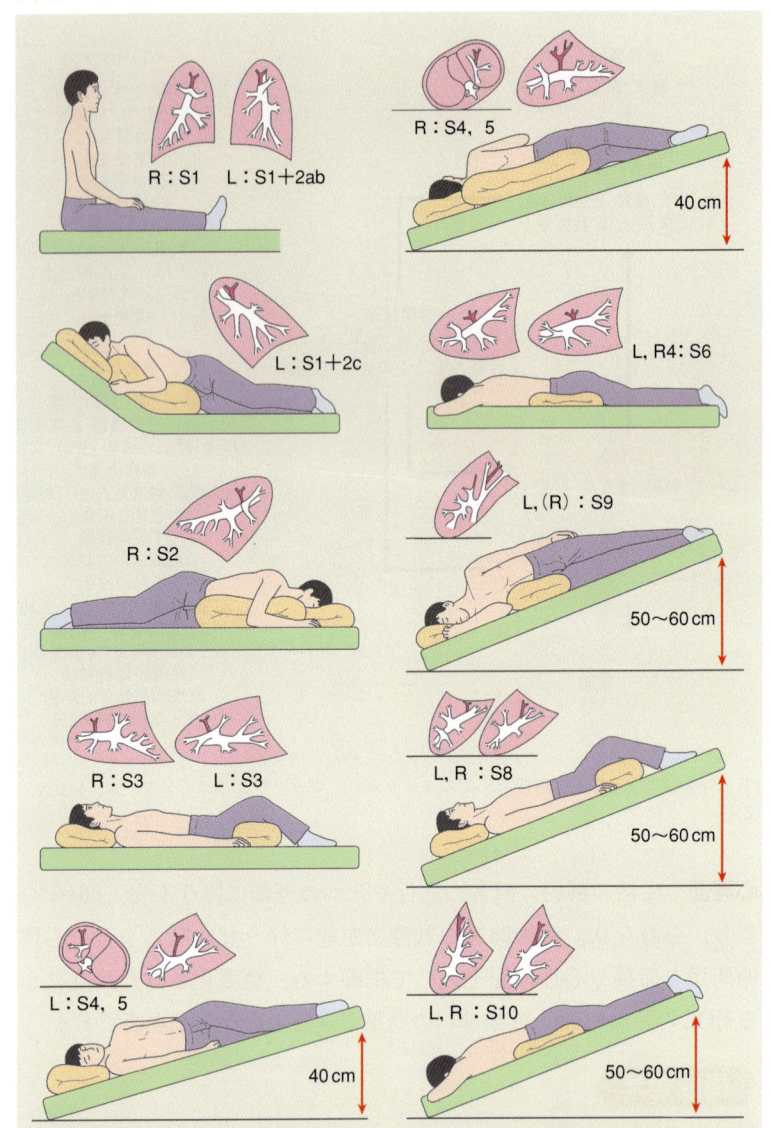

R：S1　L：S1+2ab
R：S4, 5　40 cm
L：S1+2c
L, R4：S6
R：S2
L,(R)：S9　50〜60 cm
R：S3　L：S3
L, R：S8　50〜60 cm
L：S4, 5　40 cm
L, R：S10　50〜60 cm

区域気管支や上気道より末梢の気管支からの分泌物を重力を利用して排出するのに最適な体位をとらせ，痰を効率的に排出する．吸入療法および叩打または振動法と併用されることが多い．気管支攣縮を誘発する可能性があり，気管支喘息や慢性気管支炎では適応外または施行に注意を要する．

（石田　暉ら編：呼吸リハビリテーション．臨床リハビリテーション別冊．東京：医歯薬出版；1999）

ェックし，高カロリーで消化しやすいものをとるように指導する．
気道クリーニング：感染予防，気道閉塞改善，換気およびガス交換の均等化のために重要で，咳の指導や気管支区分に基づき，重力を利用して痰を排出する体位ドレナージなどが行われる（図83）．吸入や叩打，振動も併用される．
呼吸法訓練：全身のリラクセーション後，換気パターンの改善（呼吸数減少，1回換気量増加），呼吸筋の協調性改善，末梢気道の虚脱

図84 腹式呼吸

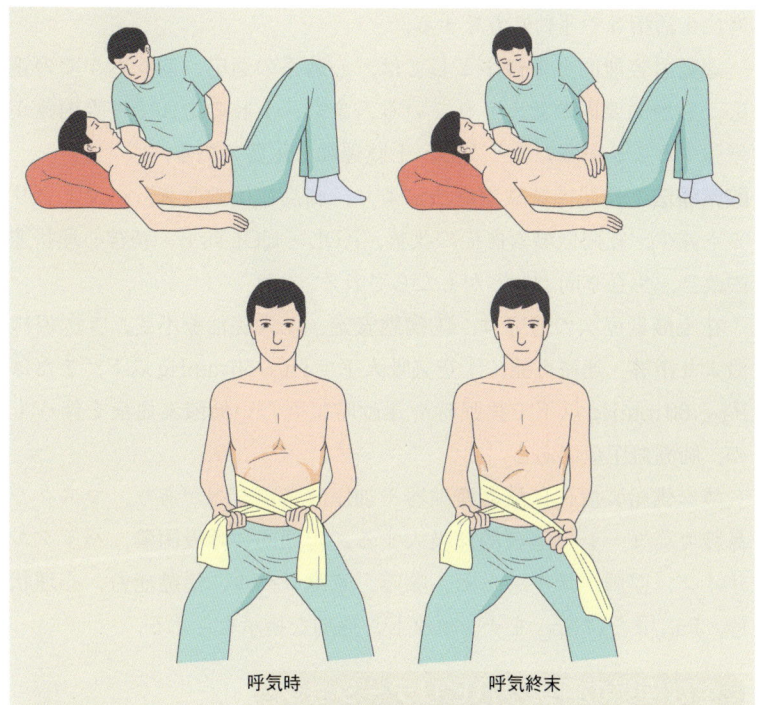

呼気時　　　　　呼気終末

呼気時に高位にとどまっていた横隔膜を吸気時に腹を膨らませることで引き下げ，横隔膜の上下の可動域を増大させ，換気効率を高める．仰臥位または座位で，右手を患者の胸部に左手を腹部に置き，胸郭よりも腹部が吸気時に膨らみ，呼気時に引っ込むことを教える．幅の広い布を腹部に巻いて，吸気時に緩め，呼気終末とともに手で絞るように圧迫する方法もある．

(石田　暉ら編：呼吸リハビリテーション．臨床リハビリテーション別冊．東京：医歯薬出版；1999)

防止を目的に腹式呼吸や口すぼめ呼吸を行う．ベッドを15°挙上した仰臥位で手を腹部と胸部に当て，胸腹部の動きを感じながらゆっくり大きく腹式呼吸する（図84）．腹部に砂嚢を置くことも効果的である．鼻で息を吸い，呼気は口をすぼめて行う．慣れてきたら，座位，立位や歩行中にも行う．

呼吸筋訓練：呼吸不全の一因として呼吸筋疲労が注目され，呼吸筋訓練が試みられてきたが，その効果は確認されていない．

20分くらい続けて過換気をする方法，一方向弁付きのT字管で吸気抵抗を加える方法，呼吸パターンをモニターしながら行う方法などがある．

運動療法：呼吸困難の減少，持久力，最大酸素摂取量，課題達成能の向上を目的に，トレッドミル，自転車エルゴメータなどによる運動療法が行われる．

運動処方にあたっては，①禁忌の確認，②運動の種類，強度，持続時間，頻度，期間の決定，③効果判定の指標（自覚症状，6分間歩行距離，運動耐容能，肺機能など），を明確にする．6分間歩行距離

や運動負荷時の症状，酸素飽和度，脈拍数，血圧，心電図などを参考に生活指導や運動処方をする．

運動耐容能向上の機序としては，心肺系の適応，筋レベルでの適応，心理的要因が考えられている．また，上肢の労作で呼吸困難が増強することが多いことから，上肢運動も重要である．

酸素療法：長期持続酸素療法により，肺高血圧の改善，ヘマトクリット減少，夜間低酸素血症の改善，ADL・QOL向上，精神心理状態の改善，生存率向上などがもたらされる．

在宅酸素療法の適応は，①病態安定，②入院治療不要，③医療施設より指導・連絡可能，④空気吸入下でPa_{O_2} 55 mmHg以下，またはPa_{O_2} 60 mmHg以下で睡眠時や運動時に著しい低酸素血症を伴うもの，肺高血圧症である．

酸素供給装置には酸素濃縮器や加圧酸素ボンベがあり，マスクや鼻腔カニューレで連続的に吸入する．定期的に呼吸困難，バイタルサイン，浮腫，チアノーゼ，喘鳴，意識レベル，活動能力，心理状態，Pa_{O_2}またはSp_{O_2}をチェックし，適切な指示を与える．

主な疾患の呼吸リハビリテーション

慢性閉塞性肺疾患（COPD）[5]

定義，症状：COPDは，慢性気管支炎または肺気腫による気道閉塞を特徴とする疾患である．

発症には喫煙が大きくかかわり，50歳代に湿性咳嗽や喘鳴，呼吸困難などで受診することが多く，労作時呼吸困難は60〜70歳代からみられる．感染症などをきっかけに急性増悪もしばしば起こる[6,7]．

治療：病態の安定化，呼吸困難のコントロール，活動の制限やQOL障害の軽減を目標に，禁煙，酸素療法，抗コリン薬などの気管支拡張療法，口すぼめ呼吸，吸気筋訓練，作業療法，下肢を中心とした持久力運動などが行われる．

このなかで効果が確立しているのは禁煙，酸素療法，抗コリン薬の投与，下肢の持久力運動の4つである．

小児喘息

定義，症状：発作性の呼吸困難，喘鳴，咳などの気道閉塞症状を繰り返す疾患で，背景には環境アレルゲンによる慢性のアレルギー性炎症を伴う気道過敏性が存在する．

治療：アレルゲンの除去・回避，減感作療法，心理療法，運動療法を基本とし，それに気管支拡張薬やクロモグリク酸ナトリウム，抗アレルギー薬を中心とする薬物療法が加わる．

喘息発作時には，換気効率の悪い胸式呼吸が主となり，胸腹壁の同期性の消失，肺の過膨張および呼吸仕事量の増大が起こるので，

---

[5] COPD
chronic obstructive pulmonary diseaseの略．気道がびまん性に狭窄している．閉塞性障害が起こっていることが特徴である．

[6] 呼吸不全の急性増悪
呼吸器感染，心不全，自然気胸，不適切な睡眠薬・鎮静薬の投与，高濃度酸素投与などを契機に起こる．増悪の予防，増悪徴候の早期発見，増悪時の人工呼吸管理も含めた適切な対処が不可欠である．

[7] 病期分類
1秒率（$FEV_{1.0}$％）の低下の程度で判定．
I期（50％以上）：一般内科医による定期的診察
II期（35〜49％）：呼吸器専門医による評価と継続治療
III期（35％未満）：呼吸器専門医の管理におく

リラクセーションと腹式呼吸により改善させる．

EIAの発症機序と対策：運動後一時的に呼吸機能が低下し，喘鳴が出現する運動誘発喘息（exercise induced asthma；EIA）が問題となる．EIAのため喘息児は運動を敬遠しがちであり，周囲も運動に制限を加えがちになる．

EIAの機序は不明な点も多いが，運動による過換気が気道の冷却と気道粘膜の浸透圧の上昇を引き起こし，化学伝達物質が遊離され，気管支平滑筋が収縮すると考えられている．気温と湿度が低く，運動強度が強く，運動の持続時間が長いほどEIAは起こりやすい．逆に暖かい湿った空気のもとでは起こりにくく，温水プールでの運動が効果的である．運動により最大酸素摂取量が増加すれば，同一負荷量で必要な酸素摂取量が減少し，過換気が起こらなくなるため，EIAが起こりにくくなる．

開胸・上腹部手術後

食道癌，胃癌，肝胆癌，大腸癌などの手術適応が高齢者に拡大され，加齢による生理的変化に加え，COPDや糖尿病などの合併例，低栄養例が増えつつあり，術後の換気障害が起こりやすい．

予定術式と麻酔法を確認したうえで，術後経過を予測しながら，術前より胸郭拡大・伸張訓練，横隔膜呼吸，咳嗽訓練・体位排痰訓練，呼吸筋力増強，運動耐容能向上訓練を行う．

看護サイドによる頻回の体位変換と気管内吸引は，肺の拡張・酸素化の促進，無気肺予防のために重要である．

睡眠時無呼吸症候群（SAS）★8

症状：SASのほとんどが閉塞型睡眠時無呼吸症候群であり，70％で肥満が合併する．

睡眠により上気道周囲の筋活動が低下し，吸気時の陰圧により舌根部や咽頭後壁が引き込まれ，上気道が閉塞する．激しいいびき，無呼吸，昼間の過剰な眠気，睡眠中の激しい体動，夜間排尿，不眠，起床時の頭重感，日中の疲労感，知的活動の低下などの症状がみられる．

診断：確定診断は，脳波，筋電図，眼電図，呼吸運動または呼吸気流モニター，酸素飽和度，心電図，血圧などを同時記録するポリソムノグラフィーにより下される．

治療：生活習慣病の合併が多いので，まず食事療法，運動療法，規則正しい生活の指導を行い，無呼吸指数が20回/時間以上の症例では，nCPAP（nasal continuous positive airway pressure）★9を導入する．

（里宇明元）

★8 SAS
sleep apnea syndromeの略．睡眠中の呼吸が10秒以上止まっている場合を無呼吸といい，この無呼吸が一晩に30回以上，あるいは1時間に5回以上現れる状態をSASという．

★9 nCPAP
経鼻的に気道にほぼ一定の陽圧がかかり，強制換気を受けていない状態をnCPAPと呼ぶ．

●文献
1）石田　暉ら編：呼吸リハビリテーション．臨床リハビリテーション別冊．東

京：医歯薬出版；1999.
2) American Association of Cardiovascular & Pulmonary Rehabilitation：Guidelines for pulmonary rehabilitation programs, 2nd ed. Human Kinetics, Illinois, 1998.
（日本呼吸管理学会監訳：呼吸リハビリテーション・プログラムのガイドライン，第2版．東京：ライフサイエンス出版；1999）
3) 里宇明元原案監：呼吸器のリハビリテーション．米本恭三監修．基礎医学ビデオシリーズ，リハビリテーション医学vol. 5．東京：医学映像教育センター；1997.
4) 木村謙太郎ら編：在宅酸素療法—包括的呼吸ケアをめざして．東京：医学書院；1997.
5) 辻　哲也ら：気管支喘息．陣内一保ら編．こどものリハビリテーション医学．東京：医学書院；1999.
6) 里宇明元：Ⅴ．機能障害の評価とリハビリテーション　呼吸の評価．千野直一編．現代リハビリテーション医学．東京：金原出版；1998. p.142-147.

●末梢循環障害と褥瘡

末梢循環障害

末梢循環障害は急性と慢性，動脈系，静脈系およびリンパ系に分類される．動脈系では急性動脈閉塞症[★1]，慢性に大血管を侵す閉塞性動脈硬化症[★2]，中・小動脈の障害である閉塞性血栓性血管炎[★3]，糖尿病性血管障害，静脈系では深部静脈血栓症，表在性血栓性静脈炎，静脈瘤などが含まれる．リンパ系では原発性のものとリンパ節郭清術後などの続発性のものがある．ほかにも慢性の末梢循環不全を起こす疾患にベーチェット病，大動脈炎症候群，膠原病などがあるが，この項では代表的疾患について概説する．

急性動脈閉塞症

原因と診断

主な原因を表44にあげる[1]．5P（pain, paleness, pulselessness, paresthesia, paralysis）の症状がそろえば診断は容易である．閉塞部位と側副血行の状態を知るために血管造影，心エコー，血液凝固系検査およびMNMS[★4]発症の予測のために生化学検査，検尿などを行う．血栓症と塞栓症の鑑別および原因検索は，治療方針と予後を考えるうえで重要である[★5]．

治療およびリハビリテーション

塞栓の場合は塞栓除去，血栓の場合は血栓溶解療法，抗凝固療法，代謝性アシドーシス予防などを開始する．塞栓症の場合は原因疾患

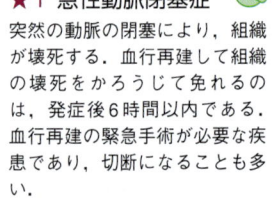

★1 急性動脈閉塞症
突然の動脈の閉塞により，組織が壊死する．血行再建して組織の壊死をかろうじて免れるのは，発症後6時間以内である．血行再建の緊急手術が必要な疾患であり，切断になることも多い．

★2 閉塞性動脈硬化症
閉塞性動脈硬化症（arteriosclerosis obliterans；ASO）の病態は，大血管に起こる慢性の動脈硬化と血栓形成である．ASOは好発年齢が40歳以上で男性に多いが女性にも認められ，四肢中枢動脈が侵される．高血圧・高脂血症・糖尿病の合併が多く，遊走性静脈炎の合併はない．血管造影では分節性閉塞，壁の不整・虫食い像・石灰化，側副血行不良である．

表44 主な急性動脈閉塞症の原因

動脈塞栓症	動脈血栓症	解離性大動脈瘤
1. 心臓由来 　リウマチ性心疾患＋心房細動 　動脈硬化性心疾患＋心房細動 　左房粘液腫 　細菌性心内膜炎 　人工弁置換術後 　心室瘤など 2. 動脈由来 　動脈瘤 　動脈粥状硬化 　医原性（血管内カテーテル操作） 3. 静脈由来	ASO TAO 医原性 脱水症 多血症 動脈瘤 血行再建術後 動脈外傷 血管炎 胸郭出口症候群	DeBakey III 型

図85 バージャー-アレン体操

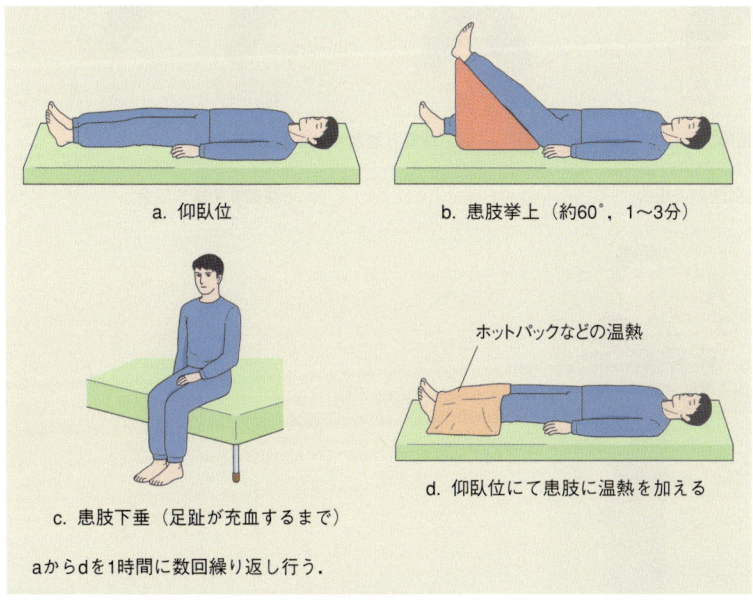

a. 仰臥位
b. 患肢挙上（約60°，1〜3分）
c. 患肢下垂（足趾が充血するまで）
d. 仰臥位にて患肢に温熱を加える（ホットパックなどの温熱）

aからdを1時間に数回繰り返し行う．

（高橋守正：末梢血行不全．千野直一編．現代リハビリテーション医学，第1版．東京：金原出版；1999．p.450-456）

の加療も必要である．しかしこれだけでは十分な効果は期待できず，機を逸することなく血行再建，時には切断も考慮する．

　血行再建術後は，再閉塞予防のための薬物療法とリハが重要である．薬物療法は，抗血小板療法や抗凝固療法を行う．リハは温熱療法，交代浴★6，歩行訓練や体操（図85，86）などを行い側副血行の発達を促す．

ASOとTAO ★7

重症度分類

　慢性動脈血行不全による虚血症状は表45のように分類される（Fontaine分類）．

★3 閉塞性血栓性血管炎
閉塞性血栓性血管炎（thromboangiitis obliterans；TAOまたはバージャー〈Buerger〉病）の病態は，中・小動脈壁の炎症による血管狭窄と血栓形成である．TAOは好発年齢が20〜40歳で，ほとんどが男性である．四肢末梢動脈が侵され，高血圧・高脂血症・糖尿病の合併は少ない．遊走性静脈炎を合併し，喫煙の影響が大きい．血管造影では途絶・先細り状閉塞，樹根状・コルクスクリュー状の側副血行がみられる．

★4 MNMS
myo-nephropathic-metabolic syndromeの略．血行再建後に高カリウム血症，CPK・GOT・LDH・ALD増加，ミオグロビン尿，代謝性アシドーシスが出現することがあり，予後不良である（死亡率40〜50％）．壊死した筋組織からの代謝産物が全身に広がり起こる．太い動脈閉塞，長時間の閉塞ほど起こりやすい．術中の患肢の洗浄，筋膜切開，血液透析などを行う．救命のためには切断が必要な場合もある．

★5
血栓症と塞栓症は心房細動の有無，間欠性跛行の有無，対側下肢の動脈拍動（対側も減弱していれば一般的に血栓症の徴候．ただし大動脈分岐部の鞍上塞栓でも認められる），血管造影で動脈硬化性の変化，側副血行の発達などで鑑別が可能である．

★6 交代浴
循環を改善させるため，全身的または局所的に温浴と冷浴を繰り返す水治療法の一つ．

★7
ASOとTAOの比率については，1965年ころまでは1：3であったが，現在は3：1と逆転している[2]．食・生活習慣の欧米化の結果，ASOが増加したためと考えられる．

図86　Ratschowの回転訓練を含む運動療法

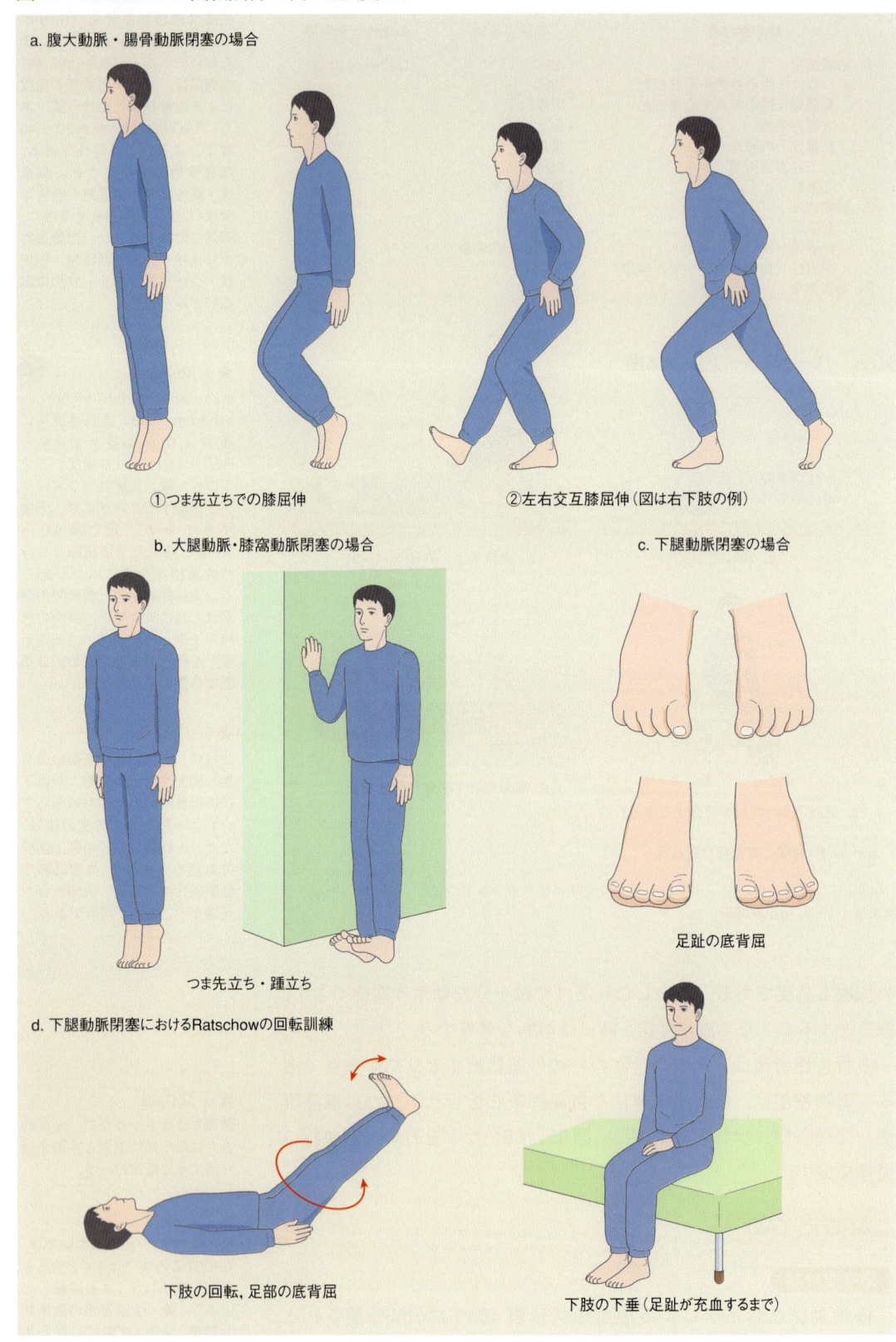

a. 腹大動脈・腸骨動脈閉塞の場合

①つま先立ちでの膝屈伸　　②左右交互膝屈伸（図は右下肢の例）

b. 大腿動脈・膝窩動脈閉塞の場合

c. 下腿動脈閉塞の場合

つま先立ち・踵立ち

足趾の底背屈

d. 下腿動脈閉塞におけるRatschowの回転訓練

下肢の回転, 足部の底背屈

下肢の下垂（足趾が充血するまで）

（髙橋守正：末梢血行不全. 千野直一編. 現代リハビリテーション医学, 第1版. 東京：金原出版；1999. p.450-456）

表45　Fontaine分類

I度	しびれ・冷感
II度	間欠性跛行
III度	安静時疼痛
IV度	虚血性潰瘍・壊死

表46　慢性動脈閉塞の基本的治療方針

a. 閉塞動脈部位別

大動脈～総腸骨動脈	TEA, PTA, レーザー血管形成, 人工血管バイパス
外腸骨動脈	TEA, PTA, レーザー血管形成, 人工血管バイパス
大腿動脈～膝窩動脈	PTA, レーザー血管形成, 自家静脈バイパス・人工血管バイパス (run-off不良の症例は適応なし)
下腿動脈	自家静脈バイパス (run-off不良の症例は適応なし)

b. 症状別

Fontaine I度	禁煙, 物理療法 (温熱療法, 歩行訓練, 交代浴, 体操), 薬物療法
Fontaine II度	物理療法, 薬物療法, TEA, PTA, レーザー血管形成, 血管バイパス
Fontaine III度	血管バイパス, 交感神経切除術 (特にTAO, run-off不良例), PTA, レーザー血管形成, 物理療法, 薬物療法
Fontaine IV度	壊死部切除, 血管バイパス, 切断, 薬物療法

TEA：血栓内膜摘除術, PTA：経皮的血管形成術.

症状

主な症状は、しびれ、冷感、蒼白、チアノーゼ、間欠性跛行[★8]、安静時疼痛、四肢末梢の皮膚の変化、汗腺の萎縮、爪の変形、虚血性潰瘍、壊死、動脈拍動減弱、血流雑音などである。

検査

検査は患肢の虚血の程度、血行再建術の適応、薬物治療および血行再建術後の効果判定、切断高位の決定の目的で行う。

末梢部の血圧、血行は血管断面積が75％以下になると低下する。足関節/上腕血圧指数（API）[★9]の正常値は0.9～1.3である。間欠性跛行の生じるAPIは0.7以下、安静時疼痛で生じるAPIは0.2以下、壊死の生じるAPIは0である[3]。APIが0.5以上あれば血行再建術後に良好な血行改善が期待できるとされる。

血管造影は経静脈的動脈造影（intravenous digital subtraction angiography；IVDSA）と経動脈的動脈造影（intraarterial digital subtraction angiography；IADSA）がある。IVDSAは腸骨動脈から中枢側の大血管の造影には適しているが、四肢の血管では描出能が劣る。ほかに血液流速波形、血流量、経皮的酸素分圧（Sp_{O_2}）、サーモグラフィ、超音波画像、MRIも用いられる。

治療

基本的治療方針を表46に示す。ASOではFontaine分類のI度は保存的療法、II度は相対的手術療法、III・IV度は絶対的手術療法というのが一般的である。II度では閉塞部位、run-off血管の状態[★10]、他の動脈硬化性の合併症、ADL、QOLなどを考慮して手術適応を決定する。

★8 間欠性跛行
ある距離を歩くと下肢に疼痛を感じ、しばらく止まって休むと疼痛が消失し再び歩けるようになる症状をいう。間欠性跛行の疼痛出現部位は、大動脈～腸骨動脈の閉塞では殿部・大腿後面、大腿動脈～膝窩動脈の閉塞では腓腹部、下腿動脈の閉塞では足部・足趾である。

★9 API
ankle/brachial pressure indexの略で、足関節部で測定した足背動脈血圧を上腕動脈血圧で除した値のことをいう。

★10
run-off血管とは、閉塞部位より末梢で再び血行が認められる血管のこと。

TAOでは症状が下肢全体の虚血を意味しているとは限らないので，この適応がそのままは当てはまらない．生活指導と薬物療法の保存的治療が主体である．ADL上ではASOはもちろん，特にTAOは禁煙を徹底させる．リハとして歩行，体操（バージャー-アレン体操，Ratschowの回転訓練[4]）（図85，86）などを行い側副血行の発達を促すようにする．たとえ主幹動脈が完全閉塞をしても長期間の間に側副血行が発達していれば，下肢の虚血症状はFontaine II度にとどまる．総腸骨動脈閉塞，外腸骨動脈閉塞では内腸骨動脈が，浅大腿動脈閉塞では深大腿動脈が，膝窩動脈閉塞では膝動脈がどれだけ発達しているかが問題となる．温熱療法，交代浴も血管の拡張には有効である．

保存療法

薬物療法には抗血小板薬，プロスタグランジンE_1製剤，血液レオロジー★11改善薬，抗高脂血症薬などが使用される．もちろん高血圧，糖尿病の加療も重要である．

手術療法

交感神経節切除術は下肢ではL2〜4，上肢ではT2〜4の交感神経節を切除する．安静時疼痛には効果があるが間欠性跛行には効果がない．TAOでは血行再建の適応が少なく（下腿以下の末梢血行がきわめて不良のため），薬物治療に加えてこの方法を選択することも多い．

経皮的血管形成術（percutaneous transluminal angioplasty；PTA）：短い区間の狭窄や閉塞に対して，バルーンによって内腔を拡大する方法である．

レーザー血管形成術（laser angioplasty）：動脈硬化病変を血管内レーザーで200℃前後の高温で蒸熱・焼灼する方法である．適応は血管断面積75％以下の狭窄で10 cm以下の短い病変である．

血栓内膜摘除術（thromboendarterectomy；TEA）：狭窄を起こした動脈の内膜を摘除する方法である．短い病変で大動脈・腸骨動脈がよい適応である．

血管バイパス手術：大動脈-大腿動脈バイパス，大腿動脈-膝窩動脈バイパス，非解剖学的バイパス（extraanatomical bypass）である交叉型大腿動脈-大腿動脈バイパス，腋窩動脈-大腿動脈バイパスなどがある．グラフト血管は腸骨動脈では人工血管，大腿動脈以下では自家静脈が第一選択である．

術後ケア

血行再建術後はASOでは全身性の動脈硬化病変を念頭におき，心疾患，脳血管障害，腎障害などの合併症に留意する．リハは血栓予防の観点から，可及的に早期から始める．ただし，各種モニタリン

★11 血液レオロジー
血液，血管に関する流動学のことである．ここでは血液の流動性の意味で使っている．

グで循環動態を確認しつつ行う．大動脈-大腿動脈バイパスでは術直後から股関節の過度の屈曲を，大腿動脈-膝窩動脈バイパスでは膝関節の過度の屈曲を避ける．歩行訓練は術後5〜7日くらいから開始する．New York Heart Association（NYHA）分類のIII以上は術後の運動療法は困難である．

糖尿病性壊疽

糖尿病性壊疽は狭義には"神経障害を基礎とした潰瘍"に感染が加わることが原因であるが"微小血管炎"も加わっている．

糖尿病性壊疽は足部に多い．神経障害（皮膚の脆弱性，感覚障害，発汗障害），血流うっ滞，靴による圧迫，鶏眼（けいがん〈うおのめ〉）・胼胝（べんち）などによってできた傷がもとで起こり，"糖尿病足"として位置づけられている[5]．通常の細菌による感染は保存的に加療するとともに，糖尿病の管理を徹底的に行う．これでも創が治癒せず壊死部分が拡大する傾向があれば，切断も考慮する．切断部位に関しては臨床症状，血管造影，術中の血行から判断する．部分的足切断は再切断をしばしば経験することや義足の適合の観点から考えて，下腿切断を最初から行う場合もある．ガス壊疽菌の感染の場合は早急に切断を行わないと生命の危険が大きく，切断高位は四肢の近位となることが多い．

表在性血栓性静脈炎

表在性血栓性静脈炎（superficial thrombophlebitis）の原因は，静脈瘤，静脈穿刺，悪性腫瘍，妊娠，凝固線溶系蛋白（アンチトロンビンIII，プロテインCやSなど）の先天的欠乏などである．症状として皮下静脈の走行に一致する発赤，発熱，圧迫痛や紐状のしこりが認められる．

治療は安静，患肢高挙，弾性ストッキング，保温，抗凝固療法，血栓溶解療法や外科的療法である．

深部静脈血栓症

深部静脈血栓症（deep venous thrombosis；DVT）の原因は表在性血栓性静脈炎とほぼ同じである．主な臨床症状は下肢腫脹，緊満性疼痛，ホーマン（Homan）徴候[★12]，Lowenberg徴候[★13]，チアノーゼである．穿通枝不全が強いと静脈性間欠性跛行を生じる．慢性例ではリンパ管の圧迫も生じるため色素沈着，結合組織の線維化，蜂巣炎や潰瘍がみられる．

検査には超音波血流測定法，venous reflux plethysmography（静脈逆流プレチスモグラフィ），静脈造影などがある．

★12 ホーマン徴候
下肢伸展位で足関節背屈を強制すると腓腹部に疼痛が生じる徴候をいう．

★13 Lowenberg徴候
腓腹部を血圧測定用マンシェットで緊縛すると，150 mmHg以下の圧で同部に疼痛が生じる徴候をいう．

保存的治療，薬物療法は表在性血栓性静脈炎とほぼ同じである．外科的治療は血栓摘除，血行再建がある．

静脈瘤

静脈弁機能不全，静脈壁伸展性亢進が原因とされる．普段からの患肢の挙上，弾性ストッキングの着用，徒手マッサージ，ハドマー®，メドマー®★14などの機械的マッサージを行う．外科的治療はストリッパー★15による静脈摘除である．

リンパ浮腫

原因は原発性と悪性疾患の浸潤，外科的侵襲（乳癌や子宮癌術後）や放射線治療後に起こる続発性のものがある．いずれにしてもリンパ流の還流不全である．DVTとの鑑別が重要で，静脈造影，CT，リンパ管造影やMRIなどの検査を行う．

保存的治療が主体で，弾性ストッキング，徒手マッサージ，ハドマー®，メドマー®などを行う．リンパ管炎が続発しないように感染に注意すべきである．外科的治療は術後成績が不良で，決定的な方法はない．

褥瘡

褥瘡（decubitus ulcer, pressure sore, bedsore）とは皮膚と皮下組織の壊死である．予防するにはその発生因子について知ることが重要である．

発生因子

第2章「運動の代謝生理学的側面」も参照されたい．

圧迫

皮膚毛細血管圧は12〜32 mmHgといわれ，圧迫によって皮膚は容易に虚血状態となる．しかし健常人では絶えず無意識に除圧をしているため，褥瘡はできない．その理由は，図87[6]に示すように圧と時間の関係から短時間なら高い圧力がかかっても，その圧力から解除されれば褥瘡は発生しないからである．

摩擦力，剪断力

皮膚が引っ張られる力や摩擦による表皮の損傷が原因となる．

感覚障害

感覚障害のある皮膚は自律神経障害によって循環障害が生じていることと，痛覚が低下しているため同じところを長時間にわたり圧迫にさらしてしまうためである．

★14 ハドマー®，メドマー®
エアー・コンプレッサーによる四肢のマッサージ機器で，末梢から中枢方向へ順に圧をかけることにより四肢の浮腫を軽減する働きがある．

★15 ストリッパー
細いガイドワイヤーに静脈瘤を抜去する突起がついたもので，これによって静脈瘤部分を引き抜く．

図87　圧と時間の関係

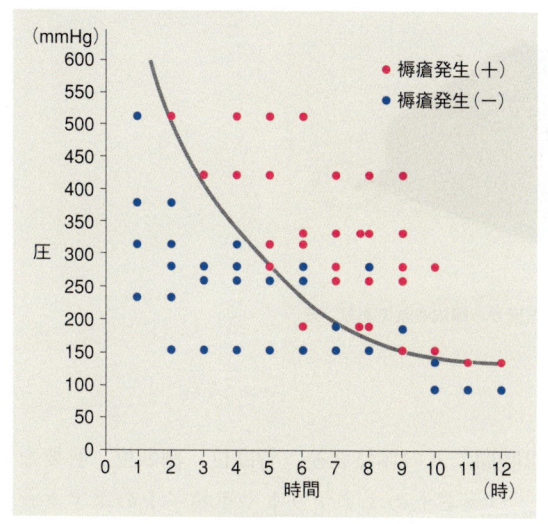

(Koisak M：Etiology and pathology of ischemic ulcers. Arch Phys Med Rehabil 1959；40：61-69)

表47　Sheaの分類

ステージ1	軟部組織の炎症所見だけで，潰瘍は表皮に限られる．可逆性である
ステージ2	潰瘍が真皮に達する．可逆性である
ステージ3	潰瘍は皮下組織に達する．可逆性であるが，保存的治療には長時間を要する
ステージ4	潰瘍は筋膜に達し，筋，骨，関節にまで及ぶことがある．非可逆性で手術療法しか治療法はない

栄養障害など

　低栄養，貧血，浮腫，局所の感染は健康な皮膚を維持するための栄養や酸素の供給に悪影響を及ぼす．湿潤環境（尿，便による汚染）は表皮に損傷を生じやすくなる．

褥瘡の好発部位

　骨隆起部分が好発部位となる．したがって背臥位では仙骨部，肩甲骨部，踵部，後頭部など，側臥位では大転子部，座位では坐骨結節部である．

褥瘡の進行度による分類

　いくつかの分類があるが，ここではShea[7]の分類を表47に示す．

褥瘡の予防と治療

予防

　栄養，貧血，浮腫，感染など発生因子すべてに留意する必要があるが，最も大切なのは除圧である．麻痺性疾患，意識障害患者，寝

図88 エアクッション

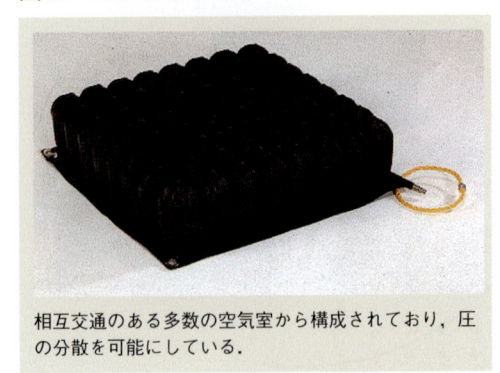

相互交通のある多数の空気室から構成されており，圧の分散を可能にしている．

たきり患者などでは2時間ごとの体位変換（背臥位，側臥位，必要ならば腹臥位）を行う．ベッド上のエアマットや車椅子上のエアクッション（図88），フローテーションパッドなども効果がある．脊髄損傷者の車椅子生活では，殿部を持ち上げて除圧するプッシュアップが必須である．自他ともに皮膚をよく観察し，発赤があれば体位変換時に皮膚のマッサージを行う．汗，尿や便による汚染，寝具や衣服のしわに注意する．

治療

局所の感染に対しては消毒，洗浄，および壊死組織のデブリドマン（débridement；蛋白分解酵素製剤使用，外科的切除）を行う．壊死組織は肉芽新生を阻害するため，確実にデブリドマンを行う．ステージが進行すると骨髄炎，関節炎，敗血症にも注意する必要がある．必要ならば抗生物質の点滴なども併用する．血清蛋白は褥瘡部から漏出するため，高蛋白栄養を心がける．Sheaステージ4では形成外科，皮膚科などとよく相談のうえ回転皮弁術や血管柄付き筋皮弁術などを行う．

（髙橋守正）

●文献
1) 髙橋守正：末梢血行不全．千野直一編．現代リハビリテーション医学，第1版．東京；金原出版：1999．p.450-456.
2) 塩野谷惠彦：わが国における末梢血管障害の疫学．外科1989；51：441-445.
3) 笹嶋唯博ら：下腿の潰瘍—この症例の評価と治療方針．外科1989；51：430-435.
4) 塩野谷惠彦：末梢血管障害のリハビリテーション．医学のあゆみ1986；139：759-764.
5) 新城孝道ら：糖尿病と足—潰瘍，壊疽の予防・治療・管理．東京；医歯薬出版；1993.
6) Koisak M：Etiology and pathology of ischemic ulcers. Arch Phys Med Rehabil 1959；40：61-69.
7) Shea JD：Pressure sores. Classification and management. Clin Orthop 1975；112：89-100.

●熱傷

　熱傷患者に対するリハビリテーションは全身管理から心理的サポートまで広く論じられるが，ここでは熱傷に関する基礎知識とともにリハの中心部分である廃用予防と瘢痕対策について述べることとする．

基礎知識

深達度

　熱傷創はその深達度によりⅠ～Ⅲ度に分類される（表48）．深達性熱傷（DDBおよびDB）では治癒過程において瘢痕形成を伴うため，瘢痕性拘縮や美容上の問題が生じる場合が多い．また，Ⅲ度熱傷の多くは植皮を必要とする．創傷治癒の過程において，創傷局所の安静を必要とする場合も多く，関節可動域（ROM）訓練の際には創の状態を理解しておくことが不可欠である．

重症度

　表49にArtzの基準を示すが，一般には熱傷範囲が小児ではⅡ度15％以上，成人ではⅡ度30％以上が重症熱傷として全身管理が必要とされている．

　重症患者では気道の確保をはじめ，輸液，栄養管理，局所の治療などが行われ，全身および局所の安静が必要となる．しかし，重症であればあるほど後遺症が大きいことが予想され，早期からの拘縮をはじめとする廃用の予防は重要である．そのためには安静が必要な局所と不要な部位を正確に区別しておくことが重要である．

受傷部位の特殊性

　顔面，手背部は熱傷を受けやすく，また重度の障害を生じやすい．顔面では美容上の問題に加え，眼瞼や口唇などの遊離端においては瘢痕拘縮により，容易に眼瞼外反や開眼障害，開口障害を生じやすい．また，手背部の熱傷では手内筋の障害によりintrinsic minus position★1の変形を生じやすいので，スプリントなどによりintrinsic plus positionとしておくことが重要である（図89）．

熱傷患者に対するリハのかかわり

廃用予防

　廃用症候群は"不活動状態により生じる二次障害"であり，表50にその症状を示す．

　熱傷患者の廃用予防に重要なことは，先述した深達度と重症度か

★1 intrinsic minus (plus) position
骨間筋，虫様筋などの手内筋が麻痺すると，MP関節伸展，PIP・DIP関節屈曲位となり，これをintrinsic minus positionという．またその逆のMP関節屈曲，PIP・DIP関節伸展位をintrinsic plus positionと呼ぶ．
　MP関節：中手指節関節（metacarpophalangeal joint）
　PIP関節：近位指節間関節（proximal interphalangeal joint）
　DIP関節：遠位指節間関節（distal interphalangeal joint）

表48 熱傷度分類

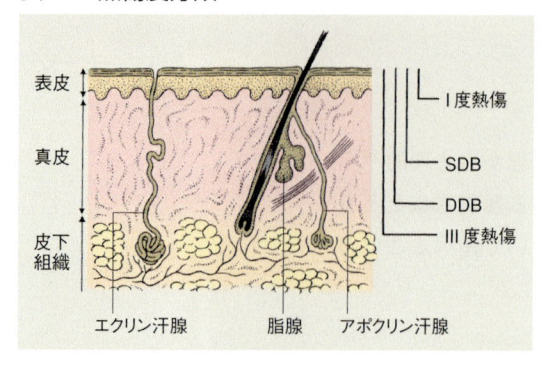

	熱傷深度		臨床所見	経過
Ⅰ度	浅達性熱傷	表皮熱傷 (epidermal burn)	乾燥, 紅斑, 浮腫 知覚過敏, 有痛性	3〜4日で治癒 瘢痕形成(−)
Ⅱ度		浅達性Ⅱ度熱傷 (superficial dermal burn;SDB)	湿潤, 水疱形成 水疱底面紅色 有痛性, ピン痛覚検査(＋)	2週間前後で治癒 色素沈着(±)
	深達性熱傷	深達性Ⅱ度熱傷 (deep dermal burn;DDB)	湿潤, 水疱形成 水疱底面白濁色 知覚鈍麻, ピン痛覚検査(−)	3週間前後で治癒 瘢痕形成(＋) 感染によりⅢ度へ移行しやすい
Ⅲ度		皮膚全層熱傷 (full-thickness burn) (deep burn;DB)	乾燥, 羊皮紙様 水疱形成なし 無痛性, ピン痛覚検査(−)	1か月以上自然治癒に要する 瘢痕形成(＋) 多くは植皮を必要

(野崎幹弘ら:熱傷. 鬼塚卓彌ら編. 標準形成外科学, 第3版. 東京:医学書院;1995. p.105-118 より一部改変)

表49 Artzの基準

重症熱傷:総合病院で入院加療必要
1. Ⅱ度30%以上
2. Ⅲ度10%以上
3. 顔面・手・足・陰部熱傷
4. 気道熱傷
5. 電撃傷・化学熱傷
6. 骨折・軟骨組織損傷を伴う

中等度熱傷:一般病院で入院加療必要
1. Ⅱ度15〜25%
2. Ⅲ度10%未満

軽症熱傷:外来通院
1. Ⅱ度15%未満
2. Ⅲ度2%未満

(野崎幹弘ら:熱傷. 鬼塚卓彌ら編. 標準形成外科学, 第3版. 東京:医学書院;1995. p.105-118)

図89 熱傷による拘縮と予防

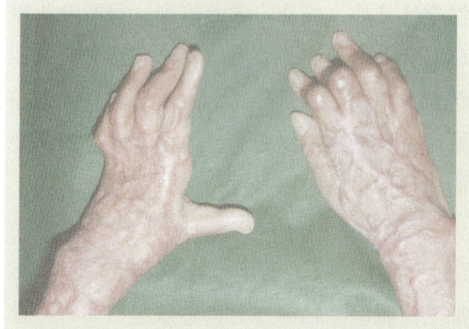

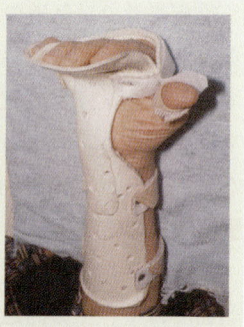

手背部熱傷により生じたintrinsic minus positionの拘縮(左)と変形予防スプリント(右).

ら, どの局所にどの程度の, 全身的にはどの程度の安静が必要なのかを正確に把握し, 離床やROM訓練を進めていくことである. つまり, 局所の安静は必要であるが, 全身状態は安定している場合は早期に離床し, 全身運動を進めていく. また, 熱傷受傷部位以外の関節, または熱傷が軽度の関節では重症患者であっても拘縮予防のためのROM訓練と良肢位の保持を早期から進めていく. 特に股関節, 膝関節, 足関節, 肩関節は容易に廃用性の拘縮を生じやすいので注

表50　廃用症候群

中枢神経	異常感覚，運動活動の減少，自律神経の不安定性，感情と行動の異常，知的障害
筋肉	筋力低下，筋耐久力減少，筋萎縮
骨格	骨粗鬆症，関節線維化と強直
心血管	心拍数増大，心予備能力減少，起立性低血圧，静脈血栓症
呼吸器	肺活量減少，最大自動換気減少，換気拡散比の不均一，咳嗽力減少
内分泌・腎	利尿と細胞外液の増大，Na尿排泄亢進，高Ca尿症，腎結石症
皮膚	皮膚萎縮，褥瘡

(峰尾喜好：熱傷．千野直一編．現代リハビリテーション医学．東京：金原出版；1999．p. 478-482)

意が必要である．また，熱傷患者では浮腫を生じることも多いが，特に手や足部に生じる浮腫は著しい拘縮の原因となるので，挙上や弾性包帯による圧迫などの対策が必要である．

瘢痕とケロイドに対する治療

　皮膚結合組織に損傷が及ぶと瘢痕となって修復されるが，このときコラーゲン線維の生成が過剰となり，周囲の皮膚面よりも隆起する．この隆起は，肥厚性瘢痕またはケロイドと呼ばれる．肥厚性瘢痕またはケロイドの相違を表51に示すが，組織化学的には両者を区別することはできず，臨床的にケロイド，肥厚性瘢痕および（成熟）瘢痕に分類される．

　肥厚性瘢痕が関節部や眼瞼，口唇などの遊離端に発生すると瘢痕拘縮をきたし，大きな機能障害を生じる．また，顔面などの露出部位では美容的な問題が大きく，これらの治療が熱傷患者におけるリハの最重要課題といっても過言ではない．

　肥厚性瘢痕の増殖抑制にはテープ固定やサポーターなどの圧迫が有効である．これは結合組織の増殖に必要な酸素や水分を減少させることでその効果が得られるとされている．

　抗ヒスタミン軟膏やステロイド軟膏，局注も局所の炎症を抑制し，瘢痕の増殖抑制に有効である．

　肥厚性瘢痕が関節部に生じた場合はスプリントやギプス固定による良肢位保持，変形予防や，皮膚の治癒過程に応じた愛護的なROM訓練が必要である．日常生活上障害となる瘢痕性拘縮が生じた場合は外科的治療の積極的な適応となる．また，美容上の問題も形成外科的手術の適応となる場合も多い．

　ケロイドと肥厚性瘢痕を早期に鑑別することは困難であるが，圧迫などの物理的治療を行っても元の創を越えて広がる場合はケロイドが疑われる．ケロイドでは著しい関節拘縮をきたすことはまれで，美容上の問題が主となる．

表51　瘢痕とケロイド

	肥厚性瘢痕	ケロイド
成因	真皮中層から深層まで広範囲に損傷が及んだ場合	わずかな表層の損傷（ひっかき傷，注射痕，虫刺され，毛包炎など）でも発生原因になりうる
好発部位	なし．ただし，皮膚の薄い部や血流の悪い部位はなりやすい	三角筋部，前胸部正中，肩甲骨部
経過	盛り上がり，赤み，かゆみなどのピークは受傷後3か月〜1年くらいにあるものが多く，半年から数年内に著明に瘢痕は軽減する．しかし，ピークが2年以上のものもみられる	数年以上，時には生涯にわたり増大傾向を示し，腫瘍性の要素が強い
盛り上がりの範囲	元の皮膚損傷部を越えない	元の瘢痕を越えて健常皮膚へ拡大していく
健常皮膚との境目	どこか一部で健常皮膚と不鮮明に移行する部がある	健常皮膚とケロイドとの境は明瞭である．境界部で潮紅が滲み出たり，反応が盛んである
表面の性状	時期により異なるが安定期に入ると凹凸や角化落屑が目立つ	丸味を帯び，赤みや光沢に富み細胞分裂が常に盛んな様相を呈し，皮膚温は高い
瘢痕拘縮	関節に及ぶと著明である	軽度
治療	容易	困難
再発率	低い．ただし，ピークが1年以上のものは治療成績が比較的悪い	高い
減張，圧迫，安静などの補助療法	十分に効果あり	ほとんど無効（再発防止にある程度効果あり）
その他	不安定な瘢痕状態が長期に続いた場合，扁平上皮癌の発生母地になりうる	縫合糸などに強く反応し，感染，瘻孔のみられるタイプ，凹凸不整の目立つタイプ，中央部が平坦化し両端で増殖するタイプなどバリエーションが多い

（森口隆彦ら：瘢痕．鬼塚卓彌ら編．標準形成外科学，第3版．東京：医学書院；1995．p.125-134）

治療としてはステロイドの外用や局注，手術や放射線療法の適応となる．

教育と心理的サポート

　肥厚性瘢痕や瘢痕拘縮を中心とする熱傷後遺症に対する治療は長期間にわたることが多く，患者の精神的負担は大きい．また，移植皮膚の管理も重要であり，これらに対する教育や心理的サポートが必要となってくるが，そのためにも，今後も急速に進歩していくであろう形成外科領域の治療方法の現状を常に把握しておくことが必要である．また，長期間経過後に生じる瘢痕癌[★2]も念頭において経過を観察する必要がある．

（赤星和人）

★2　熱傷瘢痕癌
熱傷瘢痕からは有棘細胞癌などの悪性腫瘍が発生する場合がある．乳幼児期の受傷の場合が多く，受傷より癌発生までの期間は，18〜70年と非常に長い．

●参考文献
1) Rivers EA, et al：Rehabilitation for burn patients. In：Kottke FJ, et al, editors. Krusen's handbook of physical medicine and rehabilitation, 4th ed. Philadelphia：WB Saunders；1990. p.1070-1101.
2) 野崎幹弘ら：熱傷．鬼塚卓彌ら編．標準形成外科学，第3版．東京：医学書院；1995．p.105-118.
3) 森口隆彦ら：瘢痕．鬼塚卓彌ら編．標準形成外科学，第3版．東京：医学書院；1995．p.125-134.
4) 峰尾喜好：熱傷．千野直一編．現代リハビリテーション医学．東京：金原出版；1999．p.478-482.

5) 梶原敏夫：廃用症候群．千野直一編．現代リハビリテーション医学．東京：金原出版；1999．p.482-488．
6) 千野直一：熱傷のリハビリテーション．総合リハ1979；7：277-281．

●悪性疾患

悪性腫瘍

　以前は，悪性腫瘍による四肢切断，乳癌による乳房切断，頭頸部癌患者がリハビリテーションの対象と考えられていたが，徐々に対象は拡大しつつある．悪性腫瘍は，直接の浸潤・圧迫，遠隔あるいは悪性腫瘍に伴う作用，外科的治療の結果，治療の副作用の結果として運動機能障害をきたす．運動機能障害のほかに，悪液質，心理的問題，疼痛などがリハ上の問題点として多くあげられ，もちろん生命予後も考慮に入れなければならない．悪性腫瘍のリハにおいては，以上をふまえて，目標を機能改善，機能維持，ターミナルケアのいずれにおくのかを明確にし，また病状の変化に応じて臨機応変に方針を修正していかなければならない[1]．

痛み

　痛みは最も頻度の高い問題である．鎮痛薬のほか，神経ブロック★1や経皮的電気神経刺激（transcutaneous electrical nerve stimulation；TENS）★2が用いられることがある．

骨転移

　長管骨，特に大腿骨で問題となる．病的骨折の危険度についてはいくつかの基準が存在する[2,3]★3．

脊椎転移

　脊椎への転移は，時に脊髄圧迫・浸潤による対麻痺，四肢麻痺を伴うが，麻痺の高位は胸髄レベルが最も多い．神経圧迫の解除や脊椎の安定のため外科手術が行われる場合がある[4]．また，脊椎の安定性が問題となる場合には体幹装具が処方される場合もある．痛みや放射線療法・化学療法の副作用で，機能改善が進まない症例が多いことや，生命予後との関係から入院リハに時間をかけられないこと

★1 神経ブロック
全身痛や過剰な筋収縮の抑制を目的として，薬剤により末梢神経の伝導遮断を行う治療法．

★2 経皮的電気神経刺激
疼痛部位や原因となる末梢神経に沿った部位を電気刺激することにより疼痛を軽減する方法．刺激条件としては10～100 Hzで刺激する高頻度刺激法と0.5～10 Hzで刺激する低頻度刺激法とがある．前者はMelzackとWallのゲートコントロール理論がその機序と考えられており，後者は内因性鎮痛物質であるエンドルフィンの関与が考えられている．

★3
長管骨で病的骨折の危険が高いとされる基準には，①下肢の長管骨では腫瘍径2.5 cm以上，②腫瘍径が骨皮質の50％以上，③浸潤された骨皮質が骨の直径より大きい，などがある．ただし，実際には骨における腫瘍の大きさはしばしば測定困難である．

より，要介助レベルでの自宅退院をゴールとされる例がほとんどである★4.

骨髄移植後

骨髄移植は，白血病，再生不良性貧血などの造血細胞の異常などに対する根治療法として行われるようになった．免疫抑制薬を使用するため移植前後は無菌室に隔離され，その後一般病棟で治療が続けられる．リハの目的は，移植前後のデコンディショニングの改善，移植によって生じる二次的合併症の予防と治療，心理面のサポートである[5]．対象は小児がほとんどである．

無菌室内でのアプローチ

間質性肺炎の併発による肺機能低下がみられることがあり，呼吸訓練を積極的に行う．その他，筋力増強訓練や体操，必要に応じ関節可動域訓練を行う．無菌室での隔離は，ICU，CCU以上のストレスがあるといわれ，情緒不安定，退行，抑うつ，不安などの心理的変化をきたすことがしばしばである．これに対しては作業療法が有効なことがあり，遊びや身体を使う作業★5が行われる．この場合，清潔を保つこと，外傷の危険がないことが必要である．

一般病棟でのアプローチ

無菌室内での内容に加え，歩行持久力訓練を行う．また，作業療法でも木工や陶工などの種目を積極的に取り入れる．万歩計を用いた歩行量のモニターが有効であること，学童児で平均2.5か月で学業復帰したとの報告[5]がある．

AIDS

AIDS（後天性免疫不全症候群）はHIV（human immunodeficiency virus）による感染症で，T細胞のCD4細胞を破壊することにより，免疫能が低下する．それにより日和見感染症や悪性腫瘍を併発するが，この状態をもってAIDSの発症とされる．さまざまな薬剤が開発されてきているが，現段階では治癒は見込めず徐々に進行する．AIDSの症状の出現や進行は一様でなく，リハアプローチも出現した症状にそれぞれ対応したものとなる[6]．以下に，出現頻度の高い症状とそのアプローチについて述べる．

全身状態の悪化

不動によるデコンディショニング，栄養不良などをきたしやすい．

★4
病名告知がなされていること，疼痛がコントロールされていること，体力低下が著しくないこと，介助者が2名以上いることが自宅退院の条件であったという報告がある．

★5
トランプなどのゲーム類や木工，金工などの作業が用いられる．

末梢神経障害

末梢神経障害は頻度の高い症状の一つであり，しばしば痛みや筋力低下の原因となる．AIDPやCIDP★6に類似した病態を呈する場合もある．

痛みに対しては，通常の鎮痛手技のほか，疼痛が強くて下肢に荷重できない場合には免荷装具が処方されることもある．

筋力低下に対しては，拘縮予防や基本動作訓練のほか，適宜下肢装具などで対応する．

中枢神経障害

認知症が最も多くみられる症状である．また，不安や抑うつ，認知障害を呈することも多い．アプローチとしては脳血管障害や頭部外傷のそれと同様である．

ミオパチー

多発性筋炎に類似した症候を呈する．拘縮予防のほか，血中CPK（クレアチンホスホキナーゼ）をモニターし，正常範囲内にあれば筋力増強訓練を行う．

社会心理学的問題

AIDSに対する偏見や差別は依然根強く，患者のストレスは多大である．

（花山耕三）

★6
AIDP（acute inflammatory demyelinating polyradiculopathy；急性炎症性脱髄性多発根神経炎）はギラン-バレー（Guillain-Barré）症候群のように急性発症する多発神経炎であり，HIVによるものもギラン-バレー症候群に類似している．CIDP（chronic inflammatory demyelinating polyradiculopathy；慢性炎症性脱髄性多発根神経炎）は末梢神経における伝導ブロックを特徴とする慢性進行性の多発神経炎である．

●文献
1) 水落和也：悪性腫瘍のリハビリテーション．リハ医学2001；38：46-57.
2) Menrik H, et al：Metastasis size in pathologic femoral fractures. Acta Orthop Scand 1988；59：151-154.
3) Keene JS, et al：Metastatic breast cancer in the femur：A search for the lesion at risk of fracture. Clin Orthop 1986；203：282-288.
4) Onimus M, et al：Surgical treatment of vertebral metastasis. Spine 1986；11：883-891.
5) 石田　暉ら：骨髄移植後のリハビリテーション．リハ医学1991；28：11-19.
6) Levinson SF, et al：Rehabilitation of the individual with human immunodeficiency virus. In：DeLisa JA, et al, editors. Rehabilitation medicine：Principles and practice, 3rd ed. Philadelphia：Lippincott-Raven；1998.

生活習慣病の運動療法

生活習慣病の定義

　生活習慣病とは，1996年に厚生省公衆衛生審議会で提言された概念であり，"食習慣，運動習慣，休養，喫煙，飲酒などの生活習慣がその発症・進行に関与する疾患群"と定義され，高血圧，高脂血症，糖尿病，肥満，骨粗鬆症，循環器疾患，高尿酸血症，悪性腫瘍，歯周病，アルコール性肝疾患などが含まれる[1]．従来使われてきた"成人病"には，加齢とともに罹患率が上昇する疾患群という意味が込められており，健康診断による早期発見・早期治療を中心に二次予防を重視した対策が講じられてきた．これに対し，生活習慣病は，生活習慣の改善による疾病の予防という一次予防を重視した概念である[2]．生活習慣病は，30〜40歳代で急増するが，最近は，食生活の変化や運動不足により発症年齢が低下し，若い人や子どもにもその徴候がみられるようになりつつある．

　高血圧，高脂血症，糖尿病，肥満は，互いに合併することが多く，その場合には，単独の場合よりも循環器疾患を発症するリスクが高くなる★1．近年，これらの疾患の共通の発症要因としてインスリン抵抗性が注目され（図90）[3]，シンドロームX，死の四重奏，インスリン受容体異常症，内臓脂肪症候群などの概念が提唱されている★2．インスリン抵抗性は，運動習慣と関連が深く，運動不足が生活習慣病発症の大きな要因となる．したがって，生活習慣病の予防や治療には，バランスのよい食事，十分な休養とともに適度な運動が重要である．

運動療法の基礎

運動の効果：運動は，心臓・肺・筋の機能を強化するほか，肥満を改善し，血糖や血圧を下げ，またHDLコレステロールを増やす効果がある（表52）[1]．適切に実施されれば，生活習慣病の予防や治療に役立つ．

運動処方：運動処方においては，まずエネルギー産生系のどの部分に負荷をかけるかを考える．すなわち，数秒間のパワー運動はATP-クレアチンリン酸系に，60秒程度のスプリント運動は解糖系に，数分以上の運動は好気的代謝系に負荷をかけるので，持久力向上のための運動は少なくとも数分以上，代謝系の改善を目的とした運動は20〜30分以上続ける必要がある．そのうえで，薬の処方と同様に適

★1　**サイレント・キラー**
高血圧，高脂血症，糖尿病の3つはサイレント・キラーとも呼ばれ，自覚症状が出にくいため放置される場合が多く，心筋梗塞や脳卒中などの重大な動脈硬化性疾患の原因となる．

★2
　シンドロームX：インスリン受容体異常，耐糖能異常，高VLDL-トリグリセリド血症，低HDLコレステロール血症，高血圧．
　死の四重奏：上半身肥満，耐糖能異常，高トリグリセリド血症，高血圧．
　インスリン受容体異常症：肥満，2型糖尿病（インスリン非依存型糖尿病），血清脂質異常，高血圧，冠動脈硬化症．
　内臓脂肪症候群：インスリン受容体異常，耐糖能異常，高脂血症，高血圧．

図90 生活習慣病発症にかかわる分子遺伝学的モデル

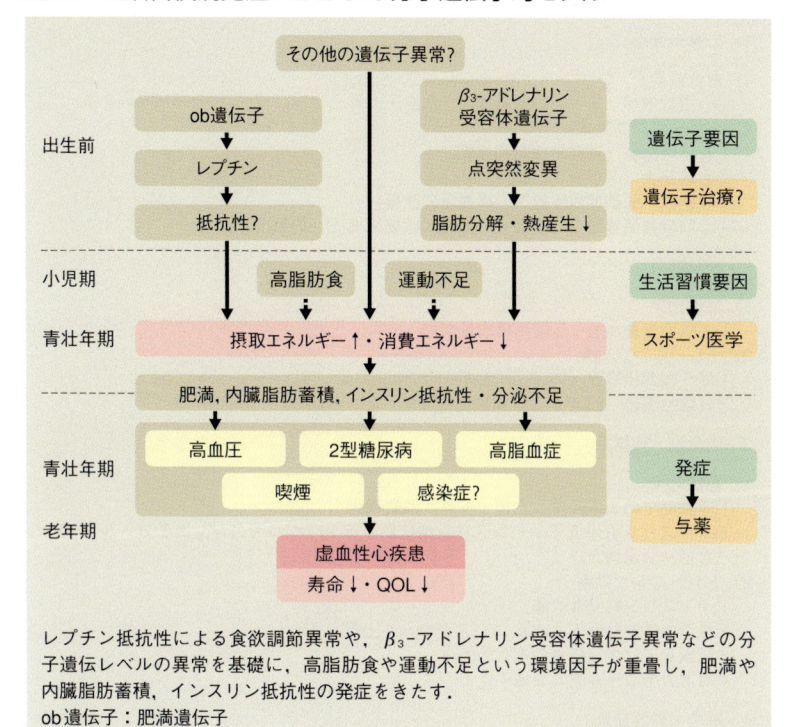

レプチン抵抗性による食欲調節異常や，β₃-アドレナリン受容体遺伝子異常などの分子遺伝レベルの異常を基礎に，高脂肪食や運動不足という環境因子が重畳し，肥満や内臓脂肪蓄積，インスリン抵抗性の発症をきたす．
ob遺伝子：肥満遺伝子

（木下訓光ら：スポーツ医学—内科領域の最近の話題．総合リハ 1999；27：7-13．より一部改変）

応と禁忌を明確にし，適切な量を処方する．実際の処方は，運動の目的，対象者の年齢，性，健康状態，運動経験，生活習慣，性格，意欲，趣味，服用中の薬，利用可能な設備，時間などを考慮しつつ，運動の種類，強度，時間，頻度を決定する[4]．

メディカルチェック：運動は心身に多くのプラスをもたらす反面，重い心疾患，腎疾患，肝疾患，関節疾患などがある場合には，マイナスとなるばかりか，危険を伴うこともある．そこで，運動開始前に，基礎的情報の収集，診察，臨床検査をもとに，適応と禁忌を明確にしたうえで，運動負荷試験を行い，運動に対する生体反応，体力，運動に伴うリスクなどを評価する（表53）[4]．ただし，負荷試験には一定の危険を伴うので，経験の深いスタッフによる監視と緊急時の体制が不可欠である．

負荷試験は，自転車エルゴメータかトレッドミルを用いて，定常状態負荷や短時間漸増負荷など目的に応じたプロトコルにより行われる[4]．通常は，心拍数，血圧，酸素摂取量，呼吸商，心電図を測定し，必要に応じ，乳酸値，酸素飽和度，心拍出量などを追加する．体力の指標としては，全身運動能力の生理的限界を示す最大心拍数や最大酸素摂取量★3，または，最大負荷がかけられない場合には，

★3 **最大酸素摂取量**
負荷量の増加とともに酸素摂取量は直線的に増加するが，ある点以降増えなくなる．この時点での酸素摂取量のことで，単位時間内に好気的過程で産生しうる最大のエネルギー量を意味し，持久力の指標となる．

表52 運動の効果

1. 心臓血管系 　1）急性効果 　　①心拍数増加　②1回拍出量増加　③血圧上昇 　2）トレーニング効果 　　①安静時徐脈，運動時相対的徐脈 　　②心筋肥大（スポーツ心臓） 　　③収縮期，拡張期血圧低下（高血圧の改善） 　　④心筋酸素消費量（二重積＝心拍数×収縮期血圧）の低下
2. 呼吸器系 　1）急性効果 　　①1回換気量増加　②酸素摂取量増加 　2）トレーニング効果 　　①最大酸素摂取量（$\dot{V}_{O_2max}$）増加 　　②乳酸性閾値（LT）または無酸素性閾値（AT）の増加
3. 内分泌・代謝系 　1）急性効果 　　①運動筋でのエネルギー（糖・脂質）消費増大 　　②インスリン分泌低下，インスリン拮抗ホルモン（グルカゴン，カテコールアミンなど）分泌増大 　2）トレーニング効果 　　①インスリン感受性改善 　　②血清中性脂肪低下，HDLコレステロール上昇 　　③肥満者では体脂肪量の選択的減少 　　④血清カテコールアミン値の低下
4. 筋肉・骨関節系 　①筋肥大，筋力増大 　②筋毛細血管増加 　③筋グリコーゲン量増加 　④骨粗鬆症の防止
5. その他 　①精神的ストレスの解消 　②免疫能の活性化 　③ぼけの防止 　④急性期には腎血流量の低下と運動後の蛋白尿出現 　⑤急性期には消化管への血流量低下 　⑥スポーツ貧血

（佐藤祐造ら：運動，スポーツと生活習慣病．臨床スポーツ医学 1999；16：633-644）

★4 **AT（anaerobic threshold）**
運動強度を増していくと，酸素供給が筋の酸素需要を満たせなくなり，有酸素代謝に加えて無酸素代謝が動員されるようになる．この時点の酸素摂取量のことで，最大負荷がかけられない高齢者，心疾患患者などの体力指標として有用である．

★5 **歩行の留意点**
①クッション性があり柔らかい靴と歩きやすい服装，②よい姿勢（胸を張り，背筋を伸ばし，腹を引き締め，膝，脚を伸ばす），③つま先で地面を蹴り，着地は踵から，④リズミカルに，⑤歩幅はやや広めに．

嫌気的代謝が優勢となり，血中乳酸が増加し始める強度である嫌気性代謝閾値（AT）★4などが用いられる．ATは，最大酸素摂取量の55〜65％に相当し，生活習慣病の運動療法で用いられる運動強度とほぼ一致する．

運動の種類：全身を使う歩行，ジョギング，水中歩行，水泳，サイクリング，エアロビクスなどが適当で，なかでも歩行はいつでも，どこでも，簡単に実行でき，理想的である★5．骨関節疾患がある場合には，下肢にかかる負担が少ない水泳，水中歩行や自転車エルゴメータが有用である．一方，息こらえ，力みを伴う運動（重量挙げ，エキスパンダーなど）は少なくとも運動療法の初期には好ましくなく，特に，高血圧の場合には血圧を上げるので勧められない．

運動強度：生活習慣病の予防・治療のためには，最大運動強度の40

表53　メディカルチェックの項目

1．基礎的情報の収集
1) 年齢，性別　　　　　　　2) 診断名，障害名，合併症，既往歴 3) 喫煙，アルコール歴　　　4) 運動歴，運動習慣 5) 職業，生活環境　　　　　6) 性格，趣味

2．身体所見
1) 身長，体重，肥満度，BMI，皮脂厚　　2) 血圧，脈拍，呼吸，体温 3) 心血管系，呼吸器系の所見　　　　　　4) 筋骨格系 5) 神経系　　　　　　　　　　　　　　　6) その他

3．検査所見
1) 末梢血，尿，生化学　　2) 心電図，ホルター心電図 3) 胸部X線写真　　　　　　4) 肺機能 5) 動脈血ガス分析　　　　6) ホルター血圧計

4．活動性の評価
1) 日誌　　　　　　　　2) 万歩計の歩数 3) 24時間心拍数　　　　4) カロリーメータ

5．筋機能の評価
1) 握力　　　　　　　　　　　　　　　2) 定量的筋力測定 3) 筋画像診断：CT，超音波，MRI　　4) 電気生理学的検査：筋疲労 5) ^{31}P spectroscopy　　　　　　　　　6) 筋生検

6．心肺系持久力の評価
1) フィールドテスト：12分間走行距離　2) ステップテスト：マスター負荷試験 3) 段階的運動負荷試験 　①自転車エルゴメータ　　②トレッドミル 　③上肢エルゴメータ　　　④体幹前後屈試験 　　アームサイクル　　　　⑤基本動作負荷試験 　　車椅子エルゴメータ

7．運動能力テスト

8．心理面の評価

(里宇明元：リハビリテーションにおけるフィジカル・フィットネスの考え方．総合リハ 1994；22：63-70)

～60％の中等度の有酸素運動がよい[5]．運動強度の指標には，自覚的運動強度（ボルグ〈Borg〉スケール，**表54**）や心拍数（脈拍数）が用いられる[6]．前者では，楽～ややきついの範囲（約50％の強度）で，後者では，年齢により**表55**に示す心拍数（脈拍数）を目標に運動を行う[7]．

運動のタイミング・時間・頻度：空腹時や食直後を避け，食後1～2時間後に行う．1回の運動時間は10分程度から始め，30分以上行うようにする[5]．回数は週に2回以上，可能なら3回以上行う．歩行の場合には，1日に8,000歩以上を目標とする．

日常生活における工夫：わざわざ運動のための時間がとれない場合でも普段の生活のなかで，以下の工夫により，活動量を確保できる[8]．①バス停の1つ手前で降りて歩く，②エレベーターを使わず，階段を歩く，③コピーなどは他人に頼まず自分で行う，④昼食は少し離れた場所でとる，⑤車は少し離れた場所に止め，目的地まで歩く，⑥

表54 自覚的運動強度（ボルグスケール）

6		
7	very, very light	（非常に楽である）
8		
9	very light	（かなり楽である）
10		
11	fairly light	（楽である）
12		
13	somewhat hard	（ややきつい）
14		
15	hard	（きつい）
16		
17	very hard	（かなりきつい）
18		
19	very, very hard	（非常にきつい）
20		

表55 心拍数（脈拍数）による運動強度のめやす

運動強度	$\dot{V}_{O_2max}$（％）負荷強度	60 中等度	40 中等度	20 軽度
脈拍数	10歳代	140	113	87
	20歳代	136	110	85
	30歳代	131	108	84
	40歳代	127	105	82
	50歳代	123	102	81
	60歳代	119	99	80
	70歳代	115	96	78

（糖尿病治療研究会編：糖尿病運動療法の手引き．東京：医歯薬出版；1983．p.25）

表56 高血圧に対する運動療法の適応判定基準

適応	条件付適応	禁忌
140～159/90～94 mmHg	160～179/95～99 mmHg または ・治療中かつ禁忌の値ではない ・男性40歳以上，女性50歳以上では，できるだけ運動負荷試験を行う	180/100 mmHg以上 ・胸部X線写真所見：心胸郭比が55％以上 ・心電図所見：重症不整脈，虚血性変化が認められるもの ・眼底：IIb以上の高血圧性変化が認められるもの ・尿蛋白：100 mg/dL以上のもの

（日本医師会編：運動療法処方せん作成マニュアル．東京：日本醫事新報社；1996）

買い物や趣味の集まりには歩いていく，⑦車よりは自転車を使うようにする．

　運動を続けるためには，①歩数が地図上の到達距離に換算できるような万歩計を使い，楽しみながら成果を記録する，②仲間をつくる，③スポーツ施設を利用するなどが効果的である．

主な生活習慣病における運動療法

高血圧 ★6,7

　日本医師会の基準（**表56**）[5] では，運動療法のよい適応は，140～159/90～94 mmHgとされ，160～179/95～99 mmHgの場合には，運動中の血圧の異常上昇や虚血性心疾患の合併が多くなるため，開始前に運動負荷試験を行うことを推奨している．180/100 mmHg以上では，まず薬物療法により，血圧をコントロールしてから，運動療法を始める．また，眼底所見で動脈硬化性網膜症や網膜中心静脈閉塞症が認められる場合や標的臓器障害が認められる場合には，運動療法は禁忌となる．

　運動強度に関して，日本循環器学会では，運動中の収縮期血圧が

★6 高血圧の分類
遺伝的素因と生活習慣以外に明らかな原因が見つからない本態性高血圧と，褐色細胞腫，原発性アルドステロン症，腎実質性疾患などを原因とする二次性高血圧に分類され，前者が95％以上を占める．

★7 高血圧の治療指針
1999年に世界保健機構と国際高血圧学会が共同発表した指針は，従来の指針と比べ，①正常範囲が細分，②治療目標値がより厳しく設定，③他の危険因子の有無により危険度が分類され，治療指針が提示などの特徴がある．

表57 高脂血症に対する運動療法の適応判定基準

適応	条件付適応	禁忌
総コレステロール 220～249 mg/dL または トリグリセリド 150～299 mg/dL	総コレステロール 250 mg/dL 以上 または トリグリセリド 300 mg/dL 以上 または 治療中 男性 40 歳以上，女性 50 歳以上ではできるだけ運動負荷試験を行う	なし

(日本医師会編：運動療法処方せん作成マニュアル．東京：日本醫事新報社；1996)

200 mmHg を大きく超えない程度の強度で実施することを推奨している．したがって，運動療法に先立ち，運動負荷試験により運動強度と血圧との関係を把握することが重要である．

高脂血症 ★8

運動療法は，LDL コレステロール，中性脂肪，血圧，血糖を低下させ，HDL コレステロールを増加させることにより，動脈硬化症の予防に役立つ．

高脂血症に対する運動療法は，高血圧ほど厳密な管理は不要だが，総コレステロール 250 または中性脂肪 300 mg/dL 以上の場合や，薬物療法中の 40 歳以上の男性または 50 歳以上の女性では，冠動脈疾患の合併頻度が高くなることから，負荷試験により冠動脈疾患の有無を確認してから運動療法を開始する（表57）5)．

最大酸素摂取量の 60％以上の運動強度では，ブドウ糖の利用率が高まり，脂肪酸利用が抑制されるので，40～60％の中等度運動を行う．

糖尿病 ★9, 10

運動は，①筋によるブドウ糖の利用を高める，②インスリンの作用を妨害する脂肪を減らす，③肥満を是正するなどの効果がある．一方で，コントロール不良の状態で行うと効果が期待できないばかりかケトアシドーシスや眼底出血を引き起こす可能性があり，さらに，インスリンや血糖降下薬使用例では，低血糖が誘発されることがあるので，十分な注意が必要である．

日本医師会の基準によると，空腹時血糖が 110～139 mg/dL が最もよい適応で，140～249 mg/dL では，運動負荷試験を実施し，安全を確認したうえで行う（表58）5)．空腹時血糖が 250 mg/dL を超える場合には，運動によりケトアシドーシスが誘発される可能性があるため，血糖を十分にコントロールしてから開始する．また，網膜症を合併している場合には，眼底出血のおそれがあるため，運動療法は

★8 高脂血症の治療指針
1997年の日本動脈硬化学会の指針の特徴は，①冠動脈疾患の危険率と総コレステロール値との関係の大規模調査に基づき，220 mg/dL 以上を基準値に設定，②リスクにより密接に関連する LDL コレステロールの基準値が追加，③他の冠危険因子や冠動脈疾患の有無により，管理基準が提示などである．

★9 糖尿病の分類
1型は膵β細胞の破壊によりインスリン不足が起こり，若年者に多く，インスリン投与を要する．約95％を占める2型は中高年に多く，素因に過食，運動不足，肥満，ストレス，加齢などインスリン作用の妨害因子が加わり発症する．

★10 糖尿病の診断基準
1999年の日本糖尿病学会の基準では，①空腹時血糖が2回126 mg/dL 以上であれば糖尿病と診断（糖負荷試験は必須でない），②1回の検査で血糖値が糖尿病型を示し，典型的な症状の存在，$HbA_{1c} \geqq 6.5\%$，糖尿病網膜症の存在のいずれかを満たす場合も糖尿病と診断できる．

表58 糖尿病に対する運動療法の適応判定基準

適応	条件付適応	禁忌
空腹時血糖 110～139 mg/dL	空腹時血糖 140～249 mg/dL または 治療中かつ禁忌の値ではない 男性40歳以上，女性50歳以上ではできるだけ運動負荷試験を行う	空腹時血糖 250 mg/dL以上 尿ケトン体（＋） 糖尿病網膜症（＋）

(日本医師会編：運動療法処方せん作成マニュアル．東京：日本醫事新報社；1996)

表59 肥満に対する運動療法の適応判定基準

適応	条件付適応	禁忌
BMI 24.0～29.9 kg/m²	BMI 24.0～29.9 kg/m² かつ下肢の関節障害 整形外科受診，運動制限	BMI 30.0 kg/m²以上

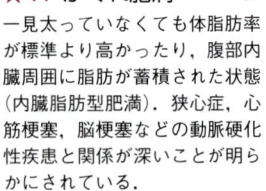

(日本医師会編：運動療法処方せん作成マニュアル．東京：日本醫事新報社；1996)

★11 かくれ肥満
一見太っていなくても体脂肪率が標準より高かったり，腹部内臓周囲に脂肪が蓄積された状態（内臓脂肪型肥満）．狭心症，心筋梗塞，脳梗塞などの動脈硬化性疾患と関係が深いことが明らかにされている．

★12 骨粗鬆症
骨からカルシウムが溶出して，骨量が生理的範囲を越えて減少し，易骨折性となった状態．骨では常に骨吸収と骨形成の繰り返しによるリモデリング（骨改変）が行われ，両者がつり合っていれば，骨量減少は起こらないが，骨吸収が骨形成を上回ると減少が起こる．

★13 骨量の年齢的変化
最大骨量（peak bone mass）は20歳代前半までに達成され，その後，男女とも横ばいになり，40歳後半から減少を始め，女性では閉経後10年間に急速な減少が起こる．

★14 骨粗鬆症の分類
基礎疾患のない原発性（退行期）と関節リウマチやステロイド服用などに伴って起こる続発性に大別．前者は骨吸収，骨形成ともに亢進した高回転型（Ⅰ型，閉経後）と両者ともに低下した低回転型（Ⅱ型，老人性）に分類．

禁忌となる．

肥満 ★11

食事療法と運動療法が肥満治療の中核をなし，摂取カロリーは標準体重×22～25 kcalに制限される．中程度の運動を毎日最低30分行うことにより，減量だけでなく，血糖，脂質，血圧にも好影響がもたらされる．日本医師会による適応基準（表59）[5]では，BMI（body mass index；体重kg/〈身長m〉²）24.0～29.9で，下肢の関節障害がない場合が最もよい適応とされる．下肢の関節障害がある場合には，水中歩行や自転車エルゴメータなど下肢への衝撃が少ない運動が望ましい．BMI 30以上は禁忌とされるが，医学的管理のもとでの運動は可能である．

骨粗鬆症 ★12～16

力学的負荷は，骨形成を促し，骨吸収を抑制することによって骨量を増加させる．逆に長期臥床により力学的負荷が除かれると，骨量は著明に減少する（数か月で10～20％）．身体活動や運動により，長管骨に力学的負荷が加わると，長管骨の凹側は短縮，凸側は伸展し，ストレイン（歪み）が生じる（図91）[9]．これに伴って生じる骨内の微細な変化が，骨量増加の刺激になる．

動物実験では，①立ち上がりの緩やかなストレインよりも急峻なストレインのほうが骨形成作用が大きい，②ストレインが大きくても静的な刺激では骨形成の増加が認められない，③1日数分間の負荷でも骨量を増加させうる，④日常とは違ったパターンのストレインを加えたほうが，骨形成を促進しやすい，ことなどが報告されている．実際，スポーツのなかでもバレーボールなど瞬発力を要するジャンプ競技の選手のほうが水泳選手よりも骨密度が高い．

以上から，持久力や筋力を増強させる運動より瞬発力を高める運動のほうが，骨量を増加させやすいと考えられるが，高齢者では安全面も考慮し，他の生活習慣病と同様に歩行などの有酸素運動がよい．安全性に問題がなければ，日常と違ったストレインを加える意

図91 時間-ストレイン関係

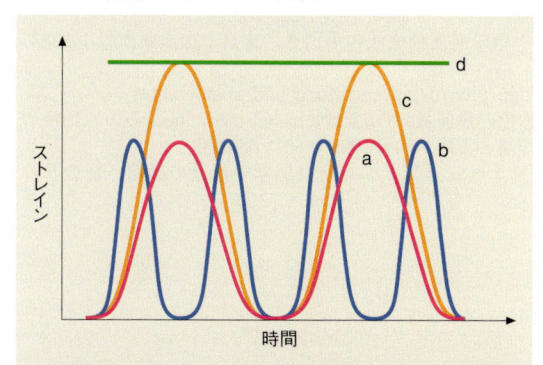

刺激強度（b）やストレイン（c）が増加すると，aの曲線と比べて，ストレイン変化率が大きくなる．ストレイン変化率の大きな刺激では，骨形成が増加する．静的な刺激（d）では，ストレイン変化率がゼロとなり，骨形成は促進されない．実際の運動に置き換えると，aはウォーキング，bは速歩，cはジョギング，dは重い荷物を持ってまったく動かない場合に相当する．

（大湾一郎：骨粗鬆症診療の最前線．Evidence-based medicineからみた治療の進め方．運動療法の理論と実践．内科1999；83：680-683．より引用）

★15 骨粗鬆症の診断基準
1996年の日本骨代謝学会の診断基準では，腰椎単純X線写真上の骨萎縮度，または，dual-energy X-ray absorptiometry（DXA）法での腰椎骨密度を若年女性の平均値と比較して判定する．

★16 骨代謝マーカー
骨吸収マーカー（尿中ピリジノリン，デオキシピリジノリンなど）と骨形成マーカー（骨型アルカリホスファターゼ，血清骨グラ蛋白など）がある．骨代謝回転の診断，治療薬の選択，治療効果判定のために測定．

味で，速い速度で歩いたり，足を高く上げてインパクトを強めるなどの工夫をするとよい．併せて，転倒による骨折を予防するために，柔軟性やバランスの訓練も取り入れる．

運動障害者と生活習慣病

最近，脳卒中，脊髄損傷などの運動障害者において，ADLの低下，加齢，運動に対する消極性などにより身体活動量が減少した結果として，肥満，耐糖能異常，高脂血症，高インスリン血症を生じ，結果として虚血性心疾患などの動脈硬化性疾患を併発しやすくなっていることが注目されている[10]．さらに麻痺性疾患では，麻痺側の局所的な骨粗鬆症が起こりやすく，易骨折性の一因となっている．通常の負荷試験が行いにくい運動障害者のフィットネスをどのように評価するか，また，活動量をいかに確保し，生活習慣病を予防・治療するかは，リハ医学の今後の大きな課題である．

（里宇明元）

●文献
1) 佐藤祐造ら：運動，スポーツと生活習慣病．臨床スポーツ医学1999；16：633-644．
2) 勝村俊仁ら：生活習慣病．米本恭三ら編．臨床リハ別冊　リハビリテーションにおける評価ver.2．東京：医歯薬出版；2000．
3) 木下訓光ら：スポーツ医学—内科領域の最近の話題．総合リハ1999；27：7-13．
4) 里宇明元：リハビリテーションにおけるフィジカル・フィットネスの考え方．総合リハ1994；22：63-70．
5) 日本医師会編：運動療法処方せん作成マニュアル．東京：日本醫事新報社；

1996.
6) 里宇明元：持久力運動. 総合リハ1991；19：523-530.
7) 糖尿病治療研究会編：糖尿病運動療法の手引き. 東京：医歯薬出版；1983. p. 25.
8) http://www.takeda.co.jp/pharm/jap/seikatu/q_and_a/index.htm
9) 大湾一郎：骨粗鬆症診療の最前線. Evidence-based medicineからみた治療の進め方. 運動療法の理論と実践. 内科1999；83：680-683.
10) 辻　哲也ら：リハビリテーションとスポーツ医学—最近の話題. 総合リハ 1999；27：21-29.

索引

配列は，頭語が，日本語・数字・ギリシア文字・アルファベットの順に並べた．

あ

アーチ	29
アーチサポート	448
アーノルド-キアリ奇形	422
アームスリング	386
アイシング	488
アイスウォーター試験	174, 179
脊髄損傷	179
アイスクリッカー®	335
アイスマッサージ	391, 482
アイロン体操	482
アカラジア	157, 334
上がり框	300
アキレス腱炎	485
アキレス腱反射	55, 455
悪性関節リウマチ	467
悪性腫瘍	527
アクチン	45, 46
アクチンフィラメント	46
あぐら（義足）	308
握力	81
アコーデオンドア	302
顎コントロール電動車椅子	208
朝のこわばり	468
アジソン病	128
意識障害	128
アシドーシス	65
アシュワーススケール変法	85
アセスメント・シート	353
アセチルコリン	44
アセチルコリン受容体	44
亜脱臼（肩）	253
片麻痺合併症	253
圧覚	45, 105
圧受容体	70
圧（力）スイッチ	345
圧注法	232
圧電気素子	228
圧迫	73, 520
褥瘡発生	73, 520
圧迫性神経障害	445-447
アテトーシス	327
アテトーゼ	89, 372
アテトーゼ型脳性麻痺	426
当て枕	211
アテローム血栓性梗塞	379, 383
離床	383
アテローム動脈硬化	368
アドボカシー	25
アヒル歩行	438
アマンタジン	144
病的泣き笑い	144
アミトロ	90
アミロイドーシス	179
アメリカ看護婦協会	22
アメリカリハビリテーション看護協会	23
アライメント調整	306
アルコール	128
意識障害	128
アルコール依存症	138
ウェルニッケ-コルサコフ症候群	138
アルコール中毒	88
振戦	88
アルツハイマー型認知症	118, 135, 178
アルツハイマー病	138, 191
IADL	191
アルファ係数	158
鞍関節	28, 32, 96
安静吸気位	166
安静狭心症	499
安静呼気位	166
安全ベルト	223, 224
安定狭心症	499
アントン症状	144

い

怒り	147
息こらえ嚥下	391
閾値	43
息止め	159, 336
嚥下障害	159, 336
異型狭心症	499
胃結腸反射	180
いざり児	186, 428
いざり這行	437
意識	127
生理機構	127
意識混濁	130, 133
意識障害	80, 107, 127-129, 132, 138, 147
ウェルニッケ脳症	138
解剖学的病変部	129
軽症——	132
原因疾患	128
体性感覚誘発電位検査	107
麻痺の評価法	80
意識清明	127
意識の変容	130
意志欠如	141
意思伝達装置	441
移乗	193, 196, 200, 201, 221, 277
カッツインデックス	200
車椅子	278, 385
バーテル指数	201
ポータブルトイレ	221
FIM	196
移乗介助	222, 223
異常感覚性大腿神経痛	446
移乗訓練	239
異常姿勢反射	261
移乗移動	278
異常反射抑制姿勢	429
異常反射抑制パターン	429

異常歩行	93, 94
パターン	93
胃食道逆流	156, 162
摂食障害	162
異所性骨化	241, 411
椅子座位バランス	279
椅子座位バランス訓練	281
痛み（⇨疼痛）	97, 106
伝導路	106
内因性発痛物質	97
痛み関連大脳誘発電位	109
一次運動野	40, 49, 60
一次感覚野	60
一次求心性線維	54, 55, 58
一次視覚野	48
一次体性感覚野	49
一過性脳虚血発作	368, 369
一般知識	134
一般理解	134
一歩	61
溢流性尿失禁	174
移動	29, 60, 63, 193, 196
骨盤傾斜	63
FIM	196
移動時間	345
移動軸	100
移動用バー	223
胃排出能試験	181
易疲労性	149
意味性ジャルゴン	111
イミプラミン	180
排尿困難	180
意欲	115, 140, 147
意欲の障害	140, 142
評価	142
イレウス	407
胃瘻造設術	339
インジゴカルミン法	176
インスリン受容体異常症	530
陰性感情	146
陰性支持反応	261
インターロイキン	98
インテーク面接	353
インテリアバー	305
咽頭	153-155
解剖	153
咽頭期	154, 156
咽頭腔	153
咽頭残留	161-163
除去法	163
摂食障害	162
咽頭相	155
咽頭通過	156
咽頭反射	339
イントネーション	111
インピンジメント症候群	488, 489
陰部神経	172
韻律	114, 117

う

ウィスコンシン・カードソーティングテスト	142, 143
ウィリアム体操	239
ウィルソン病	327
ウェーバー症候群	373
ウェクスラー記憶検査	138
ウェクスラー成人知能検査	134
ウェクスラー成人知能検査改訂版	115
上田法	430
ウェッジ	483
ウェッジ・ヒール	312
ウェッブ	157
ウェルニッケ-コルサコフ症候群	138
ウェルニッケ失語	111, 112, 372, 373
ウェルニッケ聴覚連合野	48
ウェルニッケ脳症	128, 138
意識障害	128
三徴候	138
ウェルニッケ-マン肢位	54, 57
ウェルニッケ-マン姿勢	264
ウェルニッケ野	112
迂遠	111, 112
ウォーミングアップ	484
ウォシュレット	221
うがい用膿盆	214
烏口肩峰	29
烏口肩峰靱帯	29, 30
烏口鎖骨靱帯	29, 30
烏口突起	29
烏口突起炎	481
烏口腕筋	29
齲歯	159, 162
摂食障害	162
内がえし	37, 100, 103
うつ（状態）	144, 147, 149, 408
脳卒中後	144, 149
うつ病	146, 149, 150, 157
うつ病性仮性認知症	135
腕関節	29
腕立て伏せ	245
うなずき嚥下	337
ウロキナーゼ	500
ウロダイナミックス検査	424
運動	41, 50, 53, 64-66, 71
循環動態の変化	71
神経解剖学	41
神経生理学	53
代謝生理学	64
代謝率	65
内臓脂肪	66
連合野	50
運動覚	105
運動学	293
運動学習	50, 204

小脳	50
運動過多性構音障害	114, 327
運動強度	506, 534
心拍数	534
運動効果	532
運動再学習訓練プログラム	266
運動細胞軸索	49
運動失語	112
運動失調	442
運動失調性歩行	94
運動障害	76, 89
高次脳機能障害	89
評価	76
運動障害者	537
運動障害性構音障害	113, 114, 117, 118, 321, 328
評価	117
運動性皮質	60
運動前野	60
運動単位	47, 65
動員	47
運動単位興奮順序のサイズ原理	48
運動中枢	53, 54
階層論	54
運動低下性構音障害	114, 327
運動電位	207
運動ニューロン	41, 54, 58
運動ニューロン疾患	90, 441
運動年齢検査表	187
運動の方向	28
運動パターン	187
モトスコピー	187
運動発達年齢	187
運動発達のバリエーション児	428
運動負荷試験	167, 170, 504
運動強度	504
中止基準	170
運動負荷プロトコル	169
運動負荷量	68
運動プログラム	54, 76
運動麻痺	252, 407
脊髄虚血	407
運動野	48-50, 60
運動誘発喘息	513
運動浴	231, 477
運動力学	293
運動療法	238, 239, 252, 293, 530
生活習慣病	530
分類	239
運動療法装置TEM®	240
運動連合野	48
運動連鎖	255
運搬骨	30

え

エアー・コンプレッサー	520
エアープレーン装具	312

エアクッション	522
エアスプリント	460
エアパルス	160
栄養士	12
栄養障害	158
栄養状態	159
腋窩神経	79
腋窩パッド	319
腋窩ループ	297
柄付きブラシ	220
柄長ブラシ	215
エネルギー産生量	66
エファプシス	493
遠位指節間関節	32
遠位手掌皮線	104
円回内筋	31
遠隔記憶障害	138
遠隔機能障害	368
遠隔作用	226
鉛管現象	86
鉛管様固縮	85
エングラム	121
嚥下	152, 154, 155, 194
嚥下音	161
メカニズム	152
嚥下訓練	160, 254
EMGBF	254
嚥下検査	160
嚥下障害	152, 156, 157, 159, 164, 212
グレード	164
原因	157
質問紙	159
嚥下障害食	340, 341, 342
嚥下性肺炎群	160
嚥下造影	156, 157, 162-164, 212, 337
検査手順	163
嚥下体操	335
嚥下チーム	332, 333
嚥下中枢	154
嚥下調節	154
嚥下内視鏡	160, 162
嚥下反射	155, 156, 160, 163, 335
嚥下反射促通手技	335
嚥下反射テスト	160, 161
嚥下誘発テスト	160
塩酸アマンタジン	147
塩酸メチルフェニデート	147, 387
遠城寺式・乳幼児分析的発達検査法	185
援助計画	354
遠心系ループ	50
遠心性	45
遠心性収縮	475
遠心性神経線維	45
遠心性線維	48
遠心性中枢神経回路	253
延髄	39, 40, 58
延髄血管運動中枢	70, 71
延髄呼吸中枢	131
延髄正中症候群	373
遠赤外線	227
円柱	49
エンドルフィン	527
円背	479, 480

お

黄色靱帯	38, 481
凹足	454
横足根関節	36
横突間筋群	39
横突棘筋群	39
嘔吐反射	159
応力	98
オートバイ事故	92, 147
学習困難	147
オーバーシューズ	310
オーバーテーブル	211, 213
オープンショルダーソケット	308
起き上がり	271, 273
起き上がり訓練	223, 239
起き上がり紐	223
屋内環境制御システム	347
押し運動	335
おじみき（嚥下障害食）	341
音の産生訓練	327
おむつ	195, 196
折りたたみナイフ現象	56, 85, 86, 264
音韻性錯語	111, 113
温覚	105
音叉	107
温痛覚	55
温度覚	45
温度眼振	131
音読	116
音読障害	111
温熱療法	226-228, 471, 476, 493
適応と禁忌	227
音波	229

か

ガーゼロール	213
カーテツ	114
カーボン製電極	233
臥位移動	271
下位運動中枢	54
下位運動ニューロン	76
下位運動ニューロン障害	77, 78
外果	36
回外	100, 102
回外位	31
絵画完成	134
絵画語彙発達検査	185
下位型神経叢麻痺	450
絵画配列	134
開眼反応	130
回帰直線	168
外減圧術	398
介護	141, 152
意欲の障害	141
介護者	361
訪問看護	361
外呼吸	65
介護度	193
介護方法	223
介護保険	220, 292, 350
ケースマネジメント	350
作業療法	292
介護保険給付	303, 304
玄関周囲	304
トイレ	303
浴室	304
介護保険法	305
介護用補聴器	324
介在ニューロン	54, 56
介在ニューロンネットワーク	54
臥位自転車エルゴメータ	169
介助	209, 210
介助導尿	195
回旋	29, 32, 38, 100, 103
外旋	28, 34, 100, 102
外旋位	93
回旋筋	39
回旋筋腱板	29
回旋損傷	485
外挿法	167, 168
外側顆	34, 35
外側溝	40
外側脊髄視床路	106
疼痛	106
外側側副靱帯	30, 35, 36
外側半月板	35
階段	193, 197
FIM	197
階段昇降	193, 201
バーテル指数	201
階段昇降運動	169
階段昇降訓練	239
開張足	99
改訂長谷川式簡易知能評価スケール（HDS-R）	135, 137
快適歩行速度	69
回転	242
外転	28, 30, 32, 34, 100, 102
主動作筋	30
回転法	229
超音波療法	229
解糖系	65, 66
開頭血腫除去術	374, 398
回内	100, 102
回内筋症候群	446, 447
外尿道括約筋	172

外尿道括約筋筋電図	175
外泊訓練	295
灰白質	39, 40
灰白質前角	54
外反母趾	99, 310
開鼻声	114, 117, 326
言語障害	114
回復訓練	238
外腹斜筋	39
外閉鎖筋	34
開放運動連鎖	245, 255
海綿球体反射	174
買い物	190, 191
APDL	190
解離性運動麻痺	451
開ループ系	252
会話明瞭度	327
下咽頭	153
カウザルギー	493
カウプ指数	182
カウンセリング	150
家屋改造	298, 301, 305, 389
ケアサービスとの比較	305
相談の実際	301
家屋環境整備	297, 298
下顎骨	153
過活動膀胱	175, 177
踵打ち歩行	284
過換気	513
運動誘発喘息	513
下関節突起	38
鉤爪指	444
書き取りの障害	112
架橋	98
核	42
核黄疸	425
核下性麻痺	78
拡散障害	165, 167
学習	7, 60
運動性皮質	60
行動の変化	7
大脳皮質連合野	60
学習障害	138, 294
感覚統合療法	294
学習障害児	188, 288
作業療法	288
核上性麻痺	78
覚醒度	130
角膜反射	131
かくれ肥満	536
下行性痛覚抑制路	106
過呼吸	167
仮骨切除	411
下肢	33-37
機能解剖	33
仮死産	425
下肢切断	68, 285, 457
エネルギー消費	68
クリニカルパス	457

歩行獲得	285
下肢装具	295, 310, 417
機能的電気刺激	417
家事動作	190, 298, 299
APDL	190
加重	257
過剰介護	216
顆状関節	96
過伸張	241
下垂指変形	445
下垂手	91
下垂足	254, 454
ガス壊疽菌	519
ガス希釈法	165
ガス交換	64
かぜ	157
嚥下障害	157
下制	29, 100, 102
仮性球麻痺	114, 326, 372
言語障害	114
仮性精神遅滞児	188
仮性認知症	135
風吹き変形	434
下双子筋	34
鷲足	484
ストレッチ	484
鷲足炎	484
家族会	149
加速期	61
下腿義足	309
下腿三頭筋	37, 47, 62
歩行	62
下大静脈フィルター	412
課題遂行モデル	266
下腿切断	309, 459
皮膚弁	459
肩関節	28-30
動き	29
回旋筋腱板	29
構造	28, 30
肩関節周囲炎	481
肩関節離断	307
肩義手	307
肩こり	227, 236
牽引療法	236
肩手症候群	377
片手用まな板	299
片膝立ちバランス	279
片麻痺	4, 54, 55, 69, 78, 123, 197,
	217-219, 223, 264, 272, 274, 281-283,
	299, 300, 376, 384, 385
移乗介助	385
ウェルニッケ-マン肢位	54
車椅子への移乗	223
更衣の方法	218
自助具	299, 300
立ち上がり	274
着衣失行	123
入浴介助	217, 219

寝返り	272
寝返り介助	384
ブルンストローム法	264
歩行訓練	281
歩行パターン	282, 283
FIM	197
片麻痺評価	374
片麻痺用爪切	215
片麻痺用浴室	219
カタレプシー	372
下腸間膜神経節	180
滑液	95, 97
ヒアルロン酸	97
滑車	242
伸張訓練	242
滑車体操	482
活性酸素	97
カッツインデックス	199, 200
カッティング動作	246
滑動	29
葛藤	148, 149
活動-機能-構造連関	4-6, 10
筋力	6
活動障害	2
活動電位	43, 44
閾値	44
合併症	20, 372
滑膜	95
滑膜性関節	95
括約筋コントロール	192
寡動	140, 435
寡動性譫妄	141
カナダ作業遂行モデル	289
仮名文字板	323
カバット	250, 257
過敏性	132
過負荷の法則（原則）	4-6, 10, 243
下腹神経	172
下部尿路	174, 175
機能検査	175
カフマシーン	439
過分極	44
過分極ブロック	233
過眠症	131
仮名検査	117
過用性筋力低下	244
空嚥下	335
仮義肢	306, 457
仮義手セット	464
仮義足	461, 463
仮義足セット	461
渦流浴	232, 471, 494
加齢	155, 203
嚥下機能低下	155
ガレン	286
ガワーズ徴候	91
皮むき器	299
感圧センサー	348
簡易聴力検査機器	324

感覚運動再教育訓練	256, 258, 259
感覚訓練	443
感覚決定理論	108
感覚失語	112, 323
間隔尺度	204
感覚障害	107, 123
着衣失行	123
感覚消失現象	108
感覚性運動失調症	105, 108
感覚性失音楽	126
感覚統合アプローチ	294
作業療法	294
感覚統合療法	265, 294
感覚ニューロン	56
感覚野	49
身体部位再現性	49
換気血流比不均等	6, 165, 167
換気障害	165, 166
分類	166
換気性閾値	168
眼球運動異常	404
眼球運動障害	124, 131, 138
ウェルニッケ脳症	138
環境音認知検査	117
環境制御装置	208, 300
換気量	167
ガングリオン	448
冠血管攣縮	499
間欠牽引	236
間欠性跛行	481, 517
間欠的経管栄養法	338
間欠的口腔-食道経管栄養法	338
間欠的自己導尿	416, 423
間欠的多段階負荷	169
眼瞼痙攣	89
喚語	112
看護計画	209
喚語障害	111
寛骨臼	33
間質液	97
慣習的動作	119
感情失禁	143
感情鈍麻	115
肝性脳症	88, 128
意識障害	128
振戦	88
眼精疲労	236
牽引療法	236
関節	28, 95-97
構造	95
内圧	97
負荷応力の分散	96
分類	96
摩擦係数	97
関節位置覚	105
関節運動	100
関節運動学的アプローチ	243
関節炎	97, 99, 101
関節角度計	100

関節可動域(ROM)	95, 99, 100, 238
測定の基本肢位	100
評価	99
関節可動域運動	381, 382
脳卒中	381
関節可動域訓練	101, 238, 361, 389, 394, 443
訓練ロボット	394
末梢神経障害	443
関節可動域制限	299, 300
自助具	299, 300
関節可動域測定法	101-104
関節強直	98
関節腔	28
関節拘縮	97, 98, 101, 104, 216, 223, 411, 476
関節名	104
分子メカニズム	98
予防	476
関節手術	100
関節可動域測定	100
関節唇	33
関節性拘縮	97
関節内圧	101
不動による亢進	101
関節軟骨	95, 98
関節包	28, 30, 33, 95
関節保護法	472
関節面	28
関節モビリゼーション	242, 243
関節リウマチ	101, 227, 234, 238, 288, 312, 467, 468
温熱療法	227
関節拘縮	101
経皮的電気神経刺激	234
コックアップ装具	312
作業療法	288
病期分類	468
ROM制限	238
完全麻痺	208, 414
間代性収縮	55
浣腸	196
寒天	340
冠動脈バイパス移植術	499
乾熱法(ホットパック)	227
観念運動失行	121, 372
優位半球	372
観念失行	121-123, 372
着衣失行	123
優位半球	372
間脳	39, 40, 48
間脳性健忘	138
感応電流	232
漢方薬	491
疼痛	491
顔面肩甲上腕型筋ジストロフィ症	91
顔面紅潮	71
顔面神経	154

顔面神経麻痺	162
摂食障害	162
顔面動作	119
丸薬丸め振戦	88, 89
寒冷療法	229, 482

き

奇異性失禁	174
記憶	134, 136, 198
FIM	198
記憶痕跡	121
記憶障害	119, 135, 136, 138
脳病巣	138
記憶ノート	198
機械受容器	250, 256
運動感覚	250
着替え	201, 217, 218, 299
バーテル指数	201
気管	153
気管切開	160, 161, 413
気管内吸引	513
利き手	372
大脳病変	372
利き手交換	213, 389
利き手交換訓練	3, 296
義手	296
起居移動動作	260, 261
固有受容性神経筋促通法	260
帰結予測	5
起始	28
四肢近位部	28
義肢	295, 306, 456, 465
支給体系	465
義歯	118, 153, 159
嚥下	153
義肢装具士	10, 306
義肢装具士法	306
希死念慮	149
希釈硫酸バリウム	162
義手	297, 298, 464
作業療法	464
動作訓練	298
名称	297
義手オリエンテーション	295, 296
義手基本動作訓練	296
義手装着訓練	296, 297
義手装着前訓練	295
義手着脱訓練	296
基節骨	31, 32
義足	285, 307, 461
歩行獲得	285
理学療法	461
義足歩行	308
義足歩行訓練	285
基礎訓練	238, 239
基礎代謝エネルギー消費量	68
拮抗筋	242

気道クリーニング	510	吸盤付きブラシ	213, 214	起立訓練	239	
気道清浄	439	キューブラー・ロス	148	起立性低血圧	6, 57, 71, 128, 415, 442	
気道閉塞	512	球麻痺	114, 441	意識障害	128	
企図振戦	87, 88	筋萎縮性側索硬化症	441	原因, 予防	6	
キネティクス	42	言語障害	114	起立保持具	432	
キネマティクス	42	橋	39, 40, 58, 172	筋	28, 45, 65, 71	
機能維持訓練期	323	胸郭	38	エネルギー産生機構	65	
機能回復	52	胸郭出口症候群	446, 449	構造と機能	45	
機能訓練	361	恐慌性障害	149	収縮様式	71	
機能訓練事業	357, 360, 363	胸骨柄	29	銀イオン殺菌装置	232	
機能再編成法	326	共済組合	465	近位指節間関節	32	
機能障害	2, 14, 146, 190	義肢の支給	465	筋萎縮	78, 90	
機能性尿失禁	174	胸鎖関節	29, 30	筋萎縮性側索硬化症	90, 157, 326,	
機能の残気量	165, 166	胸鎖乳突筋	39		327, 441, 447	
機能的自立度評価法(FIM)	2, 14,	胸神経	406	近位手掌皮線	104	
	99, 192-194, 203, 375,	狭心症	498, 499	筋強剛	435	
	400, 404, 409	心電図	499	筋緊張	77, 78, 86	
機能的電気刺激	234	強制吸気	439	筋緊張異常	407	
ギブス固定	100	橋中心被蓋野背側部	64	筋緊張亢進	283	
ギブスソケット	457, 460, 461	橋中心被蓋野腹側部	64	歩行訓練	283	
気分	143	協調運動	84, 86, 122, 264	筋緊張性ジストロフィ	90	
気分障害	143, 144	肢節運動失行	122	筋緊張低下	281, 426	
脳卒中後の――	143, 144	協調性	246	歩行訓練	281	
基本軸	100	協調性訓練	246, 250	筋筋膜性腰痛	495	
基本動作訓練	270	強直	238	筋原線維	45, 46	
記銘力障害	146	強直性脊椎炎	474	筋骨格系	28-41	
逆圧電効果	228	胸椎	38	解剖	28	
脚長差	483	胸椎後彎	38	キンコム	486	
腸脛靱帯炎	483	胸椎後彎増強型円背	479	筋再教育	443	
逆ピエゾ効果	228	胸痛	170, 498	筋細胞膜	46	
逆流防止機構	179	共同運動	57, 81, 83, 263, 426	筋弛緩	46	
キャスター	316	共鳴	114, 117	筋ジストロフィ	94, 157, 437	
キャスター上げ	316	棘下筋	29, 30	厚生省分類	437	
逆行性軸索流	43	棘間筋群	39	動揺性歩行	94	
逆向性健忘	138	棘間靱帯	38	Swinyardの分類	437	
逆向性シナプス超え変性	51	棘筋群	39	筋収縮	46, 47, 245	
逆向性変性	51	棘上筋	29, 30	分類	245	
逆行性膀胱造影	176, 177	棘上靱帯	38	筋小胞体	46	
ギャッジアップ	210, 212	局所性脳損傷	129	Ca放出	46	
嚥下障害	212	棘突起	38	筋性拘縮	97	
キャビテーション	229	虚血性心疾患	497, 498	近赤外線	227	
吸引器付き歯ブラシ	213, 215	分類	498	近接スイッチ	345	
球関節	28, 29, 96	虚血ペナンブラ	394	筋線維	44-46, 55, 65	
球形嚢	58	魚口状切断	459	構造	46	
求心系ループ	50	距骨	36	タイプ	65	
求心性	45	距骨下関節	36	無髄の軸索	44	
求心性固有感覚	257	距骨滑車	36, 37	筋線維群	65	
求心性収縮	63, 475	距舟関節	36	金銭管理	190, 198	
求心性神経終末	42	挙上	29, 100, 102	APDL	190	
求心性神経線維	45	挙上式フットレスト	316	金属支柱付き短下肢装具	69	
求心性線維	48	拒食	157	歩行効率	69	
求心性中枢神経回路	253	距腿関節	36	緊張異常	281	
急性灰白髄炎(ポリオ)	443	巨大舌	153	緊張性頸反射	264, 380, 381	
筋再教育	443	巨大錐体細胞	48, 60	緊張性伸張反射	85, 86	
急性硬膜外血腫	398, 399	距離測定障害	248	緊張性迷路反射	261, 264, 427	
急性硬膜下血腫	398, 399	ギヨン管症候群	446, 447	筋電図	174	
急性疼痛	491	ギラン-バレー症候群	44, 90, 157,	外膀胱括約筋	174	
急性動脈閉塞症	514, 515		452	筋電図バイオフィードバック・		
原因	515	神経線維の伝導速度	44	トレーニング	252	

筋トーヌス	87
緊縛帯装着	248, 249
小脳性運動失調症	249
筋パワー	244
筋病性顔貌	91
筋腹	28
筋紡錘	45, 55
筋膜縫合術	460
筋力	6, 244
活動強度	6
筋力増強訓練	203, 243, 245, 254, 328, 443, 480
高齢者	203
末梢神経障害	443
EMGBF	254
筋力測定	93
筋力低下	6, 223, 299, 300
自助具	299, 300
筋力トレーニング	361, 413

く

空間表象障害	124
空想作話	140
空腹時血糖	535
クエン酸回路	66
口すぼめ呼吸	335, 511
靴型装具	310
靴型短下肢装具	311
屈曲	28, 32, 34, 38, 100, 102
屈筋	57
屈筋共同運動	81, 263, 264
屈筋支帯切離術	447
屈筋反射	261
屈筋反射求心線維	56, 57
靴下エイド	217, 299
クッシング症候群	128
グッドイナフ人物画知能検査（DAM）	185
靴べら型短下肢装具	311
駆動装置	316
組み合わせ問題	134
クモ膜下出血	128, 135, 369, 374, 379, 383, 399
意識障害	128
離床	383
クライアント	21, 288, 351
——のニュアンス	21
クラウチング姿勢	433
グラスゴーコーマスケール（GCS）	130, 131, 400
グラスホルダー	212
クラッチ	317, 318
クラップ体操	239
グラフト血管	518
グリコーゲン	66
クリッカー	229
クリューバー-ビューシー症候	

群	372
くる病	230
車椅子	196, 197, 303, 314, 315, 432
移乗	278, 385
基本的採寸	315
玄関の改造	303
名称	315
FIM	196, 197
車椅子アーチェリー	417
車椅子移乗訓練	277
車椅子エルゴメータ	169
車椅子スキー	417, 418
車椅子テニス	418
車椅子歩行テスト	169
車椅子マラソン	417, 418
クルンプケ麻痺	450
クレアチンキナーゼ	66, 454
筋力増強訓練	454
クレアチンリン酸	67
グレーチング	301
クレンザック継手	310
グレンジャー	2, 192, 199
FIM	2
クロイツフェルト-ヤコブ病	138
クロード症候群	373
クローヌス	55, 83, 86, 264
クロスリンク	96, 98
訓練（S-Score）	201
訓練ロボット	394

け

ケアマネジメントサービス	357
ケアマネジャー	298
経管栄養	194
経穴	233
脛骨	35, 36
脛骨神経	79
脛骨大腿関節	34, 35
緩衝作用	34
計算	116
計算の障害	112
痙縮	56, 83-86, 388, 393
アシュワーススケール変法	85
固縮との比較	86
神経ブロック	393
痙縮抑制下肢装具	431
軽症意識障害	132
鶏状歩行	454
経静脈性腎盂造影	173, 175
経静脈的動脈造影	517
頸神経	406
頸神経叢	449
頸髄損傷	52, 71, 210, 314, 483
運動神経発芽	52
食事の自助具	210
スプリングバランサー	314

スポーツ	483
体液分布変化	71
痙性片麻痺歩行	93
痙性構音障害	114, 326
痙性斜頸	89, 255
痙性対麻痺歩行	94
痙性膀胱	178
痙性麻痺	77, 78, 91, 264, 283, 405
一次ニューロン障害	405
歩行訓練	283
頸体角	34
形態失認	126
痙直型脳性麻痺	426
痙直性両麻痺	426
頸椎	38
頸椎牽引	236
頸椎症	451
頸椎前彎	38
頸椎装具	314
ケイデンス	61
経頭蓋磁気刺激	207
経動脈的動脈造影	517
軽度脳振盪	397
頸反射	58, 59
経皮経管冠動脈拡張術	499
経皮経内視鏡的胃瘻造設術	339
脛腓靱帯結合	95
経鼻の経管栄養法	338
経皮的血管形成術	518
経皮的電気刺激療法	494
痛覚伝導系ブロック	494
経皮的電気神経刺激	233, 527
頸部回旋	163
頸部突出法	336
鶏歩	94
頸膨大	41
傾眠	130, 131
軽量コップ	212
系列的動作	119
痙攣	129
ケースマネジメント	350
ケースマネジャー	26, 352
ケースワーカー	298, 356
家屋改造	298
ゲートコントロールセオリー	106, 233, 527
ケーブルハンガー	297
化粧	194
血液循環動態	71
血液レオロジー	518
血管運動麻痺	74
血管原性下腿切断	456, 458
クリニカルパス	458
血管収縮機構	71
血管バイパス手術	518
血管攣縮	379
血行障害	456
切断肢の反対側下肢	456
結合組織性拘縮	97

月状骨	31, 32
血栓症	515
血栓性静脈炎	412
血栓内膜摘除術	518
血栓溶解療法	500
決定木	205, 204
下痢	339
OE法	339
ゲルストマン症候群	126
ケロイド	525, 526
腱	28, 95
腱移行術	254
牽引	409
牽引療法	235, 480
眩暈	170
幻覚	132, 133
腱仮骨	485
減感作療法	512
嫌気性代謝	65, 66
嫌気性代謝閾値	67, 168, 506
肩甲下筋	29
健康管理	24
肩甲胸郭関節	29, 30
肩甲胸郭間切断	307
肩甲骨	29, 30
動き	29
──外転運動	254
肩甲上腕関節	28-30
肩甲上腕リズム	30
肩甲帯	28
言語記号	110
言語訓練	322, 325, 326
言語訓練期	323, 324
言語障害	110, 114, 115, 118, 328, 329
家庭復帰	329
鑑別	118
職場復帰	329
全般的精神機能の低下	114
評価	115
言語性記憶	138
言語性検査	134
言語性知能指数	134
言語性対連合学習検査	138
言語聴覚士(ST)	10, 324, 356
失語症	10
失語症検査	324
腱固定	314
言語野	60
言語領域損傷	322
言語療法	321
顕在性二分脊椎	420
肩鎖関節	28-30
幻肢	107
幻視	135
幻肢痛	412, 460, 494
発生機序	494
原始反射	261, 427
腱性弾発膝	484
減速期	61

健側上肢エルゴメータ	170
見当識	132, 136
見当識障害	114, 136, 139, 147, 222
言語障害	114
言動の不一致	146
腱板	482
腱板炎	481
腱反射	55, 77, 78, 86
肩峰	29
健忘	133, 136
健忘失語	113
健忘症候群	138-140
作話	140
失見当識	139
レイの複雑図形検査	139

こ

更衣	195, 200, 201
カッツインデックス	200
ADL	190
FIM	195
S-Score	201
更衣介助	215-217
道具	217
抗うつ薬	145, 147
脳卒中後うつ状態	145
副作用	147
構音	112-114, 116, 117
構音訓練	328
構音失行	327
構音障害	159, 326
嚥下障害	159
構音の障害	111
高温浴	231
構音類似運動	327
口蓋垂	153
口蓋扁桃	153
光化学療法	230
後角	40, 41
交感失行	121
交感神経ブロック	492
好気性代謝	65, 66
口峡	153, 156
後距腓靱帯	36
咬筋	47, 154
運動単位	47
口腔	153-155
解剖	153
口腔衛生	158, 213
二次感染予防	213
口腔顔面失行	124
口腔期	154, 156
口腔ケア	194, 213, 334, 336, 338
口腔相	155
後脛骨筋	37
攻撃性亢進	143
攻撃的行動	143

高血圧	66, 530, 534
高血圧性脳症	368
膠原病	467, 473
硬口蓋	153
交互嚥下	336
後骨間神経症候群	447
後根	405
後索	40, 41
後索性運動失調	442
交叉(差)性伸展反射	57, 261
交叉性爬虫類運動	257
抗酸化物質	97
高脂血症	66, 530, 535
高次視知覚検査	119
高次精神機能障害	133
高次脳機能	119
高次脳機能障害	89, 114, 119
運動障害	89
言語障害	114
後十字靱帯	35
後縦靱帯	38
後縦靱帯骨化症	78, 79, 415
麻痺	78
抗重力姿勢	428
拘縮	238, 388, 524
熱傷	524
甲状腺	153
甲状軟骨	153
後神経枝	449
構成行為障害	123
構成失行	123, 372
立方体模写	123
構成障害	123
厚生年金	307
厚生年金保険	465
義肢の支給	465
光線療法	230
梗塞	368
拘束性障害群	166
梗塞部位	376
交代浴	232, 494, 515
叩打性筋強直	85, 91
巧緻運動制御	50
鉱泥浴	232
抗てんかん薬	144
攻撃的行動	144
喉頭	153
行動異常	126, 142, 143
身体失認	126
頭部外傷後	143
喉頭蓋	153
喉頭蓋谷	153
喉頭口	153
行動性無視検査	120
行動発現	140
喉頭閉鎖嚥下法	391
後頭葉	40, 48, 60
広背筋	30
紅斑	230

興奮	115, 132, 140	呼吸法訓練	510	コミュニティケア	350
興奮性	132	国際義肢装具連盟	456	コモードチェア	196
興奮性シナプス後電位	44, 47	国際機能分類（ICF）	2, 16-18	固有感覚	246
興奮性膜	43	国際禁制学会（ICS）の分類	177	固有感覚受容器	55, 256
興奮伝播速度	47	国際障害分類（ICIDH）	2, 14, 190	不安定板	256
鉤ヘルニア	129	黒質	40	固有感覚情報	247, 250
硬膜外血腫	129	極超短波療法	227, 228	固有受容性神経筋促通法（PNF）	
硬膜下血腫	128, 129	腰紐	223, 224		249, 257, 260, 488
意識障害	128, 129	五十肩	447, 481	誤用症候群	188, 402
硬膜下水腫	182	五十肩体操	239	コラーゲン線維	96, 98
肛門括約筋	172	固縮	84-86	コリスの運動学的診断法	428
肛門括約筋電図	181	痙縮との比較	86	語流暢性検査	142
肛門括約筋反射	181	呼称	116	コルサコフ症候群	138
肛門反射	174	コストパフォーマンス	199	ゴルジ腱器官	55
絞扼神経障害	92	ADL評価	199	ゴルジ腱器官反射	55
抗利尿ホルモン分泌異常症候群		語性錯語	111	ゴルジ装置	43, 45
（SIADH）	453	骨格筋	28, 66	コルセット	481
交連線維	48	グリコーゲン	66	ころがり運動	35
高P_{CO_2}	167	骨格構造股義足	308	コロンビア知的能力検査	
声	117	骨格構造大腿義足	308	（CMMS）	185
声かけ	216	骨幹	28	混合性結合組織疾患	474
誤嚥	154, 156, 161, 162	骨間靱帯	32	混合性構音障害	327
摂食障害	162	骨幹端	28	混合性障害群	166
誤嚥性肺炎	156, 158, 434	股継手	311, 421	昏睡	129-131
口腔ケア	158	骨棘	98	コントルクー	396
誤嚥性肺炎群	161	コックアップスプリント	445	コントロールケーブル	308
コース立方体組み合わせテスト	115,	コックアップ装具	312	コントロールケーブルシステム	307
	120, 121	骨新生	98	昏迷	130, 131
コース立方体構成テスト	185	骨髄移植	528		
コード化法	349	骨髄炎	411	**さ**	
氷なめ	335	褥瘡	411		
語音認知の障害	110	骨性終末感	238	最下位残存髄節	208
誤学習	188	骨折	124, 475-477	座位訓練	239
股関節	28, 33, 34, 96	骨癒合	476	最小紅斑量	230
動き	34	半側空間無視	124	再生線維	44
構造	33	免荷装具	477	伝導速度	44
股関節外転筋（群）	34, 62	骨粗鬆症	6, 536	最大吸気位	166
歩行	62	骨代謝マーカー	537	最大吸気量	166
股関節装具	432	骨端	28	最大呼気位	166
股関節脱臼	419	コッドマン体操	239, 482	最大酸素摂取量	67, 167, 168, 531
股関節内転筋（群）	34, 62	骨嚢胞	98	最大心拍数	167
歩行	62	骨盤	33	最大耐性訓練	382, 383
股関節離断	308	構造	33	脳卒中	382
呼気ガス分析機	167	骨盤神経	71, 172, 180	最大負荷量	243
呼気スイッチ	345	骨盤帯付き長下肢装具	310	最大膀胱容量	177
股義足	308	骨癒合	476	最大歩行速度	392
呼気動作	431	骨量（年齢的変化）	536	在宅介護支援センター	352
呼吸	165	固定	238	在宅介護支援センター事業	364
呼吸器疾患	507	固定式フットレスト	316	在宅高齢者日常生活支援事業	365
呼吸筋訓練	511	固定負荷	169	在宅リハビリテーション	355, 356,
呼吸訓練	335, 413, 414	古典的脳振盪	397		358
頸髄損傷	413	ゴニオメータ	100	チームアプローチ	356
呼吸困難	508	孤発型オリーブ橋小脳萎縮症	442	訪問看護の役割	358
ヒュー-ジョーンズ分類	508	コミュニケーション	193, 344	最長筋群	39
呼吸商	167	失語症	323	サイバネティクス	42
呼吸数	167	リハビリテーション工学	344	座位バランス	88, 204
呼吸中枢	167	コミュニケーション支援機器	345,	座位バランス向上訓練	216
呼吸不全	438, 512		347	再分極	43
筋ジストロフィ	438	コミュニケーション能力検査	117		

サイベックス	93, 486
細胞外マトリックス	96
細胞呼吸	64
細胞膜興奮	46
座位保持装置	320, 432
サイレント・キラー	530
サウナ浴	232
作業遂行	289
作業用義肢	306
作業療法	286, 289, 293
障害分類	289
作業療法士（OT）	10, 287, 356
錯語	116
錯語性ジャルゴン	111
錯視	135
錯乱	129, 131, 132
作話	138-140
コルサコフ症候群	138
失見当識	139
出現形式	140
脳病巣	138
鎖骨	30
坐骨	33
坐骨結節支持ソケット	310
坐骨神経	79
坐骨神経痛	91, 92
坐骨大腿靱帯	33
嗄声	114
言語障害	114
錯覚	135
砂嚢	249, 511
腹式呼吸	511
詐病	149
サポーター	249, 525
座面	314
坐薬挿入	196
坐薬挿入器	299
左右失認	126
猿手	91, 444
酸塩基平衡	165
三角筋	29, 30
三角骨	31, 32
三角巾	36
酸化的異化	66
三環系抗うつ薬	144
残気量	165, 166
残語	113
ザンコリーの分類	408, 409
三叉神経	154
算数問題	134
酸素供給能力	168
酸素摂取量	67
酸素負債	168
酸素脈	168
酸素療法	512
残存髄節	208
散瞳	131
残尿	174, 175
三半規官	58

し

子音の誤り	117
シェーカー訓練	391
シェーグレン症候群	467
支援工学	4, 8
義肢	8
歯科医	12, 356
紫外線療法	230
歯科衛生士	12, 356
視覚	58
視覚アナログ尺度（VAS）	108
視覚失認	125, 222
視覚性記憶	138
視覚性失見当	125
自覚的運動強度	534
視覚誘発電位	401
視覚連合野	48
弛緩性構音障害	114, 326
弛緩性麻痺	77, 78, 281, 405
二次ニューロン障害	405
歩行訓練	281
色彩失認	125
色彩認知	119
色素沈着	230
持久力	66, 530
酸化能	66
視空間性知覚障害	125
視空間認知	119
視空間認知障害	123
軸索	42-44
―断裂による意識消失	129
軸索再生経路	51
軸索損傷	92
軸索断裂	129
軸索突起	42
軸索変性	51
軸索流	43, 106
自己愛性人格障害	147
思考制止	135
自己他動的ROM訓練	240
自己調節回路	253
仕事（作業強度）	506
自己導尿	416, 423
仕事量	242, 244
自在輪	316
四肢運動調節	255
示指伸筋	33
四肢切断	455, 456, 460, 461
義肢装着法	460
術後禁忌肢位	461
部位の名称	456
四肢麻痺	71, 78, 198, 299, 300, 404, 414-416, 426, 439
自助具	299, 300
就労，就学	416
多発性硬化症	439
脳性麻痺	426

視床	40, 50
視床下部	40, 106
疼痛	106
視床下部歩行誘発野	64
視床後外腹側核	106
視床後核群	106
視床梗塞	376
視床手	371, 372
視床髄板内核群	106
視床痛	371
矢状面	29
自助具	295, 296, 299, 300, 471
坐薬挿入器	299
ソックスエイド	217, 299
トイレットペーパーエイド	299
ボタンエイド	217, 299
ボディブラシ	220, 299
リーチャー	217, 299, 472
ループ付きタオル	220, 299
指伸筋	32
システムとしての解決	4, 5, 9
解説	4
帰結予測	5
チームアプローチ	9
ジストニア	89
姿勢	504
心拍出量と代謝量	504
姿勢矯正訓練	255
姿勢調節	58
姿勢バランス	278
姿勢反射	264
姿勢反射障害	435
姿勢保持具	431
肢節運動失行	121, 122, 372
優位半球	372
死戦期	131
失調性呼吸	131
趾装具	310
四則演算	116
持続牽引	236
持続伸張	242
持続的受(他)動運動	239
ジソピラミド	180
排尿困難	180
舌	153
七五三（発達の質的転換期）	185
膝蓋腱支持	310
膝蓋腱反射	55, 174
膝蓋骨	35
膝蓋靱帯	34
膝蓋靱帯炎	484
膝蓋大腿関節	34, 35
失外套症候群	131
疾患修飾性抗リウマチ薬	
（DMARD）	468
膝関節離断	309
失禁	131, 172, 174, 195
膝屈曲位	34
失見当識	138, 139

コルサコフ症候群	138
失語	114, 119
言語障害	114
失行	114, 119, 122, 162
言語障害	114
摂食障害	162
失行症	79, 121
失語症	107, 110, 115, 118, 121, 122, 124, 197, 321, 326, 372, 387, 389
言語症状	110
言語療法士(ST)	10, 324, 356
口腔顔面失行	124
コミュニケーション評価	197
社会復帰	326
体性感覚誘発電位検査	107
評価	115
優位半球	372
WAIS-R	115
失語症友の会	322
失算	126
失書	126, 372
失調	159, 162, 439
嚥下障害	159
摂食障害	162
多発性硬化症	439
失調型脳性麻痺	426
失調症	85, 246, 268, 284
認知運動療法	268
歩行訓練	284
失調性構音障害	327
失調性呼吸	131
失調性歩行	138, 284
ウェルニッケ脳症	138
垂錘負荷	284
失読	372
失認	114, 119, 162
言語障害	114
摂食障害	162
失認・失行	389
失認症	124
湿熱法(ホットパック)	227
失名詞失語	112, 113
実用コミュニケーション能力検査	117
自転車エルゴメータ	170
自伝的記憶	138, 139
自動(能)運動	252
自動介助運動	252
自動介助関節可動域訓練	470
自動性膀胱	178
シナジー	81
シナプス	42, 43
シナプス形成	52
シナプス後膜受容体	43
シナプス小胞	44
シナプス接合	42
指南力	132
死の過程(キューブラー・ロス)	148
死の四重奏	182, 530

自発運動	76
自発言語	132
自発作話	140
自発書字	116
自発書字の障害	112
自発性低下	200
自発動作	132
自発話	116
しびれ	107
尿瓶	195
自閉症	186
始歩遅延型精神遅滞	186
嗜眠	131
社会資源	351
社会性(S-Score)	201
社会的交流	198
社会的認知	193
社会的不利	3, 4, 14, 15, 18, 146, 190
対応	4
ICIDH	15
QOL	18
社会福祉協議会	351
社会福祉士	10
社会福祉施設	351
社会復帰	119
斜角筋群	39
尺側外転	100
尺側手根屈筋	32
尺側手根伸筋	32
尺側内転	100, 102
尺側偏位	32
ジャクソン	54
運動中枢の階層論	54
ジャクソンテスト	92
蛇口ホルダー	215
若年性関節リウマチ	473
車軸関節	96
視野障害	124
尺屈	32, 100, 102
尺骨	30
尺骨滑車切痕	30
尺骨茎状突起	31
尺骨神経	79
尺骨神経管症候群	446, 447
尺骨神経麻痺	91, 444
鷲手	91
斜面台	391
車輪	316
車輪付きトイレチェア	303
シャルコー関節	108
シャルコー-マリー-ツース病	454
ジャルゴン	111
シャワーキャリー	302-304
シャワーチェア	217, 219, 220, 304
シャント	165, 167
ジャンパー膝	484
手圧排尿	195, 421
手圧排便	196
重回帰分析	205

嗅覚	58
嗅覚野	48
習熟運動	122
肢節運動失行	122
舟状骨	31, 32, 36
重症心身障害児	431
重症熱傷	523
重心動揺	89
重錘	241, 242
伸張訓練	242
重錘負荷	248, 249, 284, 442
小脳性運動失調症	249
住宅改修サービス	365
集尿袋	195
揉捏法	489
終板	44
終板電位	44
重複性記憶錯誤	139, 140
自発作話	140
重複歩	61
重複歩距離	61
重複歩幅	61
シューホーン	311
終末感	238
主運動	242, 243
主観的QOL	18
主幹動脈	372
手根間関節	96
手根管症候群	446
手根骨	31, 32
手根骨切断	307
手根中央関節	31, 32
手根中手関節	32
手根中手義手	307
手指	31, 32
動き	32
構造	31, 32
手指義手	307
手指構成模倣	119
手指巧緻性訓練	221
坐薬挿入	221
手指失認	126
手指切断	307
樹状突起	42
出生前診断	419
術直後義肢装着訓練	461
術直後義肢装着法	457
手動車椅子	314, 316
電動推進ユニット	316
シュトリュンペル反射	264
腫瘍	451, 527
腕神経叢麻痺	451
腫瘍壊死因子	98
シュワン細胞	42
循環	165
循環気質	322
循環動態	72
安静時と運動時	72
順行性軸索流	43

順行性シナプス超え変性	51	情動失禁	144	食事療法	536
順序尺度	204	上橈尺関節	30	肥満	536
純粋語聾	126	小頭症	182	褥瘡	6, 73, 108, 230, 380, 411, 520, 521
純粋失読	125	情動障害	133, 140, 141, 143, 146	好発部位	521
準備相	155	通過症候群	133	紫外線療法	230
除圧（褥瘡予防）	521	脳外傷	146	発生機序	73
ジョイスティック	300, 345	脳卒中	146	Sheaの分類	521
上位運動中枢	54	常同的強迫的行動	142	食道	153-155
上位運動ニューロン	76, 90	小児喘息	512	解剖	153
上位運動ニューロン障害	77, 78	小児の運動発達順序	265	食道入口部	153
上位型神経叢麻痺	450	情念	141	食道ウェッブ	334
上咽頭	153	小脳	39, 40, 48, 50, 60	食道括約筋	156
小円	30	協調運動の制御機構	40	食道期	154
小円筋	29	身体的運動指令	50	食道狭窄部	156
障害	2, 3, 13	プルキンエ細胞	50	食道相	155
意味	3	小脳回	40	食道裂孔ヘルニア	157, 163
階層性	2, 3	小脳溝	40	書痙	89
構造──	13	小脳失調症	84	除細動	500
障害児	182	小脳失調性構音障害	114	書字	112, 116, 321
障害者	68, 71	小脳出血	129	書字障害	3
エネルギー消費	68	小脳性運動失調	246, 248, 250, 442	触覚	45, 105
体液分布変化	71	小脳性失調症	79, 86	触覚過敏	107
障害者年金	150	小脳性振戦	88	触覚失認	126
障害者の人権	355	小脳扁桃ヘルニア	129	触覚定位	105, 108
障害受容	148	踵腓靱帯	36	触覚鈍麻	107
障害適応	148	静脈還流	70, 71	ショック	128, 500
障害の分類	190	静脈還流障害	74	意識障害	128
上関節突起	38	静脈逆流プレチスモグラフィ	519	除脳硬直	80, 373
掌屈	32	静脈血栓症	6	ショパール関節	36, 37
症候性ジストニア	89	静脈性間欠性跛行	519	除皮質硬直	80
昇降便座	303	静脈瘤	520	徐脈	71
上行路ニューロン	54	踵離地	61	ジョンソン運動年齢検査	185
踵骨	36	踵立方関節	36	シリカゲル	227
踵骨滑液包炎	485	小菱形骨	31	自律神経	143
鞘細胞	42	上腕カフ	297	情動障害	143
硝酸イソソルビド	498	上腕義手	307, 308	自律神経過反射	57, 71, 408
硝酸薬	498, 499	上腕筋	31	自律神経症候	442
上肢	28-33	上腕骨	30	自律神経反射	57
機能解剖	28	上腕骨外側上顆炎	485	自立生活	351
上肢エルゴメータ	169	上腕骨滑車	30	自律性膀胱	177, 178
上肢機能テスト	84	上腕骨小頭	30	自立度	190
少子高齢社会	13	上腕骨頭	28	シルビウス裂溝	48, 113
transdisciplinary概念	13	上腕三頭筋	30, 31	心因性腰痛	495
小指伸筋	33	上腕上方関節	29, 30	腎盂腎炎	179
上肢装具	295, 312, 432	上腕切断	307	侵害性屈曲反射	56
踵膝試験	87	上腕二頭筋	29, 31, 47	人格変化	138
症状移行	149	運動単位	47	コルサコフ症候群	138
片麻痺様から対麻痺様	149	ショートステイ	357	伸筋	57
床上移動	271, 273	ショートステイ事業	364	伸筋共同運動	81, 263, 264
踵接地	61, 63	ジョギング	532	心筋虚血	498
骨盤回旋	63	食塊形成	156	心筋梗塞	498, 499, 501, 503
焦燥	135	食事	193, 194, 200, 201	心電図	501
上双子筋	34	カッツインデックス	200	部位診断	501
掌側外転	100, 102	バーテル指数	201	リハビリテーションプログラム	503
掌側骨間筋	32	ADL	190	心筋酸素消費量	532
掌側内転	100, 102	FIM	194	針筋電図	92
小殿筋	34	S-Score	201	伸筋突張	261
情動	143	食事介助	210, 212		
情動興奮	144	自助具	212		

シングル・ストラップヘミスリング		386
神経移行術		254
神経因性膀胱	173, 175-178, 220, 377,	424, 442
障害部位		178
膀胱内圧曲線		177
神経回路網		50
身体的運動指令		50
神経核		40
神経筋アプローチ		294
作業療法		294
神経筋協調訓練		255
神経筋再教育		234, 388, 389
神経筋再教育訓練		252
神経筋反射療法		256
神経筋変性疾患		435
神経系		28-41
解剖		28
神経系モビライゼーション		243
神経膠細胞		49
神経根圧迫		92
ジャクソンテスト		92
スパーリングテスト		92
神経根症		79, 91
神経細胞		54
神経自由終末ブロック		492
神経症		149
神経障害		51
回復メカニズム		51
神経性拘縮		97
神経性食欲不振症		157
神経生理学的アプローチ		256
神経線維		44
伝導速度		44
神経叢		448
神経叢障害		448
神経脱落症状		397
神経痛性筋萎縮症		449, 450
神経伝達物質		43
神経伝導検査		92
神経伝導路		41
神経剝離術		448
神経ブロック		392, 393, 491, 492, 527
心原性梗塞		383
離床		383
心原性ショック		500
心原性塞栓		368, 379
人工関節置換術		468
信号現象		85
人工口蓋		327
人工股関節		100, 479
禁忌肢位		479
人工股関節全置換術		478
人工股関節置換術		100
関節可動域測定		100
人工呼吸		407
脊髄損傷		407
人工膝関節置換術		478

進行性核上性麻痺		138
進行性筋ジストロフィ		90, 326, 437
新行動習得		5
心筋梗塞のリハビリテーション		5
深昏睡		131
深指屈筋		32, 33
心室性不整脈		500
尋常性痤瘡		230
紫外線療法		230
心身症		157
振戦		88, 89, 435
新造語ジャルゴン		111
靱帯		95
身体移動		244
身体失認		126
身体障害者		149, 169, 171
運動負荷プロトコル		169
補助具		171
抑うつ		149
身体障害者手帳		465
身体障害者福祉法		305, 307
身体的運動指令		50
身体部位再現		268
身体部位再現性		49
身体部位失認		126
深達性熱傷		524
診断群別医療費公定制度		199
伸張訓練		240, 242, 480
拘縮改善		240
伸張反射		55
伸張反射回路		257
心的自己賦活の喪失		141
心的無動		141, 142
伸展		28, 32, 34, 38, 100, 102
伸展共同運動		57
振動覚		105, 107
シンドロームX		530
心肺機能		67
心拍酸素係数		168
心拍出量		67
心拍数		171
β-遮断薬		171
新版K式発達検査		185
新版S-M社会生活能力検査		185
深部温熱		226
深部覚		105, 107
深部感覚		256
振幅		207
深部静脈血栓		412
深部静脈血栓症		382, 519
心不全		500
腎不全		128, 179, 446, 455
圧迫性神経障害		446
意識障害		128
四肢切断		455
シンボル認知		119
信頼性（摂食・嚥下障害スクリーニング）		158

心理的葛藤		147, 149
心理的問題		146

す

随意運動		40, 53, 76, 83, 252
髄意運動障害		407
脊髄損傷		407
随意相		154, 156
錘外筋		43, 45
髄核		38
遂行機能検査		143
水酸化ラジカル		97
髄鞘		42, 51
再生		51
水腎症		179
髄節		405
髄節間反射		55
髄節性反射		55
錐体		40
錐体外路		60, 76
錐体外路系		40
大脳基底核		40
錐体外路症候		442
錐体交叉		40
錐体路		60, 76, 77, 376, 405
非交叉性線維		376
錐体路症候		442
錐体路線維		49
水中運動		231, 232
水中法		229
水中歩行		532
水治療法		227, 231, 494
水頭症		129, 182, 419
二分脊椎		419
錘内筋		43, 45
水平屈曲		100, 102
水平伸展		100, 102
水平面		29
髄膜炎		129, 422
髄膜瘤		420
睡眠覚醒リズム		135
睡眠時無呼吸症候群		513
スイングアウト式フットレスト		316
数唱		134
スーパーオキシドアニオン		97
スーパーオキシドジスムターゼ（SOD）		97
スキーマ		267
スキル		4, 7
スクイージング		335
すくみ足		284
すくみ足歩行		436
スクリーニング		207
スチュアート-ホームズ反跳現象		88
スチル病		473
ステップ		61
ステップロック式長下肢装具		310

ステップロック式膝継手	310	生体力学的アプローチ	293	排便	181
ストライド	61	生体力学的理論	293	浮腫	74
ストリッパー	520	正中感覚	204	麻痺	78
ストレイン	536	正中神経	79, 447	麻痺レベル	408
ストレス尿失禁	173	圧迫性神経障害	447	ADL予測	207
ストレッチ	327, 479	正中神経麻痺	91, 444	ASIAの評価法	410
ストローク法	229	猿手	91	脊髄ニューロン	56
スパーリングテスト	92	成長	181, 182	脊髄嚢瘤	420
スパイロメータ	165	指標	182	脊髄反射	55, 56, 58
スピリチュアリティ	288	成長ホルモン補充療法	183	脊髄披裂	420
スプリット・テーブル	236	静的バランス	277	脊髄網様体視床路	106
スプリングバランサー	208, 210, 212, 314	静的迷路反射	380, 381	脊髄癆型失調症	86
		整髪	194	脊柱	38, 39
スプリント	523, 524	声門	153	構造	38
スプリント運動	530	声門下圧	161	数	38
スペックスイッチ	300	声門越え嚥下	163, 336	脊柱管狭窄症	79
滑り	242, 243	声門閉鎖嚥下法	391	脊柱起立筋	62
すべり運動	35	整容	193, 194, 201, 214	脊柱起立筋群	39
滑り止めマット	210, 212, 217, 219, 220, 299, 304	車椅子使用	214	脊椎圧迫骨折	311
		バーテル指数	201	体幹装具	311
スポーツ外傷	486	ADL	190	脊椎介達牽引	235
予防, 対処	488	FIM	194	脊椎骨	38
スポーツ障害	288, 483	S-Score	201	脊椎固定術	409
作業療法	288	整容介助	213, 215	脊椎損傷	406
予防, 対処	488	自助具	215	脊椎転移	527
スポーツ心臓	532	性欲減退	149	舌圧子	215
スポーツマッサージ	489	咳	157	舌咽呼吸	439
スポーツ用義肢	466	石英	228	舌骨	153
スポーツPNF	488	赤外線療法	227	舌根押し上げ嚥下法	391
スポット型近赤外線治療器	227	赤核	40	摂食	152, 154, 155
すり板	301	赤筋	46, 264, 265	摂食・嚥下訓練	330
スリット (靴下)	217	脊髄	38-40, 54, 59, 405, 406	摂食・嚥下障害	330-341
スロープ	300, 302, 304	脊髄運動ニューロン	257	訓練法	335-337
スワンネック変形	99, 312, 469, 471	脊髄運動パターン	261	摂食・嚥下動作	334
装具療法	471	脊髄円錐	406	摂食訓練	331, 333
PIP装具	312	脊髄灰白質	54	摂食障害	153, 157, 159
		脊髄後角	106	原因	157
せ		ゲートコントロールセオリー 106, 233, 527		質問紙	159
		脊髄後根神経節	54	接触スイッチ	345
性格変化	133	脊髄再生 (動物実験)	417	接触伝導	493
通過症候群	133	脊髄症	80	舌スイッチ	414
生活関連動作	15, 190	脊髄小脳変性症	79, 246, 441	節性脱髄	51
生活習慣病	530-537	脊髄上反射	58	切断 (⇨四肢切断)	288
運動療法	530	脊髄進行性筋萎縮症	90	作業療法	288
生活年齢	134	脊髄髄膜瘤	420, 422	セッティング	245
生活の質	18	脊髄性運動失調	246, 247	接点スイッチ	345
生産性作話	140	フレンケル体操	247	切迫性尿失禁	174
清拭	193, 194	脊髄節間反射	57	セミファウラー位	236
FIM	194	脊髄損傷	71, 74, 78, 170, 178, 179, 181, 207, 208, 234, 270, 288, 404, 408, 410, 417	背もたれ	314
静止スケーティング	486, 487			ゼラチン	340
静止膜電位	43			セラミックス製パイプヒーター	227
精神遅滞	187	経皮的電気神経刺激	234	セルフカテーテルセット	416
精神年齢	134	コミュニケーション	417	セルフケア	193, 288
精神療法	150	作業療法	288	セルフケア能力	24, 25
静水圧	70, 232	残存高位	208	セロトニン	97
静水力学	231	自律神経過反射	71	線維束性収縮	90
精巣挙筋反射	173	尿路合併症	179	線維輪	38
声帯内転訓練	391	寝返り	270	前運動野	48, 50, 76
				遷延性昏睡	397

前角	40, 41
前角運動ニューロン	56
前角細胞	43, 44, 47, 65, 90, 405
運動ニューロン疾患	90
支配する筋線維数	47
膜抵抗	47
前額面	29
洗顔	194
前距腓靱帯	36
前脛骨筋	37, 62
歩行	62
前口蓋弓冷圧刺激法	391
前向性健忘	138
コルサコフ症候群	138
前交通動脈瘤破裂後遺症	138
仙骨	33, 38
前骨間神経症候群	447
仙骨神経	406
前根	405
潜在性二分脊椎	420
前索	40, 41
潜時	207
浅指屈筋	32, 33
全失語	112, 113
前十字靱帯	35
前十字靱帯損傷	256, 486
感覚運動再教育訓練	256
前縦靱帯	38
前障	39
前神経枝	449
全身性エリテマトーデス	157, 473
全身性硬化症	473
仙髄	172
仙髄損傷	178
前脊髄視床路	106
前脊髄動脈症候群	407
漸増抵抗運動	244
漸増負荷	169
運動負荷	169
喘息	512
前足部の関節	37
洗濯（S-Score）	201
選択的セロトニン再取り込み阻害薬（SSRI）	147
浅達性熱傷	524
剪断損傷	396, 398
仙腸関節	33
穿通枝	372, 375
穿通枝梗塞	368, 379, 383
離床	383
前庭	58
前庭核	49
前庭頸反射	58
前庭脊髄路	49
前庭反射	131
前庭迷路性失調症	86
蠕動	180
蠕動運動	156
蠕動期	156

前頭前野	48, 172
蠕動相	154
前頭葉	40, 48, 60
前頭葉機能検査	142
ウィスコンシン・カードソーティングテスト	142, 143
前頭葉障害	200
前頭葉症候群	147
前頭葉症状	204, 372
前頭葉性抑制障害	144
前頭葉中心前回	76
前捻角	34
前脳基底部健忘	138
全肺気量	166
洗髪介助	216
洗髪ブラシ	220
前皮質脊髄路	76
線分抹消試験	120
半側空間無視	120
譫妄	129-131, 133, 135, 141, 147
認知症との鑑別	133, 135
前立腺炎	179
前立腺癌	179
前立腺特異抗原	176
前立腺肥大	172-175
尿道抵抗	172
前立腺肥大症	179
前腕	30
前腕義手	307
前腕切断	307

そ

躁	140
脳卒中後	144
相関係数	205
早期覚醒	149
早期関節可動域訓練	101
双極通電法	233
早期離床	4, 10, 270
装具	310-314
装具療法	389
走行	60
総合的知能指数	134
操作スイッチ（障害者の事例）	348
総指伸筋	33
創傷治癒	229, 231
超音波療法	229
レーザー光線療法	231
装飾用義肢	306
装飾用義手	307
相動性伸張反射	85, 86
相同性両棲類運動	256
増粘剤	340
相反性神経支配	55, 56
総腓骨神経	448
圧迫性神経障害	448
相貌失認	125

相貌認知	119
挿話性衝動制御症候群	144
ソーシャルワーカー	10, 509
足角	61
足関節	36, 37
動き	37
構造	36
足関節/上腕血圧指数（API）	517
足関節内反尖足矯正装具	310
足関節捻挫	487
足関節離断	309
側屈	38, 100, 103
足根管症候群	446
足根中足関節	37
足根中足義足	309
側索	40, 41
足趾義足	309
足趾手指試験	247
塞栓症	515
足尖離地	61
足装具	310
促通	70, 257
足継手	310
足底筋	35
足底接地	61
側頭葉	40, 48, 60
側頭葉てんかん部分発作	144
側頭葉内側部健忘	138
側頭連合野	48
側脳室	39
側脳室周囲白質軟化病巣	425, 426
足部	36, 37
動き	37
構造	36, 37
側副血行	518
側彎矯正	311
ミルウォーキー型腰椎装具	311
側彎症	419, 420
二分脊椎	419
側彎体操	239
ソケット	296, 297
素材失認	126
組織プラスミノーゲンアクチベーター（t-PA）	394, 500
咀嚼	154, 156, 194
咀嚼訓練	335
粗大運動	327
速筋	47
ソックスエイド	217, 299
外がえし	37, 100, 103
ソフトドレッシング	458, 460
ソラレン	230
ソルター	239

た

ターミナルケア	527
ダーメンコルセット	311, 313

ターンテーブル	308
第一背側骨間筋	47
体位ドレナージ	510
体位排痰	510
体位変換	7, 380, 513
退院計画	198, 371
脳卒中	371
大うつ病	145, 149
脳卒中後	149
体液分布	70
大円筋	30
体外力源義肢	306
体幹	37-39
機能解剖	37
体幹失調	87, 88
体幹前後屈運動	169, 170
体幹装具	295, 313
大胸筋	29, 30
退行	147
対光反射	131, 404
第5指徴候	84
体脂肪	66
代謝性脳障害	129
体重負荷訓練	255
対処	148
代償	295
帯状回ヘルニア	129
対称性緊張性頸反射	59, 261
代償的アプローチ	294
作業療法	294
体性感覚	105, 256, 268
上行伝導路	105
体性感覚障害	106
病巣診断	106
体性感覚野	48
体性感覚誘発電位	107, 401
対側性連合反応	263, 264
対側損傷	398
大腿義足	308, 309
大腿筋膜張筋	34
大腿骨	33, 35
大腿骨頸部骨折	199, 377
カッツインデックス	199
大腿骨頭	33
大腿四頭筋	35, 62
歩行	62
大腿神経	79
大腿切断	308
大腿直筋	34
大腿二頭筋	34, 35
大腿方形筋	34
台付き爪切り	299
大殿筋	34, 62
歩行	62
耐糖能異常	6
ダイドロネル®	411
異所性骨化	411
大内転筋	34
体内力源義肢	306

ダイナミックパラトグラム	327
大脳	39
大脳回	40
大脳外側溝	113
大脳基底核	40, 48, 50, 60, 76
姿勢調節	40
神経回路	76
大脳溝	39
大脳縦裂	39, 40
大脳皮質	48, 59
機能区分	48
大脳皮質運動野	76
大脳皮質連合野	54, 60
体表再現性	106
体プレチスモグラフ法	165
第四脳室	40
対立	100, 104
対流熱	226, 227
大菱形骨	31
ダウン症候群	186
楕円関節	28, 32, 96
楕円状関節	31
タオルギャザー訓練	488
多関節運動	255
多脚杖	317
田研式社会成熟度診断検査	185
多シナプス反射	55
多重共線性	204
立ち上がり	273-276
立ち上がり訓練	223
脱神経電位	92
脱髄	44, 51, 453, 454
脱水	158, 159, 213
タッピング	380
脱分極	43, 44
脱分極性ブロック	233
脱抑制	141
多動	140, 188
他動(受動)運動	252
他動的関節可動域	100
他動的関節可動域訓練	381
脳卒中	381
田中-ビネー知能検査	185
多尿	176
多発神経炎	452
多発性筋炎・皮膚筋炎	474
多発性硬化症	78, 79, 157, 199, 439
カッツインデックス	199
麻痺	78
多発性神経炎	90
多弁	323
感覚失語	323
多裂筋	39
単一水準定量負荷	169
段階理論	148
短下肢装具	208, 310, 311, 432
単関節運動	255
短期記憶	111
単極通電法	233

短骨	28
単語明瞭度	328
単語問題	134
段差解消	222, 301
段差解消機	300, 302, 305
段差環境	3
単シナプス反射	55, 257
単純型頭部外傷	397
単純ヘルペス脳炎後遺症	138, 139
レイの複雑図形検査	139
単神経障害	444
弾性緊縛帯	283
弾性ストッキング	382, 520
深部静脈血栓症	382
弾性包帯固定	442
短脊髄反射	55
淡蒼球	39, 142
発動性・意欲障害	142
短対立装具	312
断端ケア	463
断端機能訓練	296
断端形成	295
断端成熟	285, 306, 457
術直後義肢装着法	457
短内転筋	34
蛋白細胞解離	453
蛋白分解酵素製剤	522
短腓骨筋	37
単麻痺	78
弾力(性)包帯	249, 295, 460, 462
断端形成	295
巻き方	462

ち

チアノーゼ	170
チェアーバック型腰椎装具	311, 313
チェアスキー	417, 418
遅延再生	138
知覚神経支配(乳児)	422
遅筋	47
蓄尿	172
恥骨	33
恥骨筋	34
恥骨大腿靱帯	33
地誌的記憶障害	126
地誌的見当識	119
地誌的失見当	126
地誌的障害	125, 126
チック	89
知的障害	182
チネル徴候	446
知能	134
知能検査	115
知能指数	134, 135, 138, 183
分類	135
WMS-R	138
着衣失行	122, 123, 372

劣位半球	372	長座位バランス	278	痛覚過敏	107
着衣動作	119	長座位バランス訓練	280	痛覚鈍麻	107
着色水テスト	160, 161	長趾屈筋	37	通過症候群	133, 147, 322
注意	140	長趾伸筋	37, 46	通所介護	220
中位型神経叢麻痺	450	中手骨	31	通所サービス	357, 360, 362
注意の障害	110	長寿社会	2	通所リハビリテーション	352
注意不均衡	125	長掌筋	32	杖	317, 390, 432
中咽頭	153	聴性脳幹反応(ABR)	400	脳卒中片麻痺	390
中手骨	32	長脊髄反射	55	ツェンカー憩室	157
中手骨切断	307	長対立装具	312, 313, 445	継手	307
中手指節関節	32	超短波ジアテルミー	228	槌趾	392
中心溝	39, 40, 48	超短波療法	227	フェノールブロック	392
中心後回	39	長内転筋	34	槌趾変形	99, 310
中心性頸髄損傷	415	蝶番関節	28, 32, 34, 96	積み木問題	134
中心性ヘルニア	129	長腓骨筋	37	吊り戸	301
中心前回	39, 40	超皮質性運動失語	112, 113		
中枢性協調障害	266	超皮質性感覚失語	112, 113	**て**	
中枢神経	48, 52	長母指外転筋	32		
機能代償	52	長母趾屈筋	37	手洗い	194
構造と機能	48	長母趾伸筋	37	定位血腫吸引術	374
中枢神経系	39-41	跳躍伝導	42	低栄養	213
解剖	39	腸腰筋	34	定額払い制度	199
中枢神経損傷	253	聴力検査機器	324	低活動膀胱	175, 177, 178
随意運動の再教育	253	腸肋筋群	39	デイケア	357, 360, 362, 363
中枢性運動障害	79	直撃損傷	396	低血糖	128
中枢性運動麻痺	235, 252, 256	直腸肛門反射	180	デイサービス	220, 357, 360, 362, 363
治療的電気刺激	235	直腸内圧	180	低酸素血症	167
中枢性協調障害	427	直腸内圧測定	181	低酸素性脳症	425
中枢性麻痺	77-80, 101	治療体操	238	脳性麻痺	425
関節拘縮	101	治療の学習	4, 7	停止	28
末梢性麻痺との比較	78	フィードバック	7	四肢遠位部	28
中枢伝導速度	207	治療的電気刺激	234	低周波療法	232, 494
中赤外線	227	沈下性肺炎	6, 387	痛覚伝導系ブロック	494
中節骨	31, 32	チンコントロール	415	低出力レーザー治療	231
中潜時体性感覚誘発電位検査	107			釘植	95
中足骨パッド	311	**つ**		ディスポーザブル電極	233
中殿筋	34			低体温療法	394
中等度温浴	231	椎間関節	28, 38, 481	低P$_{O_2}$	165
中脳	39, 40, 58, 59	椎間関節性腰痛	495	テーピング	488
中脳歩行誘発野	64	椎間孔	92	テープ固定	525
肘部管	447	椎間板	38	手回内・回外検査	87, 247
肘部管症候群	447	椎間板性腰痛	495	手関節	31, 32
虫様筋	32	椎間板ヘルニア	78, 79, 92, 236, 311	動き	32
超音波検査(嚥下)	162	牽引療法	236	構造	31
超音波療法	229	麻痺	78	手関節離断	307
聴覚	58	腰椎装具	311	適応障害	149
聴覚失認	126	ラセーグ徴候	92	手義手	307
聴覚的把持力の障害	111	椎弓	38	出来高払い制度	199
聴覚的理解	116	椎体	38	摘便	196
聴覚的理解の障害	110	対麻痺	78, 218, 223, 284, 404, 415, 439	テクニカルエイド	295
長下肢装具	208, 285, 310, 311, 432			テクニカルエイドサービス	357, 365
腸管運動麻痺	407	車椅子への移乗	223	手先具	296, 307
長期臥床	71, 101	多発性硬化症	439	手すり	222, 223, 300, 302
腸脛靱帯のストレッチ	484	入浴介助	218	テニス肘	447, 483, 485
腸脛靱帯炎	483	歩行	415	テノデーシス	314
長後方皮膚弁	459	歩行訓練	284	デブリドマン	522
腸骨	33	対麻痺用浴槽	219	デュシェンヌ-エルブ麻痺	450
長(管)骨	28	痛覚	45, 105	デュシェンヌ型筋ジストロフィ	91,
腸骨大腿靱帯	33				

	437	橈骨神経麻痺	91, 444	動揺性歩行	94, 437, 438
デュシェンヌ徴候	245	下垂手	91	トークンテスト	115, 117
デローム	243	橈骨頭	30	ドーマン法	257
てんかん	128	橈骨輪状靱帯	30	特殊感覚受容器	58
転換型ヒステリー	148	統語の障害	111	特殊訓練	239, 252
てんかん重積症	434	動作訓練	239	読書力検査	117
転換性障害	148	動作性検査	134	特定福祉用具	303
電気角度計	255	動作性知能指数	134	特発性パーキンソニズム	435
電気刺激療法	232	同時失認	125	特別養護老人ホーム	363, 364
天井走行リフト	303	等尺(性)運動	444, 475	独歩	183
転倒	124, 298	関節痛	444	独立歩行	434
段差の解消	298	大腿四頭筋	475	トグル式ブレーキ	316
半側空間無視	124	等尺性筋力増強訓練	101	閉じ込め症候群	373
電動車椅子	316, 317, 472	等尺性訓練	245	徒手筋力検査(MMT)	81, 82, 93,
基準(JIS規格)	317	等尺性収縮	71-73, 244, 254		208, 244, 252, 253, 374
転倒事故防止	224	豆状骨	31	脳卒中	374
伝導失語	112, 113, 373	動静脈奇形	406	徒手整復	242
伝導遅延	44	動水圧	232	徒手操作	261
伝導熱	226, 227	橈側外転	100, 102	徒手療法	242
電動歯ブラシ	213, 215	橈側手根屈筋	32	読解	112, 116
伝導ブロック	44	等速性運動器具	487	読解の障害	111
テント上脳血栓	369	同側性両棲類運動	257	突進現象	284, 436
電熱式ホットパック	227	同側性連合反応	263	ドパミン製剤	435, 437
		橈側偏位	32	長期服用による現象	437
と		等張性運動	475	トラックボール	345
		等張性訓練	245	トリチェリ(Torr)	165
トイレ移乗	196, 200	等張性収縮	71, 72, 244	トリックモーション	93
FIM	196	頭頂葉	40, 48, 60	努力嚥下	391
トイレットペーパーエイド	299	頭頂連合野	48	トレーニング	67
トイレ動作	195, 200, 201	疼痛	97, 105, 106, 108, 109, 227, 231,	遊離脂肪酸の利用比率	67
カッツインデックス	200		234, 491	トレッドミル	169, 170
バーテル指数	201	温熱療法	227	トレンデレンブルグ歩行	245
FIM	195	経皮的電気神経刺激	234	トロポコラーゲン	96, 98
S-Score	201	多相的モデル	491	トロポニン	46
頭位変換眼球反射	131	調節機構	106	トロミアップ®	340
等運動性訓練	245	伝導路	106	トロメリン®	340
等運動性収縮	244	内因性発痛物質	97		
頭蓋骨骨折	398	評価	108	**な**	
頭蓋内圧亢進	129, 398	表情スケール	109		
頭蓋内血腫	182	レーザー光線療法	231	ナースコール	198, 348
頭蓋内出血	369	疼痛調節機構	106	内因性うつ病	147, 149
頭蓋内出血型頭部外傷	397	動的関節制動訓練	250, 256	内因性躁病	145
統覚型物体失認	125	動的バランス	277	内因性鎮痛物質	527
動機づけ	7, 140, 209, 210	道徳療法	286	内因性疼痛抑制機構	233
訓練	209	糖尿病	66, 176, 179, 446, 455, 530,	内因性発痛物質	97
動機づけ障害	141		535	内因性モルヒネ様物質	106, 109, 230
東京都社会福祉審議会	350	圧迫性神経障害	446	内果	36
橈屈	32, 100, 102	四肢切断	455	内呼吸	64
凍結肩	481	糖尿病性壊疽	519	内旋	28, 34, 100, 102
統語	112	糖尿病足	519	内臓脂肪	66
統合失調症	147	登攀性起立	91	内臓脂肪型肥満	536
橈骨	30	逃避反射	56	内臓脂肪症候群	530
橈骨手根関節	31	頭部外傷	129, 321, 396, 400	内側顆	34, 35
橈骨神経	79	言語機能障害	321	内側側副靱帯	30, 34, 35
橈骨神経浅枝	447	評価	400	内側半月板	35
圧迫性神経障害	447	頭部挙上訓練	336	内転	28, 30, 32, 34, 100, 102
橈骨神経損傷	254	動脈血液ガス分析	165	主動作筋	30
腱移行術	254	動脈瘤再破裂	379	ナイト型腰椎装具	311
		動揺現象	478, 479		

内尿道括約筋	172
内反膝	479
内反尖足	101, 392, 431
フェノールブロック	392
内腹斜筋	39
内閉鎖筋	34
内包	39
ナックルベンダー型スプリント	445
なべ固定具	299
軟口蓋	153, 156
軟骨	95, 98
代謝を阻害するサイトカイン	98
軟骨細胞	96
軟骨変性	101
軟性コルセット	311
難聴	324

に

ニィリエ	350
二関節筋	34
肉ばなれ	483
二次元正規分布仮説	346
二次体性感覚野	49
二重見当識	139
二重積	169
二重造影	163
二重膜濾過血漿交換	453
二足移動	60
日常活動強度	6
日常生活関連動作	414
日常生活動作（活動）（⇨ADL）	2, 14, 190, 192, 203, 293, 356, 414
日常動作	504
運動強度	504
ニトログリセリン	498
二分割質問	205
二分脊椎	173, 419, 420, 423
股関節変形と麻痺レベル	423
排尿障害	173
分類	420
日本語版ロートンスケール	191
日本作業療法士協会	287
日本版デンバー式発達スクリーニング検査	184, 185
日本版ミラー幼児発達スクリーニング検査	185
日本リハビリテーション医学会	
認定臨床医	9
乳酸	66
乳酸性閾値	168
乳幼児精神発達質問紙	185
乳幼児の発達指導	185
入浴	190, 200, 201, 219, 304
カッツインデックス	200
転倒	219
バーテル指数	201

浴室の改造	304
ADL	190
S-Score	201
入浴介助	216, 220
道具	220
入浴サービス	302
入浴車利用	220
入浴用リフト	304
ニューラルネットワーク	204
ニューロパシー	443
ニューロン	54
尿管腟瘻	174
尿失禁	173
尿失禁訓練	254
尿素窒素	176
尿道外尿失禁	174
尿道括約筋弛緩	172
尿道腟瘻	174
尿道抵抗	172, 174
尿道内圧曲線	175
尿道内圧測定	173, 174
尿道膀胱造影	173
尿道瘻	179
尿毒症	88
振戦	88
尿閉	407
尿崩症	176
尿漏れ対策法	222
尿流測定	173, 174
尿流動態検査	386, 424
尿流波形	175
尿量	175
人間工学	343, 344
人間工学的理論	293
認知運動療法	267, 268
認知期	155
認知機能	403
認知・行動療法	492
認知症	119, 132-135, 137, 139, 140, 157, 211
作話	140
失見当識	139
重症度	137
食堂での席	211
譫妄	133
譫妄との鑑別	135
評価	135
IQスケールアウト	134
認知障害	211
認知能力	204

ね

寝返り	270, 272
寝返り訓練	239
寝たきり老人	364
寝たきり老人訪問栄養食事管理指導	365

寝たきり老人訪問薬剤管理指導	365
熱傷	101, 108, 523, 524
瘢痕性拘縮	101
Artzの基準	524
熱傷度分類	524
熱傷瘢痕癌	526
熱石英灯	230
捻挫	230, 487
寒冷療法	230
年齢（予後規定因子）	203
年齢別予測最大心拍数	167

の

脳	39, 48
解剖	39
神経細胞	48
脳萎縮	123
脳炎	129
脳幹	39, 40, 48
脳幹圧迫	129
脳幹損傷	129
脳幹反応	131
脳幹部	58, 59
頭頸部の運動中枢	58
脳幹網様体	106, 154
嚥下	154
疼痛	106
脳血管障害	54, 55, 78, 79, 89, 129, 130, 157, 178, 368
ウェルニッケ-マン肢位	54
グラスゴーコーマスケール	130
クローヌス	55
痙性麻痺	79
弛緩性麻痺	79
麻痺	78
脳梗塞	368, 374
脳挫傷	128, 396, 398, 399
意識障害	128
脳挫傷型頭部外傷	397
脳室シャント術	374
脳室穿破	129
脳死判定	131
温度眼振	131
脳出血	328, 369, 374, 383
離床	383
脳腫瘍	129
脳循環不全	144, 170
脳症	129
脳神経核	40
脳振盪	128, 129, 398
意識障害	128
脳振盪型頭部外傷	397
脳性麻痺	257, 261, 268, 288, 425, 427, 430, 432, 434
風吹き変形	434
作業療法	288
姿勢	427

神経筋反射療法	257	脳梁失行	121	排尿訓練	416
認知運動療法	268	能力低下	2, 14, 146, 190, 203	排尿困難	172-174
ハンドリング法	430	ADL	190	排尿障害	173, 390
補装具療法	432	ノード	207	検査	173
ボバース法	261	ノーマライゼーション	350, 355	治療のフローチャート	390
脳脊髄神経ブロック	492	のどアイスマッサージ	335	排尿チェックリスト	220
脳槽ドレナージ	374			排尿反射	179
脳卒中	5, 69, 80, 86, 101, 119, 124,			ハイパーサーミア	229
	143, 144, 157, 170, 199, 203,	**は**		ハイヒール	448
	205, 210, 268, 321, 334, 368,			外反母趾	99, 310
	369, 370, 372, 374, 378, 379,	パーカッションミオトニア	91	モルトン病	448
	388, 389, 392	パーキンソニズム	284, 327, 435	バイブラーバス	480
維持期リハビリテーション	392	歩行訓練	284	排便	171, 172, 180, 196, 200, 201
エネルギー消費	69	パーキンソン症候群	114	カッツインデックス	200
嚥下障害	157, 334	言語障害	114	神経機構	172
回復期リハビリテーション	388,	パーキンソン振戦	88	脊髄損傷	181
	389	パーキンソン病	79, 94, 138, 142, 157,	バーテル指数	201
カッツインデックス	199		178, 435, 436	メカニズム	180
帰結予測	5	運動療法	436	FIM	196
危険因子	372	前方突進現象	94	排便障害	180
経過	369	パーキンソン歩行	94	肺胞換気	67
言語機能障害	321	把握性筋強直	85, 91	肺胞気-動脈血酸素分圧較差	167
――後の気分障害	143, 144	バージャー-アレン体操	515	肺胞低換気	165, 167
食事の自助具	210	バージャー体操	239	廃用症候群	3, 6, 7, 101, 141, 147, 188,
自立度予測基準	378	バージャー病	515		402, 434, 525
心拍出量	170	パーセンタイル	182	意欲の障害	141
摂食障害	157	バーテル	200	症状	6
認知運動療法	268	バーテル指数（BI）	14, 99, 192	心肺系の廃用性変化	67
半側空間無視	124	千野の国際比較	192	熱傷	525
評価	374	ハーネス	297, 307, 308	予防	7
ベッドサイド訓練	379	ハーフスクワット	246	ADL低下	3
予後予測式	203	バイオフィードバック訓練	239	廃用性筋力低下	5
リハビリテーション	370	バイオフィードバック療法	235	ハインドクォーター切断	307
ADL予測	205	徘徊	115, 118, 196	破壊行動	144
脳卒中片麻痺	234, 261, 270, 381	肺活量	165, 166	白筋	46, 264
機能的電気刺激	234	肺気腫	166, 512	薄筋	34, 35
寝返り	270	肺気量分画	165, 166	白質	39, 40
ポジショニング	381	背屈	32	歯車現象	86
ボバース法	261	敗血症	411	歯車様固縮	85
脳卒中機能帰結評価研究	192	肺循環	67	跛行	477
脳卒中機能評価法（SIAS）	14, 374,	配食サービス	357	はさみ足歩行	94, 431
	376	肺性脳症	129	バスブラシ	299
脳卒中急性期リハビリテーショ		排泄	190, 193, 303	バスボード	219, 220, 304
ン	378	トイレの改造	303	長谷川式簡易知能評価スケール	135,
脳卒中教室	389	ADL	190		137
脳損傷	110, 141, 143	排泄介助	220, 221	パターン発生機構	59, 64
言語障害	110	消臭，消音	221	歩行運動	64
情動障害	143	肺線維症	166	発芽	51, 52
脱抑制	141	背側骨間筋	32	発汗	71
能動義肢	306	バイタルサイン	127	発汗異常	451
脳内血腫	129, 398	排痰訓練	335, 413, 414	腕神経叢麻痺	451
意識障害	129	バイトブロック	213, 338	発語器官	113
脳内セロトニン	146	排尿	171, 172, 195, 200, 201	発語器官失行検査	117
脳内セロトニン系ニューロン	147	カッツインデックス	200	発語失行	321, 327
脳内ドパミン作動性ニューロン	147	神経機構	172	発声	154
脳の可塑性	254	バーテル指数	201	発声器官	113
脳波	400	FIM	195	発声・構音機能	326
脳浮腫	129, 398	排尿筋	172	発達	181, 183
脳ヘルニア	129, 374	排尿筋・括約筋非協調	178, 179	最近接領域	186

質的転換期	185, 187	
指標	183	
マイルストーン	183	
発達解離現象	186	
発達検査	185	
発達指数	183	
発達スクリーニング	183	
発達率	186	
発痛物質	492	
発動性	115, 140	
発動性欠如	141	
発動性低下	89	
発動性の障害	140-142	
脳損傷部位	141	
評価	142	
発話	116	
発話速度	117	
発話明瞭度	117	
パトス	141	
ハドマー®	458, 520	
鼻つまみ嚥下	337	
鼻指鼻試験	247	
パニックコントロール	509	
ハバードタンク浴	232	
羽ばたき振戦	88, 129	
馬尾	41, 405, 406	
馬尾神経損傷	405	
馬尾損傷	178, 179	
低活動膀胱	179	
バビンスキー反射	54, 78	
歯ブラシホルダー	213, 215	
歯磨き（ベッド上）	214	
ハムストリングス	35, 62, 63	
歩行	62	
はめ板	186, 187	
パラフィン浴	227, 228	
バランス訓練	221, 277, 280, 281	
排泄介助	221	
バランス障害	88	
バリアフリー	8	
バリスムス	89	
バリント症候群	125, 372	
バルーン拡張法	391	
バルーンブジー法	334	
バルーン法	334, 336	
パルスオキシメータ	160	
パルス幅	233	
バレー徴候	84	
ハローベスト	412	
パワー運動	530	
ハンガー引き戸	301	
半棘筋群	39	
パンケーキ型装具	312	
半月板	34, 35	
半月板損傷	486	
半腱様筋	34	
パンコースト症候群	451	
瘢痕	525	
瘢痕癌	526	

半昏睡	131	
瘢痕性関節拘縮	101	
反射運動	76	
反射回路	54	
反射性移動運動	265	
反射性交感神経性ジストロフィ	105, 377, 493	
反射性姿勢調節機構	58	
反射性尿失禁	174	
反射性寝返り	265, 266	
反射性腹這い	265, 266	
反射相	154	
反射抑制肢位	261	
反射抑制パターン	261	
半身喪失感	107	
半側空間失認	197	
半側（一側）空間無視	89, 123-125, 235, 387	
環境順応	125	
食事場面	124	
着衣失行	123	
治療的電気刺激	235	
半側無視	372	
反張膝	93	
ハンチントン病	138	
半導体レーザー	231	
ハンドリム	316	
ハンドリング	427, 429	
パンヌス	467	
万能アーム付きカメラ	300	
反応性運動	76	
反復運動	246	
反復運動障害	248	
反復拮抗運動不能症	87	
反復起立運動	169, 170	
反復唾液嚥下（飲み）テスト	160, 387	
半膜様筋	34	

ひ

ピアカウンセリング	149, 424	
ヒアルロン酸フィラメント	96	
ビーム不均衡率	229	
ヒールゲイトキャスト法	433	
ヒール付きギプス	487	
微温浴	231	
被殻	39, 142	
発動性・意欲障害	142	
光過敏症	230	
引き下げ	100, 102	
引き戸	302	
引抜き損傷	452	
引き離し	242, 243	
鼻腔	153	
髭剃り	194	
非ケトン性高浸透圧性糖尿病性昏睡	128	
非言語的コミュニケーション	117	

肥厚性瘢痕	525, 526	
腓骨	35, 36	
尾骨	38	
ビゴツキー	186	
発達の最近接領域	186	
腓骨神経	79	
尾骨神経	406	
腓骨神経麻痺	94	
鶏歩	94	
膝折れ	282, 310	
膝折れ防止	223, 224	
膝関節	34, 35	
動き	35	
構造	34	
正座	34	
膝くずれ	485	
膝前十字靱帯損傷	486	
膝装具	310	
膝立ち歩き	279	
膝立ちバランス	279	
膝立て臥位	237	
膝継手	308, 309	
肘関節	30, 31	
動き	31	
構造	30	
肘関節離断	307	
肘義手	307	
肘屈曲	31	
肘伸展	31	
肘装具	312	
肘継手	296, 297	
皮質基底核変性症	138	
皮質脊髄路	49, 60	
皮質盲	372	
皮質連合野	50	
肘ヒンジ継手	308	
尾状核	39	
微小マッサージ効果	229	
ヒスタミン	97	
非ステロイド性抗炎症薬（NSAID）	467	
非対称性緊張性頸反射	59, 261	
非対称性頸反射	427	
ビデオ嚥下造影検査	387	
ビデオX線透視検査	162	
否認	147	
ピネル	286	
腓腹筋	35, 37	
皮膚性拘縮	97	
皮膚透過	227	
皮膚描画認知	108	
鼻閉	71	
肥満	530, 536	
肥満遺伝子	531	
びまん性軸索損傷	129, 397, 399	
びまん性脳腫脹	399	
びまん性脳損傷	129	
びまん性レビー小体病	138	
肥満度	182	

ヒュー-ジョーンズ分類	508	副運動	242, 243	浮力	231
表在覚	105-107	腹横筋	39	プルキンエ細胞	50
表在感覚	256	腹腔内圧	175	小脳	50
表在性温熱	226	複合感覚	107	ブルンストロームステージ	82, 83,
表在性血栓性静脈炎	519	副交感神経系	71		204, 263, 400
表出	197	複合筋活動電位	92, 453	順序尺度	204
FIM	197	複合体性感覚	105	ブルンストロームテスト	374, 376
標準高次動作性検査	119	福祉機器	295, 296, 299, 300	脳卒中	374, 376
標準失語症検査	114, 322	用途	299, 300	ブルンストローム法	263, 264
標準偏差	182	腹式呼吸	511, 513	フレアー	311
表情スケール	109	福祉サービス	350	フレア・ヒール	312
病態失認	144	輻射熱	226	ブレーキ	316
病態無関知	144	復唱	112, 113, 116	フレーム	316
病的骨折	527	復唱・音読訓練	328	フレキシブル接触スイッチ	348
危険度	527	福祉用具	305, 343	プレチスモグラフ法	165
病的泣き笑い	144	福祉用具サービス	365	フレンケル	246
病的な情動表現	143, 144	福祉用具法	343	フレンケル体操	246, 248, 442
ヒラメ筋	37, 46	復唱の障害	111	ブローイング	335, 431
ピルビン酸	66	復職困難	3	ブローカ言語野	48
比例尺度	82, 204	腹帯	442	ブローカ失語	111, 112, 327, 373
披裂	420	腹直筋	39	ブローカ野	113
披裂喉頭蓋ひだ	153	腹部超音波検査	174	ブロードマン野	60
頻尿	173, 175	残尿	174	フロートロン®	458
		不顕性誤嚥	156, 160, 161, 387	フローボリウム曲線	165, 166
		符号問題	134	フローマン徴候	448
ふ		浮腫	73, 74	プローンボード	431
		下肢	73	プログラミング	123
ファイバースコープ検査	162	不随意運動	76, 79, 88, 89, 159, 426	プロスタグランジンB_2	97
嚥下	162	嚥下障害	159	フロスティッグ視知覚発達検査	185
ファウラー位	236, 237	不整脈	500	プロソディ	111, 114, 117, 327
ファシリテーションテクニック	256,	不全麻痺	208, 415	フロッピーインファント	426
	442	フック	296	プロテオグリカン	96, 98
ファスナーリング	217	プッシュアップ	413	フロマンの固化徴候	85
ファルセット訓練	391	プッシング訓練	391	分時酸素摂取量	67
ファレンテスト	446	物体・画像認知	119	分娩麻痺	92, 452
不安	135	物体失認	125	分回し歩行	94, 253
不安焦燥	133	フットパット試験	87	文脈的記憶	138
不安性障害	149	フットレスト	314	噴門部	156
不安定狭心症	499	物理療法	226-237	分離運動	264, 426, 428
不安定板	250, 255	不動	101, 238		
不安定板訓練	488	関節拘縮	101	**へ**	
フィードバック機構	53, 247	不動結合	95		
運動プログラム	53	舞踏病	327	平衡感覚	58
フィードバック制御	253	舞踏病様運動	89	平衡反応	261
フィードバック・ループ	50, 53	部分的足部切断	309	平行棒内歩行訓練	388, 392
フィードフォワード運動	86	部分的手切断	307	閉鎖運動連鎖	245, 255
フィードフォワード機構	247	不眠	149	閉塞性血栓性血管炎	514, 515
フィードフォワード制御	253	プライムウォーク®	311	閉塞性障害群	166
フィードフォワード方式	50	ブラウン・セカール症候群	80	閉塞性動脈硬化症	455, 514, 517
フィットネス	167, 168	プラシーボ効果	108	四肢切断	455
指標	168	ブラジキニン	97	Fontaine分類	517
フェイ	256	プラスチック製短下肢装具	69, 311	併存疾患	20, 203, 372
フェノールブロック	392, 433	歩行効率	69	併存障害	20
フォークォーター切断	307	プラットフォームクラッチ	319	閉鼻声	117
不穏	131	プラトー	377	平面関節	28, 32, 96
不感温浴	231	フランケルの分類	408, 409	平流電流	232
不規則骨	28	フリーマン	250, 255	閉ループ系	252
腹圧性尿失禁	173-175, 180	フリーラジカル	97	ペインクリニック	491
腹圧排尿	421	振り子体操	482		

ベッツ細胞	48, 60, 376
ベッドサイド訓練	379
ベッド柵	223
ベッドポジショニング	101
ベネディクト症候群	373
ヘミバリスム	89
ヘルパー派遣	220, 356
ヘルペス脳炎後遺症	144
変換熱	226, 227
変形性関節症	98, 476
変形性股関節症	477
変形性膝関節症	311, 478
内側ウェッジ	311
変形性脊椎症	480
便失禁	181
脊髄損傷	181
変数	207
変性	51
変性疾患	138
変性腰部脊柱管狭窄症	481
片側骨盤切除	307
胼胝	519
ベントン視覚保持検査	138
便秘	181
扁平骨	28

ほ

ボイタの運動学的診断法	428
ボイタ法	265, 266, 429
脳性麻痺	266
ホイブナー動脈	375
ポインティング誤差	345
母音の誤り	117
方形回内筋	31
暴言	143, 198
FIM	198
膀胱機能	178
国際分類（ICS）	178
縫工筋	34, 35
膀胱訓練	386
膀胱憩室	175, 177, 179
膀胱結石	176, 179
膀胱収縮	172
膀胱収縮抑制	172
膀胱腟瘻	174, 176
膀胱直腸障害	407, 419, 439
多発性硬化症	439
二分脊椎	419
膀胱内圧	175
膀胱内圧曲線	177
膀胱内圧測定	173, 174
膀胱内カテーテル	386
膀胱肉柱形成	175, 179
膀胱尿管逆流	177, 179, 423
膀胱反射	57
膀胱変形	177
膀胱瘻	416

歩行訓練	280
放射熱	226, 227
泡沫浴	480
訪問介護	357
訪問看護	220, 357, 358, 360
ADLの評価	360
訪問サービス	357
訪問診療	362
訪問入浴	357
訪問リハビリテーション	357, 362
暴力	118, 143
ポータブルトイレ	196, 198, 221
ポーテージ式乳幼児発達検査表	185
ホーマン徴候	519
ホームヘルパー	352
ホームヘルプサービス	357, 358, 363
ボールベアリングフィーダー	299
歩隔	61
歩行	61-64, 76, 94, 190, 196, 197, 201, 532
基本単位	61
筋活動	63
健常人分析データ	62
重心の移動	62
中枢機構	64
動物実験	64
バーテル指数	201
評価	94
ADL	190
FIM	196, 197
補高	284, 312
パーキンソン病	284
歩行運動	60
歩行エネルギー消費	69, 70
義肢と健常者の比較	69
脳卒中患者と健常者の比較	70
歩行器	319, 432
歩行訓練	239, 361, 389
歩行失行	124
歩行周期	61
歩行障害	93
歩行パターン発生機構	64
歩行率	61
母指球	85
ホジキン-ハックスレイ方程式	43
ポジショニング	381
星印抹消試験	120
捕食	431
ホスホリラーゼ	47
補装具	295, 306
補足運動野	48, 49, 51, 60, 76
ボタン穴変形	99, 312, 469, 471
装具療法	471
PIP装具	312
ボタンエイド	217, 299
補聴器	197, 324
FIM	197
勃起障害	408
脊髄損傷	408

ホットパック	227, 479, 480
ボディブラシ	299
ボディメカニクス	495
骨	28
ボバース法	261, 262, 429
ボバースロール	386
歩幅	61
ポリオ（急性灰白髄炎）	443
筋再教育	443
ポリプロピレン製短下肢装具	311
ボルグスケール	508, 534
呼吸困難	508
ホルネル症候群	373, 450, 451
ホルモン情動障害	143
本義肢	306, 307
ポンプ失調	500

ま

マイクロウェーブ	228
マイクロストリーミング	229
マイルストーン	427
マウススティック	300
膜興奮	46
Ca	46
膜透過	43
マジックテープ	217, 299
マスター2階段試験	505
末梢気道抵抗	165
末梢血管収縮	70
末梢循環障害	514-520
末梢循環体操	239
末梢循環不全	73, 514
褥瘡	73
末梢神経	42, 44
構造と機能	42
伝導性	44
末梢神経障害	90, 91, 443
徴候	91
末梢神経線維	45
分類	45
末梢神経損傷	253
筋の活性化	253
末梢性運動麻痺	252
末梢性麻痺	77, 78, 90, 91
中枢性麻痺との比較	78
評価	90
末節骨	31, 32
松葉杖	319
松葉杖歩行	476
麻痺	55, 78-80, 122, 140, 159, 162, 203, 213, 238
意識障害時の評価法	80
嚥下障害	159
クローヌス	55
支配神経	79
摂食障害	162
爪切り	213

病巣と原因	78
分布による分類	78
麻痺性イレウス	181
麻痺性構音障害	326
麻痺レベル	319, 421
分類と神経支配	421
マホニー	200
麻薬	128
意識障害	128
マラソン用車椅子	316
マリー-フォア反射	57, 58, 264
丸のみ法	337
慢性炎症性脱髄性多発神経炎	454
慢性気管支炎	166, 512
慢性疼痛	490-492
成立機序	492
慢性脳循環不全症	368
慢性閉塞性肺疾患	512
慢性腰痛	495-497

み

ミエロパチー	80
ミオキナーゼ	66
ミオクローヌス	89
ミオグロビン	46
ミオシン	46
ミオシンフィラメント	45
味覚	58
ミケルセン	350
未熟児脳性麻痺	425, 426
水・電解質異常	129
水飲みテスト	160, 161
ミトコンドリア	46, 47
ミトンタオル	220
ミニスロープ	301
ミネソタ多面人格テスト	109
未分化ジャルゴン	111
三宅式記銘検査	138
ミラード-グブラー症候群	373
ミラーニのチャート	185
ミルウォーキー型腰椎装具	311, 313
ミルズ症候群	373

む

無価値感	149
無感情状態	141
無関心	147
通過症候群	147
無気肺	6, 408
無気力	146, 147
通過症候群	147
無菌室での作業療法	528
無菌的持続留置カテーテル	416
向こう脛叩打試験	87
無酸素代謝	532

無酸素脳症	138
無症候性脳梗塞	368
無髄神経	42
むせ	156, 334
むせのない誤嚥	387
ムチランス変形	469
無動	435
無動(性)無言	131, 142, 373

め

明識困難	131
迷走神経	71
酩酊歩行	94, 284
メトキスサレン	230
メドマー®	520
メラニン	230
免荷	231, 310
水治療法	231
メンデルゾーン手技	336, 391

も

毛細血管透過性	74
妄想	140
網様体	49, 59, 64
毛様体脊髄反射	131
網様体脊髄路	49
モールド型座位保持装置	320
目標心拍数	170
文字抹消試験	120
半側空間無視	120
モジュラー型座位保持装置	320
モチベーション	140
モトスコピー	187
モトメトリー	187
モルトン病	446, 448
問題解決	198
FIM	198

や

夜間譫妄	135
役割遂行	11
ヤコビー線	63
夜尿	174

ゆ

優位半球	48
遊脚期	62
遊脚相	61, 94
遊脚中期	61
有鉤骨	31
有効照射面積	229

有効幅	302
有酸素運動	67
有酸素代謝	532
有髄神経	42
有頭骨	31
誘発作話	140
誘発帯	265
遊離脂肪酸	67
ユニバーサルニューカフ	299
指鼻指試験	84, 87

よ

要介護老人	364
養護老人ホーム	363, 364
腰神経	406
羊水穿刺	419
陽性支持反応	261
腰仙骨神経叢	452
腰椎	38
腰椎間欠牽引療法	480
腰椎牽引	236, 237
腰椎後彎型円背	479
腰椎持続牽引療法	480
腰椎前彎	38
腰椎軟性コルセット	480
腰痛体操	239, 496
腰方形筋	39
腰膨大	41
抑うつ	140, 149, 150
身体障害者	149
評価	150
抑うつ尺度	180
抑うつスクリーニング	150
抑制性シナプス結合	52
抑制性シナプス後電位	44
浴槽台	304
浴槽内昇降機	304
欲動	140
予後規定因子	203
ADL	203
横座り(義足)	308
横向き嚥下	163
予後予測	301
予測最大酸素摂取量	168
四つ這いバランス	278
四つ這いバランス訓練	280
予備吸気量	166
予備呼気量	166
よろめき歩行	94, 284

ら

ラクナ梗塞	376
らくらくはさみ	300
らくらく箸	299
ラセーグ徴候	92

ラッシュアナリシス	204
卵形嚢	58
ランナー膝	483
ランビエ絞輪	42, 44

り

リーチ制限	469
リーチャー	217, 299, 472
リープマン	121, 122
古典的な失行	121
失行図式	122
リウマチ因子	467
リウマチ靴	311
リウマチ性屈筋腱腱鞘炎	446
理解	197
FIM	197
理解語彙検査	117
理学療法・作業療法士法	287
理学療法士（PT）	9, 10, 356
運動療法	10
力学的原理	293
生理力学的理論	293
リクライニング位	337
リクライニング型車椅子	316
梨状窩	153
梨状陥凹	153
梨状筋	34
梨状筋症候群	446
リスフラン関節	37
リズミックスタビリゼーション	250
リタリン®	388
立位バランス	279
立位バランス訓練	281
立位平衡訓練	255
立位保持	279
立位保持具	432
立脚期	62
立脚相	61, 63, 94
立脚中期	61
リッサウアー	125
物体失認	125
リッサウアー束	106
立体覚	105, 108
立方骨	36
リハビリテーション	2-5, 9, 17, 24, 25, 141
活動の冗長性	4
看護師の役割	24, 25
関連職種	9
語源	2
システムとしての解決	3, 5
障害分類	17
阻害因子	141
チームアプローチ	9
リハビリテーション医	9
リハビリテーション科	9
リハビリテーション看護	21, 23, 209

概念	21
専門性	23
ADL介助	209
リハビリテーション看護師	9
リハビリテーション機器	295
リハビリテーション工学	342
リハビリテーション工学士	10
リハビリテーション工学的アプローチ	342
リハビリテーションチーム	12, 356
在宅——	356
摂食・嚥下障害例	12
リハビリテーションチーム医療	146
離被架	381
リフター	196, 302, 414
リミットスイッチ	348
リム	316
リモデリング	536
流涎	118, 230
寒冷療法	230
留置カテーテル	195
留置導尿	179
リュックサック型体幹装具	481
療育	186
両下肢内転交差	431
両側支柱付き靴型短下肢装具	310
両ロフストランド杖	285
リラクセーション	226, 232
温熱療法	226
水治療法	232
リンカーンIADL	15
リングロック式長下肢装具	310
輪状咽頭筋	156
輪状咽頭筋機能不全	156
輪状軟骨	153
リンパ浮腫	520

る

類似問題	134
ルード法	264
ループ付きタオル	220, 299
ルブリシン	97

れ

冷覚	105
冷石英灯	230
レイノー現象	473
レイの聴覚性言語性学習検査	138
レイの複雑図形検査	138, 139
レイミステ反応	264
レイモン-セスタン症候群	373
レーヴン色彩マトリックス検査	115, 120, 121
レーザー	230, 480
レーザー血管形成術	518

レーザー光線療法	230
レーザー治療	231, 480, 494
除痛	494
創傷治癒	231
変形性脊椎症	480
レジャー	288
劣位半球	48
レバー式ブレーキ	316
レプチン	531
レボドパ	144
連合型物体失認	125
連合線維	48
連合反応	261, 263
連合野	60
連続漸増負荷	169
連続段階的負荷	169
連続動作	119

ろ

労災保険	307
労作狭心症	498
老人診療報酬	360
老人デイケア	363
老人福祉センター	363
老人福祉法	360
老人訪問看護制度	358
老人保健施設	360, 364
老人保健施設デイケア	363
老人保健法	360
労働者災害補償保険	465
老年期うつ病	135
ロートン手段的ADLスケール	191
ロートンIADL	15
ローレル指数	182
ロシェル	228
ロフストランドクラッチ	319
ロムーバー	494
ロンベルグ試験	88
ロンベルグ徴候	246, 250

わ

ワーラー変性	51, 207
脳幹部MRI	207
鷲手	91, 444
ワレンベルグ症候群	373
腕尺関節	28, 30, 96
腕神経叢	449
腕神経叢損傷	451
外傷性——	451
腕神経叢麻痺	92, 254
神経移行術	254
腕橈関節	28, 30
腕頭骨筋	31

数字

1回換気量	166
I型線維	47
1型糖尿病	535
1秒率	165
1秒量	165
Ia群線維	55
Ia線維	45
Ib群線維	55
Ib線維	45
II型線維	47
2型糖尿病	535
II群線維	55
2点識(弁)別	105, 107
2点同時刺激	108
2動作歩行	284
III群線維	55
3段階依頼	199
3動作歩行	284
3-3-9度方式	130, 131, 400
脳血管障害急性期	131
IV群線維	55
4点杖	319
5P	514
6分間歩行距離テスト	169
9-hole peg test	84
10m歩行スピード	94
12分間歩行距離テスト	169
60分間パッド試験	175, 180
100語呼称検査	117

ギリシア文字

α-アドレナリン受容体	71
α運動ニューロン	55
α-作動性交感神経	172
α-遮断薬	180
失禁	180
α線維	43, 45, 257, 265
α前角細胞	49
β-作動性交感神経	172
β-作動薬	180
排尿困難	180
β-遮断薬	499
γ運動ニューロン	55
γ細胞	257
γ線維	43, 45
γ前角細胞	49

A

Aβ線維	233
Aδ線維	105, 233
疼痛情報	105
A-aD$_{O_2}$	167
abnormal postural reflex	261
above-elbow amputation	307
above-knee amputation	308
abulia	141
acceleration program	486
acceptance of disability	148
active assistive movement	252
active movement	252
activities	16
activity disorder	2
activity-function-structure relationship	4, 5
ADL (activities of daily living)	2, 14, 68, 99, 190, 192, 193, 199, 200, 203, 205, 356, 414
エネルギー消費	68
概念	190
している―	190, 193, 199
できる―	190, 200
評価	192
評価の信頼性	203
予後診断	203
予測方式	205
FIM	14
ADL介助	209
ADL訓練	296
義手	296
ADL予測	205, 207
生理検査	207
二木	207
afferent	45
AIDS	528
air stacking	439
akinesia	142
akinetic mutism	131, 142
American Spinal Injury Association (ASIA)	14, 84, 208, 408
ASIAの評価法	410
amyotrophic lateral sclerosis (ALS)	90, 441
ANA (American Nurses Association)	22
anaerobic threshold (AT)	67, 168, 532
ankle disarticulation	309
ankle-foot orthosis	310
ankylosis	238
apallic syndrome	131
apathy	141
APDL (activities parallel to daily living)	15, 190, 414
API (ankle/brachial pressure index)	517
ARGO®	421
ARN (Association of Rehabilitation Nurses)	23
arteriosclerosis obliterans (ASO)	514
arthrokinetic approach (AKA)	243
Artzの基準	524
Ashworth Scale	85
assistive technology	4, 8
associated movement	263
ataxia	246
atherothrombotic infarction	368
athymhormia	142
ATP分解合成	66
ATP-CP系	65
auditory brainstem response (ABR)	400
automatic bladder	178
autonomous bladder	178
auto-passive ROM exercise	240
axon	42

B

Babinski reflex	54
balanced forearm orthosis (BFO)	312
Bálint syndrome	125
Barthel Index (BI)	14, 192, 201, 375
千野の国際比較	192
判定基準	201
Baseline Dyspnea Index (BDI)	508
BE	165
beam non-uniform ratio (BNR)	229
below-elbow amputation	307
below-knee amputation	309
BIT (Behavioural Inattention Test)	120
blue dye test	160
Bobath method	429
body functions and structures	16
Broca aphasia	111
Brodmann	60
Brodmann area	49
Brown-Séquard syndrome	80
Bruceのプロトコル	170
Brunnstrom stage	82, 83, 204, 263, 400
burden of care	193

C

C線維	105, 233
疼痛情報	105
Ca拮抗薬	499
CABG (coronary artery bypass graft)	499
cadence	61
cane	317
capacity	16, 166
carrying angle	30
CART (classification and regression trees)	205

Category Test	143
cavitation	396
CCU	500
central pattern generator	59
certified prosthetist/orthotist (CPO)	10, 306
CHART (Craig Handicap Assessment and Reporting Technique)	15, 16
Chronic Respiratory Disease Questionnaire	509
chronological age	134
CIDP (chronic inflammatory demyelinating polyradicuropathy)	454
clasp-knife phenomenon	56, 264
closed kinetic chain (CKC)	245, 255
closed loop system	252
CM関節	31, 32
Cognitive Estimation	143
cog-wheel phenomenon	86
Cohnの段階理論	148
comfortable walking speed (CWS)	69
commode chair	196
Communicative Ability in Daily Living Test (CADLT)	117
comorbidity	20
Comorbidity Index	20
complication	20
conduction heat	227
confusion	132
constant loading	169
continuous passive movement /motion (CPM)	239, 476
contracture	238
contrecoup injury	396
convection heat	227
conventional TENS	233
conversion heat	227
coordination	246
COPD (chronic obstructive pulmonary disease)	512
coping	148
cosmetic prosthesis	306
coup injury	396
Cronbach	158
crutch	317
cryotherapy	229
Cybex®	245

D

dead quartet	182
deep heat	226
deep sensation	256
deep venous thrombosis (DVT)	519
detrusor-sphincter dyssynergia (DSD)	178, 179
developmental quotient (DQ)	183
Developmental Test of Visual-Motor Integration (VMI)	185
diaschisis	368
dicision tree	204
diffuse noxious inhibitory controls	106
DIP関節	32
DIP関節（手の）	31
DIP関節（足の）	37
disability	2, 14, 146
distraction	242
disuse muscle weakness	5
disuse syndrome	6
DMARD (disease modifying antirheumatic drug)	468
double orientation	139
double simultaneous stimulation (DSS)	108
DRG (diagnosis related groups)	199
DRS (Disability Rating Scale)	400, 401
DTF	64
dump and swallow	337
dying-back型多発性神経炎	106
dynamic joint control exercise	250
dynamic joint control training	256
dysarthria	321, 326
dysdiadochokinesis (DDK)	87
dysesthesia	107
dyspraxia	122
dysuria	173

E

economic self sufficiency	16
ectopic ossification	241
effective radiating area (ERA)	229
efferent	45
elbow disarticulation	307
electromyographic biofeedback (EMGBF)	252
emotional incontinence	144
enabling occupation	290
end-bearing stump	309
end feel	238
endplate	44
endplate potential (EPP)	44
engram	121
entrapment neuropathy	446
environmental control systems (ECS)	208
episodic dyscontrol syndrome	144
Escudero	207
excitatory postsynaptic potential (EPSP)	44, 47, 52
exercise induced asthma (EIA)	513
expiratory reserve volume (ERV)	166
extension synergy	57
extinction phenomenon	108
extra-urethral incontinence	174
eye opening	131

F

facilitation	257
facilitation techniques	256
FAM (Functional Assessment Measure)	400
fantastic confabulation	140
fasciculation	90
fast and pricking pain	105
fast muscle	47
fast pain	106
FES (functional electrical stimulation)	234
$FEV_{1.0}$ %	165
FIM (Functional Independence Measure)	2, 14, 99, 192-194, 203, 375, 400, 404, 409
採点法	194
データベース登録	193
頭部外傷	404
評価尺度	193
FIM-FRGs (FIM-Functional Related Groups)	199
finger amputation	307
finger-function test	83
FIQ (full IQ)	134
Fittsの法則	50, 345
flexor reflex afferent (FRA)	56, 57
Fluency Test	143
Fontaine分類	517
forced expiratory volume in one second ($FEV_{1.0}$)	165
forced vital capacity (FVC)	165
forequarter amputation	307
Frenkel exercise	246
functional incontinence	174
functional neuromuscular stimulation (FNS)	234
functional prosthesis	306
functional residual capacity (FRC)	165, 166

G

gag reflex	159
gastrostomy	339
gate control theory	233
Gennarelliの分類	397
頭部外傷	397
George's Respiratory Question-	

naire	509
Gerstmann syndrome	126
Glasgow Coma Scale (GCS)	130, 131, 400
glia	49
gliding	242
Goeckerman療法	230
graphesthesia	108

H

habilis (able)	2
HADS (Hospital Anxiety and Depression Scale)	150, 151
handicap	3, 14, 146
HCO_3^-	165
HDS (Hamilton Depression Scale)	150
HDS-R (Hasegawa Dementia Rating Scale-Revised)	135, 137
hemipelvectomy	307
He-Neレーザー	231
hindquarter amputation	307
hip disarticulation	308
hip-flexion test	83
hip-knee-ankle-foot orthosis	310
hot pack	227
HR_{max}	167
hydrotherapy	227, 231
hypalgesia	107
hyperalgesia	107
hyperesthesia	107
hyperpathia	107
hypesthesia	107
hypoactive bladder	178
hypokinetic delirium	141
hypotonia	426

I

IADL (instrumental activities of daily living)	15, 191
リンカーンの──	15
ロートンの──	15
ICF (International Classification of Functioning, Disability and Health)	2, 16-18
改訂の問題点	16
分類階層	18
ICIDH (International Classification of Impairments, Disabilities and Handicaps)	2, 3, 14, 16
改訂	16
障害の階層性	3
ICIDH-2 Final Draft	16
immobilization	238
impairment	2, 14, 146
incontinence	131
incremental loading	169
infrared therapy	227
inhibitory postsynaptic potential (IPSP)	44
inspiratory capacity (IC)	166
inspiratory reserve volume (IRV)	166
instrumental ADL (IADL)	15, 191
分類	135
interdisciplinary team	11, 12
intermittent oro-esophageal tube feeding (OE)	338
International Continence Society (ICS)	177
interscapulothoracic amputation	307
intraarterial digital subtraction angiography (IADSA)	517
intravenous digital subtraction angiography (IVDSA)	517
intrinsic minus position	523, 524
intrinsic plus position	523
IPPF (immediate postoperative prosthetic fitting)	457
IQ (intelligence quotient)	134, 135, 183
ischemic penumbra	394
isometric contraction	254
ITPA言語学習能力検査	185

J

Jacoby line	63
Japan Coma Scale (JCS)	130, 131
JDDST(日本版デンバー式発達スクリーニング検査)	184
joint mobilization	242

K

Kaltenbornによる関節モビライゼーション手技	243
Katz Index	199, 200
Kaufman Assessment Battery for Children (K-ABC)	185
key muscle	93
徒手筋力テスト	93
kinematic and link concept	255
kinesiology	41, 293
kinetics	293
knee-ankle-foot orthosis	310
knee brace	310
knee disarticulation	309
knee-extension test	83
knee-mouth test	83
knee orthosis	310
K point刺激法	336

L

L-ドパ	435
laser	231
laser angioplasty	518
LDLコレステロール	535
lead pipe phenomenon	86
leisure	288
locomotion	60
logistic分析	205
long leg brace	310
loss of psychic self activation	141, 142
特徴	142
Lowenberg徴候	519
low reactive level laser treatment (LLLT)	231

M

manipulation	242
manual therapy	242
Marie-Foix reflex	57, 264
Maze Learning	143
Mcgill Pain Questionnaire	109
MCTD (mixed connective tissue disease)	474
mechanoreceptor	250, 256
medical social worker (MSW)	10
Mellemgaard	165
mental age	134
mental bracing	8
meralgia paresthetica	446
MET	68, 504
metabolic equivalents (METS)	68
microwave therapy	227
minimal erythema dose (MED)	230
MLR	64
MMPI (Minnesota Multiphasic Personality Inventory)	109
MMSE (Mini-Mental State Examination)	135, 136
MMT (manual muscle test)	81, 82, 93, 208, 244, 253
MNMS (myo-nephropathic-metabolic syndrome)	515
mobility	16
Modified Ashworth Scale	374
脳卒中	374
modified BI	199, 200
Modified Stroop Test	143
motion	41
motometry	187
motor neuron disease	441
motor response	131

motor unit	47	
motoscopy	187	
Motricity Index	81, 82	
movement	41	
MP関節	32	
MP関節 (手の)	31	
MP関節 (足の)	37	
MRSA感染	411	
褥瘡	411	
multidisciplinary team	11, 12	
multiple sclerosis (MS)	439	
muscle power	244	
muscle setting	245, 254	
muscle strength	244	
myelin sheath	42	
myofibrillar ATPase染色	65	
筋線維タイプ	65	

N

nasogastric tube feeding (NG)	338
nCPAP (nasal continuous positive airway pressure)	513
neural network	204, 207
neurogenic bladder	173
neuropathy	443
nocturnal enuresis	174
node of Ranvier	42
normalization	350, 355
NSAID (non-steroidal anti-inflammatory drug)	468

O

O脚	483
腸脛靱帯炎	483
ob遺伝子	531
occupation	16
occupational therapist (OT)	10, 286, 287
olivopontocerebellar atrophy (OPCA)	178, 442
on-and-off	437
open kinetic chain (OKC)	245, 255
open loop system	252
orthostatic hypotension	6
ossification of posterior longitudinal ligament (OPLL)	415
overactive bladder	177
overflow incontinence	174
overload principle	5, 243
over-stretch	241
overuse muscle weakness	244

P

PACE (promoting aphasic's communication effectiveness)	389
pain	105
PAP	180
paraffin bath	227
paresthesia	107
Parisによる関節モビライゼーション手技	243
parkinsonism	435
partial foot amputation	309
partial hand amputation	307
participation	16
passive movement	252
patellar tendon bearing (PTB)	310
pathological emotionalism	143, 144
pathological laughing and crying	144
patient	7
P_{CO_2}	165
PDC®継手	310
peak flow	166
percutaneous endoscopic gastrostomy (PEG)	339
percutaneous transluminal angioplasty (PTA)	518
percutaneous transluminal coronary recanalization (PTCR)	500
performance	16
permanent prosthesis	306
PET (positron emission tomography)	208
pH	165
phantom pain	460
physical independence	16
physical therapist (PT)	9
physiological cost index (PCI)	168
PIP関節	32
PIP関節 (手の)	31
PIP関節 (足の)	37
PIP装具	312, 313
PIQ (performance IQ)	134
PNF (proprioceptive neuromuscular facilitation)	249, 257, 260, 442, 488
P_{O_2}	165
P_{O_2}年齢補正式	165
pollakiuria	173
polymodal受容体	105
PPS (prospective payment system)	199
primary afferent	54
prime-mover	7
productive confabulation	140
productivity	288
progressive resistance exercise (PRE)	244

proprioception	246
proprioceptive訓練	255, 256, 258
proprioceptor	256
prosody	114
prostatic hypertrophy	173
provoked confabulation	140
PSA (prostate specific antigen)	176, 180
pseudodementia	135
psychic akinesia	141, 142
PTB式免荷装具	477
PTCA (percutaneous transluminal coronary angioplasty)	499
PUVA療法	230

Q

QOL	18, 19
在宅障害者	19
Quality of Life Index	19
quick reversal of antagonist	250

R

RA (rheumatoid arthritis)	467
radiant heat	227
Raimiste reaction	264
Rasch analysis	204
Ratschowの回転訓練	516
recruit	47
reflex incontinence	174
reflex inhibiting pattern	261
reflex inhibiting postures	261
representation	268
residual urine	174
residual volume (RV)	165, 166
restlessness	131
reversible ischemic neurological deficit	369
RGO®	421
rhythmic stabilization	250
RIE strap®	310
rigid dressing	457
rigidity	85
ROM (range of motion)	238, 461
ROM訓練	239-241
異所性骨化	241
片麻痺	241
拘縮予防	239
自己他動的——	240, 241
Romberg sign	246
R on T	170
rotator cuff	29
RSD (reflex sympathetic dystrophy)	493
RSST (repetitive saliva swallowing test)	160, 387

RTS (Revised Trauma Score)	400, 401
run-off血管	517

S

SAS (Self-Rating Anxiety Scale)	109
SAS (sleep apnea syndrome)	513
Satisfaction with Life Scale (SWLS)	19
scapulo-humeral rhythm	30
Schwann cell	42
SD (standard deviation)	182
SDS (Self Depression Scale)	109, 150, 180
self care	288
SF-36	18
QOL評価	18
Sharradの分類	421
Sheaの分類	521
shearing force	397
shear strain	396
short-increment	169
short leg brace	310
shoulder disarticulation	307
shoulder shaking test	85
shufflers	186
SIADH (syndrome of inappropriate secretion of antidiuretic hormone)	453
SIAS (Stroke Impairment Assessment Set)	14, 374, 376
脳卒中	376
SIAS-M	83
silent aspiration	156, 387
Simple Test for Evaluating Hand Function (STEF)	84
sitting support orthosis (SSO)	320
size principle	48
SLE (systemic lupus erythematosus)	473
slow and burning pain	105
slow muscle	47
slow pain	106
SLR	64
social integration	16
somatosensory evoked potential (SEP)	401
spastic bladder	178
spasticity	85
SPECT (single photon emission CT)	147, 400
speech therapist (ST)	10, 324
spontaneous confabulation	140
sprout	52
S-Score (Spontaneous Score)	200-202
評価基準	201
SSP療法	233
経穴	233
SSR (selective serotonin reuptake inhibitor)	147
STAI (Spielberger State-Trait Anxiety Inventory)	150
stance phase	61
Standard Language Test of Aphasia (SLTA)	114, 322, 324, 325
steady-state	169
step length	61
stereognosis	108
Stevensのベキ関数	109
Stineman	206
stress incontinence	173, 174
stretch exercise	240
stride	61
strümpell reflex	264
stupor	130
suffering	105
summation	257
superficial heat	226
superficial thrombophlebitis	519
supraglottic swallow	163
sustained stretch	242
swaying gait	438
swing phase	61
sylvian fissure	113
synergy	57, 263

T

T管	46
T字杖	317, 319
target heart rate	170
task-oriented model	266
TCA回路	66
technical aids	295
temporary prosthesis	306
tenodesis	314
ten repetition maximum (10RM)	243
TENS (transcutaneous electrical nerve stimulation)	233, 527
TES (therapeutic electrical stimulation)	234
Test of Visual Perceptual Skills	185
Therapeutic Exercise Machine (TEM)	240
therapeutic learning	4, 7
think swallow	163
thromboangiitis obliterans (TAO)	515
thromboendarterectomy (TEA)	518
tidal volume (TV)	166
Token Test	115, 117
topognosis	108
Torr	165
total lung capacity (TLC)	166
Tower of Hanoi Puzzle	143
t-PA (tissue-type plasminogen activator)	394, 500
Trace レベル	253
Trail Making Test	143
transcarpal amputation	307
transdisciplinary team	11, 12
need	12
trans-femoral amputation	308
trans-humeral amputation	307
transient ischemic attack	369
Transitional Dyspnea Index (TDI)	508
transmetacarpal amputation	307
trans-pelvic amputation	307
trans-radial amputation	307
trans-tibial amputation	309
transverse tubule	46
Trendelenburg gait	245
T-strap	310
足関節内反	310
two-point discrimination (TPD)	107

U

ultrashort wave diathermy	227
ultrasound therapy	227
Uniform Data System (UDS)	192
uninhibited contraction	178
unmask	52
unstable board	255
urge incontinence	174
urinary disturbance	173
urinary incontinence	173
UV (ultraviolet)	230

V

V溝レール	301
$\dot{V}_{25}$	165
$\dot{V}_{50}$	165
$\dot{V}_{50}/\dot{V}_{25}$	165
VAS (visual analogue scale)	108, 109, 508
呼吸困難	508
$\dot{V}_{CO_2}$	167
$\dot{V}_{CO_2}/\dot{V}_{O_2}$	167
venous reflux plethysmography	519
verbal apraxia	321
verbal response	131
vesicoureteral reflux (VUR)	423
videofluoroscopic (VF) examination	162, 212, 387, 391
VIQ (verbal IQ)	134

摂食機能療法	391	失行症	120	Wisconsin Card Sorting Test	142, 143
visual evoked potential (VEP)	401	waddling gait	438		
vital capacity (VC)	165, 166	Walkabout®	421	Word Fluency Test	142
$\dot{V}_{O_2}$	67, 167	walker	319	work prosthesis	306
$\dot{V}_{O_2(100)}$	168	walking cycle	61	work therapy	287
$\dot{V}_{O_2(120)}$	168	walking rate	61	WPPSI知能診断検査	185
$\dot{V}_{O_2}$/HR	168	Waller degeneration	51	Wrightの受容理論	148
$\dot{V}_{O_2max}$	67, 167, 168, 170, 171	wearing off	437	wrist disarticulation	307
Ca拮抗薬	171	Wechsler Adult Intelligence Scale (WAIS)	134		

Y

Vojta method	429	Wechsler Adult Intelligence Scale-Revised (WAIS-R)	115, 134		
volume	166			Y-strap	310
voluntary movement	252	Wechsler Intelligence Scale for Children-R (WISC-R)	134, 185	足関節内反	310
V-slope法	168				
VTF	64	Wechsler Memory Scale-Revised (WMS-R)	138		
Vygotsky	186			## Z	
発達の最近接領域	186	Wernicke aphasia	111		
		Wernicke-Mann posture	54, 264		
		WHO	2	Zarit介護負担尺度	152

W

		ICF	2, 16-18	Zung's Self-rating Anxiety and Depression Scale	150
WAB (Western Aphasia Battery) 失語症検査	114, 119, 120	ICIDH	2, 14, 190		
		wind blow deformity	433		

中山書店の出版物に関する情報は，小社サポートページをご覧ください．
http://www.nakayamashoten.co.jp/bookss/define/support/support.html

わかりやすい リハビリテーション

2013年10月31日　初版第1刷発行 ©　　　〔検印省略〕
2014年12月 5日　　　　第2刷発行

編集─────岡島康友（おかじまやすとも）

発行者────平田　直

発行所────株式会社 中山書店
　　　　　　〒113-8666 東京都文京区白山1-25-14
　　　　　　TEL 03-3813-1100（代表）　振替 00130-5-196565
　　　　　　http://www.nakayamashoten.co.jp/

デザイン───藤岡雅史

装丁─────花本浩一（麒麟三隻館）

印刷・製本──中央印刷株式会社

Published by Nakayama Shoten Co., Ltd.　　　　　　Printed in Japan
ISBN 978-4-521-73768-3
落丁・乱丁の場合はお取り替え致します

本書の複製権・上映権・譲渡権・公衆送信権（送信可能化権を含む）
は株式会社中山書店が保有します．

|JCOPY|〈(社)出版者著作権管理機構 委託出版物〉
本書の無断複写は著作権法上での例外を除き禁じられています．
複写される場合は，そのつど事前に，(社)出版者著作権管理機構
（電話 03-3513-6969，FAX 03-3513-6979，e-mail: info@jcopy.or.jp）の許諾を得て
ください．

本書をスキャン・デジタルデータ化するなどの複製を無許諾で行う行為は，著作権法上で
の限られた例外（「私的使用のための複製」など）を除き著作権法違反となります．なお，
大学・病院・企業などにおいて，内部的に業務上使用する目的で上記の行為を行うことは，
私的使用には該当せず違法です．また私的使用のためであっても，代行業者等の第三者に
依頼して使用する本人以外の者が上記の行為を行うことは違法です．